临床医学现代教程系列

心力衰竭现代教程

黄 峻 编著

科学出版社

北 京

内 容 简 介

本书包括基本篇、循证篇和进展篇3部分。基本篇介绍心力衰竭的基础理论和实践，包括心力衰竭的诊断、各种类型心力衰竭的识别和治疗、心力衰竭的病因及其合并症的处理等，着重介绍了药物和器械的应用原则、方法和新理念，为规范心力衰竭的诊治指明方向和路径；循证篇介绍近20年心力衰竭领域临床研究获得的证据；进展篇报道和点评10年来心力衰竭临床工作的进步和新进展。

本书内容丰富，涵盖心力衰竭的历史、现状和未来展望，可作为内科医师、全科医师和心血管病研究生学习与继续医学教育的参考书。

图书在版编目（CIP）数据

心力衰竭现代教程/黄峻编著. —北京：科学出版社，2016.5
（临床医学现代教程系列）
ISBN 978-7-03-048120-7

Ⅰ. 心… Ⅱ. 黄… Ⅲ. 心力衰竭–诊疗–医学院校–教材 Ⅳ. R541.6

中国版本图书馆 CIP 数据核字（2016）第 089463 号

责任编辑：路 弘 董 林 张人镜/责任校对：张怡君
责任印制：赵 博/封面设计：陈 敬

科 学 出 版 社 出版
北京东黄城根北街 16 号
邮政编码：100717
http://www.sciencep.com

北京通州皇家印刷厂 印刷
科学出版社发行 各地新华书店经销

*

2016 年 5 月第 一 版 开本：889×1194 1/16
2019 年 1 月第四次印刷 印张：22 1/4
字数：677 000
定价：108.00 元
（如有印装质量问题，我社负责调换）

作者简介

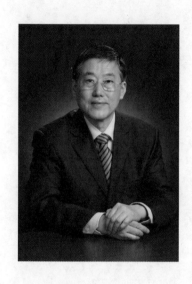

　　黄　峻，南京医科大学第一附属医院（江苏省人民医院）教授，主任医师，博士生导师。中华医学会心血管病分会心力衰竭专业组名誉组长，中国医师协会心力衰竭分会名誉主任委员，中国高血压联盟副主席，美国心脏学院专家委员（FACC）和欧洲心脏学会专家会员（FESC）。曾任南京医科大学副校长兼第一附属医院院长，江苏省医学会副会长，全国政协委员，获国务院特殊津贴。

　　主持了我国心力衰竭相关指南和专家共识的编写工作。独立撰写了学术著作《现代循证心脏病学》和《心脏传导系统疾病》，并主编了《心脑血管疾病大型临床试验》、《心血管疾病诊断流程与治疗策略》、《内科查房手册》、《实用临床心血管病学》、《临床药物手册》、《心力衰竭诊治新进展》、《肾素-血管紧张素-醛固酮系统与心血管病》等30多部专著和教材。

前　言

心力衰竭是怎样的一种疾病？患者会问，年轻的医师也会问。答之以科学的定义或表述似过于专业和学术，通俗地回答又一言难尽。20世纪末美国Braunwald教授曾说过，心力衰竭是心血管疾病的最后战场，心力衰竭是心血管病领域一个尚未攻克的堡垒。20年后他又说，各种心血管病的病死率都已显著降低，但心力衰竭是个例外。这些话说得真好，既专业又十分通俗易懂。

在飞速发展的现代医学时代，是否还有一种心血管疾病，其病死率堪比恶性肿瘤？有的，这就是心力衰竭。是否有一种心血管疾病，迄今无一种药或治疗方法能够降低其急性期的病死率？有的，这就是急性心力衰竭。是否还有一种心血管疾病，很常见又无药物可降低其病死率，改善其预后？有的，这就是舒张性心力衰竭。这些问题和答案清楚描述了心力衰竭的基本特征，也解释了Braunwald教授讲话的内涵。

近十余年我致力于心力衰竭的临床和教育工作。一种现象令我思索良久。许多医师觉得心力衰竭如同高血压一样大家都会治疗，因为主要的药物都是最普通和最常用的，但疗效却可能有天壤之别。资深的心脏病医师尤其是心力衰竭的专科医师却从不会轻视心力衰竭。当一个心力衰竭患者出院的时候，我知道他会再来住院，只能希望他不会很快又回来。当我在晚查房与一名有显著心力衰竭症状且心脏扩大的患者交谈后离开时，我真心地希望他晚安，期望明天早上查房时仍能见到他。心力衰竭患者心脏性猝死如此常见，让我们绝不敢掉以轻心。以如履薄冰、如临深渊来描述我们治疗心力衰竭患者的心态是恰如其分的。

心力衰竭的现代治疗近20年有了根本性的转变，药物治疗的基本方案也与传统方法大相径庭。这与中青年医师过去学习和掌握的知识很不一样。在卫生部十年百项的心力衰竭规范化诊治全国培训过程中我们深切感受到此种不相匹配的状况。这样的培训如此受欢迎，产生如此好的效果，坚定了我们的信心，明白了基层和年轻医师的渴求，也懂得如何满足他们的此种需求。本书正是在这样的背景下酝酿产生的，期望为规范心力衰竭的诊治指示方向和路径，期望为有志于从事心力衰竭工作的中青年医师提供入门的基本教材。

全书共3个有机衔接的部分，即基本篇、循证篇、进展篇。

基本篇介绍了心力衰竭临床上需关注的主要问题，包括心力衰竭的诊断和鉴别诊断、各种类型心力衰竭的识别及其治疗、心力衰竭的病因及其合并症的处理等。在治疗方面，着重介绍了常用的药物和器械方法。还介绍和评点了近10年欧美国家和我国的心力衰竭指南，以及新的药物和新的技术。旨在传达现代心力衰竭处理的新理念、新思维。

循证篇是基本篇的补充和拓展，即心力衰竭及其危险因素的循证医学。介绍近20年心力衰竭领域临床研究获得的证据，佐证基本篇中提出的各种推荐意见。专题介绍了β受体阻滞药、肾素-血管紧张素-醛固酮系统阻滞药、利尿药、地高辛、单纯降低心率的伊伐布雷定等心力衰竭主要药物及其临床应用中值得关注的要点。针对有争议的问题，进行深入的剖析和解读。旨在夯实心力衰竭现代处理新理念的基础。

进展篇的主题是10年来心力衰竭临床工作的进步和发展，通过对历年重要的国际心血管病会议上有关心力衰竭问题的报道和点评，对一些重要文章的评述等全方位地介绍心力衰竭临床研究的动态。旨在让关注心力衰竭的人，清晰了解心力衰竭的现状和进展。

本书的写作结构与一般的教程有所不同。没有采用平铺直叙的方式，而是区分层次，逐步展开和深入。基本篇让你总览心力衰竭全景，循证篇交代各种推荐和证据的来龙去脉，进展篇让你感受 10 年来心力衰竭的风云变幻和跌宕起伏。

本书只是我本人的一己之见，奉献出来与同道交流切磋。我尽管做了很大努力，但限于能力和水平，也由于时间紧，如有偏颇和疏漏，期望同道们批评指正。

黄　峻

南京医科大学第一附属医院

江苏省人民医院

2016 年 3 月 9 日

目　录

第1章

基 本 篇

第一节　心力衰竭的流行病学

[内容提要]

　　我国心力衰竭的患病率已达1.3%，共有现症患者约1000万，每年新增约50万例。心力衰竭的预后恶劣，堪比常见的恶性肿瘤如乳腺癌、大肠癌等，5年病死率均为50%~80%。心力衰竭患者生活质量差，甚至低于慢性肾衰竭透析患者。心力衰竭患者反复住院，耗资巨大，已成为全社会和公共卫生的一大难题。

　　心力衰竭是心血管疾病的最后战场；也是这一领域两个尚未攻克的堡垒之一，另一个是心房颤动。

　　在过去的半个世纪，心血管疾病的预防、诊断和管理进步明显，发达国家心血管死亡降低了2/3，急性冠状动脉综合征、心脏瓣膜性和先天性心脏病、高血压、心律失常的病死率都显著降低，只有心力衰竭领域仍是个例外。

　　——Braunwald on JACC：Heart Failure，2013

　　国际著名的心脏病学专家、也是心力衰竭领域的权威学者美国Braunwald教授在20世纪末和十多年后的2013年分别讲的这两段话，精辟地阐述了心力衰竭的现状和严峻的形势，也是对从事心力衰竭临床工作和基础研究人员的激励和鞭策。慢性心力衰竭是一种复杂的临床症候群，为各种心脏病的严重和终末期阶段，正在成为21世纪最重要的心血管病症。该病在过去的20~30年中始终成为科学研究的一个热点。

一、心力衰竭的流行病学

　　国外的资料表明，心力衰竭的发病率为每年1~5例/1000人，<45岁的患者很少，而在60~69岁增加至6~8例，≥75岁的人群骤升至每年15~20例/1000人，高龄老年(>80岁)患者中则超过25例。直至约70岁，慢性心力衰竭发病率均以男性居多，这也反映了男性冠心病发病率较高这一事实。弗明翰心脏研究表明，1950~1990年，慢性心力衰竭的发病率稍有下降，尤其在女性中。65岁以下和以上人群中心力衰竭的发生率分别为2%~3%和9%~12%。但在高龄老年人(≥85岁)较之55岁以下人群升高约20倍。

　　国外成年人中慢性心力衰竭患病率估计为1%~3%，随着年龄而增长，≥65岁人群可达10%。在美国的初级保健中慢性心力衰竭占了相当大的比例，按就诊的人数而言，仅次于高血压，大体与心绞痛相仿。国外近十多年主要心血管病如冠心病病死率呈下降趋势，与此同时出院后心力衰竭的发生率反呈上升趋势。

二、中国心力衰竭的流行病学状况和特点

　　据十多年前我国的流行病学调查结果，心力衰竭患病率约为0.9%，其中男性0.7%，女性1.0%，城市高于农村，随着年龄增长呈上升趋势，在36~44岁、45~54岁、55~64岁和65~74岁4个年龄组人群，患病率分别为0.3%、1.0%、1.3%和1.3%。现症心力衰竭患者约450万例。

　　随着医疗技术的进步，各种心血管病治疗效果改善、人群平均寿命延长；我国已进入老龄化阶段，老年人中心力衰竭的患病率显著高于较年轻的人群，因此，近几年各地的材料显示，心力衰竭的患病率已较过去显著增加，为1.2%~1.5%，现症患者约1000万例。此种增加趋势从住院心力衰竭患者及城市社区各个年龄组患病率(表1-1、表1-2)调查材料中亦可见端倪。社区调查显示，年龄每增加10岁心力衰竭患

病率大致翻1倍。可以预测未来10年或更长时间,我国心力衰竭的患病率仍将呈上升的趋势,老年性心力衰竭患病率的增速和增幅会更大。

中国人群心力衰竭发病率为每千人0.7~0.9,每年新增心力衰竭患者约50万例。

表1-1　我国部分地区住院心力衰竭患者各年龄组的患病率

年龄(岁)	住院患者患病率(%)
<40	6.7
40~49	10.7
50~59	18.8
60~69	23.5
70~79	30.8(与较年轻人群相比 $P<0.01$)

表1-2　我国部分城市社区各年龄组的患病率

年龄(岁)	患病率(%)
35~44	0.3
45~54	0.6
55~64	1.3
65~75	2.6
>75	4.1

三、心力衰竭患者的预后和病死率

近20年心力衰竭的病死率已降低50%~60%,尤其欧美国家心力衰竭患者死亡的平均年龄在提高,年龄标化的心力衰竭病死率在下降。但心力衰竭患者的预后仍然很差,可以使患者致残,甚至致死,使寿命显著降低,病死率高。5年病死率可达50%~80%,堪比最常见的一些恶性肿瘤(如乳腺癌、肠癌、大肠癌等),是心血管疾病中的"恶性"疾病(图1-1)。不过,在20世纪末以前的30年中,慢性心力衰竭的住院率增加3倍以上,达每年30例/1000人。按年龄矫正的住院率,在经历数十年增加之后,现正在呈下降趋势。这是由于新的病例减少,抑或反映了慢性心力衰竭治疗模式的改变,包括社区保健的改进与提高,尚不清楚。不过,在老年人群中因慢性心力衰竭住院的人数仍继续有所增加。

慢性心力衰竭和其他慢性疾病一样,极大地降低了患者的生活质量,某些方面如运动能力、活动受限等甚至还不如常见的慢性疾病,如慢性肾衰竭需要透析治疗的患者(图1-2)。

心力衰竭的症状和体征易于反复发作和加重,这已成为心力衰竭患者的重要临床特点。每次发作均会使病情加重,病死率增加、生活质量降低,使预后更差(图1-3)。因此,稳定病情、减少失代偿和再住院措施也是临床处理和关注的热点。

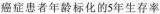

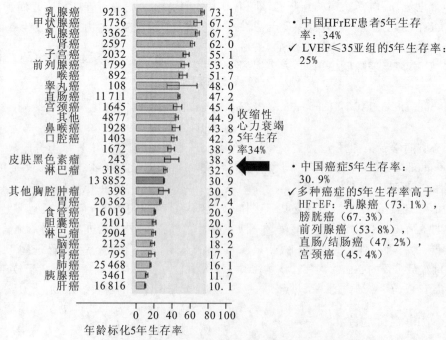

图1-1　中国慢性收缩性心力衰竭患者5年生存率低于多种癌症

(Experimental and Therapeutic Medicine.2nt.J.Cancer:2013,6:1438-1442.)

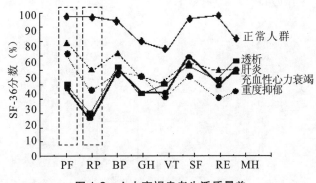

图1-2 心力衰竭患者生活质量差

SF-35量表评估内容:PF:躯体活动;RP:躯体活动受限导致的角色限制;
BP:身体疼痛;GH:一般情况;VT:活力;SF:社交活动;RE:情感问题导致的角色限制;MH:心理健康

$n=205$,充血性心力衰竭患者应用SF-35问卷(35项简化健康调查问卷,最常用的心力衰竭生活质量问卷之一,评分越低生活质量越差)进行生活质量评估,结果表明充血性心力衰竭患者运动功能及体力活动限制显著下降,甚至低于透析、病毒性肝炎、重度抑郁患者

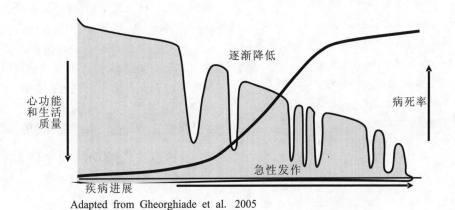

Adapted from Gheorghiade et al. 2005

图1-3 心力衰竭疾病进展、急性发作和预后的关系

(Ahmed et al.Am Heart J 2006;151:444-50;Gheorghiade et al.Am J Cardiol 2005;96:11G-17G
Gheorghiade & Pang.J Am Coll Cardiol 2009;53:557-573;Holland et al.J Card Fail 2010;16:150-156
Muntwyler et al.Eur Heart J 2002;23:1861-1866)

四、慢性心力衰竭的病因

各种可导致心脏结构、功能或节律异常的病理过程均可最终发生心力衰竭。在发展中国家风湿性心瓣膜病、其他感染性疾病如锥虫病、营养缺乏等最为常见。欧美发达国家则以冠心病和高血压,并常伴2型糖尿病为主要病因。原发性心肌病、中毒(包括酗酒)和心房颤动亦为重要的病因。其他较少见原因有心脏淀粉样变性、遗传性心肌病、围生期心肌病等。

慢性心力衰竭的病因是否正在改变?最早的心力衰竭病因的流行病学资料来自弗明翰心脏研究,表明70%以上患者的病因为高血压。不过,大多数其他的流行病学研究并不能重复这一结果。实际上,近期的弗明翰研究报告也指出,由高血压所致的心力衰竭患病率正在下降,而冠心病所致的心力衰竭患病率正在增加(图1-4)。此种变化的趋势部分是由于高血压病易于做出早期诊断,作为心力衰竭的病因高血压较之冠心病更易确定。

我国心力衰竭的病因中冠心病占45.6%,居各种病因之首;风湿性心瓣膜病占18.6%;高血压占12.9%。心力衰竭的死亡原因依次为:泵衰竭

（59%）、心律失常（13%）和猝死（13%）。从一些地区的调查资料可以看出，近20年作为心力衰竭的病因，

冠心病的比例在增加，而瓣膜性心脏病则显著降低。

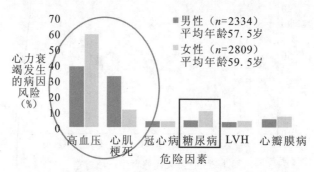

图1-4　美国弗明翰20年随访研究关于心力衰竭的病因分析
（Levy D et al.JAMA,1996,275:1557）

第二节　心力衰竭的病理生理学

[内容提要]

　　从起初的心脏受损至临床上有症状的心力衰竭，发生了许多基因、分子、细胞和生化上的改变，涉及一系列神经内分泌代偿机制的激活，其中肾素-血管紧张素-醛固酮系统（RAAS）、交感神经系统，以及炎症细胞因子的过度激活起了主要的作用。这些代偿机制的紊乱，导致进行性心肌损害和心肌重构，后者使心功能降低，并刺激上述代偿机制和神经内分泌系统进一步激活，形成恶性循环。这一病理过程可自发和持续向前进展，导致心脏扩大、心功能降低，出现心力衰竭，并进展至终末期心力衰竭阶段。对心力衰竭发生机制的新认识和新理念为采用以神经内分泌抑制药为主的治疗策略，奠定了坚实的基础。

　　近期的研究已确认，导致心力衰竭发生发展的基本机制是心肌重构。初始的心肌坏死（如心肌梗死、急性心肌炎）或各种损害心肌的危险因素（如高血压、糖尿病等）可引起交感神经系统和RAAS兴奋性增高，并使多种内源性的神经内分泌和细胞因子激活；其长期、慢性激活促进了心肌重构，加重心肌损害和心功能恶化，又进一步激活神经内分泌和细胞因子等，形成恶性循环。心力衰竭是一种进行性的病变，一旦起始，即使没有新的心肌损害，仍可通过心肌重构不断进展，最后导致心脏扩大、心室泵血和（或）充盈功能低下，出现心力衰竭的症状和体征，并进展至终末期阶段。

　　心脏在保障血液正常循环，满足全身所有的组织

代谢需要上起了核心的作用。静息状态下心脏每分钟将全部循环血容量泵出一次，在代谢需要增加如运动时，心脏必须显著增加其泵血能力，达到静息时的4倍。慢性心力衰竭是由于心肌病理学上的紧张或损伤引起心功能衰竭，以致不能满足机体供血需求的一种临床综合征。由于心脏收缩储备能力丧失和心功能降低，使机体的代偿性机制激活。心力衰竭的症状和体征往往是这些代偿机制激活的结果。

一、心脏收缩功能的生理调节

（一）心排血量

　　每搏容量指的是每次心搏从左心室射出的血液容量。心排血量，亦即每分钟泵出的血容量，等于心率和每搏容量的乘积。急性的心排血量增加可来自心率增加，或每搏容量的增加，或两者均增加，其复杂的调节机制来自心脏内部和外部的神经内分泌途径。当心脏的做功遭遇持久性改变时，心脏的结构和功能可因此发生慢性改变。

（二）心动周期

　　最初的电冲动起源于窦房结，使心房除极并使其产生收缩活动。这个电冲动随后经房室结和左、右束支到达心室，经浦肯野纤维系统在心室中传导。在等容收缩期，心室开始收缩，心室内压力升高，但尚未进行射血过程。一旦心室内的压力分别超过主动脉压和肺动脉压，血液便射至体循环和肺循环系统。

　　在舒张期，左心室压力下降，由于压力降至低于主动脉压，主动脉瓣便关闭，随后便出现等容舒张期。一旦心室压力降至低于心房压，心房的血便流入心

室,心室开始再次充盈。心室快速充盈的早期,心室腔内压快速下降的速率对血流有显著的影响,可产生吸引作用。尔后的心室充盈期由于心房收缩,心室内血容量继续增加。心室的这两个充盈时相亦受到心室本身特性的影响,此种心室肌的特性决定了被动充盈时心室的僵硬度和顺应性。舒张这一名称通常指的是心动周期的充盈期,也包括心室的舒张。心室舒张对舒张期充盈有潜在性影响。

心脏适当的泵功能取决于收缩功能、舒张功能或这两者,因为泵血必定与心脏的收缩与充盈相关联。许多有心力衰竭的患者仍伴相对保存的收缩功能,提示其主要受损的是舒张功能。

(三) 心功能的急性内在调节

生理状态下短期影响心脏功能的有 4 种主要的内在相关因素:①内在的收缩性或正性肌力状态;②前负荷(或容量负荷),主要由静脉反流所决定,可影响舒张末容量;③后负荷(压力负荷或阻力),心脏射血时需加以克服;④心率。

心脏正性肌力状态受下列影响:①心肌细胞内在的因素如肌肉的能量、兴奋-收缩偶联和肌节的特性;②冠状动脉的血供;③外部的途径。

心脏的前负荷通过 Frank-Starling 定律直接将每搏容量与静脉回流联系起来。静脉回流至心脏的血液增多,可使心腔扩展,从而导致心肌收缩性增强和每搏容量增加。一种在分子水平上的主要机制认为,心肌肌原纤维细丝对收缩期钙离子收缩反应的增强是长度依赖性的,即所谓肌原纤维细丝的钙反应性。换言之,心肌收缩或心室腔的大小分别与起初的心肌长度或心腔容量(舒张末容量)存在比例关系。此种关系持续存在,直至达到一个平台,越过这个平台静脉回流进一步增加,但由于心肌收缩装置的过度扩张反而导致每搏容量降低(图 1-5)。该图清楚显示,如存在收缩性心功能障碍,心排血量增加的能力在应答前负荷增高时,显著受损,较之正常心功能状态,心排血量显著降低。前负荷和每搏容量之间的关系还受

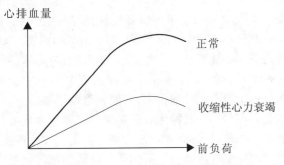

图 1-5　收缩性心力衰竭的 Frank-Starling 定律

到其他调节机制的影响,如正性肌力状态的增强可导致前负荷增加而每搏容量锐增。

后负荷对心功能的影响,可以这样来理解:心肌的收缩力(使心室压增加)和心肌缩短的能力(泵出血液,亦即每搏容量)之间存在反向的关系。心室内压直接与后负荷相连接,故后负荷增加可伴每搏容量降低,而其减少则使每搏容量增加。

心脏搏出量超过理想时,其使心功能改变的内在机制亦影响到心脏的做功负荷和能量应用。心室肌的做功负荷及其室壁的紧张与每单位心肌组织产生的力量相关。Laplace 定律指出,心室壁紧张度直接与心室腔内压力及其直径(或容量)成正比,而与腔壁的厚度成反比。因此,前负荷和后负荷两者的增加通过分别增加心室容量和压力而使心室壁紧张度增加,而室壁厚度增加则使室壁紧张度降低。要理解收缩性心力衰竭患者发生的心肌功能障碍,心脏对心室壁紧张度长期增加的反应是一个关键点。

(四) 外部的控制机制

交感神经系统兴奋性增加多半是增大心脏搏出量的最为强有力的外部机制,主要经由正性频率和正性肌力作用这两个途径。副交感神经对心率的影响主要通过调节交感张力而介导,副交感神经系统直接发挥作用的可能性仍有争论。神经内分泌机制的作用十分广泛,亦可能对心功能产生影响,作用途径是影响循环的容量和血管张力(即心外的影响),也可直接影响到心脏。

循环血容量的增加使静脉回流量增加,从而也使前负荷增加;而全身血管的收缩则使后负荷增加。调节循环血容量和外周血管张力的影响因素有 RAAS、自主神经系统、循环中的激素和肽类如利钠肽、糖皮质激素、精氨酸和加压素(亦即抗利尿激素),以及局部产生的自分泌和旁分泌因子(如内皮素、一氧化氮和类前列腺素)。这些因素在机体的许多不同水平上发挥着作用,包括脑、肾和血管组织。这些神经内分泌的、自分泌或旁分泌的因子除了有全身性(循环的)的作用外,还可以在心脏本身局部产生,并对心脏的收缩功能发挥直接的影响(表 1-3)。

表 1-3　心力衰竭中神经内分泌激素激活的生物学效应

	血管紧张素 II	去甲肾上腺素	内皮素-1	肿瘤坏死因子
心肌细胞凋亡	是	是	是	是
心肌细胞坏死	是	是	是	是

续表

	血管紧张素Ⅱ	去甲肾上腺素	内皮素-1	肿瘤坏死因子
心肌细胞肥大	是	是	是	是
致命基因程序激活	是	是	是	是
细胞外基质改变	是	是	是	是
β-肾上腺素受体失偶联	否	是	否	是

二、心脏的慢性生理学适应

在应答各种工作负荷时，心脏功能可产生迅速地调整。除了这些机制外，心脏面对长期改变的工作负荷，还具有一种生理学特性，可以改变其结构和功能，称之为重构。健康的运动员，其心脏发生的结构和功能改变可能是心脏重构的最佳例子。对长期等张运动（如长距离跑步）的适应，涉及舒张末容量的增加，后者又通过 Frank-Starling 定律所产生的反应即前负荷储备的增加，使运动期间每搏容量大大增加。此外，心室壁还发生一定程度的增厚（左心室肥厚），后者亦被认为是一种适应，从而降低心室壁的紧张度，而心室的紧张度是随着容量的增加而增加的（根据 Laplace 定律）。对于长期等容性运动（如举重）的适应，主要涉及室壁厚度的增加，因为此种情况下做功增加主要由于压力（后负荷）的增加，而不是容量（前负荷）的增加。心肌疾病中可出现心室肥厚或心室扩张，或两者兼而有之，并导致心力衰竭。此种生理学重构的关键机制是心肌血管化增加和纤维化缺乏，而此种状况显然有异于病理学的重构。因此，如何能够在分子和细胞水平上消除这两类重构的差异，一直是心力衰竭基础研究的主要目标。这个问题如能得以解决，就会开启一扇研制治疗心力衰竭新药的大门。

三、心脏对病理学紧张和损伤的反应

各种心肌病理学损伤均可引起心功能障碍，且心脏对此种损害所做的反应差异不大，故各类病因所致的心力衰竭临床上较为类似。收缩性心力衰竭最常见原因是心肌梗死，因心肌坏死导致非梗死区心肌组织工作负荷增加。收缩性心力衰竭也可由于那些可诱发心脏压力或容量负荷长期增加的疾病，按病理生理机制分类为：①心肌疾病，如心肌梗死、心肌炎、中毒（如酒精）；②前负荷增加，如二尖瓣反流、主动脉瓣反流、心内分流；③后负荷增加，如主动脉瓣狭窄、原发性高血压等。

（一）急性反应

当心脏功能由于损伤或紧张（如急性心肌梗死）而降低时，在正常情况下用来增加心排血量的生理机制便启动作为一种急性的反应机制。交感神经系统兴奋性增加使心肌收缩力和心率增加，通过正性肌力作用使 Frank-Starling 曲线变陡峭，而使心排血量增加（图1-5）。循环的神经内分泌途径亦被激活，以增加血容量，从而使静脉回流量增加，并启动前负荷储备能力（即 Frank-Starling 反应）而维持心排血量。全身的血管收缩使血压得以维持，其代价是心脏的后负荷增加。这些适应性反应共同发挥作用，往往能使静息心排血量恢复正常，至少在短期内可避免出现心力衰竭的症状。不过，这些维持静息心排血量正常的机制，又会使心脏总储备能力降低，而此种心脏总储备能力原本是用来满足进一步增加心排血量需要的。与此同时，患者运动能力会显著降低，也可以部分解释心力衰竭时的症状往往与体力活动有关这一特点。

（二）心肌慢性重构

1.心肌重构（或心脏重构）的定义 指的是心脏受损后心肌在基因表达、分子、细胞及间质上出现的一系列显著改变，并导致临床上表现为心脏增大伴形状和功能的改变。心脏对收缩性或舒张性负荷异常的早期适应性反应，涉及一系列生理、生化、分子、细胞和基因途径的功能性反应，而且心脏的结构亦在进行性地改变。此种结构的调整是与许多神经内分泌系统生理性适应相连结的，后者的发生是作为对持久性心脏受损的一种应答。许多细胞因子或生长因子家族在循环和局部组织中的含量显著增加，从而刺激产生不良的细胞内和细胞外结构的调整。此种心肌细胞的肥大和细胞外基质的增加又转而影响心肌壁的厚度和心腔的直径。这些改变均是为了维持适当的每搏容量和心肌负荷的。

2.心肌代偿性结构调整即重构 其特征取决于心脏受损的特殊类型，根据 Laplas 定律可以预测（图1-6）。例如，主动脉瓣狭窄使左心室后负荷增加，左心室必须产生更大的力量才能维持每搏容量；为了使左心室壁增高的紧张度回复正常，便发生左心室肥厚。此种左心室肥厚的类型与心肌细胞的扩展无关，称之为向心性肥厚。反之，二尖瓣反流使左心室的前负荷增加，据 Frank-Starling 定律左心室腔一定会扩大。由于左心室腔的扩大，室壁紧张度增加，亦会导致左心室肥厚。此种伴心腔扩大的肥厚称为离心性肥厚。同样的，心肌梗死常常使心脏负荷发生改变，此种改变主要涉及前负荷和后负荷的局部区域性障碍，但仍可导致一种较为复杂的结构性适应。

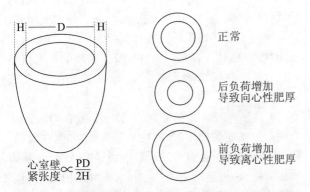

图1-6 心脏负荷增加的状态导致心肌重构的不同类型

D:心室壁直径;H:心室壁厚度

正常

后负荷增加
导致向心性肥厚

前负荷增加
导致离心性肥厚

心室壁
紧张度 $\propto \dfrac{PD}{2H}$

3.心肌代偿性重构的机制 进行性的心肌损伤伴收缩力的逐渐减弱,可激活上述机制,以维持心功能的代偿。如心肌严重受损,代偿机制不足以增加心搏出量以维持需求,便会发生心力衰竭。这样,调节机制可以在 Frank-Starling 关系的平台期之外,继续使前负荷增加,从而维持正常的心排血量。但此种静脉回流的增加和随后静脉压的增高,又会诱发肺水肿和外周水肿,反使病情恶化。这些不良结局的严重性取决于心肌损伤的程度和代偿反应是否足够。而且,在决定反应的程度上,心肌损伤的长期持久性十分重要,缓慢性进展的损害一般较之同样程度的短期急性损害更易耐受,因为机体的代偿机制能逐渐地适应心脏功能的改变,并维持足够的心排血量。

四、心力衰竭的进展和心脏结构性重构

心肌受损害时由于心脏可通过心脏功能和结构

的代偿反应而得以适应,结果便产生一个无症状期,此种调节作用在短期内无疑是有益的,使患者可以维持正常的生活质量和生命。如果异常的心脏功能状态持久地存在,适应机制便需要长期激活,许多起初代偿的患者,尽管并未遭受到进一步的心脏损伤,后来仍会出现进行性的心脏扩大,即心肌重构加剧,使左心室射血分数降低(图1-7),出现心力衰竭的症状,最终进展至终末期心力衰竭阶段。

左心室重构

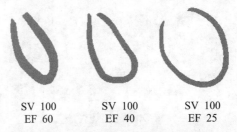

SV 100 EF 60   SV 100 EF 40   SV 100 EF 25

图1-7 心肌重构使左心室射血分数降低

SV:每搏输出量;EF:左心室射血分数

这一观察使我们认识到,代偿反应如长期持续存在,可进而转变为失代偿。这是在心力衰竭病理生理学研究上具有里程碑意义的新观念。按照这一新的观念,心肌重构是心力衰竭发生和发展的基本机制。心脏生化和结构的代偿反应过程长期激活,造成神经内分泌系统尤其 RAAS 和交感神经系统的过度兴奋,导致心肌重构,损伤心脏的收缩力,而心肌重构又进一步激活和兴奋 RAAS 和交感神经系统,亦即启动了一个自毁性的、进行性的心脏损害的恶性循环过程(图1-8)。

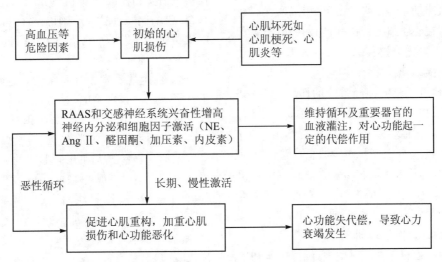

图1-8 心肌重构心力衰竭发生和发展的基本机制

RAAS:肾素-血管紧张素-醛固酮系统;NE:去甲肾上腺素;Ang Ⅱ:血管紧张素Ⅱ

从各种危险因素及初始心肌损伤逐渐、进行性、自发性发展至终末期心血管疾病和心力衰竭的长期过程称之为心血管事件链,显然,以 RAAS 和交感神经系统的过度兴奋为代表的神经内分泌与细胞因子激活是心血管事件链进展的主要驱动力(图1-9)。由此,也可以清楚解释为什么 RAAS 和交感神经系统阻断药成为现代心力衰竭和心血管疾病的主要治疗药物。

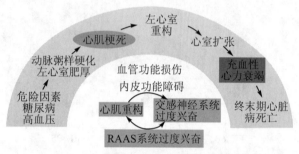

图1-9 心力衰竭与心血管事件链

心脏的结构性重构涉及一系列神经内分泌的作用机制如下。

1.交感神经系统的作用 持续性的神经内分泌刺激对心肌细胞、基质和其他细胞均有广泛的影响。长期的儿茶酚胺释放可刺激心肌细胞的肥大和间质的纤维化。交感神经系统通过凋亡和坏死可刺激和促使心肌细胞死亡。这些机制还诱发了致死性基因的表述,虽有助于能量的保存,但降低了细胞收缩能力。长期的儿茶酚胺刺激亦会导致细胞内信号通路中腺苷受体下调和许多蛋白质过磷酸化,这就严重限制了肾上腺素能代偿机制的能力。此种代偿机制是在未来的急性血流动力学紧张状态下,用来增加心搏出量的。钙代谢在心肌细胞兴奋-收缩偶联中至关重要,在应答各种神经内分泌侵害中亦被累及,结果导致心肌收缩力受损,并增加心律失常发生的危险。

2.RAAS的作用 交感神经系统的作用与 RAAS 的作用密切相衔接,可以刺激肾素的释放。当然,RAAS 不依赖于交感神经系统,同样能持续地兴奋。过去认为,RAAS 的兴奋仅仅是对肾脏低灌注的一种反应,在循环中其递质的释放显著增多。现在则认识到,为了应答心室壁紧张度增加,局部心肌及其他组织亦可产生血管紧张素和醛固酮,这种局部的 RAAS 激活在心力衰竭的病理生理机制中可能更为重要。这一机制使血管收缩和肾脏储留钠,以维持血压和增加前负荷。不仅如此,血管紧张素和醛固酮对心肌细胞也具有直接的作用,在心脏受损后介导和产生了慢

性 RAAS 刺激的不利影响。RAAS 兴奋促进了心肌的纤维化(胶原沉积)、心肌细胞肥大、细胞凋亡或坏死,这又导致了心肌组织的僵硬和收缩力降低。此外,由于能量释放障碍的加剧,细胞外胶原基质的扩展更趋严重,也与心肌细胞死亡及进行性的心室扩大密切相关。

3.其他神经内分泌系统 亦与心力衰竭的进展有关。如精氨酸加压素(即抗利尿激素)和内皮素等。精氨酸加压素可强有力地刺激造成肾脏水潴留,从而增加前负荷,近期产生的一种利水不利钠的新型利尿药就是精氨酸加压素受体的竞争性抑制药。内皮素的作用一定程度上类似于血管紧张素Ⅱ,可强有力地引起血管收缩,并促进心肌细胞死亡和心肌纤维化。在应答心脏牵拉扩展时心肌组织中释放的利钠肽可能起一种保护作用,可促进肾脏排钠、扩张血管和阻断醛固酮的合成,有助于防止其他调节机制产生的某些不利影响。

4.炎症细胞因子发挥的作用 除了神经内分泌因子外,在心力衰竭发生和发展过程中炎症细胞因子亦发挥了作用。这些细胞因子可由心肌产生,也可有其他各种来源,其在心力衰竭中上调和产生增多的原因仍不清楚。这些细胞因子的不良影响包括刺激心肌细胞肥厚、凋亡或坏死,还可损伤兴奋-收缩偶联。此外,这些细胞因子和 RAAS 及内皮素一起,亦损伤血管内皮的正常功能,减少心肌灌注,导致心脏收缩功能障碍。全身血管收缩亦会增加心脏的后负荷。

5.氧化应激(oxidative stress) 指的是过度产生活性氧(reactive oxygen species)或抗氧化物缺乏,亦被认为在心力衰竭进展中发挥了作用。活性氧能够损伤蛋白质和核酸,影响心肌细胞的能量生成,阻断兴奋-收缩偶联,促进心肌细胞凋亡和纤维化,并损伤内皮功能。在进展至临床心力衰竭过程中,多种来源的活性氧变得很活跃。

总之,上述病理生理系统的慢性激活,结果导致了整个心脏器官水平的重要改变。心肌结构的某些改变可能是有用的,但其纯影响则对心脏做功是有害的。由于心室扩大,心脏失去其原来的椭圆形状,转变成球形。心室扩大和几何形态的异常改变使房室瓣膜装置移位,造成心脏的功能性失代偿[二尖瓣和(或)三尖瓣反流],从而增加了心室的前负荷,启动了使心肌损害进一步加剧的恶性循环。而且,心脏负荷的增加可降低做功的效率,并导致心肌氧耗增加,此种状况和心室壁紧张度增加一起可促进心内膜下心肌的缺血,又可使心脏收缩力降低。近期的研究还发现,心肌重构往往伴有左心室收缩的不同步,即

一些心肌节段的收缩存在时间差异。此种状态尤其多见于QRS显著增宽伴左束支传导阻滞、室内传导阻滞和右束支传导阻滞的患者,显然,这又会进一步降低心脏的收缩效率,损伤心肌的收缩功能,这也成为心力衰竭现代处理中应用再同步化治疗(CRT)的病理生理基础。

第三节　心力衰竭的诊断和评估

[内容提要]

根据病史、症状和体征可疑诊为心力衰竭,但还需要应用客观检查方法来证实诊断。对于疑为心力衰竭的患者B型利钠肽/N末端B型利钠肽前体(BNP/NT-proBNP)测定具有较高的临床价值。心电图对疑为心力衰竭患者有很高的阴性预测价值,而超声心动图仍是最重要的一线检查方法。其他的显像检查方法包括磁共振成像、心导管检查(包括冠状动脉造影)、心内膜心肌活检必要时亦应采用,有助于确定心力衰竭的病因。对于确诊的心力衰竭需评估其心功能状态(包括NYHA分级、6 min步行试验等)和预后。

心力衰竭是一个临床名称,患者必须有明显或可以察觉的症状或体征。完全无症状的左心室功能减退或射血分数降低,只能称为心功能障碍。纽约心脏学会(NYHA)心功能分级为Ⅰ级的患者是一种较为"特殊"的、无症状的心力衰竭患者。这样的患者数量众多,仔细询问病史和体检仍可以发现一些与心力衰竭相关的症状和体征,这将在后面进一步讨论。

患者如有症状,尤其有典型的症状时,则慢性心力衰竭的可能性大大增加。临床上可疑者须由客观检查来证实。因此,可疑的心力衰竭患者应做全面的评估,不仅要确定诊断、判断其严重程度,还要寻找出基本的病因和诱发因素。这样才有可能做出危险分层和预后评估,才能制定适当的、完整的和个体化的治疗方案。心力衰竭患者的临床评估应包括以下5项:①做出明确诊断,并与其他疾病相鉴别;②评估心力衰竭的严重程度;③确定心力衰竭的病因;④寻找和确定使心力衰竭发生或加重的诱因;⑤评价治疗的效果。下面介绍心力衰竭临床评估的各种方法。

一、病史

详询病史对诊断和治疗均十分重要。询问病史时应努力寻找有助于发现心力衰竭的病因和心力衰竭失代偿可能诱因的各种线索,了解既往治疗情况包括应用过的药物、疗效和不良反应等。

确定心力衰竭的病因和危险因素并非易事。常见的心力衰竭病因见表1-4。即便很相似的人群,导致慢性心力衰竭发生的病因或危险因素,其影响也可能差异甚大。有时是由于确定病因的诊断标准不够充分,如冠心病的表现可以是隐匿的,除非获得客观的证据,很可能会漏诊。同样,作为病因的高血压,由于已发生心力衰竭,血压可能已不高了。有时则是由于危险因素的标准有变化,如高血压、糖尿病和高脂血症近几年诊断和评估的标准不断在变更。多重危险因素伴发的患者,往往难以明确究竟何种危险因素起了主要的作用,如急性心肌梗死后的心力衰竭,同时患者又有高血压,此时就难以判断心力衰竭发生的原因是冠心病抑或高血压。

冠心病的各种危险因素同样也是使慢性心力衰竭危险增加的因素。心力衰竭伴高血压、吸烟、糖尿病、肥胖和冠心病家族史均很常见,因此,识别和治疗这些危险因素,不仅可以延迟和预防发生高血压性心脏病或冠心病,而且也可以预防慢性心力衰竭。同样,确定慢性心力衰竭的病因往往亦有助于个体化地给予患者适当的治疗。近期采用的慢性心力衰竭阶段划分方法,将心血管事件链开始时仅有各种危险因素直至晚期心力衰竭的全过程分为A、B、C和D 4个阶段,对临床工作很有帮助,一旦患者的病情进入到某个阶段,就不可能返回到原来的阶段,故重在预防心力衰竭的进展。

表1-4　心力衰竭的病因

缺血性心脏病	先天性心脏病
高血压	围生期心肌病
瓣膜性心脏病	化疗所致心肌损伤
特发性扩张型心肌病	放射治疗所致心肌损伤
遗传性家族性心肌病	代谢性/内分泌性/营养性疾病
酒精性心肌病	嗜铬细胞瘤
浸润性疾病	维生素B_1缺乏症
淀粉样变性	胶原性血管疾病
血色素沉着症	持久性快速性心律失常
肉芽肿病	各种感染(如病毒、败血症等)

遗传性心肌病并非罕见,其中肥厚型心肌病较多

见,近来遗传性扩张型心肌病也得到确认。中青年患者尤其要仔细寻找有无心肌病的家族史。此种家族史不可能一开始就很清晰,问诊时需直接关注家族成员中有无心脏性猝死或未预料的死亡。高度怀疑或确定病因为遗传性的,对其兄弟姊妹及后代很有意义。不过,目前的技术对发生此病的基因突变,仅一部分可以检测到。

抗恶性肿瘤的化疗药物与心力衰竭的发生有关,如蒽环类抗生素常用于血液病或乳腺癌化疗,其所致的心力衰竭较为常见。此类药对心脏损害的危险是剂量依赖性的,因此,某种程度上讲也是可以预测的。有的乳腺肿瘤对人源的单克隆抗体如赫赛汀(herceptin)的化疗十分敏感。该药已确认有诱发和加重心力衰竭的危险,治疗后的女性患者约10%可发生某种程度的左心室功能障碍,2%～4%出现明显的慢性心力衰竭。该药还使心肌细胞对蒽环类抗生素的毒性作用敏感性增加,故一般不应将两药联合使用。

确定心力衰竭失代偿的诱因有重要临床价值。常见诱因见表1-5,其中又以各种感染、抗心力衰竭药物或饮食依从性差、各种严重心律失常,以及严重心肌缺血(如急性冠状动脉综合征)名列前茅。

表 1-5　心力衰竭常见的诱因

1. 不顺从药物(停药或减量不当)或饮食控制(摄入盐和水过多)
2. 感染(全身性或局部)或其他无关的疾病
3. 心律失常
4. 心肌缺血或梗死
5. 肺栓塞症
6. 高心排血量状态(如贫血、妊娠、甲状腺功能亢进症、Paget 病、大循环动静脉瘘等)
7. 心脏中毒或受损(如酗酒、可卡因及其他有毒物质、放疗)
8. 药物性如非甾体类消炎药(可引起水钠潴留)、负性肌力药物(如抗肿瘤或化疗药物、维拉帕米、地尔硫草、β受体阻滞药等)

二、症状

慢性心力衰竭的主要症状有呼吸困难、疲乏、体力下降和外周水肿等。

(一)呼吸困难(气促)

这是最常见的主诉。起初仅为活动时气促,随病情加重,可出现端坐呼吸、阵发性夜间呼吸困难和静息时气促。仅在活动时气促的患者,应确定诱发气促

的运动量,并评估对运动的耐受性。症状严重的患者,轻微活动如洗涤或穿衣均可诱发,此时应评估其日常生活和活动受影响的程度。呼吸困难的症状与左心室做功的测量方法如左心室射血分数(LVEF),并不具有良好相关性,但从这些症状仍可了解患者心力衰竭的基本状态,也是评价对治疗反应的有用指标。活动耐受性可以根据 NYHA 的心功能分级标准。后者已广泛应用于临床实践和临床试验中,也是评估心力衰竭患者生存率的独立预测因素之一。

(二)疲乏和体力下降

心力衰竭患者常有疲乏、衰弱和体能逐渐降低。疲乏很难定量,患者自己也很难将疲乏和呼吸困难的症状相区别。疲乏往往继发于心排血量低和组织灌注不良。其他原因还有骨骼肌中的代谢改变、循环中细胞因子浓度增高、神经内分泌系统的过度激活,以及骨骼肌的去适应。原因不明和逐渐加重的疲乏,对于未曾有过心力衰竭的器质性心脏病患者,可能是出现气急等症状的前驱表现,对于病情稳定的慢性心力衰竭,则可能是病情加重和失代偿的前奏。

(三)水肿

足踝部水肿是最早出现的临床表现之一,但也有患者尽管有严重的心力衰竭却从无外周水肿,尤其单纯的右心心力衰竭患者。

(四)胃肠道症状

也很常见。胃肠道淤血和水肿可致恶心、纳差、厌食和腹膨。右心心力衰竭患者由于肝大和肝包膜的扩张牵拉,可有右上腹疼痛,并可出现腹水。

(五)中枢性症状

晚期心力衰竭可出现精神错乱、方向感缺失和性格改变,尤其多见于伴低钠血症患者。睡眠障碍可与通气异常相伴发,包括陈-施呼吸和睡眠呼吸暂停等。这些症状也可以出现于老年心力衰竭患者。

三、体征

(一)患者的外貌

可以提供有关心功能障碍严重程度和时限的有价值线索。大多数心力衰竭如糖尿病心肌病、缺血性心肌病患者外观正常,甚至可由于交感神经兴奋,面色红润,且在静息状态下并无呼吸困难。心力衰竭晚期可出现消耗性体质、显著消瘦和骨骼肌消失而呈恶病质,为严重的、终末期心力衰竭之兆。

(二)心血管体征

1. 脉搏异常　脉弱多见于严重心力衰竭患者,并因外周血管收缩而伴皮肤寒冷和发绀。交替脉,即在规则心律下脉搏强弱交替,提示左心室衰竭。脉搏强

弱不等现象多见于伴心房颤动和心动过速患者,尤其在失代偿期间。心排血量低和受心脏药物的影响,血压往往偏低,但也可能正常或偏高,后者尤多见于心力衰竭的基础病因为高血压的患者。

2.颈静脉压增高 这是一个重要的体征,不但有助于心力衰竭的诊断,也可用来指导利尿药的应用。但需注意,右心室扩大所致的三尖瓣反流在心力衰竭患者中很常见,亦可出现巨大的"V"波,临床上有可能造成混淆,并影响颈静脉压作为右心房压替代指标的应用。轻度右心心力衰竭患者颈静脉压静息状态可以正常,但在按压右上腹时可以增加,出现明显颈静脉充盈现象,称之为肝颈逆流征阳性。

3.心脏扩大 左心室扩大或伴全心增大使心尖搏动弥漫并向左下方移位,这是左心心力衰竭尤其收缩性心力衰竭最重要体征之一。如伴有肺动脉压高压或右心心力衰竭,可出现右心室的抬举样搏动,提示右心室扩大。大多数导致慢性左心心力衰竭症状的疾病均引起左心室收缩功能障碍。此种病理过程绝大多数可产生左心室扩大。但特异性累及心肌的某些疾病尤其是浸润性病变如心脏淀粉样变性,则可导致限制性心肌病,左心室不增大,甚至可以缩小。此外右心室心肌病、肺源性心脏病、右心室心肌梗死、肺动脉高压等所致的右心心力衰竭,左心室也不增大。

4.心脏听诊 可闻及第三心音,多见于左心心力衰竭的早期,与心室率较快一起形成奔马律,提示有严重左心室功能障碍,但可在治疗后消失。如长期存在或经积极治疗后仍继续存在,提示预后不良。还能闻及二尖瓣反流的全收缩期杂音,可因器质性心瓣膜疾病所致,但更常见由于二尖瓣的相对关闭不全,后者继发于左心室扩大所致的二尖瓣环扩张。这两种状况的鉴别并不容易,但对临床工作甚有价值。一般而言,器质性心瓣膜病(如二尖瓣关闭不全)的收缩期杂音传导较远,可传至左侧腋后线,甚至左后背部亦能闻及,并常伴震颤,而此种特征罕见于二尖瓣相对关闭不全的患者。任何异常杂音的出现均提示存在心瓣膜疾病或室间隔、房间隔缺损,对于确定心力衰竭患者的病因很有意义。

(三)呼吸系统的体征

失代偿性心力衰竭或严重心力衰竭患者静息状态可有呼吸频率增快。肺底部的细湿啰音系由于液体从血管系统进入肺泡和气道,提示存在肺淤血。可伴胸腔积液的征象,大多为单侧,且倾向于出现于右侧胸腔,少数为双侧胸腔积液。

(四)水肿

水肿是右心衰竭很常见的体征,既是心力衰竭患者存在液体潴留的客观证据,也是评价心力衰竭治疗尤其利尿药应用疗效的重要指标。大多为外周性、呈凹陷性水肿。可以活动的患者水肿常见于足踝部,可扩展至胫前区域和小腿部,严重者可出现于整个腿部和全身皮下,而卧床者则多见于骶髋部、腰背部。伴右心心力衰竭明显体征的患者除外周水肿外,还可有腹水、胸腔积液和心包积液,称之为中心性水肿。右心心力衰竭为主的患者常以中心性水肿为其特征,下肢水肿反而较轻或缺如。

水肿的出现常伴静脉压升高和颈静脉明显充盈,但水肿的程度与全身静脉压增高的相关性并不好。须注意的是,只有液体潴留至少达到3~4 L(相当于体重5%左右),才会发生外周性水肿,故水肿并非早期液体潴留的敏感指标。换言之,体重较之水肿是评估液体潴留更早期和更敏感的指标。

为了发现隐性的液体潴留,心力衰竭患者尤其已有过水肿的患者每天应测量体重,体重轻微增加而无其他原因可解释的,应考虑存在液体潴留和右心衰竭。

(五)腹部体征

右心衰竭可引起肝充血,触诊可发现肝大、表面光滑,伴触痛。肝大伴搏动见于伴三尖瓣反流的患者。有肝脏体征的患者可伴肝功能损害和黄疸,甚至出现肝硬化,可称之为心源性肝损害或肝硬化。出现严重的肝损害,且对治疗反应不佳也是心力衰竭预后不良的征象。

四、临床实验室检查

(一)血液学和生化检测的临床意义

1.贫血 可使心力衰竭病情加剧和恶化,实际上也是心力衰竭预后不良的主要指标之一。偶尔贫血也是心力衰竭的病因。晚期心力衰竭患者贫血很常见,使心脏的代谢需求增加,提示不良预后风险显著增加。主要为缺铁性贫血,临床上除纠正贫血外,静脉补充铁剂也可能有益。巨红细胞症提示酒精中毒或维生素缺乏症,也是心力衰竭病因或恶化的因素。

2.肾功能障碍 肾功能评估如血肌酐和估计的肾小球滤过率(eGFR)极为重要。严重的心力衰竭常伴肾脏低灌注,可诱发肾衰竭,而肾衰竭也会引起心力衰竭,两者的此种互为因果的关系临床上称为心肾综合征。肾功能障碍还有可能掩盖心力衰竭的临床表现,造成漏诊或误诊。肾功能障碍也是慢性心力衰竭预后不良之兆。

3.血电解质紊乱 很常见,可由于心力衰竭本身所致,但更常见继发于应用利尿药和RAAS阻滞药,如血管紧张素转化酶抑制药（ACEI）、血管紧张素受体拮抗药（ARB）和醛固酮拮抗药。高血钾和低血镁可诱发各种心律失常，尤其严重的室性心律失常，包括心室颤动和心脏停搏。低钠血症和低血钾亦常出现，均为心力衰竭不良预后的预测指标。稀释性低钠血症不仅提示心力衰竭病情严重，也是临床处理的难题。

4.血浆空腹血糖水平和血脂谱　旨在发现糖尿病和血脂紊乱，两者均为冠心病和心力衰竭重要的危险因素。

5.其他检测　所有患者均需检测甲状腺功能，以了解是否存在甲状腺功能减退症或甲状腺功能亢进症，这两种状况都可能导致心肌损害，甚至心肌病和心力衰竭，临床上往往被忽视或漏诊。心力衰竭所致的肝脏淤血，肝功能检查可以异常。肝功能障碍也能提示其他可能的病因包括酒精中毒或血色素沉着症，故应检测铁结合力。如心力衰竭的病因未明，应检测病毒血清学。尿中去甲肾上腺素测定有助于诊断基础疾病为嗜铬细胞瘤。心脏肉芽肿病所致的心力衰竭，血清血管紧张素转化酶和钙浓度可增高。如果心功能失代偿的诱因考虑为心肌缺血或梗死，应测定肌钙蛋白 T 或 I（CTnT、CTnI），以及心肌酶谱如肌酸磷酸激酶（CK）及其 M 型同工酶（CK-MB）等。

（二）B 型利钠肽（BNP）

BNP 及其 N 末端 B 型利钠肽前体（NT-proBNP）近几年被推荐用于心力衰竭的检测，并公认为心力衰竭的生物学标志物。BNP 是一种人体正常产生的内分泌递质，当心脏受到牵拉或扩张例如在心力衰竭时，心房和心室分泌的此种递质明显增多，其在血中的浓度也显著增高。

1.正常值和临界阈值　对于这一新的指标，我国学者的研究还不多，也还没有公认的正常值和临界阈值。一般认为 BNP<100 ng/L，或 NT-proBNP<300 ng/L 为正常；BNP>400 ng/L 或 NT-proBNP>1200 ng/L 为异常。在上述两个数值之间，即 BNP 在 100~400 ng/L 或 NT-proBNP 在 300~1200 ng/L，称之为"灰色区域"。BNP/NT-proBNP 的测定值受其他因素影响，例如老年、肥胖、心房颤动、肾功能减退等均可能使其升高，这是"灰色区域"形成的原因。"灰色区域"的存在说明这一指标存在局限性，测定值在灰色区域时并不能确定或排除心力衰竭，应用时应结合临床状况，进行综合评估。

2.临床意义　BNP/NT-proBNP 在下列情况下有确定的临床价值：①心力衰竭的诊断和鉴别诊断：疑似心力衰竭的患者如有呼吸困难或水肿，其测定值正常，可除外心力衰竭，因为此种情况下其阴性预测值达 90%~95%，反之，如测定值为异常，则对心力衰竭诊断很有帮助，此时其阳性预测值达 80%~85%。②心力衰竭的危险分层：测定值显著升高（>5000 ng/L）者属心力衰竭高危人群。③评估心力衰竭的预后：测定值显著升高者预后不良，经积极治疗后测定值与基线值相比未下降，或下降幅度<30%，或反而升高，提示预后恶劣。如治疗后测定值显著下降，提示预后有所改善。④指导临床治疗：这一指标能否指导心力衰竭患者临床治疗和用药？尚有争论。一般认为动态检测 BNP/NT-proBNP 对恰当评估患者状况有益，也对更积极和有效的治疗与用药有一定的指导价值。其标准为治疗后与基线值相比，降幅≥30% 可评价为治疗有效。动态检测的间隔时间急性心力衰竭为 5~7 d，慢性心力衰竭为 3~6 个月，频繁检测既无必要，也无意义。

（三）心电图和动态心电图

心力衰竭患者心电图正常很罕见。心电图正常的阴性预测值高达 98%。心电图可提供关于心力衰竭基础病因的重要线索，例如病理性 Q 波、ST 段或 T 波改变，提示存在缺血性心脏病。伴高血压、主动脉瓣狭窄和肥厚型心肌病患者可出现左心室肥厚的征象。伴甲状腺功能减退症、心脏淀粉样变性和心包积液患者可有 QRS 波显著低电压。大量心包积液时出现的电交替，系由于心脏在心包积液中晃动，QRS 波的振幅逐搏交替。心电图亦可提供心脏传导障碍和心律失常的证据。严重的心动过缓或完全性心脏传导阻滞可使心力衰竭恶化，提示存在器质性心脏传导系统疾病或药物所致的不良反应。房性心律失常尤为常见，既可以是心力衰竭的诱因或病因，又可以是心力衰竭的结果。某些心电图异常包括心房颤动可伴不良预后。左束支传导阻滞同样伴不良临床结局。左束支传导阻滞和 QRS 显著增宽均可导致左心室内和左、右心室间收缩的不同步，应进一步评估应用心脏再同步化治疗（CRT）获益的可能性。

动态心电图监测对于有症状的心律失常，包括阵发性心律失常很有用处，也可以帮助发现无症状但严重的室性心律失常如短阵性或持续性室性心动过速、缓慢性心律失常伴长间歇等，还可用来评估心房颤动患者在较长时段中心室率控制的效果。此外，动态心电图监测亦可以发现无症状性心肌缺血，并作出诊断。须指出的是，伴心功能不全或心力衰竭患者动态心电图上出现的频发室性早搏，因其数量变化幅度极大，单次记录的结果并不能用来评价其性质、严重程度及与预后的关系，也不能依据绝对数量的增减来评价抗心律失常和抗心力衰竭治疗的效果。如有频发的短阵室性心动过速或长时间持续的室性心动过速，尤其伴可疑的血流动力学改变如血压降低，或伴临床症状如头晕、黑矇等，则可能具有临床意义，并应引起足够的重视和采取相应的治疗。

(四)胸部 X 线检查

心力衰竭时典型的胸部 X 线特征有：心脏增大(心胸比>0.5)、上肺叶静脉转向、"Keley B 线"、叶间水平裂隙有液体、双侧肺门水肿(即以肺门为中心的蝶翼状阴影)、胸腔积液(双侧或单侧，右侧多于左侧)等。

可提供病因线索的胸部 X 线特征有：肺动脉膨隆和肺门及中央血管影显著增粗(肺动脉高压症)、左心缘突出伴胸骨后双重密度影(左心室室壁瘤)、左心房增大(二尖瓣疾病)、心包钙化(缩窄性心包炎)、瓣膜钙化(瓣膜性心脏病)、肋骨切迹(主动脉缩窄)。

胸部 X 线检查对心力衰竭的诊断和鉴别诊断价值并不高。心胸比异常检出心力衰竭的敏感性和特异性均较低，而且左心室心功能障碍中高达 40% ~ 50%患者心胸比可以是正常的，此种情况多见于舒张性心力衰竭。

血流动力学异常和肺血管异常之间相关性不确定，且可变。一些伴严重心力衰竭患者尽管肺毛细血管压增高，可以无肺血管静脉充血或水肿的 X 线征象。不过，胸部 X 线检查还是可以用于监测对治疗的反应、疾病的进展和已存在的肺水肿，亦可用于鉴别非心脏性呼吸困难。

(五)超声心动图

这是心力衰竭最为重要和常用的检查方法，可以检出心力衰竭、发现其病因和评估心力衰竭的严重程度，还可测量左心室功能，包括左心室舒张末和收缩末直径、缩短分数和 LVEF。如 LVEF<50%，一般认为存在左心室收缩功能受损，<40%则是左心室收缩性心力衰竭的必需诊断标准之一。

严重的缺血性心脏病可导致收缩性心力衰竭，因左、右心室均衰竭，除左心室扩大外，还可有显著的全心扩大。但此种类型的心力衰竭也可见于全心受累的疾病如扩张型心肌病、病毒性心肌炎。冠心病所致者左心室心肌收缩性受损，往往存在明确的区域和节段性分布，其他区域的心肌收缩则仍然正常，而扩张型心肌病左心室壁呈普遍和弥漫性收缩功能受损，这两种疾病的超声特征迥然不同，显然可作为鉴别诊断的依据。

超声心动图还可提供有关心脏的舒张功能、心室壁厚度和肺动脉压方面有益的信息。心脏的各种结构性改变如心瓣膜病、左心室肥厚和心包病包括心包

积液并不难诊断。超声心动图运动试验(多巴酚丁胺试验或运动试验)也很有用，可检出作为心力衰竭病因的心肌缺血；也可用于评估心肌的存活性，尤其在考虑做血运重建时可作为重要的考量。

(六)运动试验

踏车和平板运动试验可用作评估患者运动能力的标志物，对于冠心病所致的心力衰竭尤其有价值。不过，所达到的运动期限和 LVEF 之间的相关性并不好。心肺运动试验可同时测定最大氧耗量(VO₂max)，可用来评估患者的预后和筛选可以从心脏移植术获益的患者，这一检测在心力衰竭患者的心功能评估上越来越受到重视。

(七)心导管术

缺血性心脏病是慢性心力衰竭常见的病因，需要做危险分层和考虑做冠状动脉血运重建术。冠状动脉造影不仅能确定冠心病的诊断，而且可进一步评价左心室的功能和心瓣膜的状况。右心导管术有助于确定左向右的分流，测量肺动脉压、肺毛细血管楔嵌压、二尖瓣跨瓣压力阶差、心排血量，评估受缩窄的心室充盈状况等。

(八)心内膜心肌活检

原因未明的心肌病或疑为心肌炎患者做心内膜心肌活检可能有益，但对诊断和治疗一般不具有决定性价值，因为纤维化和瘢痕均为许多病理过程的终末期，特异性较差。不过，近期一些研究表明，对于治疗效果差的慢性心力衰竭或扩张型心肌病，如在心肌活检组织中检出病毒颗粒或免疫复合物，提示可能存在迁延性或慢性心肌炎症，或存在自身免疫过程，有助于了解疗效差的可能原因和采用进一步的治疗举措。

(九)放射性核素心脏检查

如患者很难找到适合的超声窗口，此时核素心室造影对于评估左心室功能尤为有用。评估右心室功能此法优于超声心动图，但需采用心电图门控技术以改进影像的质量，因而不适用于伴心房颤动的患者。核素心肌显像(ECT)有助于诊断冠心病及其严重程度，也能检出存活心肌，对心力衰竭伴冠心病的进一步治疗能提供有价值的信息。

(十)心脏磁共振成像(MRI)

可广泛和重复分析心脏的解剖和功能，还能评估左心室和右心室的容量与重量、心脏全体和局部区域的功能、心肌厚度和心瓣膜的解剖等，有助于为心力衰竭病因提供线索。心肌 MRI 特别适用于研究先天性心脏病伴心力衰竭患者，并可鉴别心脏团块的性质和心包疾病。其对各种心脏疾病的应用是近期研究

的热点,应用日益常见和广泛,但价格昂贵,且非所有医院均拥有,为其主要局限性。

上述的各种检查方法均可采用,临床上应根据患者的情况及医院的条件酌情选择。表1-6列出必做和某些情况下应加做的项目,可供医师在诊断和评估心力衰竭时参考。对于临床上有左心室功能障碍或疑似心力衰竭患者一般可根据图1-10做出诊断和评估。

表1-6　心力衰竭各种检查项目的临床选择

必做的检查项目	酌情选择检查项目
全血计数	心肌酶谱和肌钙蛋白 T 或 I
血生化包括血糖、血脂、肾功能、肝功能、甲状腺功能等	运动试验包括平板或超声心动图运动试验
心电图	心肺运动试验
BNP/NT-proBNP	心肌核素显像
超声心动图,包括彩色多普勒	心导管检查包括漂浮导管、右心导管、冠状动脉造影和左心室造影
胸部 X 线检查	心内膜心肌活检

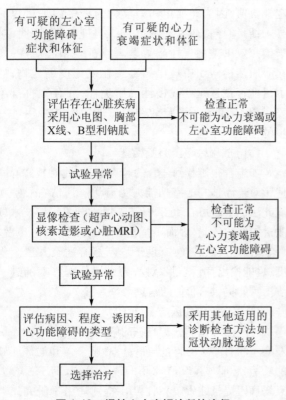

图 1-10　慢性心力衰竭诊断的途径

五、心功能指标

常用的指标有左心室射血分数(LVEF)、NYHA心功能分级及 6min 步行试验等。

(一)LVEF 测定

应采用二维超声心动图改良的 Simpson 法。其测定值 <40% 是诊断收缩性心力衰竭的重要标准之一。LVEF 主要反映左心室收缩功能状况,其降低提示左心室收缩功能减退。经过积极治疗,患者的 LVEF 可以提高,提示心功能尤其左心室功能状况有所改善。

(二)NYHA 心功能分级

这是评估心功能受损程度的一种临床方法。正确和客观地评估心功能状况有助于临床治疗,也有助于判定患者的危险程度(危险分层)和预后。

1.分级的方法　采用 NYHA 分级并作修改,分为4个等级即Ⅰ级、Ⅱ级、Ⅲ级和Ⅳ级,自级至Ⅳ级心力衰竭的严重程度依次递增。评定方法见表1-7。这一分级方法的修改来自 2014 中国心力衰竭诊断和治疗指南,主要修改是将心功能Ⅳ级又进一步细分为ⅣA 级和ⅣB级两个亚类,即在Ⅳ级患者中将较轻和较重的患者区别开来。这样做对临床医师的实际应用更有用,ⅣB 级即为终末期心力衰竭或阶段 D 的患者,此类患者平均生存期仅 6 个月,应积极考虑做心脏移植。心力衰竭的阶段划分将在本书后面的章节加以阐述。ⅣA 级可理解为难治性心力衰竭或晚期心力衰竭,仍有一定的治疗和改善的空间,例如仍可以应用 β 受体阻滞药,仍应对药物优化治疗抱有信心和期望。

表1-7　心力衰竭的 NYHA 心功能分级

Ⅰ级	日常活动无心力衰竭的症状
Ⅱ级	日常活动如快步行走或上二楼,会出现心力衰竭的症状如呼吸困难、乏力
Ⅲ级	低于日常活动可出现心力衰竭的症状
Ⅳ级	在休息时也会出现心力衰竭的症状
ⅣA 级	无须每天给予静脉血管活性药物,可平卧或半卧位,可在床边或室内走动
ⅣB 级	必须每天给予静脉血管活性药物,已几乎不能下床,甚至需要非药物的器械辅助治疗

2.临床意义　NYHA 心功能分级一般适用于左心心力衰竭的患者,实际上是一种评价左心室功能状态的方法,具有一定的客观性,但与同样反映左心室收缩功能的 LVEF 并非完全一致。对于一个具体的患者,其心功能分级是可以变化的,病情严重时心功能可能为Ⅲ级,甚至Ⅳ级,经过积极的治疗随病情好

转,可以降为Ⅱ级。反之,病情加重时,级别可以增加。因此,这一分级方法也可以用来评价心力衰竭治疗的效果。这一分级方法与预后有一定的关联,心功能Ⅲ级,尤其Ⅳ级者往往病死率高,提示病情严重,风险高,预后较恶劣。

(三)6 min 步行试验

此法简单、易行且安全,不但可评定患者的运动耐力,而且可预测患者的预后。6 min 步行距离设定的标准:<150 m 为重度心力衰竭,150~450 m 为中度心力衰竭,>450 m 为轻度心力衰竭。根据有的临床研究亚组分析资料,6 min 步行距离短和长的患者,8个月随访病死率分别为 10.23% 和 2.99%。6 min 步行距离<300m,提示预后不良。

(四)心肺运动试验

测定运动后最大氧耗量(VO$_2$max),其值 > 20 ml/(min·kg)、16 ~ 20 ml/(min·kg)和 10 ~ 15 ml/(min·kg)分别提示心力衰竭为轻度、中度和重度,如<10 ml/(min·kg),应积极考虑做心脏移植术。

六、无症状的心力衰竭

超声心动图检查表明,大约 50% 伴左心室收缩功能障碍的患者是无症状的,并对其应用于筛选无症状性左心室功能障碍的可行性做了评估,但此法的效价比使之不可能常规应用于普通人群,但如以高危人群(有冠心病病史或心电图异常)为目标,则可使检出率显著提高。及时发现无症状患者是很值得的,因为从无症状至有心力衰竭症状,看似仅一步之遥,但这两种人群的预后却大相径庭。现代心力衰竭防治重要理念之一就是预防出现心力衰竭的症状。药物治疗可以有效地减缓疾病进展至有症状性心力衰竭的过程。近期进行的一项研究,包括 1300 例既往未曾诊断为慢性心力衰竭的患者,结果表明此种无症状低LVEF 患者具有如下的基本临床特征:多为男性、伴心电图异常(左心室肥厚、Q 波、左束支传导阻滞或心房颤动)、肾功能异常及冠心病(表 1-8)。

表 1-8　提示低 LVEF 伴无症状心力衰竭患者的临床特征

	明确的收缩性心力衰竭		明确的和边缘性收缩性心力衰竭	
	OR 值	*P* 值	OR 值	*P* 值
BNP				
男性	1.2	NS	4.2	0.012
肌酐	1.0	NS	1.0	NS
大的 ECG 异常	9.6	0.007	1.0	NS
BNP 的 OR↑>50%	2.4	0.0005	2.7	0.0005
缺血性心脏病史	3.9	0.027	2.5	0.075
NT-proBNP				
男性	1.6	NS	3.8	0.009
肌酐	1.0	NS	1.0	NS
大的 ECG 异常	14.0	0.001	6.7	0.0005
NT-proBNP 之 OR↑>50%	1.5	0.002	1.4	0.0005
缺血性心脏病史	4.3	0.008	2.9	0.016

七、心力衰竭的预后评估

(一)心力衰竭死亡的方式(或模式)

主要有两种方式:进行性顽固难治性心力衰竭和猝死。前者心力衰竭症状逐渐加重,一次次因失代偿而住院,最后死于无法控制的心力衰竭本身;后者则是猝然死亡的,此时患者心力衰竭的症状可重也可

轻,可有也可无。两者的机制并未完全阐明,如果机制不同,那就需要个体化地处理,此种不同的机制实际也就成为重要的预后标志物。及早发现和认定有可能早期死亡、猝死或进行性心力衰竭死亡的高危患者,不仅可较正确地评估患者的预后,还可以帮助临床医师量体裁衣,针对不同的临床过程,采用适宜的治疗策略。

（二）心力衰竭死亡的机制

1.进行性心力衰竭死亡的机制　一方面心力衰竭一旦发生，犹如推倒的多米诺骨牌，可自发和无法停顿地走到终点。心力衰竭每一次失代偿和住院，均可使患者病情加重，生活质量降低，预后趋向恶劣，病死率增加。研究证实，心力衰竭的病死率与失代偿住院的次数直接相关。另一方面，左心室收缩功能的初始受损，即可刺激和增强各种代偿机制，后者长期和持续的作用反过来又可对心脏功能产生不良影响。而且，左心室功能障碍又使原来正常的肺、肾、脑、肝、血管、骨骼肌功能发生紊乱，例如出现心肾综合征、心源性肝损害、脑损害、抑郁症等。各种并发症的出现使心力衰竭加重，更加难治，使患者预后更差。临床上对心功能和心力衰竭程度的评估，以及对并发症及重要脏器功能异常的评估，均有可能定性或定量地提供预后的信息。

2.心脏性猝死的机制　弗明翰研究中慢性心力衰竭患者的猝死率几乎是年龄矫正的普通人群的10倍。心脏性猝死一般认为是持续性室性快速性心律失常所致的死亡，室性心动过速转变为心室颤动最为常见。持续性致死性室性心律失常需要两个基本条件：适宜的基质（或土壤）和诱发因素。适宜的基质是心肌的结构异常如心肌梗死、心室肥厚、心脏扩大、心肌纤维化、心肌浸润性疾病或炎症，这些情况均可导致电兴奋异常或复极异常，称之为心电重构。慢性心力衰竭主要机制是心肌重构，同时又会发生心电重构。前者是后者形成的基础。特殊的或常见的功能因素均可以扮演诱因的角色，包括心肌缺血、心肌炎症、血流动力学紊乱，以及神经内分泌的过度刺激等，其所发挥的作用，是在适宜基质条件下，将基础的结构异常转变为不稳定的电生理环境，从而产生这种恶性的室性快速性心律失常。

（三）心力衰竭预后的预测模型

业已报道一些预测不同类型慢性心力衰竭病死率的模型。西雅图心力衰竭模型来自1125例心力衰竭患者的队列研究，并在5个其他队列中得到证实。该模型采用患者的人口统计学、药物治疗、可植入性心脏除颤复律器（ICD）和实验室检查的结果来预测1年、2年和3年的生存率。另一种非侵入性风险模型应用268例晚期心力衰竭的资料，可用来鉴别终末期充血性心力衰竭适于心脏移植的患者（来自Aaronsen等）。UK-HEART研究产生的预后评估指标，适用于高度特异类型院外心力衰竭的患者，可用来预测全因病死率、猝死和因心力衰竭进展所至的死亡（表1-9）。这些模型近期也在不断改善。还有其他一些心力衰

竭预测模型。不过，大多数风险模型均来自回顾性分析或来自入选治疗药物临床试验的人群，而在这些试验中产生的预测模型并非其主要研究目的。而且，这些模型依据的资料均来自国外，不一定适合中国的心力衰竭患者。未来需要我们自己的研究和预测中国心力衰竭患者预后的模型。

表 1-9　UK-HEART 研究中院外心力衰竭患者的预测指标

	适 用 指 标
全因死亡率预测指标	血清钠、血清肌酐 左心室收缩末直径 心电图上左心室肥厚 24 h 中正常 RR 间期的标准变异（SDNN） 年龄 非持续性室性心动过速
进行性心力衰竭的预测指标	血清钠、肌酐 SDNN
猝死预测指标	心胸比 动态心电图上非持续性室性心动过速 12 导联上 QRS 波弥散度 $V_1 \sim V_6$ 导联 QT 间期弥散度

（四）心力衰竭的病死率及其预测

心力衰竭患者预后不良，有症状但已得到控制的患者病死率可达每年10%，晚期心力衰竭患者寿命更差，通常仅1~3年（表1-10）。苏格兰一项回顾性队列研究，将因心力衰竭、心肌梗死而首次住院的患者（1991）和4种最常见的癌症5年生存率作一比较。无论男女，未矫正的生存率肺癌最差，中位数生存时间为3~4个月，慢性心力衰竭次之，中位数生存时间16个月，仅25%患者存活5年。

采用非侵入性检查方法有可能鉴别那些未预料过早死亡的高危患者和那些不同的死亡类型。静息时有症状和体征的患者通过临床评估较易于确定其危险程度。但这些患者仅占心力衰竭患者较小的比率，在无症状的心力衰竭患者中要确定哪些人有早期死亡的危险，则较为困难。

评估心力衰竭患者预后（包括病死率）可能有用的指标有：心脏大小、形态和功能异常，血浆测定的肾功能，神经内分泌兴奋，BNP 和炎症指标，12 导联心电图和24h 动态心电图异常，运动能力或运动时心功能改变等（表1-11），其中 BNP/NT-proBNP 作为心力衰竭的生物学标志物，可能更为重要，更有价值。因

此前述的非侵入性检查应成为全面评估危险的一个　主要组成部分。

表 1-10　慢性心力衰竭预后的大样本观察研究

研究名称	例数	NYHA 分级（级）	每年病死率（%）					
			1 年	2 年	3 年	4 年	5 年	>5 年
弗明翰（Mckee，1971）	219	Ⅰ～Ⅳ	1	2	3	4	5	>5
DUKE 大学（Califf，1982）	236	Ⅰ～Ⅲ		26		58		70（8 年）
费城等（Franicaosa，1983）	182	Ⅲ～Ⅳ	20	30				
宾州大学（Vvilson，1983）	77	Ⅲ～Ⅳ	34	59				
旧金山等（Rokman，1989）	238	Ⅲ～Ⅳ	48	68				
英国格拉斯哥（Cleland，1987）	152	Ⅱ～Ⅳ	10	25	53	62	90	92（7 年）
法国（Komajda，1990）	201	Ⅰ～Ⅳ		41				
英国（Kearney，2003）	553	Ⅰ～Ⅲ	4	7	10	13	20	47

表 1-11　与慢性心力衰竭预后相关的指标

	适用指标
心力衰竭严重程度	NYHA 心功能分级、运动能力（如 VO₂ 峰值） 胸部 X 线片上心脏大小、有第 3 心音、LVEF
左心室功能	左心室收缩末容量、左心室搏出量的峰值
血浆标志物	B 型利钠肽、高敏性 C 反应蛋白、去甲肾上腺素 血钠、血钾、肌酐、尿酸、血镁水平
心电图/24 h 动态心电图	左束支传导阻滞、左心室肥厚 多源性室性心动过速、心房颤动 非持续性室性心动过速、心率变异性

八、评估慢性心力衰竭预后的主要指标

评估心力衰竭的治疗效果可以采用以下 5 项指标：心血管死亡率、全因死亡率、因心力衰竭再住院率、心脏性猝死率和生活质量评定。这些也同样是心力衰竭临床研究包括注册登记研究中经常采用的指标。

（一）心血管死亡率

这是公认的评估治疗措施（主要是药物）对心脏病效果的指标。心脏病患者当然主要死于该病及相关的心血管事件，降低心血管死亡率是治疗的最主要靶标，也是评价药物疗效最可靠和确认的依据。近期颁布的 PARADIGM-HF 研究主要终点虽然采用了包括心血管死亡和因心力衰竭住院的复合终点，但在研究设计中入选病例的计算方法却是根据心血管病死率的改变，即研究结果要有 80% 把握度检测出治疗组的心血管病死率较对照组显著降低。如果按主要复合终点计算，该研究可能只需入选 5000 例左右，而以心血管死亡率为最重要考量，则所需例数就必须超过 8000 例。该研究的设计者之所以舍易求难，就是因为降低心血管死亡率是证实一种药物具有良好疗效的铁证和过得硬的终点。

（二）因心力衰竭再住院率

病情易反复是心力衰竭的一个特点，积极治疗可以使之逐渐稳定下来，但受到各种诱因影响又会加重，出现失代偿的临床表现，需要进一步治疗包括住院治疗。一个心力衰竭患者如果反复住院，其病情一定在进展，治疗效果一定较差，其预后肯定不良，死亡率必然较高，降低再住院率的意义也就显而易见了。心力衰竭住院的耗费高于其他心血管疾病，心力衰竭的再住院不只是一个专业学术问题，也是一个严峻的公共卫生和社会问题。将因心力衰竭的再住院率列为重要预后指标是心力衰竭研究和评估中特有的，冠心病评估一般不会采用这一指标，冠心病的严重度主要视冠状动脉病变、心肌缺血的程度，以及有无心肌梗死及并发症等。其他心血管疾病也是这样。

（三）全因死亡率

全因死亡率包括心血管死亡和非心血管死亡之和。药物应用后在心血管死亡率降低的同时，非心血管死亡率也降低或不变，那全因死亡率必然也是降低的。如心血管死亡率降低而全因死亡率不变或增加，那就意味着非心血管原因的死亡率是增加的。非心

血管死亡增加有药物的因素,也有非药物因素,还有原因不明的。如肿瘤死亡增加,就要怀疑药物对肿瘤发生和发展的影响。因精神和心理障碍自杀增加,或交通事故死亡增加,就不能排除药物对精神、心理、驾车时的自控与调节能力等的影响。因此,药物对心力衰竭的疗效虽然主要体现在降低心血管死亡,但如不能同时也使全因死亡率降低,则其确切的疗效、临床应用的安全性与实用价值仍会受到质疑。

(四)心脏性猝死率

评估心脏性猝死率十分重要,正如前面已阐述过,这是心力衰竭死亡的两种主要模式之一。心力衰竭患者发生猝死十分常见,在心功能Ⅱ级、Ⅲ级、Ⅳ级患者中猝死在死亡模式中分别占到 2/3、1/2 和 1/3。因此,心力衰竭治疗的主要目标之一是降低猝死率。

(五)生活质量评定

生活质量评定也有重要的临床意义。心力衰竭患者生活质量很差,不如心肌梗死后患者,甚至也不如慢性肾衰竭而需要做透析的患者。能够改善和提高生活质量的治疗举措都值得期待,值得肯定。而且,研究也已证实生活质量评分有预测心力衰竭生存率的价值。常采用的有堪萨斯城心肌病生活质量量表(KCCQ)、明尼苏达心力衰竭生活质量量表(MLHFQ),以及简明健康问卷 36 条(SF-36)等。

在心力衰竭的临床试验中选择哪个或哪几个指标作为主要终点需审慎考虑决定。近十多年慢性收缩性心力衰竭研究的主要终点往往采用包括心血管死亡和因心力衰竭再住院的复合终点,而慢性舒张性心力衰竭大多以全因死亡率为主要终点。急性心力衰竭观察的终点指标一般包括两个部分,即症状(如气急、肺部啰音或水肿)的改善和急性期(如 30 d)的病死率。

第四节　心力衰竭的基本概念

[内容提要]

心力衰竭是一种复杂的临床综合征,除心力衰竭本身还包括其基本病因、并发症等,涉及多个器官和系统的损害。可分为急性心力衰竭和慢性心力衰竭。后者可表现为稳定性慢性心力衰竭或急性失代偿性慢性心力衰竭。现在已将急性失代偿性慢性心力衰竭归入急性心力衰竭范畴。慢性心力衰竭还可分类为收缩性心力衰竭(射血分数降低的心力衰竭)和舒张性心力衰竭(射血分数保留的心力衰竭)。近期将心力衰竭划分为 A、B、C、D 4 个阶段,旨在强调心力衰竭的预防,要早预防,早干预。

一、心力衰竭是复杂的临床综合征

一般也称心力衰竭为综合征,主要指其临床表现错综复杂。传统上将心力衰竭视为一种单一和独立的疾病,一种常见的心血管病。20 世纪末称心力衰竭为各种心血管病的最后战场和尚未攻克的堡垒,是对此病认识的深化,对转变防治观念很有帮助,但也隐指心力衰竭是单一疾病。

新的认识强调心力衰竭为临床综合征,其概念显然与原有认识不同,是指其本质并非单一疾病,这是对该病认识的又一次深化。这一新认识不难理解和接受。大多数患者病情复杂,除了心力衰竭还存在引起心力衰竭的基础疾病(如冠心病、高血压、心肌炎和心肌病等),有各种常见的并发病和(或)并发症如糖尿病、伴快速心室率的心房颤动和其他心律失常、肾功能损害、贫血、慢性肺部疾病(COPD)、心理和精神障碍等,还可伴其他心血管危险因素如高脂血症、肥胖、高尿酸血症、高龄等。

这一综合征的新概念清楚解释和描述了心力衰竭的多面性:临床表现的复杂性、病情多变和结局的难以预测性。这一新概念也为心力衰竭的现代治疗,即将心力衰竭的标准和优化治疗与对病因、并发疾病等处理相结合,将院内的、社区的和家庭的治疗相结合,从而形成综合的、多科管理观念,提供了充分的依据。此外,临床综合征这一名称也让我们对心力衰竭患者预后改善充满期待,不应将其仅视为致命性疾病,心力衰竭的确是严重的疾病,致残率高,病死率高,但它也是可以预防、可以治疗、可以逆转的。

二、心力衰竭的类型和命名

心力衰竭根据其发生的时间和速度可分为慢性心力衰竭和急性心力衰竭。前者是原有慢性心血管疾病基础上逐渐出现心力衰竭的症状和体征。后者为心脏急性病变导致出现新发的或急剧加重的心力衰竭症状和体征。慢性心力衰竭症状和体征稳定 1 个月以上可称为稳定性慢性心力衰竭。慢性稳定性心力衰竭病情恶化称为失代偿性心力衰竭,如失代偿突然发生则称为慢性心力衰竭急性失代偿。临床上急性心力衰竭大多数为慢性心力衰竭急性失代偿,这也是因心力衰竭住院的最常见类型。

左心室功能不全导致的心力衰竭分为射血分数下降的心力衰竭(HFrEF)和射血分数保留的心力衰竭(HFpEF),分别相对于过去所称的收缩性心力衰竭和舒张性心力衰竭。

HFrEF 和 HFpEF 的命名清楚指明了这两种心力衰竭类型的差异实质为左心室射血分数(LVEF)是否显著降低,一般公认 LVEF 可较好地反映左心室收缩功能的状态。未来这两个名称将逐渐更广泛地被采用。但收缩性心力衰竭和舒张性心力衰竭这样的称谓仍有可能会继续沿用,因其更为简洁和直观。而且,从实质内含上看新旧名称之间并无根本上的不同。本书为叙述方便和避免采用英文缩写称呼重要的疾病名称,在大部分章节中仍使用原来习惯用的收缩性心力衰竭和舒张性心力衰竭的称谓。

三、心力衰竭的阶段和划分

(一)心力衰竭阶段划分提出的背景和依据

1.阶段划分的提出　21 世纪初美国心脏病学协会和美国心脏学会(ACC/AHA)提出了心力衰竭的一种新的分类方法,即阶段(或期)划分法。这种方法将患者从仅有心力衰竭的危险因素直至发生终末期心力衰竭的长期过程划分为 A、B、C 和 D 4 个阶段。晚近颁布的美国心力衰竭指南(2013年)仍坚持采用,并在原有基础上加以修改增补,主要是将阶段 C 患者的治疗分为 HFrEF 和 HFpEF 两部分分别阐述。

2.阶段划分法源自于基础研究的成果　20 世纪末心力衰竭机制的研究取得重大进展。心肌重构确定为心力衰竭发生和发展的主要机制。初始的心肌损伤引起 RAAS 和交感神经系统的过度兴奋,转而又使一系列神经内分泌因子激活。这一过程原本是机体的自动调节,以维持血流动力学的稳定,对心肌损伤所致的不良影响进行代偿。这两个系统长期和持续的过度兴奋和神经内分泌因子的激活,则可导致心肌重构,使心腔增大、心肌增厚和心功能减退,临床上可出现左心室肥厚、心脏扩大等。这又反过来进一步刺激 RAAS 和交感神经系统的长期过度兴奋,以及神经内分泌因子的持续激活,形成一种恶性循环。因此,心力衰竭一旦发生,即使初始的心肌损伤得到控制或改善,由于心肌重构的病理生理学机制已经启动,就会不断继续向前发展,直至心力衰竭进入终末期阶段。

3.阶段划分法来自临床研究的成果　20 世纪末心力衰竭临床研究也有重大收获。心力衰竭的大样本、随机和安慰剂对照临床试验证实血管紧张素转化酶抑制药(ACEI)不仅改善症状,而且更重要的可以改善患者的预后;还证实 β 受体阻滞药同样具有改善心力衰竭预后的有益作用,而且可以降低心力衰竭患者的心源性猝死率。进入 21 世纪,与 ACEI 同属 RAAS 阻断药,但问世晚十多年的血管紧张素 Ⅱ 受体阻滞药(ARB)亦显示了改善心力衰竭患者预后的有效作用。紧接着,醛固酮拮抗药对心力衰竭预后的有益作用也被证实。近期的 EMPHASIS-HF 研究进一步增加了这一方面的证据,从而使螺内酯、依普利酮作为醛固酮拮抗药成为心力衰竭患者的主要治疗药物之一。这不仅是心力衰竭药物治疗领域令人振奋的事情,而且,也从另一个角度证明了基础研究所提示的 RAAS 和交感神经系统过度兴奋所致的心肌重构是心力衰竭发生与发展的主要机制这一新的理念是正确的。

4."心血管事件链"的提出为阶段划分奠定了基础　20 世纪末 Braunwald 和 Dzou 等提出了心血管事件链这一新的概念。按照这一概念,从患者存在心血管疾病的各种危险因素起始,逐渐呈现心血管疾病的临床表现,并不断加重;慢慢地会发生各种严重的并发症,造成心脏功能严重受损而引起心力衰竭的症状与体征出现;尔后,病情每况愈下,心力衰竭加重直至达到终末期阶段,此时可有顽固难治的心力衰竭,并导致患者死亡。

如果与前述的心力衰竭的基础研究和临床研究的成果相结合,不难理解,这一心血管事件链的全过程,均深受 RAAS 和交感神经系统的过度兴奋,以及神经内分泌因子激活的影响。实际上正是这两个系统的长期过度兴奋导致了心肌重构和心力衰竭。换言之,心血管事件链这一目前还无法完全逆转的疾病过程,其驱动力和"罪魁祸首"正是 RAAS 和交感神经系统的过度兴奋及所致的心肌重构,这也就清楚指明了慢性心力衰竭预防和治疗的主要方向,勾画出了心力衰竭防治的处理思路,就是要更好地阻断这两个系统的过度兴奋。

(二)心力衰竭阶段划分的标准和方法

这一方法将心力衰竭划分为 4 个阶段,每个阶段的定义和人群特征见表 1-12。

表 1-12　心力衰竭发生和发展的各个阶段及内容

心力衰竭阶段划分	定义	患者群举例
阶段 A（前心力衰竭阶段）	为心力衰竭的高发危险人群,有各种危险因素,但目前尚无心脏的结构或功能异常,也无心力衰竭的症状和(或)体征	高血压、冠心病、糖尿病患者;肥胖、代谢综合征患者;有应用心脏毒性药物的病史、吸烟、风湿热史,或心肌病家族史者
阶段 B（前临床心力衰竭阶段）	已有结构性心脏病变,提示已有心肌重构,但从无心力衰竭的症状和(或)体征	左心室肥厚、无症状瓣膜性心脏病、以往有心肌梗死史的患者
阶段 C（临床心力衰竭阶段）	有结构性心脏病变,以往或目前有心力衰竭的症状和(或)体征,包括 HFpEF 和 HFrEF	有气急、乏力、运动耐量下降、水肿者
阶段 D（终末期阶段）	有严重的心力衰竭症状和体征,虽经优化的内科治疗,休息时仍有症状,往往需持续静脉给予血管活性药物和(或)非药物的辅助性特殊干预	因心力衰竭须反复住院,且不能安全出院者;须长期在家静脉用药者;等待心脏移植者;应用心脏机械辅助装置者

（三）心力衰竭的阶段划分和 NYHA 心功能分级的关系

这两种划分方法其含义是完全不同的,但又并不互相抵触,而是相辅相成,可以同时应用于同一个患者。两者的相互比对关系见表 1-13。这两者的主要区别可以概括为以下几点。

表 1-13　心力衰竭的阶段划分和 NYHA 心功能分级比较

NYHA 心功能分级	心力衰竭阶段划分
Ⅰ级:有心脏病,但体力活动不受限	A 阶段:有各种危险因素,但无结构性心脏病
	B 阶段:有结构性心脏病,但无心力衰竭的症状和体征
Ⅱ级:日常体力活动出现心力衰竭的症状如气急	C 阶段:有结构性心脏病,并有心力衰竭的症状和体征
Ⅲ级:轻微体力活动即出现心力衰竭症状	
ⅣA级:优化内科治疗后可以平卧或床边活动	
ⅣB级:优化内科治疗后仍不能平卧,也不能下床活动、需持续静脉给药	D 阶段:终末期心力衰竭,需特殊治疗举措,包括辅助性器械治疗

1.两者在本质上是完全不同的　阶段划分是对一个患者从有危险因素至终末期心力衰竭阶段这样一个历经几年、十几年甚至几十年的长过程,依据基本的临床表现和病理特征来划分的;划分的是患者心力衰竭所处的阶段,因此,是对心力衰竭的一种较为客观的、整体和宏观的评价。心功能等级划分则是对患者目前的心功能状态的一个评估,如强度超过日常活动才会出现气急为Ⅰ级;日常程度的活动可引起气急为Ⅱ级;轻微活动就有气急为Ⅲ级,而静息状态仍有气急者为Ⅳ级。对于Ⅳ级患者近期又分为两种类型:一种是患者经优化治疗后,可以无须维持静脉给予血管活性药物,且能平卧或在室内床边走动,其心功能状况称之为ⅣA级;另一种则静脉血管活性药物必须持续应用,患者不能平卧,也不能下床活动,其心功能状况称之为ⅣB级。显然心功能分级是对患者心功能现状的划分,是一种较为具体的、微观的分级。阶段划分能够更深刻反映基础疾病及心力衰竭病变的严重程度,属于一种实质性的评价,而心功能分级属于功能性评价,尽管其与心脏病变的性质和程度存在一定的关联,但更多还是反映左心功能的现状。

2.在一个较长的病程中阶段划分较为稳定,而心功能分级则是变化的　心力衰竭的阶段划分是相对固定的。对于一个患者,一旦被归入某一个阶段,在一个可能较长的时间段里心力衰竭的阶段是恒定不变的,如列为阶段 C 的一名患者,可能会在这一阶段渡过数年或十多年时间。而心功能等级划分则是不断变化的,Ⅲ级心功能患者经优化的内科治疗,有可能病情好转,心功能改善而被评为Ⅱ级;当然如治疗不当或患者未能顺从医嘱:饮食过咸、加用损害心脏药物等,或出现其他诱因,病情也可以迅速加剧而成为Ⅳ级心功能患者。

3.阶段划分"可进不可退",而心功能分级"能进能退"　心力衰竭的阶段划分对患者而言只能"进"不可能"退",犹如过了河的小卒。阶段 C 患者即便经治疗心力衰竭症状缓解,仍归属于阶段 C,因为患者已经发生过心力衰竭的症状和体征,不能再返回到阶段 B,因为阶段 C 患者的特征是有心力衰竭的症状,无论症状现在有还是过去曾经有过,而阶段 B 患者的临床和病理生理特征是仅有心脏结构性改变而从未出现过心力衰竭的临床表现。然而,心功能等级划分则不仅可变,而且既可能"前进",又可能"后退";此种动态改变在一个不长时间如数天、数月里就可以发生。

(四)心力衰竭阶段划分的临床意义

1.提倡防治结合,以防为主 这是心力衰竭的阶段划分传达的一个重要信息。心力衰竭是一种目前还难以治疗、无法治愈的严重疾病,但却也是一种有可能加以预防并延缓其发展疾病。以现有的条件,有可能预防和延缓心力衰竭的发生,也有可能防止和延缓心力衰竭进展至终末期阶段。预防和治疗相比,预防更为重要。因为即便采用优化的内科治疗,心力衰竭患者的预后仍然十分恶劣,其 5 年病死率大致与恶性肿瘤如乳腺癌、大肠癌相仿。现有的优化内科治疗仍不能逆转心力衰竭,最终仍不能挽救患者的生命。十多年前 Braunwald 教授宣称:心力衰竭是心血管疾病的最后战场,是一个尚未攻克的堡垒。这一断言现在依然是正确的。不过,现在我们已明白,与其在这个最后的战场上与堡垒里的敌人去拼搏,还不如在堡垒形成之前就摧毁它,在疾病萌芽时就去遏制它。换言之,与这个敌人的斗争,应选择对我们更有利的战场,这个战场就是预防,要预防心力衰竭的发生。

2.实现两个转变,形成心力衰竭临床工作的新理念 心力衰竭的这两个转变指的是从重视治疗转变到重视预防;从主要应用改善血流动力学状态的药物转变到强调神经内分泌抑制药的应用。这也是阶段划分传达的另一个重要信息。如前所述,在心力衰竭的早期阶段如阶段 A 和 B,有适应证而无禁忌证患者应强调优先考虑使用 RAAS 阻滞药如 ACEI 或 ARB,心源性猝死的高危人群应使用 β 受体阻滞药。这些药物理所当然地也应继续使用于阶段 C 和 D 患者,成为心力衰竭全过程治疗的主力和主角。这就从根本上改变了过去数十年以"强心、利尿、扩血管"为基础的心力衰竭治疗策略,后者目的仅仅是改善患者的血流动力学状态,并认为此种异常的血流动力学状态是造成心力衰竭进一步发展的"因",而现在我们已清楚,这只不过是心肌重构导致的病理生理紊乱的结果之一,从而把倒置的因果关系拨正过来。过去的治疗策略是治"标"不治"本"的,现在我们则向治"本"的方向前进了一大步,做到标本兼治。

3.实现两个早期是心力衰竭防治工作的核心 正如前面一再强调的,心力衰竭的病理生理过程一旦启动就会自发地向前进展;心力衰竭的症状一旦出现

就会进入失代偿-稳定-失代偿的循环,经过每一次这样的循环,心力衰竭已不可能回复至原来的状况,而是在病情恶化的道路上又前进了一步。就目前的条件,我们还不能完全遏止心力衰竭的进展,但预防心力衰竭的发生,延缓其发展则是可能的,有据可证的,其核心理念就是早期预防和早期干预。

(五)预防心力衰竭的实施途径

为了达到预防心力衰竭的目标,临床上需着重做好以下工作。

1.充分了解早期预防、早期干预的临床意义 处于心血管事件链的不同阶段,亦即心力衰竭的不同阶段的患者,其危险性和预后状况是很不同的。美国明尼苏达的一项前瞻性观察性研究的结果给了我们极大的启示。2029例年龄 ≥45 岁的当地居民入选后检查发现,健康人群仅占 32% 可列入阶段 A、B、C、D 的患者分别为 22%、34%、11.8% 和 0.2%,其中阶段 A 和 B 患者人数超过全体之一半。经过中位数 5.5 年的随访,90%以上阶段 A 和 B 患者仍然存活,其生存状况与正常健康人群并无差异,而阶段 C 和 D 患者的生存率则显著降低,其病死率分别约为 20% 和 80%。这一研究的结果与既往同类研究是一致的,让我们清楚地看到,阶段 C、D 患者与阶段 A、B 患者的临床结局包括全因死亡率是截然不同的;前者预后恶劣,后者则较好;前者的死亡率几乎呈下斜的直线,而后者则呈较为平坦和徐徐下行的曲线,两者的差异极其显著;前者 5 年的全因死亡率几乎与恶性肿瘤相仿,而后者与正常健康人并无显著差异。由此可见,心力衰竭防治工作的"两个早期"的理念实在是很有必要也很重要的。

2.防止患者从阶段 A 转变为阶段 B 这就要求我们不仅要早期发现一些明确的危险因素(如高血压、高脂血症、糖尿病、吸烟等),而且要早期发现那些较为隐匿,未受到注意的危险因素或亚临床状况,如微量白蛋白尿、估计肾小球滤过率(eGFR)降低、糖耐量降低等;不仅要积极控制主要的危险因素,而且也要控制其他危险因素和隐匿的危险因素。

3.强调达标的观念 对于各种危险因素控制,其标准为达到目标水平。高血压患者血压应降至<140/90 mmHg;高脂血症患者根据其危险分层,应使低危、中危、高危和极高危人群的 LDL-C 水平降至<160 mg/dl(4.1 mmol/L)、130 mg/dl(3.37 mmol/L)、100 mg/dl(2.59 mmol/L)和 80 mg/dl(2.07 mmol/L)。高血压伴糖尿病肾病或伴肾功能减退患者,除了血压达标外,尿微量蛋白测定也应达标,即治疗后 6~12 个月尿微量白蛋白水平应较基线水平降低达 30%~40%。

4.早期确诊和积极治疗阶段 B 患者 其目的是

防止此类患者转变为阶段 C。这项任务意义重大。病情的发展一旦突破阶段 B，犹如洪水冲决了大坝，就会飞流直泻，不可收拾。这一阶段的主要任务是遏制心肌重构，防止其进一步发展导致出现心力衰竭的症状。心肌重构的主要机制是 RAAS 和交感神经系统的过度兴奋，因此，阻断这两个系统的药物应成为优先考虑的选择，除了 ACEI 和 ARB 业已在阶段 A 患者中应用，自然也是阶段 B 患者的主要选择外，还应考虑使用 β 受体阻滞药。

（六）心力衰竭阶段划分涉及的临床问题及处理建议

1.何谓心力衰竭患者　这实际上也就是阶段 A 和阶段 B 是否存在心力衰竭，能不能列为心力衰竭患者的问题。欧洲心脏学会（ESC）2008 年心力衰竭指南给予心力衰竭的定义为"心力衰竭是一种临床综合征，患者应具有以下特点：①典型的心力衰竭症状；②典型的心力衰竭体征；③静息状态下有心脏结构或功能异常的客观检查证据"。美国 2009 年 ACC/AHA 心力衰竭指南做出了如下定义："心力衰竭是由于心脏的各种结构功能性病变使心室充盈和（或）射血能力受损而引起的一种复杂的临床综合征。"

显然，心力衰竭是一个临床综合征的名称，这与心功能不全、心功能障碍等名称是不同的，后两者主要是病理生理学的名称。因此，临床上称某个患者为心力衰竭，必须有心力衰竭的症状和体征。由此可见，阶段 A 和阶段 B 患者还不能戴上心力衰竭的帽子，只是说将来有可能发展至心力衰竭，如不采取积极和有效的举措，则此种可能性极大。但在现阶段这些患者还与心力衰竭患者有着本质上的差异，其预后也与心力衰竭患者完全不同。通常所说心力衰竭的患病率，指的也是阶段 C 和 D 有症状的患者，不包括阶段 A 和 B 患者。

2.医疗文件上如何记录心力衰竭的阶段划分　NYHA 心功能分级应记录于门诊病历、住院病历等医疗文件中，这是毫无疑问的。但心力衰竭的阶段划分是否也应同样做记录呢？这一问题目前还有不同的意见。赞成者认为据实记录很有必要，对医患双方均具有警戒的作用，尤其有利于心力衰竭的积极预防；而且，对临床医师正确和合理的处置也有指导意义。反对者则认为这样做对于阶段 A 和 B 患者，可能弊大于利，使患者及其家人徒增思想负担，还可能造成过度医疗。这两种意见均有其道理，对此尚需要进一步研究和论证。就目前而言，心力衰竭的阶段划分已写进新的教科书中，这一方法也会日益为中国医师所熟悉和采用，在医疗文件中完全忽略此种阶段划分显然是不妥的。因此，可以先采用一种过渡方法：阶段 C 和 D 患者应在医疗文件中明确写上所处的阶段；而阶段 A 和 B 患者医疗文件中应写的不是阶段，而是具体的危险因素和心血管疾病，如高血压、高脂血症、糖尿病、心肌梗死后、左心室肥厚等。

第五节　心力衰竭认识和治疗的历史沿革

[内容提要]

对心力衰竭的认识，早期仅了解其症状及结果，直至 20 世纪初至中期因阐明了心脏和循环的结构与功能，才得以从血流动力学角度认识和治疗心力衰竭。心力衰竭的现代理念建立在细胞、分子和基因水平有重大进展的基础上，将心力衰竭的发生机制与心肌重构及神经内分泌过度激活紧密联系起来。由此在历史上产生的众多药物中筛选出用于心力衰竭现代治疗的药物，其中阻断 RAAS 和交感神经系统的药物成为主角。

一、心力衰竭认识的历史回顾

人类对心力衰竭基本观念的理解和认识是伴随着医学和科学技术的进步而逐渐深入的，大致上有以下几个阶段。

（一）公元前至公元 15 世纪

古代中国、埃及、希腊和印度就有关于心力衰竭的描述。罗马人早就知道应用洋地黄作为治疗药。那时候的医学实际上还很难与神学、宗教、迷信等区分开来。但对于诸如气急、水肿等症状已有清楚和细致的描述，此种描述完全来自细致和长期的观察。当时对这些症状的解释对今人而言，听起来十分荒诞。但当时的确已知道，这些症状是进展的，后果是严重的，最终会导致痛苦和死亡。

（二）15 世纪至 18 世纪

解剖学、病理学有了惊人的发展，人类对自身机体的结构与功能终于有了较为清楚和正确的了解。哈维的《心血液运动论》一书是近代心脏和循环解剖生理学的奠基之作，犹如茫茫大海中高耸的一座灯塔，指明了心脏病包括心力衰竭研究的方向。心力衰竭的概念逐步形成，气急和水肿这些症状与心脏衰竭或心脏结构损害的关联得以认识。一些与心力衰竭相伴发的病理状态如心脏扩大、心肌肥厚、心瓣膜结构异常,以及大血管病变等成为研究的热点。

如果说在此之前,对心力衰竭认识还处于蒙昧阶段,那么,此时的心力衰竭已经不再神秘莫测,而是以轮廓清楚的外形显露出来。为什么说只是显露了外形?限于技术条件,心力衰竭的机制解释,仍未能进入到实质性的"内核",对心力衰竭的治疗并无大的助益。

(三)18世纪至20世纪中期

这一个阶段突出的进步是人体心脏和循环系统的血流动力学,不仅对其本身,并对其与心肌功能相关联的科学原理有了较充分的了解,并在临床上得到充分运用,如Starling定律、Laplace定律等。这些科学原理成为十分有用的工具,可以清楚解释心脏的做功、心脏的泵功能、心功能障碍的机制等。从而形成了心力衰竭近代治疗的基本理念,即认为心力衰竭主要是血流动力学障碍,治疗心力衰竭就是要矫正患者发生紊乱的血流动力学状态,传统的治疗方法强心、利尿和扩血管药物正是在这样的指导思想下成为心力衰竭治疗的"宝典"。

改善血流动力学状态的治疗是有效的,但效果有限;心力衰竭的治疗较之过去虽有很大进步,但仍很不理想,为了提高疗效,只能加强"宝典"的使用,然而"宝典"的充分应用有时还适得其反,患者死亡率反而增加。此种心力衰竭治疗的困境促使进行更多的研究,并转变研究的方向。心力衰竭的血流动力学学说本身并无错误。心力衰竭患者的确存在明显的血流动力学改变,心力衰竭的加重,往往也伴随血流动力学状态的恶化。问题只是在心力衰竭和血流动力学障碍两者之间的因果关系。总体而言,前者是因,后者是果,以血流动力学障碍作为治疗的主要目标显然是因果倒置,治标不治本的。

19世纪末X线和心电图的发明应用,对心力衰竭研究有很大的帮助和推动作用。此后,超声心动图、心导管术和核医学的发展又进一步提高了心力衰竭的诊断和研究水平。

(四)19世纪中期至现在

这是心力衰竭现代理念逐渐形成和建立的阶段。细胞学、分子生物学、基因学的巨大进步推动了心力衰竭的研究。这些基础和实验研究终于阐明了心力衰竭发生的主要机制,即心肌重构。心肌坏死或各种损害因素均导致机体的代偿性反应,其特点是神经内分泌系统尤其RAAS和交感神经系统的过度激活。此种过度激活状态长期和持续存在,就会导致心肌在细胞、分子和基因水平改变,造成心肌重构,最终发展至心力衰竭。

20世纪80年代开始的大样本随机对照研究(RCT)又提供了一种科学可靠地评价药物治疗疗效的方法("金标准")。采用RCT研究,充分证实那些抑制神经内分泌过度激活的药物治疗心力衰竭有效,可显著降低病死率。这样,对于心力衰竭的认识和治疗也由此步入主要应用神经内分泌抑制药的时代。

(五)未来展望

今后我们应该如何去做?心力衰竭患者应如何治疗,以提高疗效?

1.研究还需要更深入更广泛 目前心力衰竭病死率仍很高,说明我们对心力衰竭的认识还未到位,需要探索可能存在的其他机制,甚至可能更为重要的机制。

2.药物研究要加强 要寻找和证实更多有价值的治疗药物,包括中医药等传统药物。要对现有药物及其联合做出新的评价和研究,寻找更好更合理的用法,如根据药物的基因多态性个体化地为患者选择使用药物,做到量体裁衣。

3.加强预防 心力衰竭的预防是可能的,目前在预防上做得还不够,未来将加强预防,早期预防、早期干预,防患于未然,达到"上医治未病"的境界。

二、心力衰竭定义的演变

近一个世纪随着对心力衰竭研究的深入,对心力衰竭认识的深度和广度也在逐渐增加。各个时期对心力衰竭的定义基本上可以反映这种逐渐深化的探索。与此同时,心力衰竭的定义渐渐更趋向于实用,从强调心力衰竭的病理生理学机制,转变至贴近临床实际,突出心力衰竭临床表现的主要特征。下面对这一演变过程做一概要回顾。

1933年(Lewis T)

心脏不能适当地排出所容纳血液的一种状态。

1950年(Wood P)

尽管充盈压充分,心脏仍不能维持良好循环的状态。

1980年(Braunwald E)

这是一种病理生理状态,由于心功能异常心脏未能以组织代谢所需要的适当的频率泵出血液。

1983年(Hdenalin等)

心力衰竭是各钟心脏病所致的这样一种状态,此时尽管心室充盈正常、心排血量却降低,或者心脏未能以适当的速率泵出能满足组织功能所需的血液。

1984年(Poole-Wilson P)

由心脏异常所引起,并可由血流动力学的、肾脏的、神经和内分泌反应的特殊类型加以识别的临床综合征。

1987 年（Harris P）

当心脏在缺乏支持下逐渐地不能维持适当的血压从而引起的综合征。

1988 年（Jay Cohn）

心脏功能异常并伴运动耐受性降低、室性心律失常发生率高和寿命缩短的一种综合征。

1995 年（ESC 指南）

有心力衰竭症状、有功能异常的客观证据，并对心力衰竭治疗有效。

2012 年（McMurry 等）

由于心脏结构和功能异常导致的有典型症状（如呼吸困难、足踝部水肿、疲乏）和体征（如颈静脉压增高、肺部啰音、心尖搏动移位）的综合征。

2014 年（中国心力衰竭诊断和治疗指南）

心力衰竭是由于任何心脏结构或功能异常导致心室充盈或射血能力受损的一组复杂的临床综合征，其主要临床表现为呼吸困难和乏力（活动耐量受限），以及液体潴留（肺淤血和外周水肿）。

急性心力衰竭是指心力衰竭症状和体征迅速发生或恶化。

三、心力衰竭药物治疗的历史沿革

心力衰竭的药物治疗显然走过了一个漫长的历程。数百年中曾一直应用放血或水蛭吸血作为治疗手段。

（一）洋地黄类药物的出现

这是第一种用于心力衰竭治疗的药物。最早应用的心脏糖苷类（即洋地黄类）至今仍未退出临床，从植物指顶花（*Digitalis purpurea*）中提取，1785 年就由 Withering 用于水肿患者，并发表了应用洋地黄类药物有益的报道。经 200 多年的临床评价，证实其的确有助于改善心力衰竭的症状，但对大多数心力衰竭患者的生存状况并无影响，即不能改善慢性心力衰竭患者的预后。

（二）利尿药问世

这是第一种真正能够改善心力衰竭症状的药物。19 世纪至 20 世纪早期，心力衰竭伴液体潴留治疗方法是应用 Southeg 管，将其插入水肿的部位以引流水肿的液体。利尿药直至 20 世纪中期才开始应用，早期应用的汞药伴有较强的毒性作用，但却有良好的利尿作用，50 年代初噻嗪类利尿药开始用于临床。虽无证据表明此类药可对心力衰竭患者的预后具有益影响，但仍是有症状患者的首要选择，其消除液体潴留和显著缓解心力衰竭症状的有益作用，迄今尚无其他药物可与之

比肩。襻利尿药和噻嗪类利尿药尤其常用。

（三）ACEI 闪亮登场

这是第一种确认能够降低心力衰竭病死率的药物。可以认为心力衰竭治疗的主要突破就是在 20 世纪 80 年代末引入了 ACEI。此前血管扩张药已开始应用如肼屈嗪、硝酸酯类等，可以在一定程度上改善心力衰竭的症状，但心力衰竭的治疗效果并未见实质性改变。首个 ACEI 为卡托普利，随后又出现十余种。具有里程碑意义的 CONSENSUS-I 研究结果发表于 1987 年，结果证实依那普利对严重心力衰竭患者具有改善生存的良好疗效。随后的许多临床试验证实，ACEI 不仅改善症状，亦改善心力衰竭患者的预后和生存状况，其主要作用是抑制和阻断了 RAAS。

（四）阻断 RAAS 药物联袂出台

20 世纪 90 年代中期开始应用于临床的 ARB，是一种特异性血管紧张素 II 的 I 型受体（AT$_1$）阻滞药，可以在受体水平上阻断 RAAS，其作用和疗效均与 ACEI 相仿。ARB 的问世不仅又增加了一种可改善心力衰竭预后的药物，其良好的依从性更使其成为不耐受 ACEI 患者必不可缺的替代治疗。几乎与此同时，醛固酮拮抗药也被证实能够降低慢性心力衰竭患者心血管病死率和全因死亡率。

ACEI、ARB 和醛固酮拮抗药同属于 RAAS 阻滞药，且都在心力衰竭现代治疗中发挥着重要的作用，这就推动和促进了心力衰竭治疗上一个重大新理念的产生，这 3 种药相对于其他血管扩张药如硝酸酯类或肼屈嗪的优越性，正好从临床上证实了一个新的病理生理学概念和机制，即慢性心力衰竭的长期不断的进展，系由于神经内分泌系统尤其是 RAAS 和交感神经系统的持续性激活和兴奋。

（五）β 受体阻滞药的疗效获得确认

这是心力衰竭领域，甚至也是心血管领域第一个获得诺贝尔医学奖的药物。根据上述阻断神经内分泌系统过度兴奋的理论，早在 1984 年 Cohn 等就提出，交感神经系统的兴奋和激活亦是一个主要的危险，导致心肌的进行性损伤和心脏的正性肌力反应变钝。不过，直至 20 世纪 90 年代后期才证实 β 受体阻滞药并非慢性心力衰竭的禁忌，反而是十分有益的。一些临床研究表明，高度选择性 β$_1$ 受体阻滞药如美托洛尔和比索洛尔，以及具有非选择性 β 受体和 α 受体阻断作用的卡维地洛，均可改善心力衰竭患者的心脏功能，并延长生存的时间。因而，β 受体阻滞药公认为历史上发现的第 4 类治疗心力衰竭有效的药物。

（六）伊伐布雷定

这是第一种单纯减慢心率的药物。其对心血管

系统及神经内分泌系统并无其他直接的影响。2010年颁布的 SHIFT 试验结果证实,该药在标准抗心力衰竭治疗基础上加用可进一步改善心力衰竭患者的预后。因此,这是心力衰竭历史上又一个里程碑,证实单纯降低心率也能够使患者获益,这让人产生许多联想,减慢心率对其他心血管疾病是否也会同样有益?心率究竟只是心血管疾病评估的一个标志,还是一个重要的危险因素?

下面将介绍心力衰竭的治疗药物,主要是适用于慢性心力衰竭尤其 HFrEF 的药物。

第六节　β 受体阻滞药

[内容提要]

所有慢性心力衰竭均应使用 β 受体阻滞药,适用于各个心功能分级。应用初期可能使心力衰竭的症状恶化,为该药的药理作用,长期应用可发挥有益的"生物学效应",降低病死率和改善预后。美托洛尔、比索洛尔和卡维地洛均经随机对照试验证实有效,成为主要推荐应用的药物,须从小剂量起始,以滴定方法逐渐递增剂量,直至达到目标剂量或最大耐受剂量。伴气道疾病如非支气管哮喘的急性发作期、伴糖尿病及老年心力衰竭患者仍可考虑应用。

β 受体阻滞药是 β 肾上腺素能受体的拮抗药,可与其受体相结合,导致对肾上腺素能刺激的竞争性和可逆转的拮抗作用。在心力衰竭和其他心血管疾病的发生和发展中交感神经系统的过度兴奋起着极其重要的作用,抑制过度兴奋的交感神经系统一直是心血管疾病治疗的主要方向之一。因此,此类药广泛地用于高血压、冠心病、心律失常等心血管疾病。过去此类药禁忌用于心力衰竭,担心其负性肌力作用会诱发或加重心力衰竭,直至 20 世纪 90 年代临床研究证实心力衰竭患者应用 β 受体阻滞药可以显著获益,情况才发生根本逆转,国内外的心力衰竭指南这才开始推荐应用该药治疗心力衰竭。

一、作用机制

β 受体阻滞药通过下列机制改善心脏功能:①降低心率,延长舒张期充盈和冠状动脉灌注时间;②降低心肌氧耗;③改善心肌能量代谢;④降低心肌氧化应激;⑤缩小左心室容积和增加 LVEF。β 受体阻滞药亦有抗心律失常作用,并可通过抗高血压和抗心肌缺血作用来防止心肌病变进展。

在静息时正常心脏几乎不受肾上腺素能神经刺激的影响,反之,衰竭心脏依赖此种刺激,通过增加心率和心肌收缩力来短期维持心排血量。如前所述,调节紊乱的过程最终使衰竭的心脏受到更多的伤害。

肾上腺素能刺激经由许多机制对左心室重构有着不良影响。交感神经的过度兴奋除促进心肌梗死后梗死范围扩大、高血压的左心室肥厚外,还促使 RAAS 兴奋、心肌细胞生长和细胞凋亡。在心力衰竭时去甲肾上腺素浓度显著升高,其本身便具有心脏毒性,可引起心肌细胞的凋亡。

人体的心脏中有 3 种主要的肾上腺素能受体:β_1、β_2 和 α_1。每种受体在应答衰竭心脏的肾上腺素能刺激时,可介导各种可能有害的反应包括心肌细胞生长(β_1、β_2+α_1)、正性肌力反应(β_1+β_2)、正性频率反应(β_1+β_2)、心肌细胞毒性(β_1+β_2)和心肌细胞凋亡(β_1)。

在衰竭的心肌细胞中,作为一种代偿性反应,肾上腺素能受体的信号作用,通过减少 β_1/β_2 受体的比率是下调的(从 80/20 减少至 60/40),亦即从大约 4:1降至3:2。此种下调并非由于 β_1 受体的消失而导致数量的减少,而是 β_1 受体"隐藏"于心肌细胞膜的褶皱内,称之为"内在化"。β 肾上腺素能受体信号的进一步下调传送至受体的下游,结果导致总的 β 肾上腺素能受体信号作用减少 50%~60%。与此同时,长期和持续的交感刺激也使心肌的 β_1 受体功能衰竭,对交感神经刺激的反应显著降低。

心力衰竭时 β 受体阻滞药的应用除了阻滞 β 受体,产生减弱心肌收缩力作用外,还可发挥有益的治疗作用,此种治疗作用是叠加于上述的内源性抗肾上腺素能反应之上的。β 受体阻滞药阻断了交感神经的刺激作用,有助于使"内在化"的 β_1 受体重新显现出来,数量增加,并恢复正常的 β_1/β_2 受体的比率;还可使衰竭的 β_1 受体恢复功能。尤为重要的是,β 受体阻滞药阻断了交感神经系统的过度兴奋,后者在心肌重构中起着举足轻重的作用。β 受体阻滞药抑制了心肌重构的病理生理机制,也就阻断和逆转了促使心力衰竭形成和进展的心血管事件链。业已证实 β 受体阻断对心肌重构的标志物可产生良好的影响,如左心室收缩末容量、舒张末容量和左心室心肌重量减少等;而且此种作用可转化为改善患者预后的有益临床结局,如降低全因死亡率。显然此时 β 受体阻滞药对心力衰竭发挥的是一种治本的作用。β 受体阻滞药此种对心肌重构、心力衰竭进展、临床结局和预后的有益影响，称之为"生物学效应"。β 受体阻滞药的药理作用是抑制心肌收缩力，可诱发和加重心力衰竭。这是过去此类药物禁用于心力衰竭的主要原因。一种药物既有药理作用，又有生物学效应，而且两者对同一种疾病的治疗具有截然相反的影响，这在心血管病临床上乃至临床医学上都是罕见和独特的现象。正是这种独特的作用，决定了 β 受体阻滞药在心力衰竭治疗中独特的应用方法。

二、β 受体阻滞药的药理学特点

β 受体阻滞药可以分为 β_1 选择性或非选择性两种。前者对 β_1 受体的结合能力大大高于 β_2 受体。后者则可对 β_1 和 β_2 肾上腺素能受体均有竞争性阻滞作用。β 受体阻滞药中阿替洛尔，其 β_1 受体选择性大约是 β_2 受体选择性的 20 倍，美托洛尔和比索洛尔则选择性更高。β_1 受体的选择性具有剂量依赖特征，在高剂量下选择性减弱甚至消失。

β_1 受体的高度选择性是临床上选择应用 β 受体阻滞药的重要标准。选择性高的 β 受体阻滞药在常规剂量下不会因激活 β_2 受体而产生各种不良反应，如支气管痉挛和哮喘、外周血管和冠状动脉的痉挛。不过，也不能说选择性越高越好，一般而言，选择性超过 30 倍就足够了。

β 受体阻滞药亦可按其他特征来进一步分类。有的可以发挥激动药的作用，既刺激又阻断 β 肾上腺素能受体，称之为内源拟交感作用。还有一些 β 受体阻滞药可引起外周血管扩张，其机制是阻断 α_1 肾上腺素能受体或刺激 β_2 肾上腺素能受体。卡维地洛的 β_1 受体选择性仅为 7 倍，但具有强有力的 α_1 肾上腺素能受体阻滞特征，可导致中度血管扩张作用。这有助于降低血压，对于心力衰竭患者有助于降低心脏的负荷，诱发和加重心力衰竭的可能性也随之降低，从而成为一个优点。

β 受体阻滞药可分为脂溶性和水溶性。脂溶性药物如美托洛尔口服容易吸收，易于通过血-脑屏障，可在中枢水平发挥阻滞交感神经的作用。但脂溶性药物几乎全在肝脏中代谢，血浓度水平不高，通常消除半衰期较短。肝血流减少的患者如老年人或充血性心力衰竭，其浓度可以增加。水溶性药物如阿替洛尔不经过肝脏代谢，胃肠道吸收不完全，从肾脏分泌，其半衰期长，如肾小球滤过率降低，则可在体内积聚，且几乎不能透过血-脑屏障。比索洛尔具有脂溶和水溶双重特点，首关效应低，可通过血-脑屏障，从肾脏

和肝脏消除几乎相等。卡维地洛的首关效应高，故口服生物利用度低，其清除经由肝脏途径。

三、β 受体阻滞药用于心力衰竭的主要试验

最早进行的大样本随机对照试验是 MRRIT-HF 和 CIBIS I 两项试验。

MERIT-HF 试验是一项双盲、随机、安慰剂对照的研究，入选 3991 例心力衰竭（NYHA III～IV 级）和 LVEF<40% 患者，分别接受美托洛尔缓释片或安慰剂。美托洛尔起始剂量为 12.5～25 mg，1/d，在 8 周以上时间里滴定增量至 200 mg/d。该试验由于美托洛尔显著降低病死率的有益作用而提前终止。美托洛尔使心脏性猝死和因心力衰竭恶化死亡两者均显著降低。

CIBIS I 试验中 NYHA II 级、III 级或 IV 级，且 LVEF<40% 患者分别给予比索洛尔或安慰剂。结果表明，比索洛尔使心功能状态显著改善，但病死率仅呈降低趋势，统计学上并未达到显著差异。随后进行的 CIBIS II 是一项多中心、双盲、安慰剂对照的试验，NYHA III 或 IV 级，且 LVEF<35% 患者分别接受比索洛尔或安慰剂治疗。基础治疗包括 ACEI 和利尿药。该试验由于比索洛尔显示了显著的降低病死率的有益作用而提前终止。此外，比索洛尔还显著降低因心力衰竭恶化住院和全因死亡率，此种对生存的益处可见于病因为缺血性和非缺血性左心室功能障碍患者。

COPERNICUS 试验评估了卡维地洛对晚期和重症心力衰竭患者病死率的影响。这是一项随机、双盲、安慰剂对照的试验，入选的 2289 例 NYHA IV 级、LVEF<25% 患者，分别给予卡维地洛（目标剂量 25 mg，2/d）或安慰剂。该试验亦因卡维地洛组患者病死率显著降低而提前终止。卡维地洛显著降低了全因死亡率、心脏性猝死和因失代偿性心力衰竭的住院。对该试验的高危亚组（安慰剂组年病死率达 28.5%）进行了分析，结果表明卡维地洛较之安慰剂，病死率显著降低 39%。

COMET 试验旨在比较卡维地洛和美托洛尔对心力衰竭患者临床结局的影响，但并未证实这两种药物疗效之间存在明确的差异。因此，前述的 3 种药物美托洛尔、比索洛尔和卡维地洛均可应用于心力衰竭，临床医师可酌情选择。须强调的是，在大多数 β 受体阻滞药试验中心率<55/min 患者被排除，故目前关于此类心率缓慢患者如何应用 β 受体阻滞药，并无任何资料和证据，通常也不推荐应用。

四、临床应用方法

(一)剂量

β受体阻滞药适用的剂量因患者临床特征和所用的剂型而异。一般应以小剂量起始(通常为目标剂量的1/8),以滴定的方法逐渐增加剂量,直至达到目标剂量或最大耐受剂量(表1-14)。

表1-14 治疗慢性心力衰竭的β受体阻滞药及其剂量

药物	初始剂量	目标剂量
琥珀酸美托洛尔	12.5/25 mg,1/d	200 mg,1/d
酒石酸美托洛尔	6.25 mg,3/d	50 mg,3/d
比索洛尔	1.25 mg,1/d	10 mg,1/d
卡维地洛	3.125 mg,2/d	25~50 mg,2/d

(二)不良反应

此药通常可良好耐受,但也可发生一些不良反应。心血管不良反应有心动过缓、低血压、头晕、外周血流减少,尤其可见于伴外周血管疾病的患者。还可诱发哮喘或使COPD伴支气管痉挛患者气道阻力增加。中枢神经系统不良反应有疲劳、头痛、失眠和性功能障碍。这些不良反应主要见于β_1受体非选择性或选择性低的药物种类。

需要指出的是,β受体阻滞药的作用不具有类效应,其不良反应也不具有类效应。通常认识的β受体阻滞药的不良反应均来自早期的药物种类和临床观察,实际上新一代的、高度选择性的β_1受体阻滞药如美托洛尔、比索洛尔等可减少外周β_2受体介导的不良反应如支气管痉挛,且长期应用也对肺功能、糖代谢、脂代谢以及男性性功能无显著的不良影响。近十年临床研究和应用的经验表明,这些药物可减少不良反应的发生率,可以更为安全地使用。由于β受体阻滞药在心力衰竭治疗中具有极其重要的作用,应尽量使患者从这一药物中获益,对于有相对禁忌证患者亦可试用,但须从更小剂量起始,以更缓慢的速度递增剂量,并加以密切观察。

对β受体阻滞药临床试验的荟萃分析表明,心力衰竭患者最显著的不良反应是低血压、眩晕和有症状的心动过缓。不过,临床试验中应用β受体阻滞药的总体人群较之安慰剂组,撤药较少。当然,在应用过程中仍需监测心力衰竭的症状、液体潴留或体重增加、低血压,心动过缓、心脏传导阻滞等。宜应用具有高度选择性β_1受体阻滞药。

(三)禁忌证

主要为严重的哮喘、有症状的低血压或心动过缓,以及严重的失代偿性心力衰竭。后者主要指药物应用不能使病情稳定和改善的NYHA Ⅳ级心功能患者(ⅣB级),以及急性心力衰竭。相对禁忌证有不伴支气管痉挛的COPD和外周血管疾病。显然,β受体阻滞药的应用必须权衡利弊。糖尿病和间歇性跛行并非β受体阻滞药的绝对禁忌证。

(四)应用过程中出现的问题及处理

1.低血压伴症状 如在低血压同时患者有头昏、轻度头痛,此种状况可能并非单纯由于β受体阻滞药的作用,其他合用药物也可能有影响,应重新考虑其他药的需求如钙拮抗药(CCB)、硝酸酯类,予以减量或停用。如无充血的证据,还可减小利尿药的剂量。

2.心力衰竭的症状和体征加重或恶化 如呼吸困难、水肿、疲劳等加重。传统上认为,原来稳定的慢性心力衰竭病情加重,β受体阻滞药应该减量或暂时停用;但在病情稳定后必须再次开始使用并以滴定方法增加剂量。我国的慢性心力衰竭指南(2007)也秉持同样的意见:"如在用药期间心力衰竭有轻或中度加重,首先应加大利尿药和ACEI用量,以达到临床稳定。β受体阻滞药宜暂时减量或停用。应避免突然撤药。"

这一认识近来受到挑战。近期颁布的B-CONVINCED研究比较了慢性心力衰竭急性加重患者中停用和不停用β受体阻滞药的影响,结果发现两者对主要和二级观察终点并无显著差异,而停用的患者尔后加用β受体阻滞药往往较为困难,且剂量也明显小于未停用的患者。

因此,如果心力衰竭症状加重,应注意鉴别是否与β受体阻滞药的应用有关。如并非由于β受体阻滞药所致,一般不宜轻易停药,也无须减量。应寻找病情恶化的原因,并做相应处理,如增加利尿药和ACEI的剂量。症状较重患者,且不能排除与β受体阻滞药增加剂量有关,只需适当减量,例如退回至增量前的剂量即可,仍以维持使用β受体阻滞药为宜;待病情趋于稳定后,再逐渐加量,达到目标剂量或最大耐受剂量。

3.出现心动过缓 要评估症状的严重程度,以及与心动过缓的关系。做心电图和动态心电图检查以了解是否有各种类型的心脏传导阻滞、窦性停搏或长间歇等。要检查是否合用了其他可降低心率的药物如地高辛、胺碘酮、维拉帕米或地尔硫䓬等。可减少或暂时停用这些药物。如存在窦房结和(或)房室结病变,或持续性窦性心动过缓伴症状,应停用β受体阻滞药,改为伊伐布雷定。不主张为了应用β受体阻滞药而做心脏起搏术。

4.发生严重的失代偿性心力衰竭(急性心力衰竭、肺水肿、休克) 患者应住院,如病情加重确系由

于β受体阻滞药或至少无法排除,应停药。如无证据与β受体阻滞药有关联,如前所述,可不停药,并加强其他抗急性心力衰竭的治疗措施。

第七节 血管紧张素转化酶抑制药和血管紧张素受体拮抗药

[内容提要]

ACEI可阻断RAAS从而抑制心肌重构和心力衰竭的进展,是心力衰竭治疗的基石,适用于所有无禁忌证的慢性心力衰竭,包括各个心功能分级。应从小剂量起始,递增至目标剂量和最大耐受剂量。主要不良反应有低血压、高钾血症、血肌酐升高和肾功能损害,以及血管性水肿,应注意监测。ARB可用于不能耐受ACEI的患者,其疗效与ACEI相仿,不良反应也相同但较少,患者耐受性更好。

如前所述,RAAS的过度兴奋在慢性心力衰竭的病理生理学中发挥了关键性作用。RAAS不仅存在于全身和循环中,而且也存在于局部组织中,一定程度上讲后者在心血管疾病发生和发展,以及在心血管事件的发生中可能发挥更为重要的作用。针对此种紊乱而采用的阻断RAAS的药物治疗,业已获得了很大的成功,使许多患者预后改善,生活质量提高。属于此类的药物有ACEI、ARB、醛固酮拮抗药和肾素抑制药阿利吉仑。阿利吉仑尚未证实可用于心力衰竭治疗,故主要讨论前3种药物。

一、作用机制

(一)经典的RAAS及其功能

血管紧张素转化酶(ACE)/血管紧张素Ⅱ(AngⅡ)/血管紧张素Ⅱ的Ⅰ型受体(AT1-R)心血管轴病理生理作用:传统的RAAS信号级联反应学说认为,肝脏分泌的血管紧张素原释放入血液循环,在肾脏近球细胞产生的肾素作用下转变为10肽的Ang I,再经肺毛细血管内皮细胞产生的ACE的作用转变为8肽的Ang Ⅱ(图1-11)。后者具有很强的缩血管作用,使全身血管阻力增加,转而增加血压和心脏的后负荷;肾小球滤过率和进

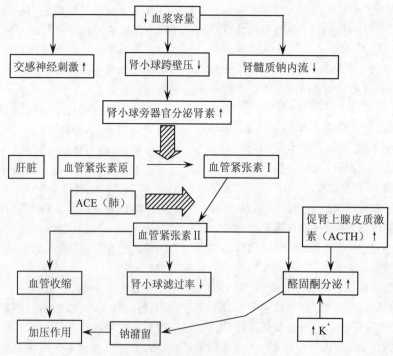

图1-11 血管紧张素Ⅰ和Ⅱ的生成与作用
ACE:血管紧张素转化酶;K$^+$:钾离子

入肾脏的钠亦降低,从而保留了钠和增加口渴感。Ang Ⅱ作用于AT1-R,发生血管收缩,水钠潴留、心肌肥厚、心肌纤维化、心肌重构等作用。

Ang Ⅱ/AT2-R 轴的心血管病理生理作用:血管紧张素Ⅱ的Ⅱ型受体(AT2-R)起到负性调节 AT1-R 的功能,其作用主要有:①内皮细胞依赖性地扩张血管,降低血压作用;②抑制心肌细胞肥大,抑制血管平滑肌增殖,减轻心脏重构;③减轻炎症反应;④调节水钠平衡。实际上由于 AT2-R 与 Ang Ⅱ结合能力远低于 AT1-R,其对心血管的有益作用并不能发挥出来。

(二)RAAS 的新成员和新作用

RAAS 的新成员:ACE2 与 ACE 具同源性,可降解 ACE 的水解产物。循环和组织中的 RAAS 也包括 ACE2 的各种代谢产物,如血管紧张素 Ang1-9、Ang1-7 及其受体 Mas 等。ACE2 和 Ang Ⅱ有极高的亲和力,主要功能是通过水解将 Ang Ⅱ转化为 Ang1-7,这一作用不被 ACEI 所阻断,其水解 AngⅡ效率远大于水解 Ang I。Ang1-7 在体内许多器官组织均有生成。Mas 为 Ang1-7 的受体。这些新成员及其功能的发现拓展了 RAAS 的概念。

ACE2/Ang1-7/Mas 轴:由 ACE2 与 Ang1-7、Mas 受体构成。Ang1-7 与 Mas 受体相结合,已知可发挥心血管保护作用:①扩张血管,降低血压;②抑制心肌细胞肥大,抑制血管平滑肌增殖,减轻心脏重构;③减轻炎症反应;④调节水钠平衡和体液平衡,从而产生拮抗 Ang Ⅱ对心血管的不利影响。ACE2/Ang1-7/Mas 轴对 ACE/Ang Ⅱ/AT1 轴起到制约作用,两者作用处于动态平衡中(图 1-12)。Ang1-9 的作用独立于 Ang1-7 和 Mas 受体,有心肌保护作用,相当于一种高效的 ACEI。

20 世纪末基础和临床研究证实:包括心力衰竭在内的许多心血管疾病,其发生和发展及各种并发症

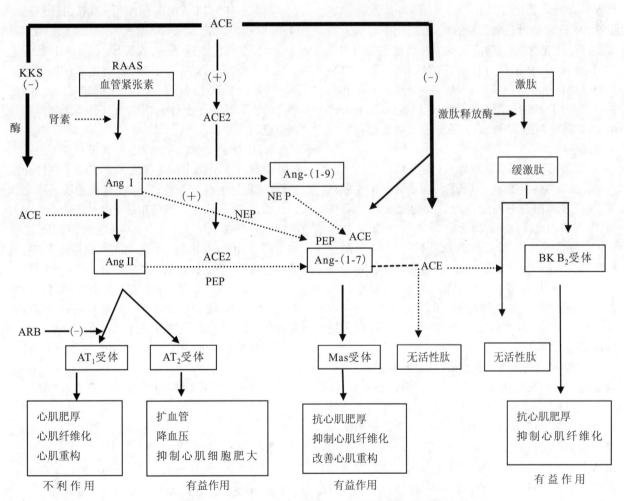

图 1-12　RAAS 的功能和 RAAS 阻滞药的作用机制

(+)促进;(-)抑制;KKS:缓激肽系统;Ang:血管紧张素;BK:缓激肽;ACE:血管紧张素转化酶;ACEI:血管紧张素转化酶抑制药;ARB:血管紧张素Ⅱ受体阻滞药;RAAS:肾素-血管紧张素-醛固酮系统;AT1 受体:血管紧张素Ⅱ的Ⅰ型受体;NEP:中性内肽酶;PEP:脯氨酰内肽酶

的发生,主要由于心肌坏死(如心肌梗死、心肌炎等)和各种危险因素的作用,使神经内分泌系统过度激活所致的系统反应,后者中 RAAS 和交感神经系统过度兴奋起着主要作用。在机体内,RAAS 的两条主干道 ACE/Ang Ⅱ/AT1R 轴和 ACE2/Ang(1-7)/MAS 轴发挥着各自的作用。RAAS 各成分既各自发挥作用,又相互制约。这些复杂的关系构成了机体内 RAAS 精密调控的网络,处于一种动态平衡的状态。心血管病的发生发展反映了这种动态平衡被打破。

二、血管紧张素转化酶抑制药

(一)ACEI 发现的历史

20 世纪 50 年代便已发现南美洲一种毒蛇产生的一种肽类可抑制 ACEI 的活性,并防止形成 Ang Ⅱ。第一种口服的 ACEI 卡托普利于 1975 年问世。该药具有显著的降低血压作用。1979 年 Turini 及其同事报道,ACEI 可降低前负荷和后负荷,如用于心力衰竭患者,可持续改善心脏功能。这一发现导致采用大样本的随机临床试验,以评估 ACEI 是否能改善心力衰竭患者的存活率。1981 年,卡托普利被美国食品和药物管理局(FDA)批准应用。到目前为止,已上市的 ACEI 类药物多达 17 种,成为临床上治疗心血管疾病的重要药物。

(二)ACEI 的基本药理作用(图 1-12)

1.阻止 Ang Ⅱ 生成 从而取消了 Ang Ⅱ 收缩血管、刺激醛固酮释放与促心血管细胞肥大增生等作用,有利于心血管重构的防治。

2.抑制缓激肽,保存缓激肽活性 ACEI 抑制了缓激肽的降解,缓激肽使 NO 和前列腺环素(PGI_2)生成增加,两者均有舒张血管、降低血压、抗血小板凝聚、抗心肌重构和血管重构的作用。

3.保护血管内皮细胞 能逆转心力衰竭所致的内皮细胞功能损伤。

ACEI 可以通过上述机制降低心肌前、后负荷,抑制重构,从而起到心肌保护作用,从而防治心力衰竭。

(三)ACEI 的关键临床试验

CONSENSUS 是应用 ACEI 评价对心力衰竭病死率影响的首项临床试验(1987)。这一随机双盲试验入选 253 例严重心力衰竭(NYHA Ⅳ级)患者,分为依那普利组和安慰剂组。中位数随访 188 d 后,依那普利组较之安慰剂组病死率显著降低 40%。SOLVD 试验评价依那普利用于 LVEF<35% 患者的疗效,2569 例随机应用依那普利或安慰剂,平均随访 41.4 个月。依那普利组相对危险降低 16%,复合二级终点(心力衰竭住院和死亡)降低 26%。尔后不久,一系列类似

的临床试验也证实 ACEI 对心肌梗死后左心室受损患者同样具有有益的影响。

(四)ACEI 的局限性

一是并不能充分阻断 RAAS 的作用,Ang Ⅱ 仍可通过非经典途径产生,ACEI 应用后血中 Ang Ⅱ 水平下降,但经约 3 个月又可逐渐上升并回复至 ACEI 应用前的水平,称之为 Ang Ⅱ 的"逃逸"现象,因而也不能减少醛固酮的产生。二是由于阻断缓激肽的降解过程,血中缓激肽水平升高,而这正是导致产生不良反应如咳嗽和血管性水肿的主要发生机制。

(五)应用方法

1.适应证 适用于所有慢性 HFrEF 患者,包括 B、C、D 各个阶段人群和心功能 Ⅰ、Ⅱ、Ⅲ、Ⅳ 各级患者(LVEF<40%),都必须使用 ACEI,而且需要终身使用。阶段 A 人群应该考虑用 ACEI 来预防心力衰竭。

2.禁忌证 以下情况须慎用:①双侧肾动脉狭窄;②血肌酐>265.2 μmol/L(3 mg/dl);③血钾>5.5 mmol/L;④症状性低血压(收缩压<90 mmHg);⑤左心室流出道梗阻,如主动脉瓣狭窄,梗阻性肥厚型心肌病等。既往发生过致命性不良反应如喉头水肿(或严重的血管神经性水肿)、无尿性肾衰竭患者及妊娠妇女应列为禁忌。

3.制剂选择 ACEI 治疗心力衰竭是这一类药物的效应。由于组织 RAAS 较之循环 RAAS 发挥更重要作用,理论上具有脂溶性、可通过细胞膜进入组织和细胞内、有较广泛组织分布的 ACEI,应能产生更好的疗效。但这一观点并未在临床研究中得到证实,几种不同的 ACEI 并未显示对心力衰竭的存活率和症状的改善有所不同,也未见到某些类型 ACEI 更占优。

4.剂量 起始剂量为目标剂量的 1/4,间隔 1~2 周剂量倍增一次,逐渐增加达到目标剂量或最大耐受剂量(表 1-15),并长期或终身维持,避免突然停药。如无法达到大剂量,即使应用小至中等剂量患者仍可获益。

表 1-15　治疗慢性心力衰竭的 ACEI 及其剂量

ACEI	起始剂量	目标剂量
卡托普利	6.25 mg,3/d	50 mg,3/d
依那普利	2.5 mg,2/d	20~30 mg,2/d
福辛普利	5 mg/d	20~30 mg/d
贝那普利	2.5 mg/d	20~30 mg/d
培哚普利	2 mg/d	4~8 mg/d
雷米普利	2.5 mg/d	10 mg/d

（六）不良反应

ACEI 的不良反应轻微，患者一般耐受性良好。可有恶心、腹泻等消化道反应或头晕、头痛、疲劳等中枢神经系统反应。主要不良反应如下。

1.低血压和首剂反应 初次应用 ACEI 可出现低血压、头晕，有时可有首剂反应。口服吸收快、生物利用度高的 ACEI，首剂低血压较多见，如卡托普利服用 5 mg 后约 3.3%的患者，平均动脉压降低 30%以上。从小剂量起始、避免血容量过低、服药后坐位或平卧位休息半小时等可减轻低血压不良反应。

2.咳嗽 较常见，多为干咳，也是停药的主要原因。停药后可减轻或消失，再用干咳可再现。需排除心力衰竭伴肺淤血或呼吸道感染等所致的咳嗽。咳嗽一般并不严重，大多可以耐受，应鼓励继续使用。如持续咳嗽难以耐受，可考虑停用，换用其他 ACEI 或 ARB。偶有支气管痉挛，吸入色甘酸二钠可以缓解。咳嗽与支气管痉挛的原因可能是 ACEI 使缓激肽、前列腺素、P 物质等在肺内蓄积。不同 ACEI 引起咳嗽有交叉性，但发生率稍有不同。

3.高血钾 由于 ACEI 减少 Ang Ⅱ 生成，使醛固酮分泌减少，血钾升高。不同的 ACEI 对血钾的影响相似。伴有慢性肾功能不全者治疗中可发生高钾血症，严重者可引起心脏传导阻滞甚至心搏骤停。补钾、合用保钾利尿药更易发生高钾血症。随着螺内酯在慢性心力衰竭中应用增多，与 ACEI 合用使高钾血症发生率有所增加，老年患者尤需注意。

4.肾功能损伤 ACEI 使用后血压下降可导致一过性肾脏灌注减少、肾功能不全、血肌酐上升。长时间、大剂量使用利尿药时更易发生。通常均为可逆性。如应用数周内血肌酐水平较基线上升 30%以上，宜减少剂量；如上升超过 50%，应暂停应用，待恢复至基线水平再重新启用。伴双侧肾血管病患者，ACEI 可能加重肾功能损伤，升高血浆肌酐浓度，甚至产生氮质血症，系因 Ang Ⅱ 通过收缩出球小动脉维持肾灌注压，ACEI 舒张出球小动脉，降低肾灌注压，导致肾滤过率与肾功能降低，停药后常可恢复。偶有不可逆性肾功能减退发展为持续性肾衰竭者，应予注意。

5.对妊娠与哺乳的影响 ACEI 可引起胎儿畸形、胎儿发育不良甚至死胎，还可从乳汁中分泌，故妊娠和哺乳妇女禁用。

6.血管神经性水肿 较为罕见，可发生于嘴唇、舌头、口腔、鼻部与面部其他部位。偶可发生于声带、喉头危险性较大，甚至可威胁生命。血管神经性水肿发生的机制与缓释肽或其他代谢产物有关。多见于用药的第 1 个月，一旦发生应立即停药。

（七）注意事项

（1）ACEI 治疗心力衰竭的效应通常要到数周或更长时间才能显现，因而即使症状在初期改善并不明显，仍应长期坚持治疗，以减少死亡或住院的风险。

（2）临床评估。应用 ACEI 前应了解患者的血压、肾功能、血钾水平及是否正在服用利尿药及剂量、有无血容量不足、是否存在水及电解质平衡紊乱等。在治疗初始应每 1~2 周监测肾功能和血钾，以决定剂量调整的速度与幅度。稳定后可适当延长监测周期。

三、血管紧张素 Ⅱ 受体阻滞药（ARB）

（一）临床试验的证据

ARB 于 1994 年问世并开始应用于临床。ELITE 试验（1997 年）是此类药物用于心力衰竭的第一项临床研究。在老年心力衰竭患者中将氯沙坦和 ACEI 卡托普利作了比较，随机双盲分组，随访 48 周。该研究目的是要证实氯沙坦的安全性和疗效均优于 ACEI。事后分析中发现氯沙坦组病死率显著降低。随后进行的 ELITE Ⅱ 试验旨在证实氯沙坦降低心力衰竭病死率上优于卡托普利。共入选 3152 例，随机分为氯沙坦组（50 mg/d）和卡托普利组（150 mg/d）。结果主要终点全因死亡率两组并无差异。OPTIMAAL 试验比较了氯沙坦 50 mg，1/d 和卡托普利 50 mg，3/d 对心肌梗死后伴心力衰竭患者的影响，平均随访 2.7 年。两组的主要终点全因死亡率无显著差异，但卡托普利组呈轻微获益趋势。不过，近期颁布的 HEAAL 研究表明，氯沙坦大剂量（150 mg/d）治疗心力衰竭是有效的，并优于小剂量（50 mg/d）。

Val-HeFT 试验评估了在标准治疗（包括 ACEI）基础上加用缬沙坦对心力衰竭患者的影响。NYHA Ⅱ~Ⅳ级患者随机分入缬沙坦组（160 mg，2/d）和安慰剂组，平均随访 23 个月。这实际上是联合应用（缬沙坦和 ACEI）与单用卡托普利的比较。两组病死率未见显著差异，但病死率和发病率的复合终点缬沙坦组显著降低，这主要是由于心力衰竭住院率的降低。对未应用 ACEI 的亚组所做的分析（相当于缬沙坦与安慰剂比较）总病死率显著降低。

CHARM 试验评价了坎地沙坦对 3 种不同类型心力衰竭人群的疗效：①左心室收缩功能降低，已服用 ACEI（CHARM-加药组）；②左心室收缩功能降低，且不能耐受 ACEI（CHARM-替代组）；③左心室收缩功能保存，LVEF>40%（CHARM-保存组）。CHARM-加药组研究表明，在 ACEI 基础上加用坎地沙坦可显著降低心血管死亡或因心力衰竭的住院。而且心血管死亡的二级终点也降低。CHARM-替代组研究发现,坎地沙坦组和安慰剂组相比较,主要终点显著降低。CHARM-保存组研究表明,在优化治疗下加用坎地沙坦,因心力衰竭住院率显著降低,但病死率未显著降低。

(二)临床应用方法

1.剂量　应从小剂量起始,逐步将剂量增至推荐剂量或可耐受的最大剂量(表1-16)。

表1-16　治疗慢性心力衰竭的 ARB 及其剂量

药　物	起始剂量	推荐剂量
坎地沙坦	4 mg/d	32 mg/d
缬沙坦	20~40 mg/d	80~160 mg/d
氯沙坦	20~50 mg/d	150 mg/d
厄贝沙坦	75 mg/d	300 mg/d
替米沙坦	40 mg/d	80 mg/d
奥美沙坦	10 mg/d	20~40 mg/d

2.适应证　ARB 从受体(AT1)水平上阻断 RAAS,理论上其阻断作用应更充分和有效,但在实际应用上,并不能证实在心力衰竭治疗中优于 ACEI。该药也不能阻断醛固酮的生成。ARB 仍被推荐为不能耐受 ACEI 患者的一种替代。已用了 ACEI 和 β 受体阻滞药仍有症状的心力衰竭患者,又不能耐受醛固酮拮抗药,此时可谨慎加用 ARB,但此种 ACEI 加 ARB 的联合还是应尽量避免,与其加用 ARB,不如将 ACEI 的剂量增大。

3.禁忌证　已知双侧肾动脉狭窄,妊娠或可能妊娠,血清肌酐水平明显升高>265.2 μmol/L(3mg/dl),血钾>5.5 mmol/L 伴症状性低血压(收缩压<90 mmHg)。

4.注意事项　与 ACEI 相似,如可能引起低血压、肾功能不全和高血钾等;在开始应用 ARB 及改变剂量的 1~2 周内,应监测血压(包括直立性血压)、肾功能和血钾。在 ARB 和 ACEI 合用时尤其要注意上述的各种不良反应。

第八节　醛固酮拮抗药

[内容提要]

心力衰竭发生过程中醛固酮水平显著增高,对心肌重构和心力衰竭进展产生重要负面作用。ACEI 或 ARB 并不能阻止其产生(逃逸现象),使醛固酮拮抗药成为心力衰竭不可或缺的治疗药物,已证实适用于所有伴症状(Ⅱ~Ⅲ级)的患者,可降低病死率包括心脏性猝死率,改善预后。螺内酯从小剂量起始,直至 20 mg/d。不良反应与 ACEI 相仿,还可有男性乳腺发育。新药依普利酮疗效好,不良反应尤其男性乳腺发育较少见。

一、作用机制

(一)醛固酮的病理生理作用

人体在正常情况下,每日分泌醛固酮量为 100~175 μg,心力衰竭时分泌量可高达 400~500 μg,主要由于 RAAS 激发活跃,醛固酮合成释放增加。Ang Ⅱ 浓度的升高及 AT1-R 激活可刺激肾上腺皮质球状带合成并分泌过多的醛固酮,增加水钠潴留。Ang Ⅱ 亦增加血管和心脏的醛固酮合成。

醛固酮是一种甾体类盐皮质激素,包括循环中的和心血管局部组织中的醛固酮,主要是与心肌细胞、血管平滑肌细胞、内皮细胞、心血管的成纤维细胞、肾小管上皮细胞等细胞质的盐皮质激素受体结合,形成激素-受体复合物,导致一系列生理病理的改变,从而影响心血管、泌尿和神经系统(图1-13)。醛固酮主要作用是保持循环容量,在肾脏中醛固酮增加肾曲小管和集合管的通透性,使更多的钠和水被吸收。此种维持内环境稳定的机制通常是有益的,如出血之后。但在心力衰竭中继发的高醛固酮血症可产生各种不良影响。

醛固酮是一种可促进心肌和血管重构及心力衰竭进展的强有力递质。大量的醛固酮经由醛固酮受体介导的途径,促进心肌细胞肥大、成纤维细胞增殖以及胶原的产生,心肌细胞外基质增生,导致心肌及血管的纤维化,引起心肌和血管重构。作为 RAAS 的终产物,醛固酮对心肌重构,尤其是对心肌细胞外基质促进纤维增生上的不良影响是独立的,并可与 Ang Ⅱ 的不良作用相叠加,在心力衰竭发生和发展的病理生理机制中发挥了重要作用。

醛固酮还可阻止心肌摄取去甲肾上腺素,使后者的游离浓度增加而诱发冠状动脉痉挛和心律失常,增加心力衰竭时室性心律失常和猝死的可能性。循环中和衰竭的心脏中醛固酮生成及活化明显增加,与心力衰竭严重程度成正比。CONSENSUS 临床试验研究表明,在重度心力衰竭(NYHA Ⅳ级)的患者中,体内

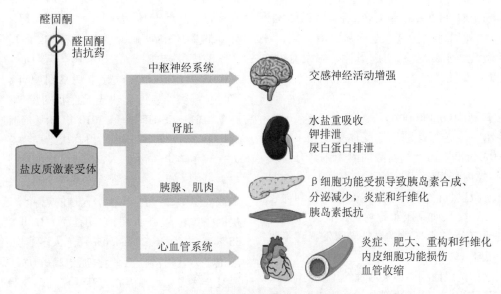

中枢神经系统 ——→ 交感神经活动增强

肾脏 ——→ 水盐重吸收
钾排泄
尿白蛋白排泄

胰腺、肌肉 ——→ β细胞功能受损导致胰岛素合成、
分泌减少，炎症和纤维化
胰岛素抵抗

心血管系统 ——→ 炎症、肥大、重构和纤维化
内皮细胞功能损伤
血管收缩

醛固酮
醛固酮
拮抗药

盐皮质激素受体

图 1-13　醛固酮的病理生理作用

血清醛固酮水平与患者 6 个月内的死亡率呈显著的正相关。

（二）醛固酮逃逸现象

在慢性心力衰竭患者应用 ACEI 或 ARB 治疗后，血清醛固酮水平仅短期下降，很快又恢复至或超过基础水平，即使是高剂量 ACEI 或 ARB 也不能抑制醛固酮水平的上升，且其升高程度与疾病的严重性和预测的死亡率相关，此即"醛固酮逃逸现象"，这种现象不能用糜酶旁路来解释，即使联合使用 ACEI 和 ARB 也不能完全、长期抑制醛固酮的产生，唯有使用醛固酮拮抗药才能完全阻抑醛固酮的作用。所以，1995 年发现的"醛固酮逃逸现象"，以及后来在临床上证实此类药物的良好疗效（EPHESUS 试验），便迅速将醛固酮拮抗药推到慢性心力衰竭治疗的前列。情况就是如此清楚：长期应用 ACEI 或 ARB 出现"逃逸现象"，唯有在 ACEI（或 ARB）基础上加用醛固酮拮抗药，抑制醛固酮的有害作用，才可能对心力衰竭患者有更大的益处。

（三）醛固酮拮抗药的心血管系统药理学作用

1.改善心脏功能及心血管重构作用　醛固酮拮抗药对抗醛固酮的上述不良作用，故可防止心肌和血管重构，改善左心室功能（包括舒张功能），改善血流动力学和临床症状。此类药对心脏的主要保护作用，不弱于且还可能优于 ACEI 和 ARB。

2.预防心源性猝死的发生　低镁血症可促发冠状动脉收缩而导致心肌缺血，同时与低钾血症一起导致室性心律失常甚至猝死。醛固酮拮抗药可防止钾、

镁丢失，提高血清中钾和镁的浓度，还能降低儿茶酚胺作用，改善压力感受器的敏感性，从而防止严重心律失常和心脏性猝死的发生。

3.纠正"醛固酮逃逸"现象

4.利尿作用　该药拮抗醛固酮保钠排钾的作用，使 Na^+ 和水的排出增多，尿量增加，起到利尿的作用。应指出的是，在心力衰竭中应用的较小剂量如螺内酯 20 mg/d，利尿作用较弱，只能作为其他利尿药如襻利尿药的辅助治疗，但这一剂量已能够拮抗醛固酮的作用。

5.降低血压　醛固酮拮抗药可对抗醛固酮的升压作用。

二、主要制剂

（一）螺内酯（spironolactone）

螺内酯首次合成于 1957 年，是一种非选择性醛固酮的竞争性拮抗药，其化学结构与醛固酮相似，可竞争性结合胞质中的醛固酮受体，从而产生拮抗醛固酮的作用，这种拮抗作用是全面的，既能改善水盐代谢，亦能对抗醛固酮对心血管系统的一切不利影响。还能减少肾上腺皮质醛固酮的生物合成。

该药是一种人工合成的类固醇类化合物，无内在活性。还有利尿作用，但较弱。该药起效缓慢而持久，服药后 1 d 起效，2~4 d 达最大效应，经粪便和尿排泄。

螺内酯的不良反应较轻，少数患者可出现头痛、困倦与精神紊乱等症状。长期服用可引起高血钾，尤

其当肾功能不良时,故肾功能不全者禁用。螺内酯化学结构与孕酮相似,可在受体结合位点抑制双氢睾酮的作用,并可在外周血中促进睾酮向雌二醇转化,故可能产生性激素样不良反应,引起男性乳腺发育、性功能障碍,以及女性月经失调、多毛症等,停药即可消失。

(二)依普利酮(eplerenone)

该药为第一个选择性醛固酮受体拮抗药。2002年获美国 FDA 批准上市。其对醛固酮受体具有高度的选择性,与螺内酯相比,其疗效至少不弱于后者,而对肾上腺皮质激素、黄体酮和雄激素受体的亲和力较低,不会与之结合,从而克服了螺内酯的促孕和抗雄激素等不良反应,故该药所致的男性乳腺发育和不耐受的发生率低于1%。

依普利酮拮抗醛固酮受体的活性约为螺内酯的2倍。口服给药后约经 1.5 h 达到血药峰值浓度,半衰期为 4~6 h,吸收不受食物的影响。

三、临床研究的证据

临床研究证明,在常规治疗的基础上,加用醛固酮拮抗药可明显降低心力衰竭病死率,单用时仅发挥较弱的作用,但与 ACEI 合用则同时降低 Ang Ⅱ 及醛固酮水平,既能进一步降低病死率,又能减少室性心律失常的发生率,效果更佳。

RALES 试验(1999)是一项国际多中心、随机对照的双盲试验,入选 1663 例,LVEF ≤ 35%,大多为 NYHA Ⅲ 或 Ⅳ 级的重度心力衰竭患者,基础治疗中95% 患者应用了 ACEI、11% 应用了 β 受体阻滞药。治疗分为螺内酯(25~50 mg,1/d)组或安慰剂组。平均随访 24 个月。螺内酯的平均使用剂量为 26 mg/d。因螺内酯组全因病死率主要终点显著降低30%,试验提前终止。全因死亡率的降低可归因于猝死和进行性心力衰竭死亡两者均降低。同时还降低因心力衰竭或心血管事件的住院率,以及心脏相关死亡率。少数患者出现内分泌紊乱包括男性乳房发育和乳房肿痛等不良反应。因为该试验的结果,螺内酯成为中至重度心力衰竭患者标准加用的药物。

EPHESUS(2003 年)是一项大样本、随机双盲临床试验,旨在评价依普利酮对慢性心力衰竭的有效性和生存率的影响。入选急性心肌梗死后 3~14 d、LVEF<40%的心力衰竭患者,平均随访 16 个月。平均 LVEF 为 33%±6%。大部分患者已接受 ACEI(或 ARB)和 β 受体阻滞药等基础治疗,同时应用阿司匹林和他汀类药物,近半数患者接受冠状动脉血运重建术。依普利酮的平均使用剂量为 43 mg/d。结果依

普利酮组(3319 例)与对照组(3313 例)相比,全因死亡率显著降低15%,心血管死亡降低 17%,心源性猝死降低 21%,因心血管事件住院降低了 13%。

醛固酮拮抗药可否用于非晚期心力衰竭? 在 RALES 和 EPHESUS 试验中观察到的有益作用是否可以扩展到伴轻度症状或无症状的患者? 这一设想在 EMPHASES-HF 试验(2010 年)中得到证实。这是一项前瞻性、安慰药对照、以临床结局为终点的研究,入选病情稳定的轻度(NYHA Ⅰ~Ⅱ级)慢性心力衰竭患者(2737 例),在标准治疗基础上分别加用依普利酮或安慰剂,随访至 4 年。入选的患者中近 70%基础病因为缺血性心肌病,心功能 NYHA Ⅱ级、LVEF ≤ 35%(平均为 26.2%±4.6%),绝大多数患者已接受标准抗心力衰竭治疗。平均随访 21 个月结果表明,主要复合终点死亡和因心力衰竭住院的风险,依普利酮组较之安慰剂组显著降低 37%;全因死亡率、全因住院率和因心力衰竭住院率分别降低 24%、23% 和42%。各种不同状况的亚组患者分析表明,依普利酮对主要复合终点的有益影响,与整个研究完全一致。该研究由于这种"压倒性"的有益结果而提前终止。这一研究证实了此前 EPHESUS 试验的结果,提高了醛固酮拮抗药治疗心力衰竭的证据水平。两个同样的研究获得一致的结果,使证据水平可以上升至 A 级,从而确定了醛固酮拮抗药与 β 受体阻滞药、ACEI 同样的地位,即能够改善心力衰竭患者预后,降低全因病死率。这一研究也扩大了醛固酮拮抗药应用的范围:此前的研究(RALES、EPHESUS 试验)对象均为 NYHA Ⅲ~Ⅳ级患者。EMPHASIS 试验对象则主要为 NYHA Ⅱ级。其明确的阳性结果提示依普利酮用于此类患者不仅有显著疗效,也是安全的,从而拓宽了治疗心力衰竭的人群范围,使 NYHA Ⅱ~Ⅳ级心力衰竭患者均具有适应证。此后发表的欧洲心脏病学会(ESC,2012 年)心力衰竭指南和中国心力衰竭新指南(2014 年)中,对于症状性收缩性心力衰竭(NYHA 心功能 Ⅱ~Ⅲ级)患者的治疗推荐中,依普利酮和螺内酯被摆放在同等重要的位置上。

TOPCAT 试验研究结果于 2014 年公布,旨在评估螺内酯治疗左心室射血分数保存的心力衰竭(HFpEF)患者的疗效。共入选 3445 例,LVEF 平均为 56%,平均随访 3.3 年。治疗组和对照组之间主要复合终点(心血管死亡、因心力衰竭住院或心搏骤停复苏)、全因住院率或全因死亡率均无显著差异。不过,螺内酯组因心力衰竭住院率显著降低,在高危亚组人群中应用螺内酯显示效果良好,仍值得关注。

四、临床应用

1.适应证　适用于心功能 NYHA Ⅱ～Ⅳ级患者。所有已使用了 ACEI(或 ARB)和 β 受体阻滞药治疗，仍持续有症状的患者，均可加用醛固酮拮抗药。一般推荐用于 LVEF ≤ 35% 的患者。急性心肌梗死后、LVEF ≤ 40%，伴心力衰竭症状或既往有糖尿病病史者亦可应用。

2.禁忌证　伴明显高钾血症(血钾>5.0 mmol/L)、肾功能不全[血肌酐>221μmol/L(>2.5 mg/dl)或肌酐清除率<30 ml/min]者禁用。因为可能存在胎儿畸形等风险，孕妇也禁用。

3.应用方法　从小剂量起始，逐渐加量，尤其螺内酯不推荐大剂量。螺内酯，初始剂量 5～10 mg，1/d，目标剂量 20 mg，1/d。依普利酮，初始剂量 12.5 mg，1/d，目标剂量 25～50 mg，1/d(表 1-17)。必须同时应用襻利尿药；起始应用前须确定血钾 ≤ 5.0 mmol/L；基础状况较差的患者，如 NYHA Ⅲ～Ⅳ级、血钾偏高、血压偏低，宜将 ACEI 或 ARB 减半量，停止使用补钾制药，小剂量起始，以后再逐渐增加 ACEI 的剂量。螺内酯因价格低廉，似更适宜广泛用于临床。

表 1-17　治疗慢性心力衰竭的醛固酮拮抗药及其剂量

药　物	初始剂量	最大剂量
依普利酮	12.5 mg，1/d	50 mg，1/d
螺内酯	5～10 mg，1/d	20 mg，1/d

五、醛固酮拮抗药的不良反应

1.严重肾功能不全　在 EMPHASIS-HF 研究中，依普利酮和安慰剂两组的肾功能不全发生率分别为 2.8% 和 3.0%，并无显著差异。

2.高钾血症　依普利酮与螺内酯升高血钾的程度相似，且呈剂量依赖性。伴糖尿病、肾功能不全，合用 ACEI 或 ARB 的患者应用此类药尤需审慎。

3.男性乳腺发育　较常见，螺内酯治疗的发生率约4%，乳房压痛发生率更高。依普利酮引起男性乳腺发育的发生率与安慰剂相当。这里需要提及的是，在心力衰竭患者的治疗药物选择上，我们是否因此而优先考虑依普利酮? 目前对此尚无定论。依普利酮国外市场售价是螺内酯的 10 倍左右。

4.药物相互作用　依普利酮是细胞色素 P450 酶 3A4 同工酶的底物，如合用能抑制或诱导该酶活性的药物，依普利酮的血清浓度会受到影响。地高辛是 P-糖蛋白转运的底物之一，而螺内酯是 P-糖蛋白的强力抑制药，可降低地高辛的肾脏清除率，临床上应予以注意。

六、注意事项

应定期监测血钾和肾功能，在使用后 3 d 和 1 周各监测 1 次，前 3 个月每月监测 1 次，以后每 3 个月 1 次。如血钾>5.5 mmol/L，即应减量或停用。避免使用非甾体类消炎药物和环氧化酶(COX-2)抑制药，尤其是老年人。

第九节　伊伐布雷定

[内容提要]

伊伐布雷定是一种单纯减慢心率的药物，通过抑制窦房结起搏电流而发挥作用，经随机对照研究证实对心力衰竭治疗有效，适用于标准治疗后仍有症状、窦性心率超过 70/min，或不能耐受 β 受体阻滞药的患者。

一、作用机制及特点

人的心率主要由窦房结控制，窦房结的主要起搏电流是 If 电流，后者也是心率快慢的决定因素。If 电流是动作电位 4 相的内向电流，内流离子主要为 Na^+，也有 K^+ 参与。这一电流决定了动作电位曲线舒张期除极化的斜率，控制了连续的动作电位的间隔，即心率的快慢。

伊伐布雷定是迄今第一个投入临床应用的单纯降低心率的药物，是一种选择性窦房结 If 通道抑制药。伊伐布雷定特异性阻断 If 通道，以剂量依赖性方式抑制 If 电流，从而控制和降低窦房结节律，最终减慢心率(图 1-14)。与传统减慢心率药物 β 受体阻滞药、非二氢吡啶类钙拮抗药相比，伊伐布雷定的作用有以下特点：①单纯减慢心率，且减慢心率作用具有基础心率依赖性；②无负性传导和负性肌力作用；③不影响心脏电传导；④对血压无影响；⑤对糖脂代谢无影响；⑥通过延长心室舒张期充盈时间，显著增

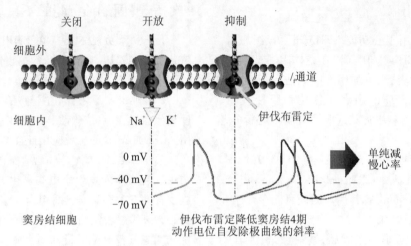

图 1-14　伊伐布雷定减慢心率的作用机制

加冠状动脉灌注,同时对冠状动脉及外周动脉无收缩作用。

伊伐布雷定的出现不仅使我们获得了一种真正意义上可有效降低心率的药物,其单纯减慢心率的作用,也使我们得以研究和观察在同样的治疗条件下,单纯心率降低对各种心血管疾病预后的影响。这也为在心率是否是心血管病危险因素,降低心率能否成为心血管病治疗的又一靶标,这样的长期受到关注而未有明确结论的问题上,开辟了重要的研究途径,并有可能最终揭开这一谜团。

二、循证医学证据

(一)BEAUTIFUL 试验

于 2008 年颁布结果。对象为冠心病患者(大多为心肌梗死后)伴左心室功能障碍(LVEF≤40%),但并无心力衰竭的症状。伊伐布雷定组较之安慰剂组,平均心率稳定降低约 6/min,但主要终点全因死亡率和多数二级终点均无显著差异。研究的结果是阴性的。但对基础心率偏快(>75/min)的亚组人群作分析,发现伊伐布雷定组可显著降低冠心病某些类型的事件:致死和非致死性心肌梗死发生率降低 35%,冠状动脉血运重建术降低 30%,提示减慢心率可能使冠心病伴心功能降低患者获益。

(二)SHIFT 试验

于 2010 年颁布结果,这是心力衰竭药物研究领域的一个重大进展。该研究是迄今为止规模最大的以事件发生率和死亡率为终点的慢性心力衰竭治疗研究之一。入选 6505 例窦性心律、心率≥70/min、LVEF≤35%、NYHA Ⅱ～Ⅳ 级的心力衰竭患者,在 β 受体阻滞药(使用率高达 90%)和 ACEI 基础上,随机给

予伊伐布雷定或安慰剂。平均治疗 22.9 个月后,伊伐布雷定组较安慰剂组心血管死亡和因心力衰竭恶化住院风险显著降低 18%(HR = 0.82,$P<0.000\,1$),心力衰竭住院及心力衰竭死亡风险均显著降低 26%,由此证实伊伐布雷定在抗心力衰竭标准治疗下,仍可使心力衰竭患者进一步获益。

SHIFT 研究还进一步证实,基线静息心率 75～80/min 较 70～72/min 的心力衰竭患者,心血管死亡和因心力衰竭入院风险增加 33%,若基线静息心率升高至 80～87/min,上述风险将增至 80%。还证实心率 55～60/min 亚组患者心血管事件发生率最低,可认为是心力衰竭患者最佳心率范围。这些新的研究明确表明,心率是心力衰竭的一种危险因素,无疑也就成为心力衰竭优化治疗的又一靶标和新途径。

三、临床应用的方法

(一)适应证

上述研究清楚表明,窦性心律、心率≥70/min 的慢性心力衰竭患者,应加用伊伐布雷定,可持续降低心力衰竭临床恶化和因心力衰竭再住院的风险,可改善生活质量。主要适用于以下两种情况:①窦性心律、LVEF≤35%、已应用循证剂量的 β 受体阻滞药、ACEI(或 ARB),以及醛固酮拮抗药,静息心率持续≥70/min 的患者;②窦性心律、LVEF≤35%、静息心率≥70/min,且不耐受 β 受体阻滞药的患者。起始剂量为 2.5 mg 每日 2 次,最大剂量 7.5 mg 每日 2 次。

(二)不良反应

该药使用时间尚短,缺少长期观察资料。SHIFT

研究中,严重不良反应发生率低于安慰剂组,撤药率与安慰剂组相似,具有较好的耐受性,似表明长期应用是安全的。常见不良反应如下。

1.心动过缓　发生率约3.3%。SHIFT研究中心动过缓发生率虽达10%,但因此而撤药者仅1%。伊伐布雷定降低心率,依赖于患者的基础心率及活动强度,降低日间心率大于夜间心率,从而避免了心率的"过度降低"及由此所致的不良影响,且由于心排血量不降低,从而减少症状性心动过缓的发生。

2.眼内闪光(phosphenes)　发生率约为3%,与视网膜Ih通道存在基因变异有关,表现为光线变化时视野局部的亮度增加,通常出现在治疗的2个月内,大多为轻到中度,逾3/4的患者在治疗过程中可逐渐缓解,具有一过性和可逆性的特点。

四、值得探讨的相关问题

这是心血管领域的一类全新的药物,临床应用时间短(已在我国上市),研究资料和信息欠缺,值得作一些分析和探讨。

(一)伊伐布雷定有益作用的机制

SHIFT研究的超声心动图分支研究,分析入选SHIFT研究中411例有完整超声心动图记录的受试者,随访8个月,结果提示,伊伐布雷定较安慰剂显著降低左心室收缩末期容积指数(LVESVI,-7.0 ml/m² vs-0.9 ml/m²,$P<0.001$);与基线值相比较,伊伐布雷定组平均减少13 ml/m²,而安慰剂对照组无显著改变,且此种获益独立于β受体阻滞药作用之外。LVESVI是心力衰竭预后的重要影响因子。此外,伊伐布雷定亦显著改善LVEF和左心室舒张末期指数。这些结果提示伊伐布雷定减慢心率的作用有可能转化为逆转左心室重构的有益影响。心肌重构是心力衰竭发生和发展的主要病理生理机制,并与心力衰竭预后关系十分紧密。其发生主要由于神经内分泌系统尤其RAAS的长期、持续性过度兴奋等。这也是首次采用临床干预的研究方法证实,单纯降低心率也能显著延缓左心室重构,并提示伊伐布雷定改善心力衰竭患者的预后,可能与其逆转左心室重构作用有关。当然,这一结果仍需进一步临床研究证实。

伊伐布雷定能显著提高心力衰竭患者生活质量。生活质量严重受限也是心力衰竭治疗的难题之一。心力衰竭患者生活质量甚至低于乳腺癌、抑郁症、肾脏透析等慢性疾病。β受体阻滞药和ACEI均为心力衰竭的基础治疗药物,但对生活质量的改善作用有限,而伊伐布雷定可能具有较好的作用。2011年公布的SHIFT试验生活质量分支研究,入选SHIFT研究中1944例受试者,在标准治疗的基础上随机给予伊伐布雷定或安慰剂治疗。采用堪萨斯城心肌病调查表(KCCQ)对患者做问卷调查,随访12个月。结果表明,伊伐布雷定组临床评分(CSS:以体力活动受限和心力衰竭症状为主)及总评分(OSS:临床合计评分+生活质量和社交状况评分)分别较基线提高2.6分和4.3分,均显著优于安慰剂组($P<0.01$);不计算死亡患者时伊伐布雷定组CSS和OSS评分较基线分别提升3.5分和5.3分,均较安慰剂组显著提高近1倍($P<0.001$)。

(二)降低心率产生的改善预后的有益作用有多大

提出这样的问题并非没有依据。在BEAUTIFUL试验中主要终点伊伐布雷定组和安慰剂组并无显著差异,全因死亡率也未见降低。SHIFT试验中主要复合终点虽然显著降低,但亚组分析表明,伊伐布雷定的加用并未显著降低全因死亡率、心血管死亡率和心脏性猝死率。这种状况与β受体阻滞药应用的情况恰成鲜明的对照。慢性心力衰竭应用β受体阻滞药的临床试验均显示死亡显著降低,且降幅较大:全因死亡率降低约35%,心脏性猝死率降低约45%。冠心病治疗试验的情况亦相类似。

同样降低心率为何结果会有明显差别? β受体阻滞药的主要作用是抑制交感神经系统,心率的降低是由于交感神经系统受到抑制的结果。该药虽降低心率,但其实质是降低交感神经系统的兴奋性。伊伐布雷定则不同,其为"单纯"的心率抑制和减慢的药物,对交感神经系统全无影响和作用。正是两药的此种差异,极有可能造成治疗心力衰竭疗效的不尽相同,也对我们认识心率与心力衰竭预后的关系,以及伊伐布雷定能否取代β受体阻滞药用于心力衰竭治疗等问题很有启示。

(三)降低心率本身能够改善预后吗

从伊伐布雷定和β受体阻滞药这两类药物对死亡率影响的明显差异,提出这样的疑问是不难理解的。严格来讲,BEAUTIFUL和SHIFT这两个临床试验并未解决这个问题。这两个试验均是干预心率的临床研究,心率降低后冠心病和心力衰竭患者都获得一定益处,但全因死亡率和心脏性猝死率等最重要的预后指标并无改善。对SHIFT试验β受体阻滞药剂量应用较大(达到目标剂量或其一半以上)患者做亚组分析发现,与安慰剂组相比,主要复合终点并无差异。这些情况表明,在心力衰竭治疗中伊伐布雷定降低心率的确可产生有益作用,但又具有一定的局限性,其有益的程度也逊于β受体阻滞药,显然不能取而代之。

但从另一方面来讲伊伐布雷定确有降低全因心力衰竭住院和再住院率的益处。这是SHIFT试验新的亚组分析（中位数随访23个月）的结果：①伊伐布雷定降低总心力衰竭住院数25%（伊伐布雷定组902次，安慰剂组1211次，RR 0.75，95%CI 0.65~0.87，P=0.000 2）。在高危亚组（基线心率≥75/min）情况亦如此（RR 0.73，95%CI 0.61~0.87；P=0.000 6）；②伊伐布雷定组发生因心力衰竭恶化2次住院（HR 0.66，95%CI 0.55~0.93，P=0.012）风险较低。全因住院率亦显著降低（2661次 vs 3110次，RR 0.85，95%CI 0.78~0.94，P=0.001）；③心率≥70/min患者应用伊伐布雷定可降低未来因心力衰竭恶化住院的风险。

降低因心力衰竭再住院是有重要临床意义的。在本书"心力衰竭的诊断和评估"这一部分中，已强调心力衰竭住院率作为评估心力衰竭预后和药物疗效的观察终点，其临床价值堪与全因死亡率、心血管病死率相比。心力衰竭恶化（失代偿）是再住院最常见的原因。再住院已认定为增加病死率风险的预测因子。该研究发现心力衰竭住院和基本病情具相关性，

再次住院者基线风险较严重，如年龄较大、静息心率较快、血压较低、LVEF较低、症状较严重、病程较长、较多并发糖尿病、肾功能障碍、脑卒中和心房颤动。此外，这些患者应用β受体阻滞药、ACEI较少，而较多用利尿药、醛固酮拮抗药和洋地黄类药物，且较多置入心内装置。这些发现对心力衰竭患者也很重要，提示应积极处理心力衰竭的基础疾病和采用规范的优化药物治疗。

综上所述，在现有的心力衰竭研究中伊伐布雷定虽未能降低死亡率，但其降低因心力衰竭住院率的作用是确定的，还可能改善心肌重构和提高生活质量，推荐其在标准和优化治疗后加用于仍有症状且窦性心率偏快的患者，是适合的，称之为治疗心力衰竭有效的新药也是正确的。

让我们回顾一下前面讨论的几类药物，其中ACEI（或ARB）、β受体阻滞药、醛固酮拮抗药均能够降低心力衰竭患者的病死率，而伊伐布雷定可降低因心力衰竭的住院风险，故均被列为能改善心力衰竭预后的药物，并在心力衰竭的现代治疗中发挥重要作用。

第十节 利尿药和地高辛

[内容提要]

利尿药可有效消除心力衰竭的液体潴留，这是其他药物能有效和安全应用的基础。主要应用襻利尿药，噻嗪类利尿药适用于轻症患者，必要时可两药合用，以提高疗效。保钾利尿药不常规应用，因ACEI和醛固酮拮抗药均可引起高钾血症。新型利尿药托伐普坦作用特点是利水不利钠，适用于其他利尿药疗效不佳、伴低钠血症或肾功能损害的患者。地高辛适用于标准抗心力衰竭治疗后仍有明显症状，或伴快速心室率心房颤动患者。

一、利尿药

水钠潴留是心力衰竭的基本特征，表现为肺循环淤血（如气急）和体循环淤血（如水肿），不仅加重心脏做功的负担，而且会刺激和加重RAAS和交感神经系统的过度兴奋，形成恶性循环，促进心力衰竭的发展和恶化。消除水钠潴留是心力衰竭治疗主要和必不可少的举措。

（一）襻利尿药

此类药物主要作用于肾小管髓襻的升支粗段，选择性地抑制Na^+和Cl^-的重吸收，使NaCl排出增加，同时Ca^{2+}和Mg^{2+}排出也增加。静脉给药可增加肾血流量，进一步增加利尿作用，适用于口服疗效不满意或需要更快更有效利尿的场合，如急性心力衰竭。静脉给药还可使前列腺素E增加，对肾功能具有保护作用，故肾功能受损的心力衰竭患者也可使用。此类药是心力衰竭伴液体潴留患者首选和主要应用的利尿药，常用的有呋塞米、托拉塞米，具有良好的量-效关系，原则上剂量可不受限制。但长期使用大剂量并不能使患者获益，反而可显著增加利尿药的各种不良反应。故目前倾向于推荐使用一个中等度的适当剂量，如呋塞米起初6 h不超过60 mg，全天80~120 mg，使液体潴留消失（表1-18）。对于利尿药长期应用的原则是，应用最小剂量维持患者处于"干重"状态，此种最小剂量呋塞米可以仅5~10 mg，每天或隔天一次。当然须视病情而定，病情重和病程长的患者可能需要较大的维持剂量。

表 1-18　治疗慢性心力衰竭的常用利尿药及其剂量

	药物	起始剂量	常用剂量
襻利尿药	呋塞米	20~40 mg	40~200 mg
	托拉塞米	5~10 mg	20~50 mg
噻嗪类	氢氯噻嗪	12.5~25 mg	12.5~100 mg
	吲达帕胺	2.5 mg	2.5~5 mg
保钾利尿药	阿米洛利	2.5 mg	5~10 mg
	氨苯蝶啶	25 mg	100 mg

（二）噻嗪类利尿药

主要作用于远曲肾小管前段和近曲肾小管,抑制肾小管对 NaCl 的重吸收,使之与水的排出均增加。此类药的利尿作用远逊于襻利尿药,适用于轻度心力衰竭且肾功能正常的患者,或伴高血压的患者,也可与襻利尿药联合,可加强利尿的效果。此类药在肾功能中度受损、估计肾小球滤过率(eGFR)<30 ml/min 时几乎完全失效。

（三）保钾利尿药

以阿米洛利和氨苯蝶啶为代表,作用较温和,单独使用仅适合轻至中度心力衰竭伴水肿患者,多与襻利尿药或噻嗪类利尿药合用以增强利尿作用,并减少低钾血症的发生。这类药物过去应用十分常见,并由于其可防止低血钾而受到青睐。其实这是误解。心力衰竭患者可以出现低血钾,但由于几乎所有患者均会使用 ACEI(或 ARB),还会加用醛固酮拮抗药,此时产生的主要问题是高钾血症而非低血钾。在后两种药应用尤其合用时必须强调利尿药只能是襻利尿药,而非噻嗪类利尿药,决不可应用保钾利尿药。螺内酯有利尿和保钾作用,但并未列为此类利尿药,一是心力衰竭中其应用是作为醛固酮拮抗药而非利尿药,二是心力衰竭中螺内酯仅使用较小剂量(20 mg/d),达不到发挥利尿作用所需之剂量(20~40 mg,2/d)。

（四）新型利尿药托伐普坦

1.作用机制　抗利尿激素(ADH)又称血管加压素是人体自身产生的唯一主要影响水排泄的激素,在下丘脑的视上核和室旁核合成,通过神经干输送到垂体神经叶(后叶)中储存,需要时分泌至血液中。ADH 因血容量下降(或血压下降、动脉充盈不足)而导致分泌,这是心力衰竭引起低钠血症和容量负荷过重的最主要原因。

心力衰竭时患者 ADH 明显升高,升高程度与心力衰竭严重度成正比。心排血量锐减,循环充盈不足,促使脑垂体后叶储存的 ADH 释放入血中。

水分回吸收主要在肾脏集合管。ADH 与集合管基侧膜上的 V_2 受体结合,经由一系列复杂的生化过程,自由水得以进入肾脏小血管。

托伐普坦是一种选择性 V_2 受体抑制药,可竞争性与 V_2 受体结合,从而阻断了 ADH 与 V_2 受体的结合,也终止了自由水重吸收过程,不含电解质的自由水从集合管排出增多,从而产生利尿作用,其特点是排水不排钠。

2.临床应用　临床研究证实该药主要有以下作用:①有效纠正低钠血症;②显著改善心力衰竭的症状;③不损害肾功能;④对预后可能有一定的积极效应。

(1)适应证:中国心力衰竭指南 2014 对该药作如下推荐:用于充血性心力衰竭常规利尿药治疗效果不佳、有低钠血症或肾功能损害倾向患者,可显著改善充血相关症状且无明显短期和长期不良反应。该药短期应用可明显改善临床症状,由于缺少充分证据,尤其在中国心力衰竭人群中应用的证据,其长期疗效包括安全性和对预后影响尚不清楚。也不建议常规应用和作为一线利尿药应用。

(2)应用方法:该药为口服制剂(每片 15 mg)。起始剂量 7.5 mg/d,根据血钠水平可增加至 15~30 mg/d,最大剂量为 60 mg/d。但一般应限制剂量在 7.5~15 mg/d,较大的剂量在国人心力衰竭治疗中尚缺乏证据和经验。

(3)常见不良反应:有口渴和口干、血钠升高、头晕、尿频等。不适合应用的情况有需迅速升高血钠水平,对口渴不敏感或不能正常反应,低血容量低钠血症,无尿,与经由肝脏 CYP450 3A4 途径代谢的药物合用等。

（五）利尿药的不良反应

利尿药的主要不良反应是电解质紊乱(低血钾、低血钠、低血镁、稀释性低钠血症等)和血容量不足。电解质紊乱可诱发严重的室性心律失常,甚至死亡。血容量不足会导致低血压和重要脏器的低灌注状态,肾脏的长期或急性严重的低灌注可导致肾功能减退,甚至肾衰竭。心力衰竭患者并发电解质紊乱、室性心律失常、低血压、低血容量状态,以及稀释性低钠血症均为预后不良之兆。大剂量和长期应用利尿药还可使 RAAS 和交感神经系统过度激活,也不利于心力衰竭的控制。

二、地高辛

（一）作用机制

洋地黄类是历史上第一种证实具有抗心力衰竭

治疗作用的药物,沿用至今已逾200年。在民间的应用甚至可追溯到古罗马时代。一般将其归类为正性肌力药物,通过直接结合和抑制心肌细胞膜上的Na^+-K^+-ATP酶,使细胞内Na^+增多而K^+减少,又经由Na^+-Ca^{2+}交换机制使细胞内Ca^{2+}增多,从而增强心肌收缩力。还可降低交感神经的张力,增加迷走神经的张力,其机制是改善压力感受器的功能。但洋地黄类的正性肌力作用其实是较弱的,并不足以产生有益的效应。

此类药可作用于心脏传导系统从窦房结至房室交界区部分,减缓窦房结发放冲动的频率,延缓窦房传导和房室传导,从而降低心室率。近期还发现此类药具有一定的神经内分泌抑制作用,可抑制和减少肾素和去甲肾上腺素的分泌,亦即能抑制RAAS和交感神经系统的过度兴奋。不过,这种抑制作用也不强,无法在心力衰竭治疗中扮演主角。

(二)临床研究证据

洋地黄类药中只有地高辛做过心力衰竭治疗的临床试验。DIG试验(1997)证实,地高辛长期应用可降低心力衰竭恶化的住院率。RADIANCE试验(1993)和PROVED试验(1993)的结果表明,心力衰竭治疗中如撤除地高辛反而会导致病情恶化。现在,地高辛已不是慢性心力衰竭治疗的第一线药物,该药也不拥有任何可改善患者预后如降低全因死亡率的证据,但其改善心力衰竭症状及降低伴快速心室率心房颤动患者的心室率作用则是肯定的。

(三)临床应用

1.主要适应证 慢性心力衰竭中地高辛可考虑用于下列情况:①伴快速心室率心房颤动患者,以降低心室率,大多与β受体阻滞药合用,后者可更有效地降低患者活动时的心室率;②在标准和优化抗心力衰竭治疗(包括ACEI、β受体阻滞药和醛固酮拮抗药)后,疗效仍不够满意、持续有症状的患者可加用地高辛;③在应用ACEI和β受体阻滞药后,如对醛固酮拮抗药有禁忌或不能耐受的患者,地高辛可代之;④基础血压偏低的心力衰竭患者可考虑早期应用,即与利尿药、ACEI等合用。在20世纪末,评估ACEI或β受体阻滞药疗效的早期研究,基础治疗只有利尿药和地高辛,这也说明地高辛并非不能作为基础治疗,只是已有更理想的、可改善预后的药物如ACEI、β受体阻滞药等。

2.应用剂量 采用维持量法,一般心力衰竭患者0.25 mg/d,老年患者剂量减半,伴快速心室率心房颤动患者可应用至较大剂量0.375~0.5 mg/d。由于剂量较小,应用过程中无须监测血中地高辛浓度。

3.注意事项 由于采用维持量法,临床应用是安全的。偶可发生过量中毒,较常见表现有:①胃肠道症状,如恶心、呕吐、腹胀、食欲缺乏或厌食;②各种心律失常,以室性期前收缩和各种传导阻滞多见,严重者可见二度或三度房室传导阻滞,或窦性停搏;双向性室性心动过速为典型和特征性过量中毒表现;③视觉异常,如黄视、绿视、视物模糊。

过量中毒多见于心肌存在严重缺血缺氧或损害、伴电解质紊乱、肝肾功能障碍等患者。药物相互作用也是重要原因,地高辛与一些常用的心血管药物如华法林、胺碘酮、他汀类、普罗帕酮及维拉帕米等有相互作用。

第十一节 其他药物

[内容提要]

治疗心力衰竭药物的研究从未终止。可同时抑制RAAS和脑啡肽酶降解的新药LCZ696已证实降低心力衰竭心血管病死率的疗效优于ACEI。血管扩张药肼屈嗪和二硝酸异山梨酯合用对非洲裔美国心力衰竭患者有效。Omega-3不饱和脂肪酸也可能有效。传统中药芪苈强心胶囊、改善能量代谢的药物(如曲美他嗪)初步研究提示可发挥有益作用。其他药物或证实无效,或有待进一步研究。噻唑烷类降糖药、钙拮抗药、非甾体类消炎药等可诱发或加重心力衰竭。多种药物的相互作用可产生各种不良反应,应予重视。

一、已证实有效的新药LCZ696

这是一种新的具有双重作用靶点的药物,称之为血管紧张素受体和脑啡肽酶抑制药(angiotensin receptor neprilysin inhibitor),可同时作用于与心力衰竭发生相关联的两个途径:其缬沙坦基团阻断血管紧张素Ⅱ受体,其前药AHU377基团抑制脑啡肽酶。该药与奥马曲拉不同之处在于阻断的不是血管紧张素转化酶(ACE),而是血管紧张素Ⅱ受体(图1-15)。已完成的临床研究(PARAMOUNT Ⅱ期试验)初步证实治疗舒张性心力衰竭可能有效。

PARAMOUNTⅡ期试验对象为心功能 NYHAⅡ~Ⅲ级、LVEF≥45%,及有心力衰竭病史的患者301例。按

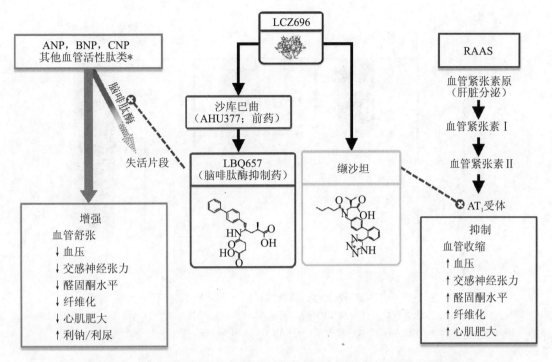

图 1-15　新型血管紧张素受体脑啡肽酶抑制药 LCZ696 的结构和功能特点

＊按照对脑啡肽酶的相对亲和力列出的脑啡肽酶底物：ANP，CNP，血管紧张素 II，血管紧张素 I，肾上腺髓质激素 P 物质，缓激肽，内皮素-1，BNP

（Levin et al. N Engl J Med 1998；339：321-328；Nathisuwan & Talbert. Pharmacotherapy 2002；22：27-42；Schrier & Abraham N Engl J Med 1999；341：577-585；Langenickel & Dole. Drug Discov Today：Ther Strateg 2012；9：e131-139；Feng et al. Tetrahedron Letters 2012；53：275-276）

1∶1 随机，LCZ696 组 149 例，剂量可达 200 mg，每日 2 次，对照组 152 例，缬沙坦可达 160 mg，每日 2 次。主要终点为治疗 12 周、36 周后 NT-proBNP 改变。结果表明，12 周 NT-proBNP 水平 LCZ696 组为 605 ng/L，缬沙坦组 835 ng/L（HR 0.77 95%CI 0.64~0.92，$P=0.005$）。不过，在 36 周时两组的值无显著差异（$P=0.20$）。结果还表明，LCZ696 较之缬沙坦改善了 12 周和 36 周的左心房大小和 NYHA 分级，且无血管神经性水肿发生。

2014 年公布的 PARADIGM-HF 研究是一项多中心、随机双盲研究，比较了 LCZ696 与依那普利对心力衰竭总体病死率与发病率的影响，共纳入 8442 例心功能 II~IV 级的心力衰竭患者，LVEF 40% 左右，服用 LCZ696（200 mg，2/d）或依那普利（10 mg，1/d）。主要终点是心血管死亡及因心力衰竭住院的复合终点，但是该研究主要比较两组心血管死亡的差异。因 LCZ696 压倒性的优势而提前终止。中位随访 27 个月的结果显示，LCZ696 组较之依那普利组主要终点事件发生率降低 20%（RR 0.80，95%CI 0.73~0.87，$P<0.001$）；心血管死亡降低 20%（RR 0.80，95%CI 0.71~0.89，$P<0.001$），全因死亡和因心力衰竭住院的风险分别降低 16% 和 21%（图 1-16）。

未来 LCZ696 有可能成为慢性心力衰竭治疗的推荐药物，并可能取代 ACEI 而成为基本和标准治疗方案（金三角）的主要成员，这是因其在 PARADIGM-HF 研究中显示了极佳的疗效，较之 ACEI，死亡率降低增加了 1 倍（图 1-17）。近 20 年来这一研究几乎是唯一

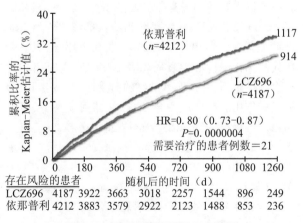

图 1-16　PARADIGM-HF 研究结果

McMurray et al. N Engl J Med，2014，ePub ahead of print DOI：10.1056/NEJMoa1409077

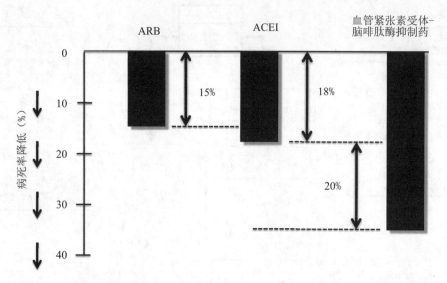

图 1-17　LCZ696 降低心力衰竭病死率为 ACEI 依那普利的 1 倍

ARB 与安慰剂比较的疗效来自于 CHARM-Alternative 试验,ACEI 与安慰剂比较的疗效来自于 SOLVD-Tteatment 试验,LCZ696 与 ACEI 比较的疗效来自于 PARADIGM-HF 试验

的一项以阳性药物作为对照,头对头进行疗效比较的大样本随机对照临床试验,并取得确信无疑的阳性结果。ACEI 是公认的心力衰竭治疗的基石。LCZ696 的优异疗效为其未来在心力衰竭治疗中的重要地位,以及取代 ACEI 的光明前景奠定了坚实的基础。

二、对心力衰竭可能有效的药物

(一)肼屈嗪和硝酸酯类联用

有益的证据来自美国的 V-HeFT 试验,在平均 2.3 年随访后,合用肼屈嗪(37.5 mg,4/d,口服)和单硝酸异山梨酯(20 mg,4/d,口服)组较之安慰剂组,第 1、2、3 年的病死率分别降低 38%、25% 和 23%。由于获益人群主要是非洲裔美国人,尚未在其他种族和地区人群获得有益证据,此类药目前仅推荐和适用于非洲裔美国人。值得提出的是,我国在 20 世纪 70~90 年代初仍在慢性心力衰竭患者治疗中广泛应用过此类血管扩张药,并证实有良好的耐受性和一定的改善症状的作用。在已应用金三角,并加用地高辛、伊伐布雷定后仍有症状和治疗仍不满意的患者,或者对金三角中的某种药物或地高辛不能耐受者,均可以考虑加用肼屈嗪和硝酸酯类。

(二)Omega-3 不饱和脂肪酸(n-3 PUFAs)

过去几年一些流行病学和干预研究(GISSI-HF PUFA、GISSI-Prevenzione 试验)表明,应用 n-3 PUFAs 可发挥轻微有益的心血管作用,在标准药物治疗基础上加用,可显著降低心力衰竭患者的病死率(8%),对改善预后有益。推测的作用机制包括抗炎和改善血流动力学状态,抑制心血管重构和神经内分泌的激活,以及抗心律失常作用等。不过,前不久刚颁布的 P-OM3 试验并未再次证实该药对心力衰竭的有益作用。因此,此类药并不积极推荐用于心力衰竭治疗,但对于已采用标准和优化治疗后仍不满意的患者,可考虑加用。

(三)中药治疗

我国各地应用中药治疗心力衰竭已有一些研究和报道,但仍缺少可靠的证据。近期应用芪苈强心胶囊的一项多中心、随机对照研究表明在标准和优化抗心力衰竭治疗基础上加用该药与安慰剂对照组相比较,治疗后 NT-proBNP 水平较基线值降幅>30% 的人群比率较之安慰剂对照组显著增加。该研究虽然只是采用了替代指标而非临床终点事件,但治疗后 BNP/NT-proBNP 水平较基线降幅达 30% 以上,是国际上公认有效的标准,已为许多临床研究所证实和采用,故具有一定的可信性和可靠性。此外,该药还显著降低心力衰竭患者复合终点事件,改善生活质量和心功能,提高 LVEF 和 6min 步行距离。这一研究也表明,一种中药如确有治疗价值是能够经得起现代科学研究方法检验的,我国传统中药今后有可能在慢性心力衰竭治疗中发挥一定的作用。当然,未来还需要开展以病死率为主要终点的研究,以提供令人信服的临床证据。

芪苈强心胶囊应用的临床经验提示,该药有良好的利尿作用,可考虑应用于金三角后仍有症状或常规应用利尿药效果不理想的患者。

(四)改善能量代谢的药物

Braunwald 很早就提出心力衰竭患者存在心肌能量供应和利用障碍,但此种能量代谢障碍与心力衰竭的因果关系一直是讨论和争论的课题(图 1-18)。基础研究提示,心肌细胞能量代谢障碍在心力衰竭的发生和发展中可能发挥了一定的作用(代谢重构)。此外,心力衰竭患者特别是长期应用利尿药会导致维生素和微量元素的缺乏,也会影响到心肌的代谢。

改善心肌能量代谢状态的药物种类不少,如曲美他嗪、左卡尼汀、辅酶 Q10 等。

曲美他嗪的作用机制是选择性抑制游离脂肪酸的 β 氧化过程,使心力衰竭时能量代谢优先利用游离脂肪酸作为底物,转变为优先使用葡萄糖,有利于产生更多的 ATP。一项包括 17 项研究共 955 例心力衰竭患者的荟萃分析(2010年)表明,曲美他嗪可提高 LVEF,降低左心室收缩末容量,改善心功能分级,增加运动时间等。而且,全因死亡率、心血管事件发生率和因心力衰竭住院率均显著降低。但该分析纳入的研究样本量均很小,研究质量不高,提供的证据不够强。另一项荟萃分析(2012年)包括 16 项研究 884 例心力衰竭患者,该药与对照组相比可使心力衰竭住院率显著降低,LVEF、心功能NYHA 分级、左心室舒张末内径、BNP 水平,以及运动时间等均显著改善,但全因死亡率未见差异。该分析也同样存在研究样本量小和质量欠佳的问题。这些研究包括以此为基础的荟萃分析均无法对曲美他嗪的临床应用问题得出明确的结论。

近期研究表明,肌肉减少症和骨骼肌功能损害也是心力衰竭值得关注的并发症。德国 Lanzenauer 在分析慢性心力衰竭患者运动能力的决定因素后认为,肌肉减少症是心力衰竭的一种新并发疾病,临床上并不少见,患病率为 19.5%。曲美他嗪可增加心肌能量供应、增加心肌泵血能力、延长并发外周血管疾病患者的步行距离,以及提高骨骼肌对氧的利用效率。曲美他嗪因具有提高骨骼肌运动能力的作用,被国际反兴奋药机构正式列入运动员禁用药物名单。现在的问题是这些疗效能否转变为降低心力衰竭患者心血管病死率或全因病死率的有益的临床结局,即改善预

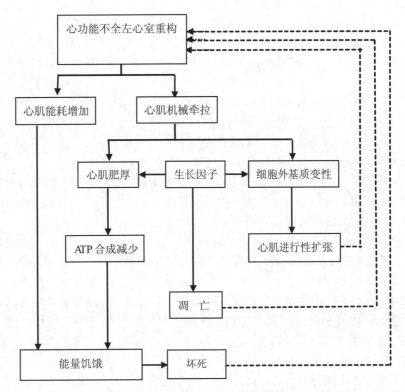

图 1-18　Braunwald 心肌能量饥饿理论

后。这就需要进行大样本前瞻性的随机对照临床试验。

左卡尼汀和辅酶 Q10 等其他改善能量代谢的药物也存在与曲美他嗪类似的情况。

由于曲美他嗪等在近几年国内外更新的冠心病指南中获得推荐,故心力衰竭伴冠心病患者可以常规应用,应用目的是针对冠心病而非心力衰竭。对于慢性心力衰竭已应用标准和优化治疗后仍不满意的患者,可以考虑加用曲美他嗪等能量代谢药物。

三、未证实有效的药物

(一)他汀类药物

此类药物不仅可有效降低低密度脂蛋白胆固醇(LDL-C)水平,而且具有确定的抗动脉粥样硬化作用,其对心血管的保护作用及在冠心病一级预防和二级预防上的临床应用价值已得到普遍认可。心力衰竭是各种心血管疾病的终末阶段,理论上他汀类对心力衰竭应有良好防治。实际情况并非如此。在慢性心力衰竭患者中应用他汀类药物治疗的 2 个临床研究(CORONA 试验和 GISSI-HF 试验)均为阴性结果。因此,他汀类不能列为治疗心力衰竭有效的药物,临床上不推荐心力衰竭患者使用此类药物。

不过,如心力衰竭患者的基础病因为冠心病,作

为冠心病的二级预防需要应用他汀类，或患者伴高血压及其他多项高危因素，作为冠心病的一级预防需要应用他汀类，则可以应用，并无限制。此时，他汀类药物的应用仅作为基础疾病防治所需，并非用于治疗心力衰竭。

（二）肾素抑制药——阿利吉仑（Aliskiren）

阿利吉仑是一种口服的直接肾素抑制药，也是继ACEI、ARB、醛固酮拮抗药之后，又一种阻断RAAS的新药。在基础研究和临床试验中该药显示了良好的降压疗效和耐受性，在临床研究中也显示具有靶器官保护的作用。但心力衰竭领域的研究结果很令人失望。早期研究提示可降低心力衰竭患者的主要生物学标志物，包括BNP、NT-proBNP和尿醛固酮水平，可能会改善心力衰竭的预后（ALOFT试验），但随后的研究并未证实阿利吉仑组较之安慰剂组可显著降低NT-proBNP水平（AVANT-GARDE研究）或心血管联合终点事件及全因死亡率（ASPIRE研究）。对于急性失代偿性心力衰竭患者在常规治疗基础上加用阿利吉仑与安慰剂组相比，6个月和12个月终点事件率并未进一步降低，而低血压、高血钾和肾功能损害发生率则显著增高（ASTRONAUT研究）。在LVEF<35%的患者中该药与依那普利相比，也是一个中性的结果。

近期的ALTITUDE试验评估了阿利吉仑对2型糖尿病心肾终点的影响。该研究对象年龄≥35岁，有大量蛋白尿和eGFR≥30 ml/min，或eGFR≥30<60 ml/min和大量蛋白尿，或有心血管病史。所有患者均按指南要求给予常规治疗，其中必须包括ACEI或ARB，但两者不合用。治疗组加用阿利吉仑，从150 mg/d起，可增至300 mg/d。对照组用安慰剂。随访4年。主要复合终点为心血管死亡、猝死复苏、非致死性心肌梗死、非致死性脑卒中、因心力衰竭住院、终末期肾脏病（ESRD）和基线肌酐水平（至少持续1年）翻倍。结果并未证实阿利吉仑对上述心肾终点可产生有益影响，与对照组相比较，上述复合终点及其组分均无显著差异。根据ALTITUDE和ASTRONAUT研究结果，已停止该药在并发糖尿病患者中的进一步研究。

该药由于并未获得对心力衰竭或其亚组人群有益的证据，已确定不能用于治疗心力衰竭。

（三）口服抗凝药和抗血小板药物

慢性心力衰竭伴窦性心律患者不推荐常规应用，因血栓栓塞事件发生率较低，仅每年1%~3%。WARCEF研究比较华法林和阿司匹林在窦性心律、LVEF下降的心力衰竭患者中的疗效，结果主要终点

事件无显著差异。除了伴有心房颤动的心力衰竭患者外，目前没有证据表明与安慰剂或阿司匹林相比，口服抗凝药可降低心力衰竭患者的风险。如心力衰竭的基础病或并发症为冠心病，或为血栓栓塞的高危人群则可考虑应用。此时的应用仅仅是为了冠心病和血栓栓塞高危人群防治的需要，与心力衰竭本身的治疗无关。

四、可能有害而不予推荐的药物

（一）噻唑烷二酮类降糖药

如格列酮类可引起心力衰竭恶化，增加因心力衰竭住院风险。

（二）钙拮抗药（CCB）

此类药并无改善心力衰竭预后的证据，也缺乏可长期安全使用和改善症状的证据，不推荐应用。短效的二氢吡啶类（如硝苯地平）或有明显负性肌力作用的非二氢吡啶类CCB如维拉帕米、地尔硫草，并不能改善心力衰竭的症状和提高运动耐受性，反而会使心功能恶化，并可能诱发肺水肿和心源性休克，增加死亡的风险。不过，氨氯地平和非洛地平除外，必要时这两种CCB可以用，如心力衰竭伴严重心绞痛或高血压，其他药物难以控制而需要应用CCB时，可选择这两种药。

（三）非甾体类消炎药（NSAIDs）和COX-2抑制药

可导致水钠潴留，使心力衰竭恶化，并损害肾功能。

（四）ACEI和醛固酮拮抗药合用基础上加ARB

这3种药合用并不能改善心力衰竭的预后，反会增加肾功能损害和高钾血症的风险。这样的三药联合临床上应列为禁忌。

五、抗心力衰竭新药的研究

（一）非类固醇类盐皮质激素受体阻滞药（BAY99-8862）

醛固酮拮抗药治疗慢性收缩性心力衰竭具有良好的效果，包括降低全因死亡率。但其作用又有局限性，如可引起高钾血症、肾功能障碍和男性乳腺发育（螺内酯的孕激素作用）。这些不良作用主要与其类固醇的基本特性有关。寻找既有醛固酮拮抗作用，又非类固醇的盐皮质激素受体阻滞药（non-steroidal mineralocorticoid receptor antagonist）是抗心力衰竭药物开发与研究的一个重要方向。BAY99-8862正是此类新药。

该药已证实，其醛固酮选择性优于螺内酯，又较依普利酮可提高和改善与醛固酮的结合能力。动物

实验表明,该药在大鼠冠状动脉结扎模型中可改善左心室压力最大上升速率(dp/dt max)和每分钟左心室压力上升速率(dp/dt min),降低左心室舒张末压力(LVEDP)、NT-proBNP水平;对于有脑卒中倾向的自发性高血压大鼠模型,可改善生存率,减少蛋白尿/肌酐比例,减少肾脏损害和蛋白尿。

ARTS研究就是在上述结果下获准对该药所做的临床试验,分两个分支进行。分支A入选60例收缩性心力衰竭(LVEF≤40%)和中、轻度慢性肾脏病(eGFR 60~90 ml/min)患者。治疗组BAY99-8862剂量为2.5 mg、5 mg、10 mg,1/d,对照组为安慰剂。分支B入选360例收缩性心力衰竭(LVEF≤40%)和中至轻度慢性肾脏病(eGFR 30~60 ml/min)。采用的BAY99-8862剂量为2.5 mg、5 mg、10 mg,1/d,或5 mg,2/d。以安慰剂为对照,开放性应用螺内酯25~50 mg,1/d。观察指标包括血钾、肾功能损害的生物学标志物、eGFR和白蛋白尿,以及安全性与耐受性。该研究还在进行。

(二)奥马曲拉(omapatrilat)

这是一种新的具有双重作用的药物,称之为血管紧张素转化酶(ACE)和脑啡肽酶(又称中性肽链内切酶,neprilysin)抑制药(ACE-neprilysin inhibitor),可同时作用于与心力衰竭发生相关联的两个途径:其ACE抑制基团具有阻断血管紧张素转化酶的作用(即具有ACEI的作用),又通过其前药AHU377基团抑制脑啡肽酶,从而增加利钠肽的浓度。脑啡肽酶能剪切多种肽酶,包括脑啡肽、利钠肽、血管紧张素Ⅰ、缓激肽等。利钠肽是心力衰竭时心脏扩张和牵拉而产生的内源性神经内分泌活性物质,具有扩张血管和利钠利尿作用。脑啡肽酶是利钠肽降解的关键酶。显然,血管紧张素转化酶和脑啡肽酶抑制药是一种新型的双靶点作用的神经内分泌抑制药。

起初的研究显示奥马曲拉较之赖诺普利可显著减少慢性收缩性心力衰竭包括死亡在内的复合终点和住院率,改善了心功能Ⅲ~Ⅳ级患者的心功能状态(IMPRESS研究)。随后在NYHA Ⅱ~Ⅳ级收缩性心力衰竭研究中,主要终点事件奥马曲拉(40 mg,1/d)较之依那普利(10 mg,2/d)未见明显减少,但奥马曲拉每天2次组则显著降低。按SOLVD研究定义的终点事件死亡或心力衰竭住院率,以及心血管死亡或心血管住院,该药均较依那普利组显著降低(OVER-TURE试验)。此外,该药还有肾脏保护和延缓慢性肾脏病进展的作用。不过,研究中也发现患者可发生血管神经性水肿,该药的进一步研究已停止,美国FDA亦从未批准该药上市。

(三)腺苷受体拮抗药

Ⅰ期和Ⅱ期试验表明,该药和利尿药合用可减少襻利尿药的用量,Ⅲ期临床试验PROTECT研究正在进行。

(四)内皮素(ET)受体拮抗药

临床应用的有两种,即波生坦和达芦生坦,前者为非选择性ET-A/B受体拮抗药,后者为选择性ET-A/B受体拮抗药。内皮素可能是人体内缩血管作用最强的递质,还可刺激RAAS和交感神经系统。心力衰竭患者中血浆内皮素水平显著增高,其升高程度与心力衰竭的严重度及预后相关,因而此类药物受到关注和寄予期望。在基础研究和动物实验,以及短期人体试验中此类药的确显示了改善血流动力学,改善和提高心脏功能的良好效应。但临床研究结果不尽如人意。波生坦的肝脏毒性作用导致试验被迫终止(REACH-1研究),不过,采用低剂量后心功能Ⅲ~Ⅳ级患者耐受良好,且临床疗效与高剂量相仿,病死率呈降低趋势。但这一结果似并未在尔后的研究中得到复制,低剂量波生坦在常规治疗基础上加用,心功能Ⅲ~Ⅳ级心力衰竭患者病死率和再住院率均未降低,在治疗后起初4~8周,可能由于液体潴留增加,使心力衰竭加重(ENABLE研究)。达芦生坦用于心功能Ⅱ~Ⅳ级心力衰竭患者,4周后磁共振成像(MRI)测量的左心室收缩末容积(LVESV)与安慰剂组相比无显著差异,提示该药并不能延缓和改善心力衰竭的心肌重构。近期VERITAS研究因治疗组的主要终点明显恶化而提前终止。显然,此类药在心力衰竭中应用的疗效不佳。不过,在肺动脉高压防治研究中此类药显示了良好效果,波生坦的这一适应证已得到公认。

(五)磷酸二酯酶抑制药5(PDE5)

此类药已在临床应用和研究的主要是西地那非,具有良好的降低肺动脉压的作用。近期在心力衰竭方面的初步研究,可扩张血管、改善血流动力学状态、还可能有改善心肌功能的作用如增加运动时的最大氧耗量、提高6min步行时间和明尼苏达生活质量评分等。推测对心力衰竭尤其LVEF保存的心力衰竭患者的治疗会有帮助,但该药尚未做过评价心力衰竭预后影响的研究。

(六)ZS-9

这是全新的一类药物。该药并不会被吸收,只是在肠道内"捕获"K+,并将其排出,从而降低血钾水平,该药也不与其他电解质结合。近期完成的HAR-MONIZE试验,是Ⅲ期的、随机双盲安慰剂对照的研究,旨在评价该药对心力衰竭患者维持血钾在正常水平,避免出现高钾血症的疗效。共入选 425 例,平均血钾水平 5.6 mmol/L,用药后血钾降至正常水平的平均时间为 2 h,心力衰竭患者的血钾 90% 在 24 h 内可达正常,99% 患者在 48 h 内达正常。该研究表明,该药的应用可在不调整心力衰竭患者合用的 RAAS 阻滞药情况下降低血钾,长期维持其在正常水平。

这一新药正是心力衰竭临床上所需要的,因为其主要作用是使患者的血钾水平降下来,血钾增高正是慢性心力衰竭患者,特别是"金三角"(ACEI、β受体阻滞药和醛固酮拮抗药)应用以后往往可能出现的并发症,因为 ACEI 和醛固酮拮抗药均使血钾增高。所以在用金三角特别是加入醛固酮拮抗药的时候,要求一定要用襻利尿药,因为襻利尿药能够排钾、降低血钾水平。高血钾会引起很多风险,特别是可以出现心脏性猝死。有一些患者尽管用了襻利尿药,在用了 ACEI 和螺内酯以后,仍然血钾会升高,这也是临床上一个大难题,让你没有办法应用 ACEI 或螺内酯,或使其剂量增高。ACEI 是心力衰竭治疗的基石,要尽量达到一个目标,才对患者治疗效果更佳。

2015 中国心力衰竭指南限制螺内酯剂量为 20 mg/d,实际上在过去的临床试验中该药可达到 40 mg/d,其在作为降压药或利尿药使用时甚至可使用更大剂量。为什么中国的指南要求只用到一个比较小的剂量,主要原因是担心血钾水平会增高,对肾功能产生损害,这种情况在临床上不少见,而且也没有很好的办法,因为如果患者的液体潴留控制后,继续提高襻利尿药剂量是没有道理的,也会造成相关的其他不良反应。从 HARMONIZE 试验公布的结果来看,ZS-9 临床应用的耐受性是没有问题的。这样一种降低血钾作用可靠又安全的药物将来上市,有可能使得慢性心力衰竭标准和优化的金三角治疗方案,能够在更多患者中应用,提高心力衰竭规范化治疗水平,进而进一步降低病死率。

六、多种药合用的不良反应和相互作用

(一)现实的状况

心力衰竭患者往往会应用多种药物,除了抗心力衰竭治疗外,针对危险因素、基础病因和并发症往往也需要药物治疗,进一步增加了心力衰竭患者需用药物的数量。

据美国对 30 774 例心力衰竭出院患者用药分析表明,同时应用的药物比例为:阿司匹林 43%、华法林 27%、CCB 25%、质子泵抑制药 22%、他汀类 21%、类固醇类 19%、甲状腺替代治疗 18%、支气管扩张药

17%、地西泮(安定)14%、抗心律失常药物 13%、5-羟色胺再摄取抑制药 13% 等。这一结果反映了在心力衰竭患者中伴冠心病、糖尿病、心律失常、慢性肺疾和脑卒中等均极其常见。在 1 例心力衰竭患者出院所用 11.1 种药物中,6.7 种用于心血管病,而另外的 4.4 种用于非心血管状况。这些药物均可出现不良反应,以及彼此之间的相互作用。

(二)主要不良反应

多药合用最重要的不良反应是严重的低血压、高血钾和肾衰竭。

1.低血压　利尿药和金三角(即 ACEI、β受体阻滞药和醛固酮拮抗药)均是具有降压作用的药物,其添加值得关注。这些药物虽已证实可改善心力衰竭患者的心脏功能和运动耐受性,但低血压反应也是撤药的主要原因。在大多数临床试验中,很明显研究对象均为病情已稳定的患者。此种"理想"的患者并非我们在门诊或综合医院中处理的患者。这些药物的有益作用不仅在较年轻的和中度心力衰竭患者中得到证实,也在老年和晚期且 LVEF 低下患者中得到证实。因此,即使那些易致低血压的患者,这些药物应用亦是有益的。由于在临床试验中发现较低药物剂量仍可发挥有益的作用,故为了减少低血压反应,在老年或基础血压偏低的患者中可以采用较低的剂量,尤其是β受体阻滞药,以缓慢滴定的方法递增剂量,有助于克服低血压和其他不良反应,从而使药物的长期持续应用的可能性和依从性大大增加。

2.肾衰竭和高钾血症　这两项是应用 ACEI(或 ARB)和醛固酮拮抗药的主要不良反应。尽管在应用 ACEI 治疗心力衰竭的大型临床试验中肾功能和血浆肌酐水平并未恶化,仍需强调,明显增高的肌酐水平>185.6 μmol/L(>2.1 mg/dl)在这些研究中属于排除标准。

在 Val-HeFT 试验中约 90% 患者的标准常规治疗包括了 ACEI,该试验评估了 ARB 缬沙坦加用后的疗效。因进行性肾功能恶化的撤药率,缬沙坦组为 1.1%,安慰剂组为 0.2%。同样地,在 VALIANT 研究中缬沙坦和卡托普利合用组、单用缬沙坦组,停药率均显著高于单用卡托普利组,不过,由于肾功能减退所致的停药率分别为 4.8%、4.9% 和 3.0%,仍在可以接受范围内。在 CHARM-Added 试验中 ACEI 和坎地沙坦合用组的停药率为 ACEI 单用组的 2 倍。

由于 RALE 试验、EPHESUS 试验和 EMPHUSES-HF 试验令人鼓舞的结果,醛固酮拮抗药已广为推荐用于心力衰竭治疗。不过,醛固酮拮抗药应用的增

加,据 Junrlink 等的观察,已使因高钾血症住院增加 3~5 倍,相关的死亡增加 2 倍。对这一问题给予必要

的注意和警惕,在药物尤其多药联用过程中加强监查十分重要,也是必要的。

第十二节　射血分数降低的心力衰竭

[内容提要]

> 射血分数降低的心力衰竭(HFrEF)诊断依据为有心力衰竭症状体征、LVEF<40% 和 BNP/NT-proBNP 显著增高,但还需排除其他疾病和确定病因、诱因。标准治疗方案为金三角,即合用 ACEI、β 受体阻滞药和醛固酮拮抗药。如仍有症状可加用伊伐布雷定和地高辛。这些药物应按 5 个步骤依序使用。

"假如能在正确的时间,以正确的方式,对正确的心力衰竭患者采取最佳的治疗,那么死亡风险就能非常显著地降低,降低幅度可能多达 50%。每给予 10 例患者正确的治疗,就很可能挽救至少 1 例患者的生命,并且减少至少 1 次住院。这是真正的获益,与之相比,很多其他心血管治疗的获益都相形见绌。"

　　——美国 2013 心力衰竭指南编撰委员会主席、西北大学心脏系主任 Yancy CW

射血分数降低的心力衰竭(HFrEF)是心力衰竭中可以经有效的药物和器械治疗使预后显著得到改善的心力衰竭类型,上面 Yancy 教授一席话深刻提醒我们良好和规范的药物治疗对于 HFrEF 患者多么重要。

一、诊断和鉴别诊断

(一)诊断标准

HFrEF 的诊断应符合以下 4 条基本和必备条件:①有心力衰竭的症状(如疲乏、气急)和体征(如水肿,主要为下肢水肿);②心脏尤其左心室显著扩大,LVEF<40%;③BNP/NT-proBNP 显著增高;④可存在基础心血管疾病的证据。

气急尤其是活动后气急是本病的早期和极常见的症状。在出现明显气急之前,患者往往有两个先兆性表现,即无其他原因可以解释的疲乏和(或)活动耐量下降。此种先兆症状可在气急前数周或数月出现,并呈逐渐加重趋势。静息心率增高(较既往快 10~25/min)、睡眠高枕、夜间阵发性呼吸困难等也是常见的先兆表现。部分患者可闻及附加心音(第三心音),与增快的心率构成舒张早期奔马律。下肢胫前和足

背部水肿早期大多很轻微,检查不易发现,但患者本人可察觉并诉下肢沉重和疲乏感。

BNP/NT-proBNP 检测值存在"灰色区域",如分别低于 35 ng/L 和 125 ng/L,可除外心力衰竭可能,显著增高如在上述数值 3~4 倍以上,则有助于诊断。初发的心力衰竭患者即使症状轻微,BNP/NT-proBNP 仍可明显升高,严重病例尤其心力衰竭反复发生的,往往可升至数千或更高。

心脏包括左心室大小及 LVEF 评估主要依据超声心动图检查和测量。测定 LVEF 值必须采用 Simpson 法。基础心血管病的诊断有赖于详询病史、临床表现和各种检查,一般并不难做出判断。

(二)鉴别诊断

HFrEF 的诊断通常并不困难,但也需要与其他疾病相鉴别,如可引起气急的支气管和肺部感染、支气管哮喘、慢性阻塞性肺疾(COPD)和肺源性心脏病、肺栓塞、自发性气胸、成人呼吸窘迫综合征(ARDS),以及可引起水肿的肝、肾、外周血管、内分泌、风湿免疫系统疾病等。

上述疾病均各自具有临床特点,各种检查手段近几年又有了巨大进步和提高,心力衰竭与之相鉴别并不困难。详细采集病史和细致规范的常规全身检查,应反复进行,仍是不可或缺的基础工作。如慢性、反复出现的气急,可以是心力衰竭肺淤血,也可以是慢性气道感染、COPD;发作性气急可以是夜间阵发性呼吸困难(心源性哮喘),也可以是支气管哮喘;骤发的气急多见于肺栓塞、自发性气胸,但也可以是心力衰竭伴急性肺水肿。病史和体检可以提供有价值的线索,指引下一步可能需做的特殊实验室或器械检查项目。

BNP/NT-proBNP 是心力衰竭的生物学标志物,在心力衰竭的诊断和鉴别诊断上有不容低估的重大价值,应充分利用。老年人因不明显的呼吸道感染或轻度 COPD、心肌缺血,或体力衰退,肌肉、关节功能降低等均可出现气急,此时 BNP/NT-proBNP 检测极有帮助。在心力衰竭的诊断和鉴别诊断中如何选择各种检查手段可参见表 1-6。

(三)诊断步骤

心力衰竭的诊断可循以下步骤(表 1-19)。

表 1-19　HFrEF 的诊断步骤

1. 确诊为心力衰竭
2. 确定为哪个心腔的衰竭：单纯左心衰竭、单纯右心衰竭、全心衰竭
3. 确定急性心力衰竭还是慢性心力衰竭
4. 确定哪一种类型的心力衰竭；急性心力衰竭中，是初发性还是慢性心力衰竭急性失代偿；慢性心力衰竭中，是 HFrEF 还是 HFpEF
5. 确定心力衰竭的基本病因
6. 确定心力衰竭的诱因
7. 确定还有哪些并发症

1.如何确诊心力衰竭　能否确诊为收缩性心力衰竭可依据上述的诊断标准，这 4 条标准是 HFrEF 明确诊断必备的。收缩性心力衰竭心脏尤其左心室均有不同程度的增大，如心脏大小正常，一般不考虑为收缩性心力衰竭。LVEF 必须<40%，如≥40% 尚不能做出诊断。不过，如患者既往曾确诊为收缩性心力衰竭，经过积极治疗，心脏大小恢复正常，LVEF 提高至 40% 以上，仍可做出诊断，此种状况属于"已恢复"或"已改善"的收缩性心力衰竭。

2.如何确诊哪个心腔的心力衰竭　确定哪个心腔的衰竭须依据病史、临床表现和超声心动图检查。

单纯左心衰竭患者主要表现为气急和肺淤血，肺部有细湿啰音，但没有水肿和颈静脉显著扩张充盈。超声心动图上显著增大的是左心室和左心房，一般右侧心腔都不会扩大。有的扩张型心肌病，早期即可有左右两侧心脏增大，以左心房和左心室增大为主，临床上也主要呈气急、肺淤血的左心衰竭表现，罕见水肿。这是因为扩张型心肌病往往同时累及左右心室，但左心室肌肉丰厚，受累更重，受损症状出现更早，左心衰竭表现可先于右心衰竭。两者出现的时间可有数月至 1 年的间隔。这一临床特点也就成为临床上区别扩张型心肌病心力衰竭和其他主要累及左心的心脏病所致心力衰竭的鉴别要点。

单纯的右心衰竭临床上表现为三联症，即：①以中心性水肿（如腹水、胸腔积液，甚至心包积液）为主，外周如下肢水肿较轻或无；②颈静脉怒张，肝颈逆流征阳性，提示静脉压显著升高；③肺部无淤血和湿性啰音，肺野清晰。这一特征与左心衰竭及由左心衰竭发展而来的全心衰竭迥然不同。

全心衰竭绝大多数由左心衰竭发展而来。左心扩大和左心衰竭使左心房与左心室压力增高；肺静脉将肺部血液回流至左心，其压力也随之升高，导致肺部和肺循环压力增高，这转而又使肺动脉压和右心房

及右心室压力逐渐升高，右心房和右心室逐渐扩大，并最终导致右心室衰竭。右心衰竭发生后其主要特点是水肿，尤其多见于下肢或躯体垂坠部位，平卧或半卧位患者在背部、骶髂部水肿较明显。此种右心衰竭出现于左心衰竭之后，左心衰竭仍继续存在，故肺部仍有淤血，仍可闻及湿性啰音，患者实际上已进展至全心衰竭，其临床特点是气急和水肿并存，不过，由于体循环容量负荷显著增加，使肺循环淤血反而有所减轻，气急症状也可稍减轻和缓解。

从累及左心发展到右心受累，从左心衰竭发展到右心衰竭以至于发生全心衰竭，这一病理生理过程往往需要较长时间，视基础心脏病不同，可从数年至十余年不等，这是主要侵犯和累及左心的心脏病（如冠心病、高血压、二尖瓣关闭不全等）发生心力衰竭的过程和特点，也是临床上将此类疾病与扩张型心肌病加以区别的重要鉴别要点之一。

3.如何区别急性心力衰竭或慢性心力衰竭　两者的区别具有临床意义，两种心力衰竭不仅处理的强度和节奏有区别，处理的方法和重点也有所不同。简言之，传统治疗心力衰竭的概念"强心、利尿、扩血管"仍适用于急性心力衰竭，只是次序应调整为"扩血管、利尿和强心"；而对于慢性心力衰竭就完全不适用了，慢性心力衰竭的现代治疗强调主要应用神经内分泌抑制药，即阻断 RAAS 和交感神经系统的药物。区别急、慢性心力衰竭应该不是困难的事情，但在实际上临床医师会发生混淆。

急性心力衰竭可扼要地定义为心力衰竭的症状和体征突然发生或加重。这一定义包含两种状况（或类型）：其一是心力衰竭的突发和初发，患者无心力衰竭史，但大多有器质性心脏病（包括高血压），少数可以无心脏病，心力衰竭由一些因素诱发，如骤发的血压升高、补液过多过快、心肌炎症或全身感染、突发的心肌损害如急性心肌梗死、肿瘤化疗药物及其他心肌毒性药物等。其二是心力衰竭的突然加重，患者有慢性心力衰竭史，有心力衰竭一次次发作和加重的过程，平时病情尚可稳定，但在各种因素诱发下心力衰竭症状加重，常称之为慢性心力衰竭急性失代偿。

慢性心力衰竭的含义不言自明，对绝大多数患者不可能产生疑问。但涉及一些具体病例仍值得探讨，尤其对于初发和突发的心力衰竭，何时可评定其已转变为慢性心力衰竭？一般认为心力衰竭的症状在初发后半年至 1 年仍存在，或症状虽已消失而心力衰竭所致的心脏扩大，LVEF 降低等仍残留下来，或再次出现心力衰竭症状，可认为急性心力衰竭已转变为慢性心力衰竭。

另一个值得探讨的问题是，对于一个慢性心力衰

竭患者,发生什么情况和改变才可评定为急性失代偿? 通常所说的慢性心力衰竭是稳定的,亦即稳定性慢性心力衰竭。后者发生了变化,体现在症状和体征加重,如气急和(或)水肿加重,而需要调整原来的治疗方案和加强治疗措施,甚至需要住院做进一步治疗,就可认定为出现了失代偿,即慢性心力衰竭急性失代偿(或急性失代偿性慢性心力衰竭)。由此可见,因心力衰竭住院的慢性心力衰竭患者都应属于此种类型。美国的心力衰竭指南并无急性心力衰竭的内容,但将"住院心力衰竭患者"单列为一个章节,浓彩重墨加以阐述,这些患者就是急性心力衰竭,绝大多数为慢性心力衰竭急性失代偿。

4.如何确定心力衰竭的类型 急性心力衰竭的两种类型及各自特点,前面已讲到。慢性心力衰竭的两种类型即收缩性心力衰竭(HFrEF)和舒张性心力衰竭(HFpEF)区别要点:一是看 LVEF,收缩性心力衰竭<40%,舒张性心力衰竭则>45%~50%;二是看心脏大小尤其是左心室的大小,收缩性心力衰竭必定扩大,舒张性心力衰竭则不增大,或仅有左心房增大,但常伴室间隔与左心室壁对称性肥厚;三是看基本临床特征,收缩性心力衰竭可见于各个年龄组,无性别差异,其病因中青年患者以扩张型心肌病和风湿性心瓣膜病多见,中老年患者以冠心病、高血压、钙化性心瓣膜病多见。而舒张性心力衰竭多见于老年和女性患者,绝大多数由高血压所致,常伴糖尿病、心房颤动等;四是看 BNP/NT-proBNP 水平,收缩性心力衰竭不仅升高,而且升幅较大,舒张性心力衰竭患者也可升高,但大多升幅仅为轻度至中度。

5.如何确定心力衰竭的病因 依据病史、查体、实验室和器械检查,一般并不难确定病因。其中超声心动图是应用最多和最重要的诊断方法。在诊断冠心病上动态心电图、各种运动试验、心肌核素显像、冠状动脉 CT 检查等均很有价值。在存在多种可损伤心脏的疾病时,须确定哪一种病是导致心力衰竭的主要和基本病因,其他则为心力衰竭的并发症,或心力衰竭发作的诱因。这样做极有必要,作为心力衰竭的基本病因必须尽早矫治,否则仍可能反复导致心力衰竭发作和加重。

在鉴别心力衰竭病因时,分析主要累及哪个腔室很有帮助。导致左心衰竭多为常见的心血管病如冠心病、高血压、心瓣膜病(二尖瓣或主动脉瓣病变)、扩张型或肥厚型心肌病、心肌炎,以及非心血管原因如甲状腺功能亢进或降低、酒精性心肌病等。这些疾病往往也是导致全心衰竭的主要病因。与右心衰竭相关的疾病常见有右心室梗死、肺栓塞、肺源性心脏病、肺动脉

高压、三尖瓣或肺动脉瓣病变,以及限制性心脏病变如限制型心肌病、缩窄性心包炎、心脏淀粉样变性等。

6.如何确定心力衰竭的诱因 本书"心力衰竭的诊断和评估"中已罗列出各种常见的诱因,其中各种感染、心律失常(尤其伴快速心室率的心房颤动)、患者依从性差较常见,肺栓塞和药物(包括某些中药)作为诱因往往较隐匿,易被忽略。寻找和确定诱因,其临床意义在于,在治疗急性心力衰竭时必须同时消除诱因,如诱因不能很好去除,心力衰竭必定难以控制。

7.如何确定有哪些并发症 约半数以上心力衰竭患者伴有各种并发症(参见本书相关章节)。寻找和确定伴有的并发症有两个目的:一是并发症往往使心力衰竭预后更差,矫治并发症是心力衰竭综合处理的重要内容;二是并发症会加重或混淆心力衰竭症状,增加处理难度,消除或缓解并发症可提高心力衰竭治疗的效果和安全性。

二、主要推荐应用的药物

临床上可能用于 HFrEF 治疗的药物种类繁多,但在各国指南中予以肯定,并推荐作为主要治疗的药物仅有 7 种。可以将这些药物分为两大类,即可以改善预后的药物和可以改善症状的药物(表 1-20)。

ACEI、β 受体阻滞药、醛固酮拮抗药和 ARB 均为神经内分泌抑制药,可以阻断心力衰竭时过度兴奋的 RAAS 或交感神经系统,并已由大样本随机对照临床试验证实均具有降低病死率和改善预后的有益作用。由于这些药物的应用,心力衰竭患者的病死率在过去 20 年降低达 50%~80%(图 1-19)。伊伐布雷定是一种减慢心率的药物,亦已证实在优化抗心力衰竭治疗上加用,除使心率降低,同时也显著降低了心血管死亡和因心力衰竭再住院复合终点的发生率,故也具有改善预后的疗效。实际上伊伐布雷定主要降低的是因心力衰竭再住院率,病死率并未降低。即便如此,仍可认为该药具有改善心力衰竭预后的益处,因为心力衰竭再住院率也是重要的预后指标,其价值可与全因死亡率、心血管病死率相比。

利尿药和地高辛则并不能降低心力衰竭的病死率,但可长期应用以改善和缓解症状。临床上可以改善心力衰竭症状的药物很多如一些血管扩张药、正性肌力药物等,为什么特别青睐利尿药和地高辛呢? 原因在于这两种药物业已证实,其长期应用不会对病死率产生不利影响,是安全的,而其他药物往往只能短期、临时使用,长期应用可能反而增加病死率。

HFrEF 患者治疗中明确适用和受到推荐的各种药物及其适用人群见表 1-21。

表 1-20　慢性收缩性心力衰竭推荐应用的
药物及疗效分类

可以改善预后的药物	可以改善症状的药物
ACEI	利尿药
β 受体阻滞药	地高辛
醛固酮拮抗药	
ARB	
伊伐布雷定	

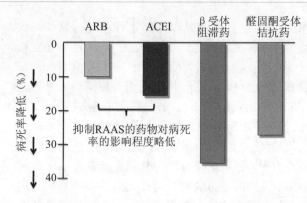

图 1-19　各种降低 HFrEF 病死率的药物及其疗效

根 据 SOLVD-Treatmnt，CHARM-Alternative，COPERNICUS，MERIT-HF，CIBIS Ⅱ，RALES 和 EMPHASIS-HF 的结果

表 1-21　慢性 HFrEF 患者推荐应用的药物及其适应证

药　物	适应证	推荐类别	证据水平
ACEI	所有慢性 HF-rEF 患者均必须使用，且需终身使用，除非有禁忌证或不能耐受	I	A
β 受体阻滞药	所有慢性 HF-rEF，病情相对稳定，以及结构性心脏病且 LVEF≤40% 者，均必须使用，且需终身使用，除非有禁忌证或不能耐受	I	A
醛固酮拮抗药	所有已用 ACEI（或 ARB）和 β 受体阻滞药治疗，仍持续有症状（NYHA Ⅱ~Ⅳ级）且 LVEF≤35% 的患者，推荐使用	I	A
	AMI 后 LVEF≤40%，有心力衰竭症状或既往有糖尿病病史，也推荐使用	I	B
利尿药	有液体潴留证据的心力衰竭患者均应给予利尿药，且应在出现水钠潴留的早期应用	I	C
ARB	LVEF≤40%，不能耐受 ACEI 的患者，推荐使用	I	A
	LVEF≤40%，尽管用了 ACEI 和 β 受体阻滞药仍有症状的患者，如不能耐受醛固酮拮抗药，可改用 ARB	Ⅱ b	A
地高辛	适用于已应用 ACEI（或 ARB）、β 受体阻滞药、醛固酮拮抗药和利尿药治疗，而仍持续有症状、LVEF≤45% 的患者。尤其适用于心力衰竭并发快速性心房颤动者	Ⅱ a	B
	适用于窦性心律、LVEF≤45%、不能耐受 β 受体阻滞药的患者	Ⅱ b	B
伊伐布雷定	窦性心律，LVEF≤35%，已使用 ACEI（或 ARB）和醛固酮拮抗药（或 ARB）治疗的心力衰竭患者，如果 β 受体阻滞药已达到循证医学证据剂量或最大耐受剂量，心率仍然≥70/min，且持续有症状（NYHA Ⅱ~Ⅳ 级），应考虑使用	Ⅱ a	B
	如不能耐受 β 受体阻滞药、心率≥70/min，也可考虑使用	Ⅱ b	C

引自中国心力衰竭诊断和治疗指南，2014.

三、药物应用的基本方案

（一）心力衰竭治疗的"基本"（或"标准"）方案

应包括 4 种药物，即 ACEI、β 受体阻滞药、醛固酮拮抗药及利尿药。

ACEI 和 β 受体阻滞药的联合可以发挥叠加和协同的有益疗效，称之为心力衰竭治疗的"黄金搭档"。不能耐受 ACEI 的患者可应用 ARB。

为什么应用醛固酮拮抗药，并将其列为基本用药？一是醛固酮拮抗药改善心力衰竭预后的证据在

EMPHASES-HF 试验后已十分充足，而且适用人群已包括了所有伴心力衰竭症状（心功能 Ⅱ~Ⅳ 级）的患者，大致与 ACEI、β 受体阻滞药旗鼓相当。二是此类药与 ACEI 合用已证实是安全的；与包括 ACEI、β 受体阻滞药在内的三药合用亦在多项临床研究中证实为有效和安全的。三是基础研究表明，ACEI 或 ARB 应用并不能阻断心力衰竭时醛固酮的大量产生，后者对心肌纤维化，心肌重构，水钠潴留等均有重大负面影响，与心力衰竭的发生和发展、心力衰竭症状的产生和加重均密切相关。阶段 C 患者处于一个重要的

防治关口,如病情控制不良,进入阶段 D,就几乎无挽回机会,此时加强抗醛固酮作用势在必行。四是临床试验中已证实此类药可显著降低心力衰竭患者心脏性猝死率,醛固酮拮抗药是 β 受体阻滞药之后,第 2 种具有此种有益作用的药物。有症状的心力衰竭患者心脏性猝死如此常见,积极防治极其必要。

ACEI、β 受体阻滞药和醛固酮拮抗药三药合用被称之为"金三角"。金三角的推荐应用和作为基本方案的核心,是 HFrEF 治疗的重大转变,即从既往的"黄金搭档"转变为"金三角"。这一转变反映了心力衰竭基础研究如 RAAS 新成员和新功能,醛固酮对心肌重构影响及其逃逸现象等的研究进展,也反映了醛固酮拮抗药治疗心力衰竭有效的新的临床证据。

利尿药是有效消除心力衰竭患者液体潴留的唯一药物,而消除液体潴留使患者处于"干重"状态是使用其他药物的基础和前提。液体潴留不仅是心力衰竭的结果和临床表象,而且也是促进心力衰竭发展的重要推手,在使心力衰竭进展和加重的恶性循环中发挥了重要的作用。尽管尚无前瞻性大样本研究提供其降低病死率和改善预后的证据,在心力衰竭治疗中凡有液体潴留的患者,利尿药是必须常规应用和早期应用的药物。如果说金三角是 HFrEF 治疗方案的核心,那么,这个核心结构是稳稳地放置在一个坚固的花岗岩平台上,这个平台就是利尿药。

作为核心构架的"金三角"和作为坚石平台的利尿药,一起构成了 HFrEF 的治疗的标准方案。

(二)心力衰竭的优化治疗

在标准方案的基础上如何达到治疗的优化? ACEI 和 β 受体阻滞药均从小剂量开始,逐渐递增,应达到目标剂量或患者的最大耐受剂量,从而使患者获得最佳的疗效。利尿药应调整剂量使患者处在和长期维持在"干重状态"。这样就达到"优化"的治疗状态。所有心力衰竭患者均应采用基本方案并使之达到优化。

从起始用药至达到"优化"需要多长时间? 并无统一的规定,要因人而异,个体化处理。不过,基本的做法还是有的。一般而言,ACEI 达到目标剂量需 1~2 个月,从目标剂量的 1/4 起始,每 1~2 周递增 1 次。β 受体阻滞药则需更长时间,从目标剂量的 1/8 起始,每 2~4 周递增 1 次,对于心功能Ⅲ级或以上的患者,2~3 个月内只要求达到目标剂量的 1/2,3~6 个月才达到目标剂量。这两种药物尤其 β 受体阻滞药,均强调剂量缓慢递增,是为了保证药物"优化"过程顺利和安全进行,两药都有各种不良反应如对血压、血钾、血肌酐和肾功能,以及心率等的影响,递增速率过快,可能反而适得其反。

(三)进一步治疗和加用药物的建议

患者在标准和优化治疗下效果仍不满意时应加用其他药物。此处所说的治疗"不满意"应包含两层含意:一是心力衰竭的临床状况尤其症状和体征改善不满意;二是治疗后 BNP/NT-proBNP 测定值较之基线降幅未达到 30%,或未见下降,甚至反而升高。即使患者的症状体征有改善,但 BNP/NT-proBNP 未达标,仍为"不满意",提示临床治疗效果不佳,此类患者多属于高危人群,往往预后不良。

推荐加用的药物主要有伊伐布雷定和地高辛。

四、心力衰竭治疗的具体实施方法

(一)治疗的流程和药物应用的步骤

慢性 HFrEF 的药物应用和选择是有严格规范的,也是有先后次序的,其他心血管病均不存在此种要求,可认为是心力衰竭治疗所特有的。本病的治疗流程见图 1-20。根据这一流程,治疗应采用以下步骤(表 1-22)。

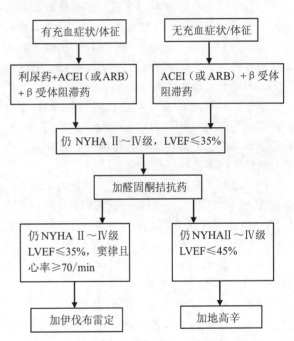

图 1-20 有症状的(NYHA Ⅱ~Ⅳ级)慢性 HFrEF 处理流程

(引自中国心力衰竭诊治指南 2014)

表 1-22 HFrEF 治疗的 5 个步骤

第 1 步	利尿药
第 2 步	ACEI 或 β 受体阻滞药
第 3 步	ACEI 或 β 受体阻滞药联用
第 4 步	醛固酮拮抗药
第 5 步	伊伐布雷定和(或)地高辛

如有水肿，首先需使用利尿药（第1步），以消除体内过多的潴留液体。接下来可以加用 ACEI 或 β 受体阻滞药，两者择一（第2步）。一般是先用 ACEI，但 β 受体阻滞药亦可以先于 ACEI 应用。这两种药孰先孰后，应根据患者的具体状况选择。然后再将这两种药联合应用（第3步）。无论两者中哪种药先用，均无需递增至目标剂量后再加用另一种药，而是在前一种药用至小至中等剂量，即可以加用另一种药，尔后交替递增剂量，直至均达到目标或最大耐受剂量。接下去，如无禁忌证，可加用醛固酮拮抗药（第4步）。醛固酮拮抗药的禁忌证有：①血钾>5.0 mmol/L；②肾功能明显受损，即血肌酐>221 μmol/L（2.5 mg/dl），或 eGFR<30 ml/min。在应用上述药物并达到循证剂量后仍有症状者可加用地高辛和（或）伊伐布雷定（第5步）。伊伐布雷定适用于静息心率仍>70/min 的患者，或在上述过程中，不能耐受 β 受体阻滞药的患者。

（二）"黄金搭档"为何要转变为"金三角"

慢性收缩性心力衰竭的基石是尽早开始和联合应用 ACEI（或 ARB）和 β 受体阻滞药，称为"黄金搭档"。迄今的各国指南，包括中国 2007 心力衰竭指南和欧洲心脏病学会（ESC）新指南均沿用这一做法，被认为是天经地义毋庸置疑的。

从"黄金搭档"转变为"金三角"，其关键在于醛固酮拮抗药在心力衰竭中应用的地位，以及对其疗效和价值的评价。下面列出近几年国外心力衰竭指南推荐应用醛固酮拮抗药的适应证。

ESC 心力衰竭指南（2013）：①该药适用于所有已使用 ACEI 或 ARB 及 β 受体阻滞药，但仍持续存在症状（NYHA Ⅱ～Ⅳ级）、LVEF ≤ 35% 的心力衰竭患者（Ⅰ类推荐，证据水平 A 级）。②起始剂量为螺内酯 25 mg/d 或依普利酮 25 mg/d，靶剂量为螺内酯 25～50 mg/d 或依普利酮 50 mg/d。

美国心脏病学协会基金会/美国心脏学会（ACCF/AHA）心力衰竭管理指南（2013）：①如无禁忌证，醛固酮拮抗药适用于 NYHA Ⅲ～Ⅳ级和 LVEF <35% 的患者，以降低发病率和死亡率。②NYHA Ⅱ级患者，如因有心血管病住院或 BNP 水平升高史，可考虑应用。③肌酐水平男性应<221 μmol/L（2.5 mg/dl），女性应<177 μmol/L（2.0 mg/dl），或 eGFR>30 ml/min，血钾应 <5.0 mmol/L。④AMI 后 LVEF <40%、有心力衰竭症状或伴有糖尿病患者，如无禁忌证，应加用该药。⑤血肌酐水平男性>2.5 mg/L 或女性>2.0 mg/L，或 eGFR <30 ml/min 和（或）血钾>5.0 mmol/L 时，因有发生致命性高钾血症或肾功能不全的风险，此时使用醛固酮拮抗药可能有害。

中国心力衰竭诊断和治疗指南（2014）推荐该药用于 LVEF≤35%、心功能 Ⅱ～Ⅳ级、已使用 ACEI（或 ARB）和 β 受体阻滞药治疗，仍持续有症状的患者（Ⅰ类推荐，证据水平 A 级）；也可用于心肌梗死（AMI）后、LVEF≤40%，有心力衰竭症状或既往有糖尿病病史者（Ⅰ类推荐，证据水平 B 级）。并强调血钾 > 5.0 mmol/L、肾功能受损者［肌酐 > 221 μmol/L（2.5 mg/L），或 eGFR <30 ml/min］不宜使用。

上述的国内外心力衰竭指南均一致推荐，在 ACEI 和 β 受体阻滞药之后，可加用醛固酮拮抗药。中国指南还强调了慢性收缩性心力衰竭标准治疗的"金三角"方案，并将醛固酮拮抗药提高至几乎与 ACEI 和 β 受体阻滞药接近的地位。换言之，中国专家主张此类药应更积极地应用，体现在：一是尽早，在黄金搭档后立即加用，不要等待；二是在 ACEI 和 β 受体阻滞药仅在中小剂量，尚未达大剂量或目标剂量前，就可加用；三是尽可能用于广泛的心力衰竭人群，即没有禁忌证的、心功能 Ⅱ～Ⅳ级、LVEF≤35%患者均可加用。其中 LVEF≤35% 并非必备条件，在醛固酮拮抗药治疗心力衰竭的临床试验中入选患者绝大多数 LVEF≤35%，但在实际应用上凡是收缩性心力衰竭（LVEF<40%）患者均适用。从而在 HFrEF 有症状的患者（阶段 C），治疗早期就形成这 3 种药物合用和并驾齐驱的局面，形成"金三角"的治疗方案。这样的认识除了前面已阐述的、该药所具有的各种优势外，也是基于中国的临床实践：螺内酯已应用数十年，且大多作为利尿药，使用较早，剂量较大，现仅推荐较小剂量，5～10 mg/d 起始，逐渐加至最大量 20 mg/d，发挥拮抗醛固酮的作用。另外，在加用螺内酯前要求调整利尿药的种类，如原来应用的是噻嗪类利尿药，宜改为襻利尿药，尤其呋塞米；还要测定患者血钾的水平，在<5.0 mmol/L 时方可使用；必要时如血钾水平接近 4.5～5.0 mmol/L，可先将已应用的 ACEI 剂量减半。加用螺内酯后仍需定期监测血钾、血肌酐水平和肾功能。显然，此时即便尽早使用、与黄金搭档一起使用，仍是安全的。

如何在广泛的人群中用好"金三角"方案？这是一个临床挑战。既往临床试验从未有计划实施和评估过，也缺少经验。笔者认为需要充分考虑以下情况：①适用的患者应无应用醛固酮拮抗药的禁忌证；②需用襻利尿药，以减少高血钾的风险；③ACEI 起始剂量可低一些，加量速度可慢一点，以减少两药对血钾和肾功能的不良反应；④应动态监测血钾、血肌酐、血压水平。

（三）"黄金搭档"和利尿药的关系

治疗流程图并不严格要求先用利尿药消除液体潴留达到"干重"，而是立即应用 ACEI 和 β 受体阻滞药，同时加用利尿药（图 1-20），以改善症状。传统认为，存在水肿或液体潴留时 ACEI 和 β 受体阻滞药疗效不佳，且易发生不良反应。但这样做，势必造成"黄金搭档"延迟应用，在心血管疾病治疗中可改善预后的药物原则上是应该尽早使用的。显然，传统方法有利有弊。

考虑到襻利尿药作用强大，可以在数天内显著减轻水肿，这一时间较短，此时应用的 ACEI 和 β 受体阻滞药剂量又较低，一般不至于引起严重不良反应，随液体潴留减轻，风险便进一步降低，这就为患者赢得宝贵的时间，使黄金搭档更早发挥作用。可见这一推荐是积极的，有意义的。实际上，我国一些地方临床医师也是这样做的，并未发现风险增加。故笔者以为这样做，虽未经临床试验证实可行，属于经验性的，仍值得推荐，应予赞同。但在具体实施上需采取谨慎和个体化处理原则，万不可"一刀切"：①该方法适用于 NYHA Ⅰ、Ⅱ级患者，不能用于Ⅳ级患者；适用于病情稳定者，对状态不稳定者须慎用。②适用于伴轻至中度（主要为轻度）水肿患者，不能用于伴显著和重度水肿患者。③对于 NYHA Ⅲ级患者须区别情况，病情稳定或基本稳定且住院患者可采用，门诊患者则宜慎重，应先消除或至少明显减轻液体潴留后再加用 ACEI 和 β 受体阻滞药。④治疗过程中加强观察，以发现可能发生的不良反应。如为院外患者，起初 2~3 d 应门诊随访一次。

（四）β 受体阻滞药可以先于 ACEI 应用吗

1.传统的应用次序受到挑战 慢性心力衰竭治疗中通常应首先使用利尿药，主要为襻利尿药如呋塞米，使液体潴留消除，患者处于"干重"状态。接下去第 2 步应用的药物，国内外指南均推荐 ACEI。这是因为 1991 年第一项应用 ACEI 治疗心力衰竭的临床研究（SOLVD-治疗试验），正是在利尿药和地高辛的基础治疗下加用卡托普利，并证实与安慰剂对照组相比，使全因死亡率的风险显著降低达 25%。尔后的 CONSENSUS、SAVE 等数项 ACEI 临床试验，也同样证实心力衰竭患者可以获益，且获益程度与 SOLVD 试验中所见相仿。在这些试验中 ACEI 也同样是在利尿药和地高辛基础治疗下加用的。

然而，这一应用步骤近几年受到了挑战。CIBIS Ⅲ试验是一项头对头比较先用 ACEI（依那普利）再加用 β 受体阻滞药（比索洛尔），与先用 β 受体阻滞药再加用 ACEI 这两种方案对慢性心力衰竭患者治疗效果的临床研究，结果证实，这两种方案在获益程度上并无显著差异。而且，轻至中度心力衰竭患者的亚组分析表明，先用 β 受体阻滞药患者获益更多，且可使心脏性猝死显著降低。

2.心力衰竭心脏性猝死的防治研究 该研究支持先用 β 受体阻滞药。MERIT-HF 试验对心力衰竭患者死亡模式和心功能 NYHA 分级的关系做了亚组分析，结果证实，慢性心力衰竭患者中心脏性猝死极其常见，还证实心功能Ⅱ级、Ⅲ级和Ⅳ级患者死亡模式中心脏性猝死分别占 64%、59% 和 33%，而因心力衰竭加重所致的死亡则分别占 12%、26% 和 56%。这说明，即便心功能状态较好（如 NYHA Ⅱ级）的患者，仍可能发生心脏性猝死，且猝死也是此类患者死亡的主要类型。这一结果与临床上观察到的慢性心力衰竭患者常有猝死现象是一致的。

显然，对心力衰竭患者必须加强心脏性猝死的防治工作。目前已有充分证据表明，β 受体阻滞药不仅可以降低全因死亡率和心血管病死率，且也能大幅度降低猝死率约 45%（CIBIS Ⅱ、MERIT-HF、US Carvidilol 试验等）。故尽早应用 β 受体阻滞药，包括在心功能状况尚好的Ⅱ级患者中的应用，是完全必要和合理的。

3.基础研究也支持先用 β 受体阻滞药 研究表明，作为慢性心力衰竭主要机制的心肌重构，主要由于 RAAS 和交感神经系统的过度兴奋。而这两个系统的激活和过度兴奋并非同时发生，而是交感神经系统兴奋在前，继而 RAAS 兴奋。既然如此，在 ACEI 之前应用 β 受体阻滞药是一个好的选择。

综上所述，先用 ACEI 或先用 β 受体阻滞药，其实都是可以的。临床实践中应视具体情况来决定。倘若患者血压偏高，心率偏慢，并无心房颤动或其他快速性心律失常，先用 ACEI 较为适宜。β 受体阻滞药的首先使用，适合那些心力衰竭伴明显交感神经系统兴奋、心率快、并发快速心室率的心房颤动或其他快速性心律失常（如频发室性早搏），以及基础病变为冠心病的患者。

（五）ARB 可以完全代替 ACEI 吗

1.ARB 需应用于不能耐受 ACEI 的心力衰竭患者 对于 ARB 可否完全代替 ACEI 这样的提问，如果在数年之前，回答肯定是否定的。因为 ACEI 被视为慢性心力衰竭治疗的基石，其地位不可动摇，不用 ACEI 是一种难以想象的事情。国内、外指南中一般都强调 ACEI 应用的优先性，而将 ARB 列为不能耐受 ACEI（如咳嗽）患者的一种替代治疗。此时 ARB 的疗效也很好，无异于 ACEI（CHAR-替代试验等）。

2.首先使用 ACEI 的基本共识近几年受到了极大的挑战　一是 ACEI 主要的不良反应——咳嗽发生率在亚洲人群中较高,心力衰竭患者由于年龄大,常有肺淤血,有的伴慢性阻塞性肺疾病(COPD),以致咳嗽的发生率更高,虽无确切的研究资料,一般认为可以达到甚至超过 20%～30%。二是自 21 世纪以来,应用 RAAS 阻滞药治疗心力衰竭的研究,几乎均应用 ARB,不仅证实其十分有效(Val-HeFT、CHARM、HEEAL 试验等),而且十分安全,患者的依从性很高,不良反应发生率很低,即便是结果为中性的 ARB 研究(如 I-PRESERVE 试验,主要对象为舒张性心力衰竭),仍可见到药物不良反应低和依从性高的显著优点,这种状况与 ACEI 恰成鲜明对照。三是 ACEI 中其实主要是卡托普利和依那普利曾进行过与安慰药相对照的临床试验,其他后来问世的 ACEI,则并无此类大样本研究的证据。临床实践的观察似表明,卡托普利的咳嗽发生率较高,使用并不方便,需每日用 2～3 次,而依那普利的效果似并不理想。四是美国 AHA/ACC 心力衰竭指南中也支持,对于那些原来因各种情况如高血压、心房颤动、心肌梗死等已经应用了 ARB 的患者,如发生心力衰竭,此时并不需要停用 ARB 而改为 ACEI,可以继续应用 ARB。五是欧美指南首先推荐应用 ARB 也并非没有经济上的考虑,ACEI 较 ARB 便宜很多,而在中国这两类药的价格大致相当。

3.因人而异,酌情选择　近几年我国心力衰竭临床治疗上有一种倾向,即一些医师往往直接应用 ARB,而不是仅用于不耐受 ACEI 的患者。这样做当然并无充分的依据,但也并无证据表明这样做对患者不利,因为近几年尚缺少在心力衰竭治疗中头对头比较 ACEI 和 ARB 的大样本试验。VALIANT 试验中缬沙坦降低病死率的疗效大约相当于卡托普利的 99%。但该试验的对象是心肌梗死后心功能降低的患者,并非心力衰竭患者,其结果并不能完全套用。

2015 中国心力衰竭指南在界定这两种药在心力衰竭患者中应用的关系时,大致做了如下表述:①慢性收缩性心力衰竭首先要使用 ACEI,ARB 不是首先推荐的药物;②ARB 用于不能耐受 ACEI 的患者,以替代 AECI;③ACEI 和 β 受体阻滞药后,仍有症状且不耐受醛固酮拮抗药时可改用 ARB,即替代醛固酮拮抗药。

这样的表述是正确的。ACEI 还是应该作为优先选择,多年来这样做并无不妥。近期的中国贝那普利心力衰竭荟萃分析(EVIDENCE CHINA 研究)表明,在我国的临床实践中 ACEI(如贝那普利)治疗心力衰

竭有效,而且不良反应发生率并不高,咳嗽的发生率在 5% 左右。

(六)伊伐布雷定在慢性心力衰竭治疗中的地位如何

伊伐布雷定和 β 受体阻滞药均能够有效降低心力衰竭患者的心室率,均已证实在心力衰竭治疗中可发挥有益的作用。那么,伊伐布雷定是否可以替代 β 受体阻滞药?或者这两种药物是否可认为作用和疗效相当呢?产生这样的疑问是顺理成章的。

将这两种药物的临床研究做一比较有助于获得清晰的结论:①β 受体阻滞药在各种临床试验中均证实可显著降低心力衰竭患者的全因死亡率和心脏性猝死率(如 MERIT-HF、CIBIS Ⅱ 和 US Carvidilol 试验等),但 SHIFT 试验中伊伐布雷定与安慰剂比较,全因死亡率和猝死率均未降低。②在 SHIFT 试验中伊伐布雷定是在应用 β 受体阻滞药基础上加用的,这表明其作用需在应用 β 受体阻滞药基础上才能发挥出来。撇开 β 受体阻滞药而单独应用伊伐布雷定显然并无证据支持,也是不适合的。③同样在该试验中,分析那些基础治疗中 β 受体阻滞药应用较大剂量(如达到目标剂量或 1/2 目标剂量)的亚组人群,可发现伊伐布雷定甚至并未降低死亡和因心力衰竭住院的主要复合终点发生率。这表明伊伐布雷定对心力衰竭患者的疗效尚不能与 β 受体阻滞药相比,当然,也就不能完全取代 β 受体阻滞药。

因此,伊伐布雷定目前在心力衰竭治疗中的评价和地位大致如下:①该药是心力衰竭治疗可能有效的药物,即是一种有可能使患者住院率降低和预后改善的药物。②该药可成为慢性心力衰竭治疗方案中新的一位成员。③适用于不能应用 β 受体阻滞药的患者,或 β 受体阻滞药不能达到目标剂量或最大耐受剂量的患者,此时如心室率明显较快(≥70/min),可以加用伊伐布雷定,并逐渐递增剂量,使心率降至 60～65/min。

(七)ACEI 或 ARB 是否也需要用至目标剂量或最大耐受剂量

最初应用 ACEI 治疗心力衰竭的临床试验,其应用的剂量为卡托普利 50mg,2～3/d,或依那普利 10～20 mg,2/d。这样的剂量大于高血压治疗中的剂量,应可列为大剂量范畴。由于患者是在这样的剂量下获益,故国内外指南中均要求达到或至少接近这一剂量水平。这样的剂量便被定为目标剂量。

近期的 HEEAL 研究,头对头比较大小剂量 ARB 对慢性收缩性心力衰竭的影响,结果证实大剂量(氯沙坦 150 mg/d)较之小剂量(氯沙坦 50 mg/

d),显著降低包括死亡和因心力衰竭住院的主要复合终点。这一研究似可表明心力衰竭治疗中 ARB 的剂量还是应该大一些。因为此前的 ELITE Ⅱ 试验中,应用小剂量氯沙坦(50 mg/d)组与卡托普利组相比,主要终点并无差异。不过,二级终点如改善生活质量、提高 LVEF 和 NYHA 分级改善等,氯沙坦组优于卡托普利组,故仍将氯沙坦列为对心力衰竭治疗有效的 ARB。正是在这样的背景下 HEEAL 试验才应运而生。

慢性心力衰竭病理生理机制的分析也支持 RAAS 阻滞药应用大剂量的观点。心力衰竭的病理机制是心肌重构,而 RAAS 和交感神经系统的过度兴奋则是导致心肌重构的主要机制。显然,为了有效和充分阻断 RAAS,逆转有害的病理生理过程,延缓或阻断心力衰竭的进展,应用 ACEI 或 ARB 需要有较大的剂量。由此可见,心力衰竭治疗中 ACEI 或 ARB 采用大剂量(目标剂量或最大耐受剂量)的做法在理论上也是有据可依的。

不过,在临床试验中这种大剂量原则仍受到挑战。随剂量增加 RAAS 阻滞药的不良反应也会增加,一是血压降低,二是生化检测中血钾水平、血肌酐水平升高,还可能导致肾功能损害。

心力衰竭患者由于心功能减退,心排血量降低,多数血压不高,即便原来血压正常甚至血压偏高的患者也可出现低血压。利尿药和 β 受体阻滞药的应用又可使血压进一步降低。即便勉强可以应用 ACEI 或 ARB,往往只能用较小剂量,很难耐受较大剂量。

RAAS 阻滞药尤其 ACEI 增加血钾和血肌酐水平

的作用较强。在高血压治疗中这是一个值得关注的问题,心力衰竭时发生率会更高。如再合用醛固酮拮抗药,则风险就更大。因此,国内外指南中在加用醛固酮拮抗药之前,往往要求将 ACEI 的用量减半,并必须应用襻利尿药,其目的正是要避免高血钾症和血肌酐水平升高。

在心力衰竭治疗中 ACEI 的重要性是不言而喻的。但心力衰竭的治疗是综合性的,需多种药物联合应用,也是一个逐渐酌情添加药物和各种其他举措(如非药物的器械治疗)的过程。其间不仅需要考虑药物的选择,也需要考虑每一种药物适当的剂量,以便获得最佳的效果,又减少或避免药物本身及药物相互作用所致的不良反应。有明显症状的心力衰竭患者均有液体潴留,利尿药应用是必不可少的。β 受体阻滞药降低心力衰竭患者心脏性猝死率,从而降低全因死亡率的作用是不可取代的。为了减少对血压的影响,有时调减 ACEI 的剂量也是不得已,又不能不为的事。至于醛固酮拮抗药,其重要性前面已反复阐述,其成为金三角中的一员,也是心力衰竭现代治疗的新理念。

因此,慢性心力衰竭治疗中 RAAS 阻滞药要达到大剂量,至少在相当大一部分患者中是不容易做到的。正因为如此,从事心力衰竭临床工作的医师中有一种共识,即 ACEI 或 ARB 小至中等剂量仍然对患者有益,有时候其剂量不一定必须达到目标剂量。这是与 β 受体阻滞药应用不同的。笔者以为这样的认识并无不当,但如患者可以耐受,还是应尽量使用较大剂量和达到目标剂量。

第十三节　射血分数保存的心力衰竭

[内容提要]

射血分数保存的心力衰竭(HFpEF)与 HFrEF 的关系是同一种疾病的不同发展阶段,抑或为两种不同的疾病,尚有争议。其发病机制也不清楚。患病率近 20 年呈增加趋势。诊断应依据 3 个基本特点:一是有心力衰竭的症状和体征,但 LVEF>45%,心脏尤其左心室未增大;二是符合该病流行病学和人口学特性,即多见于老年、女性和有高血压的患者,常伴心房颤动、糖尿病、肥胖等;三是 BNP/NT-proBNP 轻至中度升高。该病尚无药物可降低其病死率。治疗主要包括利尿、降压达标、有效控制并发的冠心病、心房颤动、糖尿病等。

一、流行病学

HFpEF 大多为老年人,老年性心力衰竭半数以上为 HFpEF,且大多数与高血压相关。高血压可导致神经内分泌系统,尤其是交感神经系统和 RAAS 的过度激活(阶段 A)。长期激活通过一系列复杂的细胞、分子和表型的改变可诱发心肌重构,后者反过来又进一步激活交感神经系统和 RAAS,形成恶性循环,使心肌重构加重,导致心肌损伤、心脏扩大和心功能障碍(阶段 B),最终可出现心力衰竭的症状和体征(阶段 C),并进展至终末期心力衰竭阶段(阶段 D)。

在过去的 20 年,HFpEF 住院患者数量持续上升,而 HFrEF 则未见改变。此种流行病学的变化,提示

HFpEF 患病率的确仍在增加,预期至 2020 年在心力衰竭住院患者中可占到 2/3。可能有以下原因:①人群的老龄化。我国人口中老年人比率已超过 10%,城市中老年人比例更高,HFpEF 增长显然反映了此种老龄化的趋势。②心房颤动、肥胖、糖尿病和高血压等常并发 HFpEF,这些疾病之患病率,近十多年一直也在增加。我国高血压患者已逾 3 亿,糖尿病患者逾 1 亿;人群中约 1/3 超重或肥胖,较之正常体重者,发生高血压的风险分别增加 2 倍和 8 倍。③心血管疾病治疗效果不断提高,患者的生存率显著改善,存活下来的患者最终可以发生心力衰竭。④临床医师对 HFpEF 有了更多的了解。

二、关于射血分数保存的心力衰竭的争论

(一) LVEF 和心力衰竭

心力衰竭均伴组织灌注减少和液体潴留所致的症状和体征,也常伴严重的左心室泵功能障碍和 LVEF 降低。由于病情和病程,以及左心室功能障碍程度的差异,LVEF 改变各个水平的心力衰竭患者实际上在临床上均可见到,按 LVEF 值来划分心力衰竭的类型,系人为设定。

(二) 病理生理学机制仍不清楚

HFpEF 尚存在观念上的争论,聚焦于心力衰竭是单一的,还是有两个不同的综合征?

一种意见认为本病代表了向 HFrEF 转变的阶段,即将 HEpEF 和 HFrEF 看作心力衰竭的两个不同、又相互可衔接的阶段,早期表现为 HFpEF,随病情进展转而表现为 HFrEF。也就是说,在 LVEF 降低的心力衰竭发生之前,先有 LVEF 正常的心力衰竭,两者同属于慢性心力衰竭,不同的患者或同一患者在疾病发展的不同阶段可表现为 HFpEF 或 HFrEF。换言之,HFpEF 只是慢性心力衰竭的一种常见表现形式,其基础的病理生理学机制可能与 HFrEF 有所不同,以舒张性左心室功能障碍为主,故认为将其命名为"舒张性心力衰竭"是较为恰当的,反映了此病独特的病理生理学特征,而在临床上又可与收缩性心力衰竭相区别。支持这一观点有下列研究证据:①在心力衰竭的临床试验中 LVEF 呈单峰分布;②高血压性心脏病可从向心性左心室肥厚进展至离心性左心室重构;③终末性肥厚型心肌病亦可进展至离心性左心室重构、心脏扩大和心力衰竭。

另一种意见则认为这是两种截然不同和独立的疾病,其证据是两者心腔和左心室重构的类型,以及心脏超声上显示的心脏结构改变的状况均存在显著

差异。HFpEF 左心室腔大小正常或接近正常,心室壁增厚,呈向心性左心室重构,主要表现为舒张性心功能障碍;而 HFrEF 左心室腔显著增大,室壁变薄呈离心性左心室重构,并伴收缩性心功能障碍。下列研究证据支持这一观点:①在 HFpEF 中心肌超微结构存在明确的心肌细胞肥厚,而在 HFrEF 中则肌节密度减少;②现代抗心力衰竭治疗可使收缩性心力衰竭预后改善,而舒张性心力衰竭则不能。

近期也有认为这两种心力衰竭类型并无本质区别,病理生理学上 HFpEF 只是心力衰竭的一种"变异的临床表型",同时存在收缩性-舒张性功能障碍(包括左心室舒张受损和心室-动脉僵硬)、容量超负荷和交感神经-迷走神经功能失衡等,且均发挥了重要的作用。近期的观察表明两种心力衰竭的 Kaplan-Meier 生存曲线完全重叠,这与上述的推测也是一致的。

从临床角度看,舒张性心力衰竭作为描述性名称是有用的,但在病理生理学上并不具有意义。换言之,HFpEF 和 HFrEF 是心力衰竭的两种常见临床类型,均有心力衰竭的症状和体征,也都存在左心室收缩功能和舒张功能障碍,只是这两种功能障碍的相对程度不同。不过这一观点并不能令人信服地解释那些在 HFrEF 治疗中有效、可改善预后的药物如 β 受体阻滞药、ACEI、ARB 等却并不能降低 HFpEF 的病死率。

显然,围绕 HFpEF 的争论并未结束,揭开其谜底有待未来更多的研究。

三、射血分数保存的心力衰竭的现代诊断标准

美国新指南(2013)将 HFpEF 的 LVEF 值规定为 ≥50%,略高于过去多数作者建议的 ≥45%。LVEF 值介于两者之间的心力衰竭患者,分为两个亚型:边缘性 HFpEF(LVEF 41%~49%)和改善的 HFpEF(LVEF>40%)。前者可以理解,后者则较为费解。新指南认为后一群体来自 HFrEF 患者,其状况改善、LVEF 得到提升。实际上对于 LVEF 值 41%~49%,或>40%的心力衰竭患者,判定其类型主要应依据心脏尤其左心室的大小,正常者为 HFpEF,显著扩大者为 HFrEF。

中国心力衰竭诊治指南 2014 提出,HFpEF 的临床诊断应依据以下标准。

1. 符合舒张性心力衰竭的临床特点　即有心力衰竭的症状(如气急)和(或)体征(如水肿),LVEF≥45%,超声心动图和(或)X 线胸片上左心室和全心均

未见明显增大。此外，还应有心脏结构性病变证据如左心房增大、左心室肥厚，或伴超声心动图上舒张性心功能障碍。

2.符合舒张性心力衰竭的流行病学和人口学特点 即患者不仅为老年人，而且大多数有长期高血压病史，或心力衰竭的病因为高血压；大多为女性。部分患者伴糖尿病、心房颤动、肥胖等。

3.生物学标志物 BNP/NT-proBNP 轻至中度升高 至少应超过"灰色区域"。这一指标的测定有一定的参考价值，也有争论。如测定值呈轻至中度升高，或至少在"灰色区域"，有助做出诊断。

这一诊断标准较之国外采用的标准更为严格。国外指南均未将 BNP/NT-proBNP 测定值列为诊断标准，包括一些心力衰竭领域的著名学者也不赞成。这是可以理解的，这一生物学指标的升高主要由于心房和心室壁的扩张和牵拉，而 HFpEF 的心脏通常不增大。但根据中国专家的长期观察和经验，大多数本病患者这一指标至少呈轻度升高，或至少测定值在"灰色区域"中。这一指标完全正常者，不宜诊断为本病。诊断标准中纳入这一生物学指标，有助于防止扩大诊断。

这一诊断标准包含的内容也比国外指南更为丰富，覆盖了各种已知的本病特点，有助于医师的临床应用，具有更好的可操作性。

四、射血分数保存的心力衰竭的鉴别诊断

（一）临床特点

1.基本临床表现 上述诊断标准中已清楚概括了舒张性心力衰竭的临床特点：有心力衰竭典型的症状和体征（如气急、水肿），多为老年人、女性，有高血压病史，常伴多种其他疾病如糖尿病、心房颤动、肥胖、冠心病等。

2.症状和体征的特点 气急和水肿也是舒张性心力衰竭最常见和最主要的表现，但与通常的收缩性心力衰竭有所不同。收缩性心力衰竭往往先出现气急，反映左心室功能障碍和衰竭，然后经过一个复杂的病理生理过程，依次使肺静脉压和肺循环压增高，导致肺动脉压、右心房和右心室压力升高，从而引起右心功能障碍和衰竭，这才会出现明显的水肿。这一过程往往会经数年至十余年。而舒张性心力衰竭多数患者不仅气急和水肿常较轻，不太明显，而且也可以两者几乎同时出现。甚至也有的患者以水肿为最早出现的症状。这种情况可能反映此类患者左右心脏即全心受累，也可能是心脏舒张功能障碍所致全身

静脉压升高的结果。

3.HFpEF 诊断也较困难 缺乏可靠的生物学标志物作为诊断依据。前面已阐述，BNP/NT-proBNP 是一种反映心脏扩大和室壁紧张牵拉的指标，在心腔尤其左心室扩大时升高，而 HFpEF 左心室不大，这一标志物往往不高或仅轻度升高。故诊断主要依据心力衰竭的症状和体征、LVEF 保存，存在心脏结构性改变和（或）舒张功能障碍的证据，以及 BNP/NT-proBNP 测定值轻度升高，落在"灰色区域"中。

（二）鉴别诊断

我国医师对舒张性心力衰竭尚缺乏充分的认识。以心力衰竭为主因而治疗和住院的患者，绝大多数为收缩性心力衰竭；以舒张性心力衰竭的诊断收住入院的，即便在老年心脏科病区也不多见。实际上收缩性心力衰竭和舒张性心力衰竭这两种类型在心力衰竭患者总数上大致相当。在美国，心力衰竭是心血管住院最多见的原因，可见舒张性心力衰竭是很常见的。在诊断和鉴别诊断上应考虑到以下情况。

1.气急的鉴别 早期患者气急并不重，这种较轻微的气急可见于上呼吸道感染、原有的 COPD 包括轻度肺气肿等；或作为老年冠心病心肌缺血的主要表现；还可能由于老年人肌肉骨骼功能减退、睡眠差、各种原因所致的疲乏和体力下降。这些情况都需要一一考虑和排除。BNP/NT-proBNP 水平升高，即使轻度升高或落在"灰色区域"仍有诊断价值。

2.心脏大小正常的鉴别 舒张性心力衰竭可有左心房增大和（或）室间隔肥厚，但整体心脏尤其左心室必定不增大。心脏大小正常是该病的基本特征。心脏不大又有心力衰竭的症状体征，这就需要与其他具有同样特点的疾病相鉴别，主要有两大类：①单纯右心衰竭及所致的疾病。此类病左心室不大，有的可伴右心房和右心室增大，但心脏整体往往不增大。常见可导致单纯性右心心力衰竭的，其病因有右心室梗死、肺栓塞、肺动脉高压症、右侧心瓣膜病变、肺源性心脏病等。②限制性心脏病，如原发性限制性心肌病、缩窄性心包炎，其他病因所致的心脏限制性疾病包括心脏弥漫性浸润性疾病（如心脏淀粉样变性等）。对于上述各种疾病需依其特征加以排除。

五、射血分数保存的心力衰竭的治疗

这是临床上的一大难题，且近几年该领域研究进展不大。

（一）改善预后的治疗尚无突破

这方面研究进展缓慢，总的来讲，尚未证实一种药物包括可降低收缩性心力衰竭病死率的药物能够

改善舒张性心力衰竭的预后。

1.地高辛　DIG试验中地高辛显著降低了心力衰竭住院率,但却有增加非心力衰竭住院的倾向。

2.ACEI或ARB　PEP-CHF试验入选老年轻度HFpEF患者,平均LVEF 65%,结果培哚普利较之安慰剂并未降低全因死亡率,但心力衰竭住院率显著降低。该研究中患者病情较轻,心血管事件发生率较低(每年仅4%),对结果可能有影响。CHARM-保存试验中入选的患者LVEF均超过40%,但其临床特点与社区的HFpEF患者不太一样。该试验证实,坎地沙坦在预防因心力衰竭住院上,具有轻度但显著的有益作用。

3.β受体阻滞药　萘必洛尔在SENIORS试验中证实,较之安慰剂对照组,主要复合终点死亡和心血管住院率显著降低,但病死率仅呈轻度降低趋势,未达到统计学上的显著差异。该研究的对象为老年人,但在入选标准中对LVEF未作限定,可视为针对各个水平LVEF心力衰竭的研究。

4.醛固酮拮抗药　评价螺内酯治疗HFpEF疗效的研究(Ald-DHF Ⅱb试验),提示该药使患者获益,且应用安全,无严重的不良反应。但该研究采用的是替代指标,尚不能得出明确结论。近期TOPCAT研究(2014)验证了螺内酯对LVEF保存的心力衰竭的疗效。共入选3445例,LVEF平均为56%,平均随访3.3年。螺内酯治疗组和安慰剂对照组的主要复合终点(心血管死亡、因心力衰竭住院或心搏骤停复苏)、全因住院率或全因死亡率均无显著差异。不过,螺内酯组因心力衰竭住院率显著降低,在高危亚组应用螺内酯显示效果良好。该研究的地区人群亚组分析表明,螺内酯组较之对照组主要复合终点,北美和中北欧人群为阳性结果,而东欧和俄罗斯人群则为阴性结果。因此,螺内酯的应用仍值得关注,未来进一步研究仍值得期待。

(二)治疗方法

目前,此类患者应采用综合的治疗方案,建议如下。

1.缓解症状　主要方法是应用利尿药,以消除液体潴留、减少心室容量和左心室的舒张负荷。利尿药的起始剂量宜小,因为舒张容量小小的变化,可引起压力和心脏搏出量的巨大改变,并导致低血压的发生。

2.积极控制血压　本病绝大多数由于高血压,故降低血压极为重要,不仅适用于原有高血压患者,也适合基础血压并不高的患者。凡出现过心力衰竭,患者的降压目标水平为≤130/80 mmHg。不过,因绝大多数患者为老年人,要注意防止发生降压过度所致的低血压,尤其直立性低血压。预防方法:一是分两步走,逐步降压,先将血压降至≤140/90 mmHg,过一段时间确认患者可以耐受,再降至目标水平。二是要求监测血压,尤其调整药物种类或增加药物剂量后,必须测量卧位、坐位和立位3个体位的血压,确认无直立性低血压。三是了解患者无头昏头晕等症状,或这些症状确认并非低血压所致。四是要理解降压目标水平只是一个要求,依据临床试验的证据,如能达到并长期维持在这一血压水平,再次发生心力衰竭会较少些,病情进展会较缓慢,预后会较好,但如患者不能达到目标水平,则达到一个患者可以耐受的血压水平,同样是合理的选择,否则,勉强去做可能适得其反,直立性低血压有发生各种意外的可能,也可发生脑卒中,必须加以避免。

高龄老年患者降压的目标水平宜稍高一点,≤140/90 mmHg即可,也应逐步降压,先降至≤150/90 mmHg,尔后再降至目标水平,更应注意预防和避免直立性低血压。

3.有效控制治疗其他基础疾病和各种并发症

(1)伴心肌缺血或心力衰竭由冠心病所致:除药物治疗的ABCD方案外,应积极考虑做冠状动脉血运重建术,视具体情况选择冠状动脉旁路移植术或经皮冠状动脉支架术(PCI)。

(2)积极处理伴快速心室率的心房颤动:可应用β受体阻滞药、地高辛及非二氢吡啶类钙拮抗药,适当控制心室率,并开始抗凝治疗,如口服华法林或新型口服抗凝药。减慢心率是一把双刃剑,因心肌缺血与舒张功能障碍密切有关,减慢心率既可增加舒张期冠状动脉的血液供应,又可避免快速心率时心室的不完全性舒张,这些是有益的,但另一方面,由于对运动诱发的心率增快反应变迟钝,便抑制了肥厚的心脏对心排血量增加的重要反馈机制,尤其在心脏对正性肌力作用和前负荷储备的代偿能力较小时,需要依赖变肌力作用,以便根据外周需求来调节心排血量。而且,如要将心室率更降低一点,就需要增加药物种类和(或)剂量,也就增加了药物不良反应和药物之间相互作用的风险。故并不要求严格降低心率。

(3)伴糖尿病者控制血糖在正常水平十分重要。

(4)肥胖者需调整生活方式,并减轻体重使体重指数(BWI)达正常标准水平。

4.如何评价和应用那些在收缩性心力衰竭中推荐应用的药物　HFpEF迄今尚无循证的治疗方法。尚无药物可改善患者的预后,这在医学飞速发展的时代很罕见,成为心力衰竭领域和心血管领域最大谜团之一。那些在 HFrEF 中推荐的药物如 ACEI、β 受体阻滞药等在 HFpEF 治疗中并非必须应用,但也决非不能使用。在控制该病伴有的疾病中如降压治疗、抗动脉粥样硬化治疗、控制心房颤动的快速心室律等,完全可以而且应该优先考虑选用此类 RAAS 阻滞药、β 受体阻滞药、螺内酯等。

第十四节　急性心力衰竭

[内容提要]

急性心力衰竭有两种类型:初发的急性心力衰竭和慢性心力衰竭急性失代偿。大多为左心心力衰竭,也可表现为右心心力衰竭。应酌情评估病情:急性心肌梗死所致者可采用 Killip 分级;有血流动力学监测条件可应用 Forrester 分级;根据肺部啰音和躯体四肢冷暖所做的床边评估方法适用于基层医师。BNP/NT-proBNP 对诊断有很大帮助。血压正常的急性左心衰竭,主要静脉给予利尿药和血管扩张药,有持续性低血压、低灌注或心源性休克者,宜应用正性肌力药物,并作血流动力学监测。严重患者可选择主动脉内球囊反搏(IABP)、机械辅助呼吸、超滤和左心室辅助装置。

一、基本概念

(一)定义

1.急性心力衰竭的定义　近几年已悄然改变。新定义是指心力衰竭症状和体征迅速发生或恶化。临床上以急性左心心力衰竭最为常见。后者是指急性发作或加重的左心功能异常所致的心肌收缩力明显降低、心排血量骤降、引起肺循环充血而出现急性肺淤血、肺水肿,组织器官灌注不足,甚至心源性休克的一种临床综合征。新的定义包含了慢性心力衰竭急性失代偿,这是美国因心力衰竭住院的最常见类型,也是因心脏病入院的主要病种之一。新定义扩大了急性心力衰竭患者群体的范畴,进一步凸显了该病的临床重要性。

2.流行病学特征　美国过去 10 年中因急性心力衰竭而急诊就医者为 1000 万,急性心力衰竭患者中约 15%~20% 为首诊心力衰竭,大部分则为原有的心力衰竭加重。急性心力衰竭预后很差,其住院病死率为 3%,60 d 病死率 9.6%,3 年和 5 年病死率分别高达 30% 和 60%。我国的研究资料较少,回顾性分析表明因心力衰竭住院占住院心血管病患者的 16%~18%。

(二)矛盾和困惑

急性心力衰竭的临床研究充满矛盾,同样的治疗方法和对象,其结果可能完全不同。此种状况显然与该病的复杂多变有关,也提示目前应用于急性心力衰竭的临床研究方法应有所改变,应不同于慢性心力衰竭和其他疾病。

急性心力衰竭的药物治疗过去 20 年并无显著进步。该病的临床表现、血流动力学改变,以及病理生理学机制均很复杂和多变,引起急性心力衰竭的基础病因和诱发因素又是多种多样的。患者的病因、病理生理机制、临床表现不同,往往临床结局也不同,因此每个具体病例均是独特的,应强调动态与细致的评估,以及个体化的处理。

二、急性心力衰竭的分类

临床上可以采用下列的分类方法(表 1-23)。其特点是将急性心力衰竭的基本临床特点和心力衰竭阶段划分结合在一起。不过,目前大多将晚期心力衰竭单独列出,再发的心力衰竭大多可归入慢性心力衰竭恶化(即失代偿),故急性心力衰竭实际主要有两种类型:新发的急性心力衰竭(约占 20%)和慢性心力衰竭急性失代偿(约占 80%)。因心力衰竭住院的患者一般均可列入急性心力衰竭范畴。

表 1-23　急性心力衰竭分类方法

类型	阶段划分	说明和解释
慢性心力衰竭恶化(急性失代偿)	阶段 C	有结构性心脏病伴原有或现有心力衰竭症状
晚期心力衰竭	阶段 D	顽固性心力衰竭需特殊干预
新发或再发的心力衰竭	阶段 B 最常见	有结构性心脏病,但无心力衰竭症状
	阶段 A 亦可见非阶段 A 或 B	有心力衰竭高危因素,但无结构性心脏病

三、急性心力衰竭的严重程度分级

临床上需要立即评估急性心力衰竭的严重程度和预测其预后状况,下面介绍最为常用并已证实很有价值的几种分级分类方法。

(一)国外指南推荐的分级方法

以下3种方法均较常用,尤其前2种国内已沿用多年。

1.Killip分级(表1-24) 仅适用于急性心肌梗死所致的急性心力衰竭。

2.Forrester分级(表1-25) 根据血流动力学指标如肺毛细血管楔嵌压(PCWP)和心脏指数(CI)进行分级,故仅适合CCU或ICU,以及有条件作漂浮导管或右心导管检查的科室应用。从Ⅰ级至Ⅳ级病情逐渐加重,急性期病死率增加。

表1-24 急性心肌梗死的Killip分级

分级	症状与体征
Ⅰ	无心力衰竭
Ⅱ	有心力衰竭,两肺中下部有湿啰音,占肺野下1/2,可闻及奔马律,X线胸片有肺淤血征象
Ⅲ	严重心力衰竭,有肺水肿,细湿啰音遍布两肺(超过肺野下1/2)
Ⅳ	伴心源性休克、低血压(收缩压≤90 mmHg)、发绀、出汗、少尿

表1-25 急性心力衰竭的Forrester分级

分级	肺毛细血管楔嵌压(mmHg)	心脏指数[L/(min·m²)]	组织灌注状态
Ⅰ	≤18	>2.2	无肺淤血,无组织灌注不良
Ⅱ	>18	>2.2	有肺淤血
Ⅲ	<18	≤2.2	无肺淤血,有组织灌注不良
Ⅳ	>18	≤2.2	有肺淤血,有组织灌注不良

3.四格表分级(图1-21) 系根据Forrester分级的临床简易分级法,起初由欧洲急性心力衰竭指南推荐,可用于床边评估。其中的"干"和"湿"两字分别指肺部无或有淤血,如PCWP>18 mmHg,肺往往是"湿"的,有湿啰音,如肺野无湿啰音,则是"干"的。"暖"与"冷"两字分别指外周组织和重要脏器的灌注良好或不

良,如心脏指数>2.2 L/(min·m²),则肢体温暖,提示灌注状况良好,反之则灌注不良,肢体发凉。

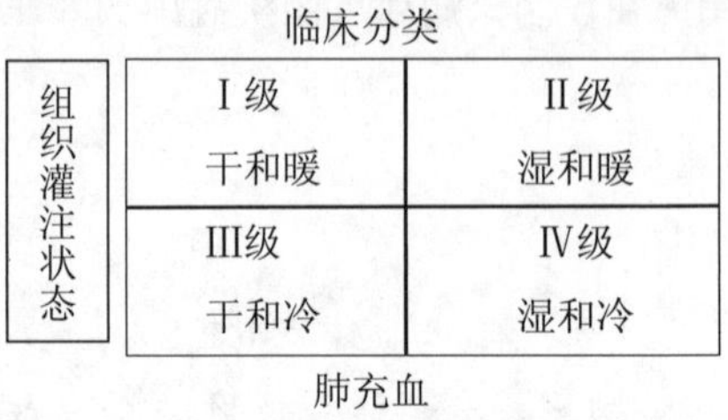

图1-21 急性心力衰竭的分级

该方法划分为4级:Ⅰ级,干和暖,指正常人,无急性心力衰竭;Ⅱ级,湿和暖,指单纯急性左心心力衰竭,无外周循环障碍和重要脏器灌注不良;Ⅲ级,干和冷,此种情况少见,在有大量心包积液或心脏压塞,以及伴急性右心心力衰竭时(右心室梗死、大块肺梗死所致)可出现;Ⅳ级,湿和冷,兼有左心心力衰竭和外周循环障碍及重要脏器灌注不良,可伴持续性低血压,甚至心源性休克。

四格表分级法较适用于慢性心力衰竭急性加重(即慢性心力衰竭急性失代偿)患者的评估。该法的分级大体上和Forrester分级可以一一相对应,又包括了对急性左心心力衰竭和急性右心心力衰竭的评估,指标简单而内含丰富,但临床应用并不方便,也不太适合国人的习惯,故一直未在我国得到普遍应用。而且,4个等级中正常人和右心心力衰竭各占其一,实际上左心心力衰竭只分为2个级别,并不能充分和细致评估此种临床上占绝大多数的急性心力衰竭类型。

(二)中国急性心力衰竭指南推荐的分级法

中国学者依据四格表分级法,又结合自身的临床经验和认识,总结和归纳出急性左心心力衰竭的临床程度分级(表1-26)。此处的冷暖指皮肤触诊的感觉。患者躯体和四肢温暖提示外周血管灌注良好,大多数情况下可以推测重要脏器的灌注也是良好的。反之,躯体和四肢寒冷反映外周和重要脏器灌注严重不良。

该法分为4级:Ⅰ级为正常,或尚未见明显的左心心力衰竭;Ⅱ级为单纯性左心心力衰竭;Ⅲ级为肺水肿(皮肤寒冷,肺部有大量湿啰音),或有急性右心心力衰竭(皮肤寒冷,肺部无啰音);Ⅳ级为重度急性左心心力衰竭,不仅伴外周循环障碍,并有持续性低血压或心源性休克,还可能伴重要脏器灌注不足,由于代偿性交感神经系统极度亢进,血管收缩、皮肤厥冷、大汗淋漓。这4个级别同样可以与Forrester分级相对应。我国的此种临床程度分级更为清晰,内含更

为明确,也更实用。

表1-26 急性心力衰竭的临床程度分级

分级	皮肤	肺部啰音
I	温暖	无
II	温暖	有
III	寒冷	有/无
IV	寒冷	有

四、急性左心心力衰竭的治疗和评价

(一)急性左心心力衰竭的处理流程

改善左心室充盈压和(或)增加心排血量可显著缓解症状,这也是急性期和早期治疗的主要目标之一。不过,改善症状不应使下游受害,如造成心肌或肾脏受损、冠状动脉灌注量减少、心率增快、神经内分泌进一步激活等。传统药物如襻利尿药和硝酸酯类药物在急性心力衰竭的应用并未做过系统和充分的研究,治疗的方法包括剂量、疗程及给药途径等主要是经验性的。实际上,在急性期如何既要迅速缓解症状,又要维持血流动力学稳定,应用的药物必须安全有效,目前很难做到。这也是临床处理上遇到的一个难题。通常的处理流程见图1-22。

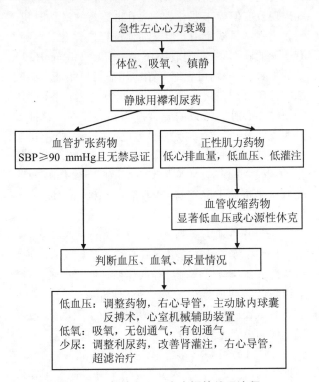

图1-22 急性左心心力衰竭的处理流程

(二)限水限钠

明显液体潴留者应严格限制摄入液体量<2000 ml/d。维持出入量负平衡为500~1500 ml/d,此时应防止低血容量、电解质紊乱(低血钾和低血钠等)。数天后水肿明显消退可减少水负平衡量,转为出入量大体平衡。容量负荷过重者,限制钠摄入<2 g/d。无须常规和严格限钠,正常饮食可改善预后,限钠对肾功能和神经体液机制有不利作用。

(三)利尿药的应用

1.应用方法 应采用静脉利尿药,首选襻利尿药如呋塞米。常规持续静脉注射如效果不佳,可酌情增加剂量。推荐用中等剂量,如呋塞米总剂量在起初6 h不超过80 mg,起初24 h不超过200 mg。亦可应用托拉塞米或依那尼酸(表1-27)。

表1-27 急性心力衰竭常用利尿药应用剂量和用法

呋塞米	先静脉注射20~40 mg,继以静脉滴注5~40 mg/h,总剂量在起初6 h不超过80 mg,起初24 h不超过200 mg
托拉塞米	10~20 mg 静脉注射
依那尼酸	25~50 mg 静脉注射
氢氯噻嗪	25~50 mg,2/d,口服
螺内酯	20~40 mg,1~2/d

2.利尿药使用是否安全 急性心力衰竭大多有液体潴留如肺淤血,其中慢性心力衰竭急性失代偿可伴显著的水肿。利尿药的使用是必需的,药物中唯有利尿药才能较快和较有效地消除液体潴留,减轻心脏的负荷。然而一些研究显示,使用利尿药尤其较大的剂量常伴较高的病死率。这是怎么回事?近期的一项荟萃分析解开了这一谜团,证实利尿药并不会增加病死率;病情严重的患者往往会长期应用大剂量利尿药,其病死率高系由于本身病情重,并非利尿药所致。

3.利尿药如何使用才适当 选择静脉应用还是口服?采用大剂量还是中小剂量?这是一个挑战。利尿药的应用在国内外指南中均为I类推荐,但证据强度为B或C级,提示缺乏临床研究的证据。近期一项针对这些问题的临床研究,证实静脉持续滴注和静脉推注,两者在同样剂量下疗效并无差异;还证实大剂量和中等剂量也无差异,而大剂量会引起更多更严重的不良反应。襻利尿药为首选,以呋塞米为例,其剂量和疗效几乎呈线性关系,现在看来使用中等剂量即可,日剂量不超过200 mg即为中等剂量。

4.利尿药如何使用才可提高疗效 利尿药使用

并不都能够立竿见影。疗效差或无疗效的情况常会出现,这是由于病情严重(如终末期心力衰竭)、使用不当或者利尿药抵抗。此时应增加剂量、静脉给药和口服同时使用;也可以合用两种以上利尿药,如在呋塞米基础上加用噻嗪类利尿药,有时呋塞米与托拉塞米合用也很有效。疗效仍不满意,可试用多巴胺小剂量静脉持续滴注,使肾血流增加或静脉给予奈西立肽(新活素)以扩张血管,从而加强利尿药的作用。联合应用疗效优于单药大剂量。新型利尿药托伐普坦可用于常规利尿药效果不佳、有低钠血症(尤其稀释性低钠血症)或有肾功能损害的患者。利尿药联合仅适合短期应用。中药芪苈强心胶囊临床上观察到有利尿作用,近来研究对降低心力衰竭生物学标志物NT-proBNP 有效,可以试用。

(四)血管扩张药物

1.适用的人群　可应用于急性心力衰竭早期阶段。收缩压水平是评估此类药是否适宜的重要指标。收缩压>110 mmHg 通常可安全地使用;在 90～110 mmHg 之间,应慎用;收缩压<90 mmHg,则禁忌使用,因可能增加病死率。血管扩张药应用过程中要密切监测血压,根据血压调整合适的维持剂量。

2.常用的药物和评价　主要有硝酸酯类、硝普钠、乌拉地尔、酚妥拉明、压宁定等,沿用已逾数十年,现在仍是主要推荐应用的血管扩张药,其应用方法参见表 1-28。

表 1-28　急性心力衰竭常用的血管扩张药剂量和用法

硝酸甘油	静脉滴注起始剂量 5～10 μg/min,每 5～10 分钟递增 5～10 μg/min,最大剂量为 100～200 μg/min;亦可每 10～15 分钟喷雾 1 次(400 μg),或舌下含服每次 0.3～0.6 mg
硝酸异山梨酯	1～10 μg/h 静脉滴注,或舌下含服每次 2.5 mg
硝普钠	从 15～25 μg/min 开始,酌增至 50～250 μg/min,静脉滴注,疗程不要超过 72 h
乌拉地尔	缓慢静脉注射 12.5～25 mg
奈西立肽	先给予负荷剂量 1.5 μg/kg,静脉缓慢注射,继以 0.0075～0.0150 μg/(kg·min)静脉滴注;也可以不用负荷剂量而直接静脉滴注。疗程 3 d,不超过 7 d

奈西立肽(又称人重组脑钠肽,rhBNP)是此类药物中的新秀,属内源性激素物质,与人体内产生的 BNP 完全相同。其主要药理作用是扩张静脉和动脉(包括冠状动脉),从而降低前、后负荷,在无直接正性肌力作用情况下增加心排血量,故将其归类为血管扩张药。实际上该药并非单纯的血管扩张药,而是一种兼具多重作用的药物,可以促进钠的排泄,有一定的利尿作用;还可抑制 RAAS 和交感神经系统,阻滞急性心力衰竭演变中的恶性循环。

研究表明,奈西立肽的应用可以带来临床和血流动力学的改善,推荐应用于急性失代偿性心力衰竭(VMAC 和 PROACTION 试验)。近期颁布的 AS-CEND-HF 研究结果表明,该药在急性心力衰竭患者中应用是安全的,并不会损害肾功能和增加病死率。但需要说明的是:一是该药并无能降低急性心力衰竭患者急性期病死率的任何可信的证据;二是该药临床应用中并未能显示对其他常用的、传统的血管扩张药有优势,其价格又昂贵,故不宜推荐作为一线药物使用。

3.血管扩张药应用的注意事项　下列情况下禁用血管扩张药物:①收缩压<90 mmHg,或持续低血压并伴症状,尤其有肾功能不全,以避免重要脏器灌注减少;②严重阻塞性心瓣膜疾病,如主动脉瓣狭窄,有可能出现显著的低血压;二尖瓣狭窄也不宜应用,有可能造成心排血量明显降低;③梗阻性肥厚型心肌病。

血管扩张药如何合理应用?临床研究和实践经验均表明,在急性心力衰竭的早期,即血流动力学状况出现改变但尚未恶化,是应用此类药的最佳时机,也就是强调早期应用。但又如何选择这样的时机呢?有明显的肺部啰音,但收缩压仍稳定在 110 mmHg 以上的患者,一般均可立即开始应用血管扩张药。硝酸酯类较硝普钠使用方便又安全,可优先考虑,尤适用于缺血性心脏病所致的急性左心心力衰竭。其他如奈西立肽、压宁定、酚妥拉明等也可以用。应用血管扩张药最主要危险是血压降低,可诱发血流动力学恶化,加重心力衰竭,故应密切监测血压和其他指标。如血压呈持续下降趋势,或收缩压<100 mmHg,宜慎用或不用。

(五)正性肌力药物

1.适用的人群　适用于低心排血量综合征,如伴症状性低血压或心排血量降低伴循环淤血患者,可缓解组织低灌注所致的症状,保证重要脏器的血液供应。血压较低和对血管扩张药及利尿药不耐受或反应不佳的患者尤其有效。

2.常用的药物　多巴胺、多巴酚丁胺、磷酸二酯酶抑制药(主要为米力农)等应用十分普遍。正在应用 β 受体阻滞药的患者(如慢性心力衰竭急性失代偿)不推荐应用多巴酚丁胺和多巴胺这两种儿茶酚胺类药物,此时更适合用米力农。

洋地黄类可用于伴肺水肿且心室率很快的患者,尤其适用于伴快速心室率心房颤动的患者,可迅速控制心室率,改善症状,一般应用毛花苷 C(西地兰)。这些药物的剂量和用法参见表 1-29。

表 1-29 急性心力衰竭常用正性肌力药的剂量和用法

毛花苷 C(西地兰)	0.2~0.4 mg 缓慢静脉注射,2~4 h 后可以再用 0.2 mg,伴快速心室率的房颤患者可酌情适当增加剂量
多巴胺	250~500 μg/min 静脉滴注,小剂量起始,逐渐增量
多巴酚丁胺	100~250 mg/min 静脉滴注
米力农	首剂 25~50 μg/kg 静脉注射(>10 min),继以 0.25~0.5 g/(kg·min)静脉滴注
左西孟旦	首剂 12~24 μg/kg 静脉注射(>10 min),继以 0.1 μg/(kg·min)静脉滴注

左西孟旦为新的正性肌力药物。这是一种钙增敏剂,通过结合于心肌细胞上的肌钙蛋白 C 促进心肌收缩,还通过介导 ATP 敏感的钾通道而发挥血管舒张作用和轻度抑制磷酸二酯酶的效应。其正性肌力作用独立于 β 肾上腺素能刺激,可用于正接受 β 受体阻滞药治疗的患者。急性心力衰竭患者应用本药静脉滴注可明显增加心排血量和每搏量,降低 PCWP、全身血管阻力和肺血管阻力。对于严重的低心排性心力衰竭,左西孟旦与多巴酚丁胺相比,可更有效地改善血流动力学状态,改善呼吸困难和乏力的症状。该药在缓解临床症状、改善预后等方面不劣于多巴酚丁胺,且可使患者的 BNP 水平明显下降(SURVIVE 研究)。冠心病患者应用不会增加病死率。用法:首药 12 μg/kg 静脉注射(>10 min),继以 0.1 μg/(kg·min)静脉滴注,可酌情减半或加倍。对于收缩压<100 mmHg 的患者,不需要负荷剂量,可直接用维持剂量,以防止发生低血压。

亦应指出,尚无确切证据表明该药能降低急性心力衰竭急性期病死率,较之常规和传统的正性肌力药物也无优势,价格昂贵,故不宜作为一线药物使用。

3.正性肌力药物应用的注意事项 急性心力衰竭患者应用此类药需全面权衡:①是否用药不能仅依赖 1~2 次血压测量的数值,必须综合评价临床状况,如是否伴组织低灌注的表现;②血压降低伴低心排血

量或低灌注时应尽早使用,而当器官灌注恢复和(或)循环淤血减轻时则应尽快停用;③药物的剂量和静脉滴注速度应根据患者的临床反应做调整,强调个体化的治疗;④此类药可即刻改善急性心力衰竭患者的血流动力学和临床状态,但也有可能促进和诱发一些不良的病理生理反应,甚至导致心肌损伤和靶器官损害,必须警惕;⑤用药期间应持续做心电、血压监测,因正性肌力药物可能导致心律失常、心肌缺血等;⑥血压正常又无器官和组织灌注不足的急性心力衰竭患者不宜使用。

(六)血管收缩药物

对外周动脉有显著缩血管作用的药物如去甲肾上腺素、去氧肾上腺素(新福林)、甲氧明(美速克新命)、间羟胺(阿拉明)等,多用于正性肌力药物应用后仍伴显著低血压或心源性休克患者。这些药物可以使心输出量重新分配至重要脏器,收缩外周血管并提高血压,但以增加左心室后负荷为代价。这些药物具有正性肌力活性,也有类似于正性肌力药的不良反应。其应用的剂量和用法参见表 1-30。

表 1-30 急性心力衰竭常用缩血管药物剂量和用法

去甲肾上腺素	1~5 mg 加入 500~1000 ml 中静脉滴注,起始滴速 0.5 μg/min,根据血压调整滴速,维持量 2~5 μg/min,最大量 10~20 μg/min
去氧肾上腺素	5~10 mg 肌内注射,或 0.5~1 mg 静脉注射,1~2 h 可重复。无效或严重低血压,10~20 mg 加入 500 ml 5%葡萄糖液中静脉滴注,根据血压调整滴速
甲氧明	10 mg 肌内注射,或 5~10 mg 缓慢静脉注射,严重者 20~60 mg 加入 250~500 ml 5%葡萄糖液中静脉滴注,根据血压调整滴速
间羟胺	2~10 mg 肌内注射,或 5~20 mg 静脉注射,或 20~100 mg 加入 250~500 ml 5%葡萄糖液中静脉滴注,根据血压调整滴速

(七)一些问题的探讨

1.血管活性药物应如何选择 一般可将血管扩张药、正性肌力药和血管收缩药物三者合称为血管活性药。这些药物在临床上如何合理选择、合理搭配应用是一个难题,需要知识和经验,更需要因人而异做个体化处理。实际操作参见表 1-31,有一定帮助。血管扩张药使用的要点是早期和监测血压(尤其收缩压)。如收缩压显著降低可开始应用正性肌力药物。

在血管扩张药和正性肌力药应用后,如患者血压仍低,可加用缩血管药(如去甲肾上腺素等)。此时应采用漂浮导管技术,并根据血流动力学指标的变化,调整血管活性药物的种类和剂量。

表 1-31　急性心力衰竭血管活性药物的选择应用

收缩压	肺淤血	推荐的治疗方法
>100 mmHg	有	襻利尿药+血管扩张药
90~100 mmHg	有	血管扩张药和(或)正性肌力药物
<90 mmHg	有	①血流动力学监测;②补充血容量;③正性肌力药物,必要时加去甲肾上腺素;④肺动脉插管监测,使用主动脉内球囊反搏和左心室辅助装置

2.β 受体阻滞药的应用　慢性心力衰竭发生急性失代偿,原已使用的 β 受体阻滞药是减或停,还是继续维持不变?这是一个问题。2007 中国心力衰竭指南及欧洲心力衰竭指南,均建议可以减或停,待急性心力衰竭得到控制,症状改善后再加用。不过,这一观点近来已有转变。如失代偿并非因为 β 受体阻滞药所致,则不宜减量或停用,这对于急性期治疗并无好处,反而使尔后该药的加用和增加剂量造成困难。OPTIMIZE-HF 注册研究亦表明,β 受体阻滞药的继续应用对患者出院后生存有益,可降低风险,降低出院后再住院率,停用者风险显著升高。

五、急性心力衰竭的非药物治疗

非药物治疗可发挥重要作用,与药物治疗形成鲜明对照的是,非药物的辅助治疗近几年进展较快。

(一)血液超滤

可消除潴留的钠和水,从而减少利尿药的剂量,并可逐渐和有控制地增加移除的液体量。适用于顽固难治性水肿、药物治疗无反应(包括利尿药抵抗)、血肌酐水平显著升高,以及伴严重低钠血症等患者。超滤治疗和静脉连续应用利尿药相比,液体丢失无明显差异,但超滤治疗能更有效地移除体内过剩的钠,并可降低患者因心力衰竭再住院率(UNLOAD 研究)。在伴持续淤血和肾功能恶化患者中阶梯式药物治疗在保护肾功能上优于超滤,体重减轻类似,超滤不良反应较高(CARRESS-HF 研究)。近几年随着心力衰竭专用装置问世和技术改进,经验积累,这一方

法的临床应用价值已得到充分肯定。

(二)主动脉内球囊反搏(IABP)

可有效改善心肌灌注,又降低心肌耗氧量和增加心排血量。适用于:①急性心肌梗死或严重心肌缺血并发心源性休克,且不能由药物纠正;②伴血流动力学障碍的严重冠心病(如急性心肌梗死伴机械并发症);③急性重症心肌炎伴顽固性肺水肿;④可用作左心室辅助装置或心脏移植前的过渡治疗。对其他原因的心源性休克,是否有益尚无证据。

(三)机械通气

主要用于心搏呼吸骤停而进行心肺复苏,或并发 Ⅰ 型或 Ⅱ 型呼吸衰竭的患者。无创呼吸机辅助通气常用于肺水肿和严重呼吸窘迫,且药物治疗不能改善的患者,采用持续气道正压通气(CPAP)或双相间歇气道正压通气(BiPAP)两种模式。近期研究表明,无创呼吸机辅助通气,并不能降低死亡风险或气管内插管的概率。气道插管和人工机械通气应用指征为心肺复苏、严重呼吸衰竭经常规治疗不能改善,尤其是出现明显的呼吸性和代谢性酸中毒,并影响意识状态的患者。

(四)左心室辅助装置(LVAD)

LVAD 或双室辅助装置(BiVAD)可作为心脏移植的过渡,近期由于此种装置的小型化和更加精巧,亦开始用于不能做心脏移植患者的长期替代治疗,2~3 年的生存率优于药物治疗。主要并发症有出血、血栓栓塞、脑卒中、感染和装置失效。

(五)心脏移植

可作为终末期心力衰竭的一种治疗方式,主要适用于无其他可选择治疗方法的重度心力衰竭,包括严重心功能损害,或依赖静脉正性肌力药的患者。与传统治疗相比,可显著增加生存率、改善运动耐量和生活质量。该方法在技术上已较为成熟,主要问题是供体来源缺乏。

六、急性心力衰竭基础疾病的处理

引起急性心力衰竭的基础疾病如严重和未控制的高血压、急性冠状动脉综合征、重症心肌炎、心瓣膜疾病等均应给予相应的治疗。要积极进行促进心脏重建的治疗,主要针对以下靶标。

(一)左心室功能障碍

RAAS 阻滞药如 ACEI、ARB、醛固酮拮抗药,以及交感神经系统阻滞药 β 受体阻滞药,均可以改善左心室功能和心力衰竭患者的预后。利尿药和地高辛亦可长期应用,有助于缓解和减轻心力衰竭的症状。

（二）冠心病和严重心肌缺血

有效的血运重建和改善临床结局之间有显著的关联，应积极考虑采用。推荐使用的药物有抗血小板药物（如阿司匹林）、β受体阻滞药、他汀类药物等。能量和代谢调节药物，亦可能有益。存活心肌指部分心肌仍存活但丧失了功能，处于"冬眠"状态。可采用MRI、超声心动图药物（如小剂量多巴酚丁胺）运动试验、放射性核素显像等方法来检测。业已证实，及时采用冠状动脉血运重建和β受体阻滞药治疗，有可能使存活心肌恢复正常功能。

（三）肾脏受损

监测和改善肾功能的措施很有必要。肾功能状况也是心力衰竭预后的一个预测指标，但仍不清楚仅仅针对改善肾功能的治疗方法是否也能使临床结局改善？

（四）心电系统异常

心力衰竭的基本病理机制是心肌重构，往往也伴电重构，后者与患者伴发的各种心律失常如心房颤动、严重的室性心律失常等有关。一方面采用积极的药物治疗如阻断RAAS和交感神经系统的药物，以及矫正心力衰竭的病因等，以延缓和改善心肌重构，因为心肌重构是电重构和各种心律失常产生的"基质"。另一方面应酌情选择药物和（或）非药物方法纠正和控制心律失常，尤其严重的、有威胁的心律失常。

（五）心瓣膜疾病

由于瓣膜置换术在技术上已十分成熟，有器质性心瓣膜疾病患者在心力衰竭发生前即应考虑做外科手术，以预防心力衰竭。已有心力衰竭者则应尽早手术，以防止心力衰竭再发。

（六）妥善的出院后安排

对18项心力衰竭随机试验（$n = 3304$）所做的荟萃分析表明，制定完整的出院计划，对患者充分告知，以及出院后积极随访处理，较之通常的处置可改善生活质量，降低再住院和死亡。

第十五节　心力衰竭的生物学标志物-B型利钠肽

[内容提要]

BNP/NT-proBNP对心力衰竭的诊断和鉴别诊断、危险分层和评估预后具有肯定的临床价值。气急而疑为心力衰竭者，该指标正常，可除外心力衰竭，显著升高则有助于做出明确诊断。测定值很高（如NT-proBNP>5000 ng/L）提示病情严重，长期持续不降或反升，为预后不良之兆。最近还用来指导心力衰竭治疗，与基线值相比，治疗后降幅>30%，或能降至接近正常水平，提示治疗有效。BNP和NT-proBNP两者临床应用价值相仿。年龄、性别、肥胖及伴其他疾病（如肾功能损害、心房颤动、心肌缺血等）均可显著影响测定值。由此而产生的灰色区域，应予关注并恰当解读。

心肌损伤性疾病如急性心肌梗死采用生物学标志物已有30多年历史，起初是肝脏转氨酶，后来是肌酸磷酸激酶（CK）及其心脏型同工酶（CK-MB）、肌红蛋白，近期则广泛采用肌钙蛋白T或I（cTnT，cTnI）。这一探索和进步的历程清楚表明生物学标志物的应用对于心血管疾病的诊断、治疗与深入研究具有多么重要的作用。

遗憾的是，心力衰竭如此重要和凶险的心血管疾病长期并无可资广泛应用的、公认的生物学标志物。并非没有进行研究和探索，恰恰相反，这样的工作从未间断，只是心力衰竭过于复杂，寻找出单一的、可靠的，又具有高度敏感性与特异性的标志物实在太难。

在21世纪初终于"铁树开花了"。经过对近百种各样指标的长期比较、遴选、评估，B型利钠肽（BNP）及其N末端利钠肽前体（NT-proBNP）脱颖而出，成为首个获得确认的心力衰竭标志物，这是心血管疾病生物学标志物研究的重大事件，更是心力衰竭临床工作的一个里程碑。

一、BNP/NT-proBNP的历史回顾

回顾这段历史可以让我们认识到，BNP/NT-proBNP的出现是科学的选择。

（一）各国指南或共识竞相推荐

早在2004年就曾发表了有关"ACC专家BNP共识：BNP在心血管疾病中对于诊断、预后、筛选、治疗监测及作为治疗药物的临床应用方案"。专家组成员都是有造诣的临床医师和研究者，共识之目的是为临床医师提供有关BNP的最新评论，以及如何恰当应用BNP。在这一共识中提供给临床医师10条重要信息：①BNP是心力衰竭的定量标志物；②BNP诊断心力衰竭高度准确；③BNP可以对急症室患者进行危险分层，有助于判断哪些患者应该住院抑或出院；④BNP检测有助于改善患者处理，减少总的治疗费用；⑤可以节省长达6个月的费用；⑥BNP是判断心力衰竭患者预后的最强预测物；⑦BNP水平有助于评估出院的安全性；

⑧BNP 指导治疗，有助于改善慢性心力衰竭的预后；⑨BNP水平伴随患者症状加重和体重增加而升高，是确定心功能失代偿的最佳指标；⑩也是预测急性冠状动脉综合征患者死亡的最有力的预测物。这些早期的意见和评价绝大多数为尔后的研究进一步证实。

2007 年中国慢性心力衰竭诊治指南和欧洲 ESC 心力衰竭指南均推荐这一指标用于心力衰竭的筛查、诊断及预后评估。

2008 年 BNP/NT-proBNP 国际专家共识发布。

2010 年中国急性心力衰竭指南推荐 BNP/NT-proBNP 用于急性心力衰竭的诊断、预后评估及治疗监测。

2011 年英国 NICE 心力衰竭指南，除推荐 BNP 用于诊断、危险分层和评估预后外，首次建议做动态监测，适用于因住院或药物加量有疑问的患者。同年中国专家共识发布。

（二）各国指南评价和推荐的差异

自 2005 年以来各国颁布的心力衰竭指南中都提到了 BNP/NT-proBNP 的应用。美国心力衰竭学会（HFSA）指南虽然"并不推荐此法常规用于评估无心力衰竭症状和体征的结构性心脏病患者"，但并未否认对于那些伴心力衰竭临床表现的心脏病患者，这一测定方法仍是适用和有意义的。中国指南（2007）则肯定 BNP 可广泛应用，有助于原因未明气急患者的诊断，并在临床诊断路径上将 BNP 与 X 线胸片、心电图、其他血样检测一起列为主要的初筛方法。美国 ACC/AHA 指南认为 BNP 水平已显示与 NYHA 心功能分级表明的心力衰竭严重度呈现平行的关系，还指出，失代偿者经强化治疗后，BNP 水平呈降低趋势，但目前还不能将此法用作调整和指导治疗的指标。一则有些患者虽经优化治疗，BNP 水平仍高居不下，而一些终末期心力衰竭患者 BNP 水平却是正常的；二则 BNP 水平已知受到心脏内外多种因素影响，还会因年龄、性别、体重等而变化。总之该指南认为，"对于那些诊断未明的疑似患者，BNP 升高有助于心力衰竭的诊断，但还不能单独用来证实或排除心力衰竭。"

ESC 的急性心力衰竭指南（2008）肯定 BNP 可在急诊室用于气急患者，有助于排除或证实充血性心力衰竭，还指出 BNP 对于排除心力衰竭具有良好的阴性预测价值；BNP 水平升高，宜采用进一步的诊断方法，而如果业已证实为急性心力衰竭，则 BNP/NT-proBNP 水平增高具有重要的预后意义。该指南也在临床诊断路径中将这一指标和心电图、X 线胸片一起列为初筛方法。

ESC 的慢性心力衰竭指南（2008）肯定了 BNP/NT-proBNP 有助于心力衰竭的诊断；一些临床研究已提供证据表明，BNP 用作为筛选诊断方法和心脏病学专家根据临床资料提出的"金标准"具有良好的相关性。阴性预测值和阳性预测值分别为 97% 和 70%；在筛选中 BNP/NT-proBNP 升高的疑似者，约 1/3 最终被证实为心力衰竭。该指南还提出两条意义重大的建议：一是 BNP/NT-proBNP 通常可用作为排除诊断的方法，其测定值正常可除外严重心脏病，故无须做进一步心脏病学检查如超声心动图或其他昂贵的技术；未经治疗患者，测定值正常或偏低，则不太可能为心力衰竭；二是这一指标对于死亡和严重心血管不良事件具很强的预测值，此类高危人群需做进一步心脏检查，以确定其原因。

2006 年澳大利亚慢性心力衰竭指南指出：当患者出现不能解释的呼吸困难，BNP 测定可以提高诊断的准确性；如果患者最初的临床诊断不清楚，而又出现新的症状，超声心动图又不能及时做，测定 BNP/NT-proBNP 有助于诊断；当患者 BNP/NT-proBNP 正常，心力衰竭的可能性小，明显升高者应当进一步做超声心动图检查。

2007 年中国慢性心力衰竭诊治指南明确指出，这一指标测定有助于心力衰竭的诊断、预后评估和危险分层；左心室功能障碍患者无论是否伴有症状，测定值倾向于升高；还可用于心源性或肺源性呼吸困难的鉴别诊断，正常者一般可排除心力衰竭。该指南还肯定 NT-proBNP 具有与 BNP 同样的临床价值。提出了这两个指标的临界阈值：BNP 为 400 ng/L，如低于 100 ng/L 不支持心力衰竭诊断；NT-proBNP 为 450 ng/L，<50 岁人群中诊断急性心力衰竭的敏感性和特异性分别为 93% 和 95%。

综上所述，各国指南的共同点是都肯定了 BNP/NT-proBNP 在心力衰竭中的应用，但评价程度存在明显的差异，其中欧洲 ESC 和中国的指南给予了更多的肯定和期待。各国指南中的此种差异主要反映这一检测方法当时还刚开始应用，各国开展此项工作和应用上不尽一致；也反映了相关的临床资料还不充分，临床证据还不够多，尚不能形成统一的认识。

中国指南的撰写专家们高度评价这一指标的价值，认为是心力衰竭诊治领域首次引入的一个生物学指标，具有里程碑意义，并预见到未来这一检测方法有可能改变心力衰竭诊治的现状，进入一个可以量化的，可以更准确评估的，甚至可以预测的新阶段；充分应用 BNP/NT-proBNP，将鼓励和推动心力衰竭生物学标志物的研究。中国心力衰竭指南 2014 推荐动态测定 BNP/NT-proBNP 可作为评价治疗效果的一种辅助方法,治疗后较基线值降幅≥30%,提示治疗有效。

2008 年和 2009 年欧美两地的心力衰竭指南,以及晚近颁布的 2012 年 ESC 和 2013 年 ACCF/AHA 心力衰竭指南基本上都继续维持以前指南中对这一指标正面和积极的评价。

根据上述材料,目前在以下领域 BNP/NT-proBNP 的应用价值可以得到确认:①诊断或排除急性心力衰竭;②是急性或慢性心力衰竭最强的独立预后因素之一,适用于不同严重程度的心力衰竭患者,有助于做出危险分层和预后评价。初步认为有价值、有帮助,但仍需进一步积累证据的领域有:①指导心力衰竭治疗,可降低患者死亡及心力衰竭住院风险。②对于稳定型和不稳定型冠心病,有助于预测以后发生心力衰竭或死亡的危险。

二、BNP 和 NT-proBNP 的应用价值相当

(一)分泌和生理作用

20 世纪 80 年代初在大鼠心肌细胞中分离出一种多肽类激素 A 型利钠肽(AVP)。后来在猪和鼠脑中发现了具有类似利钠和扩血管作用的 B 型利钠肽,并命名为"脑钠肽"。此后又陆续发现 C 型利钠肽(CNP)和 D 型利钠肽(DNP)。人类 BNP 主要存在于心肌细胞中,脑内也有极少量产生。

人类心脏分泌的 BNP 有 32 个氨基酸多肽。开始分泌的是由 134 个氨基酸组成的 pre-proBNP 前体,当受刺激释放时,一个含 26 个氨基酸的单肽序列从前体 N 末端裂开,生成含 108 个氨基酸的 proBNP,后经蛋白酶裂解,成为无活性的 NT-proBNP 和有活性的 BNP。

BNP 主要由心室产生与分泌,在生理情况下 BNP 浓度很低,而在病理情况下当心室容量负荷过大,心室就会迅速合成和释放 BNP,其血浓度与左心室舒张末压呈正相关,与左心室功能呈负相关,因而是心力衰竭和左心室功能失代偿的可定量检测的生物学标志物。

BNP 通过其特异性受体(NPR-A 型,NPR-B 型和 NPR-C 型),产生生理作用和清除。此种受体分布于心脏、肾脏、血管内皮、血管平滑肌细胞、肾上腺和中枢神经系统等。前两型是由 1030 个氨基酸组成的跨膜鸟苷酸环化酶,通过 cGMP 作为第二信使作用介导 BNP 的生物活性反应。NPR-C 为短的跨膜蛋白,通过 G 蛋白介导,抑制腺苷酸环化酶并激活磷酸脂酰肌醇通路,参与 BNP 的清除。

BNP 的代谢可以通过肾脏和中性肽链内切酶降解两种途径,而 NT-proBNP 只能通过肾脏代谢,伴肾功能损害(尤其肾透析)的慢性心力衰竭患者宜检测 BNP。

BNP 的主要生理功能是利尿、利钠,扩张血管、降低血压,并抑制 RAAS、交感神经系统和促肾上腺皮质激素的释放及交感神经的过度反应,抑制心肌纤维化、血管平滑肌细胞增生,参与调节血压、血容量及盐平衡。

NT-proBNP 是一个无活性的片段,正常人的 BNP 水平与 NT-proBNP 相似。在左心室功能不全的患者 NT-proBNP 的水平是 BNP 的 4 倍。血浆 NT-proBNP 水平与年龄、性别、BMI 相关,并且随着年龄增加、肾功能不全加重,随 BMI 降低而增高,女性高于男性。NT-proBNP 随心力衰竭程度加重而升高,在急性冠状动脉综合征、COPD、肺动脉高压、高血压、心房颤动等疾病中升高。

BNP 和 NT-proBNP 两者虽有差异(表 1-32),而临床应用的价值是一样的。

表 1-32　BNP 和 NT-proBNP 两者的差异

	BNP	NT-proBNP
肽链长度	32 肽	76 肽
半衰期	18 min	60~12 min
生物学活性	有	无
稳定性	一般	好
是否受 rhBNP 药物影响	是	否

(二)临界值和诊断的灰色区(Grey zone)

一般推荐的临界值为:BNP<100 ng/L,NT-proBNP<300 ng/L;年龄较大的可采用下列临界值:NT-proBNP<450 ng/L(<50 岁)或 900 ng/L(≥50 岁)。

灰色区值定义为 BNP/NT-proBNP 水平介于"排除"值 和按年龄调整的"纳入"值之间。BNP 在 100~400 ng/L;NT-proBNP:<50 岁者 300~450 ng/L,50~75 岁者 300~900 ng/L,>75 岁者 300~1800 ng/L,即为灰色区域。造成"灰色区"原因通常为影响右心室的疾病(如COPD 并发肺源性心脏病、肺动脉高压等),或右心心力衰竭(如长时间左心心力衰竭导致的右心心力衰竭、右心室梗死及肺栓塞等)。

了解造成灰色区域的原因,对于鉴别诊断很重要。血浆 BNP 和 NT-proBNP 水平除与年龄、性别和体重有关,在各种疾病影响下亦会升高。常见疾病有冠状动脉缺血、心力衰竭、心肌疾病或损伤(如左心室肥厚、限制型心肌病、应激性心肌病、心肌炎、中毒、化疗)、心脏瓣膜病、心房颤动或扑动、先天性心脏病、肺源性心脏病、睡眠呼吸暂停、肺动脉栓塞、肺动脉高压

症、贫血、肾功能不全、严重疾病、脑卒中，以及其他全身性疾病如细菌性败血症、烧伤等。

三、呼吸困难的诊断和鉴别诊断

急性呼吸困难（气急）是常见的症状，其病因可有心源性、肺源性（如COPD）及其他疾病。心源性呼吸困难除心力衰竭外，亦可见于心肌缺血（尤其老年患者）。BNP/NT-pro BNP水平正常的，基本可除外心源性。但其水平升高并不能确诊心力衰竭，须排除其他心脏病变如心肌炎、心房颤动、心脏电复律后，以及其他心外因素如年龄、肾衰竭、肺部疾病等。一项研究表明，由急诊医师筛查疑为心力衰竭的呼吸困难患者，临床诊断心力衰竭的正确率只有74%，而用BNP/NT-pro BNP诊断的正确率达81.2%，显然BNP可以提高急诊室心力衰竭的诊断正确率（图1-23）。

NT-proBNP<300 ng/L和BNP<100 ng/L为排除急性心力衰竭的临界值。国外研究表明，<50岁成人血浆NT-proBNP浓度450 ng/L，诊断急性心力衰竭的敏感性和特异性分别为93%和95%；≥50岁血浆浓度900 ng/L，诊断心力衰竭的敏感性和特异性分别为91%和80%。肾功能不全（eGFR<60 ml/min）NT-proBNP1200 ng/L诊断心力衰竭的敏感性和特异性分别为85%和88%。在慢性心力衰竭患者中BNP/NT-proBNP诊断心力衰竭的敏感性和特异性较低，但仍可以作为辅助检查指标，提高诊断的准确率。

四、心力衰竭的危险分层和预后评估

急性心力衰竭检测BNP/NT-proBN有助于危险分层和评估存活率。根据一项6个月风险调查，BNP<230 ng/L或>480 ng/L，死亡危险和心力衰竭住院率分别为4%和40%。另一项研究显示该测定值<200 ng/L，不良事件发生率很低；>1 700 ng/L，则有很高的危险性。一般认为，NT-proBNP>5 000 ng/L提示心力衰竭患者短期病死率较高，>1000 ng/L提示远期死亡风险较高。

慢性心力衰竭BNP/NT-proBNP水平与预后显著相关，可广泛用于判断心力衰竭的进展和预后，并适用于不同严重程度的心力衰竭患者。有效治疗后该指标应逐渐降低；如仍维持较高水平者，住院率及病死率显著增加。Val-HeFT研究发现，治疗12个月后，如果BNP基线值从150 ng/L下降至100 ng/L以下，病死率明显下降大约13%；如果BNP不降，反而上升至100 ng/L以上，病死率则上升大约为23%；如果治疗前后BNP不下降，持续在200 ng/L以上，病死率为25%；如果治疗前BNP就不高，基线值约为50 ng/L，治疗12个月后，BNP更低，病死率仅8%。

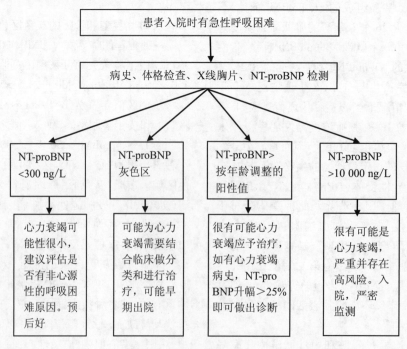

图1-23　BNP和NT-proBNP指导的急性心力衰竭诊断流程

五、慢性心力衰竭用作治疗监测和疗效评价

在慢性心力衰竭治疗和随访过程中一般均会进行动态评估,常采用两种评估方法,即临床状况的评估和 BNP/NT-proBNP 评估。

(一)临床状况的评估

方法是比较治疗前后患者心力衰竭的症状和体征(包括血压)、运动耐受性和生活质量有无改善,心脏的大小如胸部 X 线检查上心胸比及超声心动图测定的左心室舒张末与收缩末的直径有无缩小、LVEF 和 6 min 步行距离有无提高等。过去只根据临床状况来评估治疗效果和患者总体状况。然后,大量的研究表明,心力衰竭的症状改善和患者的临床结局或预后明显并不相关联。现代的心力衰竭治疗可使患者症状改善,感觉良好,但以后各种心血管事件发生率仍很高。这一现象提示心力衰竭症状的变化似乎不会影响到与临床结局相关的病理生理学机制,也提示对于症状改善的患者仍需长期和积极的治疗。

(二)BNP/NT-proBNP 评估

1.急性心力衰竭 已将 BNP/NT-proBNP 动态测定作为重要的辅助评估方法。一些研究表明,与基线相比,治疗后测定值显著下降表明治疗奏效;未下降或下降未达标,甚至继续走高,即便临床状况有所改善,仍属高危人群,预后不良;也提示治疗效果欠佳,应继续加强治疗,如增加药物的种类或增加药物的剂量。急性心力衰竭一般将治疗后与基线值相比,BNP/NT-proBNP 下降达到或超过 30% 作为评价疗效的标准,即降幅≥30% 为有效(图 1-24)。

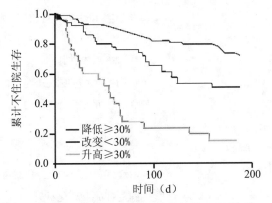

图 1-24 心力衰竭治疗后 BNP/NT-proBNP 降幅与患者生存率相关

2.慢性心力衰竭 BNP/NT-proBNP 动态测定能否用来指导心力衰竭的治疗,目前尚有争论。TIMI-

CHF 试验比较常规按症状治疗和采用 BNP 动态检测指导治疗这两种方案的疗效,主要终点是中性的。从 400 多项 BNP/NT-proBNP 评估心力衰竭治疗的研究中,筛选出约 20 项样本量较大、采用随机对照方法、以全因死亡率为观察终点、随访时间较长的试验(其中包括中性结果的 TIMI-CHF 试验)做荟萃分析,结果显示:与通常的临床评估相比较,动态监测 BNP/NT-proBNP 对心力衰竭治疗有益,全因死亡率和因心力衰竭恶化再住院率均降低;抗心力衰竭治疗的药物(如 ACEI、β 受体阻滞药等)应用和达到的剂量也较大。

近期的一项研究评估应用 BNP 指导的筛选和治疗,对院外慢性心力衰竭患者的影响。由全科医师实施治疗,主要观察指标有左心室功能障碍加重、心力衰竭和心血管事件等。结果表明,采用 BNP 指导的长期心力衰竭治疗可显著降低这些不良反应发生率,包括再住院率(STOP 研究)。

因此,尽管尚需进一步研究,中国心力衰竭指南 2014 已推荐动态测定 BNP/NT-proBNP,作为评估慢性心力衰竭治疗效果的方法之一,可用作临床状况评估的辅助方法。治疗后测定值显著降低(如降幅≥30%),或降至正常水平,提示治疗有效。不主张频繁测定,可以每半年或 1 年测定 1 次。慢性心力衰竭的疗效评估十分重要,将临床状况评估与 BNP/NT-proBNP 动态测定两者结合的评估,总会提供更多的信息,优于单纯的临床状况评估。

(三)BNP/NT-proBNP 水平与体内容量负荷相关

慢性心力衰竭患者一般均存在程度不等的液体潴留,其 BNP/NT-proBNP 测定值实际上可反映体内容量负荷状况,可用来作为评估是否有容量负荷过重的替代指标。研究认为,BNP/NT-proBNP 水平等于其基线值(即没有容量负荷增多、不需要利尿药治疗的水平),加上由于容量增加引起的 BNP/NT-proBNP 增量。因此,该指标超过基线值意味着体内容量负荷过重,反之亦然,故可以用于评估和监测容量负荷平衡,用于治疗监测。一项研究表明,第一个 24 h 内 BNP 与 PCWP 存在明显关联:BNP 从 1200 ng/L 降至 600 ng/L 时,PCWP 从 31mmHg 降至 17mmHg,平均 BNP 每小时下降 30~40 ng/L,PCWP 相应地下降 0.8 mmHg。出院时 PCWP 越高,预后越差,BNP 可以作为 PCWP 的替代指标。

六、其他问题与新进展

(一)BNP/NT-proBNP 预测冠心病发生心力衰竭

近期研究提示 BNP/NT-proBNP 也是冠心病重要

的独立预后因素,有助于预测以后发生心力衰竭或死亡的危险。急性冠状动脉综合征患者建议发作时即检测,24~72 h和3~6个月后复查。稳定型冠心病患者建议间隔6~8个月测定1次。

(二)心力衰竭的其他标志物

1.中段心房利钠肽前体(MR-proANP) 这是近期推荐应用的指标,临界值为120 pmol/L。用于诊断急性心力衰竭,其效果不逊于BNP/NT-proBNP。

2.肌钙蛋白 无明显心肌损伤或冠心病的心力衰竭患者仍会有肌钙蛋白异常,考虑存在进行性心肌损伤和凋亡。慢性心力衰竭患者出现肌钙蛋白异常与循环障碍、进行性左心室功能障碍有关。急性心力衰竭患者肌钙蛋白水平升高与预后密切相关,也可作为治疗效果的监测指标。鉴于急性冠状动脉综合征、肌钙蛋白及心力衰竭之间密切相关,建议急性失代偿性心力衰竭患者应常规检测肌钙蛋白。

3.可溶性ST$_2$和半乳糖凝集素-3 这两个指标可反映心肌的纤维化,为中国心力衰竭指南2014所推荐采用。ST$_2$是白介素-1受体家族的成员,在多种心脏疾病包括心力衰竭、心肌梗死评估中有重要的临床价值,在慢性心力衰竭的危险分层中可能提供额外信息。

4.Copeptin 血管加压素的测定并不实用,因其很不稳定。Copeptin为血管加压素前体的C-末端部分。在926例心力衰竭患者中做了初步研究,测定血中copeptin水平,并将测定值自高至低分为4部分。水平最高部分患者全因病死率增加1倍,NYHA Ⅲ/Ⅳ级较多见、NT-proBNP水平较高、发生并发症如肾功能障碍、糖尿病、贫血和炎症等较多,提示病情重。该结果似表明,Copeptin水平与心力衰竭严重性相关联,可能有助于确定高危的心力衰竭患者。

第十六节 右心衰竭

[内容提要]

本病系由于右心室收缩和(或)舒张功能障碍导致心排血量显著降低的临床综合征。多为继发性,在原有左心衰竭基础上发展而来,即为全心衰竭的一部分。少数为单纯或原发的,多见于右心室梗死、肺动脉高压、肺栓塞、肺源性心脏病、右侧心瓣膜病、右侧心肌病及限制性心脏病等。原发的右心衰竭临床上表现为三联症:中心性水肿、颈静脉充盈和肝颈逆流征阳性,以及肺部清晰。治疗上慢性右心衰竭主要应用利尿药,急性尤其重症者可用正性肌力药尤其多巴胺、多巴酚酊胺。

一、右心衰竭的基本概念

右心衰竭其实是一种很复杂的临床综合征,诊断和治疗均有难点。该领域的研究近来有长足进步,一些认识和观点也得到更新。本节主要介绍该病的新理念。

(一)定义

任何原因所致右心室收缩功能和(或)舒张功能障碍,造成心排血量显著降低及由此而产生各种表现的临床综合征称为右心衰竭。

(二)类型

常见下列两种类型:①继发性右心衰竭:由各种心血管疾病引起的左心衰竭随后均可发生右心衰竭。此种右

心衰竭属于继发性的,在出现右心衰竭之前常有长期左心衰竭病史,故出现右心衰竭时实际上已同时存在左心衰竭和右心衰竭,即出现了全心衰竭。②单纯性或原发性右心衰竭:由于各种原因的心血管结构和功能异常,损害右心室射血能力和(或)充盈能力所致。

(三)病因

常见病因见表1-33。

表1-33 右心衰竭的常见病因

肺动脉高压	如:动脉型肺动脉高压
	左心疾病相关性肺动脉高压
	肺部疾病和(或)低氧相关性肺动脉高压
	慢性血栓栓塞性肺动脉高压
	机制不明的肺动脉高压
	高原相关的疾病如高原病
肺血栓栓塞症	
右心室梗死	
右心室心肌病	如:致心律失常性右心室心肌病
	右心室心肌致密化不全
限制型心肌病和心肌浸润性疾病	如:心脏淀粉样变性
COPD和慢性右心衰竭	如:肺源性心脏病

续表

| 右心室心瓣膜病及某些先天性心脏病 | |
| 其他 | 如:心肌炎、代谢性疾病、过度肥胖、阻塞性睡眠呼吸暂停、结缔组织病、心脏手术或器械性治疗、药物(博来霉素、胺碘酮、甲氨蝶呤)等 |

二、右心衰竭的诊断

(一)诊断标准

我国近期关于此病的专家共识建议采用下述诊断标准。

1.有右心衰竭的病因 存在上述各种可导致右心衰竭的疾病。

2.有右心衰竭的症状和体征 主要症状为活动耐量下降,乏力及呼吸困难(气急),体征常见有颈静脉压增高的征象、肝大、外周水肿等。急性右心衰竭常有相关疾病(如急性肺血栓栓塞症或急性右心室梗死)的临床表现,并可伴急性发作的低血压和心源性休克。

3.有右心结构和(或)功能异常及心腔内压力增高的客观证据 影像学检查(包括超声心动图、心脏核素显像、磁共振成像等)或右心导管检查可提供这样的证据。

4.怀疑急性右心衰竭而不能确定时,可检测BNP/NT-proBNP 这一指标升高有助于做出诊断,但其升高的幅度往往低于左心衰竭。6 min 步行距离是量化评价此类患者运动能力、生活质量最重要的检查方法之一。

(二)慢性右心衰竭的鉴别方法

右心衰竭可误诊为其他疾病,建议鉴别诊断可分两步走。

1.第1步判断是否有右心衰竭 右心衰竭患者往往存在"三联症":①以中心性水肿(腹水、胸腔积液和心包积液)为主,常伴明显充血性肝大和触痛,而外周水肿如足踝部水肿较轻或无;②颈静脉显著充盈和肝颈逆流征阳性,且其程度甚于全心衰竭;③肺部细湿啰音少或无。同时,患者心脏不大,尤其左心室大小正常,而右心室和(或)右心房增大,BNP/NT-proBNP 轻至中度升高。存在这样的三联症是诊断右心衰竭的重要依据,当然还需要排除心脏的限制性病变,如限制性心肌病、弥漫浸润性心肌病(如心脏淀粉样变性)、缩窄性心包病等,这些疾病可出现极其相类

似的临床表现。

2.第2步分析可能的病因 在表1-33的病因中,可导致慢性右心衰竭的最常见原因有以下5种:右心室梗死、肺栓塞、肺动脉高压症、右侧心肌病和右心瓣膜疾病,以及某些先天性心脏病。逐一依据这些疾病的临床特征进行鉴别分析,可做出诊断。如果这5种常见病因均不符合,可扩大鉴别诊断范围,分析其他病因之可能性。

(三)急性右心衰竭的鉴别诊断

慢性右心衰竭的症状(三联症)往往是逐渐出现和加重的。起初患者的表现主要是原因不明的疲乏、活动耐受性降低和轻度气急等,在一段时间(数月或数年)后呈现明显的三联症。与此不同的是,急性右心衰竭患者上述症状可以是突发的,或在较短时间内出现和加重。对后者做出诊断后,上述的慢性右心衰竭的5种主要病因,同样也是急性右心衰竭的主要病因,但往往是急性发作。可根据各自的临床特点,做出鉴别诊断。

三、右心衰竭治疗的关注点

(一)慢性右心衰竭的处理

1.氧疗 血氧饱和度低于90%的患者,氧疗可改善重要脏器的缺氧状态,降低肺动脉阻力,减轻心脏负荷。肺源性心脏病心力衰竭动脉血氧分压<60 mmHg,宜坚持低流量氧疗每天15 h 以上,使血氧分压>60 mmHg。

2.利尿药 液体潴留是主要临床特征,单纯右心衰竭患者往往呈中心型水肿,有腹水、胸腔积液,甚至心包积液。应积极使用利尿药,主要为襻利尿药,也要注意出入量和尿量,每天净出量宜在2 L 以内,避免过多过快利尿而导致各种不良反应。右心衰竭患者其心排血量很大程度上依赖于血容量和前负荷,如强力利尿致体液容量骤降和前负荷降低,反会使心排血量减少。

3.地高辛 适用于伴快速心室率的心房颤动,或窦性心率>100/min 患者。COPD 患者宜慎用。

4.抗凝治疗 此类患者较易发生静脉血栓形成,甚至肺栓塞,宜行华法林抗凝治疗,INR 维持在1.5~2.5。

5.ACEI 与β受体阻滞药 继发性右心衰竭,即有全心衰竭时,这两类药物无疑可采用。但对于单纯右心衰竭者,并未见有益疗效,尤其肺动脉高压导致的右心衰竭,ACEI 不仅未能改善运动耐量和血流动力学,反会因其血管扩张作用、前负荷降低、心排血量减少,从而使动脉血压下降,病情愈加恶化。β受体

阻滞药也可能反而降低患者运动耐量,并使血流动力学恶化。

(二)急性右心衰竭的治疗

多巴酚丁胺和多巴胺是治疗重度右心衰竭的首选药物。亦可应用磷酸二酯酶抑制药如米力农。硝酸酯类和硝普钠这两类药应避免使用,因不能选择性地扩张肺动脉,反而降低主动脉及外周动脉血压,加重右心的缺血缺氧,增加肺动脉阻力,加剧病情。

(三)基础病因的处理

凡明确的基础病因,如右心室梗死、右侧心瓣膜疾病等,待右心衰竭得到控制、病情有所稳定,即应予积极矫治。在右心衰竭治疗过程中应积极治疗基础疾病,缓解临床症状和严重程度,如抗感染、改善低氧血症、降低肺动脉高压、抗心肌缺血、抗凝治疗、控制快速性心律失常等。其他并发症和伴发状况如电解质紊乱、肾功能损害、持续低血压或心源性休克等亦应做相应处理。

第十七节　心力衰竭的整体治疗

心力衰竭的整体治疗理念来自于将心力衰竭作为复杂的临床综合征的现代认识。心力衰竭处理是一个系统工程,要多科合作,共同制订个体化的治疗方案。除了规范的药物和非药物治疗,还必须进行运动康复训练、密切随访、患者教育,采取各种减少再住院举措,做好转移服务等。这样就可提高心力衰竭治疗效果和改善患者预后。

整体治疗是近几年提出的慢性心力衰竭新理念,临床研究证实确有效果。国外做了大量工作,因条件限制,国内工作较为滞后。但仍有必要了解这方面的新进展和新理念。

一、运动康复训练

适宜的康复治疗可提高心力衰竭患者的生活质量和改善预后。主要包括两方面内容:采取良好的生活方式和适当的运动锻炼。心内科和康复科医师应联合为心力衰竭患者制定个体化康复治疗方案,长期坚持,循序渐进,必有收获。

规律的有氧运动值得推荐。运动训练和体育锻炼可改善心力衰竭患者运动耐力、生活质量,并降低因心力衰竭的再住院率(HF-ACTION 试验)。不过,很多研究没有纳入老年心力衰竭患者,适合这一群体最佳的运动"处方"尚不明确。

心力衰竭康复训练治疗应包括充分和细致评估心力衰竭患者状况,量体裁衣地设计以运动为基础的训练计划,应有小组监察和保障患者的安全。开始训练时患者须病情稳定,药物治疗有效,且无可能妨碍康复计划的情况,如未控制的高血压、快速心室率的心房颤动等。

二、多学科管理

心力衰竭是一个临床综合征,除心力衰竭外还有基础心血管疾病、各种并发症(如肾功能损害、心房颤动、贫血、糖尿病、抑郁症等)和各种危险因素,也还可能存在其他系统的疾病和老年性疾病等。对于一个具体的心力衰竭患者制订一个综合性的治疗方案,包括身体、心理、社会和精神方面的治疗十分重要。这样的工作应由各个相关学科及专业的医师共同协商来完成。住院的心力衰竭患者应由主管医师牵头制订多学科治疗计划,出院后患者应遵循医嘱,落实多学科治疗计划,以降低心力衰竭再住院风险。还需要对患者进行整体的、不间断的管理,包括社区的治疗、家庭随访等,应将心脏专科医师、基层医师(城市社区和农村基层医疗机构)、护士、药剂师、患者及其家人的努力结合在一起,可显著提高防治的效果和改善患者的预后。

三、心力衰竭患者的随访

近几年的临床研究表明,良好和规律的随访同样可以显著提高心力衰竭防治的效果和改善患者的预后。因此,建议做好下列工作。

1.一般性随访　每 1~2 个月 1 次,内容包括:①了解患者的基本状况包括气急程度、运动耐受性、体重等;②药物应用的情况(顺从性和不良反应);③体检注意肺部啰音、水肿程度、心率和节律等。

2.重点随访　每 3~6 个月 1 次,除一般性随访中的内容外,应做下列检查:心电图、血生化检查,必要时做 X 线胸片和超声心动图检查。

3.动态监测 BNP/NT-proBNP　建议每年检测 1 次。其测定值较低,或呈下降趋势,或与基线值相比降幅≥30%或降至正常水平,提示治疗有效,病情稳定。

四、心力衰竭患者的教育

临床研究和临床实践均表明,良好的患者教育,可明显提高治疗效果,并有助于改善预后。要求主管医师在出院前给予心力衰竭患者 15~30 min 的解释和指导。应让患者充分了解病情、与心力衰竭有关的基本知识,以及在一些情况下可自行做出的处理。

1.心力衰竭的基本症状和体征 了解心力衰竭加重时可能会出现的常见临床表现,如疲乏加重、活动耐受性降低、气急加剧、静息心率增加10~20/min、水肿(尤其下肢)加重、体重增加等。因此,患者每天应称量并记录体重,测量心率和血压。

2.自行调整基本治疗药物的方法 出现上述心力衰竭加重的征象,或3~5 d内体重增加2~3 kg,应增加利尿药的剂量。清晨静息心率≥70/min,可适当增加β受体阻滞药的剂量,应维持心率在55~60/min。血压如呈下降趋势,或≤120/70 mmHg,则常用药物如ACEI、β受体阻滞药、利尿药等均不宜加量。

3.知晓应避免的情况 如体力活动过度、情绪激动或精神紧张、各种感染(如感冒和呼吸道感染)、摄盐和饮水过多、不遵从医嘱擅自停药、减量或加用其他药物(如非甾体类消炎药、激素、抗心律失常药物等)。

五、减少再入院的重要性和举措

美国2009年心力衰竭指南曾新增对住院心力衰竭患者治疗的建议,具体列出数十条及其推荐等级,2011年又发表对心力衰竭治疗措施评估的建议,主要适用于个体医师和护理人员。可见美国对这一工作十分重视。

美国新指南推荐下列4项措施,借以降低再住院率。

(1)识别适宜做指南导向的药物治疗(GDMT)的患者。对于阶段C患者,GDMT是处理的基本原则,要督促临床医师遵循和实施。

(2)改进和完善从医院到家庭的过渡期治疗和拟定出院计划,以提高依从性,控制基础心血管病和并发症(包括心理障碍)。

(3)提倡多学科联合管理。

(4)密切随访,包括对每例患者进行随访,在出院后3 d内电话联系,并预约2周内复诊。

在各国指南中美国最早关注心力衰竭患者的再住院问题,并将降低再住院率提到与降低全因死亡率同样重要的地位,并列为评估预后的主要指标之一。近几年美国ACC推动的"H to H"(从医院到家庭)项目,就是要对住院高风险患者,实行从医院到家庭的全程、动态、不间断的管理,并取得了一定实效。

美国新指南对这一问题的阐述,集中反映其多年工作的积累和经验。从临床实践看,心力衰竭患者尤其病情较为严重的患者的确存在反复住院问题,后者又与病情进展及预后密切相关。降低再住院率就是降低未来死亡风险,也就是改善预后。这一理念值得我们学习和借鉴。

美国新指南所提4条建议,我们可以参考,由于国情不同,关于以护理人员为主导的多科联合管理,我们不能套用,根据我国国情,未来我国心力衰竭的管理模式可将大医院专科医师和城市社区医院(或县乡基层医院)医师相结合,实行连续和定期随访,全程监督,确保实施规范的治疗,以提高心力衰竭的整体处理水平。

六、心力衰竭的转移服务

(一)转移服务的内涵

转移服务是心力衰竭领域提出的一个新的观念,也是进一步做好心力衰竭管理的一个新举措。转移服务旨在做好从患者出院至回到家庭的全过程一切相关的工作,以减少近期(30 d)的再住院率。这一名称指的是一种个体化的干预,并非单纯的搬运,还包括将患者转移过程中涉及的各种相关活动、安排和保障等,以确保患者始终得到有效和良好的治疗。

(二)国外的做法

2015年美国发表了心力衰竭转移管理科学声明,要求将30 d再入院作为心力衰竭管理的一个医疗指标,并提出了具体要求,可归纳为以下的10项要点。

1.心力衰竭患者转移的过渡方案 是指在患者从一个环境转移到另一个环境(通常是从医院到家庭的转移)时的个体化干预措施和方案,包括多项内容。

2.有3个因素是30 d心力衰竭再入院的重要预测因子 左心室功能评估、戒烟和每年因心力衰竭住院次数。

3.出院后管理包括8项内容 电话随访、患者教育、自我管理、体重监测、限钠或饮食建议、运动建议、药物评估,以及社会和心理支持。

4.出院后管理 分为诊所治疗、多学科治疗和个体化管理。

5.临床管理模式 通常的临床管理模式未能降低再入院率和死亡,但个体化管理可改善出院后中、晚期(≥6个月)病死率。个体化管理和多学科治疗可改善早期(<6个月)和晚期因心力衰竭再住院率和全因再住院率。

6.护士直接参与指导患者教育 其内容包括饮食、心力衰竭体征和症状、自我管理期望和药物咨询教育等。

7.出院后随访 出院后48~72 h内首次电话随访,出院后7~10 d内做随访。

8.为医护人员提供有效的通信工具 以改善药物的有效治疗和后续管理。

9.制订过渡方案 良好的过渡方案可以减少再住院和临床不良事件风险及改善患者满意度。

10.制订管理方案 心力衰竭管理方案应考虑慢性心力衰竭高危患者的过渡治疗补充方案。

(三) 应做好心力衰竭的转移服务工作

有人认为我国心力衰竭的管理尚处于初级阶段,基层和第一线医师心力衰竭规范化诊治的普及和继续教育工作尚有待加强;由于医疗体制的限制,医院和院外的治疗难以有效衔接,现在谈论心力衰竭患者的转移处理为时过早,也不现实。其实这是误解和误读。心力衰竭的转移服务既是我们未来的方向,也是现在就可以开始做的工作。

美国的科学声明让我们看到了心力衰竭管理的意义,这不仅是一项系统工程,而且也需要巨细无遗地关注每一个环节和每一个细节,才能维系心力衰竭患者脆弱的平衡,避免和减少出现一次次的失代偿,尤其要降低近期(30 d)因心力衰竭的再住院率。

我们已发表多个关于心力衰竭的指南和专家共识,如2010年的急性心力衰竭诊治指南、2009年的β受体阻滞药在心血管疾病应用的专家共识、2014年的中国心力衰竭诊治指南等,建立了心力衰竭规范化工作的标准。

中国的指南已明确要求在出院前应做患者教育,出院后应进行随访包括一般性随访(每个月1次)和重点随访(每3~6个月1次),还要求开展心力衰竭康复训练并已制订和推荐具体实施方案,在一些有条件单位进行的康复训练取得了初步成效。心力衰竭

医疗服务提供者即各地基层医院和一线医师的心力衰竭专项培训正在有序进行。继2008年开始的卫生部十年百项心力衰竭规范化工作,近几年对各地中、青年骨干医师的专业化培训业已开始,并逐步推向全国。上述情况说明我们的工作是有良好基础的,也是有成效的。我们正在缩短与欧美国家的差距。在已有工作的基础上,参考美国的科学声明,结合我们的国情,许多事情现在就可以去做。

1.建立专业的心力衰竭团队 包括有心力衰竭专业知识的心内科医师、康复医师和有经验的护士等。这样的团队不仅大医院有,市县级医院也要有。

2.要落实基层医师的工作责任制 城市的社区医院医师和乡镇卫生所医师承担着照护回家的心力衰竭患者的责任。许多患者基础疾病较重、病程较长,或并发各种其他疾病,易致病情反复甚至失代偿。基层医师对这些患者应提供密切的随访、持续的关注和看护。

3.要建立双向转诊制 出现失代偿或其他复杂情况时,患者应由基层医师推介至大医院心力衰竭专科医师,调整和制订新的治疗方案。经治疗病情稳定的患者,再由专科医师移转给基层医师。这种双向接力可确保治疗的连贯性,提高疗效。

4.医保要提供优惠的政策支持 包括方便患者获得长期基本治疗所需的各种药物、降低自支的比例和减轻经济负担,将康复训练纳入医保支付范围之中等

第十八节 心力衰竭的器械治疗

[内容提要]

慢性心力衰竭常可伴心室非同步化和各种传导障碍,且预后不良。心脏再同步化治疗(CRT)可以改善病死率和提高生活质量,适用人群已从心功能 Ⅲ ~ Ⅳ 级扩大到 Ⅱ 级,伴左束支传导阻滞(LBBB)和 QRS 波宽度>130~150 ms 者最为合适。室性心律失常所致心脏性猝死是慢性心力衰竭常见死因,置入性心脏除颤复律器(ICD)对一些选择性人群可发挥心脏性猝死一级预防和二级预防的作用,改善预后。适应证选择仍是一个挑战。有黑矇、晕厥史或心脏停搏幸存者无疑应列为适用人群(二级预防),严重室性心律失常伴血流动力学改变者亦有 ICD 适应证(一级预防)。

一、心脏再同步化治疗

(一)心脏再同步化治疗的原理和方法

慢性心力衰竭有 1/4 ~ 1/3 的患者有左束支传导阻滞或 12 导联心电图上呈 QRS 波增宽或异常,提示存在心脏传导障碍。传导异常可伴左心室收缩异常,此种电-机械不同步现象已证实可使原有的心功能障碍进一步恶化,针对这种状况业已产生以心脏起搏为基础的非药物治疗策略即心脏再同步化治疗(CRT)。

Cayeau 和 Bakker 等早在1994年就首次描述了心脏起搏可能成为慢性心力衰竭的一种治疗方法,可用于严重且药物治疗无效的患者,这些患者并无常规做起搏治疗的指征。起搏治疗的目的是刺激左、右心室同步地收缩,从而增加心排血量。这种方法称之为心脏再同步化治疗,即 CRT。左心室起搏可采用两种方

法。最常用的途径是经静脉方法,将导管插入冠状窦,使起搏电极进入心尖部的冠状窦静脉,用来起搏左心室游离壁。第二种是外科方法,适用于经冠状窦方法失败的患者,切开胸腔或采用胸腔镜,在直观下放置左心室导联。外科方法现在已几乎不再采用了。

(二)CRT的临床试验

20世纪90年代中期的一些研究表明,双心室起搏可迅速改善血流动力学状况,包括降低左心室充盈压和二尖瓣反流的严重程度,并提高LVEF和心脏指数。这些有益的作用促使开展更多的研究,来评估双心室起搏对伴有心电同步障碍的严重心力衰竭患者的短期和中、长期影响。研究证实,患者的生活质量和临床状态均得到改善。

大样本的随机临床试验证实了CRT的长期有益效果。COMPANION研究对象为心功能Ⅲ~Ⅳ级、LVEF<35%,且QRS波时间≥120 ms的慢性心力衰竭患者。随机分为优化内科治疗组,或在优化治疗基础上合用CRT(CRT-P组),或CRT加置入性心脏除颤复律器(ICD)即CRT-D组。结果死亡或心力衰竭住院CRT-P组降低34%,CRT-D组降低40%。二级终点全因死亡的危险CRT-P组非显著降低24%,CRT-D组则显著降低约36%。在缺血性和非缺血性病因的心力衰竭患者中均见到此种有益的影响。

在CARE-HF研究中主要入选NYHAⅢ级、有心力衰竭症状的患者,随机至优化的内科治疗组(对照组)或在此基础上加用CRT组。所有患者均为窦性节律、LVEF<35%、QRS波时间>150 ms,或QRS波时间在120~150 ms并伴超声心动图判定非同步化3项标准中符合两条。主要终点是发生主要的心血管事件(死亡或未预料的住院)。平均随访29.4个月后,主要终点CRT组(39%)较对照组(55%)显著降低。这是以生存率作为单一终点的第一项评估CRT治疗慢性心力衰竭的临床研究,并证实CRT可使心力衰竭患者获益。

COMPANION和CARE-HF研究提供了明确和令人信服的证据,表明CRT伴有或不伴有ICD,可以降低心力衰竭的病死率和住院率。CRT-ICD的有益影响亦在这两项研究中观察到。在COMPANION研究的CRT-P分支中36%的死亡是猝死,非常类似于CARE-HF研究(猝死为35%)。两项研究均表明,尽管CRT治疗可使患者获益,但如无ICD联合应用,则1/3的死亡为猝死。COMPANIDN研究的CRT-D分支中猝死发生率降低16%,按绝对病死率计算,CARE-HF研究的CRT分支中7%为猝死,而COMPANION研究CRT-D分支中仅2.9%为猝死。

(三)既往CRT的适应证

2010年以前国内外指南均推荐符合下列标准的患者可作CRT术:①NYHA心功能Ⅲ~Ⅳ级;②窦性节律伴标准心电图上QRS波≥150 ms,或QRS波时间120~149 ms,且超声心动图证实有机械性非同步现象;③LVEF≤35%;④已进行优化的药物治疗。

上述标准中未包括心房颤动患者,但MUSTIS和CARE-HF的亚组分析发现,有心房颤动或在随访期发生心房颤动者仍可从CRT治疗中获益。

鉴定出有显著心室非同步患者很重要,因为这一人群是最有可能从CRT治疗中获益的。体表心电图上测定的QRS波时间是最常采用的预测指标。所有的亚组分析均表明,QRS波时间≥150 ms,患者从CRT获益最大。不过,如果采用的选择标准为QRS波时间>120 ms,则20%~30%患者对CRT无临床反应。这可能由于心室非同步化并不总是可由QRS波时间≥120 ms来预测,或由于正常QRS波时间也可以与显著的机械性非同步共存。因此,为了鉴别那些可能对CRT有反应者,应评估QRS波时间和心脏的同步化这两者。

置入后的随访亦很重要,要评价临床反应,并保证该装置处于最佳功能状态。其做法是评估患者的临床状态和超声心动图,借以评价左心室大小、形态和功能的改善。还要评估装置的功能以保证最大限度地应用双心室起搏模式(>90%~95%的时间),并应用超声心动图检查以进一步使之优化。

(四)CRT可以常规地用于NYHA Ⅱ级患者吗

近期的研究得出了明确肯定的回答。这一结论来自应用CRT治疗心力衰竭的3项临床研究,即REVERSE、MADIT-CRT和RAFT试验。这3项试验的共同特点是评估CRT对基础药物应用后NYHAⅠ~Ⅱ级(主要为Ⅱ级)心力衰竭患者的疗效。REVERSE试验的主要终点为中性,而二级终点为阳性,表明CRT可改善此类患者的症状和生活质量。MADIT-CRT试验则主要终点和二级终点均为阳性:心力衰竭患者的死亡和因心力衰竭住院风险显著降低34%。RAFT试验也是一个阳性的结果,表明患者可以获益。这些研究表明,CRT不仅是有显著症状心力衰竭患者的有益治疗,也可能成为预防心力衰竭进展的一种有效方法(表1-34)。

表 1-34　CRT 治疗心功能 Ⅱ 级患者的临床试验

	REVERSE 试验	MADIT-CRT 试验	RAFT 试验
分组	CRT-ON 组和 CRT-OFF 组	CRT-D 组和 ICD 组	CRT-D 组和 ICD 组
平均 LVEF	26.7%±7%	24%±5%	22.4%±5.4%
QRS 宽度	平均 153±22 ms	2/3 患者>150 ms	157±23.6 ms
NYHA	82%为Ⅱ级	>80%为Ⅱ级	>80%为Ⅱ级,20%为Ⅲ级
结果	CRT 组在次要终点左心室收缩末容积指数（LVESVI）方面有显著改善（$P<0.0001$），CRT 能减少死亡或心力衰竭住院达 53%	降低死亡和非致命性心力衰竭进展联合终点 34%,延长观察期后更下降 57%	降低全因死亡或心力衰竭住院复合终点达 25%,降低全因死亡率达 25%

因此,2010 年欧洲和美国均对心力衰竭非药物治疗指南作了修改,将 CRT 推荐用于 NYHA Ⅱ 级患者。不过,进一步研究是需要的。根据 RAFT 试验,CRT 似不宜以普通的 NYHA Ⅱ 级患者为对象,而是主要用于那些实际病情严重的 NYHA Ⅱ 级患者:LVEF 很低(<20%,或至少<25%)和心室显著非同步化(QRS 波达 150 ms 或伴 LBBB)。

（五）CRT 新推荐的适应证

中国心力衰竭诊治指南 2014 建议 CRT 适用于窦性心律,经标准和优化的药物治疗至少 3~6 个月仍持续有症状、LVEF 降低,根据临床状况评估预期生存超过 1 年,且功能良好,并符合以下条件的患者(图 1-25)。

1.NYHA Ⅲ 或Ⅳa 级患者　①LVEF≤35%,且伴 LBBB 及 QRS≥150 ms;②LVEF≤35%,并伴以下情况之一:伴 LBBB 且 130 ms<QRS≤150 ms;非 LBBB 但 QRS≥150 ms。

2.NYHA 心功能Ⅱ级患者　①LVEF≤35%,伴 LBBB 及 QRS≥150 ms;②LVEF≤35%,伴 LBBB 且 130 ms<QRS≤150 ms;③LVEF≤35%,非 LBBB 但 QRS≥150 ms。非 LBBB 且 QRS<150 ms,则不推荐。

（六）注意事项

1.主要适用人群　在选择适用人群时严格掌握适应证十分重要。最适合的应该是符合Ⅰ类推荐和部分Ⅱa类推荐的心力衰竭人群,这些人群具有以下基本特点:①有完全性左束支传导阻滞;

②QRS 波显著增宽>150 ms(Ⅰ类推荐)或至少>130 ms(Ⅱa 类推荐),对于心功能Ⅱ级患者最好选择 QRS>150 ms 的患者;③窦性心律。其他情况不作积极推荐,如右束支传导阻滞;已做心脏起搏,现出现心力衰竭;伴心房颤动、伴室内传导阻滞而 QRS 波未达到 150 ms 等。这些情况并非 CRT 的禁忌,只是不属于Ⅰ类推荐,而且临床研究中此类患者获益的证据尚不够充分。

2.CRT 决策的时间　讨论是否需要做 CRT 之前,应有 3~6 个月优化药物治疗的时间(图 1-25)。这是

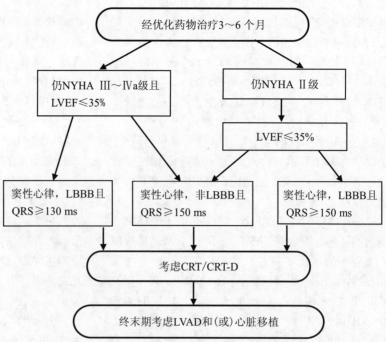

图 1-25　慢性收缩性心力衰竭 CRT 治疗流程

NYHA:纽约心脏协会;LVEF:左心室射血分数;LBBB:左束支传导阻滞;CRT:心脏再同步化治疗;LVAD:左心室辅助装置

中国新的心力衰竭指南中提出的要求。优化的药物治疗是需要时间保证的,ACEI 需要 1~2 个月,β 受体阻滞药需 3~6 个月。这一要求是为了挑选出最适宜应用 CRT 的人群。

3.CRT 的实际问题 必须正视 CRT 确定存在的下列事实:①价格十分昂贵;②现有的证据几乎均来自西方人群,在中国人群中应用是否同样有益? 还需更多的证据;③无反应者可高达 30%,这些患者 CRT 应用的适应证并无问题,但实际应用后却并不能获益。更令人纠结的是,面对这样的问题我们目前尚无确定的应对之策,迄今尚无可靠和实用的指标(如心电图、超声心动图、核素显像)来预测哪些患者可以从 CRT 治疗中获益或不获益。因此,在目前国内十分严峻的医患关系大背景下,谨慎选择适宜患者,适应证从严掌握,是十分必要的。

二、置入性心脏除颤复律器

(一)历史回顾

20 世纪 70 年代末期首次进行了置入性心脏除颤复律器(ICD)术。在过去 30 多年中 ICD 在大小和功能上均已有惊人的进展。早期的装置很大,需做开胸术,且置入于腹部;脉冲发生器寿命<2 年,几乎无诊断功能;起搏功能仅限于做心室起搏。近期的装置既能做抗心动过速起搏、低能量心脏转复和高能量的除颤治疗,还能储存治疗前、中、后有关心律失常的形态和速率的信息,时间可达 5 年之久。

(二)慢性心力衰竭患者应用 ICD 的疗效

猝死是慢性心力衰竭患者死亡的常见模式,且心脏性猝死大多数系由于严重的室性心律失常如室性心动过速或心室颤动。心脏性猝死的一级预防定义为预防首次发生的威胁生命的心律失常事件;二级预防指的是已发生过猝发心脏事件的幸存者预防再次发生的威胁生命的心律失常事件,此处猝发心脏事件指心搏骤停如心室颤动,也可广义地指伴血流动力学显著障碍的严重室性心律失常如持续性室性心动过速。

起初的临床试验中 ICD 仅用于心搏骤停的幸存者,即用作一级预防,或有持续性室性心动过速且药物治疗不能控制的患者。近十多年临床试验的结果表明,ICD 可作为心脏性猝死高危人群的治疗手段。ICD 用于一级预防,同样证实对心力衰竭患者极为有益。主要临床试验见表 1-35。

表 1-35　慢性心力衰竭应用 ICD 的主要临床试验

试验名称	入选标准	例数	比较	主要终点	结果	NNT (36 个月)
MADIT-Ⅱ (2002)	NYHA Ⅰ～Ⅲ级、LVEF≤30%、心肌梗死史(>1 个月)	1232	ICD 组比优化内科治疗组	全因死亡率	ICD 组主要终点相对降低 31% (P=0.02)	10 例
AMIOVIRT (2003)	NYHA Ⅰ～Ⅳ级 LVEF≤35%,扩张型心肌病,NSVT	103	ICD 组比优化内科治疗组	全因死亡率	两组无显著差异 (P=0.8)	39 例
CAT (2002)	NYHA Ⅱ～Ⅲ级 LVEF≤30%,扩张型心肌病,新发心力衰竭(≤9 个月)	104	CD 组比优化内科治疗组	全因死亡率	无显著差异 (P=0.6)	12 例
COMPANION (2004)	NYHA Ⅲ～Ⅳ级 LVEF≤35% 非近期 MI 或 CABG QRS≥120 ms, PR≥150ms,近期心力衰竭住院(<12 个月)和非近期心力衰竭(>6 个月)	903	CRT-ICD 组比优化内科治疗组	全因死亡率或住院率	CRT-ICD 组主要终点相对危险降低 20%(P=0.01)	5 例

续表

试验名称	入选标准	例数	比较	主要终点	结果	NNT（36个月）
SCD-HeFT（2005）	NYHA Ⅱ~Ⅲ级，LVEF≤35%，无近期 MI 或血运重建（>30 d），非近期心力衰竭（>3 个月）	676	ICD 组比安慰剂组	全因死亡率	ICD 组主要终点相对降低 23%（$P<0.01$）	23 例
DEFIRITE（2005）	NYHA Ⅰ~Ⅲ级，LVEF≤35%、扩张型心肌病、NSVT 或室早≥10/h	458	ICD 组比优化内科治疗组	全因死亡率	ICD 组主要终点相对降低 35%（$P=0.08$）	24 例

NSVT：非持续性室性心动过速；NNT：使 1 例获益需治疗的例数；MI：心肌梗死；CABG：冠状动脉旁路移植术。

（三）ICD 应用的适应证

1.二级预防　适用于慢性心力衰竭伴低 LVEF，并有下列情况之一：①由于室性心动过速或心室颤动所致心脏停搏的幸存者；②自发性持续性室性心动过速引起晕厥或显著的血流动力学受损；③持续性室性心动过速不伴晕厥或心脏停搏，但 LVEF<35%，且心功能分级≤Ⅲ级。

2.一级预防　适用于下列情况之一。①缺血性心肌病：心肌梗死后至少 40 d，LVEF≤35%，长期优化药物治疗后 NYHA Ⅱ或Ⅲ级，预期生存期超过 1 年，且功能良好，ICD 可减少心脏性猝死和总病死率；②非缺血性心肌病：LVEF≤35%，长期优化药物治疗后 NYHA Ⅱ或Ⅲ级，预期生存期超过 1 年，且功能良好，ICD 可减少心脏性猝死和总病死率；③家族性遗传性心脏病伴猝死的高危人群，包括长 QT 综合征、肥厚型心肌病、Brugada 综合征或致心律失常性右心室心肌病。

三、其他器械治疗

除了 CRT 和 ICD 外，较常用于心力衰竭的器械治疗方法如超滤、IABP、机械辅助呼吸、左心室辅助装置等已在急性心力衰竭中予以阐述，下面介绍的是正在研究、尚未成熟、主要用于慢性心力衰竭的器械治疗方法。

（一）胸段脊索刺激（spinal cord stimulation, SCS）

SCS 的装置早已上市，原来用于治疗慢性疼痛，现试用于慢性心力衰竭的治疗。该装置可发出低强度电脉冲至硬膜下间隙的神经。这一方法的原理是：自主神经系统在心力衰竭的病理生理机制中起了重要的作用；恢复自主神经的紧张度，使之有利于副交感神经系统，可改善心力衰竭症状。

既往的动物心力衰竭模型研究表明，胸段SCS（在 T_1~T_5）可改善左心室功能和减少室性心律失常。但持续刺激或间歇刺激哪一种方法效果更好则并不清楚，可能各有利弊。间歇性刺激晚上关闭，但并不能最大程度获益。持续性刺激可获益更大，但会影响睡眠。SCS 治疗心力衰竭的临床研究正在进行，初步的结果是互相矛盾的。

（二）伞形心室分隔装置治疗心力衰竭研究

此种装置的工作原理是采用经皮途径将装置送入左心室，扩张并覆盖和分隔受损的心肌，由此来恢复左心室正常的几何形态和功能。药物治疗可缓解心力衰竭症状，甚至抑制心肌重构，但并不能改变心脏扩大所致的结构性异常。经皮心室恢复术（PVR），采用伞形装置植入法使患者得到一种全新的、长期连续的、改变心室结构异常的治疗方法，并可避免外科手术的各种风险。手术操作时间<75 min。

美国 Abraham 教授报道了应用该装置治疗心力衰竭初步研究，对象为 31 例 NYHA Ⅱ~Ⅲ级患者，来自美国和欧洲的 14 个中心。3 年随访结果表明，心脏性死亡率低，仅 6.5%，且从第 2 年起一直无改变。因心力衰竭恶化的住院率 2 年和 3 年分别为 29.7% 和 33.2%。心功能分级也显著改善。

第十九节 心力衰竭的主要病因及处理

[内容提要]

导致心力衰竭的基本病因均须积极治疗以防止心力衰竭反复发生和恶化。冠心病除常规药物治疗外,应考虑做冠状动脉血运重建术。伴严重冠状动脉病变(如三支病变或左主干狭窄)者宜做冠状动脉旁路移植术(CABG)术,不能耐受者可做经皮冠状动脉支架术(PCI)术。高血压所致心力衰竭应有效控制血压,目标为<130/80 mmHg,优先考虑应用 ACEI(或 ARB)、β 受体阻滞药和利尿药。心瓣膜病患者应尽早行瓣膜置换术(或修补术)。扩张型心肌病心力衰竭的标准治疗是金三角方案(ACEI、β 受体阻滞药和醛固酮拮抗药合用)并达优化。重症心肌炎在病情控制稳定后,如仍有心脏扩大,均需采用金三角方案,必要时给予免疫调节药物等,直至心脏大小恢复正常。糖尿病心肌病在抗心力衰竭治疗同时需积极控制血糖水平。

一、冠心病

冠心病和心力衰竭的关系可有两种常见状况。一种是冠心病为病因,心力衰竭是其进展所致的结局。二是心力衰竭的主因是其他疾病,而冠心病为其并发症。此处主要指前一种状况,即冠心病为基础心血管疾病,心力衰竭系由冠心病所致,亦即心力衰竭的病因为冠心病。在我国冠心病是心力衰竭最常见病因。心力衰竭发生后如不能及时和积极处理作为病因的冠心病,则心力衰竭难以控制,易于反复发作,预后恶劣。同时也需要恰当地处理心力衰竭,要将心力衰竭的处理和冠心病的处理有机结合起来,相得益彰。

(一)治疗冠心病的主要药物及应用

1.控制心绞痛 缓解心绞痛的药物首选 β 受体阻滞药,如不能耐受,可代之以硝酸酯类(口服或经皮应用)、氨氯地平,尼可地尔,窦性心律者亦可用伊伐布雷定。

如使用 β 受体阻滞药(或其替代药物)治疗后仍有心绞痛,可以考虑从上面列出的药物中选择加用第 2 种药物,即两药合用。如仍有心绞痛,应行冠状动脉血运重建,或加用第 3 种药物。

2.有心肌梗死(MI)病史但无心绞痛的心力衰竭患者 ACEI 和 β 受体阻滞药可减少再梗死和死亡的危险。还应使用阿司匹林。

3.抗凝和抗血小板药物 在下列情况下考虑加用:①心力衰竭伴冠心病或 MI,均有二级预防适应证,必须应用阿司匹林(75～150 mg/d);②心力衰竭伴心房颤动,应长期应用华法林抗凝治疗,其剂量应使 INR 在 2.0～3.0;③有抗凝治疗并发症高风险但又必须抗凝的心力衰竭患者,推荐抗血小板治疗,应用阿司匹林;④窦性心律患者不推荐常规抗凝治疗,如有心室内血栓,或者超声心动图显示左心室收缩功能明显降低,心室内血栓不能除外时,可考虑抗凝治疗;⑤抗血小板和抗凝联合治疗仅适用于急性冠状动脉综合征伴心房颤动的心力衰竭患者。

4.钙拮抗药(CCB)的应用及地位 CCB 不能改善收缩性心力衰竭的症状或提高运动耐量,短期治疗有可能导致肺水肿和心源性休克,长期应用则使心功能恶化和死亡的风险增加。使用 CCB 缓释药或长效药物,或血管选择性药物虽可减少心力衰竭的恶化作用,但仍未能预防 CCB 相关的心血管并发症。

如需要应用 CCB,例如伴严重高血压或心绞痛,其他药物不能控制,此时可选择氨氯地平或非洛地平,两者长期治疗具有较好的安全性(PRAISE Ⅰ、Ⅱ和 V-HeFT Ⅲ试验),对生存率无不利影响,但不能提高生存率。

(二)心力衰竭伴冠心病的冠状动脉血运重建

1.适用人群 心力衰竭伴心绞痛是冠状动脉血运重建的主要适用人群。没有心绞痛或心肌缺血,或缺血区无存活心肌组织的患者,不推荐做血运重建。心功能异常部分超过心肌面积10%,且具有存活心肌细胞患者,冠状动脉血运重建更可能获益。

2.CABG 或 PCI 的选择 冠状动脉血运重建有两种基本方法,即冠状动脉旁路移植手术(CABG)和经皮冠状动脉支架术(PCI)。中国患者对 CABG 心存顾虑,也让医师十分纠结。对于一个具体的患者,应综合考虑冠状动脉病变的性质、血运重建的完全程度、心瓣膜病变及其他并存疾病等,由心脏团队讨论决定采用何种方法。CABG 适用于严重冠状动脉病变特别是三支病变,或左主干狭窄患者,可改善预后。STICH 研究将 CABG 拓展至有两支冠状动脉病变(包括左前降支狭窄)的缺血性心力衰竭患者,全因死亡率未减少,但心血管病死率及住院率减少。PCI 可作为 CABG 的替代,适用于不适合做 CABG 者。

（三）冠心病所致急性心力衰竭的处理

1.严重心肌缺血所致的急性心力衰竭 主要表现有胸痛、胸闷等症状，心电图有动态的缺血性 ST-T 段改变。如血压偏高、心率增快，可在积极控制心力衰竭基础上，应用口服甚至静脉注射 β 受体阻滞药，有利于减慢心率和降低血压，从而减少心肌耗氧量，改善心肌缺血和心功能。

2.ST 段抬高性急性心肌梗死所致的急性心力衰竭 及早开通梗死相关冠状动脉可挽救濒死心肌，缩小梗死面积，有利于急性心力衰竭的控制。若在治疗时间窗内就诊并有溶栓和介入指征，并在技术上能够迅速完成，同时患者家属充分理解，则可予以急诊介入治疗或静脉溶栓治疗。介入治疗风险较大，必要时在主动脉内球囊反搏（IABP）支持下进行。已有急性肺水肿和呼吸衰竭（Ⅰ型或Ⅱ型），首先需纠正肺水肿和呼吸衰竭。

3.非 ST 段抬高急性冠状动脉综合征（ACS）所致的急性心力衰竭 建议早期做 PCI 或 CABG 以降低反复发生急性冠状动脉综合征的风险，如血流动力学不稳定，可行紧急血运重建术。

4.不稳定型心绞痛或心肌梗死并发心源性休克 经冠状动脉造影证实为严重左主干或多支血管病变，并在确认 PCI 术和溶栓治疗无效的前提下，可进行 CABG 术，可明显改善心力衰竭。经积极的抗急性心力衰竭药物治疗，并在机械通气、IABP 等辅助下，甚至在体外循环支持下应立即急症手术。

5.右心室梗死所致急性右心衰竭的治疗 伴心源性休克：应监测中心静脉压和扩容治疗。扩容后血压仍低，可给予多巴酚丁胺或多巴胺。扩容中出现左心衰竭，应立即停止补液。若动脉血压不低，可小心给予血管扩张药。如右心室梗死伴广泛左心室梗死，则不宜扩容，以免造成急性肺水肿。伴严重左心室功能障碍和 PCWP 升高，宜用 IABP 而非硝普钠。上述处理原则也适用于伴持续低血压、血流动力学不稳定患者。

血管活性药物的应用：①硝酸酯类药物和硝普钠适用于左心收缩或舒张功能不全导致的右心心力衰竭。肺动脉高压所致者则应避免使用。②多巴酚丁胺和多巴胺是治疗重度右心心力衰竭的首选药物。

二、高血压

高血压是心力衰竭的主要危险因素，1/2~2/3 的心力衰竭患者有高血压病史。

（一）慢性心力衰竭并发高血压的处理

有效降压可减少心力衰竭的发生率达 50%。降压的目标水平是 ≤130/80 mmHg，可分两步走，先将血压降至 ≤140/90 mmHg，在可以耐受下再降至目标水平。慢性心力衰竭须常规采用金三角的标准治疗方案，即 ACEI（或 ARB）、β 受体阻滞药和醛固酮拮抗药，并应使该方案达到优化，即 ACEI 和 β 受体阻滞药应达到目标剂量或最大耐受剂量，螺内酯 20 mg/d。这 3 种药物均有降压作用，3 药合用既是抗心力衰竭的金三角，又是有效的降压联合，通常足以将患者血压降至目标水平。如血压仍高，可加用噻嗪类利尿药。如仍控制不佳，可再加用氨氯地平或非洛地平，或肼屈嗪。宜避免使用大多数 CCB 或其他血管扩张药（如 α 受体阻滞药），前者有负性肌力作用，后者可能有水钠潴留作用。

（二）急性心力衰竭并发高血压的处理

此种情况属高血压急症，高血压既是心力衰竭的病因，又是急性心力衰竭发生的诱因，临床特点是血压高且骤然上升，心力衰竭发展迅速，出现典型的肺水肿。处理原则如下。

1.积极控制血压 应掌握适当的降压速度，降压过快会适得其反，加重脏器缺血。如病情较轻，可在 24~48 h 内逐渐降压；病情重伴肺水肿者应在 1 h 内将平均动脉压较治疗前降低约 25%，2~6 h 内降至约 160/100 mmHg，24~48 h 内使血压逐渐降至正常。

2.积极治疗急性心力衰竭 主要使用血管扩张药和襻利尿药。前者可选择静脉给予硝酸甘油或硝普钠。乌拉地尔适用于基础心率很快，应用硝酸甘油或硝普钠后心率迅速增加而不能耐受的患者。利尿药可选择静脉给予呋塞米，还能起到辅助降压之效。

三、心脏瓣膜病

心瓣膜病既可以是心力衰竭的病因，也可以是心力衰竭的并发症。心瓣膜功能障碍可以是器质性的，也可能由于功能性因素。病因有先天性、风湿性和老年钙化性（或退行性）病变。先天性以二尖瓣脱垂和二叶主动脉瓣（为单纯性主动脉瓣狭窄）最为常见。风湿性以二尖瓣病变为主，可有狭窄、关闭不全或两者兼而有之。钙化性绝大多数见于老年人，累及主动脉瓣多见，可伴有或不伴有二尖瓣病变。其他如感染性心内膜炎、结缔组织疾病等亦可导致心瓣膜病变。近来的流行病学趋势是风湿性心瓣膜病所占比例逐渐减少；人口老龄化致钙化性病变在心瓣膜病变中占有比率上升。

近期，心瓣膜病的早期矫治已成为大的趋势，因为任何内科治疗或药物均不能消除或缓解心瓣膜的器质性损害，心瓣膜手术已十分成熟，临床研究有充分证据表明手术治疗的有效性,与此同时,尚无证据表明,药物治疗可提高此类患者的生存率或可替代手术治疗。

1.二尖瓣狭窄 应早期行经皮二尖瓣球囊成形术(PMBV)或二尖瓣瓣膜修补术或二尖瓣瓣膜置换术。

2.二尖瓣关闭不全 分为原发性和继发性,是否推荐手术治疗,应当综合考虑各种因素。继发性功能性二尖瓣关闭不全应首先给予优化药物治疗。缺血性二尖瓣关闭不全宜做手术修复。急性二尖瓣关闭不全应尽早手术。心力衰竭并发慢性、重度二尖瓣关闭不全,也应尽早做矫治手术,一般而言,二尖瓣修补术优于瓣膜置换术。

3.主动脉瓣狭窄 在钙化性心瓣膜病中本病(伴有或不伴有主动脉瓣关闭不全)是最常见的类型。钙化性主动脉瓣狭窄是一种慢性进展性疾病,在很长的潜伏期内可无症状,无症状期长短个体差异很大。国外文献资料提示心源性猝死在本病严重并发症中最为常见。无症状患者中猝死率并不高,每年约≤1%,但在有症状患者中猝死则是常见的死因。导致无症状患者预后不良的预测因素包括老龄、瓣膜钙化、运动试验时出现症状等。

处理原则:有症状患者必须手术,药物治疗仅适用于无症状的或无法接受手术的患者。阶段A:应密切监测病情进展;阶段B的重度者伴LVEF<50%,应手术治疗;阶段C患者必须手术,且应在心功能严重恶化前(LVEF>40%)尽早进行;阶段D患者应做心脏移植。

药物治疗:有明显的心力衰竭症状、跨瓣压差<40mmHg者可使用地高辛、利尿药、ACEI或ARB;原则上禁用β受体阻滞药,慎用血管扩张药。

主动脉瓣置换术:无症状的重度主动脉瓣狭窄患者如需作CABG、LVEF<50%、运动试验中出现症状,或血压降低等,亦应考虑作瓣膜置换术。有外科手术适应证者,瓣膜置换术仍然是首选治疗手段。

经导管主动脉瓣置换术(TAVI术):适用于不适合外科手术的患者。这部分患者(约30%)均有并发症(如伴严重的肺疾)或年龄大,手术风险高等。

预后:无症状者的临床预后较好,与无主动脉瓣狭窄、年龄相匹配的正常人相类似.;内科治疗40岁以上患者可存活5年,20%患者确诊后可存活10年。平均生存时间在出现心绞痛或晕厥的患者为2~3年;出现心力衰竭的患者仅1.5年;有症状而拒绝手术者,5年生存率15%~50%。及时进行人工瓣膜置换术可明显改善生活质量,提高远期生存率。

4.主动脉瓣关闭不全 不宜长期内科治疗。血管扩张药包括ACEI的应用可降低后负荷,尚不清楚是否也有助于降低左心室舒张末容量及增加LVEF。有症状的患者必须手术治疗。无症状的重度主动脉瓣关闭不全伴静息LVEF≤50%,拟行CABG、升主动脉或其他心瓣膜手术,或伴重度左心室扩大等也应尽早手术。

5.三尖瓣狭窄 病因几乎均是风湿性,且多伴有左心瓣膜病。伴瓣膜功能严重障碍者应行瓣膜置换术。

6.三尖瓣关闭不全 功能性三尖瓣关闭不全:占大多数,继发于右心室压力或容量负荷过重,导致瓣环扩大。可用利尿药。无症状者不需外科治疗。三尖瓣修补术适用于重度关闭不全伴二尖瓣病变需手术治疗的患者。置换术适用于重度关闭不全伴三尖瓣结构异常,不能作瓣环成形术或修补的患者。

原发性三尖瓣关闭不全:如为伴症状的重度关闭不全患者,应做三尖瓣置换术或瓣环成形术。

四、扩张型心肌病

(一)定义与分类

这是一种以心脏整体和心腔均增大为主要特征并常伴心力衰竭的心肌病。广义上讲所有伴有心脏扩大和心力衰竭的心肌病均可称为扩张型心肌病,其病因多种多样(表1-36)。

表1-36 扩张型心肌病的类型

1.原发性扩张型心肌病	
2.遗传性扩张型心肌病	
3.感染所致的扩张型心肌病	常见的病原体有病毒、白喉杆菌、弓形体病、锥虫病等
4.围生期心肌病	
5.继发于常见的心脏病	如冠心病、高血压、糖尿病
6.继发于其他疾病或临床状况	甲状腺功能亢进症(甲亢性心肌病);甲状腺功能减低症(甲减性心肌病);维生素B_1缺乏症;饮酒过度(酒精性心肌病);严重肥胖(肥胖性心肌病);长期的心动过速(心动过速性心肌病)

临床上通常所说的扩张型心肌病指的是原发性扩张型心肌病。其他原因所致者要在扩张型心肌病名称之前冠以病名,如缺血性(扩张型)心肌病、糖尿

病性(扩张型)心肌病、甲亢性(扩张型)心肌病、酒精性(扩张型)心肌病、心动过速性(扩张型)心肌病等。

（二）病因和机制

本病病因未明,故有时还被称为特发性扩张型心肌病,隐匿性病毒感染可能起主要作用。一次急性感染或多次反复感染均可能转变为迁延性或慢性心肌炎,最终发展至扩张型心肌病。此外,在一些患者的心内膜心肌活检标本中可检出病毒颗粒或其产物,或检测到免疫复合物沉着,提示免疫机制也可能起了极其重要的作用。这一认识对本病的防治有积极意义,实际上指明了临床处理的方向。

（三）临床表现

多数患者以心脏扩大和心力衰竭为主要表现,先有活动耐受性降低和疲乏,逐渐出现活动后气急、心悸、睡眠高枕、阵发性夜间呼吸困难,并可伴静息心率增快、听诊闻及附加心音,呈奔马律,肺部尤其两肺底部有细湿啰音。这是左心心力衰竭的表现。此后可出现下肢水肿、胸腔积液和体重增加等右心心力衰竭的表现。从左心心力衰竭的气急至右心心力衰竭的水肿,一般仅数月,大多数不超过1年。超声心动图可确定心脏扩大,尤其左心室和左心房显著增大,LVEF降低,大多数低于40%。还可见到左心室室壁运动普遍性减弱、二尖瓣反流。心电图可有难以解释的Q波、频发室性早搏、心房颤动、各种房室传导阻滞和束支传导阻滞等。

（四）诊断和鉴别诊断

本病诊断应符合以下条件:①有心脏扩大尤其左心室增大的证据。常用标准为左心室舒张期末内径(LVEDR)男性>5.5 cm,女性>5.0 cm;②有心功能明显降低的证据,如LVEF<45%;③有心力衰竭或早期心力衰竭的临床表现;④可排除其他可能导致心脏扩大和心力衰竭的疾病。

临床上在做出本病诊断前需与其他扩张型心肌病相鉴别,可依据表1-36所列,逐一排除其他心脏或非心脏性疾病。

（五）治疗和预后

本病的治疗见本书射血分数降低的心力衰竭一节。原则上应采用以金三角为主的标准和优化方案。据近几年各地包括我国国家心血管病中心(阜外医院)的实践和经验,此类患者如能进行规范化的治疗,大约1/3患者可达到良好效果:心脏大小和LVEF基本恢复正常,可从事基本正常的工作和生活;约1/3病情可以长期维持稳定,生活正常,但心脏大小和LVEF虽有改善,仍未能恢复至正常。还有约1/3患者病情仍继续进展,治疗效果不满意,如何提高这一

部分患者的疗效,同样的方案不同的患者为何存在如此明显的疗效差异? 这些将是本病未来研究的重点。

五、急性重症心肌炎

本病又称暴发性心肌炎,多由病毒所致,因广泛性心肌损害引起泵衰竭,可出现急性心力衰竭伴肺水肿、心源性休克和严重的心律失常,病情凶险,预后恶劣。可出现的严重心律失常主要有室性快速性心律失常如室性心动过速或心室颤动,也可出现缓慢性心律失常如各种类型的房室传导阻滞包括三度房室传导阻滞。心肌损伤标志物和心力衰竭生物学标志物的升高有助于做出确诊。临床处理要点如下。

（一）急性期的治疗

1.急性心力衰竭的药物治疗　伴肺水肿而血压未降低者,主要静脉给予利尿药和血管扩张药。出现持续性低血压、低灌注和心源性休克的患者,应静脉给予正性肌力药物或缩血管药物,在血流动力学监测下调整血管活性药物的应用。

2.非药物治疗　临时心脏起搏器适用于严重的缓慢性心律失常(二度或三度房室传导阻滞)伴血流动力学改变的患者。伴低氧血症或呼吸困难者,应给予鼻导管或面罩吸氧,必要时可采用无创性或气管插管机械辅助呼吸。IABP或LVAD适用于严重泵衰竭(表现为低血压、低灌注和心源性休克)患者。血液净化疗法亦可采用,以清除血液中大量的炎症因子、细胞毒性产物及急性肝、肾功能损害后产生的代谢产物,避免心肌继续损伤。

3.抗心肌炎的治疗　糖皮质激素适用于有严重并发症如恶性心律失常(主要为高度或三度房室传导阻滞)、心源性休克、心脏扩大伴急性心力衰竭的患者,可选择泼尼松龙、地塞米松等静脉给予,大剂量短期应用,一般为3~5 d。由于细菌感染是病毒性心肌炎的条件因子,治疗初期可使用青霉素静脉滴注,但疗效并不确定。其他药物如黄芪注射液、维生素C和维生素B、改善心肌能量代谢的药物等,均可酌情使用。病情重、治疗效果不理想或病情迁延患者可给予免疫调节药物,如丙种球蛋白、胸腺肽及α干扰素。

（二）心肌炎控制后的后续治疗

1.采用前述的金三角方案　适用于急性心肌炎和心力衰竭完全控制和改善后的患者,如仍有心脏扩大和LVEF降低,应转入慢性心力衰竭的治疗。ACEI、β受体阻滞药和醛固酮拮抗药联用有助于逆转心肌重构。大多数患者心脏大小和心功能可逐渐恢复。3~6个月是重要的时间节点,也有的1年或更长时间才得以恢复。恢复的程度也会有所不同。如心

脏大小、LVEF 尚未完全恢复,金三角需继续使用。完全恢复正常的患者,金三角至少应维持应用 2 年。如无不良反应,又能耐受,不妨使用更长时间。

2.治疗迁延性或慢性心肌炎 适用于心脏大小和 LVEF 迟迟不能恢复的患者,如排除其他原因,应考虑存在迁延性或慢性心肌炎,心内膜心肌活检有可能发现心肌组织中存在病毒颗粒或免疫复合物等,可采用 α 干扰素等调节免疫反应的药物。也有可能存在反复发生的心肌炎,此时应采用加强患者免疫功能的举措,防止反复感染。接种流感疫苗或其他病毒或细菌疫苗,应用丙种球蛋白、胸腺肽等,可能有一定效果。

六、糖尿病

心力衰竭患者并发糖尿病约占 1/3,也是使心力衰竭治疗效果差和预后不良的重要原因。此类患者

心力衰竭的处理与 HFrEF 相同,原则如下。

1.应坚持采用抗心力衰竭的标准和优化方案(金三角方案) ACEI(或 ARB)、β 受体阻滞药和螺内酯可防止心力衰竭发展,对糖尿病患者同样有效。对于 β 受体阻滞药在糖尿病患者的应用,有的医师心存疑虑。心力衰竭大样本临床研究的亚组分析表明:一是并发糖尿病的心力衰竭,死亡及因心力衰竭再住院率均显著高于不并发糖尿病患者,即此类患者预后较差。二是 β 受体阻滞药的应用,在改善心力衰竭预后方面与非糖尿病患者一样有效,且获益更多(MERIT-HF 试验等)。三是糖尿病患者可以长期应用 β 受体阻滞药(UKPDS 研究)。

2.应积极控制血糖水平 但需避免应用噻唑烷二酮类药物(如罗格列酮),伴严重肾或肝功能损害的患者不使用二甲双胍。新型降糖药物对心力衰竭患者的安全性尚不明确。

第二十节 心力衰竭较常见的病因及处理

[内容提要]

甲状腺功能亢进或减退、酒精性心肌病、围生期心肌病、应激性心肌病、心动过速性心肌病,以及围术期均可诱发或导致心脏扩大和心力衰竭,亦都可归类为继发性扩张型心肌病范畴。应与其他类型的扩张型心肌病及心力衰竭相鉴别。其治疗主要包括两大部分,即治疗基础疾病和治疗心力衰竭。其心力衰竭的治疗与其他心力衰竭并无不同,标准方案为金三角。绝大多数患者在基础疾病和心力衰竭纠治后,心脏大小和心功能可恢复正常。

一、甲状腺疾病

甲状腺功能亢进症(甲亢)和甲状腺功能减退症(甲减)也是心肌病和心力衰竭的较常见原因。甲亢患者常有心房颤动或频发的房性或室性早搏,即便无心律失常,大多也会有窦性心动过速。甲亢所致的心脏扩大和心力衰竭为高动力性心力衰竭。甲减也可引起心脏扩大和心力衰竭。后者中有的患者并无甲减的明显症状或症状轻微,可能属于亚临床性甲减,其临床特点为血清游离甲状腺素(FT_4)正常,而促甲状腺素(TSH)水平显著升高。本病的处理从下列两方面着手。

1.积极的病因治疗 即治疗甲亢或甲减,亚临床型甲减患者仍应长期补充甲状腺素。

2.心力衰竭的标准和优化药物治疗 应与病因治疗同时进行。绝大多数患者在病因得到有效控制后,心脏可恢复至正常大小,心功能、LVEF 也可恢复正常。已经完全恢复的患者除了需要长期应用治疗甲状腺疾病的药物外,慢性心力衰竭标准治疗药物(金三角)仍应继续维持至少 1~2 年。

二、酒精性心肌病

这是近十多年才有所认识并发现、临床上并不少见的一种心肌病。本病的发生系由于长期大量摄入酒精性饮料,尤其是高浓度的白酒导致心肌严重损伤和心功能障碍。大多数患者左心室和左心房增大,LVEF 降低,也可有全心扩大。本病可以发生心力衰竭,出现心力衰竭的症状和体征,但多为左心心力衰竭,一般症状并不重,明显水肿是很少见。临床上可将本病归类为收缩性心力衰竭,但早期尽管心脏不同程度增大,LVEF 可>40%。

此病诊断尚无统一标准,主要采用排除性诊断。如有 10 年以上大量饮酒(≥白酒 250 ml/d)史,又可以排除引起扩张型心肌病的其他继发原因,可做出诊断。

治疗上首先必须戒酒。有心力衰竭和心脏扩大者,按慢性收缩性心力衰竭标准方案(金三角)治疗,其疗程视病情及疗效而定,一般须用至心脏大小和 LVEF 恢复正常,并继续维持一段时间。有液体潴留者须使用利尿药。本病预后较好,绝大多数可以恢复

健康。

三、围生期心肌病

这是一种在妊娠过程中或产后半年内发生的扩张型心肌病。患者此前并无心肌炎或其他心血管疾病史。病因尚未阐明，一般认为与心肌炎有关，孕妇抵抗力低下易致各种感染，尤其病毒性心肌炎。免疫功能障碍或免疫应答异常可能导致心肌炎迁延难愈，可演变为心肌病。

其主要临床表现为心脏扩大、心力衰竭、严重的心律失常。心力衰竭可表现为逐渐出现的气急和水肿，这些症状初期可为妊娠所掩盖，直至较为严重时才被识别。也有的患者以急性初发性心力衰竭为主要表现。心脏扩大为本病的基本特征，但须认识到少数患者心脏可以并不大，也有的仅表现为严重的快速性心律失常或缓慢性心律失常，并未见心力衰竭。

在诊断本病时须排除其他疾病。妊娠并发高血压较常见，未得到有效控制或骤然升高的高血压可导致急性左心心力衰竭，伴心脏增大、肺淤血、肺水肿等。经积极的降压和抗心力衰竭治疗可以恢复。妊娠高血压综合征除高血压外，还可伴有大量蛋白尿、先兆子痫等，也可有不同程度水肿。孕妇有贫血和低蛋白血症，或胎儿压迫下腔静脉，妨碍血液回流等也可出现水肿。

围生期心肌病的治疗，由于涉及母子(或母女)的安危，必须慎之又慎，可以认为是一个细致和复杂的系统工程。其处理要点如下。

1.急性期治疗 与急性心力衰竭相同。利尿药如呋塞米，血管扩张药如静脉硝酸酯类，正性肌力药如毛花苷C、多巴胺等均可使用。但不宜使用硝普钠，其所含的硫氰化物可能损害胎儿。因患者存在高凝状况，为防止血栓栓塞症(如肺栓塞)可应用低分子肝素。

2.急性期后的治疗 经急性期治疗病情逐渐稳定，并发的急性心力衰竭及其他严重并发症已得到控制，此时可转入后续治疗，其方法与扩张型心肌病伴心力衰竭相同。但在妊娠期间ACEI或ARB禁忌应用，因可能诱发和加重肾功能损害，也会有胎儿致畸作用。分娩后或终止妊娠后，ACEI、β受体阻滞药和螺内酯组成的金三角均应使用，尤其伴心脏扩大和曾有过心力衰竭症状的患者，应长期使用，以逆转心肌重构，使扩大的心脏和降低的LVEF恢复正常。

3.其他药物治疗 应常规和积极采用心肌炎的治疗(参见本书重症心肌炎部分)。本病虽名为心肌病，但也可以理解为在围生期发生的或并发存在的心肌炎，且为迁延性心肌炎。针对心肌炎的治疗可作为本病综合处理的一个重要组成部分。

4.剖宫产术 是否采用和何时施行剖宫产术应由心内科和妇产科医师会商决定。心力衰竭已得到良好控制，患者心功能可达到Ⅱ级，同时胎位无异常、胎儿不大、宫颈条件较好，可在严密观察下等待自行分娩，但应尽量缩短产程。如患者心力衰竭控制不良、心功能在Ⅲ级或更差，或胎位异常、胎儿大、产道条件较差，应选择剖宫产术，并尽早施行。

5.预后和再次妊娠问题 病情较轻者大多可完全恢复，病情较重如心脏显著增大或伴严重心力衰竭者，部分患者即使心力衰竭控制，仍可能遗留不同程度的心脏扩大和LVEF降低，实际上转变为扩张型心肌病。还有少数患者病情会继续进展，心脏继续增大，出现晚期和终末期心力衰竭表现。患者再孕时本病常常会再发，故应避免再次妊娠。

四、应激性心肌病

应激性心肌病(tako-tsubo cardiomyopathy)于1990年由日本学者Hikaru Sato首先报道。tako-tsubo日语意为章鱼陷阱，因该病收缩末期心室造影表现为奇特的圆形底部和狭窄的颈部，类似日本渔民捕捉章鱼的瓶子而得名。其主要临床特征为急性胸痛、心电图动态演变、血清心肌损伤标志物水平升高、冠状动脉造影基本正常及左心室心尖部一过性可逆性球囊样膨出，酷似急性心肌梗死。

该病曾有多种命名，如短暂性左心室心尖球囊综合征、应激诱发的心肌病、急性左心室球形改变、可逆性应激性心肌病、伤心综合征、心尖球形综合征等。

(一)发病机制与病因

尚未完全阐明。心肌顿抑为可能的原因，心肌顿抑可由于下列因素引起。

1.儿茶酚胺水平升高诱发 其依据有：74.3%的患者血清去甲肾上腺素水平升高；心肌活检高度符合儿茶酚胺水平过高引起的心肌改变；本病和儿茶酚胺产生的肿瘤(如嗜铬细胞瘤)患者的心肌功能障碍几乎完全相同。此外，研究还证实，左心室的心尖部和心底部心肌内的肾上腺素能受体密度和组织儿茶酚胺水平不同，这可能解释心尖部球形病变独特的局部区域性变异。

2.雌激素水平的改变 本病在绝经后女性发病率增高，推测应激相关的心肌功能障碍在女性的生物敏感性高于男性。性激素可能对交感神经轴和冠状动脉的血管反应性具有重要影响，从而使女性更容易发生交感神经介导的心肌顿抑。另一可能的解释是女性绝经后，内皮功能对雌激素水平降低的反应发生改变。动物实验研究已显示，雌激素可调控心肌对儿茶酚胺的反应。因此可推测，老龄女性的特殊雌激素水平使其更易发生本病。

3.其他假说 如多支冠状动脉痉挛、冠状动脉微血管功能障碍、左心室流出道一过性痉挛、炎症与病毒感染等。

（二）临床特点

1.流行病学和人群特点 确切的患病率还不清楚，女性多见，约为男性7倍，多为老年患者。常见发病年龄58~77岁。夏季多发，常在白天发病。临床报道占急性冠状动脉综合征（ACS）患者中比例为0.7%~2.2%，在女性患者中可达12%。可存在冠心病各种危险因素，如高血压（43%）、糖尿病（11%）、血脂异常（25%）及吸烟（23%）等。

2.诱因 常由心理或生理应激诱发。26.8%的患者有心理应激，如亲友意外死亡、家暴和激烈争吵、产后抑郁、企业经营失败或赌博亏损等；37.8%的患者有生理应激，如脑血管意外、癫痫或哮喘发作、急腹症、麻醉诱导、外科手术与医疗操作、严重过敏反应、血液系统疾病等。曾报道1例77岁女性在子宫脱垂术全身麻醉诱导时突发室性心动过速。发病后持续心力衰竭，心电图显示急性心肌梗死样改变。冠状动脉造影正常，左心室心尖部无运动，在收缩期呈球形改变。8 d后左心室功能完全恢复。根据临床表现及实验室、超声心动图和造影检查结果，诊断为本病。

本病50%以上患者有明确应激性诱发因素，但对剩余的其他患者并不意味没有应激的诱因，只是由于诱发因素未能明确。

3.常见的临床症状 胸痛为主要症状，发生率约83%；呼吸困难（心力衰竭伴或不伴肺水肿）发生率约20%。心源性休克和室颤并不常见，发生率分别为4%和1.5%。一项系统性评价表明，疑似ACS患者中0.7%~2.5%为本病。这些患者多为女性（90.7%），平均年龄为62~76岁，临床多表现为情绪或躯体应激事件后出现胸痛（83%）、呼吸困难（20%），并出现心电图 ST 段抬高（71.1%）和肌钙蛋白轻度升高（85.0%）。

4.心电图 急性期有ST段抬高（81.6%），常见于胸前导联，缺乏对应导联改变，可伴T波倒置（64.3%），或病理性Q波（31.8%）。心电图呈动态变化：ST段抬高入院时明显，逐渐回落；T波倒置呈两个高峰：第一峰在起病3 d左右，倒置明显，以后逐渐变浅又逐渐变深，起病3周左右达到第2高峰，病理性Q波90%的患者可逐渐消失；随访6个月，82%患者心电图恢复正常。

5.生化检查 心肌损伤标志物升高：起病或入院48 h内86%血清肌钙蛋白阳性，74%的CK-MB升高，升高水平明显低于心肌梗死，峰值多出现在入院时，不随病情好转或恶化而改变。本病有左心室大面积功能障碍的证据，而心肌损伤标志物仅呈有限升高，这种分离现象明显区别于心肌梗死。

6.冠状动脉和左心室造影 大多数患者冠状动脉正常或只有轻至中度管腔狭窄（<50%狭窄）。左心室心尖部和（或）中段呈气球样膨出，运动减弱或消失，心室基底部收缩增强，室壁运动异常的部位通常难以与某一支冠状动脉的供血范围一致，此种改变通常在1~2周内恢复，最快只要40 h左右。左心室运动减弱或消失并不局限于心尖部，有报道心尖部以外为主的，可高达40%。可以同时伴右心室受累，且可多达1/3。部分患者左心室心腔内存在压力阶差，可达50~100 mmHg，出现于运动异常部位与左心室流出道之间。

7.超声心动图 常有明显的左心室功能不全，平均 LVEF 在20%~49%。急性期可见中至重度的心室中部及心尖部无运动或运动障碍，而心底部心肌功能正常或运动过度。上述异常一般在1周至1个月内改善，LVEF亦可恢复正常。存活患者心室中部或心尖室壁运动异常可完全消失。

（三）诊断和鉴别诊断

尚无统一的诊断标准，基本上为排除性诊断。美国梅奥医院（Mayo Clinic）诊断标准为：新发现的心电图异常如ST段抬高或T波倒置；冠状动脉造影未见冠状动脉闭塞性病变；一过性可逆性左心室（主要为心尖部）运动消失或者运动减弱。

应除外其他各种类型的心肌病、ACS、头颅创伤、脑出血或嗜铬细胞瘤等。其中与ACS的鉴别最重要也最困难。研究表明，在本病和ST段抬高前壁急性心肌梗死的女性患者各项临床指标中，只有先前应激事件和CK-MB峰值这两项具有鉴别价值，其中CK-MB峰值（<50 U/L）是一个强预测因子。头颅创伤、脑出血、嗜铬细胞瘤等疾病往往不会出现本病所致的心电图改变。

（四）治疗

1.尚未确诊患者 均应立即按ACS处理，包括应用β受体阻滞药、肝素及阿司匹林。大多数ST段抬高的胸痛患者均为急性心肌梗死，如前所述本病仅占其中很小比率。应尽早作冠状动脉造影，以明确诊断。鉴于急性心肌梗死的危险性，如无冠状动脉造影和介入手术条件，又不可能迅速转送至有条件的医院,可考虑做溶栓治疗。

2.已确诊的患者 因尚无特殊治疗方法,又缺乏明确的证据,故主要措施是对症和支持性疗法。

一般处理:包括吸氧,使用吗啡、阿司匹林、β受体阻滞药和ACEI。血流动力学失代偿和不稳定者,可使用正性肌力药物和IABP。

药物治疗方案:①β受体阻滞药:早期应用有助于改善心功能和预防心脏破裂,宜长期服用。诊断确立患者须停用阿司匹林;②正性肌力药物:不建议使用,除非存在严重心力衰竭或心源性休克;③利尿药及ACEI:用于伴心力衰竭患者,本病恢复后ACEI亦可考虑停用;④抗凝治疗:适用于伴严重的室壁运动异常患者,以预防形成附壁血栓及继发的血栓栓塞并发症;⑤硝酸酯类药物:也不建议使用。β受体激动药应避免使用。

(五)预后

总体良好。住院病死率为1.1%。一项回顾性研究表明,前壁ST段抬高型急性心肌梗死伴胸痛的女性患者中约12%后来诊断为本病,其余为冠心病。两组患者入院时LVEF无显著差异,但出院时本病患者LVEF、6个月生存率和无主要心脏事件比率均显著高于冠心病患者。不过,本病再发率不容忽视,美国梅奥医院对100例所做的回顾性研究发现,在4.4年随访期内,31例患者仍有胸痛发作,最初4年再发率为11%。在平均随访4.7年中17人死亡。本病的全因死亡率、心血管病死率,与年龄、性别匹配的急性心肌梗死人群相比并无显著差异。

五、心动过速性心肌病

(一)对本病的认识:基础和临床研究

早在20世纪60年代已认识到长期快速心脏起搏,可制造和形成实验动物心肌病的模型,此种模型动物全心尤其左心室扩大、心腔容积增大、左右心室收缩功能障碍、心室充盈压显著升高,符合扩张性心肌病的基本病理学特征。晚期均可出现心力衰竭,故亦可用作心力衰竭研究的实验对象。

与此同时,临床上陆续有快速性心律失常引起心脏扩大,甚至发生心力衰竭的报道。这些患者具有共同的临床特点:一是并无其他可导致心脏扩大和心力衰竭的疾病或危险因素;二是致病的心律失常主要为心房颤动或室上性心动过速,且长期持续存在或反复发生;三是如将心房颤动转复为窦性心律,或终止室上性心动过速,并避免其再发,则心力衰竭可显著改善,甚至心脏大小也能恢复正常。由此,本病逐渐为临床医师所认识和承认。这两种心律失常的快速心

室率,使舒张期缩短,心室充盈量显著减少,加之心室率不规则,均可导致心排血量减少、心肌收缩和舒张功能障碍。

室性早搏能否导致心肌病?这是一个争议的问题。首先要肯定,不伴器质性心脏病的频发室性早搏绝大多数预后良好,也不会引起心脏扩大和心肌病,这种早搏为良性的,如无明显症状,无须特殊处理。一些研究表明,既往无器质性心脏病而伴频发室性早搏的患者与正常人群相比较,10年心血管事件和死亡发生率并无显著差异。但也有一些研究证实,频发的室性早搏与心肌病的发生与发展存在关联。室性早搏数量较多的患者,LVEF较低;室性早搏数量增多,出现心脏增大和心功能障碍的比率也较高。但近期的一些研究并未得到同样的结果,频发室性早搏并发生心脏扩大和心功能障碍的患者,其早搏数和总心搏数均与正常对照人群相比较,未见显著增加。还有研究认为,室性早搏的起源是一个重要因素,来自右心室流出道的频发室性早搏导致心肌病较其他部位起源的更为多见。

(二)诊断

本病尚无公认的诊断标准。在做出诊断时应符合以下条件。

(1)具备扩张型心肌病的诊断条件,并可排除其他各种类型的扩张型心肌病。

(2)有持续性或反复发生的伴快速心室率的心房颤动,或有经常发作的室上性心动过速史。

(3)有频发的室性早搏,其数量超过心搏总数30%以上,且在多次24~72 h动态心电图检查中获得一致的结果。

(4)上述心律失常长期存在,一般应在10年以上。

(三)治疗

1.全面评估病情 诊断明确的患者应做评估包括症状、心脏大小、心功能状态(如LVEF)等,须定期随访,每年检查一次超声心动图,这是制订治疗方案的基础。

2.消除致病的心动过速 原则上引起心肌病的心律失常必须消除,可采用药物的方法或射频消融术,以后者为宜,药物用作辅助。

射频消融术适用于以下情况:①由心房颤动或室上性心动过速所致的心肌病;②频发室性早搏所致者,如伴有明显症状,或药物治疗不奏效,心脏增大和LVEF降低未见显著改善或未能恢复正常。

3.针对心肌病和心力衰竭的治疗 心脏扩大但LVEF正常,且无症状者,应使用ACEI和β受体阻滞药,还可考虑加用醛固酮拮抗药,以延缓和逆转心肌

重构。伴心力衰竭者,在控制液体潴留同时,应积极使用上述的3种药物(金三角),并长期应用。

一般认为本病为可逆性心肌病,大多数患者可完全恢复。

六、非心脏手术围术期的急性心力衰竭

患者均有基础心血管疾病,在非心脏手术的围术期发生急性心力衰竭并不少见,可引起患者死亡。处理上应遵循以下原则。

1.积极治疗基础心血管疾病

2.术前评估风险 根据患者基础病变严重程度、心功能状态、手术类型,评估发生急性心力衰竭的风险,做出危险分层。高危者应取消手术,中度危险者应推迟手术,以便在术前尽可能改善基础病变和心功能状况,包括施行矫治基础心血管疾病的手术。参与评估工作的应包括心内科、麻醉科和手术相关科室的医师。

3.药物应用 原有慢性心力衰竭患者应使用ACEI(或ARB)、β受体阻滞药、醛固酮拮抗药等并予标准和优化治疗。他汀类药物和阿司匹林等适用于冠心病。并发高血压者应有效控制血压。伴心房颤动者应考虑转复为窦性节律,或采用心率控制和应用口服抗凝药物,以预防血栓栓塞性并发症。

第二十一节 心力衰竭的其他病因——遗传性心肌病

[内容提要]

遗传性心肌病较少见,仅在心力衰竭不能用较常见病因解释时需考虑到。其中肥厚型心肌病较常见,主要特征为室间隔和左心室室壁显著和不成比例的增厚,可以依据临床表现、心电图、心脏超声等影像学特征,以及家族史做出诊断。心力衰竭为其主要表现,也是病情发展至晚期的标志。应根据心力衰竭的不同情况,以及其他严重的并发症做相应的处理。其他遗传性心肌病均可导致心力衰竭,家族性扩张型心肌病表现为左心心力衰竭,并可发展至全心心力衰竭。致心律失常右心室心肌病、心脏淀粉样变性、原发性限制性心肌病等主要表现为右心心力衰竭。应给予心力衰竭的规范治疗,由于无法消除病因,预后不良。

在心力衰竭中缺血性心脏病和高血压尽管占了绝大多数,但遗传性原发性心肌病和遗传性全身性疾病累及心肌亦是不容忽视的病因,尤其在年轻人中。下面将介绍比较常见的遗传性心肌病。

一、肥厚型心肌病

肥厚型心肌病(hypertrophic cardiomyopalhy,HCM)是以左心室肥厚为特征的心肌病,此种心室肥厚不伴中至重度高血压或其他心脏病。本病为遗传性疾病,可累及各个年龄、性别和种族。一般人群中的患病率为1/500。

(一)病因

60%~70%的HCM系由于肌浆网收缩蛋白编码的基因突变。最常见的突变涉及心脏β肌球蛋白重链、肌钙蛋白T和心脏肌球蛋白结合蛋白C。在10个肌浆网收缩蛋白中已鉴别出超过150个突变。基因型决定了形态学、临床表现和预后。编码肌钙蛋白T的基因突变通常仅伴有轻度的肥厚,但亦增加了猝死的危险。而心脏肌球蛋白结合蛋白C的突变则显示与年龄相关及晚期发病的特点。

(二)病理学

HCM可以累及左右两侧心室。左心室肥厚通常是非对称性的,最常见累及室间隔和左心室游离壁,较少见于左心室后壁。不过,各种类型的左心室肥厚均可能出现。还可有二尖瓣的结构异常,包括瓣叶面积增加。此外,二尖瓣瓣叶拉长和移位,以及乳头肌的异常插入也是HCM的特征,部分与左心室流出道梗阻有关。组织学上HCM的主要特征是心肌细胞呈紊乱的斑片状分布和间质纤维化,心肌细胞肥大,形态不规则。这些改变并非HCM所独特的,但紊乱的程度则远远超过其他疾病。

(三)病理生理学

1.舒张功能障碍 左心室肥厚可伴心肌舒张功能受损,结果使左心室舒张末压和左心房压增加,并导致肺静脉充血。

2.梗阻现象 大约25%的患者休息时有左心室流出道梗阻的证据。高动力性左心室收缩、室间隔肥厚、左心室流出道狭窄、二尖瓣瓣叶拉长,以及乳头肌移位这些因素结合在一起,通过"虹吸"作用,造成二尖瓣前叶收缩期的前向运动(SAM现象),结果引起室间隔与二尖瓣前叶收缩时阻碍了左心室的射血。

3.心肌缺血 HCM患者即便冠状动脉正常仍可有典型的心绞痛,这是由于肥厚心肌的氧需超过了冠状动脉的氧供。其他涉及的因素包括舒张压升高妨碍了舒张期冠状动脉的血流,使冠状动脉系统血供显著减少,以及肥厚心肌的结构紊乱使收缩无效。

(四)临床特点

HCM 在心脏的形态学、临床表现和自然病史上均呈现非均一性特征。临床表现可出现于任何年龄,大多数患者无症状或仅有轻微症状。成年患者较可能出现症状,但 50%的患者仅在常规体检或对罹患者家族做筛查时才被发现和诊断。HCM 的主要症状有胸痛、呼吸困难、心悸和晕厥。心脏性猝死可以是最早出现的临床表现,尤其在年龄<35 岁的青少年和运动员。

(五)HCM 可疑者的检查和诊断

1.超声心动图 这是诊断 HCM 的"金标准",可用来证实左心室肥厚的类型和严重程度。左心室肥厚>15 mm 是一个高度敏感的诊断指标。不过,在 HCM 家族史基础上较轻的肥厚亦具有诊断价值。左心室肥厚亦可直至青春发育期才出现。

此病的其他特征还有:左心室腔小、左心房直径增加、收缩功能呈高动力性、SAM 现象所致的左心室流出道梗阻和舒张功能受损。多普勒超声心动图可用来定量测定左心室流出道梗阻。应在坐位和半卧位,静息状态和乏氏动作下检查,以发现和测量压力阶差。左心室流出道梗阻(LVOTO)定义为压力阶差>30 mmHg,如≥50 mmHg 因常伴血流动力学变化,具有显著临床意义,此类患者如药物用至最大耐受剂量后心功能仍为Ⅲ~Ⅳ级,可作室间隔切除术。

2.心电图 12 导联心电图上并无特异性改变,但仍不失为敏感的检查方法,95%~98%的 HCM 患者有异常改变。心电图改变常先于左心室肥厚,且在家族史的基础上,可能是此病累及儿童的早期标志。特征性心电图改变有:ST 段和 T 波异常、特异性的 T 波倒置、巨大的 QRS 波、左心室肥厚、病理性 Q 波和左束支传导阻滞。左心和下壁导联上 T 波的高度倒置是心尖 HCM 之征。单纯的左心室肥厚并非 HCM 的特征性心电图表现。

3.其他影像检查 心脏磁共振成像(MRI)可用来诊断心尖部 HCM 和评价左心室游离壁。亦可用来测量左心室流出道压力阶差。

4.心脏导管检查 在诊断上价值有限。伴心绞痛的中年患者有必要做冠状动脉造影以排除有无并发冠心病。

5.心肺运动试验 可以通过测定氧耗峰值(PVO_2),定量分析心肺功能状态来做风险分层。几乎 25%的 HCM 患者血压对运动呈异常反应,即从静息至峰值,运动收缩压增加达不到 20 mmHg。此种异常反应是心脏性猝死的一种危险标志。

6.24~48 h 动态心电图 可发现持续性或非持续性室性心动过速,这是心脏性猝死的另一个危险标志,尤其在年轻患者中。

7.基因检查 此病的基因为非均一性,使基因检查工作量极大,耗时又费用昂贵,仅 60%的患者可检出突变,且需很长时间才能做出诊断。不过,鉴别出一种致病基因的突变有助于进一步的筛选,也有助于在发生左心室肥厚之前做出早期诊断。

(六)HCM 的治疗

治疗目的是缓解症状、减轻左心室流出道梗阻和预防心律失常及心脏性猝死。

1.调节生活方式 HCM 患者发生的猝死和运动存在伴随关系,故应避免过劳和高强度的运动。

2.症状性治疗 β 受体阻滞药和非二氢吡啶类钙拮抗药是缓解症状的主要药物。其负性变时作用使舒张期充盈时间延长。β 受体阻滞药是伴左心室流出道梗阻患者的一线治疗药物,因为钙拮抗药所致的血管扩张作用可能使流出道梗阻恶化,并诱发严重的肺水肿。尚无证据表明,控制症状可以延缓疾病的进展,因此,无症状的患者如无严重的心肌肥厚或流出道显著梗阻的证据,不宜应用药物。大约 5%的患者有慢性心肌缺血和进行性心肌纤维化,并伴进展性心肌变厚、右心室扩张和收缩功能受损。此类患者采用标准的抗心力衰竭治疗包括利尿药、ACEI 和 β 受体阻滞药有助于缓解症状,也有可能预防心力衰竭的发生。

3.梗阻的处理 针对左心室流出道梗阻有药物、介入术(室间隔酒精注射或室间隔射频消融)和外科心肌切除术 3 种治疗方法。

(1)药物应用:β 受体阻滞药是主要治疗药物。丙吡胺亦可加用,适用于有症状并伴有严重流出道压力阶差(>60 mmHg)的患者。两者均很有效,通过对左心室的负性肌力作用,使二尖瓣前叶的前向运动减少。丙吡胺不应单独使用,因其可能使房室结传导时间缩短,对心房颤动伴快速心室率患者有风险。

(2)室间隔酒精消融术:对缓解症状和改善血流动力学状态效果尚堪满意。方法是将酒精注入第一间隔动脉,造成一种有控制的心肌梗死。这一手术可引起完全性心脏阻滞而需要做永久性心脏起搏术,其发生率为 10%~30%。心力衰竭和瘢痕所致心律失常的长期危险如何,尚不清楚。

(3)室间隔肥厚心肌切除术:可用来消除左心室流出道梗阻,术后在≥5 年中 90%患者梗阻缓解,70%患者症状减轻。手术病死率相对较高,对于缺少经验的术者可超过 10%。

(4)心脏起搏术:亦可应用,诱发心脏非同步从而降低左心室流出道的压力阶差。早期临床试验中显示的缓解症状的作用,似主要由于安慰剂效应。不过,对于那些既不适合手术治疗,内科药物治疗又不奏效的老年患者,起搏术仍不失为可以考虑的一种治疗方法。

4.心律失常 室上性心律失常可应用胺碘酮。伴心房颤动的患者应使用抗凝治疗,以减少全身血栓栓塞症的危险,后者是HCM心血管事件的基本原因之一。室性心动过速的处理将在后面章节中描述。

(七)风险分层

HCM 每年病死率较低,成年患者为 0.5%~1%,少年儿童患者为 3%~5%。如何鉴别那些心脏性猝死高危患者,仍是一个难题。心脏停搏的幸存者,或有持续性室性心动过速并伴血流动力学受损的患者均为心脏性猝死的高危人群,应采用 ICD 作为二级预防。从病史、超声心动图、动态心电图及运动试验获得的信息均可用作患者的风险分层。

HCM 患者猝死的危险因素有:①无预兆的晕厥;② HCM 猝死的家族史;③ 严重的左心室肥厚(≥30 mm);④ 左心室流出道严重梗阻(压力阶差 >60 mmHg);⑤非持续性室性心动过速;⑥血压对运动的反应异常低。这些危险因素的阳性预测值较低,故对于存在这些危险因素的患者应如何来治疗仍存在争议。一般而言,存在上述危险因素中≥2 个危险因素的患者应置入 ICD,以作心脏性猝死的一级预防。这些危险因素的阴性预测的准确性极佳,故没有这些危险因素的患者不大会发生心脏性猝死。

近期颁布的美国 ACC/AHA 肥厚型心肌病指南,提出并推荐 5 年心脏性猝死(SCD)风险评估方法,即采用简单的临床指标,如最大室壁厚度、左心房直径、左心室流出道压力阶差、SCD 的家族史、非持续性室速,无其他原因可解释的晕厥及年龄,可实时估计 5 年 SCD 风险,如≥6%、估计生存时间超过 1 年的患者应置入 ICD。首次评估后每 1~2 年,以及临床状况变化时应再次评估。

二、致心律失常右心室心肌病

致心律失常右心室心肌病(arrhythmogenic right-ventricular cardiomyopaohy,ARVC)是一种遗传性心肌疾病,遗传模式大多为常染色体显性遗传。基因突变编码在桥粒蛋白上。其特点为右心室心肌组织被纤维脂肪组织取代,可出现严重室性心律失常和猝死,但近来研究发现有的心律失常起源在左心室或双心室。不同的种族和性别均可罹患,其患病率在

1/1000~1/5000 之间。

(一)病理学

本病显微镜下的结构异常起初较轻微,右心室心肌的最薄区域显然在流入和流出道及心尖,也是最早受累的部位。由于疾病进展,右心室游离壁较大范围受到侵害,可产生右心室室壁瘤和右心室腔扩张。右心室受累程度可进行性增加。主要组织学特点是节段性的跨壁纤维脂肪组织取代正常心肌,可有局灶性的心肌炎和淋巴细胞浸润。细胞黏附受损导致心肌细胞脱落和死亡。心肌细胞被沉着的纤维脂肪组织所取代,后者形成了致心律失常的基质,此病也因此而得名。

(二)临床特点

不同年龄的患者均可呈现心悸、晕厥前兆或晕厥,常由运动诱发。这些症状通常为室性心律失常所致。此种心律失常往往是本病的早期和起始的最主要表现。较少见的临床表现可由右心心力衰竭引起。心脏性猝死可为最早出现的临床表现,尤其在运动期间。典型的 ARVC 自然病史包括 4 个阶段。①隐匿期:无或轻微结构异常,无症状;②心律失常期:有明显的右心室壁受累,伴室性心律失常并有症状;③收缩功能障碍期:右心室显著扩张,有右心室衰竭;④晚期:左心室受累,有左右双心室衰竭的表现。

(三)ARVC 疑似患者的临床特点

1.心电图 12 导联心电图正常达 40%,右心室心前 V_1~V_3 导联 T 波倒置具有特征性。QRS 波可延长,V_1~V_3 导联上有迟电位(epsilon 波),提示右心室除极延迟。常见右心室来源的、多发的室性早搏,呈左束支传导阻滞型。50%~80% 的患者信号平均心电图晚电位阳性。

2 影像学检查 超声心动图可正常,或仅见轻微异常,其识别极大地取决于检查者的经验。静脉注射造影剂可更好地观察右心室。此病晚期的特征有节段性心室壁运动异常、室壁瘤形成和右心室显著扩张,并伴普遍性的心室壁无运动。MRI 在鉴别 ARVC 并发的右心室形态学改变上更为敏感,但在隐匿期 MRI 检查亦可以完全正常。

3.动态心电图 ARVC 的特征是有持续性或非持续性室性心动过速伴左束支传导阻滞,或伴频发的室性早搏(>1000/24 h)。

4.运动试验 运动期间室性早搏或室性心动过速的频率增加有助于本病的诊断。

5.右心室心内膜心肌活检 由于病变呈散在片状,仅偶尔有可能做出组织学诊断,且需做跨壁的活检。

（四）ARVC 的诊断

主要依赖家族史、心电图及心脏影像学检查的结合，即便对于有经验的心脏病专家仍是一个挑战。按照 ARVC 的诊断标准（表 1-37），符合 2 个主要标准，或 1 个主要标准和 2 个次要标准，或 4 个次要标准可以做出诊断。这些标准是高度特异的，但缺少敏感性，意味着疾病早期常可漏诊。由于此病的亲属中有50% 机会携带突变的基因，故对于有本病家族史的患者，有时不那么严格的标准亦可采用。基因检查的异常结果更有可能反映此病的存在。

表 1-37　致心律失常右心室心肌病诊断标准

主要标准	次要标准
1.整体和(或)局部结构改变和心脏功能异常	1.整体和(或)局部结构改变和心脏功能异常
·右心室严重扩张和射血分数降低不伴或仅有轻度左心室受损	·轻度的全右心室扩张和(或)射血分数降低而左心室正常
·局限性右心室室壁瘤(有无收缩力或收缩功能异常的区域,并伴舒张期隆出)	·右心室轻度节段性扩张
·右心室严重的节段性扩张	·右心室局部呈低动力状态
2.室壁的组织学特征	2.复极异常
·心内膜心肌活检可见心肌组织为纤维脂肪组织取代	·右侧心前 V_2 和 V_3 导联 T 波倒置(年龄>12 岁,且无右束支传导阻滞)
3.复极传导异常	3.复极或传导异常
·右侧心前导联上 QRS 波有 Epsilon 波或局限性延长(110 ms)	·信号平均心电图上晚电位阳性
4.家族史	4.心律失常
·在病理解剖或外科手术中证实有家族史	·左束支传导阻滞型室性心动过速,呈持续性或非持续性(见于心电图、动态心电图和运动试验中)
	·动态心电图上有频发的室性早搏(>1000/24 h)
	5.家族史
	·由疑似右心室心肌病所致早发死亡的家族史(<35 岁)
	·家族史(家族中有人根据这些标准作出了临床诊断)

（五）治疗

治疗的主要目的是缓解症状和减少心脏性猝死的危险。猝死和运动存在伴发关系,故应避免竞争性运动和训练。ICD 是致命性室性心律失常最有效的治疗,宜用于心脏停搏或持续性室性心律失常的幸存者,作为心脏性猝死的二级预防。β 受体阻滞药和胺碘酮仅用作 ICD 的辅助治疗,以抑制频发的室性心律失常。伴心力衰竭的患者宜采用标准的抗心力衰竭治疗。

（六）ARVC 患者的危险分层

下列特征可列为发生心脏性猝死的高危因素:起病年龄小、晕厥、心脏性猝死的家族史、右心心力衰竭、左心室受累、QRS 波增宽>140 ms 等。伴上述任何一项者均应考虑置入 ICD 作为一级预防。

三、家族性扩张型心肌病

家族性扩张型心肌病(familial dilated cardiomyopalhy)可定义为病因未明的左心室扩张和收缩功能受损,并伴≥2 个直系亲属受累。该病属于扩张型心肌病的一种类型。扩张型心肌病发病率为 1/2500,其中遗传所致者可高达 35%。家族性扩张型心肌病可见于男、女两性,以及各种种族的人群。

（一）病因学

本病最常见为常染色体显性遗传,但也有常染色体隐性遗传。突变所影响的蛋白质有肌节收缩蛋白、细胞骨架和肌纤维膜结构蛋白、核膜蛋白,以及心脏能量代谢中涉及的蛋白质。引起本病的基因突变,可以是引起肥厚型心肌病同样的收缩蛋白上编码的基因,以及来自肌浆网结构蛋白质如 LIM 蛋白、α-肌动蛋白-2 等的编码基因。

编码核膜蛋白核纤层蛋白(lamin)A 和 lC 的基因突变可引起埃-德(Emery-Dreifus)肌营养不良症。肌营养不良症常会缓慢地进展,并因并发扩张型心肌病所致的心力衰竭而病情恶化。此病亦可伴有心脏传导阻滞。X-关联的肌营养不良症包括 Duchennes 肌营养不良(儿童)和 Beckers 肌营养不良(成人),亦常伴扩张型心肌病。扩张型心肌病伴骨骼肌病约占 5%。

影响脂肪酸 β-氧化途径和卡尼丁转运及代谢的疾病亦可导致扩张型心肌病。这些疾病多为常染色体隐性遗传。使心肌依赖脂肪酸作为能量物质的一些情况(如饥饿),可造成毒性代谢产物的积聚,从而损伤心肌。心肌病也可出现于几种因线粒体缺陷的疾病中。神经肌病具有此种病的明显特征。致病性突变常可在线粒体基因组中找到。

(二)病理学

肉眼检查心脏增大,重量增加,4个心腔均扩张并可有附壁血栓。组织学检查心肌细胞肥厚,偶见孤立的炎症细胞。这些改变是非特异性的,并不能指向某一种特殊的病因。

(三)临床特征

家族性DCM任何年龄均可发病,而以30~39岁和40~49岁这两个年龄段最为常见。常以充血性心力衰竭起病。家族史和存在其他遗传表型如聋或盲(线粒体细胞病)或神经肌衰弱症(神经-心脏综合征),均有利于做出准确的诊断和进一步的治疗。超声心动图检查可见左心室增大和收缩功能障碍。

治疗与其他原因所致的左心室收缩功能障碍相同,可参见本书前面关于原发性扩张型心肌病部分中的内容。家族性扩张型心肌病的预后也与其他原因的扩张型心肌病一样差。

四、家族性心脏淀粉样变性

(一)遗传特征和类型

家族性心脏淀粉样变性(familial cardiac amyloid)是一种遗传性浸润性疾病所致的心肌病,编码甲状腺激素结合蛋白(TTR)的基因突变是其最常见的原因,尤其是老年性全身性淀粉样变性。TTR是一种在肝脏中合成的蛋白质。在编码TTR的基因上超过100个突变已确定可导致蛋白质的异常折叠,并因此产生淀粉样变性。在缬氨酸122位上异亮氨酸置换是最为常见的突变,非洲裔美国人中的出现率为4%。遗传模式为常染色体显性,并具高度的外显率。家族性心脏淀粉样变性病发生频率因种族而异。其发病率在非洲裔美国人中约为1.6%,而在白种人中约为4%。

淀粉样变性实际上是一种全身浸润性疾病,心脏淀粉样变性是其累及心脏的表现,其他重要脏器也可受累。影响心脏的淀粉样变性有多种类型,除了家族性外,还有原发性淀粉样变性(因免疫球蛋白轻链AL沉积)和继发性淀粉样变性(因非免疫球蛋白AA沉积),以及老年性全身性淀粉样变性等。近来开始重视淀粉样变性的分型,不同的类型预后和治疗效果存在差异。

(二)病理学

其特征为淀粉样变性蛋白亚基浸润心肌组织,形成不能溶解的聚合物或纤维沉淀,整个心肌组织均可见沉着。心包、心瓣膜和冠状动脉亦可受累及。其结果是心肌组织变得坚硬,橡皮样,缺乏柔顺性。同时心室壁增厚,心腔扩大。

(三)临床特征

最常见的临床表现与充血性心力衰竭相同。心律失常很常见,如心房颤动、频发室性早搏。淀粉样变性可浸润心脏传导系统如窦房结、房室结和传导组织,引起不同程度的房室传导阻滞和束支传导阻滞。有的病例呈限制性心脏病的表现,有静脉压升高和颈静脉显著充盈、中心型水肿(伴心包和胸腔积液及腹水)、肺部无或仅肺底部有少量细湿啰音。单纯性心脏淀粉样变性很罕见,不足5%。因此,本病常有心脏外包括神经病学、肾脏和皮肤的各种表现。

(四)检查

1.心电图 50%的晚期病例心电图上电压降低,肢体导联呈低电压,并可见心前导联上R波显著降低甚至缺失,呈假性心肌梗死(病理性Q波)表现,多见于右心室心前区导联。常有心脏传导阻滞和心房颤动。但这些改变均为非特异性的。

2.影像检查 超声心动图上可见心室壁和室间隔厚度增加,心房可扩大,心脏则缩小,有左心室舒张功能障碍。心肌组织呈特征性的小斑点状闪光颗粒外观,房间隔光亮。此病早期首先可见的异常是心脏舒张功能受损和充盈受限,随疾病进展也会出现收缩功能障碍。核素显像可检出放射标记的血清淀粉样变性蛋白的分布,但空腔和活动器官的显像并不可靠,故此法不能用于检出心脏淀粉样变性。磁共振成像检查具有极高的价值,可用于诊断心脏和全身器官组织的淀粉样变性,受累的组织器官信号显著增高,可见特征性的全心心内膜增厚。

3.活检 心内膜心肌活检是诊断心脏淀粉样变性的"金标准"。组织切片用刚果红染色呈苹果绿色,有的须在偏振光镜下才可显示,可诊断为淀粉样浸润。如采用硫酸阿辛蓝染色则呈绿松石色。还可做组织免疫学染色,有助于对不同类型的淀粉样变性做出鉴别。在不能做心内膜心肌活检时,做舌或皮肤组织活检,也有可能获得同样的阳性结果。

(五)治疗

1.积极治疗心力衰竭 利尿药是伴心力衰竭和有液体潴留患者的基础治疗药物,水肿严重者可静脉给药。利尿药应用中仍需注意,以免加重直立性低血压,因患者神经系统受累,可有自主神经功能障碍。地高辛和钙拮抗药可选择性地与淀粉样变性纤维相结合,使其作用增强。对于家族性淀粉样变性目前无特异治疗,但仍应努力去抑制异常淀粉样变性蛋白的表达。

2.淀粉样变性的治疗　旨在防止产生病变蛋白,可采用抗肿瘤药物的化疗和自体骨髓干细胞移植的联合方案。国外有的报道1年完全缓解率达40%,生存时间超过4.5年,不过,治疗相关的病死率也可高达25%。这一联合中采用的化疗,也有多种方案,主要采用烷化剂,尤其美法仑。不能耐受自体骨髓干细胞移植者,可改用糖皮质激素如地塞米松,也有类似疗效。由于缺乏国人治疗有效的证据,上述两种联合方案不推荐常规应用,但如患者并发多发性骨髓瘤,则需要应用美法仑,该药对多发性骨髓瘤有确定的疗效,而心脏淀粉样变性并发多发性骨髓瘤并不少见。晚期患者往往不能耐受化疗。伴LVEF<40%、基础血压低(如收缩压低于90~100 mmHg)、心功能在优化药物治疗后仍在Ⅲ~Ⅳ级、病变已累及心脏外的重要脏器等一般不考虑化疗。

3.心脏移植　伴严重的心力衰竭,又不耐受联合方案,且淀粉样变性主要在心脏,并不伴其他重要器官病变的患者,可考虑做移植,国内已有成功移植的报道。移植成功6个月后可应用化疗防止产生淀粉样变性蛋白,但长期生存状况尚不清楚。

（六）预后

局限于心脏淀粉样变性的预后较之AL和AA所致的全身淀粉样变性而累及心脏者,显著要好。AA的病变多见于肾脏,累及心脏较罕见。老年性全身淀粉样变性多见于老年男性,进展较缓慢。临床症状的出现常在60~69岁和70~79岁这两个年龄段,做出诊断后的生存期约72个月。LVEF正常、无心力衰竭和胸腔积液者对治疗耐受较好,风险较小。室壁显著增厚、BNP/NT-proBNP显著升高化疗效果差,预后也差。

五、左心室致密化不全

左心室致密化不全（left-ventricular non-compaction,LVNC）是一种原发性心肌疾病,系由于部分心肌胚胎发育正常过程受阻,停止于心脏胚胎发育的初级阶段而不能致密化,结果导致了邻近心内膜的心肌组织发生致密化不全,并由此而得名。其特点是显著的左心室小梁形成和小梁间的隐窝,以及收缩功能受损。本病属少见疾病,发病率不明。此病的命名有误导之嫌,因为右心室常常也受累。

（一）病因和病理学

本病可能是遗传性的,但遗传的模式还有待确立。主要累及左心室,在儿童中此病常与其他可引起

左心室流出道梗阻的先天性异常如主动脉狭窄和肺动脉狭窄并发。部分患者右心室亦可受累。肉眼检查可见左心室扩张伴显著的小梁形成,其间有深深的隐窝,并与左心室腔交通。

（二）临床特征

本病常有充血性心力衰竭的表现。房性心律失常(如心房颤动、阵发性室上性心动过速)和室性心律失常的发生率很高。血液淤塞在心腔壁内的隐窝中,可诱发全身性血栓栓塞症,包括肺栓塞、肠系膜动脉栓塞、脑卒中、一过性脑缺血发作等。

（三）检查

影像学技术证实小梁形成是主要的诊断依据。超声心动图、心脏MRI、心脏CT和左心室造影均可用来证实心室壁具有特征性的两层外观,并伴血液灌注入深深的隐窝中。左心室下壁、后壁和侧壁往往受累最显著。诊断依赖于证实有高度的小梁形成、深深的隐窝,以及收缩末致密化不全与致密化的心肌比值达2:1。

（四）治疗

本病尚无特异性治疗。通常的治疗包括抗心力衰竭的处理,应用抗凝药物预防全身性血栓栓塞症及置入ICD。后者适用于收缩功能很差和伴非持续性或持续性室性心动过速的患者。

（五）预后

本病的自然病史尚不清楚。根据小样本的研究,本病的预后较其他扩张型心肌病更差,但这一观点并未在大样本的队列研究中得到证实。

六、原发性限制型心肌病

原发性限制型心肌病（restrictive cardiomyopathy）特点是心脏舒张期尤其在舒张末期心室压增高,心室充盈严重受限,而收缩功能正常。系由于心内膜和心肌的纤维化和浸润性病变所致,病因尚未明了。

心力衰竭逐渐出现,呈右心心力衰竭的临床表现,下肢水肿较轻,可伴显著的腹水和胸腔积液;由于静脉压升高,颈静脉明显充盈,肝颈逆流征阳性。心电图上肢导联常有显著低电压,伴非特异性ST-T异常。超声心动图上心脏大小和左心室大小均正常,左心室壁厚度正常,右心房和(或)左心房增大,伴舒张功能障碍。心导管检查左、右心室舒张压不等,肺动脉压显著增高,常超过50 mmHg。诊断本病时须与缩窄性心包炎相鉴别。

心力衰竭的治疗主要应用利尿药,一般不推荐ACEI,因可降低前负荷,反而使心室充盈减少。抗凝治疗有助于预防血栓栓塞症。本症预后差,2年病死

率接近 50%。

七、心肌糖原储积病

心肌糖原储积病又称 Fabry 病。多见于青少年和儿童,是一种遗传性疾病,因 α-半乳糖苷酶缺陷导致全身弥漫性血管角质瘤,可累及心肌,出现与肥厚型心肌病或限制型心肌病相似的改变。心脏一般不增大,但可有心绞痛和心肌梗死表现,而冠状动脉造影正常。病情严重者可有心力衰竭。可应用 α-半乳糖苷酶替代治疗,很有效且安全。

八、长 QT 综合征

(一)病因和诊断标准

本病由于心脏特异性钾通道基因突变,导致缓慢激活延迟钾整流电流降低,从而引起心电图异常改变和严重心律失常。QT 间期延长的诊断标准为 QTc>470 ms(男性)或 480 ms(女性)。

(二)临床特征

心电图上除 QT 间期延长外,可有各种 T 波异常如宽大、双峰,也可正常;还可出现室性快速性心律失常如室性心动过速,其特点是多形性室速(尖端扭转性室速)。这些改变在运动后更易出现,并因此而发生明显症状,从头晕、黑矇至昏厥和猝死。

在确诊本病前应排除其他因素尤其药物所致的 QT 间期延长。一些药物可引起 QT 间期延长,包括心血管药物如索他洛尔、尼卡地平、丙吡胺、普罗卡因胺、吲达帕胺、普罗布可等,以及非心血管药物如红霉素、克拉霉素、酮康唑、某些抗组胺药(如苯海拉明)、抗抑郁药(氟哌啶醇等)和某些抗肿瘤和免疫抑制药。

(三)治疗

本病患者应避免运动,密切观察,定期随访,并对家族成员作筛查。治疗包括下列 3 个方面。

1.β 受体阻滞药的应用 已有确切证据表明长期应用对本病患者很有效。宜尽早应用,诊断明确或高度怀疑者即便为儿童、尚无症状也须立即使用,只要没有绝对禁忌证。通常认为的该药相对禁忌证,如有支气管哮喘史仍应考虑使用。在可以耐受下,应使用较大剂量,并长期和终身维持。既往多使用非选择性 β₁ 受体阻滞药如普萘洛尔,近来考虑到减少此类药可能发生的各种不良反应,推荐应用选择性 β₁ 受体阻滞药如美托洛尔、比索洛尔,但这两者之间并未作过大样本的头对头比较,疗效上并无孰优孰劣的证据。

2.置入 ICD 适用于心搏骤停复苏成功者,心脏性猝死的二级预防。猝死的高危人群如有可疑的头晕、黑矇,或有多形性室速尤其伴症状或血压下降趋势,必须尽早置入。

3.手术 如去交感神经术,疗效尚不确定。

九、Brugada 综合征

Brugada 综合征为常染色体显性遗传性疾病,主要由于钠通道基因突变。心电图上有特征性改变如胸前导联(尤多见于 V₁~V₃ 导联)有 J 波或短暂的 ST 段穹隆型抬高(顶点>2 mV)、不全性右束支传导阻滞,可伴 T 波倒置,很少或无等电位线分离。心电图上 ST 段改变具动态性。还常有其他改变如 P 波和 QRS 波增宽、各种室上性心律失常如心房颤动、室上性心动过速等。临床上晕厥和猝死常为首先出现的症状。常见于静息状态或夜间睡眠之中。

尚无可推荐的药物治疗。胺碘酮和 β 受体阻滞药无效。ⅠA 类和ⅠC 类抗心律失常药列为禁忌。奎尼丁可能有一定疗效,但也不推荐常规应用。

置入 ICD 适用于有各种严重室性心律失常、有猝死家族史和有晕厥史患者。

本病常死于中、青年,心肌本身损伤并不显著,罕见出现心功能不全或心力衰竭。临床上在对其他伴晕厥、严重心律失常的患者作鉴别诊断时应考虑到本病可能。

第二十二节 慢性心力衰竭的并发症及处理

[内容提要]

慢性心力衰竭伴有非心脏性并发症可使心力衰竭症状加重,预后恶化,增加治疗难度。针对并发症的处理,慢性心力衰竭的治疗需作调整。房颤伴心力衰竭应尽量恢复和维持窦性心律,无法做到时应有效控制心室率和积极抗凝治疗,还可考虑作房室结消融和心脏起搏。伴严重室性心律失常者宜应用β受体阻滞药,有症状者首选胺碘酮,ICD适用于心脏停搏幸存者或伴血流动力学显著改变患者。伴COPD的慢性心力衰竭,如无禁忌,仍应使用β受体阻滞药。持续正压机械辅助呼吸可缓解心力衰竭伴呼吸暂停综合征的症状,但并不能改善心力衰竭的临床结局。重组促红细胞生成素和静脉铁药对慢性心力衰竭并发贫血治疗有一定疗效。

慢性心力衰竭常伴各种非心脏性并发症,如贫血、COPD、肾功能障碍、认知功能障碍和抑郁症,还可伴支气管哮喘、支气管扩张和关节炎等。老年患者中尤其多见。并发症的存在除明显影响症状和生活质量外,也对预后产生重要影响。临床研究表明,患者伴有的并发症数量与住院风险有很强的相关性,有的并发症也是死亡风险的独立预测指标。

并发症还会使慢性心力衰竭的治疗更为复杂,尤其是体弱或老年患者。临床试验一般均除外这样的患者,故各种指南中的治疗建议只能依据较年轻人群的试验结果,因而并不必定适合伴并发症的老年心力衰竭患者。而且,心力衰竭患者不可避免地要使用多种药物,可导致药物之间的相互作用,增加不良反应发生的风险。

不过,适当的治疗仍可产生有益的影响,有助于缓解症状,提高生活质量。而且,近来已获得的证据表明,针对特殊并发症的治疗可影响心力衰竭的进展,改善患者的预后,从而为心力衰竭治疗开辟了一条有前景的新路径。下面介绍心力衰竭较常见伴有的并发症及其处理要点。

一、心房颤动

(一)慢性心力衰竭并发心房颤动

这是慢性心力衰竭最常见的心律失常,可以占20%~30%。心房颤动的并发可使心功能出现失代偿而恶化,诱发和加重心力衰竭,使心力衰竭的治疗效果降低,也会增加其他并发症的发生率,如脑栓塞年发生率达16%。正确处理并发的心房颤动,也是心力衰竭综合治疗的重要内容。此类患者的基本处理包括积极治疗基础心血管病、寻找可纠正的心房颤动的诱因、积极考虑转复心房颤动为窦性节律,以及减慢心室率和预防心房颤动所致的血栓栓塞症等。

1.转复为窦性节律 转复的必要性:近期研究认为,采用心室律控制策略与节律控制策略两者对心房颤动患者的预后相似。与心室律控制相比,节律控制并不能减少慢性心力衰竭的病死率和发病率,故对于心房颤动患者并不主张积极复律(AF-CHF试验)。但这一观点不适用于心力衰竭伴心房颤动的患者。心力衰竭患者对心房颤动耐受性差,心房颤动也是心力衰竭出现失代偿、难以控制和治疗效果差的主要原因之一。

适宜转复的人群:①有可逆的、继发性原因,或有明显诱因的心房颤动;②在积极治疗心力衰竭后,心脏大小、心功能(如LVEF)和症状改善不显著,且排除了其他原因,尤其基础疾病为扩张型心肌病的患者;③控制心室率后仍不能耐受心房颤动的患者;④经优化药物治疗并充分控制心室律后,仍持续有心力衰竭症状和(或)体征的患者。

如果心房颤动持续时间超过48 h,在节律控制前应口服抗凝药至少3周,如食管超声检查除外心房内血栓,可缩短抗凝时间,甚至立即复律。复律后应继续抗凝治疗至少4周。

复律方法:胺碘酮是唯一可用于心力衰竭复律的抗心律失常药物。也可选择电击复律。复律后胺碘酮或与β受体阻滞药合用,有助于维持窦性节律。能否长期维持窦性节律,并非依赖于药物的应用,患者的基础状况起更主要的作用,心脏(尤其左心房)显著扩大,持续性心房颤动且维持时间长久,心功能和LVEF显著降低等因素存在,往往提示难以长期维持窦律。复律成功后又短期回复心房颤动者,不宜再次药物或电击复律。此时可考虑采用经导管的射频消融术,以消除心房颤动。射频消融术仅适用于其他复律方法无效,或复律后窦性节律难以长期维持的患者,而且心房颤动的存在使心力衰竭难以控制或反复发生,或已出现过血栓栓塞症如脑卒中。

2.控制心室率 药物选择:心室率适宜的控制目标尚不明确,建议休息时应低于80~90/min,中度运动时低于 100～120/min。β受体阻滞药可改善心力衰竭的预后,又能有效控制运动和静息时的心室率,尤其前者,应列为首选。地高辛可改善心力衰竭的症状,也能有助于控制心率,尤其静息心率,可与β受体阻滞药联合应用。胺碘酮适用于上述两药未能控制心率的患者,或在对上述两药不耐受时作为替代。舒张性心力衰竭伴心房颤动患者,亦可应用非二氢吡啶类钙拮抗药(如维拉帕米和地尔硫䓬)。不推荐使用决奈达隆和Ⅰ类抗心律失常药,均有增加心力衰竭病死率的风险。

3.房室结消融和置入起搏器 适用于β受体阻滞药、地高辛和胺碘酮中的任何两药联合而反应不佳,或对其中任何一种药物不耐受的患者,这类患者在临床上很难有效控制心房颤动的心室率,很难防止心力衰竭的反复发作,而伴快速心室率的心房颤动又往往是心力衰竭发作的主要诱因。

(二)急性心力衰竭并发心房颤动

1.如无抗凝禁忌证应充分抗凝 可静脉应用普通肝素或低分子肝素。静脉应用强心苷类药物(如毛花苷C)以迅速控制心室率。

2.如出现血流动力学异常,需要紧急恢复窦性心律 首选电复律。如心房颤动首次发作、持续时间<48 h或经食管超声心动图未见左心房血栓,可以即刻复律,如不需要紧急恢复窦性节律,可应用胺碘酮药物复律,亦可行电击复律。

3.急性心力衰竭患者原已存在的慢性心房颤动,且并非此次急性心力衰竭发作的诱因 治疗以控制心室率为主,药物首选地高辛或毛花苷C静脉注射;心室率控制不满意,可应用胺碘酮,静脉缓慢注射或静脉滴注(剂量150～300 mg,10～20 min给予)。一般不选用β受体阻滞药减慢心室率。

4.预防血栓栓塞 急性或慢心力衰竭并发的心房颤动均显著增加血栓栓塞的风险,应做抗凝治疗,推荐口服抗凝药华法林,调整剂量使国际标准化比值(INR)在2.0～3.0。新型口服抗凝药Ⅱ因子抑制药和Ⅹa因子抑制药,如达比加群、阿哌沙班和利伐沙班亦可考虑使用,但经验尚少。

二、严重室性心律失常

(一)慢性心力衰竭

1.伴急性发作的有症状的持续性室速或室颤 情况严重者需电击复律或电除颤。此类患者推荐置入ICD,以改善预后。已置入者,经优化治疗和程控后仍有症状或反复放电,应给予胺碘酮,如仍不能预防,宜考虑做导管射频消融术。

2.如心功能良好,又不适宜置入ICD,可应用胺碘酮

3.如室性心律失常为非持续性,不推荐常规使用胺碘酮 ⅠC类药物和决奈达隆也不宜应用,主要推荐应用的药物是β受体阻滞药,应使之达到心力衰竭治疗所需的目标剂量或最大耐受剂量。

(二)急性心力衰竭

并发持续性室速伴血流动力学不稳定,或发生室颤,首选电复律或电除颤,复律后室速仍反复发生,应加用胺碘酮,先静脉注射负荷量150 mg(10 min),继以静脉滴注1 mg/min,6 h,再以0.5 mg/min,维持18 h。

无论慢性心力衰竭还是急性心力衰竭,在室颤电除颤成功后,必须应用胺碘酮,并加用β受体阻滞药,以预防复发。室颤和有症状室速反复发生,称为交感风暴,尤适合这两种药物联合。利多卡因亦可以应用,但剂量不宜过大,一般75～150 mg在3～5 min内静脉注射,继以2～4 mg/min静脉滴注,维持24～36 h。

(三)后续治疗

发作终止后患者的处理如下。

1.要寻找并纠正发生严重室性心律失常的诱因 常见诱因如电解质紊乱、致心律失常药物的使用、心肌缺血等应积极予以纠正。并发冠心病患者应行冠状动脉血运重建术。

2.优化心力衰竭的药物治疗 如ACEI(或ARB)、β受体阻滞药、醛固酮拮抗药等,参见HFrEF治疗部分。

3.非持续性、无症状的室性心律失常 除了β受体阻滞药,不建议应用其他抗心律失常药物。

三、症状性心动过缓和房室传导阻滞

心力衰竭伴上述有症状的严重缓慢性心律失常,其起搏治疗的适应证与其他患者相同。不同的是,在常规置入起搏器之前,应考虑是否存在置入ICD的适应证,即采用CRT或CRT-D。

四、慢性阻塞性肺疾病

慢性心力衰竭患者中1/4～1/3并发慢性阻塞性肺部疾病(COPD)。这种并发关系主要由于老年人中慢性心力衰竭和COPD均有较高的患病率,也可能与吸烟有关。此外,晚期COPD可造成肺动脉高压症,导致右心室肥厚和右心衰竭,即肺源性心脏病。

慢性心力衰竭主要表现为限制性通气障碍和肺弥散功能受损,而COPD的特征是进行性气道梗阻和

肺组织毁损,因此,这两种病并发可导致肺功能更为严重受损。患者常有严重的呼吸困难和活动能力受限。两病并发还会显著增加心血管病发生率(包括非致死性心肌梗死、脑卒中),增加住院率,并有较高的病死率。

慢性心力衰竭和 COPD 同时存在对两者的诊断均增加了难度。两者突出的症状均是活动性呼吸困难伴运动能力受限,尤其在伴有肺源性心脏病时,临床特征是重叠的。在 COPD 患者中鉴别是否并发慢性心力衰竭尤其是一个挑战。肺过度吸气和肺气肿可掩盖一些具特征性的心力衰竭体征如第三心音,还可掩盖胸部 X 线检查上的特点,如心脏扩大及心电图上的一些异常所见。BNP/NT-proBNP 水平增高有助于慢性心力衰竭与其他原因所致的呼吸困难相鉴别,但在肺源性心脏病患者中这一测定值亦可以升高。在肺过度吸气和肺气肿患者中 MRI 较之超声心动图可更好地评估心脏的做功。

慢性心力衰竭伴 COPD 患者仍需使用利尿药和 ACEI 等抗心力衰竭有效的药物,但 COPD 可使治疗效果降低。β受体阻滞药是慢性心力衰竭最为有效的药物之一,但在并发 COPD 的患者,由于担心会诱发气道痉挛,有时可能不敢应用。不过,大量的研究证据包括近期荟萃分析的结果表明,心脏高度选择性β₁受体阻滞药如美托洛尔、比索洛尔应用于 COPD 是安全的,不会加重呼吸道症状,即便对于病情较重和气流显著受限的患者也不会影响肺功能,不会影响对吸入性支气管扩张药的疗效。如无明显的其他禁忌,慢性心力衰竭伴 COPD 患者仍应使用β受体阻滞药。

五、睡眠呼吸障碍

睡眠呼吸障碍可导致间歇性低氧血症、高碳酸血症和交感兴奋,称为睡眠呼吸暂停综合征。其在心力衰竭患者中约占 1/4,发生率至少是普通人群的 2 倍。临床上表现为阻塞型睡眠呼吸暂停综合征(obstructive sleep apnoea/hypopnea syndrome, OSAHS)或中枢型睡眠呼吸暂停(central sleep apnoea, CSA)。

(一)OSAHS

本病是由于在睡眠中反复出现完全性或部分性喉部阻塞所致的一种临床综合征。患者睡眠后反而感觉疲乏,白天昏昏欲睡,常伴注意力不集中和易于激动。这些症状和慢性心力衰竭由于心排血量降低所致的症状(如疲劳、乏力、精神涣散)混合一起,可对心血管病理生理学产生不良影响,引起高血压、内皮

功能受损、耗氧增加,以及左心室肥厚。慢性心力衰竭并发 OSAHS 患者较之仅有慢性心力衰竭患者,病死率的风险增加 2 倍。持续性正压气道通气(CPAP)可减轻 OSAHS 的症状,并产生病理生理学上有益作用,包括减少夜间低氧血症,并有利于控制高血压。慢性心力衰竭和 OSAHS 并发患者 CPAP 能缓解症状,对改善 LVEF 及心功能状态有益,但不清楚是否也能提高心脏做功能力。

(二)CSA

本病是由于呼吸中枢对中枢性呼吸的驱动作用降低或不稳定所致。此种状况在慢性心力衰竭中也是常见并发症之一。慢性心力衰竭由于肺充血而刺激肺迷走神经受体,对二氧化碳的通气反应增加,均可诱发高通气状态。随着心力衰竭采用了现代治疗理念,包括β受体阻滞药和 CRT 的应用,CSA 的发生率已显著下降,早期发病率调查高达 40%,而近期的研究则低于 5%。反复的呼吸暂停可导致夜间低氧血症和间歇性交感刺激而无胸腔负压,还可导致 OSAHS 相伴有的那种不良负荷状态。在慢性心力衰竭患者中 CSA 可增加心律失常的风险,但不清楚是否也是增加病死率的独立危险因素。尚无针对 CSA,并可改善慢性心力衰竭临床结局的治疗方法。

六、慢性肾脏疾病

大约 40%的慢性心力衰竭患者估计肾小球滤过率(eGFR)低于 60 ml/min。慢性肾脏病在慢性心力衰竭中的高发病率系由于肾小球的低灌注和存在一些重要的危险因素如高血压和糖尿病。原发的肾脏疾病亦可与动脉粥样硬化、液体潴留和高血压相伴发,都可诱发心功能障碍和使之更加恶化。在这两种疾病同时存在时,液体的超负荷难以确定系由于肾脏的实质性损害,抑或心力衰竭所致。

慢性心力衰竭并发的慢性肾脏病是不良临床结局包括死亡和因心力衰竭住院的独立预测因素。肾功能障碍的预后价值与心功能 NYHA 分级及 LVEF 相当,对于舒张性心力衰竭患者亦是如此。业已提出若干机制来推测此种联系,如晚期心力衰竭中严重的血流动力学受损,或肾衰竭时动脉粥样硬化病变加剧,但均不足以解释此种风险的增加。另一个解释是贫血,源于在慢性肾脏疾病中促红细胞生成素产生减少。贫血可加剧心力衰竭的进展。

慢性心力衰竭和慢性肾脏病同时存在的患者,其诊断和治疗均是一大挑战。在慢性肾脏病时 BNP 尤其 NT-proBNP 水平倾向于呈独立和显著地升高,因此,当患者的 eGFR 低于 60 ml/min 时,BNP 值较高,

超过 200 ng/L 或 NT-proBNP 超过 600 ng/L 才对慢性心力衰竭具有诊断价值。慢性肾衰竭也可能诱发急性心力衰竭，称之为心肾综合征，此时 BNP 超过 400 ng/L 或 NT-proBNP 超过 1200 ng/L 方具有诊断价值。临床上心肾综合征并不少见，慢性或急性心力衰竭可诱发肾衰竭，同样的慢性或急性肾衰竭也能够诱发心力衰竭，故心肾综合征有各种类型，临床医师应认识和给予相应治疗。

液体超负荷和肺充血所致的症状，在这两种疾病中均可出现，存在重叠。这些患者可有利尿药抵抗，需应用较大的剂量方能消除和避免液体的潴留。洋地黄类药物中毒的风险增加，应监测血浓度水平，并据以调整剂量。ACEI 和 ARB 对慢性心力衰竭心血管发病率和病死率的有益影响，可扩展至伴慢性肾脏疾病或肾功能损害的患者，并具有直接的肾保护作用。近期一项研究也清楚表明，慢性肾脏疾病患者在通常治疗基础上加用 ARB，心血管发病率和病死率均显著降低。不过，应用这两种药物时，如患者有低容量和严重的电解质紊乱，则引起肾功能恶化的风险也会显著增加。一般而言，还是应该积极但小心地应用这些药物。血清肌酐水平超过 220 mmol/L（2.5 mg/dl），或血钾水平超过 5 mmol/L 的患者不宜应用螺内酯，因有增加严重的肾功能障碍和高钾血症的风险。不过，伴轻度肾功能损害的中度至重度慢性心力衰竭患者，仍可应用小剂量螺内酯（20 mg/d），能产生肾脏保护作用。此时须密切监测血电解质水平，一旦出现血肌酐和血钾水平升高，必须立即减量或停药。最后，业已获得充分的证据表明，即使有中度至重度肾功能损害或为终末期肾病患者，仍应使用 β 受体阻滞药，可降低心血管病发病率和病死率。

七、慢性贫血

贫血是慢性心力衰竭很常见的并发症。重度贫血可引起高输出量心力衰竭，无基础心脏病时贫血引起心力衰竭则很罕见。按照世界卫生组织（WHO）贫血的定义，血清血红蛋白浓度女性<120 g/L，男性<130 g/L，则慢性心力衰竭患者中贫血的发病率为 20%~55%。

心力衰竭并发贫血的机制和病因是多种多样的。其中较为公认的观点是从心力衰竭-肾衰竭-贫血三者的联系和影响来解释。心力衰竭导致肾脏低灌注和肾衰竭，这是近期的心肾综合征的概念，慢性心力衰竭导致的慢性肾衰竭是其中的一种类型。肾衰竭导致水钠潴留，加重心力衰竭，同时又使促红细胞生成素（EPO）生成减少，导致贫血。贫血的循环高动力

状态，又进一步加重心力衰竭，形成一种恶性循环。

在慢性心力衰竭患者中贫血可加重心力衰竭，加重心力衰竭的症状，降低生活质量，造成不良的预后。失代偿性心力衰竭的住院和死亡的风险直接与血红蛋白水平相关，反映了贫血与心力衰竭严重程度的关联，以及与心力衰竭进展的因果关系。可能的发生机制有心肌缺血的加重、心室内容量增加的促进作用，以及神经内分泌的过度激活。支持这一观点的证据有：贫血如同肾脏功能和容量超负荷一样是不良预后的独立危险因素。

心力衰竭伴贫血的处理方法主要有应用 EPO、静脉补充铁剂和输血。

（一）EPO 的应用

该药一直用于肾性贫血的治疗，并证实确有疗效，但用来治疗心力衰竭并发的贫血，其效果尚未明确，临床研究的结果也不一致。EPO 有可能改善心力衰竭的症状，提高运动能力和心脏的做功，但不能减少心力衰竭的主要临床结局（即全因病死率或心力衰竭恶化再住院率），还可能增加脑卒中及血栓栓塞事件。这是由于 EPO 不仅有促红细胞生成效应，也可能有增加血栓栓塞发生的不良作用，临床应用尤其大剂量须谨慎。

（二）静脉铁药的应用

心力衰竭伴贫血多为缺铁性贫血。缺铁也可导致心力衰竭患者肌肉功能异常，运动耐量降低，甚至造成心肌细胞超微结构改变和心肌重构，贫血性心脏病和心力衰竭就是清楚的例证。而且，红细胞生成中铁也是不可或缺的。补充铁剂在本病中的治疗益处尚未确定。一些样本量不大的临床研究，得出的初步结果，似表明补充铁药可以使 BNP 水平下降，心功能如 LVEF 和 6 min 步行距离增加；血浆铁蛋白和血红蛋白增加，但临床终点事件如因心血管再住院率并未见显著降低（FAIR-HF 试验）。

近期的一项多中心随机对照研究则证实静脉铁剂治疗慢性心力衰竭是有效的。该研究中铁缺乏定义为血清铁水平低于 100 μg/L，或在 100~300μg/L（如转运饱和低于 20%）。静脉给予羧基麦芽糖铁剂（ferric carboxymaltose），75%患者需最大量 2 次铁剂注射以矫正并维持铁的参数。24 周时治疗组较之对照组，6 min 步行距离、NYHA 心功能分级均获显著改善，因心力衰竭恶化住院显著减少（CONFIRM 研究）。

因此，虽无确切证据，心力衰竭伴贫血和铁缺乏患者仍建议应用静脉铁剂，必要时也可试用小剂量 EPO 治疗，甚至两者合用。

（三）输血

仅适用于严重的贫血患者，作为一种应急性治疗措施。

八、抑郁症

慢性心力衰竭门诊患者中本病的发病率为13%~48%，住院患者中可高达77%。这是国外的资料，国内则缺乏相关调查的数据。抑郁症的主要症状如疲乏、性欲丧失和食欲差可归因于心力衰竭本身或相应的治疗，以及其他未识别的状况，后者由于未能识别，也就未能给予适当的矫治。

本病较之没有抑郁症的患者，体力降低的症状如气促和运动能力受限更为严重，可伴更多的住院和医疗耗费。此处的耗费增加仅指心力衰竭治疗，不包括精神科治疗。而且，大多数研究表明，慢性心力衰竭并发的抑郁症是病死率增加的独立危险因素。此病不良预后的原因未明，可能涉及不良的致病因素，如较晚期的基础心脏疾病和（或）心力衰竭更有可能导致抑郁症，也可能由于不适当的治疗。不适当的治疗可显著增加慢性心力衰竭的病死率和发病率，也常常是慢性心力衰竭急性加重（即慢性心力衰竭急性失代偿）的重要诱因。

抑郁症的治疗已有有效的非药物和药物方法，但用之于心力衰竭患者尚缺乏随机对照试验的证据。

（一）采用非药物方法

近期所做的一些临床研究及荟萃分析表明，慢性心力衰竭患者采用心脏康复方案可显著减轻抑郁，并对临床结局产生有益影响。运动训练也能显著减轻抑郁，降低病死率和再住院的风险（HF-ACTION试验）。心理疏导也很需要和有益，包括医师的耐心解释和讲解，患者积极参与一些力所能及的社会活动、旅游或心脏病患者团体的互动等。

（二）应用抗抑郁药物

可发挥一定的效果，推荐应用选择性5-羟色胺再摄取抑制药如氟西汀（百忧解）、帕罗西汀（赛乐特）、西酞普兰（喜普妙）、艾司西酞普兰、舍曲林（左洛复）等，而三环类抗抑郁药最好不用。这些药应由专科医师处方，或在其指导下应用。疗程至少2~3个月。初用时焦虑等症状会加重，应从小剂量起始，并可加用苯二氮䓬类（即安定类）药物1~2周，在抗抑郁药发挥作用前可缓解症状，减轻不良反应。苯二氮䓬类短效有三唑仑、氯硝西泮，中效有阿普唑仑（佳乐定）、地西泮（安定）、艾司唑仑，长效有氟西泮。多选用中长效的。

九、认知功能障碍

由于老年患者中心力衰竭的患病率显著增加，心力衰竭和阿尔茨海默病两者并发很常见。不过，在慢性心力衰竭患者中轻度的认知功能障碍较之年龄相匹配的人群，要常见得多。推测其原因有：①心力衰竭患者动脉粥样硬化的患病率很高，故脑血管事件发生的危险很高。②常伴有心房颤动和心瓣膜病，故心源性血栓栓塞症的风险较高。③慢性心力衰竭时的低心排血量可导致一定程度的脑低灌注。对心脏移植患者的随访研究证实，术后患者的认知功能明显改善，这表明认知功能障碍至少部分是可以通过增加心脏做功而逆转的。目前尚无明确有效的改善认知功能的干预方法。

十、痛风

在心力衰竭患者中高尿酸血症和痛风较为常见，高尿酸血症与慢性心力衰竭预后不良相关，故应积极治疗，方法如下。

1.饮食控制　如避免和减少高嘌呤食物，如动物内脏、海鲜、豆制品等。

2.碱化尿液　可口服碳酸氢钠。

3.利尿药可诱发或加重高尿酸血症，甚至诱发痛风　在液体潴留控制后，应尽早减量，患者处于干重状态时应以最小剂量维持。

4.抑制尿酸合成的药物　如黄嘌呤氧化酶抑制药（别嘌呤醇、别嘌二醇）抑制体内尿酸的生成，可以应用。

5.促进尿酸排出的药物　如苯溴马隆等可促进尿酸排出也可以应用。抑制尿酸合成的药物和促进尿酸排出的药物均可显著降低血尿酸水平，预防痛风发作。

6.秋水仙素或非甾体类消炎药　可控制痛风发作，应注意前者禁用于严重肾功能不全患者，后者可引起水钠潴留，剂量宜偏小，疗程宜短，症状缓解即可停用。

目前尚不清楚上述药物在心力衰竭患者中的安全性，不宜长期使用。

十一、肿瘤

心力衰竭患者并发各种肿瘤并不少见。肿瘤需采用化疗和（或）放疗，可诱发和加重心力衰竭，尤多见于原先有基础心血管疾病的患者。

很多化疗药物特别是蒽环类抗生素、环磷酰胺和曲妥珠单抗具有心脏毒性，可使癌症患者发生心力衰竭。建议采取下列举措。

1.化疗前应仔细评估心脏功能 有基础心血管病、心脏存在结构性改变、心功能降低,以及老年人,应调整化疗方案,减少剂量和延长疗程,以防止和减少心力衰竭发生。

2.接受化疗的患者应监测心功能 注意左心室收缩功能不全或心力衰竭的早期表现,如原因不明的疲乏、活动耐受性显著降低、心率增快,睡眠须高枕,以及夜间呼吸困难等,应及时停止或推迟化疗,并立即进行规范的抗心力衰竭治疗。积极和适当的治疗可改善化疗所致心力衰竭的症状和预后。

除心力衰竭外,化疗或放疗也可引起心肌损害、心包炎、各种心律失常,需注意这些不良反应(包括心力衰竭)可以在化疗或放疗应用过程中或应用后短时间即发生,也可在远期(数月或数年之后)才发生。大多数蒽环类抗生素所致的心肌损害有显著的心动过速,β受体阻滞药可能有益。

第二十三节 老年性心力衰竭

[内容提要]

我国已进入老龄时代,老年性心力衰竭呈显著增加趋势。根据有心力衰竭的症状体征、有导致心力衰竭的基础心血管疾病和BNP/NT-proBNP显著升高可做出诊断。临床上可呈现各种类型,有急性心力衰竭或慢性心力衰竭,后者又有收缩性心力衰竭或舒张性心力衰竭。应根据其不同类型给予相应的处理。心力衰竭病因也可能非单一的,应理清主要病因,积极纠治。常有多种并发症,应积极处理,并注意多种药物的相互作用和不良反应。

老年人本身也是心力衰竭的常见原因。在各个人群中老年人慢性心力衰竭的发病率和患病率均是最高的。国外的研究显示,75岁以上老年人占慢性心力衰竭所有死亡近90%,占所有住院的74%。老年人较之年轻人,引起心力衰竭的因素更多,如心脏泵功能受损、心脏的结构、功能和电的异常、心肌缺血,以及代谢性、内分泌性、感染性、炎症性和肿瘤性因素等。老年性心力衰竭的病因大多为高血压和冠心病。国外资料表明,老年女性中高血压是最主要的病因(占59%),而老年男性中最主要的病因是冠心病(占39%)。其他较常见病因依次为心瓣膜病、非缺血性心肌病和糖尿病。越是年龄大的患者,越有可能存在多种心血管异常或事件,使慢性心力衰竭的临床表现呈现多样化和复杂化。

(一)诱因

常见可诱发和加剧慢性心力衰竭的因素有不依从药物治疗、输液或饮水过多、心肌梗死或严重的心肌缺血、心律失常(常见为伴快速心室率的心房颤动或心房扑动)、肾功能障碍、支气管和(或)肺部感染、败血症、贫血、甲状腺疾病、不当用药(如非甾体类消炎药、CCB尤其非二氢吡啶类CCB、抗肿瘤的化疗药物)、过量饮酒等。

(二)老龄的影响

老龄本身对心血管系统的结构和功能可产生重要影响,可诱发慢性心力衰竭。这些影响包括:①逐渐累积和增加的对心肌细胞的损伤;②心肌细胞代偿性肥厚引起左心室向心性肥厚,导致心室壁增厚而心腔大小正常;③血管的肥厚和僵硬度增加,使左心室射血的阻力增加;④内皮功能受损;⑤左心室舒张充盈能力受损;⑥心脏传导系统钙化性病变,出现窦房结功能和心率变异性受损,不同程度的传导功能障碍;⑦氧耗峰值降低;⑧心脏每次搏出的峰值男性降低,女性则可能不变;⑨骨骼肌需氧酶活性降低,从外周血中抽取氧的能力和ATP产生能力因此也降低;⑩肾小球滤过率下降等。

(三)临床表现

老年人心力衰竭的临床表现常不典型,并发症的存在可使症状混淆不清或被掩盖。和较年轻的患者一样,劳力性呼吸困难、端坐呼吸、下肢胫骨前和足踝部水肿十分常见。不过,许多老年患者的呼吸困难和劳力性疲乏可归因于老龄过程,由于半卧着或在椅上坐着睡眠,端坐呼吸不明显。下肢水肿属非特异性的,因为老年人中其他一些原因也可引起水肿,如慢性静脉功能障碍、慢性蜂窝织炎、肝或肾功能障碍及药物的不良反应等。

老年患者出现一些不典型症状更为常见,如精神错乱、激动不安、嗜睡、食欲缺乏、少尿、支气管和肺部感染,以及活动受限(腿足不灵)。因此,对于一般情况欠佳的老年人,诊断心力衰竭尤要谨慎,也需更多的证据。

体征与年轻心力衰竭患者中所见相似,充血表现很常见,但必须与可导致器官低灌注的低心排血量状态相鉴别。此种脏器的低灌注状态可产生各种不典型的临床表现如认知障碍、冷漠和意识改变等。

老年心力衰竭的确定诊断应有以下3条:①有慢性心力衰竭的临床表现;②有引起慢性心力衰竭的病因;③BNP/NT-proBNP测定值轻至中度升高。应排除其他疾病。确诊为心力衰竭患者应评估慢性心力衰竭的严重程度。

(四)并发症

使老年慢性心力衰竭住院和病死率风险增高的并发症有:COPD、肾衰竭、糖尿病、抑郁症和呼吸道疾病。老年心力衰竭患者不良事件更为常见,原因在于治疗的依从性差。这些患者不依从治疗比率较高,不了解自己的病情,也不懂得去寻找可缓解症状与防止症状反复发生的治疗方法。此外,多种药物的应用也增加了药物相互作用和不良反应的发生率。

(五)治疗途径

老年心力衰竭治疗的主要目标是提高生活质量和延长寿命。前者是基础,有质量的生活,生命才更有意义。

1.治疗基础疾病　积极治疗可逆转的病因,可延缓疾病的进展和缓解症状。如能完全矫治基础病变如心瓣膜病做矫治手术,或冠心病者做血运重建术,就可以预防心力衰竭的发生,或使心力衰竭更易得到控制。

2.消除诱因　心房颤动应转复至窦性心律,或有效地控制心室率,并根据血栓栓塞的风险高低(如CHADS$_2$评分法)决定口服抗凝药物的应用,不过,宜采用低抗凝强度,如口服华法林,调整和维持INR在1.5～2.5。有症状的心动过缓,如停用控制心律和心率的药物后,症状仍未得到改善,应做永久起搏。贫血可应用人重组促红素(EPO)、补充铁剂,以及输注血液或红细胞来纠正。甲状腺疾病在明确诊断后需给予相应的治疗。酗酒者应限制饮酒或戒酒。某些药物如非甾体类消炎药、类固醇类药物,某些种类的抗抑郁药、抗精神病药等均要避免使用。要求患者顺从医嘱和相应的治疗,控制液体平衡。

3.抗心力衰竭药物应用　可以采用本书推荐的标准和优化治疗方案。多数心力衰竭临床试验对象为较年轻的患者,除外75～80岁以上高龄老年患者,但这些实验老年亚组(≥60岁或65岁人群)分析的结果基本上与总体研究结果一致,故原则上也适用于老年患者。

(1)改善预后的药物:RAAS阻滞药(如ACEI、ARB和醛固酮拮抗药)和阻断交感神经系统的β受体阻滞药均可改善射血分数降低心力衰竭的预后,但未必都能缓解症状和提高心脏的功能。对老年心力衰竭,这些药物起始宜用小剂量,因极易致低血压和肾衰竭。需定期随访,尤其在使用初期,以监测病情变化、药物的效果和安全性。

(2)利尿药:能显著改善症状。不过仍缺少大样本随机对照试验的证据,并不能确定能否使老年心力衰竭改善预后。慢性心力衰竭只要有液体潴留,利尿药应首先使用,其原因在于慢性心力衰竭的基本代偿机制均可导致液体潴留。利尿药可有效减轻肺淤血和体循环充血现象,并维持容量负荷正常。利尿药剂量需根据充血状况作调整,以避免引起电解质紊乱,过大的剂量可导致脱水,从而诱发肾衰竭,以及由于大量液体丧失,口渴而不得不大量饮水,从而引起稀释性低钠血症,使病死率增加。应用利尿药过程中需密切监测血电解质(血钠、钾、镁)水平和肾功能。

(3)血管扩张药:如硝酸酯类可减轻静脉充血的症状,宜作为利尿药的辅助治疗。动脉血管扩张药如肼屈嗪对于伴高血压的心力衰竭患者尤其适用,不过,降低血压的速度不宜过快,应逐步降压,以避免出现头昏、头晕等症状,更要避免低血压。伴高血压的患者更多应用的血管扩张药为CCB,适用于已使用利尿药、ACEI和β受体阻滞药后血压下降仍不能达到目标水平的患者,以氨氯地平和非洛地平为首选。大多数血管扩张药兼具扩张动脉和静脉的作用,故也可缓解症状。须指出的是,大多数晚期心力衰竭患者血压往往偏低,未必能耐受血管扩张药。小剂量或可缓解症状,大剂量反而会使症状加重。

关于血管扩张药还需要说明的有:一是ACEI作为慢性心力衰竭治疗的基石,既能阻断RAAS和改善预后,又对动静脉有很强的扩张作用。不能耐受ACEI患者,可应用ARB作为替代治疗,该药同样有扩血管作用。二是除ACEI和ARB外,其他的血管扩张药只能短期应用,因长期应用有增加病死率之虞。不过,研究表明氨氯地平和非洛地平对慢性心力衰竭的病死率无不良影响,但这两种药均不能降低病死率,不能作为慢性心力衰竭的常规治疗药物,仅在心力衰竭伴严重高血压或心绞痛,其他药物不能控制情况下加用。

(4)器械治疗:慢性心力衰竭患者约30%有心室传导异常和心室收缩非同步现象,应用CRT可改善心室功能、提高运动耐受性和改善预后,但在老年患者中还缺乏前瞻性研究的证据,需个体化考虑。ICD可以预防严重的室性心律失常如心室颤动或室性心动过速引起的心脏性猝死,并不能防止其他原因如难治性心力衰竭及其并发症所致的死亡。后者引起的死亡在老年人中更为常见。

(5)综合性照护:老年患者综合性照护十分重要,因为常伴多种并发症,使用多种药物,且行动受限和认知功能障碍。综合性照护需要心力衰竭专家、专业护理人员、全科医师、社区工作人员,以及患者家属的合作。其主要目的是更好地进行患者教育、提高对医疗(主要指药物治疗)的依从性、采用适宜的饮食和适度的活动,以及在社区中监护患者的状况。

第二十四节　晚期心力衰竭

[内容提要]

尽管采用现代药物治疗,晚期心力衰竭预后仍很差。需要多途径(包括外科、内科)和综合性处理。药物治疗往往不足以完全消除心力衰竭的症状和体征,需要器械治疗方法如血液超滤、机械辅助呼吸、IABP 或 LVAD 等。一些外科和介入手术方法(如 PCI、CABG、心瓣膜矫治术)适用于选择性患者,有可能改善预后。心脏移植仍是晚期心力衰竭、常规药物治疗无效患者的最终选择。如患者不适合这些治疗,应转而进行控制症状和提高生活质量的维持性治疗。病情已届终末期又不能做心脏移植或 LVAD 的患者,姑息性治疗以减轻痛苦或许也是一种合理的选择。

晚期心力衰竭又称终末期心力衰竭,或阶段 D 心力衰竭,其预后很差,尽管联合应用多种神经内分泌抑制药如 ACEI(或 ARB)、β 受体阻滞药和醛固酮拮抗药等,症状仍难以控制和缓解。过去 20 年业已产生的一些非药物方法可分为以下 4 类:①CRT;②外科手术;③左心室辅助装置(LVAD);④心脏移植。其中,CRT 前面已较详细讨论过,本章着重于后 3 种。

(一)外科手术

许多常规的和新的外科手术方法适用于晚期和顽固难治的心力衰竭患者。

1.常规外科技术　冠状动脉旁路术(CABG)和心瓣膜矫治术在心力衰竭治疗中是很重要的手段。CABG 适用于缺血性心肌病(即缺血性心脏病伴心力衰竭)患者,如药物和器械治疗均不成功,又有必要采用其他治疗举措,此时应做非侵入性功能检查,如超声心动图、MRI、PET 等,以寻找到存活心肌的证据。所有的存活心肌都可以通过血运重建术如 PCI 或 CABG 得到挽救,并有可能改善和提高心脏的功能。

心瓣膜术适用于器质性心瓣膜异常患者,外科矫治术可减少衰竭心脏的做功,改善心功能。至于相对性二尖瓣关闭不全,系由于左心室扩张所致的继发性二尖瓣环扩张,患者可否通过瓣膜修补术获益尚不清楚,但对于一些选择性患者仍可考虑应用,毕竟手术的风险较小,自体的心瓣膜得以保留,术后也无须长期使用口服抗凝药物。

2.新的外科手术方法　过去 20 年已产生一些治疗晚期心力衰竭的非冠状动脉和心瓣膜的外科手术,但各个研究病例数均不多,临床结局的差异又很大,故临床价值尚不能肯定,其应用对象为高度选择性的患者,且仅局限于少数医学中心。①室壁瘤切除术(Dor 术):左心室大室壁瘤可与正常心室肌收缩形成反常运动,使心脏收缩以维持向前向血流的做功负荷增加。该手术涉及室壁瘤的切除和重塑圆锥形的左心室,使反常运动减少。对于室壁瘤所致的左心室衰竭患者,这一手术可有效缓解症状,手术死亡率约 7%。②左心室减容术(Batista 术):该手术需部分地切除左心室壁节段以减小左心室的容量,这是基于 Laplas 定律,减少左心室的容量可减少室壁的紧张,从而改善收缩功能。适用于左心室显著扩大的患者,但临床效果并不理想,手术病死率在某些报道中可高达 40%。③心肌成形术:方法是用骨骼肌包裹左心室,因有证据表明骨骼肌受到长期刺激可转变为耐疲劳的 I 型纤维。但手术的临床结局也不理想,有些研究提示疗效并不优于药物治疗。④ACORN 心脏支持装置:手术中将一种生物学上适用的网状物(ACORN 装置),犹如袜子一样包裹两心室。有证据表明,被动性地限制左心室的舒张可避免舒张期左心室过度充盈而导致左心室继续扩张,从而避免左心室功能的进一步恶化,避免心力衰竭症状加重。动物研究结果令人鼓舞,人体研究也提示患者症状有所改善,但仅限于单中心的病例报道。

(二)左心室辅助装置(LVAD)

主要适用于晚期心力衰竭且其他治疗无效的患者,可作为心脏移植前的过渡,也可作为辅助治疗以稳定病情,赢得进行病因治疗的宝贵时间(图 1-26)。可根据临床指征和血流动力学指征选择合适的患者。

1.临床指征　①急性心源性休克:其病因为急性心肌梗死、急性心肌炎、遗传性或后天性心肌病所致的严重左心室功能障碍。②心脏移植的候选者突然

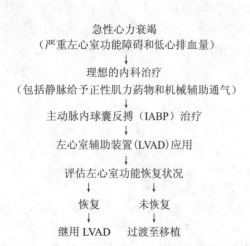

急性心力衰竭
（严重左心室功能障碍和低心排血量）

↓

理想的内科治疗
（包括静脉给予正性肌力药物和机械辅助通气）

↓

主动脉内球囊反搏（IABP）治疗

↓

左心室辅助装置（LVAD）应用

↓

评估左心室功能恢复状况

↓   ↓

恢复   未恢复

↓   ↓

继用 LVAD   过渡至移植

图 1-26　左心室辅助装置应用的决定路径

出现心力衰竭加重和恶化。③伴顽固难治的恶性心律失常如室性心动过速或心室颤动。④其他可导致急性或慢性严重左心室功能障碍，或导致心源性休克的疾病，这些疾病有的可能恢复，有的可能需要作心脏移植。

2.血流动力学指征　①心脏指数（CI）< 2 L/（min·m²）；②收缩压持续低于 80 mmHg；③肺毛细血管楔嵌压 > 20 mmHg。

3.LVAD 的并发症　长期应用可有突发的室性心律失常、肝功能障碍、肾功能障碍、右心心力衰竭、凝血性疾病或出血及败血症。原有的心瓣膜病使装置的置入更为复杂。主动脉瓣狭窄或反流，或二尖瓣狭窄患者对 LVAD 的耐受很差。建议这些患者置入 LVAD 前先做瓣膜矫治术。不过，二尖瓣反流患者置入 LVAD 不会导致血流动力学状态恶化，无须做瓣膜矫治术。

（三）心脏移植

晚期心力衰竭患者在药物、器械和外科方法均无效时应考虑心脏移植。移植成功的关键是应用抗排异药物有效抑制由于自身免疫抗体产生所致的排异反应。20 世纪 80 年代问世的抗排异药物促进了心脏移植术的发展。现在全球约有 300 多个心脏移植中心，每年移植数逾 2000 例，累计已超过 6 万例。供体短缺和最终仍可出现的排异是心脏移植受限的两大瓶颈。心脏移植的指征多年稳定，改变甚少。接受移植者基本病因以冠心病（45%）和心肌病（45%）居绝大多数，较少见病因有心瓣膜病（4%）、先天性心脏病（2%）、再次移植（2%）及其他病因（2%）。国内外临床指南对心脏移植者和器官接受者均有严格的要求。

1.心脏移植的适应证　①终末期心力衰竭各种药物或器械治疗无效，且预期寿命少于 1 年。常为住院患者，长期进行机械循环支持，或依赖呼吸机的心力衰竭，需持续维持静脉滴注正性肌力药物、预期寿命短。②冠心病伴顽固难治的心绞痛，且不能做血运重建术。③伴恶性心律失常，且药物和器械治疗均无效。④反复出现心力衰竭失代偿的患者，如因失代偿而住院 > 3 次/年。

2.心脏移植的禁忌证　①年龄超过 65 岁；②严重的肺动脉高压症；③近期（6~8 周内）肺梗死史；④有糖尿病所致靶器官显著受损的证据；⑤伴各种可影响生存和功能状态的慢性疾病；⑥有症状的或严重的外周血管疾病或颈动脉疾病；⑦急性感染；⑧重要靶器官（包括肾、肺、肝）存在慢性、严重或不可逆的损伤；⑨严重的肥胖（超过理想体重的 130%）或恶病质（低于理想体重的 80%）；⑩过去 6 个月有过吸毒、酗酒或烟瘾很大；⑪有精神疾病或不能依从医疗；⑫伴活动性或恶性疾病；⑬艾滋病患者。

3.器官条件　供体和受者需 ABO 血型和身体条件相匹配。不需要做前瞻性人组织相容性白细胞抗原（HLA）配型，但受者要做一系列反应性抗体筛选，阳性超过 80% 的患者在移植前需做完全的前瞻性 HLA 交叉配型。

4.移植后的长期处理　有效使用免疫抑制药最重要，以预防器官排异反应；也要积极预防和处理这些药物的不良反应，处理其他并发症如动脉粥样硬化病变加重、移植心脏的心力衰竭等。

（1）移植物的排异和免疫抑制药的维持应用：目前尚无免疫抑制剂的标准应用方案。一般采用三联治疗包括泼尼松龙、环孢素和硫唑嘌呤或吗替麦考酚酯（骁悉，MMF）或两者，作为一线治疗。可在移植前即开始类固醇类药物的治疗，并很快撤离，以避免发生并发症。心内膜心肌活检仍是判定移植物排异的"金标准"，在最易受损和风险最高的起初阶段（移植后 1~3 个月）需严密监测，12~18 个月后心肌活检的频度可逐渐减少。如活检样本证实有排异，需增加免疫抑制药的剂量，可采用类固醇类药物冲击剂量作为一线治疗。有持续性排异、光敏现象、淋巴播散者应考虑再次心脏移植。

（2）感染：移植患者由于细胞免疫功能降低，从而暴露于各种感染中包括典型和非典型的病原体。如有感染，必须给予强有力的治疗。常常需要各个科室医师包括移植医师、免疫医师、心内科医师和感染科医师的通力合作，制订可行的方案。

（3）移植心脏动脉粥样硬化病变的加剧：移植的冠状动脉由于内皮的免疫和非免疫性损害，可导致一种独特的粥样化病变加剧进展现象，其发生率约每年

10%。处理方法与非移植冠状动脉病变相同,可采用 PCI 或 CABG 术。移植心脏冠状动脉粥样硬化病变加剧进展也是移植后的死因之一。

(4)移植后生活质量和预后:患者生活质量一般较好,大多数可重返工作。不过,运动和活动能力降低 30%~40%,这是由于供体和受者间的不匹配导致生理功能受限、供体心脏去神经化、呼吸肌受损,或全身肌肉的异常。后者可在移植后持续存在,作为一种并发症,或由免疫抑制剂不良反应所致。心脏移植第 1 年的生存率已超过 80%。第 1 年生存者中超过 50% 第 11 年仍可存活。

(四)临终和撤除治疗的问题

这在国外已成为一个需具体面对的问题,但在国内谈这一个题目也许为时过早,仅供学习参考。实际上在心力衰竭的终末期提出临终事务的处理、撤药和不做复苏是明智和适宜的。终末期心力衰竭的平均寿命仅半年。患者喘息不止,不能平卧、全身水肿,需静脉输注血管活性药物和机械辅助呼吸,而疾病仍在进展。有专业经验的医师和治疗组成员应尽告知责任,与患者及其亲人反复商谈和沟通。让后者充分了解必须面对的抉择:继续积极治疗,生存时间虽延长而生活质量极差,或采用缓解症状的姑息治疗,让患者平静、尊严地离去。

此时的处理主要是缓解症状的治疗和姑息治疗。不仅缓解心力衰竭的症状,尤其要缓解最困扰患者的其他并发症的症状如焦虑、睡眠障碍、恐惧、烦躁、疲倦、精神抑郁、痛苦和沮丧等,应尽量减轻患者的痛苦与不适。撤除药物治疗或许反而可以减少痛苦和折磨。

对于终末期心力衰竭患者,药物如何保留或撤除,可依据如下考虑:①那些主要用于改善预后的药物,因可使症状加重和心功能恶化,宜停用和撤除。②那些主要用于改善症状、改善全身状况和心功能的药物如利尿药、地高辛及血管扩张药,不论其是否能改善预后,均宜保留和继续应用。③只要能够产生改善症状的作用,药物应尽量使用最小剂量。④给药的次数和剂量:应确保 24 h 发挥作用,如应用不当可导致症状反复,影响患者睡眠和休息,并增加痛苦和焦虑。在生命的最后几天,患者会极为不适和焦虑,处理原则是应用适当的药物如吗啡、镇静安眠药,以及其他方法来缓解呼吸困难、疼痛和痛苦。⑤关于置入体内的器械处置,也是令人纠结的问题。永久性心脏起搏器、CRT-P(或 CRT-D)如仍可缓解症状,不妨保留,但 ICD 功能或许可关闭,患者很难耐受反复放电,徒增痛苦又于事无补。

第二十五节 国内外心力衰竭新指南解读

[内容提要]

近 10 年中国内外心力衰竭指南陆续做了修改和更新。更新的内容广泛,但主要集中在心力衰竭的定义、分类、诊断标准、药物和非药物的应用、病因和并发症的处理等。本节对这些指南分别作了介绍和解读,突出其特点、主要修订之处,以及临床启示,并作适当比较。

一、评点和解读美国心脏学会(AHA)关于心力衰竭患者转移处理的科学声明

2015 年 1 月美国心脏学会(AHA)发布了《2015年心力衰竭转移管理科学声明》(简称科学声明)。在已有详尽的心力衰竭诊断和治疗指南(2013)之后,为什么又产生了科学声明?这个科学声明出台的背景如何?其目的是什么?有哪些主要内容?对中国医师有哪些启示?本文将就上述问题作一评解。

(一)2015年美国心力衰竭转移管理科学声明的十项要点

科学声明要求将 30 d 再入院作为心力衰竭管理的一个医疗指标,使医疗服务机构必须提高效率和采用综合的管理方法。为了达到上述目标需要过渡方案。心力衰竭转移的过渡方案主要内容如下。

(1)心力衰竭患者转移的过渡方案是指在患者从一个环境转移到另一个环境(通常是从医院到家庭的转移)时的个体化干预措施和方案,包括多项内容。

(2)在多元回归分析控制患者特征的差异后,有 3 个因素是 30 d 心力衰竭再入院的重要预测因子:左心室功能评估、戒烟和每年心力衰竭住院次数。

(3)心力衰竭患者出院后的管理方案包括 8 项内容:电话随访、患者教育、自我管理、体重监测、限钠或饮食建议、运动建议、药物评估及社会和心理支持。

(4)出院后的管理分为诊所治疗(诊所中的心力衰竭药物一级管理)、多学科治疗(由多名医护人员提供多项医护服务)和个体化管理模式(旨在早期、强化出院后监测)。

(5)与常规管理相比,通常的临床管理模式未能降低再入院和死亡,但个案管理模式改善了晚期病死率(出院后≥6 个月)。个体化管理和多学科治疗方案改善了早期(<6 个月)和晚期心力衰竭再入院率和

全因再入院率。

（6）直接参与指导干预的人一般是护士。患者教育的内容包括饮食、心力衰竭体征和症状、自我管理期望和药物咨询教育等。

（7）大多数方案包括出院后48~72 h首次电话随访，大多数随访时间点是出院后7~10 d内。在一项报道中，46%的患者对饮食和自我管理的理解和依从方面存在问题。

（8）为了改善药物的有效治疗和后续管理，需要为医护人员提供有效的通信工具。

（9）最佳过渡方案可以减少再入院治疗、临床不良事件风险、改善患者满意度。

（10）心力衰竭管理方案应该考虑慢性心力衰竭高危患者的过渡治疗补充方案。

（二）心力衰竭住院的临床意义

心力衰竭的特点之一是病情易反复，经积极治疗可以逐渐稳定下来，受到各种因素（诱因）影响又会加重，出现失代偿的临床表现，需要进一步治疗包括住院治疗。此种需住院治疗的心力衰竭实际上就是急性心力衰竭的一种常见类型，即慢性心力衰竭急性失代偿。急性心力衰竭主要有两种类型：一种是初发的急性心力衰竭，约占全部心力衰竭20%；另一种就是失代偿性慢性心力衰竭，约占80%。美国老年人心力衰竭住院数量巨大。过去10年心力衰竭住院率无改变。据Medcare的资料，2006—2008年期间心力衰竭患者30 d全因住院率为24.7%。由于全因住院率未见降低，这一指标仍需继续评估和监测，并确定那些高危人群。美国2013心力衰竭指南有一个很长篇幅的章节，专注于住院心力衰竭的处理，这部分内容实际上就是急性心力衰竭。据美国近10年的各种统计，心力衰竭住院的耗费高于其他心血管疾病，心力衰竭的再住院不只是一个专业学术问题，也是一个严峻的公共卫生和社会问题。

（三）心力衰竭再住院率是一重要评估指标

评估心力衰竭的治疗效果可以采用以下5项指标：全因死亡、心血管死亡、因心力衰竭再住院、心脏性猝死率和生活质量评定。前两项指标是在各种心血管病治疗中广泛应用并得到普遍公认的指标。心脏性猝死率也十分重要，因为这是心力衰竭死亡的主要模式之一。心力衰竭患者发生猝死十分常见，在心功能Ⅱ、Ⅲ、Ⅳ级患者中猝死在死亡模式中分别占到2/3、1/2和1/3。因此，心力衰竭治疗的主要目标之一是降低猝死率。当然，生活质量评定也很重要，心力衰竭患者生活质量很差，不如心肌梗死后患者，甚至也不如慢性肾衰竭而需要做透析的患者。能够改善和提高生活质量的治疗举措都值得期待，值得肯定。

再住院率为什么也受到重视，并在评估心力衰竭预后的指标中列为第3位？一个心力衰竭患者如果反复住院，一而再，再而三，其病情一定在进展，治疗效果一定较差，其预后肯定不良，病死率一定较高，降低再住院率的意义也就显而易见了。

近几年美国出院后的医疗服务不断在增加，但再住院率并未降低。≥65岁出院至长期治疗的人群已从2000年的17%显著增加至2010%年的21%。这一人群2005年的30 d再住院率为26%。30 d再住院率用作为评价医疗服务水平的指标，这就让医疗服务提供者感到压力，来改善工作效率和提高整体服务水平。美国十分重视出院后30 d的再住院率，为此做出了不懈的努力，美国ACC近几年坚持推动"H to H"（从医院到家庭）项目，其本意就是要通过对心力衰竭患者连续、不间断的管理，提高治疗效果，降低再住院率，并已取得显著的成效。这一项目实际上将心力衰竭出院后管理作为一个系统工程，尽最大努力调动医院、社区、家庭医师、护士、家庭成员和社会各种医保提供者等的力量，将心力衰竭患者管理好。美国的科学声明正是在这样的背景下产生的，旨在进一步做好心力衰竭患者从医院到家庭的转移工作，确保治疗不会中断，治疗效果不会减损。

（四）心力衰竭的转移服务

转移服务指的是一种个体化的干预，并非单纯的搬运，还包括将患者转移中涉及的各种相关活动、安排和保障等以确保患者始终得到有效和良好的治疗。由于转移服务是横架于心力衰竭患者住院服务和家庭照料之间的桥梁，已成为一种综合和系统管理的必不可缺的重要环节，成为心力衰竭的"新常态"，故了解转移服务的科学内涵，在可靠的研究基础上进行充分的讨论，提出具体要求和规范，就十分重要。在家庭治疗的患者伴心脏相关疾病约有42%，其中很多再住院其实是可以避免的。降低再住院似并不能依赖提供更多的医疗服务。服务的类型、服务的深度和广度、提供服务过程中的沟通、服务的质量监控等比单纯增加良好的服务更为重要。这一科学声明对心力衰竭转移的复杂性作了详细回顾，各种相关人员包括患者本人都要了解，其立足点是要获得最佳临床获益和最佳临床结局。

（五）美国科学声明对我们的启示

有人认为我国心力衰竭的管理尚处于初级阶段，基层和第一线医师心力衰竭规范化诊治的普及和继续教育工作尚有待加强；由于医疗体制的限制，医院和院外的治疗难以有效衔接,现在谈论心力衰竭患者的转移处理为时过早,也不现实。其实这是误解和误读。

美国的科学声明让我们看到了心力衰竭管理的意义,这不仅是一项系统工程,而且也需要巨细无遗地关注每一个环节和每一个细节,才能维系心力衰竭患者的脆弱的平衡,避免和减少出现一次次的失代偿。

我们已发表多个关于心力衰竭的指南和专家共识,如2010年的急性心力衰竭诊治指南、2009年的β受体阻滞药在心血管疾病应用的专家共识、2014年的中国心力衰竭诊治指南等,建立了心力衰竭规范化工作的标准。

中国的指南已明确要求在出院前应作患者教育,出院后应进行随访包括一般性随访(每月1次)和重点随访(每3个月1次),还要求开展心力衰竭康复训练并已制订和推荐具体实施方案,在一些有条件单位进行的康复训练取得了初步成效。心力衰竭医疗服务提供者即各地基层医院和一线医师的心力衰竭专项培训正在有序进行。继2008年开始的卫生部十年百项心力衰竭规范化工作,近几年对各地中青年骨干医师的专业化培训业已开始,并逐步推向全国。上述情况说明我们的工作是有良好基础的,也是有成效的。我们正在缩短与欧美国家的差距。在已有工作的基础上,参考美国的科学声明,结合我们的国情,许多事情现在就可以去做。

建立专业的心力衰竭团队。包括有心力衰竭专业知识的心内科医师、康复师和有经验的护士等。这样的团队不仅大医院有,市县级医院也要有。

要落实基层医师的工作责任制。城市的社区医院医师和乡镇卫生所医师承担着照护回家的心力衰竭患者的责任。许多患者基础疾病较重、病程较长,或并发各种其他疾病,易致病情反复甚至失代偿。基层医师对这些患者应提供密切的随访、持续的关注和照护。

要建立双向转诊制。出现失代偿或其他复杂情况时,患者应由基层医师推介至大医院心力衰竭专科医师,调整和制订新的治疗方案。经治疗病情稳定的患者,再由专科医师移转给基层医师。这种双向接力可确保治疗的连贯性,提高疗效。

医保要提供优惠的政策支持。包括方便患者获得长期基本治疗所需的各种药物、降低自支的比例和减轻经济负担、将康复训练纳入医保支付范围之中等。

二、评点2012年ESC急性和慢性心力衰竭指南

2012年5月发表的ESC急性和慢性心力衰竭诊治指南(简称ESC新指南)在内容上和临床应用价值上均可作为近几年国际上发表的一系列心力衰竭指南的代表或典范,也是对2007年前后颁布的欧、美、中等国指南的新一轮修订和更新。学习和评点ESC新指南有助于了解心力衰竭现代诊治的理念,了解心力衰竭临床工作的现状、争论和未来发展趋势。下面主要就这一指南中慢性心力衰竭内容作一些评述。

(一)ESC新指南所作的主要修改

1.肯定了伊伐布雷定治疗慢性心力衰竭的疗效并推荐应用 这一推荐主要来自SHIFT试验(2010)及其分支研究,以及此前的BEUTIFUL试验(2008)。ESC新指南对该药的推荐等级(Ⅱa,B)是适当的,因为目前的研究尚不能提供该药降低全因死亡率的证据,因而主要用于已使用循证剂量的有效药物如ACEI、β受体阻滞药等以后窦性心率仍偏快(≥70/min)和仍有心力衰竭症状和体征的患者;或用于不能耐受β受体阻滞药的患者(Ⅱb,C)。

2.扩大了醛固酮拮抗药应用的适应证 此类药过去主要推荐用于心功能NYHA Ⅲ~Ⅳ级患者(RALES,EPHESUS试验)。根据EMPHASUS-HF试验(2011)提供的证据,ESC新指南推荐该药也可适用于NYHA Ⅱ级患者。

3.提高了醛固酮拮抗药在心力衰竭治疗中的地位 在采用了包括利尿药、ACEI和β受体阻滞药在内的标准和优化治疗后,仍有心力衰竭症状和体征时,ESC新指南首先推荐加用的药物是醛固酮拮抗药,过去则较平衡地推荐地高辛(适用于NYHA Ⅱ级),或醛固酮拮抗药(适用于NYHA Ⅲ~Ⅳ级),或ARB(适用于NYHA Ⅱ~Ⅳ级)。主要推荐加用醛固酮拮抗药是基于以下考虑:①该药有降低心力衰竭病死率的证据,ARB没有;②该药应用的适应证已扩大,包括了心功能Ⅱ级,即所有有症状的(心功能Ⅱ~Ⅳ级)心力衰竭患者;③该药与ACEI联合较之ACEI和ARB联合,疗效与安全性均占优(ONTARGET试验)。

4.扩大了CRT应用的适应证 CRT的问世和临床应用是慢性心力衰竭治疗的最重要进展之一,具有里程碑意义。心力衰竭患者在优化药物治疗后,对于有适应证者,CRT可进一步降低全因死亡率30%~35%。ESC新指南推荐这一器械治疗方法也适用于NYHA Ⅱ级患者,这样心功能Ⅱ~Ⅳ级患者今后均可考虑应用CRT。其适应证扩大意味着扩大了受益人

群。但 ESC 新指南同时又对适应证作了更为严格的限定，尤其强调存在 LBBB 和 QRS 波显著增宽；NYHA Ⅲ~Ⅳ级而无 LBBB 者，要求 QRS≥130 ms；NYHA Ⅱ级而无 LBBB 者，QRS 应≥150 ms。考虑到 CRT 价格昂贵、术后管理有难度，以及约 30% 无反应者，严格掌握适应证是十分必要的。

5.强调 BNP/NT-proBNP 仅用于可疑心力衰竭患者的诊断和鉴别诊断　这一观点并不新颖，但予以强调是适当的。这一生物学标志物的诊断和鉴别诊断价值并无疑问，但也存在明显的局限性，如存在灰色区域，与年龄、性别、肥胖、并发的其他疾病相关；其升高的水平在舒张性心力衰竭低于收缩性心力衰竭，老年心力衰竭低于较年轻的心力衰竭患者等。因此，这一指标不能用于筛选，也不宜普遍使用，但对于有症状的可疑心力衰竭患者，其阴性预测值和阳性预测值均很高，故在此种状况下临床应用价值很高。

6.积极推荐矫治基础心脏病变　并推荐采用近几年发展起来的新技术新方法。对于冠心病并发心力衰竭，应早期酌情作血运重建如支架术或冠状动脉旁路移植术。对于心瓣膜病所致的心力衰竭，瓣膜置换术是有效的。近期采用的介入方法，如经皮球囊主动脉瓣置入术，尤其适合于严重主动脉瓣狭窄、心功能差、病情重、不能耐受外科手术的患者；经皮二尖瓣关闭不全夹合器，适用于严重的二尖瓣关闭不全患者。

7.提出了舒张性心力衰竭[ESC 新指南称之为射血分数保存的心力衰竭（HFpEF）]诊断的修改意见　传统的诊断包括 4 个要素：心力衰竭的症状、体征、心脏不大且 EF≥45% 和超声心动图检查证实有明确的舒张功能障碍。ESC 新指南做了小的修改，将第 4 个要素包括并列的两个内容即：心脏结构性病变（如左心房扩大、心室肥厚）和（或）舒张功能障碍。这实际上降低了超声心动图检查在诊断舒张性心力衰竭上的不可或缺的地位，提示根据临床状况可以做出明确诊断，这样做是符合临床实际的，尤其适合床边和基层医师采用。

8.推荐给予心力衰竭患者康复治疗和运动处方，指导患者进行体育锻炼　有规律地进行有氧运动可改善心功能状态并缓解心力衰竭的症状。提倡多学科协商制订综合治疗方案，有助于预防和治疗心力衰竭的各种常见并发症，提高疗效，降低再住院率，并有可能改善预后。推荐实施和加强患者教育：一是要了解心力衰竭病因、出现心力衰竭症状的原因和诱因、影响预后的因素；二是要学会自己监测症状和管理，如气急或水肿加重，或体重在 3 d 内增加超过 2 kg，患者可增加利尿药的剂量；三是要了解应用药物的适应证、剂量和不良反应，懂得遵从治疗的重要性；四是了解适度运动的益处和健康饮食的意义，要适当限制盐摄入和避免过度饮用液体（<1.5~2.0 L/d），需戒烟等。

9.有条件的推荐 BNP/NT-proBNP 用于治疗效果的评价　这是一个有争议的问题。相关的临床试验并未取得一致的结果，因而缺少推荐其应用的确切证据。2011 年英国 NICE 指南主张住院治疗的、病情较重，疗效不肯定或不稳定的心力衰竭，可采用动态监测这一指标来评估治疗效果。此次 ESC 新指南亦采取了相近的立场。尽管如此，这对于心力衰竭的生物学标志物研究，抑或对心力衰竭治疗效果评价，均可视为一大进步。心力衰竭的症状、心功能、心脏大小等常规评价方法，并不能预测患者出院后情况变化及预后。BNP/NT-proBNP 虽然并非理想的评价治疗效果的指标，但其在这方面的应用价值越来越获得承认，在临床评估基础上，增加这一指标的评估，对心力衰竭的治疗是有益的，对医师的治疗决策也是有帮助的。临床实践上可采用的评价标准是 BNP/NT-proBNP 降幅，即治疗后较之治疗前降幅达 30%~40% 方提示治疗有效。

（二）ESC 新指南体现了心力衰竭诊治的现代理念

慢性心力衰竭的治疗已取得重大进展，主要成就来自三位一体的综合防治。与 20 年前相比，心力衰竭患者的病死率已降低 50%~80%。这一进展主要来自三方面的重大转变：一是药物治疗理念和方法的进展，即从传统的"强心、利尿、扩血管"，着重于改善血流动力学状态，转变为主要应用神经内分泌抑制药，尤其肾素-血管紧张素-醛固酮系统（RAAS）抑制药和交感神经系统抑制药；二是非药物治疗方法的出现，在标准和优化药物治疗基础上应用了心脏再同步化治疗（CRT）和置入性心脏除颤复律器（ICD）；三是重视和加强了心力衰竭的预防，努力切断心力衰竭的心血管事件链进展。

慢性心力衰竭药物治疗的选择已理清。ESC 新指南推荐应用于所有收缩性心力衰竭（射血分数降低的心力衰竭，HFrEF）、心功能Ⅱ~Ⅳ级患者的药物有：ACEI、β 受体阻滞药、醛固酮拮抗药、ARB（以上均为ⅠA 类推荐，A 级证据），以及伊伐布雷定（ⅡA，B）。此外，利尿药推荐用于有心力衰竭症状和体征，尤其伴显著液体滞留的患者。可考虑应用的药物还有：地高辛（Ⅱb，B）、肼屈嗪和硝酸酯类联用（Ⅱb，B，适用于非洲裔美国人）、n-3PUFA 鱼油（Ⅱb，B）。未证实有益而不推荐应用的药物有：他汀类、肾素抑制药（阿利吉仑）、口服抗凝药。可能有害而不予推荐的药物有：①噻唑烷类降糖药，可使心力衰竭恶化。②大多数钙拮抗药,有负性肌力作用,可使心力衰竭恶化。但氨氯地平和非洛地平除外,必要时可用。③非甾体类消炎药(NSAIDs)和COX-2抑制药,可导致水钠潴留,使心力衰竭恶化,并损害肾功能。④ACEI和醛固酮拮抗药合用基础上加ARB,这3种药合用会增加肾功能损害和高钾血症的风险。上述推荐应用的药物可区分为两大类:一是改善预后的药物如RAAS阻滞药(ACEI、ARB、醛固酮受体拮抗药)和交感神经系统阻滞药β受体阻滞药;二是改善症状的药物如利尿药和地高辛,此类药长期应用是安全的,不会有增加病死率的风险。

慢性心力衰竭治疗路径已作明确规范。应先用利尿药消除液体潴留,然后再应用可改善预后的药物,主要为ACEI和β受体阻滞药,疗效不满意时可加用醛固酮拮抗药,心率仍偏快或不能耐受β受体阻滞药患者可加用伊伐布雷定。

提出了有意义的新理念,即降低心率可能成为心力衰竭治疗的新靶标。伊伐布雷定是目前唯一的一种并不属于神经内分泌抑制药而能改善心力衰竭预后的药物。ESC新指南对该药的推荐不仅使其在心力衰竭领域应用的地位得到肯定,而且也预示了未来在其他心血管领域可能具有的应用前景,亦即降低心率治疗在其他心血管疾病防治中也可能成为值得关注的新靶标。进一步开展相关的临床研究是必要的。

提出了药物和器械(或手术)以外的心力衰竭治疗新理念,即采用康复和运动、患者教育和随访的方法。换言之,应加强对患者的教育和出院后的随访,包括从医院到家庭连续的、"无缝"监护、远程监护、适当康复训练等。临床研究证实这样做是可行的,也是有效的,应该成为心力衰竭综合治疗中必不可少的一环。这一理念和做法正是我们欠缺的,值得我们学习和仿效,使心力衰竭的治疗成为覆盖医院、社区和家庭的"系统工程",成为多学科联合和协作的"整体治疗"。

(三)ESC新指南中值得探讨的问题

1.心力衰竭的阶段划分问题 ESC新指南并未推荐心力衰竭阶段划分方法。国际上提出这一阶段划分已逾十年,对此有褒有贬,主要争议之一是列为阶段A和B的实际上并非真正的心力衰竭患者,临床上易致混淆。但这一方法将患者从仅有危险因素直至出现终末期心力衰竭作为一个整体看待,体现了心血管事件连续、进行性发展和不可逆转的理念,尤其对贯彻预防为主、早期预防的原则很有帮助。心力衰竭仍是一种"恶"性疾病,其5年病死率仍与常见的恶性肿瘤如乳腺癌、大肠癌等相仿。而且,心力衰竭患者由于心功能差,活动能力受限,其生活质量甚至还不如一些常见的慢性病(如肾脏透析)患者,改善心力衰竭患者治疗效果一直是临床研究的热点。笔者认为,随着年龄老化和各种心血管疾病治疗水平的提高,未来我国和全球心力衰竭的患病率将呈上升趋势,故心力衰竭预防的意识不可削弱,阶段划分的方法应予推荐应用,而临床上如何更好采用这一方法则可以进行探讨。

2.BNP/NT-proBNP和超声心动图检查的先后次序 ESC新指南在心力衰竭的诊断流程中推荐先采用生物学标志物检测,而将超声心动图检查用于已确诊的心力衰竭患者,以确定基础心血管疾病的病因、心脏损害的程度和评价心功能(如左心室射血分数)等。在西方国家BNP/NT-proBNP检测很普遍,检测费用远低于超声心动图检查,这样的推荐是可以理解的。但在中国,情况正好相反,超声心动图检查相对便宜,而BNP检测费高,且很多单位尤其是基层医院尚未开展。对于可疑心力衰竭患者,在初始检查中包括超声心动图检查是合理的选择,如证实存在基础心血管疾病和(或)心功能障碍,有助于心力衰竭的诊断和病因判断,此时即便没有BNP/NT-proBNP检测,仍有可能做出心力衰竭的诊断。

3.地高辛的应用和推荐问题 ESC新指南已将这一有着200年历史的药物排除出心力衰竭一线药物之列,仅给予Ⅱb类推荐,其理由是缺乏降低病死率证据。我国医师应用地高辛有着长久的历史,我国的临床实践表明该药早期应用对心力衰竭患者整体治疗有益,采用固定剂量方法是安全的。临床试验也表明该药对心力衰竭治疗有益,停药会导致心力衰竭恶化或加重(DIG、RADIANCE试验)。因此,笔者认为仍应将地高辛作为一线抗心力衰竭药物,并建议推荐用于以下状况:①心力衰竭伴血压偏低患者;②应用利尿药、ACEI和β受体阻滞药后心功能仍在Ⅱ~Ⅲ级患者;③伴快速心室率心房颤动患者;④急性左心心力衰竭伴心室率快时可静脉应用毛花苷C(急性心肌梗死则不用)。

4.β受体阻滞药的目标剂量问题 所谓目标剂量,其定义是临床试验中证实有效的剂量。但实际上,在美托洛尔缓释药(设定的目标剂量为200mg/d)或比索洛尔(目标剂量为10mg/d)的临床试验中,治疗组实际上达到的剂量低于设定剂量,且大多数患者并不能达到这一剂量,患者是在低于设定剂量下获益的,将设定剂量确定为目标剂量显然并不准确。而且临床上如患者达到了这一剂量,可良好耐受,而治疗效果仍不满意,可否继续增加?应该可以的。目标剂量这一名称含有不能超越的意思，也不妥当。再者，β受体阻滞药虽然有剂量依赖性，但两者并非呈线性关系，在中等剂量下仍可发挥良好的作用，重要在于长期耐受应用，过分强调大剂量和"目标剂量"，有时会适得其反，不利于临床推荐应用。因此，从实用和实际出发，笔者以为以心率来衡量β受体阻滞药应用的剂量可能是更为适宜的方法。可将目标剂量修改为达到心率的目标，即应用β受体阻滞药要求达到的心率为55~60/min。达到心率目标的剂量即患者的耐受剂量或适用剂量。

5.ACEI应用的优先性问题 ESC新指南优先推荐应用ACEI，如不耐受则以ARB代之。这一观点大家是可以接受的。因为心力衰竭的临床研究循"加药"的途径进行，又因于伦理限制，后来问世的药物不能"摆脱"前面已采用并证实有效的药物，更不可能作安慰剂对照的研究。但是，这一观点近几年受到了极大的挑战。一是ACEI主要的不良反应咳嗽发生率在亚洲人群中较高，心力衰竭患者由于年龄大，常有肺淤血，有的伴慢性阻塞性肺疾病（COPD），以致咳嗽的发生率更高。二是自21世纪以来，应用RAAS阻滞药治疗心力衰竭的研究（如Val-HeFT、CHARM、HEEAL试验等），几乎均应用ARB，证实其有效、依从性很高，且不良反应发生率很低，这对于像心力衰竭这样需要长期和终身治疗的疾病尤为重要。三是ACEI中其实主要是卡托普利和依那普利曾进行过与安慰剂相对照的大样本临床试验，其他后来问世的ACEI，并未做过此类研究。四是国外如美国AHA/ACC心力衰竭指南也支持，对于那些原来因各种状况如高血压、心房颤动、心肌梗死等已经应用了ARB的患者，如发生心力衰竭，可以继续应用ARB，并不需要改为ACEI。五是欧美指南首先推荐应用ARB也并非没有经济上的考虑，ACEI较ARB便宜很多，而在中国这两类药的价格大致相当。纵观迄今的相关研究，并无证据表明ACEI优于ARB，反之亦然；ACEI能够应用的场合，ARB亦可应用，几乎尚未见只能用ACEI而不能用ARB的疾病，反之亦然。因此，近几年我国及国外心力衰竭临床治疗上有一种倾向，即一些医师往往直接应用ARB，而不是仅用于不耐受ACEI的患者。这样做当然并无充分的依据，但也并无证据表明这样做对患者不利，因为迄今尚缺少头对头的比较。笔者以为ACEI应作为优先选择，但直接应用ARB也并无不当，不必去反对，也不要提倡，可由医师酌情决定。

6.改善心肌代谢的药 ESC新指南并未推荐这类药的应用，原因是缺乏强有力的证据。但应看到这一领域进展迅速。基础研究证实衰竭心肌存在严重的代谢障碍，已不容争议。临床上这类药物有助于提高心力衰竭治疗效果的报道渐见增多。近期的一项荟萃分析也表明此类药可使心力衰竭患者显著获益。目前缺少的是大样本前瞻性随机对照研究的证据。笔者相信并期望，在降低心率之后另一个心力衰竭治疗的新靶标很可能是改善心肌代谢的治疗。给此种治疗一点推荐、一点鼓励是值得的。

7.急性心力衰竭治疗的新药物推荐问题 急性心力衰竭治疗的药物基本上与20~30年前相同。在这一领域的研究并未停止，但新出现的药物往往因疗效欠佳而被放弃。近十年在各国指南中推荐的新药主要有扩血管药奈西立肽和正性肌力药左西孟旦。这两种药由于缺乏可降低急性心力衰竭患者死亡率的证据，ESC新指南未予积极推荐。这样做似有失公允，因为急性心力衰竭迄今尚无降低急性期病死率的药物，现有治疗均只能缓解症状。因此，对奈西立肽、左西孟旦的推荐低于传统应用的药物，似过苛求，也不利于新药的研发，不利于实际的临床工作。

三、创新思维和综合处理相结合——评述2013美国ACC/AHA心力衰竭指南

2013美国ACC/AHA心力衰竭指南（简称美国新指南）正文逾150页，加上附录和参考文献超过300页，堪称鸿篇巨制。内容丰富，覆盖了各个领域，详尽而不冗长，细致而不失清晰。热切的期待者可能会有点失落，觉得缺少大的突破。心力衰竭的现代理念业已建立，各种举措临床应用很成功，如果在基础和临床研究上无新突破，指南怎么能突破？但对同一个问题，变换角度和高度来分析，仍可能激发思想火花，产生创新思维，美国新指南在这方面做了探索，值得学习借鉴。本文将概括地介绍美国新指南的基本内容，并就该指南传达的心力衰竭领域的新思维和新观念做一评介。

（一）美国新指南的基本内容

1.基本概念

（1）心力衰竭与充血性心力衰竭：心力衰竭的诊断是基于病史、体检等做出的临床诊断，部分患者虽仅有活动耐量受限，并无夜间呼吸困难、下肢水肿等循环异常，检查却可已有明显心功能下降。因此，使用心力衰竭一词描述此类疾病优于充血性心力衰竭。

（2）急性失代偿性心力衰竭：对住院治疗的心力衰竭患者，根据其病情变化可描述为急性心力衰竭、急性心力衰竭综合征、急性失代偿性心力衰竭等术语，目前主要使用后者，尽管仍不能良好区分新发的急性心力衰竭与慢性心力衰竭急性发作。

(3)心肌病并发左心室功能障碍:主要指引起心力衰竭发生发展的结构及功能异常,并不等同于心力衰竭,因患者尚未出现心力衰竭的症状和体征。

(4)射血分数(EF)下降与心力衰竭:EF是心力衰竭分级、临床诊疗的重要依据,并非所有心力衰竭患者均会出现EF下降。心肌收缩或舒张功能异常时,患者虽有明显心力衰竭症状,EF可能在正常范围,故可以将心力衰竭分为EF保存的心力衰竭(HFpEF)和EF降低的心力衰竭(HFrEF)。

2.诱因与病因 心力衰竭的主要诱因包括高血压、糖尿病、代谢综合征及动脉粥样硬化病等。长期血压升高,特别舒张压升高是引起心力衰竭的重要危险因素,有效控制血压可使心力衰竭风险降低一半左右。糖尿病显著增加非结构性心脏病患者的心力衰竭风险,并影响其预后。代谢综合征主要包括腹型肥胖、三酰甘油或低密度脂蛋白升高、高血压、空腹血糖升高中的任意3项,有效调节代谢功能可显著降低心力衰竭风险。动脉粥样硬化病引起的全身小血管包括冠状动脉病变增加心力衰竭风险。

近年来随着生活方式的改变,代谢异常、肿瘤的发病率增高,心力衰竭的病因学也发生改变。下列疾病引起的心力衰竭明显增加,包括:①扩张型心肌病;②遗传性心肌病,目前发现,部分特发性扩张型心肌病(DCM)存在遗传性家族史;③内分泌代谢异常心肌病,如肥胖、糖尿病、甲状腺功能亢进、生长激素分泌异常(如巨人症)及药物;④中毒性心肌病,包括酒精、可卡因、抗肿瘤药物等;⑤室上性或室性心动过速引起的心肌病(即心动过速性心肌病);⑥心肌炎及感染引起的心肌病变,如艾滋病、Chagas病;⑦非感染性炎症引起的心肌病如过敏性心肌炎、结缔组织病;⑧围生期心肌病,主要与血流动力学、免疫因素有关,在发病6个月内治疗,预后多数较好;⑨压力性(或应激性)心肌病,多发于绝经期前后妇女,表现类似急性冠状动脉综合征,有一过性心肌酶谱增高,与精神因素或压力负荷过高有关;⑩特殊病因如铁超载引起的心肌病、心肌淀粉样变性、心脏结节病等。

3.基础心血管病的评估 新指南对引起心力衰竭的常见与较少见的心血管病,根据近期的研究资料作了较深入的介绍,成为新指南的特点之一,对临床工作有指导和参考价值,便于做出相应的针对性处置。尤其对特发性扩张型心肌病,建议询问家族史,以确定是否为家族性扩张型心肌病,笔者认为十分必要。在我国特发性扩张型心肌病所致心力衰竭很常见,一般认为由病毒性心肌炎迁延转变而来,临床医师会努力寻找病毒感染的线索,排除甲状腺功能亢进

性、酒精性心肌病,但很少会关注到家族性扩张型心肌病的可能。未来我们遇到此类患者应主动寻找家族因素,对患者3代近亲作筛查,如同对肥厚型心肌病那样,这将对尚未发病的易感者产生早期预防和保护作用。

4.诊断与评估 HFrEF指LVEF≤40%的心功能异常患者。HFpEF诊断较为困难,老年女性、高血压、糖尿病、高血脂、冠心病、肥胖者易患,并有逐年增加趋势,诊断标准包括:①具有心力衰竭症状和体征;②LVEF正常、心脏大小正常;③心脏超声、心导管检查提示左心室舒张功能异常。心力衰竭的分级仍沿用ACCF/AHA和NYHA标准。对心力衰竭患者应进行充分评估,包括以下几方面。

(1)病史:寻找引起心力衰竭发生发展的病因和家族史。根据颈静脉怒张、下肢水肿、端坐呼吸等体征,评估容量负荷是否正常,并进行心功能分级,选择合理的治疗措施。

(2)实验室检查:①血浆脑利钠肽(BNP/NT-proBNP),水平低于正常有助于排除心力衰竭,水平升高并不能确诊心力衰竭,需排除其他心脏病变如心肌炎、心房颤动、心脏电复律后,以及其他心外因素如年龄、肾衰竭、肺部疾病等。BNP/NT-proBNP与心力衰竭的预后显著相关,随慢性心力衰竭治疗逐渐降低,经积极治疗后浓度仍维持较高水平者,住院率及病死率显著增加,故可广泛用于判断心力衰竭的进展和预后。②肌钙蛋白,心力衰竭患者即使无明显心肌损伤或冠心病史,仍有肌钙蛋白异常,考虑存在进行性心肌损伤和凋亡。慢性心力衰竭患者出现肌钙蛋白异常与循环障碍、进行性左心室功能障碍有关。急性心力衰竭患者外周肌钙蛋白水平升高与预后密切相关,可作为治疗效果的监测指标。鉴于急性冠状动脉综合征、肌钙蛋白及心力衰竭之间密切相关,建议急性失代偿心力衰竭患者应常规检测肌钙蛋白。

(3)其他生物学标志物:炎症因子、心肌重构因子如心肌纤维化标志物、可溶性ST2和半乳糖凝集素-3水平升高,常提示心力衰竭恶化。此外,肾脏损伤的标志物也可作为心力衰竭的预后评估因子。

(4)其他常规检查:对疑有心力衰竭的患者应行常规检查,如血常规、尿常规、电解质、心电图、X线胸片、心脏超声等,有助于了解心脏大小、功能及肺部充血状况;对特殊病因者如获得性免疫缺陷综合征(AIDS)、风湿性心脏病、嗜铬细胞瘤等,应特殊检查。在患者病情变化、更改治疗措施、置入心脏辅助装置前,均应了解心功能情况。心脏超声比较直观地

反映病变部位、心瓣膜及心包的疾病，可动态观察室壁运动张力、计算心腔大小、心室容量、室壁厚度及左心室射血分数等。对疑有冠心病而无心绞痛患者，可行非侵入性冠状动脉血管检查。放射性核素心室显像（ECT）和磁共振成像（MRI）有助于评估左心室容量及功能、心肌梗死范围。在无临床症状、治疗无改变情况下，不宜反复检查左心室功能。

（5）侵入性检查：伴呼吸困难患者要检测肺动脉压力。血流动力学不稳定心力衰竭患者，可行有创血流动力学监测。心肌缺血者需行冠状动脉造影术。在不影响治疗下，为明确特殊病因，可行心内膜心肌活检。血流动力学稳定不推荐做有创血流动力学监测，心内膜心肌活检不作为心力衰竭常规检查。

5.实验室检查的推荐 因心力衰竭检查项目繁多，近来又推荐若干新的技术如心脏磁共振检查等。美国新指南列出心力衰竭患者初始（主要为实验室）检查项目，如12导联心电图、全血细胞计数、尿液分析、血清电解质、血尿素氮、血肌酐、血糖、空腹血脂、肝功能和甲状腺功能。必要时或为了确定病因及其严重程度，可加做其他各种检查项目。这样推荐有助于避免过度检查，又不会遗漏必要的检查。

6.一般治疗

（1）限水：阶段D尤其伴低钠血症患者，摄入量限在1.5~2 L/d，以减轻循环充血。

（2）限钠：部分患者限钠后心力衰竭症状加重，可能由于患者体内钠平衡已经改变，目前尚无明确限钠标准。建议阶段C、D患者应限钠盐摄入<1.5 g/d，阶段A、B患者<3 g/d。

（3）控制体重：建议阶段C患者将体重指数（BMI）控制在30~35 kg，BMI过低可能因心力衰竭恶病质所致，提示预后不良。肥胖患者的预后较差，减肥药可能致心肌损伤应禁用。

7.药物治疗

（1）利尿药：很少单独使用，常与ACEI/ARB、β受体阻滞药合用。从小剂量开始，逐渐增加剂量，随着病情变化调整用量。

（2）ACEI：适用于所有HFrEF患者，通常与β受体阻滞药合用，从小剂量开始逐渐增至靶剂量，不应突然停药。

（3）ARB：可作为ACEI的替代药物，用于ACEI不能耐受或疗效不佳时。ARB可与ACEI、β受体阻滞药3药合用，但不能与ACEI、β受体阻滞药、醛固酮拮抗药4药合用。ACEI/ARB合用时，注意是否有血管性水肿，病情稳定患者在达靶剂量前应合用β受体

阻滞药，降低用药量、减少不良反应。

（4）醛固酮拮抗药：主要用于心功能Ⅱ~Ⅳ级、LVEF<35%患者，或者LVEF<40%的急性心肌梗死患者，禁用于血肌酐>2.5 mg/dl（男）/2.0 mg/dl（女），血钾>5.0 mmol/L的患者；在ACEI或ARB基础上加用醛固酮拮抗药时需监测电解质、肌酐水平。

（5）β受体阻滞药：一旦确诊为HFrEF就应开始小剂量使用，逐渐增至靶剂量，不可突然停药，即便患者存在反应性呼吸道疾病和无症状的心动过缓也可以谨慎使用，如症状持续时应停用。水肿患者应合用利尿药，不可单独使用。治疗过程中出现心动过缓，无症状不予处理，但出现头晕及二、三度房室传导阻滞，应减少用量。出现低血压，可错开ACEI和β受体阻滞药的使用时间，或减少利尿药剂量，其不良反应并非停用该药指征。

（6）肼屈嗪和硝酸异山梨酯：主要用于心功能Ⅲ~Ⅳ级的非洲裔美国人及不能耐受ACEI/ARB者，在未用RAAS阻滞药之前不建议使用。

（7）地高辛：对死亡率无明显影响，但是HFrEF患者经治疗后症状仍持续存在，或尚未对治疗有反应，可使用地高辛，以改善心力衰竭症状。

（8）抗凝药：适用于伴有心房颤动及有心源性栓塞风险患者，无栓塞风险患者则不推荐使用。

（9）他汀类：不推荐用于阶段C患者。不过，阶段B、有心肌梗死病史的患者可以给予，以降低心血管事件的发生率。

（10）Ω-3脂肪酸：对心功能Ⅱ~Ⅳ级的HFrEF/HFpEF患者均可以酌情使用。

（11）正性肌力药：主要短期用于严重收缩功能障碍的阶段D患者，以维持心排血量，保证重要脏器的血供，但不推荐长期使用。

（12）不推荐使用的药物：包括营养补充药、激素替代疗法（除非该激素缺乏）、抗心律失常药、钙通道阻滞药、非甾体类消炎药（NSAIDs）、噻唑烷二酮类降糖药等。

8.器械（置入装置）治疗

（1）ICD适应证：急性心肌梗死40 d以后、心功能NYHA Ⅱ~Ⅲ级、LVEF≤35%、已接受"指南导向的药物治疗（GDMT）"方案、期待生存1年以上的HFrEF患者。

（2）CRT适应证：LVEF≤35%，心功能NYHA Ⅱ~Ⅲ级，或者门诊Ⅳ级，完全性左束支传导阻滞（LBBB），或QRS时限≥150 ms，接受GDMT治疗的HFrEF患者。对于心功能NYHA Ⅰ~Ⅱ级、非LBBB、QRS<150 ms及生存期小于1年者不宜使用。

9.手术及介入治疗 冠状动脉血运重建术包括冠状动脉旁路移植术及支架术,适用于左主干狭窄>50%、伴心绞痛、GDMT治疗无效的心力衰竭患者。主动脉瓣膜狭窄考虑行主动脉瓣置换术,失去外科手术机会时行介入治疗;左心室室壁瘤患者考虑行左心室重建术。晚期心力衰竭患者循环支持治疗(MCS)可作为心脏移植前的过渡。

10.心力衰竭的并发症及其治疗 心力衰竭并发心房颤动主要治疗原则包括抗凝、控制心室率及恢复窦性心律。贫血降低心力衰竭患者的运动能力和生存质量,增加其住院及死亡风险,可试用促红细胞生成素治疗。并发抑郁症者应予抗抑郁治疗。其他并发症如高血压、高血脂、糖尿病、关节炎、慢性肾功能不全等宜按相关指南处理。

11.急性失代偿性心力衰竭 引起此种心力衰竭原因众多,如不恰当停用治疗药物、急性心肌梗死、恶性高血压、恶性心律失常、肺栓塞、不当使用损伤心功能药物等。其治疗主要依据GDMT方案,并注意以下几点:①β受体阻滞药应在循环稳定、成功停用静脉利尿药、血管扩张药、正性肌力药后小剂量开始使用。②利尿药需严格根据液体出入量、肾功能、心功能调整剂量,必要时可联用2~3种利尿药;利尿药效果不佳,可加用小剂量多巴胺增加肾血流量,增强利尿效果。③经GDMT治疗后仍存在高血容量低血钠者,建议使用血管加压素拮抗药托伐普坦。④根据病情适当采用抗凝治疗,以预防静脉血栓形成。⑤透析治疗主要用于严重容量超负荷、对药物治疗无效的充血性水肿,以减少神经内分泌激素水平,增加利尿药敏感性。对于并发心肾综合征患者,透析效果欠佳。⑥肠外营养治疗有助于急性失代偿性心力衰竭的控制。

12.护理与康复 所有心力衰竭患者均应有明确而详细的护理计划,与患者作良好沟通。按照心血管疾病二级预防要求,适当调整饮食和体育活动,有助于实施GDMT和治疗并发症。

(二)美国新指南关于心力衰竭的新概念

1.心力衰竭是复杂的临床综合征 一般也称心力衰竭为综合征,主要指其临床表现错综复杂。传统上将心力衰竭视为一种单一和独立的疾病,一种常见的心血管疾病。20世纪末称心力衰竭为各种心血管疾病的最后战场和尚未攻克的堡垒,是对此病认识的深化,对转变防治观念很有帮助,但也隐指心力衰竭是单一疾病。

美国新指南提出,心力衰竭实际上是一种综合征,因为心力衰竭患者往往并发多种慢性疾病。然而,大多数指南将心力衰竭当作一种单一疾病对待。显然,美国新指南提出的心力衰竭综合征概念,与此前的认识不同,是指其本质并非单一疾病,这是对该病认识的又一次深化。该指南编撰委员会主席、美国西北大学心脏病学系主任Clyde W.Yancy教授指出,此前心力衰竭被认为是一种致命性疾病,如今有了有效的治疗手段,在使用得当的情况下可明显改善患者的生存率。

这一新认识不难理解和接受,大多数患者病情复杂,除了心力衰竭还存在引起心力衰竭的基础疾病(如冠心病、高血压、心肌炎和心肌病等),有各种常见的伴发病和(或)并发症(如糖尿病、伴快速心室率的心房颤动和其他心律失常、肾功能损害、贫血、COPD、心理和精神障碍等),也还可伴有其他危险因素如高脂血症、肥胖、高尿酸血症、高龄等。这一概念清楚解释和描述了该病的多面性:临床表现的复杂性、病情多变和结局的难以预测性。这一新概念也为美国新指南强调伴发病的治疗和综合治疗、多科管理观念做了良好的铺垫。新指南采用"心力衰竭的管理指南(guideline for the management of heart failure)"这样的名称,而不是通常使用的"诊断和治疗指南",恐怕也与这一新概念有关。此外,临床综合征这一名称也让我们对心力衰竭患者预后改善充满期待,不应将其仅视为致命性疾病,它也是可以预防、可以治疗、可以改善,也可能逆转的。

2.坚持心力衰竭阶段(或期)划分的概念 2012年欧洲ESC心力衰竭指南(简称欧洲新指南)几乎未提及心力衰竭的阶段划分。美国新指南不仅重申这一概念,并补充完善和详细描述,且放于全文前部显著位置。又对各阶段的治疗方法予以单独与分别阐述和推荐(图1-27)。笔者以为这是恰当的,这一概念已得到较普遍接受,有利于开展心力衰竭的防治工作,早期干预和预防。

美国新指南还列表比较心力衰竭阶段划分和NYHA心功能分级的关系(表1-38),其中将阶段B患者心功能列为NYHA Ⅰ级,阶段C包含NYHA Ⅰ~Ⅳ级,对此,可能会有争议。笔者也以为阶段B患者并未发生过心力衰竭,其心功能正常,似不宜评为Ⅰ级。至于阶段C,可以包括较轻的Ⅳ级患者,即无须持续给予静脉血管活性药物,能半卧位和床边室内慢行的患者,可称为Ⅳa级,而阶段D患者心功能为Ⅳb级。

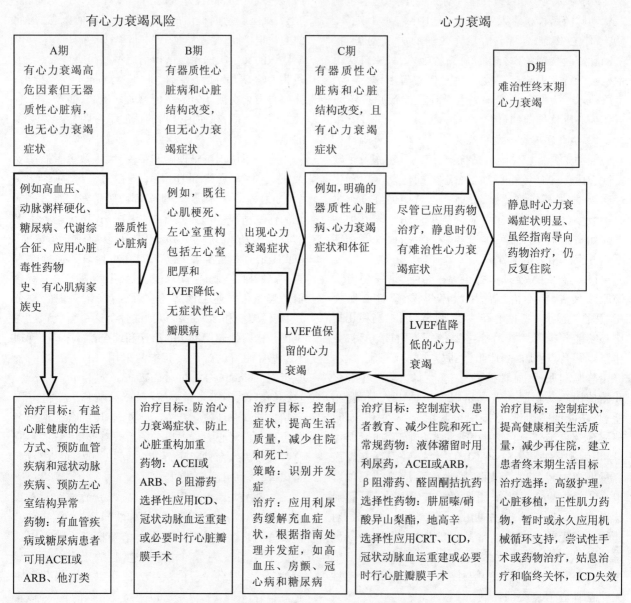

有心力衰竭风险　　　　　　　　　　　　　心力衰竭

图 1-27　2013 美国 ACCF/AHA 心力衰竭指南修改的阶段划分

表 1-38　心力衰竭阶段划分和 NYHA 分级比较

阶段划分	NYHA 分级
A	无
B	I
C	I
	II
	III
	IVa
D	IVb

3.美国新指南各阶段治疗的推荐

阶段 A:主要是针对心力衰竭病因/诱因治疗,包括改善生活方式,控制高血压、高血脂、血糖异常及体重超重、戒烟、戒酒,积极治疗心房颤动,停用心脏毒性药物等。不要求常规监测血浆脑利钠肽水平。

阶段 B:由于存在心肌结构损伤,如心肌梗死、心肌重构(如左心室肥厚、左心房扩大)等,治疗主要针对心肌损伤的病因学,阻滞进一步心肌重构及损伤,预防出现心力衰竭症状。可使用 ACEI/ARB、β 受体阻滞药、他汀类药物,必要时考虑行冠状动脉血运重建术、心脏瓣膜置换术、ICD 置入术。

阶段 C:患者已有明显心脏损害及心力衰竭症状

和体征。美国新指南将该阶段按 EF 分为两种类型。

HFpEF:目前尚无有效的特异治疗方法和药物,故重在控制基础病因和并发症,有可能改变其自然病史和改善预后。应采用综合治疗,主要改善症状、提高生活质量、降低病死率及住院率,并根据其并发症选择合适的治疗方案。利尿药有利于减轻容量负荷过重。80%患者有高血压、冠心病、糖尿病、肾功能不全、伴快速心室率的心房颤动等,对此均应予以有效控制。利尿药可缓解症状,伴液体潴留者不可或缺。ACEI(或 ARB)和 β 受体阻滞药不能改善预后,但对于高血压为主要病因或伴高血压者,宜优先采用,达到降压和防止心肌重构双重目标。必要时行冠状动脉血运重建术或心脏瓣膜置换术。

HFrEF:主要控制症状,按 GDMT 方案降低死亡率和住院率。常规使用利尿药、ACEI/ARB、β 受体阻滞药、醛固酮拮抗药,并根据病情及特定人群恰当使用肼屈嗪/硝酸异山梨酯、地高辛等,如有必要可置入 CRT、ICD 或手术治疗。

阶段 D:首先明确诊断,排除干扰因素。治疗目的主要是提高终末期心力衰竭患者的生存质量,减少住院次数,控制临床症状。该阶段心力衰竭患者药物疗效较差,等待心脏移植或药物治疗无效者,可短期使用正性肌力药物,增加心排血量、改善症状,必要时置入 ICD,甚至 MCS。

4.心力衰竭类型和命名 新指南将收缩性心力衰竭称为射血分数降低的心力衰竭(HFrEF),舒张性心力衰竭为射血分数保存的心力衰竭(HFpEF),沿用了前一版指南的命名,亦与欧洲新指南中相应的名称一致。这样的定义清楚指明了两种心力衰竭类型的差异实质为左心室 EF 是否显著降低,EF 反映了左心室收缩功能的状态。未来这一名称将逐渐为各国所接受和采用。但收缩性心力衰竭和舒张性心力衰竭这样的称谓仍会继续沿用,因其更为简洁和直观。新指南将 HFpEF 的 LVEF 值规定为≥50%,略高于过去多数作者建议的≥45%。EF 值介于两者之间的心力衰竭患者,美国新指南将其分为两个亚型:边缘性HFpEF(EF41%~49%)和改善的 HFpEF(EF>40%)。前者可以理解,后者则较为费解。新指南认为后一群体来自 HFrEF 患者,其状况改善、EF 得到提升。笔者以为,对于 EF 值 41%~49%,或>40%的心力衰竭患者,判定其类型主要应依据心脏尤其左心室的大小,正常者为 HFpEF,显著扩大者为 HFrEF。

(三)美国新指南关于心力衰竭治疗的新建议

1.“指南导向的药物治疗(GDMT)”代替“优化(最佳)药物治疗” 表面上看仅为字义的差异,实

质显著不同。通常优化治疗指先应用利尿药消除液体潴留,在患者“干重”状态下加用或联用 ACEI 和 β 受体阻滞药,然后,逐渐将这两种药递增至目标剂量或最大耐受剂量,达到治疗的优化状态。

GDMT 的概念更为宽泛,包含更丰富的内容,不仅有依新指南做心力衰竭优化治疗,还包括生活方式的调整,这是药物治疗的基础和前提,也已证实有效和不容忽视。此外,还应包括对心力衰竭基础病、并发症合理的药物治疗,在多种药物联用中需考虑到药物的不良反应、相互作用等。笔者理解 GDMT 有两大特点:一是个体化,视患者具体情况,采用指南推荐的药物治疗;二是综合性,即生活方式调整与药物相结合,药物应用中抗心力衰竭治疗与其他状况的治疗相结合,充分体现心力衰竭的处理是一个系统工程的新观念。

GDMT 实际上强调了心力衰竭的药物治疗是大有可为的。Yancy 教授指出:“假如能在正确的时间,以正确的方式,对正确的心力衰竭患者采取最佳的治疗,那么死亡风险就能非常显著地降低,降低幅度可能多达 50%。每给予 10 例患者正确的治疗,就很可能挽救至少 1 例患者的生命,并且减少至少 1 次住院。这是真正的获益,与之相比,很多其他心血管治疗的获益都相形见绌。”

2.“黄金搭档转变为‘金三角’” 慢性收缩性心力衰竭治疗的基石是尽早开始和联合应用 ACEI(或 ARB)和 β 受体阻滞药。两者均可降低心力衰竭病死率,合用疗效更佳,称为“黄金搭档”。迄今的各国指南,包括中国 2007 年心力衰竭指南和 ESC 新指南均沿用这一做法,被认为是天经地义毋庸置疑的。ESC 新指南建议扩大醛固酮拮抗药的适用范围,从限于 NYHA Ⅲ~Ⅳ级,扩大至 Ⅱ 级患者;还推荐用于“黄金搭档”后疗效仍不够满意的患者,即成为 ACEI 和 β 受体阻滞药后,首先应选择加用的药物。美国新指南也秉持同样的立场,不同的是,主张“尽早”和“广泛”应用此类药物。尽早是指在“黄金搭档”后不论其疗效,可立即加用;“广泛”是指只要没有禁忌证(估计肌酐清除率≤30 ml/min 和血钾≥5 mmol/L),所有 Ⅱ~Ⅳ级心力衰竭患者(EF≤35%)均可以和应该加用,而且也不需要等待 ACEI 和 β 受体阻滞药达到目标剂量或最大耐受剂量(图 1-28)。从而在慢性 HFrEF 有症状的患者(阶段 C),治疗早期就形成了这3 种药物合用和并驾齐驱的局面,形成了一个“金三角”。

美国新指南为什么作这样的推荐?笔者认为:一是醛固酮拮抗药改善心力衰竭预后的证据在 EM-

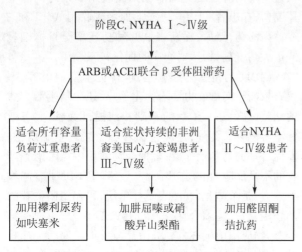

图1-28 HFpEF患者的药物治疗流程

PHASES-HF试验后已十分充足,大致与ACEI、β受体阻滞药旗鼓相当。二是此类药与ACEI合用已证实是安全的;与包括β受体阻滞药在内的三药合用(金三角)亦在多项临床研究中证实为有效和安全的。三是基础研究表明,ACEI或ARB并不能阻断心力衰竭时醛固酮的大量产生,后者对心肌纤维化、心脏重构、水钠潴留等均有重大负面影响;对心力衰竭的发生和发展,心力衰竭症状的产生和加重均密切相关。阶段C患者处于一个重要的防治关口,如病情控制不良,进入阶段D,就几乎无挽回机会,此时加强抗醛固酮作用势在必行。四是临床试验中已证实此类药可显著降低心力衰竭患者心脏性猝死率,醛固酮拮抗药是β受体阻滞药之后,又一种具有此种有益作用的药物。有症状的心力衰竭患者心脏性猝死如此常见,积极防治极其必要。

如何用好"金三角"方案?这是一个临床挑战。既往临床试验对此从未有计划实施和评估过,也并无这样的经验。笔者赞成这样做,但需要充分考虑以下情况:①患者EF≤35%且无应用醛固酮拮抗药的禁忌证;②需用襻利尿药,以减少高血钾的风险;③ACEI起始剂量可低一些,加量速率可慢一点,两者不良反应(对血钾和肾功能影响)是相叠加的;④应动态监测血钾、血肌酐、血压水平;⑤螺内酯是目前我国仅有的醛固酮拮抗药,有10%~30%可发生男性乳房发育,其最大剂量应限于20 mg/d。

3."金三角"和利尿药的关系 美国新指南并不严格要求先用利尿药消除液体潴留达到"干重",而是允许立即应用ACEI和β受体阻滞药。可以同时加用利尿药,其主要作用是改善症状。传统认为,存在水肿或液体潴留时ACEI和β受体阻滞药疗效不佳,且易发生不良反应。但这样做,势必造成延迟应用可改善预后的"黄金搭档"。显然,传统方法有利有弊。考虑到襻利尿药作用强大,可以在数天内显著减轻水肿,这一时间较短,此时应用的ACEI和β受体阻滞药剂量又较低,一般不至于引起严重不良反应。随液体潴留减轻,风险便进一步降低,这就为患者赢得宝贵的时间,使黄金搭档更早发挥作用。可见这一推荐是积极的,有意义的。实际上,我国一些地方临床医师也是这样做的,并无发现风险增加。故笔者认为这样做,虽未经临床试验证实可行,属于经验性的,仍值得推荐,应予赞同。但在具体实施上需采用谨慎和个体化处理原则,万不可"一刀切":①该方法适用于NYHA Ⅰ、Ⅱ级患者,不能用于Ⅳ级患者;适用于病情稳定者,对状态不稳定者须慎用。②适用于伴轻至中度(主要为轻度)水肿患者,不能用于伴显著和重度水肿患者。③对于NYHAⅢ级患者须区别情况,病情稳定或基本稳定且住院患者可采用,门诊患者则宜慎重,应先消除或至少明显减轻液体潴留后再加用ACEI和β受体阻滞药。④治疗过程中要加强观察,以发现可能发生的不良反应。如为院外患者,起初2~3 d应门诊随访一次。

4.BNP/NT-proBNP指导心力衰竭治疗的价值 BNP/NT-proBNP动态监测能否指导心力衰竭治疗?这是一个有争议问题。美国新指南认为动态监测有一定临床价值,推荐用于院外(或门诊)患者(Ⅱa,B)和急性心力衰竭患者(Ⅱb,C)。今年刚发表的STOP-HF研究,其特色是采用心力衰竭的生物学标志物作为预防心力衰竭发生的主要依据,并评价其疗效。方法是给予存在至少一种心力衰竭危险因素患者,每年测定BNP,如超过50 ng/L,患者需做心脏超声检查,并由心脏专家制定治疗方案(干预组)。平均随访4.2年。结果表明主要复合终点新发心力衰竭和左心室收缩或舒张功能障碍者,干预组显著低于常规处理(不要求检测BNP)的对照组。

笔者认为,评估治疗效果主要应根据临床状况,看下面三方面的状况是否改善:①症状和(或)体征;②反映心功能的指标(如LVEF、NYHA分级、6 min步行距离等);③反映心肌重构的指标(如超声心动图上测定的心脏大小,尤其左心室的大小)。上述指标明显改善,即认为治疗有效而给予维持。但由于这些指标的改善和临床结局(包括病死率和30 d再住院率)并非密切相关,故BNP/NT-proBNP动态监测可以采用,并有一定的临床价值。必须强调临床评估仍是主要的,基本的,BNP/NT-proBNP评估只是作为临床评估的一种补充和辅助方法。

5.强调减少再入院的重要性并推荐4项举措 美国2009年心力衰竭指南曾新增对住院心力衰竭患者治疗的建议,具体列出数十条及其推荐等级,2011年又发表对心力衰竭治疗措施评估的建议,主要适用于个体医师和护理人员,可见美国对这一工作十分重视。

在各国指南中美国最早关注心力衰竭患者的再住院问题,并将降低再住院率提到与降低全因死亡率同样重要的地位,并列为评估预后的主要指标。近几年美国ACC推动的"H to H"(从医院到家庭)项目,就是要对住院高风险患者,实行从医院到家庭的全程、动态、不间断的管理,并取得了一定实效。

美国新指南对这一问题的阐述,集中反映其多年工作的积累和经验。从临床实践看,心力衰竭患者尤其病情较为严重的患者的确存在反复住院问题,后者又与病情进展及预后密切相关。降低再住院率就是降低未来死亡风险,也就是改善预后。这一理念值得我们学习和借鉴。

美国新指南推荐4项措施,借以降低再住院率:①识别适宜做GDMT的患者。对于阶段C患者,GDMT是处理的基本原则,应督促临床医师遵循和实施。②改进和完善从医院到家庭的过渡期治疗和拟定出院计划,以提高依从性,控制基础心血管病和并发症(包括心理障碍)。③多学科联合管理。④密切随访,包括对每例患者进行随访,在出院后3 d内电话联系,并预约2周内复诊。

美国新指南所提4条建议,我们可以参考,由于国情不同,关于以护理人员为主导的多科联合管理,我们不能套用。根据我国国情,未来我国心力衰竭的管理模式可将大医院专科医师和城市社区医院(或县乡基层医院)医师相结合,实行连续和定期随访,全程监督,确保实施GDMT,提高心力衰竭的整体处理水平。

四、遵循中国心力衰竭新指南,规范心力衰竭的防治工作

(一)新指南产生的背景和过程

2014中国心力衰竭诊断和治疗指南(简称新指南)已发表。自中华医学会心血管分会决定修订2007年的中国慢性心力衰竭诊治指南,直至新指南定稿发表,历时两年半。心力衰竭学组具体负责新指南修订和撰写工作,先后举行10次会议,认真学习近几年国外发表的心力衰竭指南如2012年欧洲心脏病学会(ESC)指南、2010年英国NICE指南和2013年美国

ACCF/AHA指南等,全面检索和复习了相关文献和新的临床试验包括中国的资料,评估了证据等级和推荐类别,并仔细讨论了诸如新指南框架结构、主要内容、需突出的要点,以及如何把握争议的问题等。学组成立了一个小组负责起草工作。初稿形成后将其与一些争议问题,在全国30多个城市和地区广泛征求专家和广大医师的意见,并反复修改十余次。

心力衰竭学组根据历年来制定指南和专家共识的经验教训,在开始工作前就确定了此项工作的基本要求和原则,即讨论、争论、妥协、共识的八字方针。对于一些分歧较大的问题,实在难以形成共识,便采取投票表决,少数服从多数。新指南编写的过程是艰难的,但我们高兴地看到,这一工作得到大家的支持和参与,新指南的产生与其讲是心力衰竭学组专家们的辛劳和共识,不如更准确地说是全国同道们共同努力、智慧和经验的结晶。这是继2002、2007年两次心力衰竭指南后,我国制订的第3个心力衰竭指南,也是内容最为全面的一部心力衰竭指南,覆盖了急性心力衰竭和慢性心力衰竭及其各种类型;有心力衰竭的诊断和治疗,后者包含药物治疗和非药物的器械治疗;还包括心力衰竭基本病因、常见伴发疾病及并发症的评估和处理等。新指南反映了该领域研究的新进展和新成果,可与国际主要心力衰竭指南接轨,具有先进性和科学性,又吸取了许多中国专家和医师的经验与研究成果,蕴含丰富的中国元素,具有鲜明的中国特色。

新指南的基本内容包括四大主题:心力衰竭的诊断和检查、慢性心力衰竭的治疗、急性心力衰竭的治疗及心力衰竭的综合治疗和随访管理。其内容重点在治疗,主要涉及慢性心力衰竭治疗、舒张性心力衰竭治疗、急性心力衰竭治疗、难治终末期心力衰竭治疗、心力衰竭合并临床情况治疗和右心衰竭治疗6个方面。

(二)主要修订内容

1.醛固酮拮抗药适用人群扩大 新指南推荐该药可应用于所有伴症状(NYHA Ⅱ～Ⅳ级)的心力衰竭患者。

此类药传统上仅用于NYHA Ⅲ～Ⅳ级患者。EMPHASES-HF试验证实NYHA Ⅱ级患者也可以从中获益。其临床意义在于:一是肯定了此类药是继ACEI、β受体阻滞药之后又一个可以应用于所有伴症状的心力衰竭患者,并可改善预后的药物。二是改变了慢性心力衰竭治疗中ACEI、β受体阻滞药之后加用药物的选择,过去存在多种选择:NYHA Ⅱ级患者可加用地高辛,NYHA Ⅲ～Ⅳ级患者可以加用醛固酮拮

抗药,或者 ARB;非洲裔美国人可以加用肼屈嗪和口服硝酸酯类药物。众多选择反而造成临床上选择和决策的困难。现在,毫无疑问,醛固酮拮抗药成为唯一选择。三是临床研究表明此类药应用基本上是安全的,包括与 ACEI 合用也比 ACEI 加 ARB 更为安全(ONTARGET 试验)。

尤其重要的是此类药已证实可以降低慢性心力衰竭患者心脏性猝死发生率。在心力衰竭患者的死亡模式中猝死具有重要性,也很常见。醛固酮拮抗药是继 β 受体阻滞药后又一个证实能显著降低心脏性猝死率并能长期使用的药物。这一有益作用,加上前述的良好效果,使此类药终于成为可与 ACEI、β 受体阻滞药并驾齐驱的治疗心力衰竭不可或缺的良药,心力衰竭的基本治疗方案也将从"黄金搭档"(ACEI 加 β 受体阻滞药)转变为金三角(前两者加醛固酮拮抗药)。

2.推荐应用单纯减慢心率的药物伊伐布雷定 心力衰竭的治疗方案和路径因此而有所改变,降低心率在心力衰竭甚至在心血管疾病治疗中的作用因此得到关注和重视。伊伐布雷定的推荐主要基于 SHIFT 试验提供的证据。在包括利尿药和金三角(即 ACEI、β 受体阻滞药和醛固酮拮抗药)的基础治疗下,该药的加用在 2 年多治疗期中使心力衰竭患者心率降低 8~11/min,而心血管死亡和因心力衰竭住院率较安慰剂对照组显著降低 18%。各个亚组结果与总体结果完全一致。分析 28 d 不同基线心率亚组的结果,低于 60/min 患者主要心血管事件发生率较心率快的各组均显著降低。SHIFT 试验生活质量亚组分析(采用堪萨斯心肌病问卷方法)显示,伊伐布雷定应用较之安慰剂组,心力衰竭患者生活质量显著改善。心脏超声亚组显示,伊伐布雷定使左心室收缩末和舒张末容量指数(LVESVI、LVEDVI)显著降低,提示左心室重构获明显改善。这一结果可以解释该药治疗心力衰竭的疗效来自对心肌重构的有益影响。

新指南推荐伊伐布雷定的适应证:慢性心力衰竭已使用循证剂量的 ACEI(或 ARB)、β 受体阻滞药和醛固酮拮抗药之后,基础心率仍>70/min,症状改善们不够满意的患者(Ⅱa 类推荐),或不能耐受 β 受体阻滞药的患者(Ⅱb 类推荐)。

降低心率可能成为心力衰竭和心血管病未来治疗的新靶标:伊伐布雷定是一种窦房结起搏电流(If)抑制药,也是唯一的一种单纯降低心率的药物,其对心血管系统和心脏功能无直接作用。SHIFT 试验和 BEAUTIFUL 试验提示降低心率治疗可以改善心力衰竭和冠心病患者的预后。2014 中国新指南推荐应用伊伐布雷定,意味着心率管理未来不仅是心力衰竭治疗而且很可能也是其他心血管疾病治疗的一个新靶标。

3.增加了急性心力衰竭的内容 此前,中国慢性心力衰竭指南(2007)和急性心力衰竭指南(2010)是分别编写和发表的。新指南包括了急性心力衰竭的内容,并与此前急性心力衰竭指南基本一致,这是因为两者间隔的时间较短,而且,在急性心力衰竭领域近几年虽然有较多研究,但并未见"突破",与临床密切相关的诊断和治疗变化不大。

新指南这部分内容强调实用性,介绍了对急性心力衰竭严重程度作床边分类的方法,根据血压水平和肺部淤血状态选择应用血管活性药物的方法,也介绍和推荐了近十多年出现的新的治疗药物,以及重症患者需要应用的各种器械治疗如血液超滤、机械辅助呼吸包括 ECMO(体外模式人工肺氧合器)、主动脉内球囊反搏(IABP)、左心室辅助装置等。器械治疗大多用于改善临床症状,赢得进一步治疗的时间,或作为外科手术和心脏移植前过渡,少数用于终末期心力衰竭又不能移植患者的长期心肺循环支持。

新指南介绍这一领域的新进展旨在推动我国这一领域的工作不断前进,鼓励各地有条件时积极探索,并积累我国自己的研究资料和经验。

4.心脏再同步化治疗(CRT)的适用人群扩大至 NYHA Ⅱ 级心力衰竭患者 新指南这一推荐主要基于近几年临床研究及其荟萃分析提供的充分证据。CRT 的应用是近十多年来慢性心力衰竭治疗领域最为重大的新进展之一,适应证的修改将使适用人群范围扩大,更多的患者可能从这一新的技术进步中获益。

但新指南对适应证的把握提出了较为严格的标准。一是 NYHA Ⅱ 级患者必须有显著心室激动不同步现象,即心电图上 QRS 波时间>150 ms,无论是否存在左束支传导阻滞(LBBB);二是 NYHA Ⅲ~Ⅳ 级伴 LBBB 患者 QRS 波时间应 > 130 ms,非 LBBB 必须>150 ms;三是仅限于窦性心律患者;四是要求决策前必须有 3~6 个月规范的药物治疗期,在优化治疗后再评估 LVEF、NYHA 分级,以及患者心功能状态及生存状况,并应都达到相应的标准。

在目前较为复杂的医患关系下这样做是必要的,符合我国的国情和该技术在我国发展的现状。首先,CRT 是一种技术复杂和价格昂贵的新技术;临床上仍有约 1/3 植入者未获有益的疗效,即无反应者;植入后部分患者可能出现心理障碍。适应证从严不仅不会限制新技术的推广应用,而且可促使其进入良性发展状态。其次,标准和优化的药物治疗业已证实可显著改善慢性心力衰竭的预后,药物要达到目标剂量或最大耐受剂量,并使病情稳定需要时间,根据国内外临床的经验,在评估治疗效果和做出 CRT 治疗决策前,观察 3~6 个月是适宜的。第三,新指南推荐的主要是国内外公认的、应用 CRT 的 I 类推荐或少数 II a 类推荐,这些推荐拥有十分充足的证据。新指南并未排除其他 II 类推荐,包括非窦性心律(如心房颤动)患者,只是对 I 类推荐持积极态度,而对 II 类推荐秉持谨慎态度,因为 CRT 应用对此类患者是否有益,临床上尚有争论,研究结果也不一致。

5.推荐 BNP/NT-proBNP 动态监测评估慢性心力衰竭治疗效果 这一生物学标志物在心力衰竭的诊断与鉴别诊断、危险分层和评估预后这 3 个方面的临床价值,已获得充分肯定,但其能否指导治疗,则临床研究结果并不一致,专家意见分歧。通常评估心力衰竭治疗效果主要根据三方面的临床状况是否改善:①症状和(或)体征;②反映心功能的指标(LVEF、NYHA 分级、6 min 步行距离等);③反映心肌重构的指标(如心脏大小,尤其是左心室的大小等)。上述指标明显改善,即认为治疗有效而给予维持。但这些指标的改善和临床结局(包括病死率和 30 d 再住院率)并非密切相关。新指南推荐 BNP/NT-proBNP 治疗后较治疗前的基线水平降幅≥30%作为治疗有效的标准,如未达到,即便临床指标有改善,仍应列为疗效不满意,需继续加强治疗包括增加药物种类或提高药物剂量。

新指南所做的推荐有一定的临床证据支持包括今年发表的 STOP 研究。但新指南也强调临床评估仍是主要的、基本的,BNP/NT-proBNP 评估只是作为临床评估的一种补充和辅助方法。

6.慢性心力衰竭类型名称和诊断标准的修订 新指南建议采用国际上较为通行的名称,射血分数降低的心力衰竭(HFrEF)和射血分数保持的心力衰竭(HFpEF)分别代替收缩性心力衰竭和舒张性心力衰竭的传统名称。HFrEF 的诊断标准未改。

HFpEF 诊断的新标准包括:①有心力衰竭的症状和体征;②心脏(主要左心室)大小正常,且 LVEF>45%;③存在心脏结构性改变(如左心房增大或左心室肥厚)和(或)心脏舒张功能障碍;④符合此类患者的人群流行病学特征,即大多为老年人、女性、病因为高血压或有长期高血压病史,部分患者伴有糖尿病、心房颤动、肥胖等;⑤BNP/NT-proBNP 水平列为参考,应有轻至中度升高,至少在灰色区域,如该指标正常,一般不做 HFpEF 的诊断。关于 BNP/NT-proBNP 对

HFpEF 的诊断价值,国际上有争议,新指南将其列为诊断标准:一是根据中国专家的观察,大多数 HFpEF 确实伴有 BNP/NT-proBNP 升高;二是期望可避免诊断扩大化。

7.提出患者教育、随访和康复治疗的必要性和重要性 适当的患者教育和良好的随访已证实可以提高慢性心力衰竭的治疗效果,改善预后。心力衰竭患者在病情稳定下应尽早开始规范的康复治疗和训练,有助于提高生活质量,降低再住院率。新指南要求将这一工作列入心力衰竭的整体管理范畴内,努力形成和建立有中国特色的心力衰竭管理体制。

(三)提出了重要的新理念和新方案

1.新指南推荐的慢性心力衰竭治疗药物 可改善预后的药物:适用于所有慢性收缩性心力衰竭心功能 II~IV 级患者:①ACEI(I,A);②β 受体阻滞药(I,A);③醛固酮拮抗药(I,A);④ARB(I,A);⑤伊伐布雷定:用于降低因心力衰竭再住院率(II a,B),替代用于不能耐受 β 受体阻滞药的患者(II b,C)。

可改善症状的药物:推荐应用于所有慢性收缩性心力衰竭心功能 II~IV 级患者:①利尿药(I,C),对慢性心力衰竭病死率和发病率的影响,并未作过临床研究,但可以减轻气促和水肿,推荐用于有心力衰竭症状和体征,尤其伴显著液体潴留的患者。②地高辛(II a,B)。

可能有害而不予推荐的药物:①噻唑烷类降糖药,可使心力衰竭恶化;②大多数钙拮抗药,有负性肌力作用,使心力衰竭恶化,氨氯地平和非洛地平除外,必要时可用;③非甾体类消炎药(NSAIDs)和 COX-2 抑制药,可导致水钠潴留,使心力衰竭恶化,并损害肾功能;④ACEI 和醛固酮拮抗药合用基础上加 ARB,这 3 种药合用会增加肾功能损害和高钾血症的风险。

2.更新慢性心力衰竭药物治疗步骤和路径,提出标准治疗的金三角概念 新指南推荐的治疗步骤为:伴液体潴留的心力衰竭患者先应用利尿药(第一步),继以 ACEI 或 β 受体阻滞药(第二步),并尽快使两药联用,形成"黄金搭档"(第三步),无禁忌证患者可再加用醛固酮拮抗药(第四步),形成"金三角"。如果这 3 种药已达循证剂量,患者仍有症状或效果不够满意,可再加用伊伐布雷定或地高辛(第五步)。伊伐布雷定适用于窦性心律,静息心率>70/min,LVEF<35% 患者,地高辛一般用于 NYHA II 级,LVEF<45% 患者。

3.提出了实施治疗步骤和路径的具体建议

(1)ACEI 和(或)β 受体阻滞药开始应用时间:过去强调必须应用利尿药使液体潴留消除后才开始加

用这两种药物,否则会影响疗效和产生不良反应。这一观点并无不妥,但可能会推迟这两种改善预后药物开始应用的时间。对于住院的心力衰竭患者则很难做到起初几天只使用利尿药。

新指南并未再做这样的要求,其含义是让临床医师酌情处置,具体病例,分别对待。对于轻至中度水肿,尤其住院并可做密切观察的心力衰竭患者,ACEI和(或)β受体阻滞药可以与利尿药同时使用。由于襻利尿药具有强大的功能,可以在数天内消除或减轻潴留的液体,而在这一时段这两种药仅应用小剂量,一般不会引起不良反应。这样做具有积极意义,使改善预后的药物尽可能早应用,又不致产生安全性问题。

不过,对于显著和严重水肿的心力衰竭患者,还是应待利尿药充分发挥作用,水肿消除或明显消退后才开始应用ACEI和(或)β受体阻滞药,以策安全。

(2)ACEI和β受体阻滞药孰先使用问题:新指南明确提出,两者哪一种先用均可以,临床医师可根据患者情况酌定。在一种药用至小至中等剂量,且血压稳定情况下,便可加用另一种药。两者剂量递增宜交替进行,以避免影响血压,直至达到每种药的目标剂量或最大耐受剂量。

(3)尽早形成金三角:即尽早加用醛固酮拮抗药,这对心力衰竭患者有利,但需谨慎和加强观察。这3种药均能改善心力衰竭患者的预后;β受体阻滞药和醛固酮拮抗药两者都可降低心脏性猝死率。金三角的出现是历史的选择,也是慢性心力衰竭治疗的新进步。三药合用的风险会有所增加:3种药均具有降低血压作用;ACEI和醛固酮拮抗药的不良反应可以相加,例如电解质紊乱(血钾、血镁水平升高)、血肌酐升高,甚至发生肾功能损害等。克服和防止不良反应方法是密切观察、小剂量起始、逐渐递增剂量,甚至将同一天药物应用的时间交叉开来。

4.降低心率可能成为心力衰竭和心血管病未来治疗的新靶标 伊伐布雷定的推荐存在争论。欧洲ESC心力衰竭新指南(2012年)对该药作了积极推荐,并列为该指南主要修订要点之一,而美国ACCF/AHA心力衰竭新指南(2013年)则并未推荐,且对该药只字未提。学术争论是正常的,即便对同一事实,从不同角度分析看待,也可能得出不完全一样的结论。国际上有的学者并不推荐应用伊伐布雷定可能出于对该药,以及该药应用传达的新理念仍心存疑虑。美国学者不推荐,至少部分原因是该药尚未在美国上市。

单纯降低心率治疗对慢性心力衰竭患者有益,这

是一个新的理念。伊伐布雷定抑制窦房结起搏电流(If),是迄今唯一的一种单纯降低心率的药物,并未发现其对心血管系统和心脏功能具有其他影响。在过去20多年,我们已接受慢性心力衰竭治疗的新理念,即需要应用神经内分泌抑制药以阻断肾素-血管紧张素-醛固酮系统(RAAS)和交感神经系统的过度激活,因为此种激活是心肌重构和心力衰竭发生发展的主要机制。现在心率似乎又成为心力衰竭治疗的一个新靶标(SHIFT试验),对于这一新事物,有争议不奇怪。新指南主张推荐应用伊伐布雷定,表明中国医师将平静和坦然面对心力衰竭治疗领域这一新的挑战,并愿意参与进行更广泛和深入的探索,看一看这一理念是否正确和可靠,是否有可能扩展至整个心血管疾病的治疗领域。

5.中药治疗心力衰竭的研究得到重视 新指南由于证据等级还不够,并未推荐常规应用中药,但对中药治疗心力衰竭业已取得的初步成绩给予了充分的肯定。其中芪苈强心胶囊所做的研究,设计严谨,运作规范,结果可靠可信。证实该药在优化的药物治疗(包括ACEI、β受体阻滞药、醛固酮拮抗药和利尿药)基础上加用,与安慰剂对照组相比较,可使慢性心力衰竭患者获益良多:NT-proBNP较基线降幅≥30%的比率显著增加、LVEF和NYHA分级改善、生活质量提高,而不良事件则降低。这是中药治疗心力衰竭具有里程碑意义的临床研究,也表明中药如确有疗效是经得起现代研究方法评价的。心力衰竭药物治疗的进展处于平台状态,尤其HFpEF尚缺乏可改善预后的药物。此时积极开展中药研究既是中药走向世界的机会,也是心力衰竭治疗获得突破的契机。

(四)心力衰竭的非药物治疗:值得重视和应用

非药物治疗是急性心力衰竭(包括慢性心力衰竭急性失代偿)和终末期心力衰竭的重要手段。此处的非药物治疗指的是主动脉内球囊反搏(IABP)、机械辅助通气、血液超滤和心室机械辅助装置。

非药物治疗应予重视。急性心力衰竭很常见,但临床工作长期无突破:数十种已研和在研的药物疗效均不理想,现在应用的各种血管活性药物与30年前几无变化;预后很差,其病死率过去30年未见降低;尚无药物可降低急性期的病死率。在药物基础上采用非药物治疗是提高我国急性心力衰竭整体处理水平的需要。

非药物治疗应稳步推进。大多数器械治疗均不能降低病死率,但可以缓解症状,防止心力衰竭进展并导致死亡。赢得宝贵的时间有利于进一步的治疗,以矫治基础病因,消除诱因,做心脏手术,甚至心脏移

植等。这些器械大多已有国产,大医院已有实力和能力使用这些器械,各地开展非药物治疗正逢其时。

非药物治疗需遵循指南规范管理。我国2014年心力衰竭指南清楚介绍这些非药物治疗,并结合我国自己的经验作了积极和明确的推荐,其主要观点如下。

1.IABP(Ⅰ类,B级)的适应证 ①急性心肌梗死(AMI)或严重心肌缺血并发心源性休克;②伴血流动力学障碍的严重冠心病(如AMI伴机械并发症);③急性重症心肌炎伴顽固性肺水肿;④左心室辅助装置或心脏移植前的过渡治疗。这一技术在我国应用较普遍,除了大医院,也包括部分二级医院。多用于AMI、暴发性心肌炎和扩张型心肌病。IABP应用尚无降低病死率证据。可能与使用时机有关,大多数患者已呈现显著低灌注状态和(或)心源性休克,此时方采用,往往不奏效。宜在出现持续低血压或低灌注早期就应用。

2.机械通气(Ⅱb类) 急性心力衰竭出现心搏呼吸骤停而进行心肺复苏,或伴有Ⅰ型或Ⅱ型呼吸衰竭,便应采用机械通气治疗。无创性机械通气可用作辅助治疗以缓解症状。持续气道正压通气(CPAP)和双相间歇气道正压通气(BiPAP)两种模式均推荐用于经常规吸氧和药物治疗仍不能纠正的肺水肿伴呼吸衰竭,呼吸频率>20/min能配合呼吸机通气的患者,但不建议用于SBP<85 mmHg的患者。临床研究表明,无论哪种方式都不能降低患者的死亡风险或气管内插管的概率。气道插管和人工机械通气适用于严重呼吸衰竭,伴呼吸性和代谢性酸中毒,并有意识状态改变的患者。

3.血液滤过治疗(Ⅱa类,B级) 可维持水、电解质和酸碱平衡,稳定内环境,还可清除尿毒症毒素(肌酐、尿素、尿酸等)、细胞因子、炎症递质及心脏抑制因子等。急性心力衰竭(包括慢性心力衰竭急性失代偿)伴下列情况之一时可以考虑采用:①高容量负荷如肺水肿或严重的外周组织水肿,且对利尿药抵抗;②低钠血症(血钠<110 mmol/L),且有相应的临床症状。上述两种情况仅需单纯超滤;③肾功能进行性减退(血肌酐>500 μmol/L)。

4.心室机械辅助装置(Ⅱa类,B级) 患者在优化的药物及器械治疗后仍有严重症状,持续超过2个月并伴下列之一可考虑应用:①LVEF<25%;②过去12个月中因心力衰竭加重入院>3次,且无明显诱因;③依赖静脉正性肌力药物;④低灌注导致进行性器官功能衰竭;⑤严重右心室衰竭。有体外模式人工肺氧合器(ECMO)、心室辅助泵(可置入式电动左心辅助泵、全人工心脏)等,可短期辅助心脏功能,作为心脏移植或心肺移植的过渡。ECMO可以部分或全部代替心肺功能。临床研究表明,短期循环呼吸支持(如应用ECMO)可以明显改善预后。

(五)存在争议和需要讨论的问题

1.能量代谢药物 近几年所做的研究包括荟萃分析证实曲美他嗪、左卡尼汀、辅酶Q10等可以改善症状,提高心脏功能,甚至还可能改善临床结局。新指南认为这一类药治疗心力衰竭可能很有前景,值得深入探索,但现有的研究样本量小,缺少前瞻性随机对照研究,因而证据强度不够,还不能推荐应用。但此类药物对冠心病的疗效已得到证实,在各国冠心病指南中获得推荐,故新指南建议,如心力衰竭并发冠心病或病因为冠心病的患者,此类药可以应用。

2.急性心力衰竭的3种新药 新指南肯定了血管扩张药奈西立肽、正性肌力药左西孟旦和新型利尿药托伐普坦的疗效,旨在提高急性心力衰竭治疗水平,给临床医师更多选择,并推动新药应用的研究。

奈西立肽和左西孟旦均能改善症状,临床上短期应用也是安全的,但不能降低急性期病死率,不能改善预后,且与同类血管扩张药或正性肌力药物相比疗效相仿,但在作用机制上具有一定的特点:奈西立肽兼具利水利钠和抑制RAAS的作用,近期的ASCEND-HF研究表明,该药是安全的,不会引起肾功能损害或增加病死率;左西孟旦是一种钙离子增敏剂,增加心肌细胞收缩力而不增加心肌耗氧量。

托伐普坦的作用是利水不利钠,使之区别于所有现有的利尿药。业已证实可以有效和安全地应用于其他利尿药(单用或合用)疗效欠佳、伴低钠血症(包括稀释性低钠血症)或伴肾功能损害的患者。

3.地高辛应用 2012年ESC心力衰竭指南将此类药的推荐降至Ⅱb类,理由是不能降低病死率,但这样做并非有新的证据。临床研究证实地高辛具有改善慢性心力衰竭(NYHA Ⅱ级)患者症状和心功能的作用,已经使用的患者如停用,心力衰竭症状可能加重或恶化。新指南维持对地高辛的推荐(Ⅱa类),适用人群为:①已应用金三角并达到循证剂量、仍有症状(NYHA Ⅱ级)和(或)静息心率偏快;②伴快速心室率的心房颤动;③与利尿药一起或之后用于基础血压稳定但偏低的患者。

4.ACEI或ARB的剂量 新指南建议此类药物需用至目标剂量或最大耐受剂量。近期HEEAL研究表明氯沙坦大剂量(150 mg)较小剂量(50 mg)可更好地降低心力衰竭患者的主要复合终点。不过,对于大剂量仍有质疑的声音。实际上要达到大剂量和目标剂量较为困难，主要由于各种不良反应如血钾、肌酐水平升高、肾功能损害，血压下降等。如与醛固酮拮抗药合用，不良反应进一步增加；与利尿药、β受体阻滞药合用则可能导致血压下降。此外，一些研究表明此类药小至中等剂量应用仍可使患者获益。

5.β受体阻滞药的剂量　在慢性HFrEF中β受体阻滞药降低全因死亡率尤其心脏性猝死率的作用是不可或缺和不可替代的。伴有糖尿病、COPD及老年患者均可应用，甚至既往有哮喘发作史患者，仍应尝试。

近来有研究提出，该药的疗效取决于降低的心率，而不是应用的剂量，换言之，只要使心率降低，患者可以获益，如只是提高剂量，患者不一定都能获益。不过，这一说法仅来自一项荟萃分析的事后分析，并非前瞻性研究，未必可靠。而且β受体阻滞药剂量和心率自然是有关系的，增加剂量心率减慢，故临床上采用静息心率55~60/min作为β受体阻滞药达到最大耐受剂量的标准。

新指南积极推荐应用β受体阻滞药，要求达到目标剂量或最大耐受剂量，是有大量研究证据支持的，是合理的。

6.ACEI和ARB关系　ARB可否优先应用？这两类药应用的先后次序是历史决定的。ACEI问世并证实有效早于ARB。不过近十几年所做的ARB治疗慢性心力衰竭的研究，大多也取得阳性结果，但也并未证实ARB疗效优于ACEI。因此，新指南仍坚持传统的做法，即先应用ACEI，不能耐受的患者可以改用ARB，这样的建议是合理和合适的。

但临床情况复杂，中国心力衰竭患者ACEI的不良反应(尤其咳嗽)发生率可达到20%~30%，而ARB最大优点是不良反应少，依从性好，对于一种需要长期甚至终身应用的药物，安全和耐受性比疗效更重要。因此，国内外都有一些医师乐意优选ARB，这也是可以理解的，对此，新指南并不推荐。重要的是让ACEI或ARB长期应用发挥作用。

(六)如何应用新指南

指南的精髓并非只是提出具体的指导和明确的治疗要求，而是赋予一种临床思维的方法和处理疾病的能力。

应遵循指南，动态地、辨证地和全面地分析和评价心力衰竭患者。要确定患者所处的发展阶段、心功能状态、心力衰竭的严重程度；要了解患者的基础心血管病(心力衰竭的病因)及其严重程度、有无并发症及其严重程度；要了解既往的治疗和疗效等。恰当地

评估是做出正确诊断和制定治疗方案的前提和基础，这样的评估应不断进行。

应遵循指南，制订最适用和最佳的治疗方案。这样的方案应符合个体化的原则，不是针对某个单一或局部状况的，而是全面与综合性的。既要治疗心力衰竭，更要预防心力衰竭的进展；既要选择适用的药物，又要调整生活方法和采用非药物的治疗；在药物应用上既要针对心力衰竭防治，又要兼顾病因和并发症；既要积极采用改善预后的药物，又要尽可能改善症状，提高生活质量。对于药物，不仅看其疗效，尤其要注意不良反应及药物之间的相互作用。一个好的方案应包含尽量少的药物种类和适当的剂量，可以长期耐受，使病情逐步改善，达到最佳疗效。而且，这样的方案也需随病情变化而做出相应调整。

应遵循指南，学习和运用心力衰竭处理的新理念新做法：一是强调预防的观念，重在预防，预防心力衰竭的发生，预防心力衰竭的进展；二是整体处理的观念，心力衰竭的预后恶劣，病死率与常见的恶性肿瘤相仿，要将医师和患者及其家属的作用、医院和社区、家庭的作用结合起来，将药物治疗和康复训练结合起来，还要对患者进行教育和密切随访；三是要熟悉心力衰竭的诊断标准、治疗步骤和路径，掌握基本药物(如ACEI、β受体阻滞药、醛固酮拮抗药、利尿药等)，传统药物(如各种血管活性药)、新的药物(如伊伐布雷定、托伐普坦、奈西立肽等)及主要器械治疗(如CRT、ICD等)应用的方法，并能熟练掌握一些处理的细节如起始剂量、递增剂量的方式和节奏、正确评定是否已达到目标剂量或最大耐受剂量的方法与标准。临床治疗不仅需知识和经验，更是一种艺术，需临床医师遵循和结合指南，在实践中不断探索和体会，只有这样才能提高我国心力衰竭治疗的水平；新指南也才能在实践中发挥作用。

五、遵循新指南，规范CRT的临床应用

2014中国心力衰竭指南(简称新指南)中有关CRT部分是其中的一个亮点，也可能是会引起争议的热点。认真阅读和体味，你才能体会到新指南对CRT这一新技术饱含的热情，才能感受到在严格和审慎中给予的坚定的支持。

(一)CRT是慢性心力衰竭治疗重大新进展之一

心力衰竭患者中心电图上QRS波时间延长(>120 ms)约占1/3，提示存在心室收缩不同步。CRT治疗可恢复左、右心室及心室内的同步激动，从而增加心排血量，改善心功能。

已有研究证实，中到重度心力衰竭(NYHA Ⅲ~

Ⅳ级)患者在标准和优化药物治疗基础上,应用 CRT 或兼具 CRT 和 ICD 两者功能的 CRT-D,可使心力衰竭的主要复合终点进一步降低约 35%,并改善症状,提高生活质量(CARE-HF 和 COMPANION 试验)。

(二)新指南将 CRT 的适用人群扩大至 NYHA Ⅱ级心力衰竭患者

新指南这一推荐的证据来自 MADIT-CRT、RE-VERSE、RAFT 3 项试验及其荟萃分析。这些研究的对象均为 NYHA Ⅰ、Ⅱ级(主要为 Ⅱ级)心力衰竭患者。CRT 应用于这类患者,主要心血管事件的复合终点及心血管死亡率和全因死亡率均显著降低,提示心功能 Ⅱ级患者也能从中获益。新指南对适应证的修改,将使更多的患者可能从中获益。

(三)新指南提出的 CRT 适应证

适用于窦性心律,经标准和优化的药物治疗至少 3~6 个月后仍有症状、LVEF 降低,预期生存超过 1 年,并符合以下条件的患者:

1.NYHA Ⅲ级或Ⅳa级患者　①LVEF≤35%,且伴 LBBB 及 QRS≥150 ms(Ⅰ类,A 级)。②LVEF≤35%,并伴以下情况之一:伴 LBBB 且 150 ms>QRS≥130 ms(Ⅱa 类,B 级)。不伴 LBBB 及 QRS≥150 ms(Ⅱa 类,A 级)。③有常规起搏但无 CRT 适应证,LVEF≤35%,无论 QRS 时限,预期生存超过 1 年(Ⅱa 类,C 级)。

2.NYHA 心功能 Ⅱ级患者　①LVEF≤30%,伴 LBBB 及 QRS≥150 ms(Ⅰ类,A 级)。②LVEF≤30%,伴 LBBB 且 150 ms>QRS≥130 ms(Ⅱa 类,B 级)。不伴 LBBB 且 QRS<150 ms,则不推荐(Ⅲ类,B 级)。

对于心房颤动伴心力衰竭、"单纯"右束支传导阻滞、右心室起搏伴心室不同步等,是否推荐应用 CRT,尚无确实证据。近期研究证实,即便有永久起搏器指征,LVEF 降低、NYHA Ⅰ~Ⅲ级,但无 CRT 指征,仍应首选双心室起搏治疗为宜(BLOCK-HF 试验)。此外,LVEF 值下降、NYHA Ⅲ~Ⅳ级伴左心室收缩不同步的心力衰竭患者,如 QRS≤130 ms,CRT 治疗不能减少死亡率及心力衰竭住院率,反而可能增加死亡(EchoCRT研究)。

归纳起来,新指南推荐的适应证有以下几个要点:①须有 3~6 个月规范的药物治疗期;②伴 LBBB;③QRS 波显著增宽(>130~150 ms);④伴窦性心律患者。

(四)严格规范适应证是必要的

在目前较为复杂的医患关系下这样做是需要的,也是合理的。首先,CRT 十分复杂和昂贵;其次,临床上仍有约 1/3 无反应者,目前尚缺乏可靠的方法来预先检出这些无反应者;第三,临床观察发现植入后部分患者可能出现难以克服的紧张和焦虑,甚至出现心理障碍。适应证从严,不会限制新技术的推广,反而可促使其进入良性发展状态。必须强调的是,慢性收缩性心力衰竭的治疗,药物仍是基本的、主要的,非药物方法(包括 CRT)是辅助的。标准和优化的药物治疗业已证实可显著改善预后。药物(尤其 β 受体阻滞药)要达到目标剂量或最大耐受剂量,并使病情稳定需要时间,根据国内外临床的经验,观察 3~6 个月是适宜的。

六、中国心力衰竭新指南推荐伊伐布雷定作为基本治疗药物

2014 中国心力衰竭指南的亮点之一是推出了一种新的药物伊伐布雷定。心力衰竭的治疗方案和路径因此而有所改变,降低心率在心力衰竭甚至在心血管疾病治疗中的作用因此得到关注和重视。

(一)新指南推荐应用单纯减慢心率的药物伊伐布雷定

伊伐布雷定的推荐主要基于 SHIFT 试验提供的证据。在包括利尿药和金三角(即 ACEI、β 受体阻滞药和醛固酮拮抗药)的基础治疗下,该药的加用在 2 年多治疗期中使心力衰竭患者心率降低 8~11/min,而心血管死亡和因心力衰竭住院率较安慰剂对照组显著降低 18%。各个亚组结果与总体结果完全一致。分析 28 d 不同基线心率亚组的结果,低于 60/min 患者主要心血管事件发生率较心率快的各组均显著降低。SHIFT 试验生活质量亚组分析(采用堪萨斯心肌病问卷方法)显示,伊伐布雷定应用较之安慰剂组,心力衰竭患者生活质量显著改善。心脏超声亚组显示,伊伐布雷定使左心室收缩末和舒张末容量指数(LVESVI、LVEDVI)显著降低,提示左心室重构获明显改善。这一结果可以解释该药治疗心力衰竭的疗效来自对心肌重构的有益影响。

(二)新指南推荐伊伐布雷定的适应证

该药适用于慢性收缩性心力衰竭已使用循证剂量的 ACEI、ARB 和醛固酮拮抗药(合称金三角)之后,基础心率仍>70/min,仍有明显症状的患者(Ⅱa 类推荐),或不能耐受 β 受体阻滞药的患者(Ⅱb 类推荐)。

(三)新指南推荐伊伐布雷定在心力衰竭治疗中应用的顺序

新指南建议慢性心力衰竭应用步骤如下:伴液体潴留的患者先应用利尿药(第一步),继以 ACEI 或 β 受体阻滞药(第二步),并尽快使两药联用,形成"黄金搭档"(第三步),无禁忌证患者可再加用醛

固酮拮抗药(第四步),形成"金三角"。如果这3种药已达循证剂量,患者仍有症状或效果不够满意,可再加用伊伐布雷定(第五步)。显然,伊伐布雷定的应用已成为慢性心力衰竭治疗的重要环节,也是此类患者进一步改善预后的新举措。不过,慢性心力衰竭标准治疗方案为利尿药加金三角,不包括伊伐布雷定。

(四)伊伐布雷定在稳定型冠心病(SCAD)中的应用

该药对冠心病的疗效也已得到初步证实(BEAU-TIFUL试验):伊伐布雷定使心绞痛患者的预后改善,主要复合终点(包括心血管死亡、因心肌梗死或心力衰竭住院)降低。2013年ESC SCAD指南推荐应用伊伐布雷定(Ⅱa推荐),提出静息心率是SCAD预后的独立危险因素,SCAD患者心率控制目标是<60/min。认为该药疗效与β受体阻滞药或氨氯地平相当;在β受体阻滞药基础上加用伊伐布雷定可以更好地控制心率和心绞痛症状。但应指出的是,这一推荐的证据等级还不高,BEAUTIFUL试验主要终点是阴性的,其他研究样本量不大,未来还需要前瞻性、双盲、大样本随机对照(RCT)研究做进一步评估。

(五)降低心率可能成为心力衰竭和心血管病未来治疗的新靶标

伊伐布雷定是一种窦房结起搏电流(If)抑制药,也是唯一的一种单纯降低心率的药物,其对心血管系统和心脏功能无直接作用。SHIFT试验和BEAUTIFUL试验提示降低心率治疗可以改善心力衰竭和冠心病的预后。心率管理未来不仅是心力衰竭治疗而且很可能也是其他心血管疾病的一个新靶标。2014中国心力衰竭新指南推荐应用伊伐布雷定,表明中国医师接受心力衰竭治疗领域这一新的挑战,但更广泛和深入的探索如在高血压、各种类型的冠心病,以及其他心血管病,是极其必要的,这将成为未来心脏病研究的一个重要方向。

七、心力衰竭指南修订中一些争论的问题

中国慢性收缩性心力衰竭诊断和治疗指南于2007年颁布,至今已逾5年。心力衰竭学组通过各种方法和渠道广泛向全国的医师和同道们征求修订的意见,并就一些相关的、有争议的问题展开讨论。下面就其中的一些问题谈谈个人的想法和意见。

(一)BNP/NT-proBNP可以指导心力衰竭的治疗吗

这一生物学标志物用于心力衰竭的诊断和鉴别诊断、危险分层、评估预后,其价值已得到公认。但在评价心力衰竭治疗效果上,亦即能否用作指导心力衰竭的治疗则仍有争议。

2010英国NICE指南首先提出推荐的建议,认为BNP动态监测可用于心力衰竭住院患者或药物加量有疑问的患者。中等质量证据证实由BNP水平指导治疗方案可以降低中期(9~15个月)的心力衰竭住院风险,但未减少死亡率。年龄低于75岁患者的死亡率可降低,年龄高于75岁患者没有获益。

STOP研究(2013年)评估社区医师采用BNP指导的治疗与常规方法相比较,了解对左心室功能障碍、心力衰竭和心血管事件的长期影响,结果证实优于通常的评估方法。

2011年ESC会上报告一项荟萃分析,包括20项样本量较大、以全因死亡率为终点,随访时间较长的RCT临床试验,结果显示:与临床评估相比,动态监测BNP/NT-proBNP的评估更为有益:全因死亡和因心力衰竭恶化再住院率均降低;抗心力衰竭药物(ACEI、β受体阻滞药等)达到的剂量也较大。

因此,笔者以为可建议作以下推荐:①心力衰竭患者治疗后BNP/NT-proBNP与基线相比下降达到或超过30%,表明治疗奏效;②如未下降或下降未达标,甚至继续走高,则表明治疗效果不佳,应增强治疗力度;③BNP/NT-proBNP动态监测应作为评估心力衰竭治疗效果的辅助方法,但不能取代临床评估,临床评估仍是主要的,两种评估方法相结合应用应比采用单一临床评估更有效。

(二)能否"尽早和广泛"应用醛固酮拮抗药

此处的"尽早"是指在"黄金搭档(ACEI和β受体阻滞药)后不论其疗效,可立即加用醛固酮拮抗药。"广泛"是指只要没有禁忌证(肌酐清除率≤30 ml/min和血钾≥5 mmol/L),均可以和应该加用,而且也不需要等待ACEI和β受体阻滞药达到目标剂量或最大耐受剂量。这样,在治疗早期就形成了这3种药物合用和并驾齐驱的"金三角"局面。

近期的EMPHASIS-HF研究表明,在标准和优化治疗基础上加用依普利酮,与安慰剂对照组相比,心功能Ⅰ、Ⅱ级(主要为Ⅱ级)患者主要复合终点(死亡和因心力衰竭住院的风险)显著降低37%。全因死亡率、全因住院率和因心力衰竭住院率分别降低24%、23%和42%。

根据这一研究及其他研究的亚组分析,可以清楚地看出,醛固酮拮抗药已与ACEI或β受体阻滞药一样可应用于所有有心力衰竭症状的(NYHA Ⅱ~Ⅳ级)患者,可改善心力衰竭患者的预后,可安全地使用,甚

至还具有降低心脏性猝死的优点,因而已几乎达到了与黄金搭档同样的地位。显然在心力衰竭治疗中"尽早"和"广泛"应用醛固酮拮抗药,与 ACEI 及 β 受体阻滞药一起,形成一个金三角是有充分证据的,是一个新的理念,值得提倡。

(三)调整利尿药应用的时间有无必要

2007 中国指南强调:对于伴液体潴留的心力衰竭患者必须首先应用利尿药,待液体潴留消除后再加用 ACEI、β 受体阻滞药,否则后两种药物疗效差,且不良反应增加。这样做的局限性是延长了治疗时间,使得那些可降低病死率药物的应用被推迟。

因此,建议对于伴轻至中度水肿、病情稳定的心力衰竭患者,"黄金搭档"和利尿药可同时应用。这样做是积极的,为患者赢得宝贵的时间,使黄金搭档更早发挥作用。心血管疾病治疗的一个基本原则就是尽早和优先使用能够改善预后的药物。这样做也是安全的,因为襻利尿药作用强大,可以在数天内显著减轻水肿,这一时间较短,此时 ACEI 和 β 受体阻滞药剂量又较低,一般不至于引起严重不良反应。而且,随液体潴留减轻,风险便进一步降低。

(四)伊伐布雷定和减慢心率的治疗值得推荐吗

2012 年欧洲 ESC 心力衰竭指南积极推荐应用伊伐布雷定,其适应证为:①已应用 β 受体阻滞药、ACEI 或 ARB,以及醛固酮拮抗药并达到循证剂量而仍有心力衰竭症状,窦性节律且静息心率≥70/min 的患者(Ⅱa,B);②不耐受 β 受体阻滞药、窦性节律和静息心率≥70/min 的患者(Ⅱb,C)。其主要依据为 SHIFT 试验:在标准和优化治疗基础上,加用伊伐布雷定与安慰剂相比,可显著降低心力衰竭患者心血管死亡和因心力衰竭恶化入院的风险达 18%。

但上个月刚发表的 2013 年美国 ACCF/AHA 心力衰竭指南中,伊伐布雷定并未获推荐。其传达的信息似认为降低心力衰竭患者的基础心率还是要依靠 β 受体阻滞药及剂量的增加,对于进一步改善疗效仍有赖于在 ACEI(或 ARB)和 β 受体阻滞药基础上更积极加用醛固酮拮抗药,以及其他综合性处理的举措。

欧美心力衰竭指南之间的分歧,实质上反映了部分学者对一种新药评价和推荐的审慎态度,这是可以理解的。伊伐布雷定问世和临床应用仅数年,SHIFT 试验 2010 年刚颁布结果。即便充分肯定这项研究的阳性结果,从循证医学角度看该药的证据等级仅为 B 级,的确还需要更多的研究和证据。笔者以为美国学者并未否定这一药物,现在不推荐,并不意味着以后也不推荐。除了证据还不够强外,该药仍未在美国上市也是一个重要原因。

笔者以为从现有的研究证据看,2012 年 ESC 心力衰竭指南对伊伐布雷定的主要推荐是合适的。

(五)慢性心力衰竭发生急性失代偿是否需要停用 β 受体阻滞药

我国的慢性心力衰竭诊断治疗指南(2007)认为:"心力衰竭恶化较重,可酌情暂时减量或停用 β 受体阻滞药,待临床状况稳定后,再加量或继用 β 受体阻滞药,否则将增加病死率"。这样做是否恰当? 实际上,这一建议只是理论上的推想和专家的建议,并无临床研究的证据。

近期的 B-CONVINCED 试验是急性心力衰竭患者中关于 β 受体阻滞药应用的首个 RCT 研究。结果表明,β 受体阻滞药停用与继续应用的两组在症状改善、临床结局、BNP 水平等方面均无显著差异。这表明,急性失代偿性心力衰竭患者继续使用 β 受体阻滞药并不影响症状的改善及临床转归,并具有良好的安全性和耐受性。

因此,慢性心力衰竭发生急性加重时,应注意鉴别是否与 β 受体阻滞药的应用相关。如不相关,β 受体阻滞药不必减量或停用。

(六)改善能量代谢的药物能否推荐应用

近 2 年有几项评价曲美他嗪等代谢药物治疗心力衰竭效果的荟萃分析,证实对心力衰竭发病率与病死率具有有益的影响。近期的一项国际多中心回顾性队列研究结果,也提示曲美他嗪可降低心力衰竭患者的病死率。也有类似的研究和荟萃分析表明,辅酶 Q10 有类似有益的作用。因而有的学者建议在标准药物治疗基础上,能量代谢药物可以考虑推荐应用。

但上述研究存在局限性:①均为小样本研究,每项样本量仅数十例,荟萃分析的样本量也只有几百例;②尚未见前瞻性大样本 RCT 研究及提供的证据;③各国心力衰竭指南均未推荐。因此,该药在心力衰竭领域可能还不适合作正式和积极推荐。

不过,常用的改善能量代谢的药物如曲美他嗪、辅酶 Q10、左卡尼汀等在各国冠心病指南中均有推荐,如 2012 AHA/ACC 稳定型缺血性心脏病指南、2006 ESC 稳定型心绞痛指南、2007 中国慢性心绞痛指南,以及 2007 中国心肌病诊断与治疗建议等。

因此,笔者认为修订的中国新指南可以推荐此类药用于心力衰竭伴冠心病患者,对 β 受体阻滞药症状控制不佳时用作联合治疗,也可考虑作为不耐受 β 受体阻滞药患者的替代治疗。此时的应用不是单纯为了心力衰竭,而是为了冠心病伴心力衰竭的治疗。

(七)传统中药能否得到推荐应用

这是一个挑战性问题。我国各地应用中药治疗心力衰竭已有一些研究和报道,但仍缺少可靠的证据。

今年6月发表于JACC上的一项多中心、前瞻性、双盲RCT研究表明,芪苈强心胶囊在标准和优化抗心力衰竭治疗基础上加用,可显著降低慢性心力衰竭患者NT-proBNP水平,治疗后降幅达30%的患者比率显著高于对照组(47.95%∶31.98%,$P < 0.001$);并降低复合终点事件,改善心功能,提高LVEF和6 min步行试验的距离,以及改善生活质量。该研究也获得国外学者的关注和认可。

不过,该研究也存在局限性:采用的是替代指标,并非临床结局的终点指标。其确切的临床疗效评价仍有待进一步研究,尤其需要前瞻性、大样本,以病死率为主要观察终点的临床研究。

因此,建议对于中药治疗心力衰竭可给予Ⅱa~b类推荐。对于慢性收缩性心力衰竭患者,可在标准抗心力衰竭治疗基础上酌情加用已有初步研究证据表明有效的中药如芪苈强心胶囊,以进一步提高治疗效果。

(八)新型利尿药托伐普坦值得积极推荐吗

这是一种利水不利钠的新型利尿药。临床研究表明可有效提高各种病因所致低钠血症患者的血钠浓度;改善心力衰竭伴低钠血症患者的生存率;降低肾功能不全和伴有充血症状患者60 d全因死亡率。但在心力衰竭研究上的这些有益临床效果,尤其对临床终点事件的获益,仍需更多研究来证实。

根据目前国内外研究资料,该药适用心力衰竭人群广泛,包括急性心力衰竭、慢性心力衰竭急性失代偿、顽固性心力衰竭等。主要适应证为心力衰竭伴难以消除的液体潴留(或利尿药抵抗)、伴有低钠血症或肾功能损害患者。这些状况临床上较为常见,处理上很困难,增加了心力衰竭患者病死率。托伐普坦为解决这些难题提供了一种使用方便和有效的手段。

八、控制心率成为慢性心力衰竭治疗的新靶标——2012年ESC急慢性心力衰竭诊断与治疗指南关于伊伐布雷定推荐的解读和评论

在塞尔维亚落幕的2012欧洲心脏学会(ESC)心力衰竭大会上,公布了新版《ESC急慢性心力衰竭诊断与治疗指南》。该指南回顾并总结了近年来心力衰竭诊治领域的重大进展,对心力衰竭药物和器械治疗等作了新的推荐。其中,作为心力衰竭药物治疗主要进展之一的选择性窦房结If通道阻滞药伊伐布雷定,其改善预后及生活质量的获益已获SHIFT等临床试验证实,新指南对其做了4项推荐。该推荐提示:伊伐布雷定在心力衰竭治疗中的地位和心率控制作为心力衰竭治疗新靶标的重要性均得到确认,这也是对应用神经内分泌抑制药为主的现代心力衰竭治疗理念的重要补充和进一步完善。

(一)2012 ESC心力衰竭指南更新的主要内容

更新的主要内容见表1-39。

表1-39 2012 ESC心力衰竭指南更新要点

1. 扩展了醛固酮拮抗药在心力衰竭治疗中的适应证,即亦可以用于心功能NYHAⅡ级患者

2. 推荐选择性窦房结If通道阻滞药(亦称窦房结抑制药)伊伐布雷定用于窦性心率加快的收缩性心力衰竭治疗

3. 扩展了心脏再同步化治疗(CRT)的适应证,即亦推荐应用于心功能NYHAⅡ级患者

4. 根据心力衰竭患者冠状动脉血运重建治疗新证据,更积极推荐这一技术在冠心病伴心功能障碍患者中的应用

5. 明确心室辅助装置在心力衰竭管理中的临床价值,推荐积极应用,而不仅仅是作为等待心脏移植的临时支持性手段

6. 认可经导管瓣膜介入术在心瓣膜疾病伴心力衰竭治疗中的地位

(二)2012 ESC心力衰竭指南对伊伐布雷定的推荐

指南对伊伐布雷定的推荐见表1-40。

表1-40 2012 ESC心力衰竭指南推荐应用伊伐布雷定的适应证

1. 对于窦性心律、射血分数(EF)≤35%、心率持续≥70/min且症状迁延(NYHAⅡ~Ⅳ级)的患者,即使已应用循证剂量(或低于循证剂量的最大耐受剂量)的β受体阻滞药、血管紧张素转化酶抑制药(ACEI)或血管紧张素受体拮抗药(ARB),以及醛固酮拮抗药,仍应考虑使用伊伐布雷定,以降低因心力衰竭住院的风险 —— ⅡaB

续表

2.对于窦性心律、EF≤35%、心率≥70/min 且不耐受 β 受体阻滞药的患者可考虑使用伊伐布雷定,以降低因心力衰竭住院的风险。患者同时应接受 ACEI(或 ARB)和醛固酮拮抗药治疗	Ⅱb C
3.对于窦性心律且不能耐受 β 受体阻滞药的患者,应考虑使用伊伐布雷定,以缓解心绞痛(该药抗心绞痛治疗有效且对心力衰竭患者安全性良好)	Ⅱa A
4.即使经 β 受体阻滞药(或替代药物)治疗但仍有心绞痛持续发作时,推荐联合伊伐布雷定缓解心绞痛症状(抗心绞痛治疗有效且对心力衰竭患者安全性良好)	Ⅰ A

(三)心率是心力衰竭管理的重要靶点

近代多项流行病学调查和研究均提示,静息心率加快与心血管事件发生及患者预后密切相关。Framingham 研究表明,静息心率越快,心血管死亡率越高。Bangalore 等分析了 CRUSADE 研究中135 164例冠心病患者的心率与预后的关系,结果表明,心率与主要心血管事件呈 J 型曲线关系,即心率<50/min 及>100/min 时主要事件风险均增加30%以上。大量对 β 受体阻滞药研究的事后分析表明,在同样的积极抗心力衰竭治疗下减慢心率对改善预后有好处。但上述这些研究尚不能肯定心率是一个确定的危险因素,因为在伊伐布雷定问世前尚无一种单纯降低心率的药物,因而无法进行临床干预研究,无法获得可靠和令人信服的减慢心率使心力衰竭患者获益的证据。

随着伊伐布雷定的应用,这一领域的研究展现了崭新的局面。2008 年 BEATIFUL 研究虽是阴性结果,但亚组分析仍证实该药在降低心率的同时,也使得冠心病伴左心功能障碍(LVEF 降低),且基础心率较快(>70/min)的患者心肌梗死和冠状动脉血运重建显著减少。2010 年公布的 SHIFT 研究进一步证实,心率加快亦是心力衰竭患者的危险因素,基线静息心率 75~80/min 较 70~72/min 的心力衰竭患者,心血管死亡和因心力衰竭入院风险增加33%,若基线静息心率升高至 80~87/min,上述风险将增至80%。还证实心率 55~60/min 组患者心血管事件发生率最低,可认为是心力衰竭患者最佳心率范围。这些新的研究明确表明,心率是心力衰竭的一种危险因素,无疑也就成为心力衰竭进一步优化治疗的又一靶标和新途径。

(四)伊伐布雷定成为心率控制和心力衰竭治疗的新选择

1.伊伐布雷定作用机制及特点 伊伐布雷定是一种选择性窦房结 If 通道抑制剂,也是全球首个单纯降低心率的药物。If 电流是心脏动作电位 4 期内向电流,是窦房结的主要起搏电流。伊伐布雷定特异性阻断 If 通道,以剂量依赖性方式抑制 If 电流,从而控制连续动作电位的间隔、降低窦房结节律,最终减慢心率。与传统减慢心率药物 β 受体阻滞药、非二氢吡啶类钙拮抗药相比,伊伐布雷定的作用有以下特点:①无负性传导和负性肌力作用;②对血压无影响;③对糖脂代谢无影响;④进一步延长心室舒张期充盈时间;⑤对冠状动脉及外周动脉无收缩作用。

2.伊伐布雷定治疗心力衰竭有效的循证证据

(1)在标准治疗基础上加用伊伐布雷定可进一步降低心力衰竭患者的风险:SHIFT 研究是迄今为止规模最大的以事件发生率和病死率为终点的慢性心力衰竭治疗研究之一。该研究旨在评价在目前指南推荐的治疗基础上,加用伊伐布雷定能否进一步改善心力衰竭患者的预后。研究入选6 505例窦性心律、心率≥70/min,LVEF≤35%、NYHA Ⅱ~Ⅳ级的心力衰竭患者,在 β 受体阻滞药(使用率高达90%)和 ACEI 基础上,随机给予伊伐布雷定或安慰剂。平均治疗 22.9 个月后,伊伐布雷定组较安慰剂组心血管死亡和因心力衰竭恶化住院风险显著降低18%(HR = 0.82,$P<$0.000 1),心力衰竭住院及心力衰竭死亡风险均显著降低26%,由此证实伊伐布雷定在抗心力衰竭标准治疗下,仍可使心力衰竭患者进一步获益。

(2)伊伐布雷定显著提高心力衰竭患者生活质量:生活质量严重受限也是心力衰竭治疗难题之一。心力衰竭患者生活质量甚至低于乳腺癌、抑郁症、肾功能衰竭并透析等慢性疾病。β 受体阻滞药和 ACEI 均为心力衰竭的基础治疗药物,但对生活质量的改观十分有限,而伊伐布雷定可能具有较好的作用。2011 年公布的 SHIFT 试验生活质量分支研究,入选 SHIFT 研究中1 944例受试者,在标准治疗的基础上随机给予伊伐布雷定或安慰剂治疗。随访 1 年时,伊伐布雷定组临床总评分(CSS:以体力活动受限和心力衰竭症状为主)及总评分(OSS:临床合计评分+生活质量和社交状况评分)分别较基线提高 2.6 分和 4.3 分,均显著优于安慰剂组($P<0.01$);当不计算死亡患者时,伊伐布雷定组 CSS 和 OSS 评分较基线提升 3.5 分和 5.3 分,均较安慰剂组显著提高近 1 倍($P<0.001$)。

(3)伊伐布雷定改善左心功能,延缓左心室重构:心肌重构是心力衰竭发生和发展的主要病理生理机制,并与心力衰竭预后关系十分紧密。其发生主要由于神经内分泌系统尤其肾素-血管紧张素-醛固酮系统和交感神经系统的长期、持续性过度兴奋等。与SHIFT生活质量分支研究同时公布的超声心动图分支研究,分析入选SHIFT研究中411例有完整超声心动图记录的受试者,结果提示,伊伐布雷定较安慰剂显著降低左心室收缩末期容积指数(LVESVI,-7.0 ml/m^2 vs-0.9 ml/m^2,$P<0.001$),且此种获益独立于β受体阻滞药作用之外。LVESVI是心力衰竭预后的重要影响因子。此外,伊伐布雷定亦显著改善LVEF和左心室舒张末期指数,提示伊伐布雷定减慢心率的作用可转化为逆转左心室重构的有益影响。但仍需进一步临床研究证实。这也是首次采用临床干预的研究方法证实,单纯降低心率也能显著延缓左心室重构,并提示伊伐布雷定改善心力衰竭患者的预后,可能与其逆转左心室重构作用有关。

(4)伊伐布雷定与β受体阻滞药联合疗效更佳:临床上大多数心力衰竭患者未能接受目标剂量的β受体阻滞药治疗,RECO Ⅰ、RECO Ⅱ和欧洲心力衰竭调查显示,只有18%~23%的患者接受目标β受体阻滞药。随之而来的问题是,由于各种原因而未达目标剂量的β受体阻滞药患者,联合伊伐布雷定能否进一步带来获益?

CARVIVA研究共入选121例慢性心力衰竭患者,随机给予卡维地洛单药(25 mg,2/d)、伊伐布雷定单药(7.5 mg,2/d)或卡维地洛(12.5 mg,2/d)与伊伐布雷定(7.5 mg,2/d)联合治疗。随访3个月后联合用药组6min步行试验的距离显著优于卡维地洛单药组($P<0.03$)。该研究提示,对未接受目标剂量β受体阻滞药的患者,及早联合伊伐布雷定能进一步改善生活质量和运动耐量。

(5)伊伐布雷定可显著缓解心力衰竭伴冠心病患者的心绞痛:我国心力衰竭病因构成比例已发生变化。冠心病和高血压位列心力衰竭病因之首。在心力衰竭治疗中,有效控制心肌缺血和控制血压水平具有重要意义。伊伐布雷定在2005年和2009年即在欧洲获得2项用于稳定型冠心病抗心肌缺血治疗的适应证。单药治疗的INITIATIVE研究入选939例冠心病患者,结果显示伊伐布雷定抗心绞痛疗效不劣于

β受体阻滞药,且安全性更佳。联合用药方面,ASSO-CIATE研究入选889例稳定型心绞痛患者,在β受体阻滞药基础上随机给予伊伐布雷定或安慰剂,随访4个月时伊伐布雷定组平板运动试验总运动时间延长24.3 s,显著优于安慰剂组。

2006年ESC稳定型冠心病指南推荐伊伐布雷定用于冠心病患者的抗心绞痛治疗(Ⅱa推荐)。本次ESC心力衰竭指南对使用β受体阻滞药后仍有心绞痛的心力衰竭患者推荐加用伊伐布雷定(Ⅰ,A)。显然该药在冠心病治疗中的地位也已确定,对于冠心病所致的慢性心力衰竭治疗可收一箭双雕之效。

(6)国外专家点评伊伐布雷定:ESC心力衰竭指南工作组主席John JV McMurray指出:"尽管只有SHIFT一项大型循证证据,但指南仍推荐已使用最佳剂量的β受体阻滞药、ACEI及醛固酮拮抗药治疗的心力衰竭患者,如心率≥70/min需要加用伊伐布雷定,且其治疗地位已经超越了地高辛。原因有两方面:一是SHIFT研究是在新近完成的,即在现代心力衰竭治疗的框架下(大部分受试者使用了β受体阻滞药、ACEI等基础药物)进行,伊伐布雷定仍有明显的、独特的临床获益;另一方面,入选左心室收缩功能障碍的BEAUTIFUL研究提供了大量伊伐布雷定在LVEF减低患者中应用的安全性数据,而且安全性足以令人满意。因此,我们对伊伐布雷定的推荐是十分客观和中肯的。"

传统上已证实能够改善心力衰竭患者预后的有4类药物,即ACEI、β受体阻滞药、醛固酮拮抗药和ARB。现在又有了第5种药物伊伐布雷定。这一信息主要来自SHIFT试验等提供的证据。这是慢性心力衰竭药物治疗近十多年来的重要进展。这一进展不仅使我们获得了伊伐布雷定这一治疗心力衰竭新的有效药物,而且还使我们认识到,在心力衰竭的治疗中加强心率的控制(尽可能达到55~60/min)的重要性。这一进展也为今后在心力衰竭和其他心血管领域更多更广泛的研究奠定了基础,可以预期,未来以应用伊伐布雷定和降低心率为主要手段的临床研究必定会一个接一个启动,为临床工作提供新的可靠证据。慢性心力衰竭的治疗很可能迎来一个应用伊伐布雷定和减慢心率的新时代。

第二十六节 心力衰竭新进展点评

[内容提要]

心力衰竭的临床研究从未停息。每年在欧洲和美国举行的心血管疾病大会不仅参会人数众多，而且也吸引了全球的眼光。主要原因在于会上有大量研究成果和临床试验结果公布，也会出现不同观点和意见、新的思维和理念，进行交流和踫撞。由此产生的思想火花闪耀着智慧的光芒。本讲主要介绍历年会议上展示的心力衰竭领域新的进展、新的观点，并作点评。

一、新的探索，新的信息，新的启示——2008 年美国 AHA 心力衰竭热点解析

（一）HF-ACTION 试验值得关注，值得效仿

心力衰竭运动训练对照试验（Heart failure and a controled trial investigating outcomes of exercise trainning, HF-ACTION）是一项由美国政府资助的随机对照Ⅲ期临床研究。美国、加拿大和欧洲共 82 个单位参加，共入选 233 例心力衰竭患者，平均年龄 59 岁，随访平均 2.5 年。随机分入运动训练组和对照组。前者有专门设计的，符合心脏康复模式要求的训练方案，使运动的强度和时间逐渐增加。后者除通常治疗外，指导患者按照 ACC/AHA 建议，每天完成 30 min 中等强度运动，每周多次，但无特殊的要求。

结果表明，运动训练是安全的，训练组患者心脏病发作、心律失常、心绞痛或骨折的危险性并未增加。运动训练组和对照组相比，主要终点（全因死亡率和全因住院率的复合终点）呈现非显著性改善的趋势；在矫正 20 多个重要的预后指标后，主要终点显著降低 11%（$P = 0.003$）；二级终点（心血管病病死率和心血管住院率的复合终点）显著降低 15%（$P = 0.03$）。

美国 Duke 大学医学中心的主要研究者认为："这一研究结果表明稳定性心力衰竭患者从事运动训练是安全的，在优化药物治疗基础上可获得更好的临床结局。这一发现支持对那些左心室功能降低并伴心力衰竭症状的患者，除了按指南给予规范的内科治疗外，应实施运动训练方案"。

（二）I-Preserve 研究：结果出乎意外，探索并未终止

厄贝沙坦治疗收缩功能保存的心力衰竭研究（Irbesatan in hcart failure with preserved systolic func-tion, I-Preserve）是迄今全球最大的随机安慰剂对照 ARB 治疗试验。入选的 4128 例患者均有心力衰竭的症状，且 LVEF ≥ 0.45，年龄均在 60 岁以上。治疗组接受厄贝沙坦，以滴定方法逐渐增加剂量至 300 mg/d。对照组应用安慰剂，所有患者均接受其他抗心力衰竭治疗包括利尿药、β 受体阻滞药等，共随访 4.5 年。

结果发现主要终点（死亡、心力衰竭住院、心肌梗死、不稳定型心绞痛、脑卒中或心律失常的复合终点）两组均无显著差异。对各个亚组如不同的年龄、性别、有无糖尿病或合用 β 受体阻滞药等所做的分析亦无差异。

收缩功能保存的心力衰竭（HFpEF）一直受到关注，对其定义、临床特征和治疗均存在争议。此类患者占心力衰竭人数约一半，也和收缩性心力衰竭一样预后不良。既往的慢性心力衰竭研究如 Val-HeFT、CHARM 试验等均未能证实 ARB 可改善 HFpEF 的预后，但始终存在着一种期望，认为 ARB 可能会有益。这也是 I-Preserve 研究启动和备受注目的基础。现在，研究结果表明对于 HFpEF 患者 ARB 厄贝沙坦并不比通常的心力衰竭治疗更佳。

我们不得不接受这样的证据，正如 Massie M（美国加州大学）所指出的，对于数量很大的此类患者，遗憾的是目前尚无特异的循证治疗方法，因此，需要更好地研究和了解 HFpEF 的分子机制，将来才有可能产生有效的治疗方法。

（三）BICC 研究：消除病毒感染，应是治疗新靶标

β-干扰素治疗慢性病毒性心肌病研究（Betareron in chronic viral cardiomyopathy, CICC）是一项随机、双盲、安慰药对照的Ⅱ期临床试验。这也是在此类感染性/病毒性心脏病中迄今样本最大的临床研究。共入选 143 例，均有慢性心力衰竭，并经心肌活检证实存在腺病毒、肠病毒和（或）微小病毒感染。治疗组应用 β-1b 干扰素（IFNβ-1b），隔日给药 1 次，共 24 周。对照组用安慰剂。

在 12 周随访时治疗组较安慰剂组，这 3 种病毒中任何一种均显著减少或消除，但因样本量小，对每种感染反应所做的分析，其差异未达到统计学上的显著性。治疗终止 12 周所做的分层分析表明，应用 β-1b 干扰素的患者较之安慰剂组，临床状况改善 3 倍；整体分析显示，NYHA 分级较基线状态至少改善 1 级

的患者,治疗组占 40.2%,而安慰剂组仅占 19.0%。治疗终止后 24 周与基线相比,心功能分级至少改善 1 级的患者,治疗组比安慰剂组至少多 2 倍(P = 0.0073);按 Minnesota 心力衰竭问卷评估的生活质量状态,治疗组改善的程度也显著大于安慰剂组。

该研究的主持者 Schultheiss HP(德国柏林医科大学)认为:"这一试验结果首次提供证据表明,β-1b 干扰素可消除致心脏肥大的病毒感染,改善伴慢性肠病毒和腺病毒心脏病患者的临床结局"。

(四)BACH 研究:生物学标志物,成为研究新方向

生物标志物评价充血性心力衰竭的多国试验(Biomarkers in Assessment of Congestiue Heart failure multinational trial,BACH)是首次比较两种检测心力衰竭方法的随机研究,其中一种是被认为评价急诊心力衰竭金标准的 BNP/NT-proBNP,另一种是欧盟 2008 年 10 月 1 日才批准应用的新检测方法 MR-proADM(Mid-Regional pro-Adrenomedullin),后者可间接地测定肾上腺髓质素(adrenomedullin),此种激素能调节血管的扩张,在许多心脏性和感染性疾病中起着关键性作用,这一检测方法还可揭示血管内皮的功能异常。

该研究共入选 1614 例因呼吸困难而到急诊室就医的患者。参加研究的有全球 15 个中心,其中 8 个在美国。结果表明,MR-proADM 在 73.5%情况下可准确预测患者 90 d 的病死率,使之显著优于 BNP(60.8%)和 NT-pro-BNP(63.9%),且 MR-proADM 水平最高部分的患者 3 个月内死亡较其他患者高 3 倍。

主要研究者 Anker SD 认为,这一研究证实此种新方法 MR-proADM 较之现在应用于急诊室的 BNP/NT-pro-BNP 能够更好地鉴别那些严重的心力衰竭患者,可能还有助于鉴别那些应予积极治疗和密切观察的危险群体。不过,许多学者认为这一检测方法今后实际应用的价值如何,还难下结论;其对现有方法的"优势"仅仅是相对和有限的,且仍需进一步做临床评估,因此,目前既不可能推广应用,更不可能取代 BNP/NT-pro-BNP。

(五)维持窦性心律不能改善心力衰竭伴心房颤动患者生存率(AF-CHF)

这项研究共入选 1 376 例慢性心力衰竭伴心房颤动患者,平均年龄 67 岁,其中 82%为男性,近半数病因为冠心病,约 1/3 患者 NYHA 心功能分级为Ⅲ~Ⅳ级,平均 LVEF 为 27%。

经平均 37 个月随访,445 例死亡,其中 357 例死于心血管疾病。整个队列心房颤动时间的中位数比率为 39%,维持窦性节律比率较高的患者与较低的患者相比,生存率并无差异(HR 0.998,95% CI 0.804~1.238,P=0.983)。

传统认为稳定的窦性节律有助于慢性心力衰竭伴心房颤动患者提高生存率。但此项研究结果表明,在有严重心力衰竭症状和二尖瓣反流的患者,心房颤动的存在并不能预测病死率必定提高。Edwards JC(Montreal 大学)认为"此类患者似乎表明心室率的控制和窦性节律维持同样有效,心率控制治疗可适用于所有的患者"。

(六)GISSL-AF(缬沙坦预防房颤复发研究)

这是迄今样本量最大的,评价肾素-血管紧张素-醛固酮系统(RAAS)阻滞对心房颤动患者影响的研究。在意大利 114 个心脏中心进行、共入选 1442 例,患者中位数年龄 68 岁,其中 2/3 为男性。治疗组用缬沙坦或 ACEI 及胺碘酮合用。对照组用安慰剂。

结果在那些有心房颤动复发危险的患者中,治疗组并未观察到心房颤动复发率的降低。心房颤动复发在缬沙坦组 722 例中有 371 例,对照组 720 例中有 375 例。有≥1 次心房颤动发作的患者数量缬沙坦组为 194 例(26.9%),对照组为 201 例(27.9%)。不过患者均良好地耐受治疗,缬沙坦组仅 2 例出现严重不良反应,其中 1 例为低血压,另 1 例为肾功能障碍伴高钾血症。

传统的临床理念是 ARB 类药物不仅对慢性心力衰竭及其心血管疾病的防治有益,而且还可能预防或减少心房颤动的发生或复发,但 GISSI-AF 研究结果却与此相悖。MaggioniA(意大利 Anmco 研究中心)认为,事实上这一研究表明,心房颤动的病理学可能需要更为深入的研究和再评价,其发生机制中还有许多未知情况需要了解和探索。

二、2009 年心力衰竭研究进展回顾

(一)国际指南的更新

国际主要学术组织(如美国 ACC/AHA 和欧洲 ESC)2009 年颁布了新的心力衰竭临床指南。

关于心力衰竭的诊断,在欧洲和美国这两个新指南中根据新产生的支持性证据,B 型利钠肽(BNP)及其 N 末端利钠肽原(NT-proBNP)得到更广泛的推荐应用,不过仍强调着重于急性心力衰竭患者的诊断评估。

关于慢性心力衰竭治疗方法的推荐,主要为修订而无大的突破。血管扩张药的推荐应用级别有所提高,这是根据 A-HeFT 的新研究结果,提示非洲裔美国人加用肼屈嗪和硝酸异山梨酯获益增加。

关于舒张性心力衰竭治疗策略基本未变,因无新的阳性结果的资料。美国超声心动图学会对舒张功能障碍评价,提出了更好更细致的诊断标准。

美国指南增添了因心力衰竭住院患者的适当治疗一节,主要是专家的建议,强调在慢性心力衰竭急性加重阶段的患者如能够耐受,应维持或开始采用根据循证医学证据有益的药物治疗。

关于器械治疗,CRT 和(或)ICD 适应证范围有所扩大,入选标准 LVEF 从≤30%提高至≤35%。心力衰竭伴心房颤动患者的节律和心率控制已放松,其根据是 AF-CHF 研究的中性结果。

(二)心力衰竭的流行病学

近期的流行病学资料提示在心力衰竭出现之前,调整生活方式对预防心力衰竭具有重要的意义。

健康 ABC(Health aging,body and composition)研究观察到,老年人群中心力衰竭的发生率为 13.6 例/(千人·年),且男性和黑种人更易发生。这一队列还显示,较大比率的心力衰竭病死率和再住院率与一些可以改变的危险因素相关。

内科医师健康研究(Physician's health study)亦得出了同样的结果。该研究包括了 20 900 例中年健康男性,且体重正常、从不吸烟、有规则地开展体育活动、饮酒适度、早餐食用麦片、水果和蔬菜等,结果发生心力衰竭较少。

一些研究探索了心力衰竭发生和进展在不同种族和性别人群中的差异。在健康 ABC 研究中 8 种可改变危险因素中的 6 种(吸烟、心率增加、冠心病、左心室肥厚、未控制的血压及肾小球滤过率降低)在黑种人中较白种人更常见,尤其在较为年轻的人群中。值得注意的是,年龄<50 岁的黑种人男女中高达 1%可发生心力衰竭,且高血压和肾衰竭为主要决定因素。不过,对于因心力衰竭住院的患者,其预后的最强决定因素,既非种族,又非性别,而是高龄。

(三)心力衰竭的诊断

1.BNP/NT-proBNP 试验　这一年最重要的进展着重于此种检测有可能扩大应用于心力衰竭患者的临床治疗。TIMI-CHF 心力衰竭研究随机 499 例年龄>60 岁患者,分为以 NT-proBNP 水平指导治疗组和按症状指导的治疗组。两组在生存或全因住院率上并无显著差异,但在 60~75 岁老年组患者中 BNP/NT-proBNP 指导组可见一些益处。同样的,PRIMA 研究随机 345 例(从 2900 例住院患者中筛选,NT-proBNP 均≥1700 ng/L),一组进入一个固定的处理流程,任何时候只要患者的 NT-proBNP 值超过个体化的目标水平,就会立即进行强化的心力衰竭治疗;另一

组为标准的常规治疗。两组在院外生存天数上并无显著差异。这些结果与已经报道的若干小样本单中心研究的结果是一致的,表明尚缺乏证据来支持采用以 BNP/NT-proBNP 水平来指导临床治疗。尽管如此,此种策略仍受到极大的关注,更多的研究将会完成并公布。

一些研究者提出这样的疑问,即如何能最好地解释心力衰竭患者 BNP/NT-proBNP 试验的数值。根据系列性的测定,从 PRIMA 研究获得的初步资料已确定,几乎 80%的患者在出院后 1 年随访期间可达到其个体化的目标水平。而且,58%的患者中在出院随访时 NT-proBNP 水平可维持在目标值的 75%以上,其临床结局好于那些 NT-proBNP 水平未能维持于目标水平 75%以上的患者。很清楚,BNP/NT-proBNP 水平的改变与长期预后是一致的,正如 Val-HeFT 研究的细致分析所表明的那样。在临床实践中,当 BNP/NT-proBNP 测定值超过某一个水平,其增量似会消失,而只有大幅度降低(>80%的减少)才是晚期心力衰竭患者长期预后改善的有益改变。

2.新的生物学标志物　尽管仍在寻找新的适用的生物学标志物,一些已应用于临床实践的循环和营养生物标志物已证实可能与心力衰竭的长期预后有关联。这些标志物包括低的血清雌二醇水平和睾酮水平、高血清维生素 B_{12} 水平、维生素 D 缺乏和低 HDL 水平。低水平的辅酶 Q10 亦和心力衰竭预后不良相关。

白蛋白尿的存在已确定为不良临床结局的另一个强有力的预后标志物,可能反映了基础血管病理学改变。在 CHARM 试验的亚组研究中测定了 2310 例心力衰竭患者基线和随访期的尿白蛋白/肌酐比值,结果发现,不论患者左心室功能受损或保存,30%有微量白蛋白尿,11%有大量白蛋白尿。任何白蛋白尿的存在均是不良心脏事件的独立预测因素。

一些新的标志物如 ST2 和 galectin-3 仍在探讨其对心力衰竭的预后评估作用。过去 1 年的研究表明,已更多地聚焦在生物学标志物对心力衰竭发生的预测上。在老的弗明翰队列研究中高瘦素水平与心力衰竭发生的危险相关,但其评估预后的价值有限。几个队列研究显示抵抗素(resistin)水平对心力衰竭发生也有预测价值。代谢综合征作为心力衰竭的危险因素也是有意义的。空腹血糖水平受损本身,除了独立于尔后发生糖尿病外,似乎并不是发生心力衰竭的强有力危险因素。在大型流行病学资料库中髓过氧化物酶(myeloperoxidase)、干扰素-b 和尿酸亦提出作为发生心力衰竭的预测因素。这些观察在某些程度

上证实下列重要概念:氧化加剧和炎症可引起心力衰竭的发生,且独立于冠状动脉事件之外。

(四)心力衰竭的药物治疗

1.血管扩张药　几项研究支持磷酸二酯酶-5抑制药扩大应用于肺动脉高压伴轻度症状的患者。这些研究均证实药物应用后患者的心功能状态改善,肺血管阻力降低。一些研究观察到在肺动脉高压症伴左心疾病的患者中经肺的BNP/NT-proBNP摄取正常,但鸟苷环单磷酸盐释放减少。这些观察提示,在肺血管阻力增加的患者中血管扩张药反应的下游递质相对缺乏。这也支持磷酸二酯酶-5抑制药或较新的可溶性鸟苷酸环化酶(guanylate cyclase)激动药(cinaciguat或BAY58-2667)和一氧化碳(CO)供体联合应用可能使患者获益。几项正在进行的研究旨在探索此类药物可能的治疗效果。

随着内源性血管扩张药作为可能有效的治疗药物前景看好,正在评价舒张素(relaxin)的价值。这是一种妊娠产生的激素,在分娩期用以抑制子宫收缩,从而促使宫颈和耻骨联合变软和伸长。在234例正常至高血压患者中静脉注射舒张素,结果在60 d时气急症状获持续的缓解,心血管死亡和心力衰竭再住院率呈改善趋势(3%~10% vs 17%,$P=0.06$);在平均4.5个月随访中心血管病死率显著降低(0%~6% vs 14%,$P=0.04$)。此药和几种其他的血管扩张药的进一步早期临床试验很快将启动。

2.血管加压素受体拮抗药　托伐普坦(Tolvaptan)是第一种此类药物的口服制剂,已正式批准上市。EVEREST研究显示该药短期应用可明显改善临床症状,但长期疗效未呈现任何优势。肾功能恶化始终是急性失代偿性心力衰竭的主要并发症,也是有效治疗的障碍。该药在保护肾功能方面的作用仍很不清楚,但确在某些情况下可以改善低钠血症。该药在不会显著影响血流动力学状态下可产生促排水保钠作用。

3.腺苷A_1拮抗药　PROTECT试验采用静脉注射Rolofylling,初步结果表明治疗组和对照组相比较,依心脏和肾脏事件终点来评估,主要临床结局并无差异,不过,症状缓解更为显著。该研究包括2033例因心力衰竭住院患者,Rolofylline组较之安慰剂组肾功能受损的发生率并未降低,也未见脑卒中和抽搐增多的倾向。显然,此类药物未来的发展前景堪忧。

4 正性肌力药物　终末期心力衰竭(阶段D)的药物支持仍是一个挑战。一旦患者陷入正性肌力药物依赖状态,预后往往不良,长期正性肌力药物静脉给予(多巴酚丁胺或米力农)并不能改变临床结局。

寻找安全和有效的血管扩张药物的努力仍在继续。ESSENTIAL研究中Enoximore对此类患者的疗效,其结果是中性的。另一项研究HORIZON-HF评价了Istaroxime的疗效。该药可抑制Na^+-K^+-ATP酶的活性,并刺激胞质网钙ATP酶异构体-2,静脉给予后,血流动力学状态迅速改善,心率降低,舒张功能的超声心动图指标改善。不过,像之前的血管扩张药一样,批准此药用于临床之路仍是漫长和崎岖的。

5.心肌炎的治疗　心肌炎的治疗仍主要为经验性的。目前病毒相关疾病的治疗已取得显著进展,对那些心肌中持续存在病毒感染的患者,应用药物治疗以减少心肌中的病毒负荷是有可能的,但这仍是一种试验性的假说。

在BICC研究中143例患者的心内膜心肌活检样本检测发现,应用β干扰素治疗组较之安慰剂组,症状有所改善和病毒负荷降低,包括腺病毒、肠病毒和(或)微小病毒。该研究的结果曾在2008年AHA年会上报告过。不过,两组的心脏结构或心肌做功均无差异或改变。研究也表明β干扰素治疗是安全的。由于病毒的持续存在并非必定与不良预后相关联,抗病毒治疗策略仍有疑问,尤其是需要侵入性评估和治疗耗费巨大。

对于那些并无病毒持续存在的患者,一项新的随机研究提示,免疫抑制剂治疗可提供某些益处。TIMIC试验中85例慢性左心室收缩性心功能障碍伴心肌炎症证据的患者随机分入治疗组(硫唑嘌呤加泼尼松)和安慰剂组。在至少6个月的标准内科治疗基础上加用免疫抑制药组和安慰剂组相比,心脏重构有较大程度逆转。这些资料和AMI患者在PCI术中应用环孢素滴注可使梗死范围减少的结果是一致的,这表明在心脏功能障碍进展过程中正在进行的免疫活动具有重要性。

6.舒张性心力衰竭的治疗　I-PRESERVE研究随机4128例年龄>60岁,伴症状的舒张性心力衰竭患者,分别接受厄贝沙坦和安慰剂。这是一次大样本和管理良好的临床研究。该研究未发现厄贝沙坦的应用对于病死率或心力衰竭住院的终点发生率有益。这一研究结果再次表明舒张性心力衰竭与收缩性心力衰竭是完全不同的,我们可能对其确切的病理生理机制和临床转归还未清楚了解。

(五)心力衰竭的临床试验

1.HEAAL试验　近10年前评估氯沙坦(50 mg/d)和卡托普利(100 mg/d)对慢性心力衰竭疗效的ELITE Ⅱ试验,结果是中性的。然而,近期HEAAL试验比较氯沙坦大剂量(150 mg/d)和小剂量(50 mg/d)

治疗心力衰竭的疗效,结果清楚表明,对于那些LVEF降低、又不能耐受ACEI的慢性心力衰竭患者,大剂量氯沙坦可产生有益的临床疗效,主要复合终点(全因死亡或因心力衰竭住院率)显著降低。这一研究再次表明ARB是一种可改善心力衰竭患者预后的药物,且此种疗效可能需要应用较大剂量(目标剂量或最大耐受剂量)才能获得;这一研究也使氯沙坦成为缬沙坦、坎地沙坦之后,又一个在心力衰竭治疗领域患者获益证据较为充分的一种ARB药物。

2.RACE Ⅱ(rate control efficacy in permanent atrial fibrillation)试验　该研究表明,对于心房颤动患者,采用宽松的心室率控制方案(<110/min)较之严格控制心室率方案(静息时<80/min,活动后<110/min),主要临床结局(包括心血管病死率、因心力衰竭住院率、卒中等)并无差异,而宽松方案应用更为便利,因为出院患者随访和检查次数可减少,需要用药的剂量和联合用药的数量也可减少。

这一研究的对象并非心力衰竭,但研究结果对慢性心力衰竭临床治疗有启示。既往对心力衰竭伴心房颤动者,强调尽量复律和维持窦律的方案,后来,尤其2008年以来,根据临床试验的证据,对复律和减慢心室率这两种方案持较为平衡的认识,认为均有效,临床医师可酌情选择。RACE Ⅱ试验则进一步告诉我们,在控制心室率治疗中较为宽松的方案也很有效,这对心力衰竭患者决定治疗方案将会有影响:一是心力衰竭合并心房颤动较为多见,而心房颤动又是决定心力衰竭预后的重要因素;二是此种患者往往病情较重较复杂,合用药多,严格控制心室率较为困难。

3.DOSE(Diuretic Optimization Strategies Evaluation in Acute Heart Failure)试验　该研究表明,急性失代偿性心力衰竭患者襻利尿药可以应用不同的静脉给药方法(每12小时静脉注射或持续静脉滴注),实际疗效和安全性相仿;但大剂量(2.5×口服剂量)较之小剂量(1.0×口服剂量)不良反应(暂时性肾功能改变)有所增加,但临床事件未见显著增多,提示大剂量应用并非不可,只是时间不宜太久,且需加强监测。

这一初步观察很有意义。静脉应用襻利尿药是急性失代偿性心力衰竭最为常用的药物,但几乎没有什么前瞻性研究来指导临床实践,以至其用法、剂量、疗程各地差异较大,主要根据经验和专家意见。一些观察性资料表明,大剂量利尿药可导致肾功能恶化、心力衰竭进展,甚至死亡等危险增加。Cochrane系统性评价建议采用持续性静脉滴注的方法,优于间歇性静脉注射。DOSE试验提示进一步研究利尿药的应用方法很有必要。正在进行的J-MELODIC是一项由日

本学者进行的多中心随机对照临床试验,旨在评价长效(Azosemide)和短效(呋塞米)利尿药对心力衰竭的疗效。2006年6月即入选第1例,预计2010年可以完成,我们将拭目以待。

4.B-Convinced试验　由法国学者所做的此项研究很有意义。结果表明,慢性心力衰竭急性加重患者继续使用或停用β受体阻滞药,心功能和一些临床事件发生率并无差异。而继续应用组患者平均心率显著较低,且3个月后β受体阻滞药再应用率较高(90% vs 76%,$P=0.04$)。此前对此类患者的处理,大体上遵循ESC·2008年心力衰竭指南建议:因心力衰竭恶化住院者有必要减少β受体阻滞药的剂量;病情严重者需考虑暂时性停用;一旦临床状况允许,出院前应开始再用。该研究则表明,如心力衰竭恶化并非因为β受体阻滞药应用不当所致,则停药并不能使患者获益,反而会影响此种可改善预后和降低心脏性猝死率药物的长期应用。

5.直接肾素抑制剂阿利吉仑(Aliskiren)试验　此项国际多中心、随机双盲、安慰剂对照研究,入选对象为MI后伴左心室功能障碍(LVEF 38%)患者。超声测量左心室收缩末容量(LVESV)改变(反映左心室重构状况)为主要终点,二级终点主要为临床事件包括心血管死亡、因心力衰竭住院等。结果表明,阿利吉仑与安慰剂比较,左心室重构并未改善,反而不良事件(如低血压、低血钾)有所增多。这一研究采用的是替代终点,且其入选病例数量较少,使统计把握度不足以评价临床硬终点结局。这一研究不支持阿利吉仑用于MI后高危人群,也不支持对这一人群做进一步临床研究。不过,此种新的RAAS抑制药对有症状的慢性心力衰竭患者疗效的影响,仍不清楚,有待正在进行的临床研究,我们满怀期待。

6.STICH Ⅱ研究　缺血性心脏病患者在做CABG术时是否需要加做SVR(心室减容)术一直有争议。此前的研究已表明,常规加做SVR,患者并不能额外获益,反而使手术时间延长和风险增加。SVR的支持者仍然相信,此种结果源于选择性偏倚,即未能入选那些可从此种手术中获益的患者。另一些学者则提出假说:舒张能力受损可减少左心室容量,亦可使患者不能从手术获益。在2010年美国ACC会上报告了这一分支研究假说,即在优化内科治疗下对于缺血性心脏病伴心力衰竭患者,在CABG基础上加做SVR,有可能全因死亡和因心力衰竭再住院率降低。结果表明,CABG+SVR确可使收缩末容量指数(ESVI)显著降低;原来心室容量大(ESVI>90 ml/m²)者,单做CABG即可使ESVI持续有效降低,接受CABG+SVR

反而有病死率增加趋势；术前 ESVI 容量 ≤ 90 ml/m² 患者采用 CABG+SVR 术，则病死率有降低趋势。这一研究似乎提示，在 CABG 术时不宜常规加做 SVR 术，不过对于某些人群如伴有心力衰竭的缺血性心脏病且 ESVI 并不太大的，仍可考虑接受 CABG+SVR，但仍需进一步观察。

（六）心力衰竭的非药物治疗

1. 心脏再同步化治疗（CRT）　CRT 仍是晚期心力衰竭重要治疗方法。2009 年着重于在标准临床应用指证基础上扩展适应证的可能。已发表 2 个重要的研究。

REVERSE 研究的 24 个月随访，证实 CRT 可以逆转心脏重构，并按复合主要终点评估可以显著改善临床状况。对于 LVEF ≤ 40%、QRS 时间 ≥ 120 ms，且仅伴轻度症状的患者 CRT 的应用也可提供有益的反应。对那些心力衰竭病因为非缺血性或伴显著传导或机械性延缓的患者，逆转左心室重构的可能性最高。

近期发表的 MADIT-CRT 研究，包括 1820 例伴 LVEF ≤ 30%、QRS 时间 ≥ 130 ms 的心力衰竭患者。结果表明，CRT+ICD（CRT-D）和单纯 ICD 相比，死亡或心力衰竭事件的相对危险降低 34%，且左心室重构逆转。益处主要来自心力衰竭事件的减少，尤见于 QRS 时间 ≥ 150 ms 患者。

这些具有里程碑意义的研究结果，奠定了 CRT 用于伴显著传导延缓和慢性收缩性心力衰竭伴轻至重度症状的患者，作为标准治疗方法的地位。不过，与药物治疗不同，CRT 是一种侵入性和价格昂贵的器械治疗，尽管已证实临床上有益，且左心室重构可获逆转，仍需要进一步研究和评价。未来仍会有一些争论，一是涉及根据这些临床试验的证据，采用传统的方法能否准确确定入选和排除标准，因为既往的一些临床研究已提示，多达 40% 的 CRT 置入者可能并不会从这一治疗中获益，而目前尚无肯定的方法和指标，可以筛选和确定哪些有适应证的人群可以因 CRT 治疗而改善预后。二是 CRT 是否限用于那些可能有反应的（即可以获益的）亚组人群（QRS 波增宽、窦律、绝大多数 ≥ 150 ms），因为一些研究似乎表明，QRS 轻度延长，或非窦性心律的患者亦有可能获益。

2. 置入性心脏除颤复律器（ICD）　一些临床研究或其亚组分析清楚表明，有适应证的患者 ICD 可降低猝死率和改善预后，而且，还显示对于以下两种人群也有效益：一是心功能 NYHA II ~ III 级；二是 LVEF ≤ 35%。这不仅使国外心力衰竭指南中放宽了 ICD 适应证中 LVEF 的要求，而且今后有可能推荐这一治疗方法用于心功能 II 级、有发生猝死危险因素的患者。临床研究亚组分析学资料表明，心力衰竭患者的死亡模式中，心功能 II、III 和 IV 级患者心脏猝死的比率分别为 65%、59% 和 33%，显然对心功能状况尚好的心力衰竭患者注意心脏性猝死的预防是有临床意义的。但仍需更多的大样本研究来进一步证实。

3. 心力衰竭的运动训练　运动能力评估仍是对心力衰竭患者有用的预后指标。运动训练后运动能力未见改善者往往预后不良。不过，高强度运动训练可能的风险和益处尚不清楚。HF-ACTION 试验将入选对象随机分为两组，分别接受通常的运动建议，或者接受一个框架方案，包括 3 个月监护下的运动训练（每周 5 次，每次 40 min），并随后在家仍继续有氧运动。

该研究的主要结果表明，运动训练项目对包括病死率和心力衰竭住院的复合终点影响是中性的，但在 2 331 例慢性收缩性心力衰竭患者中总体健康状况得到改善。根据对推荐的运动训练方案的依从性，进一步分析资料发现，规则的有氧运动和患者临床结局之间存在剂量-反应关系：全因死亡率或全因住院率的主要终点获轻度改善（HR 0.95，95%CI 0.92 ~ 0.98，$P = 0.003$）。HF-ACTION 研究还为患者和医师提供了在决定做运动训练时极为需要的合理评价的方法，并有助于让患者信服和依从这种较为积极的生活方式的调整。

4. 新的装置　一些装置的研制带来了心力衰竭治疗的新理念，并正在采用多中心临床研究作评价。这一年颁布的 MOMENTUM 试验表明，应用新的持续流量增加装置（continuous-flow augmentation device）治疗严重的急性心力衰竭患者，其结果是中性的。心脏收缩调节器（cardiac contractility modulation，CCM）是一种新的置入性装置可在不应期发放非刺激性电信号，以改善心脏的收缩性，对此进行了多中心研究，以评价其安全性和有效性。FIX-HF-5 研究随机 428 例晚期心力衰竭（LVEF ≤ 35%）、QRS 窄的患者，分为两组：CCM 组或非 CCM 对照组，结果发现，CCM 未能改善有氧阈值的主要疗效结局。不过，研究者观察到，在那些病情不太重的患者（NYHA III 级、LVEF ≤ 25%，$n = 185$）中应用 CCM 有可能改善运动指标和生活质量评分。

5. 机械辅助装置　Heart Mate II 装置已获批准作为新一代非搏动性心室辅助装置（VAD），为该领域的进一步探索打开了大门。对应用 Heart Mate II 的患者所做的长期随访提供了该装置安全和可靠的令人信服的资料。但仍见到有胃肠道和颅内出血的危险。

某些患者甚至还伴凝血障碍。较小的装置亦已问世，不过还处在早期临床发展阶段，并打算在病情不太严重患者中进行预试验。关于适宜患者的选择、耗费、围术期治疗，以及 VAD 置入处理的组织机构等问题，仍将继续是一个重大的挑战，并正在接受评估。

（七）降低心力衰竭再住院率

心力衰竭再住院率的增加已成为公众关注的焦点，并作为评价医疗质量的替代指标。许多再住院是可以防止的，在许多患者中药物和非药物治疗的进步并不能降低住院率。再住院的预测模式并不适用，因为没有包括许多环境和社会的因素，也并不总是能正确评估疾病的严重性及基础并发症状态。对于如何定义可防止的再住院和治疗的适当性，这些在方法学上也有诸多的争议。而且，再住院的机制仍不明了，因而无法以此来探索为何在一些患者中会发生再住院，了解这些机制也是改善病情的前提。

远程监护仍是治疗此病的一个吸引人的设想，但需要资源、后续保障及进一步证实其有效性。来自此种装置（如胸腔内阻抗）研究的资料，让人看到了使一些患者临床稳定的曙光，甚至也包括舒张性心力衰竭。不过，也和任何其他诊断工具一样，评估其疗效的设计十分困难，分析解释阻抗信号的偏移也是实际工作中的一个挑战。

2009 年由美国 ACC 和 IHI（institute for healthcare improvement）联合启动的 HtoH（hospital to home）项目旨在让患者从医院—家庭或社区过程中每一个环节均能得到优化的医疗服务。着重于心力衰竭和 AMI 患者，其核心概念是改善药物应用、早期随访和症状处理这 3 项工作。要求到 2020 年，3 个月再住院率下降达 20%。该项目提出的大背景：一是美国每 5 个出院患者中有一人将会在 30 d 内再次住院，其最常见原因是心力衰竭；二是临床研究证实心力衰竭的综合性防治方案将大医院和专科医师、社区医院和家庭医师（全科医师）、患者及其家人的努力结合起来，可以显著提高心力衰竭的防治效果和改善患者的预后。

三、2009 年临床研究新进展盘点

2009 年是心力衰竭临床研究继续取得进展的一年。从年初美国 ACC/AHA 新颁布的"成人慢性心力衰竭诊断治疗指南"到接近年底时，在 AHA 会议上公布的 HEEL 研究结果，可以说好戏连连，加深了我们对心力衰竭患者治疗方法的了解，也引起了许多思考和讨论。下面对相关的议题作一介绍和评点。

（一）心力衰竭患者心功能和临床状况评估

美国 ACC/AHA 新指南强调，对于阶段 B 患者，在出现明显心力衰竭症状之前，应注意发现和识别早期的心力衰竭征兆，尤其是无明显原因的严重疲乏和运动耐力降低。对此类患者的早期和积极干预可延缓向阶段 C 的进展，改善预后。对于有气急等症状而疑为心力衰竭尚未确诊的患者，推荐检测 BNP/NF-proBNP 水平，其水平显著增高者，有助于心力衰竭的诊断，正常或偏低水平者几乎可以排除心力衰竭的可能性。还认为这一生物学指标也是心力衰竭患者临床状况评估的重要依据，有助做出危险分层，亦即其水平显著并持续升高者，提示心力衰竭较严重，预后较差；治疗后其水平下降，则预后较好，但不能用来指导临床用药和剂量调整。

上述意见对于心力衰竭的诊治很有意义，尤其重视心力衰竭出现明显症状前的临床征兆，适合基层医师采用。对 BNP/NT-proBNP 诊治心力衰竭的评价，新的指南较前更为肯定。这是近几年心力衰竭生物学标志物方面大量研究的结果，这些研究提供更多的证据表明，BNP/NT-proBNP 的检测不仅对心力衰竭的诊断，而且也对心力衰竭患者的危险分层及预后评估具有价值。今年的一项荟萃分析还提示，根据 BNP/NT-proBNP 水平进行治疗和调整药物剂量，较单纯根据临床状况评估的治疗，可能更有意义。

（二）心力衰竭住院患者的处理

增加的这部分内容被认为是美国新的指南的重点或亮点。美国的住院患者中因心力衰竭住院占了较大的比例；>65 岁住院患者的主要病因也是心力衰竭。如何处理好这些患者，规范医疗行为，已成为美国医疗卫生工作的一项紧迫任务。指南对此类患者的诊断、治疗和出院处置均做了明确和具体的要求。

该指南所说的住院患者，其实大部分为慢性心力衰竭急性加重，按目前较为通行的分类方法，应属于急性心力衰竭的范畴。因此，美国的新指南实际上包括了急性和慢性心力衰竭的诊治，而以急性心力衰竭为重点。推荐的治疗方法和步骤，如去除诱因，治疗基础疾病，积极应用袢利尿药、血管活性药物，以及在病情稳定时应用 RAAS 阻滞药（ACEI/ARB）和交感神经阻滞药（β 受体阻滞药）等均与传统的做法并无差异，也仍然不主张常规地间歇性静脉给予扩血管药物和正性肌力药，近来的证据表明，这样做并无益处，且可能是有害的。

（三）非药物治疗

美国新指南更新了非药物治疗的指征，指南建议 LVEF≤35%、窦性心律、优化药物治疗后 NYHA Ⅲ～Ⅳ级、伴心脏不同步（QRS≥120 ms）患者除非有禁忌证，应做 CRT 治疗。与过去指南不同在于，明确提出

CRT 可有也可没有 ICD 功能；CRT/或 CRT-D 也可应用于部分心房颤动患者。

关于 ICD 的应用，新指南建议的人群为 LVEF≤35%、NYHA Ⅱ~Ⅲ级、优化药物治疗后预期生存 1 年以上的非缺血性扩张型心肌病及 MI 后至少 40 d 的患者。与过去比较，LVEF 从≤30% 改为≤35% 是一项重要更新，这意味着一部分心功能状态良好（NYHA Ⅱ级、LVEF 30%~35%）患者也是 ICD 的候选者，扩展了 ICD 的应用，旨在降低心脏性猝死和全因死亡率，提高猝死的一级预防效果。

新指南采纳了循证医学提供的新证据，体现了指南与时俱进的积极态度，同时又保持了与器械治疗指南的一致性。还具有很大的实用性，更多的心力衰竭患者可从 CRT 和 ICD 中获益。这也是近几年心力衰竭临床研究的重大进展。

不过，美国新指南的建议是否适用于我国？我们是否应该全盘采纳？笔者并不苟同。非药物治疗 CRT 和 ICD 的安置均有很高的技术要求，术者达到这样的标准需要相当数量手术例次的积累。目前我国除很少数心脏中心外，还不能说技术上已很娴熟。这必然会影响到器械治疗能否发挥最佳效果，以及并发症能否减至最低。这是其一。CRT 的应用，从临床实践看仍有多至 20%~30% 有适应证的患者，未见显著的有益效果。而我们目前仍缺少可靠的手段来检测和筛选出哪些患者能够或不能够从这一治疗中获益。在现今很复杂医患关系下，我们不得不更为慎重些，这是其二。

其三，当然是 CRT 和 ICD 的价格高昂，不是普通中国患者能够承担的，甚至也并不容易做到有效的跟踪随访。最后，非药物治疗有益的证据，几乎全部来自国外人群的研究。我国自己的资料和中国心力衰竭患者是否同样获益的证据还较欠缺，我国的一些中心和专家已建立了协作和资料库来评估器械治疗对中国患者的疗效，值得赞赏。

（四）HEAAL 研究

这是一项前瞻性随机对照临床试验，对象为 NYHA Ⅱ~Ⅲ级、LVEF≤40%、不能耐受 ACEI 的心力衰竭患者。应用的药物为氯沙坦，大剂量组从 12.5~25 mg/d 起始，可增至 150 mg/d；小剂量组 50 mg/d 作为对照。随访时间中位数为 4.7 年。结果表明，主要复合终点（全因死亡或因心力衰竭住院率）大剂量组较小剂量组显著降低 10%（HR 0.90，95% CI 0.82，0.99；$P=0.027$）。二级终点如心力衰竭住院率、心血管住院率亦显著降低，且大剂量氯沙坦应用仍是安全的，不良反应如高钾血症、低血压和肾功能受损虽有

所增加，但发生率较低在 2%~7%/（人·年）。

这一研究扩大了我们对心力衰竭药物治疗的认识：在患者耐受情况下，增加药物的剂量有可能获得更好的效果；ARB 类药物中除坎地沙坦和缬沙坦，现在氯沙坦也得到了使心力衰竭患者获益的较有力的证据。当然，这一研究也进一步证实，阻滞 RAAS 从而延缓心肌重构是一个有效的治疗心力衰竭途径。

将这一研究成果用于临床仍需谨慎。氯沙坦 150 mg/d 这样的剂量在我国心力衰竭患者中应用仍很少；在 3 周内将剂量从 50 mg/d 增至 150 mg/d，这样的做法也不大适合我国的习惯；对于心功能受损重（NYHA Ⅲ~Ⅳ级）、血压偏低者更有风险。因此，笔者仍建议应从更小的剂量开始，如氯沙坦 12.5 mg 或 25 mg 开始，每 2 周增量 1 次，在 2~3 个月时间中达到目标剂量或患者可以耐受的最大剂量。

（五）B-Convinced 研究

由法国学者所做的这项研究病例数不多，但观察仔细、设计良好。旨在评估慢性心力衰竭急性加重时继续使用或停用 β 受体阻滞药对患者治疗的影响。

入选者 LVEF<40%、应用 β 受体阻滞药至少 1 个月，因急性心力衰竭肺水肿（有明显气急和肺部啰音，以及胸部 X 线检查有肺水肿证据）而入院。继续用药组（$n=69$）和停药组（$n=78$）的基线特征包括药物（β 受体阻滞药、ACEI、利尿药等）应用均具有可比性。β 受体阻滞药用至最大剂量患者的比例两组亦相似。主要终点是入院第 3 天心功能改善的比例，二级终点是入院第 3 天和第 8 天主观和客观评价的患者心功能状况、3 个月后的死亡与再住院率，以及 β 受体阻滞药的再用率；结果表明两组均未见显著差异。但继续应用组患者平均心率显著较低，且 3 个月后 β 受体阻滞药再应用率较高（90% vs 76%，$P=0.04$）。

该研究很有意义。此前对这类患者应用的 β 受体阻滞药处置方法，大体上遵循 ESC 2008 年心力衰竭指南的建议：因心力衰竭恶化住院的患者有必要减少剂量；病情严重患者需考虑暂时性停用；一旦临床状况允许，应再次应用 β 受体阻滞药，最好在出院前开始。B-Convinced 研究则表明，如果心力衰竭恶化并非由于 β 受体阻滞药应用不当所致，则停药治疗并不能使患者获益，反而会影响以后此种可以改善预后和降低心脏性猝死率药物的长期应用。换言之，对于慢性心力衰竭恶化患者不宜停用原来使用的 β 受体阻滞药，甚至也可以不减少其剂量。这显然是对传统做法的一种颠覆。当然，由于此类患者病情重笃，如何更好地处理？临床医师应具体分析，因人而异。

四、2010 年美国 ACC 大会心力衰竭信息采撷

此次 ACC 会议上，心力衰竭的临床研究和报道的材料并不多，下列一些内容对我们仍有一定的启示。

（一）DOSE 试验：利尿药给药方法可以不同，大剂量则要慎重

DOSE 试验（diuretic optimization strategies evaluation in acute heart failure）是由著名心脏病专家 Braunwald 担任研究主席的一项临床试验。静脉给予襻利尿药是急性失代偿性心力衰竭（ADHF）最常采用的治疗方法。但却几乎没有做过前瞻性研究来指导如何合理应用此类药物，故目前临床用法主要仍为经验性的，或专家的建议。一些观察性研究表明，较大剂量的利尿药有可能导致肾功能恶化、心力衰竭进展，甚至死亡。Cochrane 系统性评价结果建议采用持续性静脉滴注方法，认为优于间歇性静脉注射的方法。

这一研究旨在评价 ADHF 患者采用不同呋塞米治疗策略的安全性和有效性。这是一项 2×2 析因研究，入选的 ADHF 患者应至少各有一项典型的症状和体征，入院 24 h 内进行随机。按应用方法分为静脉注射（每 12 小时 1 次）和持续静脉滴注两组；按剂量则分为低剂量（1×口服剂量）和高剂量（2.5×口服剂量）两组。复合主要有效性终点为全心脏功能评价，复合安全性主要终点为肌酐水平从基线至 72 h 的改变。二级终点为一系列临床事件和实验室检测指标。

共入选 308 例。平均年龄 66 岁、LVEF 35%、过去 1 年因心力衰竭住院占 74%，心力衰竭病因为缺血性心脏病（占 57%）。平均收缩压 119 mmHg，心率 78/min，NT-proBNP 7439 pg/ml。基线平均应用呋塞米剂量 131 mg，联合应用药物有 ACEI 或 ARB（64%）、β 受体阻滞药（83%）、醛固酮拮抗药（28%）。

结果表明：①每 12 小时静脉注射和持续静脉滴注相比，或低剂量和高剂量应用呋塞米相比，72 h 患者的症状缓解和肾功能改变均无显著差异；②每 12 小时静脉注射和持续静脉滴注两组的二级终点也无差异；③高剂量组在一些方面较低剂量组有所改善，如症状减轻、体重下降、容量负荷减少、无充血性体征比率较高及 NT-proBNP 降低等；④高剂量组尽管可出现暂时性肾功能改变，但 60 d 临床事件的危险并未显著增加。

结论和评论：这一研究表明，ADHF 患者应用襻利尿药呋塞米可采用不同的给药方法（静脉注射或静脉滴注），不影响疗效和安全性；应用大剂量则须加强监测且不宜时间过长。

（二）直接肾素抑制剂阿利吉仑（Aliskiren）研究：未能证实逆转心肌重构和对心力衰竭具有有益影响

心肌梗死（MI）后由于心肌坏死和左心室收缩功能降低可伴左心室重构、心力衰竭和病死率增加等危险。即便采用优化的内科治疗，并发症发生率和病死率仍较高。既往的研究已证实 RAAS 阻滞药，尤其 ACEI 或 ARB 可以降低 AMI 患者的死亡和慢性心力衰竭危险性。

该研究旨在评价在标准和优化内科治疗（包括一种已证实有效的 RAAS 阻滞药）基础上，加用一种新的 RAAS 阻滞药——直接抑制肾素的药物阿利吉仑对 MI 伴左心室功能障碍和左心室重构的影响。这是一项国际多中心、随机、双盲、安慰剂对照的试验，主要终点为超声心动图评价的左心室收缩末容量（LVESV）36 周与基线比较的改变，二级终点主要为临床事件如心血管死亡、因心力衰竭住院、脑卒中、猝死复苏等。

共入选和随机 820 例。两组基线特征无差异，平均年龄 60 岁，50% 伴高血压，20% 有 MI 史，22% 有糖尿病，Killip 分级 ≥2，占 42%。合用药物有抗血小板药（98%）、ACEI（90%）、ARB（9%）、β 受体阻滞药（95%）、他汀类（98%）、醛固酮拮抗药（25%）。平均坐位血压 122~124/74~76 mmHg。

治疗组（$n=423$）应用阿利吉仑从 75 mg/d 起始，第 2 周增至 150 mg/d，第 3 周后均为 300 mg/d。对照组（$n=397$）用安慰剂，总随访时间为 36 周。

结果表明，两组的主要终点和二级终点均未见显著差异。事后分析，无论性别、有无糖尿病、高血压、是否应用醛固酮拮抗药、LVEF 在 35% 以上或以下、年龄大于或小于 65 岁，各亚组亦均无显著差异。而且，阿利吉仑组与对照组相比较，总的不良事件（74.9% vs 67.5%，$P=0.02$）、低血压（8.8% vs 4.5%，$P=0.02$）和高钾血症（5.2% vs 1.3%，$P=0.001$）发生率均显著增加。

结论和评论：伴左心室收缩功能障碍的高危 MI 患者在优化药物治疗（包括一种 ACEI 或 ARB）基础上加用阿利吉仑，与安慰剂比较，在心肌重构和临床事件上并未获益。应指出的是，这是一项采用替代指标（LVESV）的临床研究，其病例数和设计并无足够的把握度来检出和评价硬终点的临床结局。尽管如此，今后是否有必要启动大样本临床试验来评价阿利吉仑对 MI 后高危人群心血管发病率和病死率的影响？对此，可能需谨慎考虑。不过，阿利吉仑对其他可能

获益人群的研究应予支持,实际上评价该药对心力衰竭和糖尿病肾病的临床试验正在顺利进行,我们将拭目以待。

(三)HtoH(hospital to home)项目:全方位多层次广泛合作,降低心力衰竭再住院率

2009年美国已经启动该项目,在本次ACC会上又作了进一步推介。

这一雄心勃勃的健康促进项目启动的背景是美国的资料表明,每5个医疗保障患者中有一个将会在出院30 d内再次住院,其最常见原因为心力衰竭。为了应付此种不断增加的再住院率和由此造成的巨大压力,由ACC和IHI领导的H2H项目应运而生。

该项目旨在改善患者在不同层面(医院、社区、家庭)就医和转换时得到的医疗服务,要求至2012年末因心血管病出院患者的全因再住院率降低达20%。在开始阶段H2H项目着重于心力衰竭和急性心肌梗死出院的患者。其核心概念是改善从住院至院外门诊全过程的处理,包括药物应用、早期随访和症状的治疗。开展以患者为中心的家庭、医院和家庭的连续医疗。将心脏专科医师、全科(家庭)医师和患者连接一起。

H2H项目还通过网络开展在线讨论,面对面交流和专题论坛等发挥作用,使社区医院、全科医师及相关人员迅速获得所需的知识。该项目的共同主席Krumholz及其他主管人员介绍了各种相关的情况,并表示:"我们的工作表明,我们能够使患者的临床结局,与过去有所不同。""此项工作面对的挑战是前所未有的,但我们已成功地把各种力量和资源联合起来并互相学习和促进。"

我国有400万有症状的心力衰竭患者,随着人口的老龄化和心脏病治疗手段的改善,这一人群将继续增加。心力衰竭预后和恶性肿瘤(乳腺癌、大肠癌)一样严重。实际上我们已经遇到与美国同样的问题。H2H项目对我们的心血管疾病尤其心力衰竭的防治应有启示。是否也应该有适合我国国情的中国H2H项目值得考虑。

五、2010年慢性心力衰竭临床治疗年度评述

(一)慢性心力衰竭传统药物的进一步评价

1.醛固酮拮抗药依普利酮可以用于标准治疗后NYHA Ⅱ级患者 这是来自新颁布的EMPHASIS-HF试验的结果。此前的研究(RALES、EPHESUS试验)对象均为NYHA Ⅲ~Ⅳ级患者,而EMPHASIS-HF试验表明,在标准治疗(包括ACEI和β受体阻滞药)后

NYHA Ⅱ级患者加用依普利酮,主要复合终点死亡和因心力衰竭住院率显著降低。这就进一步拓宽了此类药在心力衰竭患者中的应用范围,并可能成为早期干预和预防心力衰竭进展的药物。

2.ARB加ACEI再次被证实可以用于慢性心力衰竭患者 一项以慢性心力衰竭伴肾衰竭需透析患者为主要对象的临床研究中,在包括ACEI的基础治疗下加用ARB替米沙坦,结果表明此类患者可以获益,而且此种联用并未显著增加不良反应如低血压、高钾血症等发生率。这两种药物的联合应用之利弊得失,一直是心血管病领域的一个争议问题。在心力衰竭的研究中(如CHARM试验)两者联合确已证实可改善患者预后,但ONTARGET试验表明,ACEI和ARB联用较之单用ACEI并未给高危心血管病患者带来有益的效果,反而显著增加不良反应如低血压、肾功能减退、高钾血症的风险。此项研究为两药在慢性心力衰竭患者中的合用提供了新的有益和安全的证据,值得关注。

3.ARB较大剂量可能对心力衰竭治疗更为有效 这一意见来自HEAAL试验。这一研究比较氯沙坦大剂量(150 mg/d)和小剂量(50 mg/d)对心力衰竭的疗效,结果证实大剂量可获得良好的效果,包括全因死亡和因心力衰竭住院的主要复合终点显著降低。而此前的ELITE Ⅱ试验中氯沙坦(50 mg/d)和卡托普利(100 mg/d)相比较,结果是中性的。HEAAL试验再次表明,在慢性收缩性心力衰竭治疗中ARB应该达到目标或最大耐受剂量。

4.慢性心力衰竭急性失代偿患者原有的β受体阻滞药已证实无须减量或停药 既往在这种情况下的处置,大多遵循2008年ESC心力衰竭指南的建议,即β受体阻滞药宜减少剂量,病情严重者宜暂时停用,待病情稳定后再恢复使用。B-CONVINCED试验结果表明,此类患者继续应用β受体阻滞药组和停用相比较,治疗效果和临床事件发生并无差异。随访表明,继续应用者获益更多,其平均心率显著较低,3个月β受体阻滞药使用率较高(90% vs 76%),剂量较大,且与停用者相比均有显著差异。

(二)慢性心力衰竭新治疗药物的研究

1.依伐布雷定证实治疗慢性心力衰竭有效 此前的BEUTIFUL试验可能是该药首次进行的心功能障碍临床研究,主要终点事件包括死亡和因心力衰竭住院率是中性的,但亚组分析表明,那些基础心率超过70/min的患者可能获益。不过,严格上讲该研究并非心力衰竭的试验,入选患者虽然LVEF显著降低,但并无心力衰竭症状。

今年颁布的 SHIFT 试验结果表明,基础治疗(包括 ACEI 和 β 受体阻滞药)后心率仍>70/min 患者,依伐布雷定加用可以产生有益的临床结局,从而使其成为继 ARB 之后又一个可能改善慢性心力衰竭患者预后的新药。这一试验也是迄今以降低心率为目标的首次前瞻性、随机对照试验,其阳性的结果表明,降低心率有益于心力衰竭患者的治疗效果。此种降低心率为靶标的临床研究今后亦可能在其他心血管病中进行。

2.直接肾素抑制药阿利吉仑对心力衰竭的疗效仍不能肯定 该药业已批准用于高血压治疗。一项在心肌梗死伴左心室功能障碍患者中评估该药对左心室重构影响的研究,并未证实对心室重构有益,反而不良事件显著增多。当然,这一研究的对象并非心力衰竭患者,观察的是替代指标而非临床结局。应用该药治疗心力衰竭的试验正在进行。

3.Omega-3 脂肪酸 过去几年一些流行病学和干预研究表明,应用 Omega-3 脂肪酸可发挥有益的心血管作用。GISSI-HF 试验表明,在标准药物治疗基础上加用 Omega-3 脂肪酸,可显著降低心力衰竭患者的病死率(8%),对改善预后有益。推测作用的机制包括抗炎和改善血流动力学状态,抑制心血管重构和神经内分泌激活,以及抗心律失常作用等。不过,前不久刚颁布的 P-OM3 试验并未再次证实这一对心力衰竭的有益作用。因此,该药治疗心力衰竭是否有益,仍不能确定。

4.能量代谢药物对心力衰竭的有益作用未能肯定 微营养素(micronutrients)是能量转送过程中的必须辅助因子。此类物质包括维生素 B_1、氨基酸、L-卡尼汀和辅酶 Q10 等。巨营养素(macronutrients)包括 Omega-3 脂肪酸在内,其有效的应用需要微营养素以保证能量物质理想的代谢。近期由 Soukoulis 等所作的综述使微营养素对心力衰竭的作用凸现出来。由于能量转送缺陷所致的心力衰竭,微营养素的补充可以矫正心力衰竭中所见的缺陷。合理的应用此类药物和改善能量的利用,与优化的药物治疗相结合,可以对临床结局产生有益的影响。这方面的研究正在进行。

5.血管加压素拮抗药(Vasopressin antogonist) 此类药以不同的亲和力与精氨酸血管加压素(AVP)受体 V_{1a}、V_{1b} 和 V_2 相结合。V_{1a} 是血管加压素受体中最常见的亚型,分布于血管平滑肌和许多其他结构中。V_{1b} 受体分布范围有限。V_2 受体主要位于肾脏集合管系统的细胞上,可引起游离水的利尿作用。

托伐普坦(Tolvaptan)是一种口服的 V_2 受体拮抗药,已批准用于伴临床上显著的高容量和正常容量的低钠血症患者。在 EVEREST 试验中该药降低血清钠水平和体重,并改善全身状况和呼吸困难,不过,并未能改善长期病死率。此外,该试验还表明此药的应用是安全的。

可尼普坦(Conivaptan)是一种静脉应用的 V_{1a}/V_2 受体拮抗药,已获批准用于高容量和正常容量的低钠血症住院患者。此种低钠血症多系由 AVP 分泌不适当或过度。理论上,添加 V_{1a} 阻滞作用可产生额外的血流动力学改善的益处,不过,可尼普坦尽管兼有对 V_{1a} 和 V_2 受体的双重阻滞作用,但血流动力学影响似与托伐普坦相类似。初步的研究也并未证实对改善心力衰竭的症状和体征可有更好的效果。

6.腺苷受体拮抗药 此类药物业已用于肾脏保护,其作用系抑制腺苷介导的肾小管-肾小球反馈机制,从而改善肾小球的滤过作用。另一个额外的有益作用是阻断钠再吸收,从而产生轻度的利尿作用。由于基线肾功能和住院期间肾功能改变已证实为心力衰竭患者出院后临床结局的预测因素,应用腺苷受体拮抗药来保存肾功能似乎是一个可能的治疗靶标,以减少不良的临床结局。Rolofyline 的 Ⅱ 期 PROTECT 试验结果为阳性,而 Pivotal 的 Ⅲ 期 PRO-TECT 试验则为阴性结果。此类药未来的临床应用前景尚不明朗。

7.干细胞移植治疗心力衰竭 近期的 STAR-heart 试验表明,经冠状动脉球囊导管向梗死区输注骨髓干细胞,与对照组相比较,3 个月、12 个月和 5 年后血流动力学指标均显著改善;平均年病死率显著降低(0.75% vs 3.68%)。

(三)慢性心力衰竭的非药物(器械)治疗

1.CRT 用于心力衰竭的适应证进一步放宽 近期应用 CRT 治疗心力衰竭的 3 项临床研究结果接踵颁布。其共同特点是评估 CRT 对基础药物应用后 NYHA Ⅰ~Ⅱ级(主要为Ⅱ级)心力衰竭患者的疗效。REVERSE 试验的主要终点为中性,而二级终点为阳性,表明 CRT 可改善此类患者的症状和生活质量。MADIT-CRT 试验则主要终点和二级终点均为阳性。RAFT 试验也是阳性结果,还证实 NYHA Ⅱ级患者中 QRS 波达到 150 ms、LVEF<20%、伴 LBBB,以及女性患者更可能从 CRT 治疗中获益。

欧洲 ESC 主要依据 MADIT-CRT 试验修改和更新了心力衰竭器械治疗的指南,推荐 CRT 可以用于基础治疗后 NYHA Ⅱ级患者。美国 FDA 也批准了 CRT 这一新的适应证。不过,进一步研究是需要的,根据 RAFT 试验,CRT 似不宜以普通的 NYHA Ⅱ级患者为对象,而是主要用于那些实际病情严重(LVEF 很低)

和心室显著非同步化(如 QRS 波达 150 ms、伴 LBBB)的 NYHA Ⅱ级患者。

2.小型左心室辅助装置(LVAD)登台亮相　这种小型装置称为 HeartWare 在 ADVANCE 研究中证实不仅置入的成功率,而且临床疗效均不逊于已商业应用的 LVAD。此种装置薄至仅 4.2 mm,可置入心包内。这一研究为未来开发超小型 LVAD 提供成功的范例,将来不仅可用于急性心力衰竭的治疗和心脏移植前的过渡性治疗,还可能成为不能做心脏移植术的晚期心力衰竭患者的长期姑息性治疗,甚至有可能成为一种新的、有如 CRT 那样的治疗慢性心力衰竭的器械治疗方法。

(四)2010 年美国晚期心力衰竭治疗和心脏移植指南

该指南包括以下主要内容:①管理心力衰竭患者的基本技能;②心脏移植和机械循环辅助装置;③急性心力衰竭的诊治;④器械治疗装置和血流动力学监测装置应用的要求和监测;⑤心脏移植;⑥终末期心力衰竭;⑦不断更新专业技能。

随着心血管病治疗水平和心力衰竭防治水平的不断提高,我国晚期心力衰竭患者的数量未来将会逐渐增加。我国的一些心脏中心和心血管病专科医院开展心脏移植,技术上已日臻成熟。如何处理好晚期心力衰竭和心脏移植患者,已逐渐成为我们必须面对的一个严峻的挑战。因此,美国的这一指南对我们很有启示,值得学习和借鉴。

六、2010 年美国 AHA 大会心力衰竭临床试验评述

(一)EMPHASIS-HF 试验

依普利酮对轻度心力衰竭患者住院和生存影响的研究(eplerenone in mild patients hospitalization and survival study in heart failure, EMPHASIS-HF)入选 2737 例轻度心力衰竭患者(NYHA Ⅰ~Ⅱ级)随机至依普利酮或安慰剂组。所有患者均给予标准的抗心力衰竭治疗。

结果表明,主要复合终点死亡和因心力衰竭住院的风险,依普利酮组较之安慰剂组显著降低 37%;此外,全因死亡率降低 24%,全因住院率降低 23%,因心力衰竭住院率降低 42%。而且亚组分析表明,在各种不同状况的患者中,依普利酮同样显示了对主要复合终点的有益影响,其结果与整个研究完全一致。由于上述结果是在该研究预定的中期评估中获得的,尤其是由于研究结果显示依普利酮的应用对患者产生"压倒性"的有益结果,该研究提前终止。

研究结果还表明,高钾血症的发生率较高,但两组并无统计学上的显著差异;因高钾血症住院或肾功能恶化的发生率两组也无显著差异。

主要研究者 Zannad 教授指出:"伴收缩性心力衰竭和轻度症状的患者,在标准抗心力衰竭治疗基础上加用依普利酮,可改善患者的生存和防止因心力衰竭的再住院。结合近期的其他临床试验,该研究为改善目前的临床抗心力衰竭治疗提供了充分的证据"。

他的表述是有根据的。这一研究的确将有助于改变目前的心力衰竭治疗方案和路径。传统上,心力衰竭的标准治疗包括利尿药、ACEI 和 β 受体阻滞药,如疗效不满意,心功能(NYHA)Ⅲ~Ⅳ级患者可以加用醛固酮拮抗药螺内酯(RALES)或依普利酮(EPHE-SUS 试验),而心功能Ⅱ级者则适合加用地高辛(DIG 试验),EMPHASIS-HF 研究表明 NYHA Ⅰ~Ⅱ级患者在标准治疗下加用依普利酮不仅对患者有益,而且也是安全的。这就使 NYHA Ⅰ~Ⅱ级、尤其Ⅱ级患者在抗心力衰竭药物应用上增加了一种选择,而且也进一步扩大了醛固酮拮抗药在心力衰竭中应用的范围。我国目前依普利酮尚未上市,原则上螺内酯可以替代并取得与依普利酮一样有益的疗效。

(二)RAFT 试验

院外心力衰竭患者再同步化和除颤复律治疗研究(resynchronization/defibrillator for the ambulatory heart failure trial, RAFT)是一项多中心、双盲和随机对照的临床试验,共入选 1798 例轻至中度心力衰竭(NYHA Ⅱ~Ⅲ级)患者,分为 CRT/ICD 治疗组(894 例)或单用 ICD 组(904 例)。所有患者 LVEF≤30%、QRS 波增宽。其中 80% 患者的心力衰竭为轻度的(NYHA Ⅱ级),2/3 患者为缺血性心脏病,平均 LVEF 为 23%。主要终点为病死率和因心力衰竭住院率(>24 h)。

结果表明,将 CRT 用于已做 ICD 的患者可使死亡和因心力衰竭住院率的复合终点降低 25%,较之单用 ICD 有显著差异。此外,CRT/ICD 组与单用 ICD 组相比,全因死亡率降低 25%;亚组分析表明,CRT/ICD 治疗对女性患者、QRS 波宽度达 150 ms、LVEF<20% 或 LBBB 患者最为有益。

"根据 RAFT 试验",主要研究者 Tang 教授认为,"接受 CRT/ICD 5 年治疗的患者,全因死亡率将降低 6%,这意味着,每治疗 14 例患者 5 年可预防 1 例死亡;每治疗 11 例 5 年可预防一次住院"。

CRT/ICD 已常规用于中至重度心力衰竭(NYHA Ⅱ~Ⅲ级)患者。这一应用得到一些国际指南的有力支持。美国 AHA 将其列为Ⅰ类推荐。2010 年春天的

美国 ACC 大会上心力衰竭非药物治疗指南作了修改,将 CRT 推荐用于 NYHA Ⅱ 级患者。这一重大修改主要依据 2009 年颁布的两项临床研究(MADIT-CRT 和 REVERSE 试验)的结果:CRT 治疗亦可以使轻度心力衰竭(NYHA Ⅰ~Ⅱ 级)患者获益。2010 年 9 月美国 FDA 又根据 MADIT-CRT 试验的资料,将 CRT-D 应用扩展至轻度心力衰竭(NYHA Ⅱ 级)患者。因为 MADIT-CRT 试验表明,CRT-D 应用使此种轻度心力衰竭患者的死亡和因心力衰竭住院风险显著降低 34%。此次 RAFT 试验又进一步充实了 CRT/ICD 用于轻度心力衰竭患者的证据,使这种非药物治疗方法,不仅是有显著症状心力衰竭患者的有益治疗,也可能成为预防心力衰竭进展的一种有效方法。

(三)ASCEND-HF 试验

奈西立肽可扩张动脉和静脉,故列为血管扩张药,但其作用实际上更为广泛,可以促进利尿排钠,并阻断 RAAS,被认为是 ADHF 治疗中的一种新药,受到美国 AHA/ACC、欧洲 ESC 和我国急性心力衰竭指南的推荐应用(Ⅱa 类推荐)。

奈西立肽 2001 年为美国 FDA 批准用于 ADHF 患者以降低肺楔压和气急。但其应用在 2005 年就受到重大挑战,因为两项荟萃分析提示,该药有可能增加病死率和肾功能损害。

奈西立肽对失代偿性心力衰竭临床疗效的急性研究(acute study of clinical effectiveness of nesiritide in decompensated heart failure, ASCEND-NF)是一项大样本、多中心试验。其目的是评估近几年问世的一种新药奈西立肽对 ADHF 患者应用的安全性和疗效。共入选7000多例因心力衰竭住院患者,随机分入奈西立肽组(3496例)或安慰剂组(3511例)。奈西立肽的用法是起初给予一个负荷剂量,随后 24 h 持续静脉滴注,共 7 d。所有患者均接受常规抗急性心力衰竭的治疗,包括应用利尿药和其他药物。

结果表明:①主要复合终点 30 d 死亡和再住院率两组并无显著差异(奈西立肽组 9.4%,安慰剂组 10.1%),全因死亡率亦无显著差异;②奈西立肽使气急症状轻度减少,但与安慰剂组相比,统计学上无显著差异;③奈西立肽应用未见肾功能恶化。

该试验的主要研究者 Hernandez 教授表示,研究结果给我们带来了好消息,也带来了坏消息。此话的确表达了我们从 ASCEND-HF 试验中获得的启示。

ASCEND-NF 试验证实,奈西立肽是安全的,不会加重肾功能损害,也不会增加病死率,似乎可以洗刷既往一些小样本观察中提出的疑虑;但该试验同时也表明,其实际疗效仍不能充分肯定,因急性期(30 d)

的死亡和再住院率并未降低,只是气急症状呈非显著性降低。显然对这一药物还需要进一步评价和观察。该研究采用的先给予负荷剂量的方法,以及持续长达 7 d 的静脉不间断滴注是否妥当,也值得加以评估。

(四)ADVANCE 试验

一种小型的左心室辅助装置(LVAD)用于晚期心力衰竭治疗的评估研究(evaluation of the heartware ventricular assist system for the treatment of advanced heart failure, ADVANCE)。此种装置名为 Heartware(HVAD)可置入于心包空隙内。

该研究在美国 30 个医学中心进行。HVAD 治疗组 137 例均为等待心脏移植的患者。对照组 499 例均为已登记的、应用 LVAD 作为心脏移植前过渡的患者。随访时间为 1 年。主要临床终点为置入后 180 d 仍存活,进而做心脏移植,或病情恢复足以移去辅助装置的患者比率。结果主要终点的成功率 HVAD 组(92%)不逊于对照组(90%)。与基线状况相比较,HVAD 置入后 3 个月心功能和生活质量改善。1 年的生存率 HVAD 组为 91%,对照组为 86%,无显著差异。总的来说,HVAD 组不良事件发生率也少于对照组。

主要研究者 Aronson 教授指出:"由于心功能和生活质量显著改善的程度与接受心脏移植术相仿,此种小型装置为那些需要心室支持的患者提供了一种新的可能性,以便获得心脏移植"。"而且,HVAD 体积小(厚度仅为 4.2 mm)、易于植入,较之已经商业化的 LVAD 具有一定的优势"。

在讨论中,Yacoub 教授指出,HVAD 组脑卒中发生率较高,缺血性脑卒中为 7.1%,对照组为 2.9%。但脑卒中绝大多数出现于植入后 48 h,故很可能与外科手术相关。

HVAD 属于第三代的 LVAD,正如 Yacoub 教授所说,ADVANCE 研究具有里程碑意义,在探索 LVAD 更为理想地用于临床实践的长期努力中,终于取得了重大的新进展。LVAD 临床上有两个主要用途:一是作为心脏移植前的过渡,用于晚期慢性心力衰竭患者;二是作为一种非药物治疗手段用于急性心力衰竭。由于业已应用的 LVAD 大多体积较大,置入困难,不良事件又较多,使其临床应用极大地受到限制。HVAD 的问世传达了一个重要信息,装置的小型化完全可能。ADVANCE 研究为这一过程提供了巨大的推动力。今后小型的 LVAD 将有可能成为上述两类患者更实用的技术,并在更多医院中应用,从"贵族化"走向"平民化",更多的患者可以从中受益。

小型的 LVAD 还可能成为一种可以长期使用的治疗方法,而不是一种姑息性技术,如同 CRT 那样用于症状不那么严重的患者,影响心力衰竭的临床进展,并改善预后,从而成为心力衰竭的一种新的器械治疗手段。

七、2011 年美国 ACC 大会心力衰竭热点议题介绍

(一)临床试验:他山之石可以攻玉。

本次会议上未颁布新的心力衰竭临床试验。不过,其他领域的研究对心力衰竭防治仍有一定的借鉴。

1.NYGOYA HEART 研究　研究的对象为日本的高血压伴糖耐量受损患者,主要终点为心血管事件的复合终点(含因心力衰竭住院),二级终点有全因死亡、超声心动图评价的心功能等。结果表明,两组血压控制相同情况下主要终点和二级终点无显著差异。但缬沙坦较之氨氯地平心力衰竭发生率显著下降达 80%(0.5% vs 2.6%,$P=0.01$)。这一结果提示 ARB 对此类高血压患者在降压的同时,还具有较好的预防心力衰竭发生的作用。

2.OSCAR 研究　对象为日本老年高危高血压患者,随机分组:奥美沙坦 40 mg 组及奥美沙坦加 CCB(钙拮抗药)组。结果主要复合终点(致死和非致死心血管事件,以及非心血管死亡)和二级终点(各种心血管事件)均未见差异。但并发心血管疾病亚组患者,ARB/CCB 使主要终点显著降低(HR 1.63,95%CI 1.00~2.52,$P=0.026$)。这一研究似乎表明,两药合用对老年高危高血压是有益的,优于单用 ARB。但为什么应用较大剂量 ARB 组心力衰竭发生率未见降低,作者未做解释。

3.J-CHF 研究提示小剂量卡维地洛也有效　研究设计和主要结果:此项由日本学者所做的研究,入选 NYHA Ⅱ~Ⅲ级、LVEF≤40%的稳定性慢性心力衰竭患者。按卡维地洛剂量分为 2.5 mg/d($n=118$)、5 mg/d($n=116$)和 20 mg/d($n=118$)3 组。应用 48 周,尔后随访 26 周。主要终点为全因死亡和因心血管病或心力衰竭的住院率。二级终点包括全因死亡、因心血管病住院、因心力衰竭或病情恶化需调整治疗而住院、心力衰竭死亡、猝死等。三组的基线特征具有可比性。结果表明,三组的主要终点和二级终点发生率均未见差异,但与基线水平相比治疗后 LVEF 均显著增加。多因素分析表明,BNP 和心率的改变是长期临床结局的预测指标。

临床意义:欧美指南建议卡维地洛从小剂量开始,逐渐增至 50~100 mg/d 的目标剂量。不同种族应用该药治疗心力衰竭的理想最低剂量未曾作过研究。

这一研究证实,即使小剂量(2.5 mg/d)仍可对心力衰竭的长期预后产生有益影响。这对中国患者可能具有临床参考意义。

(二)肥厚型心肌病(HCM):新的指南即将颁布

会上介绍了 2011 年修订的 HCM 指南。HCM 指南的制订并不容易,推荐方法的证据等级多为 B 或 C:进行随机化的研究往往是不现实的(差异大、患病率低、事件发生率也低等)。

(1)2011 年指南与 2003 年指南的比较:治疗上并无大的改变,但包含更多信息,推荐水平提高。2003 年指南中的推荐读起来更像文献综述,2011 年指南的推荐则更加系统,按证据水平给予更特殊的推荐:①心脏性猝死风险高,推荐置入 ICD;②进展性心力衰竭:推荐应用药物、采用心肌切除术或酒精消融术;③心房颤动和脑卒中:应用药物包括华法林,以及心房颤动的射频消融术。

(2)HCM 应关注的要点:①临床诊断标准和鉴别诊断;②危险分层和猝死的预防;③对左心室流出道梗阻所致的难治性心力衰竭进行干预和治疗;④并发心房颤动的治疗;⑤基因检测和筛查。

(3)ICD 的应用:适用于高危人群。有心脏停搏或伴持续性室速者,ICD 可用作二级预防;对下列人群可考虑用作一级预防:有猝死家族史、有过未预期的晕厥史、多形性和反复出现的非持续性室速、运动后血压反应异常、严重的左心室肥厚。

(4)HCM 处理要点:首先要排除高血压所致的心脏肥厚;无症状者要筛查直系亲属、避免剧烈体育竞赛、容量过度耗减和等张运动;已有症状者要评估危险程度、预防心脏性猝死、控制症状,要加强监控保证安全。

(5)梗阻性 HCM 的处理:目标是降低运动诱发的流出道压力阶差、减少心肌的氧需和延长心脏舒张充盈期。可应用 β 受体阻滞药、维拉帕米、地尔硫䓬、丙吡胺,如达最大剂量仍无效,可作心肌切除术,室间隔消融术。起搏治疗的效果不明。

关于外科心肌切除术,近期的观察资料表明,术后 HCM 相关病死率和心脏性猝死发生率等优于预期,但多为单中心研究,并无其他资料证实有关降低病死率的优势,因为症状几乎是该手术的唯一指征。

关于酒精室间隔消融术,在有经验的中心进行是有效的,年龄≤65 岁者改善症状更好,但并发症发生率较外科心肌切除术高,术后晚期有发生室性心律失常可能,但缺乏长期评估的资料,此外,短期随访对生存无影响,长期临床结局则尚不清楚。

对于上述两种手术干预方法的优劣比较,无随机

试验,也不大可能进行,对生存影响尚无结论。术后压力阶差的降低对心脏性猝死的各种危险因素是否有影响?对应用ICD的指征有无影响,目前均不明确。

(三)舒张性心力衰竭:此题仍无解

(1)命名:会议的报告中有称为HFpEF(射血分数保存的心力衰竭)、HFNEF(射血分数正常的心力衰竭),以及左心室收缩功能正常(或保存)的心力衰竭等。这些名称其实含义并无差别,也都不见得能更好地反映此病的本质。目前还看不出哪个名称更好,可获得更普遍的接受。既然此病的许多问题仍无清晰的解释,争论名称合适与否并无意义,也为时太早,因此,ACC的正式文件中仍将其称为舒张性心力衰竭(DHF)。

(2)患病率和病死率:会上学者们均认为DHF两率均较高,与收缩性心力衰竭相近或稍低,并不赞成DHF甚至患病率更高、预后更恶劣的观点。不过,学者们也承认DHF临床上易与其伴有的基础心脏病及老年患者的症状相混淆,易致延误诊断或误诊,其实际患病率有可能被低估。

(3)基础研究无显著进展:由于本病难治,故应重在预防。学者们介绍了近来的研究,从高血压、冠心病或糖尿病发展至DHF的病理过程和病理生理机制。即高血压→左心室肥厚→DHF→全心心力衰竭;冠心病或糖尿病则可发展至缺血性或糖尿病性心脏病,并引起DHF→全心心力衰竭。上述演变过程中涉及神经内分泌和细胞因子的激活,以及一系列涉及细胞、分子、基因及其表型的变化,还可能涉及氧化、应激、炎症、能量代谢等的改变或异常。这些研究有一定的深度和广度,但似乎存在两个问题:一是并未脱出收缩性心力衰竭机制研究的窠臼;二是未见突破性进展,因而并不能解释为何对收缩性心力衰竭有效的药物(如ACEI、ARB、β受体阻滞药等)却对DHF疗效欠佳,不能降低病死率和改善预后,也未能对DHF的发生及各种临床疑问提出新的、有创意的机制解释。

(4)关注临床治疗效果须从源头开始:患者大多有高血压、冠心病、糖尿病,多为老年人、女性,故积极治疗这些基础疾病,不仅可预防DHF的发生,也能防止其进展。基础病的治疗应贯穿于全过程,包括DHF发生之后,如血压控制的目标水平为<130/80 mmHg;伴冠心病者应及早做冠状动脉的血运重建术及有效控制血糖水平等。

(5)药物治疗可有作为:现有药物都不能降低DHF病死率,但可缓解症状,提高生活质量和运动耐受性。学者们建议:控制收缩压和舒张压,控制心房颤动的心室率,有肺淤血和外周水肿的需应用利尿药(Ⅰ类推荐);有冠心病和心肌缺血者需做冠状动脉血运重建术(Ⅱa类推荐);伴心房颤动者转复为窦性节律,血压已控制者应用β受体阻滞药、ACEI、ARB以便尽可能缓解心力衰竭的症状和体征,以及应用地高辛缓解心力衰竭症状(Ⅱb类推荐)。

(四)BNP用于指导心力衰竭治疗:争论仍在继续

这一生物学标志物在心力衰竭诊断和鉴别诊断、危险分层和预后评估方面的价值几乎已无争议。DHF中BNP测定水平会较收缩性心力衰竭为低,这一点现在也得到大家的认可。学者中争论的主要是BNP能否用来指导心力衰竭的治疗。既往的TIMI-CHF试验(2009)比较常规按症状治疗和采用BNP动态检测指导治疗这两种方案的疗效。主要终点是中性的。对于提倡BNP指导治疗的热情无异于泼了一盆冷水。但也有学者根据现有一些研究,认为这一方案仍是有价值的,只是需要更多的临床研究来证实,对于一些评估为高危的、预后差的心力衰竭患者,此法仍不失为评价治疗药物效果的有意义的手段。

(五)急性心力衰竭:还在起跑线上

急性心力衰竭的药物治疗过去20年并无显著进步。患者的病因不同,病理生理机制不同,临床表现不同,往往临床结局也不同。应强调个体化的治疗。

(1)现有药物疗效的评价:常用的药物如血管扩张药、正性肌力药物等仍有应用的价值,可改善症状,赢得时间,但均不能降低病死率和改善预后,故只能短期使用。学者们复习了过去的研究,结合新的研究,重新审视各种药物的价值。DOSE研究表明,利尿药持续静脉滴注或静脉推注这两种应用方法,大剂量或普通剂量这两种剂量之间并无差异,提示利尿药应用是必要的,但应适当,过大剂量并不能使患者获益,反而增加不良反应。ESCAPE研究甚至还提示病死率随住院期间利尿药最大剂量的增加而上升。AS-CEND-HF试验表明,作为一种新的血管扩张药奈西立肽即便采用负荷剂量和连用7 d的方案仍是安全的,不会增加病死率和诱发肾功能损害。各种正性肌力药物则未见到降低病死率好处,如应用时间延长,还可能增加死亡。

(2)降低出院后再住院率:OPTIMIZE-HF注册研究表明,β受体阻滞药的继续应用对患者出院后生存有益,可降低风险,停用者风险显著升高。对18项随机试验($n=3304$)的荟萃分析表明,制订完整的出院计划,对患者充分告知,以及出院后积极随访处理,较之通常的处置可改善生活质量,降低再住院和死亡。

(3)非药物治疗可发挥重要作用:与药物治疗形成

鲜明对照的是,非药物的辅助治疗进展较快。血液超滤可消除潴留的钠和水,从而减少利尿药的剂量,并可逐渐和有控制地增加移除的液体量。UNLOAD研究表明,超滤($n=83$)和标准治疗相比,48 h患者体重显著降低(5.0 kgvs 3.1 kg,$P=0.001$),并显著降低90 d随访的再住院率($P=0.037$)。因此,学者们建议,对于顽固难治性充血和水肿、药物治疗无反应(包括利尿药抵抗)、肌酐水平显著升高,以及伴严重低钠血症等患者,应用超滤是合理的选择。还认为根据现有材料,超滤所致的肾功能恶化并非过去所说那样危险,多为一过性的。与此同时应继续其他治疗如使用利尿药、小剂量静脉滴注多巴胺,应用奈西立肽(ROSE试验),以及短期使用托伐普坦(TACTICS试验)等。

八、2011年慢性心力衰竭诊治进展和评点

(一)心力衰竭的定义和分类

近几年国际心血管病组织颁布的心力衰竭定义与过去的定义有所不同,且彼此间也有差异。这引起了学者们的讨论和评论。

美国2009 ACC/AHA成人心力衰竭指南的定义:"心力衰竭是由于心脏结构性或功能性疾病使心室充盈和射血能力受损而导致的一组复杂的临床综合征"。

欧洲2008 ESC的定义"心力衰竭是一种综合征,患者应具有以下特征:①心力衰竭的典型症状;②心力衰竭的体征;③静息状态下心脏结构或功能异常的客观证据"。

比较美欧指南,差异在于后者着重于临床应用,而前者试图在定义中覆盖基础心血管病、病理生理学(主要为血流动力学)改变及临床3个方面。这两个定义实质上并无区别,只是各有所侧重,应该都是适合的。而且,它们都传达了一个重要信息,即心力衰竭是一种症状性疾病(symptomatic disorder),也是一种不断进展的疾病(progressive disorder);心力衰竭是一个临床名称,反映的是此病患者所存在的复杂的临床状况;这一名称与"心功能障碍""心功能不全"等不同,后两者主要反映的是病理生理学的改变,可视为病理生理的定义或名称。

(二)心力衰竭的新指南

1. 美国ACCF/AHA肥厚型心肌病(HCM)指南关于心力衰竭的处理 认为心力衰竭是此病主要临床表现和转归类型之一,另外两种类型为严重的室性心律失常(持续性室速、室颤及心脏停搏)和心房颤动。并认为HCM伴LVEF低下(<50%)的心力衰竭者,应按已颁布的慢性心力衰竭指南处理,而LVEF保存

(≥50%)的心力衰竭可应用β受体阻滞药,不耐受者改为维拉帕米,不耐受维拉帕米者可代之以地尔硫䓬,对这两种药无反应者可加用丙吡胺。还需应用利尿药减少和消除液体潴留。

2. 英国NICE慢性心力衰竭管理指南 关于诊断,指南认为疑似心力衰竭患者超声心动图检查和BNP/NT-proBNP检测两者并非必做,应区别情况;BNP/NT-proBNP具高度敏感性和中度特异性,而超声心动图检查须视时限决定。建议诊断评估主要根据心肌梗死史和BNP/NT-proBNP。

关于治疗,建议将β受体阻滞药和ACEI列为一线药物,醛固酮拮抗药、ARB,或硝酸酯类和肼屈嗪合用作为二线药物。

笔者以为这一指南的意见很值得商榷:一是该指南根据的证据系截止于2009年10月已有文献的检索,并非新的临床研究,因而未必反映近两年的最新进展和理念;二是NICE的各种指南一向最为注重成本效益,并非学术,因为英国人均年医疗卫生开支已逾6000英镑;三是英国心脏专科医师数量有限,一般的心力衰竭患者多由全科医师处理,后者也是NICE指南的主要受众,由此也难免存在局限性和偏颇。

(三)心力衰竭临床治疗的新理念

1. 两个转变影响深远 近几年心力衰竭临床治疗的新理念是要实现两个转变,即从重视治疗转变到重视预防,从心力衰竭的治疗主要采用改善血流动力学状态的药物如洋地黄类正性肌力药物、血管扩张药物等,转变到优先选择应用神经内分泌抑制药如RAAS阻滞药和交感神经系统阻滞药(β受体阻滞药)。在预防上强调早期预防,早期干预,因为心力衰竭是不断进展的,我们还不能完全阻断和逆转这一过程。早期的预防和干预指的是在心力衰竭阶段A和B就应该积极采取措施,防止其向下一个阶段的转化,一旦患者病情进入有症状的阶段C,则预后甚差,5年病死率几乎与常见恶性肿瘤乳腺癌或大肠癌相当。心力衰竭还不能治愈,但却是可以预防的,可以减缓其进展,关键在于早期的识别和适当的干预,这就是目前对心力衰竭的认识。

2. 心力衰竭治疗的基本药物 各国指南均肯定了6种药物对心力衰竭治疗有益,其中RAAS阻滞药有ACEI、ARB和醛固酮拮抗药(螺内酯、依普利酮);交感神经阻滞药为β受体阻滞药。这四类药经临床试验充分证实可改善心力衰竭患者的预后,包括降低全因死亡率和心血管死亡率与发病率。另外2种药物利尿药和地高辛虽不能改善预后,但能改善心力衰竭的症状,提高运动耐量和生活质量,且长期应用不

会对病死率产生不良影响。

3.心力衰竭药物治疗现状来自循证医学 20世纪末心力衰竭研究取得了一些重大成果:证实和确定了心肌重构是心力衰竭发生和进展的主要机制。心肌重构又由于两个系统即 RAAS 和交感神经系统的过度兴奋,导致一系列神经内分泌因子的激活,这一过程原本是机体对初始心肌损伤的一种代偿性机制,旨在增强心脏做功,维持循环和重要器官的血液灌注,但这两个系统的长期过度兴奋,以及神经内分泌因子的慢性激活,可促进心肌重构,加重心肌损伤和心功能恶化,又反过来刺激这两个系统和激活神经内分泌因子,形成恶性循环。因此,心力衰竭一旦发生,即便并无新的心肌损伤,临床病情亦稳定,仍会因心肌重构而进行性向前发展,直至达到终末期心力衰竭(阶段D)。

(1)提出了心血管事件链概念:由 Braunwald 等提出的这一事件链,同样也适用于解释心力衰竭的演变和发展。各种危险因素如高血压、高脂血症、糖尿病、吸烟等造成初始心肌损伤,可引起心肌梗死、左心室肥厚和重构、左心功能减退等,并进一步发展至出现心力衰竭的症状和体征,最终因顽固难治性心力衰竭而死亡。这一心血管事件链清晰说明了,心力衰竭的发生犹如脱缰的野马,不可阻止地向前奔跑,直至身心俱疲。这对于我们了解和理解心血管疾病和心力衰竭的全过程及其演变很有帮助,也为心力衰竭的现代治疗奠定了基础。

(2)心力衰竭的阶段划分和防治:按照心力衰竭的事件链概念,可以将心力衰竭划分为4个阶段,即仅有危险因素的阶段A;出现结构性心脏病[心肌梗死、左心房增大和(或)左心室肥厚]但无心力衰竭临床表现的阶段B;既有心脏结构性病变又有心力衰竭症状和体征的阶段C;以及终末期心力衰竭的阶段D。这一阶段划分可以与心力衰竭事件链上各个部位相对应。这一阶段划分最重要的临床意义是将心力衰竭的防与治结合起来,为心力衰竭的预防尤其早期预防和干预提供了充分的依据。

(3)药物防治可有作为。

4种药物得到肯定。心力衰竭的事件链,亦即从阶段A至阶段D发展的主因是 RAAS 与交感神经系统过度兴奋所致的心肌重构,因此,阻断这两个系统活动的药物受到重视。20世纪末就已证实 ACEI(SOLVD 预防研究、TRACE、SAVE、AIRE、CONSUNSES 等研究)和β受体阻滞药(CIBIS-Ⅱ、MERIT-HF、US CARVEDILOL 等研究)长期应用可以使心力衰竭患者预后改善,而21世纪初又证实 ARB(Val-HeFT、

CHARM、HEEAL 等研究)和醛固酮受体拮抗药(EPH-ESUS)也能改善心力衰竭的预后。除了这4种药物,尚未证实其他药物对心力衰竭预后有改善作用,美国的一项研究表明,在标准抗心力衰竭治疗基础上加用肼屈嗪和硝酸酯类可以降低心力衰竭患者的死亡率(A-HeFT试验),但获益人群仅为非洲裔美国人,不具有普遍意义。

改善症状又安全,2种药物得到推荐。可以改善心力衰竭症状的药物不少,但有证据表明能够长期使用又不会对预后产生负面影响的药物,主要有地高辛(DIG试验)和利尿药。其他药物如正性肌力药物不宜长期应用,也不适合长期间歇性应用;钙拮抗药也不宜应用,具有负性肌力作用的药物如维拉帕米和地尔硫䓬对心肌梗死后伴 LVEF 降低、无症状的心力衰竭患者可能有害,应禁用,而氨氯地平或非洛地平长期应用则对生存率无不利影响,但不能提高生存率,可用于心力衰竭伴高血压、心绞痛等并发症,且其他药物不能缓解而需要应用钙拮抗药的患者。应强调指出的是,此时应用这两种钙拮抗药,其目的不是治疗心力衰竭,而是针对并发的高血压和心绞痛。

(四)心力衰竭药物的新评价和推荐

1.依普利酮对 NYHA Ⅱ级的高危患者有效 近期发表了 EMPHASIS-HF 试验高危人群亚组分析,这5个亚组是:年龄≥75岁、2型糖尿病、LVEF<30%、估计肾小球滤过率(eGFR)<60 ml/min 和收缩压<123 mmHg。结果表明主要复合终点依普利酮组较之安慰剂组均显著降低。且此种获益持续至出院后6个月。与此同时,各亚组高钾血症(>5.5 mmol/L)发生率也显著增高,但严重高钾血症(>6.0 mmol/L)、因高血钾而停药或住院,以及肾功能恶化的发生率未见显著增加,提示在这些高危人群中长期应用依普利酮不仅有益,也是安全的。

2.伊伐布雷定确定了慢性心力衰竭治疗中的地位 今年颁布的 SHIFT 心脏重构亚组分析主要终点为超声心动图测定的 LVESVI(左心室收缩末容量指数),随访8个月。结果显示伊伐布雷定组平均减少13ml,安慰剂组无改变。另一项 SHIFT 生活质量亚组研究采用堪萨斯州心肌病调查表(KCCQ)对患者作问卷调查,随访12个月。结果表明伊伐布雷定组较之安慰剂组患者生活质量评分和 NYHA 分级显著提高,且心血管死亡及再住院率显著降低。这两项新的研究提示伊伐布雷定长期应用可以使心力衰竭患者心脏重构逆转和生活质量提高。

3.伊伐布雷定是否可以替代β受体阻滞药 SHIFT试验(2010年)虽表明,伊伐布雷定使主要复

合终点显著降低 18%,但全因死亡率和猝死率均未降低,且 β 受体阻滞药应用较大剂量的亚组人群中,甚至并未降低主要复合终点。而 β 受体阻滞药在各种临床试验中均证实可显著降低全因死亡率和猝死率(MERIT-HF、CIBIS-Ⅱ 和 US Carvidilol 试验等),这表明伊伐布雷定的疗效尚不能与 β 受体阻滞药相提并论。因此,目前伊伐布雷定在心力衰竭标准和优化治疗方案中可以成为新增加的药物,也可以在强化治疗中发挥作用,适用于不能应用 β 受体阻滞药,或不能达到目标剂量或最大耐受剂量,且心率偏快的患者。

4.决萘达隆不能用于心力衰竭患者 研究表明,该药对心房颤动复律的效果大体与胺碘酮相当,但有诱发和加重心力衰竭的风险。近期大样本研究及随后的亚组分析 ANDROMEDA 试验等提示,该药会显著增加中重度心力衰竭伴心房颤动患者的病死率,还可能使血肌酐水平显著升高。显然,伴心力衰竭或心功能低下者不宜使用决萘达隆。

(五)心力衰竭药物治疗的若干问题

1.神经内分泌抑制药的联合应用 首选 ACEI 加 β 受体阻滞药:这两种药物的联合可发挥协同作用,进一步改善患者的预后,称为"黄金搭档"。

RAAS 阻滞药的合用应有所选择:现有的临床证据表明,3 种 RAAS 阻滞药 ACEI、ARB 和醛固酮拮抗药不能一起联合应用,这样做患者不能获益,反而增加发生肾功能异常、高钾血症、低血压等危险性。二药的联合则推荐 ACEI 加醛固酮拮抗药,或 ARB 加醛固酮拮抗药,至于 ACEI 加 ARB 的合用,也是可以的(Val-HeFT、CHARM 试验),但应十分慎重(ONTARGET 试验)。

2.ARB 的地位和评价 欧洲和美国的心力衰竭指南在 ACEI 和 ARB 这两种药物中仍首先推荐应用 ACEI,在不能耐受时改用 ARB。应肯定 ACEI 是心力衰竭治疗的基石,自 20 世纪 80 年代起有许多大样本临床研究证实其改善心力衰竭患者预后的疗效,且这些研究大多以安慰剂作对照,证据确凿不容置疑。但也应看到,近 10 年 RAAS 阻滞药治疗心力衰竭的研究,基本均应用 ARB,如 Val-HeFT、CHARM、I-Preserve、HEEAL 等试验,且大多证实其改善预后的疗效好、不良反应少、顺从性佳的优点。

综合这方面的大量研究,对于 ARB 治疗心力衰竭可以归纳为以下基本观点:①ARB 不劣于 ACEI(CHARM、VALIANT 研究);②ARB 可以在 ACEI 基础上加用(Val-HeFT、CHARM 研究);③ARB、ACEI 和 β 受体阻滞药三药可以合用(CHARM 研究);④ARB 可

以替代 ACEI 作为一线治疗,适用于轻中度心力衰竭和 LVEF 降低的患者,尤其存在其他适应证并已经服用 ARB 的患者(美国 2009 ACC/AHA 心力衰竭指南)。

3.β 受体阻滞药的地位和评价

(1)临床价值:应用此类药物治疗心力衰竭的安慰剂对照临床试验已有 20 多项,例数>2 万,结果一致显示长期治疗能显著改善预后,包括降低全因和心血管病死率、因心力衰竭住院率;还表明,β 受体阻滞药是目前唯一能降低心力衰竭患者心脏性猝死率的药物,奠定了其在心力衰竭治疗中的重要地位。所有慢性心力衰竭、心功能 NYHA Ⅱ~Ⅲ级、病情稳定,以及 NYHA Ⅰ级伴 LVEF<40% 患者均必须应用,且需终身使用,除非有禁忌证或不能耐受;NYHA Ⅳ级患者待病情稳定后可在严密监护和专科医师指导下应用。

(2)β 受体阻滞药和 ACEI 应用的先后次序:欧美的心力衰竭指南均建议先应用 ACEI,然后再加用 β 受体阻滞药,这样做是可以的。不过 2007 中国心力衰竭指南指出:孰先孰后并不重要,关键在于尽早合用,其理由是:①CIBIS-Ⅲ 研究比较了先用 β 受体阻滞药或先用 ACEI 两组,其主要临床终点和二级终点均未见显著差异;②基础研究发现在心力衰竭的发生过程中交感神经系统和 RAAS 的过度兴奋,并非同时出现,而是交感神经系统的过度兴奋在前。

4.心力衰竭药物治疗的步骤 按先后次序应用药物,这是心力衰竭治疗的一个特点,也是对临床医师的一个严格要求。凡是有液体潴留的患者,应先使用利尿药(主要选择襻利尿药),直至患者处于"干重"状态,这是第一步。随后可使用 ACEI 或 β 受体阻滞药,这是第二步。第三步是 ACEI 和 β 受体阻滞药合用。这 3 种药物(利尿药、ACEI、β 受体阻滞药)的合用是心力衰竭患者基本的药物治疗方案。不能耐受 ACEI 者可用 ARB 替代。如患者仍有明显症状,此时可以加用的第 4 种药物为地高辛或螺内酯或 ARB。地高辛适用于心功能 NYHA Ⅱ级、LVEF<45% 患者(DIG 研究);螺内酯(或依普利酮)适用于 NYHA Ⅲ~Ⅵ级患者(RALES、EPHESUS 研究);ARB 适用于不能耐受醛固酮拮抗药的患者。在中国人群中选择加用 ARB 应注意观察和监测血压、血钾和肾功能,以防不良反应(ONTARGE 研究)。

5.ACEI 或 ARB 应用的剂量 一般要求慢性心力衰竭治疗中 ACEI/ARB 须用到目标剂量。近期的 HEEAL 研究结果证实氯沙坦大剂量(150 mg/d)较小剂量(50mg/d)显著降低复合主要终点(死亡和因心力衰竭住院)的发生率,提示 ARB 宜用大剂量。心力

衰竭基本机制是心肌重构,后者又主要由于 RAAS 过度兴奋。大剂量 ACEI/ARB 有助于充分阻断 RAAS,延缓或阻断心力衰竭的进展。不过,在临床中大剂量原则受到挑战。随着剂量增加,不良反应(如血压降低,血钾和血肌酐水平升高)显著增加,还可能导致肾功能损害。在部分患者中大剂量不易达到,病情较重者则更难耐受。故在实际应用中,我们在坚持大剂量原则下,根据具体情况,ACEI 或 ARB 可仅用至小或中等剂量,如患者血压不低且稳定,递增速度可快一点(每 1~2 周增加一次剂量,或更快),这是与 β 受体阻滞药应用方法不一样的,后者应尽量用至目标剂量。

(六)BNP/NT-proBNP 指导慢性心力衰竭的治疗

1.门诊心力衰竭 NT-proBNP 指导的治疗优于常规方法 该研究对象有左心室收缩功能不全和 NT-proBNP 显著升高。以 NT-proBNP ≤1 000 ng/L 为目标,结果表明该组的患者临床事件少、药物剂量递增更积极、随访就诊次数多。

2.BNP 对重度主动脉瓣反流和心功能正常的患者具有评估预后价值 一项研究证实以 130 ng/L 为切点,可鉴别风险较高的患者,以及早期干预可能受益的患者,BNP 也是预后最强的独立预测因素。

3.是否可采用 BNP/NT-proBNP 动态检测来指导慢性心力衰竭的治疗 这是近几年一直争议的话题。临床试验结果并不一致,如 TIMI-CHF 试验结果是中性的。如何评价慢性心力衰竭治疗的效果?通常根据的是临床状况有无改善如症状、体征、NYHA 分级、6min 步行试验、超声心动图上心室的大小、LVEF 等。尽管心力衰竭症状的严重程度和生存率之间存在清楚的关联,但与左心室功能状况的相关性并不强。即便症状轻微的患者,其因心力衰竭住院和死亡的绝对风险仍可很高。而且,症状可以迅速发生改变。症状轻微者由于出现心律失常可突然发生静息呼吸困难,反之,急性心力衰竭伴肺水肿患者应用利尿药后症状可迅速缓解。显然,单纯做临床评估,并不准确和可靠。

近期报道的一项荟萃分析,包括 20 项样本量较大、随访时间较长、以全因死亡率作为观察终点的 RCT 试验。结果显示,动态监测 BNP/NT-proBNP 对心力衰竭治疗有益,全因死亡和因心力衰竭恶化再住院率均降低;抗心力衰竭药物(ACEI、β 受体阻滞药等)达到的剂量也较大。因此,我们可考虑在临床评估同时,也采用动态评估 BNP/NT-proBNP 的方法,两者兼用可以更好地指导慢性心力衰竭的治疗。治疗后的 BNP/NT-proBNP 值应较治疗前的基础水平降低

至少 30%~40%。

(七)舒张性心力衰竭

1.发生率高预后凶险 流行病学和临床观察研究表明,舒张性心力衰竭与收缩性心力衰竭在患病率、病死率及因心力衰竭住院率上均相仿。在我国约 400 万心力衰竭患者中舒张性心力衰竭几乎占 50%,即有约 200 万例,其病死率与恶性肿瘤相近。绝大多数患者有高血压或心力衰竭的基本病因为高血压,多见于老年人和女性,部分患者并发心房颤动、糖尿病、肥胖、脑血管或外周血管病变或肾功能不全。

2.迄无改善预后药物,预防为主 迄今的大样本临床试验或其亚组分析,如应用 ARB(CHARM 研究)、ACEI(PEP-CHF 研究)、地高辛(DIG 研究)及近期的 I-PRESERVE 研究(应用厄贝沙坦),均为中性或阴性结果,提示这些对收缩性心力衰竭有效的药物并不能使此类患者预后改善。因此,目前对舒张性心力衰竭,重在预防,对于有高血压的患者,应积极控制血压;已有左心室肥厚患者在控制血压时应优先考虑使用 RAAS 阻滞药和 β 受体阻滞药,防止出现心力衰竭的症状,即切断从阶段 B 向阶段 C 的进展。已有心力衰竭症状的患者仍要控制血压;应用利尿药消除水钠潴留;适用药物有 ACEI 或 ARB、β 受体阻滞药。加用钙拮抗药对于难以控制血压患者可能有效。

(八)非药物治疗

1.置入性除颤复律器(ICD) 美国 2009 ACC/AHA 指南建议:"对于非缺血性扩张型心肌病和心肌梗死后至少 40 d,LVEF≤35% NYHA Ⅱ~Ⅲ级患者,在优化药物治疗下处于较好生活状态,且预期生存>1 年时,可应用 ICD 作为一级预防,以降低心脏性猝死发生率和全因死亡率"。与上一次指南相比,主要修改是 LVEF 从≤30% 提高为≤35%,放宽了适应证。

2.心脏再同步化治疗(CRT) 美国 2009 ACC/AHA 指南建议:"在优化药物治疗下、LVEF≤35%、NYHA Ⅲ~Ⅳ级、窦性心律伴非同步者(QRS≥0.12 ms),应置入 CRT,可以有或无 ICD 功能,即 CRT 或 CRT-D"。还建议:"对于合并心房颤动的心脏非同步患者可考虑置入有或无 ICD 功能的 CRT"。修改处主要有两条:一是 LVEF 也从≤30% 提高为≤35%;二是适应证扩大至伴心房颤动患者。

3.从严掌握适应证仍有必要 美国的指南放宽 CRT 和 ICD 的适应证,完全可以理解,非药物治疗近几年的临床研究对心力衰竭患者均呈阳性结果;ICD 对心力衰竭患者心脏性猝死的一级预防也获得明确的证据。这些都是心力衰竭临床治疗的重大进展,应予积极和充分的肯定。但我们也必须看到下列事实:

①CRT 和 ICD 均价格极其昂贵;②这两种方法在中国人群中应用的有益疗效,还需更多的证据,现有的证据几乎均来自西方人群;③研究表明,20%~30%CRT 应用者未能获益。而且,目前尚无确定和可靠的指标可以预测哪些患者可以从 CRT 治疗获益或不获益,在目前国内十分严峻的医患关系大背景下,谨慎是必要的。因此,笔者建议无论 CRT 还是 ICD,国人的适应证 LVEF 指标仍应是≤30%;心房颤动患者的应用宜暂缓,直至国内有更多证据发表。

4.CRT 的新研究及启示

(1)荟萃分析证实 CRT 对症状轻微 NYHA Ⅱ级心力衰竭患者有益:该分析包括 5 项 CRT 研究,患者均为 NYHA Ⅰ~Ⅱ级心力衰竭,共 4317 例,头对头比较 CRT 和 ICD 的疗效。结果发现,全因死亡率在 NYHA Ⅱ级患者中显著降低 19%,在 NYHA Ⅰ级中虽未降低,但因心力衰竭住院率降低 43%,提示 CRT 仍可能有益。这与此前发表的 2 项同样的研究(REVERSE、MADIT-CRT 试验)结果是一致的。

新颁布的 RAFT 试验也是阳性结果,表明 CRT 可能成为预防心力衰竭进展的一种有效方法。但是,分析该研究可发现,适用 CRT 的心功能 Ⅱ级心力衰竭人群其实很有限,主要是那些病情严重的患者:LVEF 很低(<20%或至少<25%)和心室显著非同步化(QRS 波达 150 ms 或伴左束支传导阻滞)。临床上应注意避免扩大适应证的适用范围。

(2)SMART-AV 研究着重于减少 CRT 的无反应者:晚近的 PROSPECT 研究证实,评估中增加机械和电指标并不能够提高心力衰竭患者对 CRT 的反应性。SMART-AV 研究结合体表心电图和左心室刺激方法测定 QLV 值作为心脏非同步性指标,以及 LVESV 改变作为心室重构是否逆转指标。主要终点是为 6 个月的 LVESV,二级终点为生活质量(根据 Minnesoda 问卷评分)。结果表明,QLV 是应用 CRT 后评价心室重构逆转和生活质量改善很强和独立指标,测定 QLV 有助于左心室导联电极的适当定位,因而有助于进一步提高 CRT 的反应率。

(九)心力衰竭药物治疗的进展

1.新型正性肌力药物　ESC 2005 指南和 2008 更新指南,以及美国 2009 ACC/AHA 指南均将左西孟旦列为治疗急性心力衰竭的Ⅱa类推荐,证据等级为 B。这是一种钙增敏剂,通过与心肌细胞上的肌钙蛋白 C 结合而促进心肌收缩,此外,还有轻度抑制磷酸二酯酶和扩张血管的作用。研究证实,该药可增加心排血量和降低肺毛细血管楔嵌压,以及降低全身血管和肺血管的阻力。另一种药 Istaroxime 也能增强心肌收

缩,增强泵血功能,不会降低血压和增快心率,正在进行Ⅳ期临床试验。

2.新型血管扩张药　B 型脑钠肽(BNP)属内源性激素物质与人体内产生的 BNP 完全相同。国外药名为奈西立肽(Nesiritide),国内生产的为重组人 BNP(rhBNP,商品名为新活素)。其主要作用是扩张静脉和动脉,使心脏的前、后负荷降低,在无直接的正性肌力作用下使心排血量增加。实际上该药的作用并非单纯的扩血管,也兼有其他作用如促进钠的排泄,从而产生一定的利尿作用;抑制 RAAS 和交感神经系统,从而阻断心力衰竭发展和演变中的恶性循环等。

近期的研究表明,该药可改善急性失代偿心力衰竭患者的临床与血流动力学状况(VMAC 和 PROACTION 试验);国内的一项研究证实该药较之硝酸甘油能更显著降低肺毛细血管楔压、缓解呼吸困难。国外指南建议在急性心力衰竭患者中应用该药(Ⅱa 类推荐,B 级证据)。

3.其他药物的研究

(1)利尿药:国内外心力衰竭指南均建议所有伴液体潴留的患者或曾有液体潴留的患者,应使用利尿药。在心力衰竭的临床治疗中利尿药是不可或缺的,但迄今尚无应用利尿药治疗心力衰竭的长期研究,也不清楚其对心血管发病率和病死率的影响如何。J-MELODIC 研究系由日本学者进行的多中心、前瞻性、随机对照试验。入选对象为 NYHA Ⅱ~Ⅲ级心力衰竭患者,随访>2 年,旨在评价长效和短效利尿药(分别为阿佐塞米和呋塞米)对心力衰竭患者生存的影响。该研究正在进行,预计今年可以完成。

(2)醛固酮拮抗药:该药主要用于重度心力衰竭(NYHA Ⅲ~Ⅳ级)。正在进行的一项 EMPHASIS 研究旨在评价依普利酮对轻度心力衰竭患者生存率的影响,该研究的结果预期可对此类药能否扩大应用范围(如应用于 NYHA Ⅱ级患者)提供证据。

(3)腺苷受体拮抗药:Ⅰ期和Ⅱ期试验表明,该药和利尿药合用可减少襻利尿药的用量,Ⅲ期临床试验 PROTECT 研究正在进行。

(4)血管加压素受体拮抗药:EVEREST 研究表明,托伐普坦短期应用可明显改善临床症状,但长期疗效未显示出任何优势。

(5)内皮素受体拮抗药:VERITAS 研究因治疗组的主要终点明显恶化而提前终止,此类药在心力衰竭中应用的疗效尚有待进一步探讨。

(十)心力衰竭的外科手术治疗

STICH(缺血性心力衰竭外科手术)研究有新启示。业已证实冠心病伴心力衰竭患者如伴有相对性

二尖瓣反流将会使病死率增加。但外科心瓣膜矫治术对此类患者是否有效,在冠状动脉旁路移植术(CABG)同时行二尖瓣修补术是否能改善此类患者预后均不清楚。入选 LVEF<35%、适合做 CABG 的患者,随机分为内科保守治疗组或 CABG 组。根据二尖瓣反流状况区分为无、轻、中、重度。由外科医师自行决定 CABG 时是否同时作二尖瓣修补术。主要终点为全因死亡率。结果表明,严重左心功能受损伴轻度二尖瓣反流者,CABG 可显著改善预后。伴中度至重度二尖瓣反流者在 CABG 同时行二尖瓣修补术,围术期风险呈降低趋势,且病死率降低。

(十一)心力衰竭患者的随访和教育

心力衰竭的防治是综合性的。做好随访和患者教育工作极其重要。①定期随访:目的是对患者做动态评估。应每1~2个月做一次一般性随访,每3~6个月做一次重点随访。后者包括心电图、生化检测、胸部 X 线、超声心动图和 BNP/NT-proBNP 等检查,以了解病情的变化和治疗的效果。②患者教育:应使每例患者了解心力衰竭的基本症状与体征、掌握一些自己调整基本治疗药物的方法、知晓日常生活中应该避免的情况,以及知道在什么情况下应该去就诊等。

九、专家视角:评述 2011 年 ESC 的心力衰竭论坛

(一)内容丰富 缺少热点

此次会议上心力衰竭论坛从第一天至会议结束,从未间断,涉及内容对这一领域做到了全覆盖。有急性心力衰竭,也有慢性心力衰竭;后者中有收缩性心力衰竭,也有舒张性心力衰竭;有药物治疗的评价,也有器械治疗的介绍和回顾,还涉及新的器械应用的探索。此外基础研究、心力衰竭标志物评价、心力衰竭临床试验的亚组分析或随访等令人目不暇接。然而,没有夺眼球的闪光点,没有让人趋之若鹜、座无虚席的热点报道,也是不争的事实。尽管如此,会议丰富的内容及其所反映的心力衰竭前沿的进展,仍让人得到一些新的启示,也会产生新的思考。

(二)利钠肽(BNP)和 N-末端利钠肽原(NT-proBNP)可指导心力衰竭临床治疗

这是近几年一直在讨论和争议的话题。如何提高心力衰竭临床治疗的水平? 通常采用临床评估方法,患者如经过治疗,心力衰竭的症状缓解、LVEF 提高、NYHA 心功能分级降低、左心室收缩末和舒张末容量缩小等,就可评为治疗有效。此种临床评估的方法,已沿用数十年,然而,临床实践告诉我们,症状的改善,并不能等同于预后改善。现代的心力衰竭治疗,并不难控制症状,而患者出院后仍可发生猝死和再住院,且难以预测,显然,我们还需要其他评估方法,作为临床评估的补充。

动态监测 BNP/NT-proBNP 受到较多的推崇。然而,临床试验结果并不一致,我国的慢性心力衰竭指南(2007)和急性心力衰竭指南(2010)均推荐这种评估方法,尤其对于病情严重,病程迁延日久的心力衰竭患者,在长期治疗中增加此种生物学标志物评估,无疑是必要和有益的,但仍缺少强有力的证据。

在会上报告的一项荟萃分析意义重大,从 400 多项应用 BNP/NT-proBNP 评估心力衰竭治疗的研究中,筛选出约 20 项符合条件的试验:样本量较大、采用 RCT 方法,以全因死亡率作为观察终点之一,随访时间也较长。入选的临床研究中包括了 2009 年发表的、中性结果的 TIMI-CHF 试验。结果显示,与通常的临床评估相比较,动态监测 BNP/NT-proBNP 对心力衰竭治疗有益,全因死亡和因心力衰竭恶化再住院率均降低;抗心力衰竭治疗的药物(ACEI、β 受体阻滞药等)应用和达到的剂量也较大。

BNP/NT-proBNP 在心力衰竭诊断和鉴别诊断、风险分层及评估预后这 3 个方面应用的临床价值,早已不容置疑。现在又在一个更为受到关注的问题,即评价心力衰竭治疗效果和提高治疗水平上获得肯定。今后,在实际临床工作中应逐步推广应用。当然,这一评估方法还需要在实践中验证,也还需要有设计周密的、大样本和前瞻性临床试验的进一步验证,更需要在中国的心力衰竭工作中作验证。

(三)β 受体阻滞药是否需要用至最大剂量才可以加用伊伐布雷定?

这是此次会上热辩的一个议题。自 BEAUTIFUL试验(2008),尤其 SHIFT 试验(2010)后,伊伐布雷定在心力衰竭治疗的舞台上闪亮登场,全球瞩目。

SHIFT 研究是一个确定的阳性结果。心力衰竭患者在应用了包括利尿药、ACEI 和 β 受体阻滞药的标准治疗后,对于心率仍较快的患者,加用伊伐布雷定使心率显著降低的同时,心血管死亡和因心力衰竭再住院的主要复合终点显著降低 18%。该试验中 β 受体阻滞药达到目标剂量的只有约 26%,达到目标剂量一半的患者也只有约 56%,这似乎表明,β 受体阻滞药能否达到目标剂量并非必不可少,而加用伊伐布雷定就会使患者获益。争议由此而产生。

主张 β 受体阻滞药需用至最大剂量一方的主要观点为:达到目标剂量,患者可获益,这是有大量临床试验证据的(CIBIS Ⅱ、CIBIS Ⅲ、MERIT-HF、US carvidilol 等试验);可以降低心脏性猝死率是 β 受体

阻滞药的独特优势,虽然还没有关于剂量和降低猝死疗效间关系的研究,一般仍认为达到目标剂量效果应更好、更安全;过去十年心力衰竭治疗中 β 受体阻滞药使用率已从 30% ~ 50% 提高至 85% ~ 90%,但目标剂量的达标率仍不高,即便 SHIFT 试验中达到目标剂量的比率也不高,提高剂量仍有很大空间。控制过度兴奋的交感神经系统是心力衰竭治疗的一个关键,也是延缓心血管事件链进展的关键,尽量用至最大剂量是十分必要的。

主张 β 受体阻滞药不必达到最大剂量就可以加用伊伐布雷定的一方,其主要观点有:有的心力衰竭患者不能应用 β 受体阻滞药或不能达到最大剂量是一个不争的事实,SHIFT 试验情况就是如此,主要原因有低血压、COPD、支气管哮喘、显著的疲乏。由于心力衰竭患者大多年龄大,伴多种疾病、身体虚弱,强调用至最大剂量既不现实,也无必要。心率是心力衰竭患者预后的独立预测因素,这在 SHIFT 试验中已得到证明,在应用 β 受体阻滞药基础上尽早加用伊伐布雷定,使心率减慢至 55 ~ 60/min,患者同样可以获益,且耐受性和依从性很好,也很安全,采用此种方法的 SIHFT 试验呈阳性结果,便是例证;此次会上新公布的 SHIFT 试验的两个亚组分析和随访研究还表明,此种治疗还可提高心力衰竭患者的生活质量,使左心室收缩末和舒张末容量显著缩小,提示可以抑制和改善心肌重构,此种有益结果并不逊于达到目标剂量的 β 受体阻滞药。

笔者认为双方的观点其实都有道理,而且也不是非此即彼的"零和"的争论。将双方的观点揉合在一起,便是我们今天使用这两种药物应有的认识。这里有两个观点需要阐明:一是目标剂量并非最大剂量,所谓目标剂量指的是心力衰竭临床试验中证实 β 受体阻滞药使患者获益的剂量,是否不能采用更大的剂量,则未必;是否较小剂量也有效,则是肯定的,剂量大一些效果肯定会更好一点。临床工作中因患者的具体情况,有时无法达到目标剂量,此时可应用能够耐受的最大剂量。显然最大耐受剂量既非最大剂量,也非目标剂量,双方争论中的最大剂量是一个模糊概念,需作澄清。如指的是最大耐受剂量,则双方就并无多大分歧了。二是心率的目标,也很重要。应使心力衰竭患者心率降至 55 ~ 60/min,因已有充分证据表明,这样做患者的病死率可降低。如果应用 β 受体阻滞药已使心率降至这一目标水平,则加用伊伐布雷定就没有必要了,反之,β 受体阻滞药已达目标或最大耐受剂量,而心率仍较快,此时就需要加用伊伐布雷定。

(四)CRT-P 和 CRT-D 的争论

心力衰竭患者符合适应证的可做 CRT,但是否均应同时置入 ICD?这一争论有两个重要的背景。一是近几年在心力衰竭药物治疗处于平台状态下,器械治疗的研究突飞猛进,CRT 已证实不仅对心功能 NYHA Ⅲ ~ Ⅳ 级患者有益,而且,也能使心功能 Ⅱ 级患者预后得到改善,显示了具有逆转心肌重构和防止心力衰竭进展的作用(MADIT-CRT、REVERSE 和 RAFT 试验)。去年 ESC 因此更新了心力衰竭器械治疗的应用适应证,包括了心功能 Ⅱ 级患者。显然,扩大 CRT 的应用范围,成为一种新的趋势。二是目前 CRT 的适应证和 ICD 的适应证大多重叠。心力衰竭患者死亡模式中心脏性猝死极其常见,在心功能 Ⅱ 级、Ⅲ 级和 Ⅳ 级患者中分别约占 2/3、1/2 和 1/3。除了药物 β 受体阻滞药外,ICD 是极其有效地降低心脏性猝死的方法。

主张都应用 CRT-D,其主要观点是:CRT 和 ICD 两者的应用指征并无原则差异;临床研究表明,原来单用 CRT(即 CRT-P)者加用 ICD,预后显著改善;应用 CRT-P 后心力衰竭的猝死率仍很高,因而有必要加用 ICD;经济上也并未增加很多负担,如情况稳定,关闭 ICD 减少放电,其实很方便;由于患者预后改善,反而可能更为经济。

主张如非心脏性猝死的高危人群,宜单用 CRT-P,其意见可归纳为:CRT-P 安置相对技术难度小,而 CRT-D 不仅难度大,要求高,且随访工作量更大。CRT-P 费用相对较低;在 CRT-P 基础上应用达到目标剂量的 β 受体阻滞药,对于并非猝死高危人群还是有效的,临床试验上已得到证实。如效果不佳,或显示有发生猝死的高危征象再改为 CRT-D,较为合理。更为重要的是,目前尚欠缺直接头对头比较两者疗效的大样本、前瞻性临床研究,也就缺少证据显示 CRT-D 的应用比 CRT-P 占优。

笔者认为,辩论的双方均强调了这两种起搏治疗各自的优势,均是有道理的,这里并无对或错的问题,而是对于一个具体的患者究竟哪一种技术更为合理。

按照指南和专家共识所载明的适应证,将一种技术或药物应用于适当的患者,这是科学。同时又根据患者的情况,个体化地选择和用好一种技术或药物,这是艺术。患者的情况无一相同,病情又是不断变化的,需要做动态评估,需要具体情况具体分析,因人而异,个体化做出决定,使治疗获得最佳效果,患者获得最大效益。医师临床决策的过程也是临床思维的过程;临床证据,医师的经验和患者的具体情况,三者必须结合考虑。

CRT 和 ICD 均是慢性心力衰竭器械治疗的主要技术,均有充分的使患者获益的证据,两者合用,优势明显,而缺陷也明显。涉及具体患者,就应区别对待。两者合用如有可能使患者更大获益,患者本身又具备这样的条件,当然可以用。但对于一个主要为心力衰竭,猝死风险并不高的患者,还是应用 CRT-P 为宜。临床上这样的患者并不少见,在 CRT-P 基础上加强抗心力衰竭药物治疗,尤其充分使用 β 受体阻滞药,ACEI、醛固酮拮抗药等,患者病情是可以长期维持稳定的。

(五)电话咨询系统(telemedication,或远程监测处理系统 remote telemedical management)用于心力衰竭治疗的价值

这与其说是一种新的治疗技术,不如说是一种新的理念。与心电监测、心率监测和血压监测等实时监测系统不同,这一技术将主动电话随访和接受患者咨询结合在一起,可收集大量信息供分析,可及时应对和处理患者的各种变化。

包括 17 项研究在内的一项荟萃分析,证实对心力衰竭患者密切随访和做好告知工作,可显著提高治疗效果和改善患者的预后。美国 ACC 近几年推广的"H to H"(从医院到患者家庭)项目也正是基于这样的理念:心力衰竭重在管理(management)而不是单纯的治疗(treatment)。

电话咨询系统正是在这样的大背景下应运而生的。然而,临床应用的效果似并不显著,临床试验的结果也大多是中性的(TIM-HF、Tele-HF 试验)。经过不断总结和改进,这一系统会更加完善,其效果也就会逐渐彰显出来。有的观察和亚组分析表明,如能把工作做得更仔细些,则心力衰竭患者可以获益,可降低再住院率,甚至降低病死率。这一令人鼓舞的结果反过来也证实,这一新技术所依据的新理念是准确的,为今后在该领域的更深入更广泛的研究,以及更大范围推广这一技术奠定了基础。

还可应用有创性远程监测处理系统。在此次ESC 会上公布了一项最新的研究结果(CHAMPION 试验),采用有创的肺动脉压的远程监测方法,结果证实可使心功能Ⅲ级心力衰竭患者肺动脉压降低,因心力衰竭的住院率降低 30%,且方法是安全的。

那么,中国医师能否也引入和采用这一新的技术。笔者以为可以探索,而实施还需假以时日。要实施,必须有 3 个基本条件。一是大医院要有专门的心力衰竭单元包括从事这方面工作的医师、护士和其他相关人员,可以对住院患者进行规范化的诊断和治疗,对出院患者提出个体化的处理方案;二是要有完善的社区医疗服务,能在社区和患者家中坚持规范化的治疗和随访;三是须有一个良好的医患关系和环境。心力衰竭患者属于高危人群,病死率高,并发症多,变化大,尤其心脏性猝死发生率很高。要维持这一系统有序的工作,避免差错和误解,必须依靠医师之间、医患之间及各方相关人员之间的高度信任和配合。目前,我们这 3 个方面都缺少,这是一种无奈,却又是不争的事实。

还要指出的是,这一技术似并不符合我国的国情。中国人信奉的是耳听为虚,眼见为实,医师看病处方,必须见到病人。电话会诊,电话指导,可以做,但只能偶尔为之,将其变为一种常规,必定问题多多,弄不好医师还要担法律的责任。这也是通信技术如此发达的今天,一些远程会诊、电话咨询、实时监测难以在中国推广,难修正果的原因吧。

十、厚积薄发,攻坚克难——2012 年 ESC 大会:心力衰竭试验采撷

2012 年的欧洲心脏学会(ESC)大会上心力衰竭并非焦点,但近几年陆续启动的各项治疗研究,在会上报告了取得的结果。这些研究内容广泛,有药物的、基因的、非药物器械装置的,在药物中有传统药的深入探索,也有新药开发,其对象涉及的有收缩性心力衰竭,也有舒张性心力衰竭,充分展示了在这一心血管的最后战场上,针对这一未攻克的堡垒,全球学者同心协力,攻坚克难,波澜壮阔,蔚为壮观的大场面。这些内容不仅具有可读性,且对各个领域我国从事心力衰竭工作的人员具有启发性。

(一)舒张性心力衰竭药物治疗的研究

1.PARAMOUNT Ⅱ期试验:新药治疗舒张性心力衰竭可能有效 该研究旨在证实一种新的药物 LCZ696 对射血分数保存的心力衰竭(HFpEF),亦即舒张性心力衰竭(DHF)的疗效。LCZ696 是一种新的具有双重作用的药物,称之为血管紧张素受体和脑啡肽酶抑制药(angrotensin receptor neprilysin inhibitor, ARNIs),可同时作用于与心力衰竭发生相关联的两个途径:其缬沙坦基团阻断血管紧张素受体的作用,即阻断肾素-血管紧张素-醛固酮系统,又通过其前药 AHU377 基团抑制脑啡肽酶,减少利钠肽的降解,从而增加利钠肽的浓度。

PARAMOUNT 试验对象为心功能 NYHA Ⅱ~Ⅲ级、LVEF≥45% 及有心力衰竭病史患者 301 例。按 1:1随机,LCZ696组 149 例,剂量可达 200 mg 2/d,对照组 152 例,缬沙坦可达 160 mg 2/d。主要终点为治疗 12 周、36 周后 NT-proBNP 改变。结果表明,12 周

NT-proBNP 水平 LCZ696 组为 605 ng/L,缬沙坦组 835 ng/mL(HR 0.77 95%CI 0.64 ~ 0.92,$P=0.005$)。不过,在 36 周时两组的值无显著差异($P=0.20$)。结果还表明,LCZ696 较之缬沙坦改善了 12 周和 36 周的左心房大小和 NYHA 分级。

为什么 36 周时两组的 NT-proBNP 水平未见差异?该试验主要研究者 Solomon 教授认为 LCZ696 起始作用快于缬沙坦。而且这一水平的差异已转变为左心房大小和心功能分级等其他指标的改善,表明 LCZ696 使心力衰竭患者 NT-proBNP 早期的显著降低具有重要的临床意义。

DHF 约占心力衰竭患者的 50%,且发病率和病死率与收缩性心力衰竭相仿,均很高。对收缩性心力衰竭有效的药物如 ACEI、ARB、β 受体阻滞药等都不能改善此病的临床结局。PARAMOUNT 试验结果为 ARNI 这类新药未来的临床应用,尤其在 HFpEF 患者中应用展示了光明的前景。当然,该试验采用的观察指标为替代终点而非临床终点,其临床意义具有局限性,未来需要观察临床终点(如全因死亡率、心血管病死率等)的大样本随机对照研究。

2.Ald-DHF Ⅱb 试验:螺内酯使舒张性心力衰竭患者获益 醛固酮经由醛固酮受体介导的心肌纤维化、心肌肥厚和血管僵硬等作用途径在 DHF 的病理生理机制中发挥了作用。

该试验目的是评价螺内酯对 HFpEF 患者的疗效和安全性。前瞻性随机 422 例有症状 DHF 患者至螺内酯组(目标剂量 25 mg/d)或安慰剂组,共 12 个月。两个复合终点均为舒张功能的改变,即充盈压(非侵入性评估)和最大运动能力。

结果表明,螺内酯组与安慰剂对照组相比,可改善充盈压和其心脏结构功能指标。但对运动能力、NYHA 分级或生活质量无影响。6 个月和 12 个月时螺内酯组充盈压显著降低($P<0.001$),但最大运动能力并无显著变化。此外,12 个月时螺内酯组显著降低左心室重量指数($P=0.009$)。试验还表明螺内酯是安全的,并无严重的不良反应。

这一研究采用的是替代指标,但其阳性结果仍很有价值。一是提示螺内酯可能适用于 DHF 患者。二是为未来应用螺内酯治疗 DHF 的进一步研究,即以临床结局(包括全因死亡率、心血管病死率、猝死率等)为主要终点的前瞻性、大样本试验奠定了基础。

(二)收缩性心力衰竭药物治疗的研究

1.SHIFT 亚组分析:伊伐布雷定降低总的因心力衰竭住院和再住院率 本次会议上颁布了 SHIFT 试验新的分析结果,即伊伐布雷定对总的因心力衰竭住院和再住院的影响。伊伐布雷定组与安慰剂组相比,已证实可降低总的心力衰竭住院率 25%,并有高度的显著性($P=0.0002$)。

基本信息:6505 例 SHIFT 研究人群中 1186 例在随访期间至少有一次新的住院。所有患者在入选进入 SHIFT 试验前 12 个月均住过院。因此这 1186 例至少有 2 次住院,其中 472 例还有一次再住院,218 例至少有 2 次住院(即≥3 次住院)。随访中 2587 例至少有 1 次,1328 例至少有 2 次全因住院。在随访的 12 个月中,曾因心力衰竭首次住院的患者中 30% ~ 50% 需再次住院。这些患者中心力衰竭恶化是最常见的住院原因。再住院已认定为增加病死率风险的预测因子,往往伴生活质量差,而且,因心力衰竭住院的耗费巨大,几乎占此病耗费约 60%。

结果和分析:随心率持续降低,伊伐布雷定降低了临床状况恶化的风险,包括:①降低了因心力衰竭恶化的总住院率;②降低了再发心力衰竭住院率;③延长了首次和再次住院的时间。

(1)心力衰竭住院和基本病情的相关性:再次住院者基线风险较严重,如年龄较大、静息心率较快、血压较低、LVEF 较低,以及症状较严重。这些患者病程也较长、较多伴糖尿病、肾功能障碍、脑卒中和心房颤动。此外,这些患者应用 β 受体阻滞药、ACEI 较少,而较多应用利尿药、醛固酮拮抗药和洋地黄类药物,且较多置入心内装置。

(2)伊伐布雷定对总心力衰竭住院的影响:中位数随访 23 个月,伊伐布雷定降低总心力衰竭住院数 25%(伊伐布雷定组 902 次,安慰剂组 1211 次,RR 0.75,95% CI 0.65 ~ 0.87,$P=0.0002$)。在高危亚组(基线 HR≥75/min)情况亦如此(RR 0.73,95%CI 0.61~0.87;$P=0.0006$)。

(3)伊伐布雷定对再次住院和全因住院的影响:伊伐布雷定组发生因心力衰竭恶化 2 次住院(HR 0.66,95%CI 0.55~0.93,$P=0.012$)风险较低。除降低心力衰竭住院外,全因住院率亦显著降低(2 661 次比 3 110 次,RR 0.85,95%CI 0.78~0.94,$P=0.001$)。HR≥70/min 患者应用伊伐布雷定可降低未来因心力衰竭恶化住院的风险。亦降低再次住院的发生率。降低因心力衰竭恶化的住院率和降低总的因心力衰竭住院率相同,即降低 25%($P=0.0002$)。

这些发现对心力衰竭患者很重要,因为需住院是生活质量差的主要内容之一,提高生活质量也是心力衰竭治疗主要目标之一。

这一研究清楚表明,窦性心律、心率≥70/min 的慢性心力衰竭患者,应用伊伐布雷定可持续降低临床恶化的风险。该药降低心力衰竭住院预期可改善患者生活质量,降低耗费。

2.ALTITUDE 试验:阿利吉仑对 2 型糖尿病心肾终点无影响 肾素抑制药阿利吉仑已证实具有良好的降压作用,并可显著降低收缩性心力衰竭患者生物学标志物 BNP/NT-proBNP 的水平。

该研究对象为年龄≥35 岁的 2 型糖尿病患者,有大量蛋白尿和 eGFR(估计肾小球滤过率)≥30 ml/min 或 eGFR≥30<60 ml/min 和大量蛋白尿,或有心血管病病史。所有患者均按指南要求给予常规治疗,其中必须包括 ACEI 或 ARB,但两者不合用。治疗组加用阿利吉仑,从 150 mg/d 起,可增至 300 mg/d。对照组用安慰剂。随访 4 年。主要复合终点为心血管死亡、猝死复苏、非致死性心肌梗死、非致死性脑卒中、因心力衰竭住院、终末期肾病(ESRD)和基线血肌酐水平(至少持续 1 年)翻倍。

结果并未证实阿利吉仑对上述心肾终点可产生有益影响,与对照组相比较,上述复合终点及其组分均无显著差异。

3.非类固醇类盐皮质激素受体阻滞药治疗心力衰竭研究(ARTS) 现有醛固酮拮抗药已证实治疗慢性收缩性心力衰竭具有良好的效果,包括降低全因死亡率。但其作用又有局限性,如可引起高钾血症、肾功能障碍和男性乳腺发育(螺内酯的孕激素作用)。这些不良作用主要与其类固醇的基本特性有关。寻找既有醛固酮拮抗作用,又是非类固醇的盐皮质激素受体阻滞药(non-steroidal mineralocorticoid receptor antagonist)是抗心力衰竭药物开发与研究的一个重要方向。BAY99-8862 正是此类新药。

该药已证实,其醛固酮选择性优于螺内酯,又较依普利酮,可提高和改善与醛固酮的结合能力。动物实验表明,该药在大鼠冠状动脉结扎模型中可改善左心室压力最大和最小上升速率(dp/dt max 和 dp/dt min),降低 LVEDP、NT-proBNP 水平,降低心肺的骨桥蛋白;对于有脑卒中倾向的自发性高血压大鼠模型,可改善生存率,减少蛋白尿/肌酐比例,减少肾脏损害和肾脏骨桥蛋白尿。

ARTS 研究就是在上述结果下获准对该药做临床试验,分两个分支进行。分支 A 入选 60 例收缩性心力衰竭(LVEF≤40%)和轻度 CKD(慢性肾脏疾病,定义为 eGFR 60~90 ml/min 患者。治疗组 BAY99-8862 剂量为 2.5 mg、5 mg、10 mg,每日 1 次,对照组为安慰剂。分支 B 入选 360 例收缩性心力衰竭(EF≤40%)和中度 CKD(eGFR 30~60 ml/min。采用的 BAY99-8862 剂量为 2.5 mg、5 mg、10 mg,每日 1 次,或 5 mg,

每日 2 次。以安慰剂为对照,开放性应用螺内酯 25~50 mg,每日 1 次。观察指标包括血钾、肾功能损害的生物学标志物、eGFR 和白蛋白尿,以及安全性与耐受性。该研究还在进行。

(三)器械装置治疗心力衰竭研究

1.胸段脊索刺激(spinal cord stimulation,SCS)治疗心力衰竭的研究 SCS 的装置早已上市,原来用于治疗慢性疼痛,现试用于慢性心力衰竭的治疗。该装置可发出低强度电脉冲至硬膜下间隙的神经。这一方法的原理是:自主神经系统在心力衰竭的病理生理机制中起了重要的作用;恢复自主神经的紧张度,使之有利于副交感神经系统,可改善心力衰竭症状。

既往的动物心力衰竭模型研究表明,胸段 SCS(在 T_1~T_5)可改善左心室功能和减少室性心律失常。但持续刺激或间歇刺激哪一种方法效果更好则不清楚,可能各有利弊。间歇性刺激晚上关闭,但并不能最大程度获益。持续性刺激可获益更大,但会影响睡眠。

这是一项动物实验研究,包括 30 例成年猪的缺血性心力衰竭模型。随机至对照组(间歇刺激组,每天 3 次,每次 4 h)或持续刺激组(每天 24 h 不停顿)。两组均获益,包括 LVEF 显著增加,但持续刺激组在 10 周时血清去甲肾上腺素水平和 BNP 水平均降低更显著。这一结果表明,持续性刺激较之间歇性刺激更有效,对心功能可产生更好更快的作用。

但这些结果仍有待正在进行的临床试验中得到证实。SCS 治疗心力衰竭 Ⅱ 期试验,已于 2011 年 4 月开始,预期 2013—2014 年结束。

2.伞形心室分隔装置治疗心力衰竭研究 美国 Abraham 教授报道了应用此种装置治疗心力衰竭的 3 年随访结果。

此种装置首次被用来治疗心力衰竭。其工作原理是采用经皮途径将装置送入左心室,扩张并覆盖和分隔受损的心肌,由此来恢复左心室正常的几何形态和功能。手术操作时间少于 75 min。

研究对象为 31 例 NYHA Ⅱ~Ⅲ级患者,来自美国和欧洲的 14 个中心。3 年随访结果表明,心脏性死亡率低(6.5%),且从第 2 年起一直无改变。因心力衰竭恶化的住院率 2 年和 3 年分别为 29.7% 与 33.2%。NYHA 心功能分级也显著改善(基线和 3 年时分别为 2.6 和 1.8,$P<0.000\ 1$)。

药物治疗可缓解心力衰竭症状,甚至抑制心肌重构,但并不能改变心脏扩大所致的结构性异常。经皮心室恢复术(PVR),采用伞形装置置入法使患者得到一种全新的、长期连续的、改变心室结构异常的治疗方法,并可避免外科手术的各种风险。

（四）其他治疗研究

1.慢性心力衰竭的基因治疗　SERCA2a基因已知可促进钙摄入至肌浆网中,CUPID试验(2010年)表明,临床终点如心室辅助装置应用和死亡在接受基因治疗患者中均显著降低,但也发现这些新的SERCAZa基因随时间延长变为无功能。

近期SUMO-1又称之为"chaperone"蛋白被确定为SERCA2a的调整者。由Hajjar领导的一项研究,将SUMO-1基因和SERCA2a基因一起注入心力衰竭动物模型。结果发现,与盐水对照组相比较,心脏收缩性在低剂量SUMO-1基因组增加25%,高剂量组增加52%,注入SERCA2a基因组增加24%,注入SUMO-1和SERCA2a基因组增加70%。在此次会上报告的这一结果引起了关注,这表明两种基因合用可产生叠加的、协同的有益作用,心力衰竭的基因治疗又向前进了一步。

2.奎宁(quinine)对慢性心力衰竭伴下肢缺血性绞痛患者影响的研究　这是一项前瞻性注册研究。共包括缺血性心脏病50 793例和非缺血性心脏病85 634例。所有患者均有心力衰竭。缺血性心脏病定义为冠心病伴心力衰竭。

缺血性心脏病中应用β受体阻滞药30 281例(60%),未用20 512例(40%),前者中3016例(10%)和后者中2941例(14%)合用了奎宁。

非缺血性心脏病中应用β受体阻滞药32 081例(37%),未用53 553例(63%)。前者合用奎宁2717例(8%),未合用5632例(21%)。

比较这两类慢性心力衰竭患者基础治疗应用或不用β受体阻滞药人群,在合用或不合用奎宁情况下的病死率,结果发现,无论哪一类慢性心力衰竭,也无论患者是否应用β受体阻滞药,加用奎宁的患者病死率均显著增加。

（五）心力衰竭新标志物的研究：copeptin可能成为预测心力衰竭新的标志物

这一研究来自德国学者,926例均测定了copeptin在血中的水平,并将测定结果自高至低分为4部分。水平最高部分患者全因病死率增加1倍。水平较高患者较多见为NYHA Ⅲ~Ⅳ级、NT-proBNP水平较高、较多可能发生并发症如肾功能障碍、糖尿病、贫血和炎症,提示病情重。

迄今仅仅BNP/NT-proBNP已确定并公认为心力衰竭的生物学标志物。血管加压素(vasopressin)的测定并不实用,因其很不稳定。copeptin为血管加压素前体的C-末端部分。该结果表明,copeptin水平与心力衰竭严重性相关联。提示除BNP外,copeptin可能有助于确定最高危的心力衰竭患者,这些患者必须采用指南推荐的治疗以改善预后。当然,这一结果需要更多研究的证实。

十一、2013年美国AHA大会心力衰竭热点采撷

2013年美国AHA心脏大会热点之一为心力衰竭,内容丰富,值得关注。

（一）美国心脏学会（AHA）主席谈心力衰竭

大会主席Gesup教授在开幕致辞中阐述了心力衰竭的进展和未来的任务。心力衰竭是科学进步产生的一种流行病,心肌梗死治疗的成功和人口老年化使老年人群增多,这些人最终均可以发展成心力衰竭。全球有2000多万有症状的心力衰竭患者,现代治疗使其得以生存和提高生活质量。她列举了近30年来心力衰竭研究上的一些重大突破。

心力衰竭治疗的成功在于创新的理念。她举出了应用β受体阻滞药的例子,30年前心力衰竭还是β受体阻滞药的禁忌证,但应用β受体阻滞药治疗慢性心力衰竭的临床试验显示患者病死率因此可降低达35%。30年前她的一个病人,LVEF仅25%,处于濒危阶段,在尝试应用β受体阻滞药后情况逐渐改善、恢复了接近正常的生活,2007年置入CRT后又进一步改善了心脏功能。她又谈到20世纪末发表的著名临床研究V-HeFT-Ⅰ、Ⅱ试验,使人看到了降低慢性心力衰竭病死率的希望。该试验在标准心力衰竭治疗(包括利尿药、ACEI、β受体阻滞药)基础上加用血管扩张药(肼屈嗪和硝酸酯类),结果非洲裔美国人心力衰竭患者的死亡率较之安慰剂对照组又显著降低。

她还呼吁要加强心力衰竭的预防。心力衰竭的预后仍很差,出院后30 d病死率仍高居不下,病人需要多次和反复住院。未来的研究应针对降低全因死亡率和再住院率。我们应该了解患者最需要和珍惜的是什么?那就是避免再次住院和活得长些。心力衰竭让患者生不如死,我们应该帮助患者与疾病"和谐相处"。

（二）TOPCAT研究

该研究旨在评估醛固酮拮抗药螺内酯对慢性射血分数保留性心力衰竭(HFpEF)的疗效。入选3445例,随机至螺内酯组(15 mg/d起始,递增至30~40 mg/d)或安慰剂对照组,平均随访3.3年。结果表明,患者并未获益,主要复合终点(心血管死亡、心力衰竭住院或心脏停搏复苏)发生率两组无差异(18.6% vs20.4%,HR 0.89,95%CI 0.77~1.04)。二级终点心

力衰竭住院率轻微但显著降低（12% vs 14.2%，$P=0.042$），全因住院率或全因死亡率均无差异。严重不良反应两组也无差异。此外，螺内酯组高血钾（>5.5 mmol/L）比率（18.7% vs 9.1%，$P<0.001$）和血肌酐水平超过正常上限2倍的比率（HR 1.49，95%CI 1.18~1.87；$P<0.001$）均显著增加。主要研究者 Pfeffer 教授认为，虽然主要复合终点未降低，但住院率是降低的，不过，应关注螺内酯应用的安全性，尤其血钾和血肌酐水平。该研究约1/3的患者中断治疗。

事后分析表明，存在显著的地区差异，美国人群较俄罗斯人群螺内酯组临床结局有显著差异（HR 0.82，95%CI 0.69~0.98），两个人群的主要复合终点也有显著差异。这一状况似表明该试验的入选和运作过程存在瑕疵，对研究结果产生明显的影响。另外，该研究的高危亚组人群，螺内酯仍显示良好效果。因此，笔者以为虽然总体上讲 TOPCAT 试验是中性结果，仍不应否定螺内酯对 HFpEF 的疗效，未来需要高质量大样本 RCT 研究。

（三）ROSE-AHF 研究

该研究旨在评估在理想利尿药剂量下加用小剂量多巴胺[2 μg/(kg·min)]或小剂量奈西立肽[0.005 μg/(kg·min)]对失代偿性急性心力衰竭（AHF）伴肾脏功能损害患者的疗效。

AHF 并发肾脏损害（心肾综合征的一种类型）很常见，肾功能损害的存在无疑会影响 AHF 的疗效和预后，如何选择适合的药物，是一个令人纠结的问题。血管扩张药是常用的药物，其中新的种类奈西立肽在 ASCEND-HF 试验中显示不会损害肾功能和增加病死率，临床使用具有安全性。多巴胺是正性肌力药，但小剂量静脉应用可扩张肾脏血管，加强利尿作用，可能具有潜在的肾保护效应，但并未得到证实。

该研究比较这两种药物对 AHF 伴肾功能损害患者的治疗效果。结果主要终点和二级终点均是中性的。这两种药均未能使此类 AHF 患者获益，无论症状或肾功能均无改善。

近十多年我们看到了太多的 AHF 研究以中性和阴性结果告终，ROSE-AHF 只是最新倒下的一个。这使我们不仅要思索，究竟是我们对 AHF 还不了解，还是我们采用的研究方法存在问题？这一研究结果给予我们最大的收获，是我们到了"改变"的时候。应该重新设计研究的思路，要走一条新路。

（四）关于2013年 ACCF/AHF 心力衰竭指南的讨论

美国的2013年心力衰竭新指南在此次 AHA 会上自然是一个关注的议题。从大量的发言中，似可梳理出以下3条最主要的脉络。

1.药物治疗 一是新指南提出和强调"指南导向的药物治疗"（GDMT）这样一个新的理念，旨在使现在采用的推荐方案得到最佳应用，使患者得到最好治疗，获得最佳结果。二是治疗的流程清晰明确，让那些能改善预后的药物尽早使用，达到目标剂量。三是充分重视各种并发症及基础病因，建议予以相应有效治疗，形成一个综合和整体治疗理念。

对于指南继续推荐传统的药物如改善预后的 RAAS 阻滞药（ACEI、ARB、醛固酮拮抗药）和交感神经阻滞药（β受体阻滞药），以及可改善症状的药物如利尿药、地高辛等的应用，均未提出不同意见，大家认为这是近20多年来临床和基础研究积累的结果。对于修订后的急、慢性心力衰竭处理路径也无争议。

2.心脏再同步化治疗（CRT） 专家们强调这是心力衰竭治疗领域重大进展，历时20多年的努力，这一技术已逐渐成熟，临床应用效果总体上是好的，指南对其推荐是合适的，可以用于 NYHA Ⅲ~Ⅳ级患者，也可用于 NYHA Ⅱ级患者。由于仍有近30%的无反应者，严格掌握适应证是必要的，其中心电图上 QRS 时间最有价值，可以反映心室激动是否存在不同步及其严重程度，最主要适合人群是窦性心律，有 LBBB 且 QRS 波>150 ms（NYHA Ⅲ~Ⅳ级患者 QRS 时间允许>130 ms），其他患者是否适用则须谨慎，主要证据还不够。

3.有的专家提出 CRT 改善心室收缩功能，提高心功能状态，这是无疑问的，但为什么也能改善心肌重构和改善预后，则其中的机制其实尚未完全阐明。究竟获益原因是 CRT 的"独立作用"，还是因为心功能改善，患者可以耐受更大剂量药物治疗，提高依从性的结果，即 CRT 和药物共同的作用，或 CRT 促进了药物疗效，还需要进一步评估。有一点是肯定的，应用 CRT 后仍需加强药物治疗，应用 BNP/NT-proBNP 也有助评估 CRT 的疗效。

4.心力衰竭的预防 美国新指南坚持采用并修改了心力衰竭4个阶段划分的方法。在阶段 C 有两种慢性心力衰竭类型，即射血分数降低性心力衰竭（HFrEF）和射血分数保留性心力衰竭（HFpEF）。各阶段有不同的处理方法。在阶段 A 中也推荐β受体阻滞药，可用于适宜的患者，亦即存在心力衰竭危险因素（高血压、糖尿病、代谢综合征、吸烟等）的患者。过去仅推荐应用 ACEI。这一意见可以理解，A 阶段患者可向 B 阶段转变，其特征是出现结构性心脏改变。β受体阻滞药阻断交感神经系统过度兴奋，是防止出现心肌重构的有效治疗。另外，A 阶段患者多数伴交感神经兴奋,这些患者如伴高血压,作为第一线降压药物,β受体阻滞药也是一个适宜的选择。关于4个阶段划分,2012年ESC指南中未提及,欧洲学者似对此有所保留,但在此次AHA会上参会的专家无论来自美国还是欧洲,并未直接提出质疑和反对。

(五)新的研究

心力衰竭的研究"瓶颈"并未获"突破",但在此次会议上展示的从基础到临床研究的深度和广度仍令人印象深刻。

干细胞和基因治疗仍在积极探索,技术有进步,人体研究也显示有获益,尤其心功能改善的研究证据较多。

左心室辅助装置更小,使用更方便。此类新装置不但提高了疗效,而且也进一步减少了不良反应尤其严重不良反应的发生率,已经达到临床实用要求,不仅可用作短期过渡性治疗(心脏移植前的过渡),也可以用于终末期心力衰竭又不能做心脏移植的患者,作为长期的姑息治疗。全植入性心脏装置亦已研究出来,未来可用于不能做心脏移植的终末期心力衰竭患者的长期治疗。

辅助性治疗心力衰竭的器械技术不断改进。经皮置入的伞状装置,可以遮盖和保护左心室室壁瘤,并使左心室心腔缩小,提高做功效率。肾动脉消融治疗心力衰竭已批准做少量的人体研究。自主神经调节器的人体研究正在进行。

心力衰竭的药物治疗尤其新药的研究尽管喜讯很少,但工作并未中断。慢性心力衰竭中如应用具有双重内分泌抑制作用的LCZ696(PARADIGM-HF试验)、应用新型醛固酮拮抗药、松弛素、传统或自然物等研究亦正在进行,并展示了一些阶段性结果。

十二、2013年心力衰竭临床研究回顾

心力衰竭领域中2013年是一个丰收年。我们获得了一些新的理念、新的启示,进行了新的研究和探索,也有未解的问题让我们争论和讨论。这些都加深了对心力衰竭这一心血管病最后战场和未攻克堡垒的理解和认识。

(一)新的理念

1.心力衰竭药物治疗新理念 2013美国ACCF/AHA心力衰竭指南(简称美国新指南)建议采用"指南指导的药物治疗(guideline-directed medical therapy, GDMT)"代替传统的"优化药物治疗"。GDMT的概念有着丰富的内容,不只是针对心力衰竭的规范治疗,也包括生活方式的调整,对心力衰竭基础病、并发症的合理治疗,实际上强调了心力衰竭治疗的个体化

和综合性。其临床意义体现在美国新指南编撰委员会主席CW Yancy的表述中:"假如能在正确的时间,以正确的方式,对正确的心力衰竭患者采取最佳的治疗,那么死亡风险就能非常显著地降低,降低幅度可能多达50%,即每给予10例患者正确的治疗,就很可能挽救至少1例患者的生命,并且减少至少1次住院。这是真正的获益,与之相比,很多其他心血管治疗的获益都相形见绌。"

2.醛固酮拮抗药扩大了应用的人群 此类药传统上仅用于NYHA Ⅲ~Ⅳ级患者。EMPHASES-HF试验证实NYHA Ⅱ级患者也可以从中获益。继ACEI或ARB、β受体阻滞药之后,醛固酮拮抗药是又一个可以应用于所有伴症状的心力衰竭患者,并可改善预后的药物,也是β受体阻滞药后又一个能显著降低心脏性猝死率并能长期使用的药物。这样良好的治疗效果,使此类药终于成为堪与ACEI、β受体阻滞药并驾齐驱的心力衰竭基本治疗药。

3.心力衰竭新的治疗路径已产生 由于醛固酮拮抗药在心力衰竭治疗中地位冉冉升起,慢性收缩性心力衰竭的治疗路径也产生相应的改变,此类药成为黄金搭挡(ACEI和β受体阻滞药)后优先考虑加用的一种药。

4.慢性心力衰竭类型和命名获共识 美国新指南将收缩性心力衰竭称为射血分数降低的心力衰竭(HFrEF),舒张性心力衰竭为射血分数保存的心力衰竭(HFpEF),沿用了前一版指南的命名,亦与欧洲新指南中相应的名称一致。这样的定义清楚指明了两种心力衰竭类型的差异实质为左心室射血分数(LVEF)是否显著降低。新指南将HFpEF的LVEF值规定为≥50%,略高于过去多数作者建议的≥45%。LVEF值介于两者之间的心力衰竭患者,美国新指南将其分为两个亚型:边缘性HFpEF(LVEF 41%~49%)和改善的HFpEF(LVEF>40%)。

5.糖尿病和心力衰竭的风险二重奏 根据对心血管病和糖尿病临床试验所做的亚组分析,糖尿病和心力衰竭两者关系紧密。心力衰竭可能是糖尿病最常见的严重心血管并发症,而糖尿病伴发心力衰竭的病死率显著高于脑卒中或心肌梗死。临床上须加强对此种状况的认识和处理。美国心力衰竭新指南中将糖尿病列为阶段A的危险因素,在降糖治疗同时应予积极的降压治疗和他汀类药物,对预防心力衰竭有益。已有收缩性心力衰竭的糖尿病患者,其治疗与无糖尿病相同,包括β受体阻滞药的应用。

6.减少心力衰竭再入院具有重要意义 因心力

衰竭再住院风险堪比心血管死亡,美国新指南提出降低再住院率的建议:①识别适宜做GDMT的患者。对于阶段C患者,GDMT是处理的基础,督促临床医师遵循和实施。②改进和完善从医院到家庭的过渡期治疗和拟定出院计划,以提高依从性,控制基础心血管病和并发症(包括心理障碍)。③多学科联合管理。④密切随访,包括对每例患者进行随访,在出院后3d内电话联系,并预约2周内复诊。

(二)新的探索

1.新型利尿药托伐普坦:进一步证实有效和安全 Matsue教授等的新研究证实,托伐普坦可降低心力衰竭患者肾脏损害风险。这一结果与已发表的大样本随机双盲对照的Everest研究,以及Mayo Clinic心肾研究室的临床试验是一致的。新研究为托伐普坦的这一有益作用增加了新的证据。

该研究还证实托伐普坦能减少急性失代偿性心力衰竭患者容量负荷,并缓解症状。

心力衰竭的主要临床表现是水肿加重且难以消除,其他症状体征也往往与容量负荷增加相关,利尿药治疗效果有时难以奏效。该研究提示在此种状况下托伐普坦不仅有效,似还可早期应用,及与其他利尿药合用。该研究结果支持各国心力衰竭指南对托伐普坦的积极推荐。

根据国内外应用的经验和资料,托伐普坦临床应用的主要适应证为:心力衰竭伴顽固水肿(多种利尿药应用无效)或利尿药抵抗、伴低钠血症(尤其稀释性低钠血症),以及伴肾功能损害。

2.中成药治疗慢性心力衰竭:循证历程启动 中药芪苈强心胶囊治疗慢性心力衰竭有效性与安全性的临床试验是一项随机、双盲、安慰剂平行对照研究。国内20多家医院参与。共纳入512例诊断明确、病情稳定且接受标准抗心力衰竭治疗的慢性收缩性心力衰竭患者。基础治疗包括利尿药、β受体阻滞药、ACEI(或ARB)及醛固酮拮抗药等。12周治疗后结果显示,两组NT-proBNP与基线相比均有显著下降,但治疗组的降幅更显著;NT-proBNP降幅≥30%的患者比率治疗组显著更高(47.95% vs 31.98%,P<0.001)。此外,治疗组在心功能、LVEF、6 min步行距离以及明尼苏达心力衰竭生活质量评估(MLHFQ)等方面也优于对照组。

这是中成药治疗慢性心力衰竭的一个里程碑,也是现代心力衰竭治疗领域的新进展。研究表明传统中药的疗效是经得起现代科学研究方法评估的。该研究结果发表在JACC上,也得到国外学者认可和接受。但该研究以替代指标作为主要观察终点,属于初

步的探索,未来还需要进行以临床结局为主要终点的大样本研究,才可能获得可靠的疗效证据。

3.STOP-HF研究:BNP指导心力衰竭治疗可能有益 该研究的特色是采用心力衰竭的生物学标志物作为防治心力衰竭发生的主要依据,并评价其疗效。对象为存在至少1种心力衰竭危险因素患者,常规处理组(不要求检测BNP的对照组)由基层医师评估并治疗,BNP指导治疗组每年测定BNP,如超过50 ng/L,患者需做心脏超声检查,并由心脏专家制定治疗方案(干预组)。平均随访4.2年。结果表明由BNP指导的治疗可减少心力衰竭发生,并改善左心室重构:左心室舒张末和收缩末直径均显著缩小。二级终点主要心血管事件(MACE)发生率也显著降低(整体人群,P=0.04),或呈降低趋势(BNP>50 ng/L人群,P=0.07)。该研究一定程度上表明,基层和社区医师应用BNP指导的治疗可能对心力衰竭患者有益。

4.ASTRONAUT研究:结果很失望 该研究评估了肾素拮抗药阿利吉仑对心力衰竭住院患者出院后死亡率和心力衰竭再入院的影响。中位数随访时间为11.3个月。在常规治疗基础上治疗组给予阿利吉仑150~300 mg/d,对照组用安慰剂。结果显示心血管死亡或6个月的心力衰竭再住院率,两组并无显著差异(图1-29)。此药未来似不宜推荐用于心力衰竭临床治疗。

5.RELAX-AHF研究:又一个失望的结果 这项随机安慰剂对照的临床研究旨在评估磷酸二酯酶-5抑制药西地那非(60 mg,每日3次)对HFpEF患者运

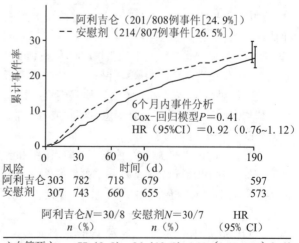

阿利吉仑N=30/8		安慰剂N=30/7		HR	
n(%)		n(%)		(95% CI)	
心血管死亡	77(8.5)	86(10.5)	0.92(0.65~1.26)	0.60
心力衰竭入院	163(13.9)	186(20.5)	0.80(0.72~1.12)	0.35

CI=可估区间;CV=心血管;HF=心力衰竭;HR=风险比

图1-29 ASTRONAUT研究的主要结果

动能力和临床状态的影响。结果两组主要终点耗氧量峰值（Peak VO$_2$）无显著差异，二级终点 6min 步行试验亦无差异（$P=0.92$）。

6.TOPCAT 研究：醛固酮拮抗药仍让人有所期待　该研究旨在评估醛固酮拮抗药螺内酯对慢性 HFpEF 的疗效。结果表明，患者并未获益，主要复合终点（心血管死亡、心力衰竭住院或心脏停搏复苏）、全因住院率或全因死亡率两组均无差异（图1-30）。心力衰竭住院率轻微但显著降低（12% vs14.2%，$P=0.042$）。严重不良反应两组无差异，但螺内酯组血钾和血肌酐水平均显著增加。这一结果令人失望，但高危亚组螺内酯仍显示良好效果，似不应完全否定螺内酯对 HFpEF 的疗效，需要做进一步研究。

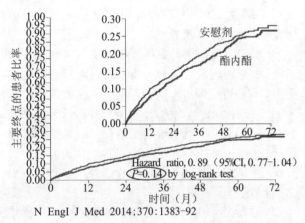

安慰剂
酯内酯
Hazard ratio, 0.89（95%CI, 0.77-1.04）
$P=0.14$ by log-rank test
时间（月）
N EngI J Med 2014;370:1383-92

图1-30　TOPCAT 研究结果：螺内酯并未使 HFpEF 患者获益

7.ROSE-AHF 研究：还是阴性结果　该研究旨在评估在理想利尿药剂量下加用小剂量多巴胺[2 μg/（kg·min）]或小剂量奈西立肽[0.005 μg/（kg·min）]对失代偿性急性心力衰竭伴肾脏功能损害患者的疗效。结果主要终点和二级终点均是阴性的。这两种药均未能改善急性心力衰竭患者症状或肾功能。

（三）其他研究

1.PARAMOUNT 研究　一种兼有 ARB 作用和脑啡肽酶抑制作用的新型神经内分泌抑制药（LZ696）证实可降低心力衰竭患者血 BNP 水平，并使左心房缩小。

2.ATOMIC-AHF 研究　一种新的正性肌力药物（心脏肌球蛋白激活药）初步证实，其静脉注射应用对急性心力衰竭患者是安全的，并有可能改善症状。

3.Freeman 等的队列研究　2891例收缩性心力衰竭患者均未用过地高辛。尔后开始应用的治疗

组（占18%）与未用的对照组相比，全因死亡率和因心力衰竭住院率均显著增加。亚组分析表明，无论有无应用 β 受体阻滞药，地高辛均增加死亡风险。

（四）新的争论

1.单纯减慢心率的药物伊伐布雷定可否用于心力衰竭治疗　2012 年发表的欧洲 ESC 心力衰竭新指南对该药做了积极推荐，并列为该指南主要修订要点之一，而美国新指南则并未推荐。伊伐布雷定的推荐主要基于 SHIFT 试验提供的证据。该研究设计良好，运行质量优良，其结果可靠可信，提供的证据可以达到 B 级，据此推荐伊伐布雷定的应用，笔者认为并无不当。美国新指南不推荐应用伊伐布雷定可能出于对该药，以及该药应用传达的新理念即降低心率可能成为心力衰竭和心血管病未来治疗的新靶标，仍心存疑虑。也可能由于该药尚未在美国上市。这一分歧的解决有赖于未来的研究和获得更多的证据。

2.心力衰竭的阶段划分值得推荐吗　美国新指南坚持并修改了心力衰竭阶段划分的方法，在阶段 C 有两种慢性心力衰竭类型，即 HFrEF 和 HFpEF，并对各阶段的治疗方法分别加以阐述和推荐。但 2012 年欧洲 ESC 心力衰竭指南未提及心力衰竭的阶段划分。对于这一问题未见双方正面交锋与讨论。但应承认，心力衰竭阶段划分概念已得到较普遍接受，是有利于心力衰竭的早期干预和预防的。

十三、2014 年心力衰竭临床进展盘点

心力衰竭的临床研究在 2014 年取得丰硕成果。陆续颁布的研究结果令人振奋，对未来心力衰竭的临床处理和研究发展的方向，也很有启发。

（一）新颁布的指南

1.我国心力衰竭诊治指南（2014）

（1）确定了慢性收缩性心力衰竭（HFrEF）主要推荐应用的 7 种药物：可改善预后的有 ACEI、β 受体阻滞药，醛固酮拮抗药和 ARB。可改善症状的有利尿药和地高辛。新推荐伊伐布雷定，可降低因心力衰竭的住院率。

（2）确定了 HFrEF 的治疗流程：基本方案为利尿药和由 ACEI（或 ARB）、β 受体阻滞药和醛固酮拮抗药 3 种药物组成的"金三角"。在应用了循证剂量金三角后仍有症状患者可加用伊伐布雷定和（或）地高辛。伊伐布雷定适用于静息心率≥70/min 的窦律患者，地高辛适用于 LVEF≤45% 的患者。

（3）心脏再同步化治疗（CRT）的适应证：扩大至 NYHA Ⅱ级，但主要推荐用于有 LBBB 并伴显著 QRS

增宽的窦律患者,并要求在决策前须有3~6个月规范和优化的药物治疗。

(4)急性心力衰竭的治疗:提出了新的诊断流程和治疗流程。新推荐托伐普坦,应用于其他利尿药(单用或合用)疗效欠佳、伴低钠血症或肾功能损害的心力衰竭患者。重症患者积极推荐应用器械治疗如超滤、机械辅助呼吸(包括ECMO)、IABP、左心室辅助装置等。终末期心力衰竭可做心脏移植。

(5)BNP/NT-proBNP动态监测评估心力衰竭治疗效果获推荐:有效标准为治疗后测定值较基线降幅≥30%,可作为临床评估的辅助方法。

(6)慢性舒张性心力衰竭(HFpEF)诊断标准更新:新标准包括须符合心力衰竭的临床特点、流行病学和人口学特点,以及BNP/NT-proBNP轻至中度升高。

2.ESC肥厚型心肌病(HCM)诊治指南(2014)

这是ESC首部关于HCM的指南,内容丰富,包括了影像、基因的评估,经皮或外科手术的干预,器械置入以及药物治疗。常规推荐做12导联心电图和48 h动态心电图。首次评估应做二维和多普勒超声心动图,包括在坐位和半卧位,静息状态和乏氏动作下,以发现和测量压力阶差。必要时应做心脏磁共振检查。左心室流出道梗阻(LVOTO)定义为压力阶差>30 mmHg,如≥50 mmHg因常伴血流动力学变化,被认为具有显著临床意义,此类患者在药物用至最大耐受剂量后心功能仍为Ⅲ~Ⅳ级,可做室间隔切除术。

该指南的亮点是推荐5年心脏性猝死(SCD)风险评估方法,采用简单的临床指标,如最大室壁厚度、左心房直径、左心室流出道压力阶差、SCD家族史、非持续性室速,无其他原因可解释的晕厥及年龄,可实时估计5年SCD风险,如≥6%、估计生存时间超过1年的患者应置入ICD。首次评估后每1~2年,以及临床状况变化时应再次评估。

(二)慢性心力衰竭的药物治疗

1.PARADIM-HF研究 新药LCZ606治疗HFrEF有效。这是一项随机多中心双盲安慰剂对照的临床研究,共8442例心功能Ⅱ~Ⅳ级、LVEF≤35%患者。结果证实在标准治疗基础上LCZ696组(200 mg,每日2次)较之依那普利组(10 mg,每日2次),主要终点(心血管病死亡或心力衰竭住院率)和全因死亡率均显著降低,生活质量显著改善,咳嗽、高钾血症和肾功能损害、因各种不良反应而停药的发生率均较低,血管性水肿发生率也较低。低血压较多见,但停药率并未因此而增加。该药在化学结构中包含ARB缬沙

坦和AHU377两种组分,即具有2个作用靶点,前者可阻断RAAS,后者通过抑制内啡肽酶(NEP)的作用,使脑钠肽(BNP)等血管活性肽物质水平显著升高。该研究证实LCZ696的应用是有效和安全的,未来有望取代ACEI/ARB,也为心力衰竭新的药物研发指出了新的方向。

2.CONFIRM研究:静脉铁药治疗慢性心力衰竭有效 慢性心力衰竭伴贫血较为常见,也是预后不良之征。该研究入选慢性心力衰竭伴铁缺乏患者304例,铁缺乏定义为血清铁水平低于100 μg/L,或在100~300 μg/L(如转运饱和低于20%)。共治疗52周。结果表明静脉给予羧基麦芽糖铁剂治疗组和盐水对照组相比,24周时治疗组6 min步行试验距离增加,NYHA心功能分级改善,因心力衰竭恶化住院减少,提示伴铁缺乏的心力衰竭患者铁剂可显著改善心功能、症状和生活质量。

3.SODIUM-HF研究 心力衰竭患者是否需要限钠仍有争议,这是一个小样本探索性研究,在基本饮食要求(糖类占50%~55%,蛋白质15%~20%,脂肪25%~30%,饱和脂肪<7%)下低钠组(摄入量1500 mg/d)和中度摄钠组(2300 mg/d)相比BNP显著降低,生活质量明显提高,表明限钠对心力衰竭的治疗有益也是安全可行的。

4.ASTRONAUT试验的事后分析 该研究的整体结果是阴性的。对出院后患者做分析表明,非糖尿病患者应用肾素抑制药阿利吉仑似有一定获益,可降低出院后的再住院率。非糖尿病组较糖尿病组NT-proBNP、肌钙蛋白Ⅰ、血浆肾素、醛固酮水平均显著降低,低血压、肾损害或肾衰竭发生率虽增加,但停药率并未增加。

(三)心力衰竭的器械治疗

1.MORE-CRT研究 四极心室导联可提高CRT疗效和安全性,共入选1068例做CRT心力衰竭患者,评估新研制的4极左心室导联(可产生10个左心室起搏图形)的疗效。6个月结果表明,无并发症患者四极导联和双极导联(只能产生3种图形组)相比,危险降低40.8%,获益主要由于手术中并发症显著减少。

2.NECTAR-HF研究:迷走神经刺激术治疗心力衰竭无效 该研究采用假手术对照,首次评估右侧迷走神经刺激术(VNS)安全性和疗效。96例心力衰竭患者在颈部接近右侧迷走神经处置入VNS装置。6个月后VNS刺激组与对照组比较,各项客观终点无差异,主要终点(左心室收缩末直径)和二级超声心动图终点、运动能力、心力衰竭生物学指标NT-proBNP

均无显著改变。

3.ANTHEM-HF 研究:迷走神经刺激或可改善心功能　该研究在印度 10 个医疗中心进行,共入选 60 例 HFrEF 患者,随机接受在左侧或右侧置入迷走神经刺激装置。结果证实此种低强度迷走神经长期刺激治疗是可行的,患者能良好地耐受。6 个月结果显示治疗后较基线值 LVEF 平均增加 4.5%,左心室收缩末容量降低 4.1%,NYHA 分级较基线明显改善占 77%。这一结果与 NECTAR-HF 结果相悖。未来对此种治疗的长期疗效和安全性需做更多研究评估。

(四)射血分数保存的心力衰竭(HFpEF)

在 2014 年的各个国际心脏会议上 HFpEF 均备受关注,以专题讨论、辩论、病例报告等方式进行了较深入交流。下面概括一些专家的观点。

HFpEF 的流行病学。其患病率仍在增加,预期至 2020 年在心力衰竭住院患者中可占到 2/3。与 HFrEF 不同,本病的生存率在过去 20 年并无改变。

HFpEF 迄今尚无循证的治疗方法。尚无药物可改善患者的预后,这在医学飞速发展的时代很罕见,成为心力衰竭领域和心血管领域最大谜团之一。

病理生理机制仍不清楚。一种意见认为本病代表了向 HFrEF 转变的阶段,即将 HEpEF 和 HFrEF 看作心力衰竭的两个不同,又相互可衔接的阶段,早期表现为 HFpEF,随病情进展转而表现为 HFrEF。另一种意见则认为这是两种截然不同和独立的疾病,其证据是两者心腔和左心室重构的类型,以及心脏超声上显示的心脏结构改变的状况均存在显著差异。HFpEF 左心室腔大小正常或接近正常,心室壁增厚,呈向心性重构,而 HFrEF 左心室腔显著增大,室壁变薄呈离心性重构。

HFpEF 诊断也较困难。缺乏可靠的生物学标志物作为诊断依据。BNP/NT-proBNP 是一种反映心脏扩大和室壁紧张牵拉的指标,在心腔尤其左心室扩大时升高,而 HFpEF 左心室不大,这一标志物往往不高或仅轻度升高。故诊断主要依据心力衰竭的症状和体征、LVEF 保存,以及存在心脏结构性改变和(或)舒张功能障碍的证据,而老年人心力衰竭的主要症状如气急,常与其他状况如呼吸道感染、COPD、心肌缺血、衰老等相混淆。

(五)急性心力衰竭的研究

1.IMPELLASTIC 研究　旨在评估 Impella LA5(新的辅助循环支持装置)的疗效,其既往观察似很有效。对象为 AMI 伴心源性休克患者,并与 IABP 加正性肌力药做比较。结果发现,LA5 并未改善血流动力学指标,以及 1 个月的 LVEF,且有各种并发症。该研究存

在明显的局限性,样本量也很小。

2.奈西立肽治疗心力衰竭新的荟萃分析　2004 年前曾有过一些临床研究,样本量较大的有 7 项。对这些研究曾做 4 次荟萃分析,其中两项荟萃分析提示该药有可能增加病死率和诱发肾功能损害。为此,一个独立的专家委员会审读了各项研究和荟萃分析材料,并未认定对该药的质疑,但同时也要求做大样本 RCT 研究,由此产生 ASCEND-HF 研究。该研究为中性结果,症状虽有所改善,但统计学上未达到显著差异,不过,也并未发现该药对病死率和肾功能有不良影响。

此项新的荟萃分析包括了 ASCEND-HF 和 ROSE-AHF 试验及此前的研究,旨在评估该药对急性失代偿性心力衰竭临床结局的影响,包括病死率、因心力衰竭的再住院率、血压和肾功能。其中 10 项研究报道了 30 d 全因死亡率,ROSE-HF 试验报道了 30 d 和 60 d 的病死率,结果均未见改变。5 项研究报道了 30 d 再住院率,也未见改变(OR 0.88,95% CI 0.67~1.16),不过,PROCATION 试验中奈西立肽较之对照组显著降低因心力衰竭的再住院率(OR 0.36,95%CI 0.13~0.96)和住院天数。此外,奈西立肽组低血压发生率增加。

鉴于上述结果,作者建议:奈西立肽缺少对急性失代偿性心力衰竭主要临床结局的有益影响,有症状的低血压和肾功能降低的风险增加,临床上虽仍可推荐使用,但不宜用作初始治疗。

(六)β 受体阻滞药的研究

1.心力衰竭并发心房颤动　近期发表的一项荟萃分析认为 β 受体阻滞药未降低此类患者全因死亡率,故不应列为改善预后的基础用药,也不应优于其他可控制心率的药物。这是一项事后分析,临床价值有限。慢性心力衰竭伴快速心室率心房颤动,如不考虑转复为窦性心律,需控制心率。其使用的药物依序为 β 受体阻滞药、地高辛和胺碘酮。β 受体阻滞药为首选。该药被誉为慢性心力衰竭治疗的基石,可降低全因死亡率约 35%,降低心脏性猝死率约 45%,尚无其他药物可以取代。并发心房颤动的患者脑卒中风险显著增加;由于加用口服抗凝药如华法林,又增加了出血倾向,华法林和众多心血管药物均经肝细胞线粒体 P450 的 3A4 途径代谢,还可能增加了该药与其他药的相互作用,进一步增加了此类患者的风险,这些均不是 β 受体阻滞药能防治的。此种状况说明慢性心力衰竭如出现心房颤动,应同时注重综合治疗,而 β 受体阻滞药作为基础抗心力衰竭治疗仍是不可或缺的。

2.老年人应用β受体阻滞药优化治疗同样获益显著　556例老年患者(平均81.9岁)、平均LVEF 28%。根据使用的剂量,计算与目标水平(相当于卡维地洛50 mg/d,比索洛尔10 mg/d)相比所达到的百分比(BB%)。将BB%变量分为3组(无BB、<50%剂量或≥50%剂量),结果估算的病死率和心血管事件的风险比分别为0.84和0.93;β受体阻滞药每增加10%,直至靶剂量,病死率可降低10%~21%,死亡或因心力衰竭或室性心律失常住院率降低3%~11%(西班牙Romero等)。

3.用于肺动脉高压(PAH)安全有效　18例PAH患者在优化药物治疗基础上分别接受比索洛尔(10 mg/d)或安慰剂(4片),经洗脱期再交叉治疗6个月。最终用量分别为4.4mg±3.2mg和2.7片±1.4片。治疗组平均心率降低12/min。右心室射血分数增加2.93%,呈有临床相关性的显著改善(荷兰Boer等)。

(七)其他研究

1.干细胞治疗慢性心力衰竭疗效仍不明确　一项新的小样本研究(n=59)显示,干细胞组和对照组相比,LVEF、左心室收缩末容量轻至中度改善,但临床事件无变化;两组心功能NYHA分级和6min步行距离治疗后均较治疗前改善,但两组间无差异(MSC-HF试验)。

2.心脏移植评估排异反应研究　终末期心力衰竭需做心脏移植,其手术成功率和长期生存率近十年均显著提高。但移植后的排异仍是一个困扰的问题。近期的研究表明MicroRNAs作为心排异的生物学标志物很有希望,值得更多更深入的探索。

十四、沉闷中的惊雷,启发多于惊喜——2014年ESC心力衰竭热点介绍

近几年心力衰竭的临床研究略显沉闷,缺少突破。心力衰竭的治疗虽有长足进步,但形势依然严峻。慢性心力衰竭预后几乎与常见的恶性肿瘤(如乳腺癌、大肠癌等)一样恶劣,急性心力衰竭急性期病死率则在近30年中未见降低。当然,探索的步伐从未停顿。2014欧洲心脏病学会(ESC)上我们终于听到

了响彻心力衰竭领域的一阵春雷,也看清了未来心力衰竭研究和发展的方向。下面介绍大会上心力衰竭的热点内容。

1.PARADIM-HF研究　PARADIM-HF研究(Prospective comparison of ARNI with ACEI to determine impact on global mortality and morbidity in heart failure trial)结果在此次大会上公布,证实一种名为LCZ696、兼具ARB和中性内啡肽链酶抑制药(ARNI)作用的新药,较之ACEI依那普利可显著降低慢性收缩性心力衰竭(HFrEF)患者心血管死亡和再住院(主要复合终点)的发生率。

该研究自2009年12月至2013年1月,共随机8442例心功能Ⅱ~Ⅳ级、LVEF≤40%心力衰竭患者,参加研究的有47个国家共985个医疗中心。在标准的治疗基础上分为LCZ696组(200 mg,每日2次)或依那普利组(10 mg,每日2次)。该研究的主要终点是心血管病死亡或心力衰竭住院率,对象为HFrEF。实际上该研究的设计是要检出心血管死亡率,试验的样本量也是由对心血管病死率的影响而确定的,要前瞻性地证实LCZ696和依那普利两组心血管病死率差异达15%,从而确定具有临床意义。

该试验的基线特征本年初已发表,由于LCZ696在心血管病死率方面压倒性的显著获益,试验于今年4月提前终止。终止时LCZ696组和依那普利组相比较,①心血管死亡风险降低20%(HR=0.80,95%CI 0.71~0.89,P<0.000 04);②主要终点(心血管病死亡或心力衰竭住院)显著降低20%(HR=0.80,95%CI 0.73~0.87,P<0.000 000 2);③随心力衰竭症状和体力受限状况的改善,因心力衰竭住院率的降低又进一步增加了;④二级终点亦获显著改善:全因病死率显著降低16%(17% vs 19.8%,HR 0.84,P<0.001),耐受性及根据堪萨斯心肌病问卷评估的生活质量,也显著改善(表1-41)。此外,LCZ696的应用也是安全的,咳嗽、高钾血症和肾功能损害、因各种不良反应而停药的发生率均较低,血管性水肿发生率也较低。症状性低血压较多见,但因低血压所致的停药率并未因此而增加。

表1-41　PARADIGM-HF研究的结果

	LCZ696 (n=4187)	依那普利 (n=4212)	危险比 (95% CI)	P值
主要终点↓20%	914 (21.8%)	1117 (26.5%)	0.80 (0.73~0.87)	0.0000002

续表

	LCZ696 （$n=4187$）	依那普利 （$n=4212$）	危险比 （95% CI）	P 值
心血管死亡↓20%	558 （13.3%）	693 （16.5%）	0.80 （0.71~0.89）	0.00004
心力衰竭住院↓21%	537 （12.8%）	658 （15.6%）	0.79 （0.71~0.89）	0.00004
全因死亡率↓16%	711 （17.0%）	835 （19.8%）	0.84 （0.76~0.93）	<0.001

主要研究者之一、美国达拉斯西南医学中心的 Milton Paker 教授指出,这一令人振奋的结果支持如下的观点,即 LCZ696 这样一种同时阻断 RAAS 和升高内源性血管扩张作用利钠肽水平的药物,在治疗慢性心力衰竭上最终将会取代 ACEI 和 ARB。既往的研究已确定 ACEI 应用可使慢性心力衰竭病死率降低 18%,PARADIGM-HF 研究的结果表明 LCZ696 可使心力衰竭患者有更大的获益,这是该药未来应取代 ACEI 和 ARB 的理由。他认为:应用此类新药的目的并非只是让人感觉好一点,主要获益是改变疾病的自然过程。他虽并未认定心力衰竭的自然过程已经改变了,但的确已有了变化。PARADIGM-HF 研究似乎预示轻至中度心力衰竭的治疗未来将发生改变。

2.NECTAR-HF 研究 NECTAR-HF 研究（neuro-cardiac therapy for heart failure）结果表明,迷走神经刺激（VNS）术并不能使心力衰竭患者的心功能获得改善,但可改善患者的生活质量。

近期,实验性增加副交感神经张力的方法已用来使人体自主神经恢复正常的平衡,以抑制心力衰竭的进展。此种途径也包括 VNS,后者在近期的一些观察性研究中显示能够改善生活质量、运动能力,以及左心室重构。

NECTAR-HF 是首次评估右侧 VNS 安全性和疗效的假手术对照研究。主要终点是与对照组相比 6 个月的左心室收缩末直径（LVESD）,二级终点是其他超声心动图指标、运动能力、生活质量、24 h 动态心电图和血生化学指标。

来自欧洲 14 个医疗中心的 96 例心力衰竭患者在颈部接近右侧迷走神经处植入 VNS 装置,并与植入于胸部的脉搏发生器相连。在对该系统做基线刺激后,患者分为对照组和 VNS 刺激组。前者的装置关闭,后者开始刺激,振幅为 1.24 mA,3 个月随访观察期为 1.42 mA。6 个月后两组各项客观终点无差异。两组治疗后与基线相比,主要终点和二级超声心动图终点、运动能力、心力衰竭生物学指标 NT-proBNP 均有显著改变。不过,治疗组生活质量改善更为显著。安全性指标尚可接受,总感染率为 7.4%。

主要研究者法国 Lorraine 大学 Faiez Zannad 教授认为,这样的结果即心力衰竭患者并未获益的确很出乎意料。临床前研究资料曾很强烈显示 VNS 能够使患者获益,但 NECTAR-HF 研究并未获得同样的结果。

3.ANTHEM-HF 研究 该研究共入选 60 例射血分数降低的稳定性慢性心力衰竭患者,随机接受在左侧或右侧植入迷走神经刺激装置。为了确定最佳的耐受强度,以滴定的方法每 10 周增加刺激,以便评估左心室结构和功能,以及症状负荷的改善状况。该研究在印度 10 个医疗中心进行。结果证实此种通过持续开放地刺激迷走神经方法而进行的自主神经调节治疗（autonomic regulation therapy,ART）是可行的,患者能良好地耐受。6 个月结果显示治疗后较基线值 LVEF 平均增加 4.5%,左心室收缩末容量降低 4.1%,NYHA 心功能分级 77%较基线明显改善。严重不良反应左侧和右侧 VNS 分别为 10 个和 11 个,非严重的不良反应两侧分别为 82 个和 91 个。

该研究证实,应用低强度迷走神经长期刺激的 ART,对左侧或右侧均可行,患者耐受良好。

4.CONFIRM 研究 CONFIRM 研究（ferric carboxy-maltose evaluation on performance in patients with iron deficiency in combination with chronic heart failure）证实,静脉给予羧基麦芽糖铁药（ferric carboxymaltose）用于伴铁缺乏的慢性心力衰竭患者可显著改善心功能、症状和生活质量。

该研究入选心力衰竭伴铁缺乏患者 304 例,来自 9 个国家的 41 个医疗中心,随机分为铁药治疗组和盐水对照组,共治疗 52 周。铁缺乏定义为血清铁水平低于 100 μg/ml,或在 100~300 μg/ml（如转运饱和低于 20%）。75%患者需最大量 2 次铁剂注射以矫正并维持铁的参数。

结果表明 24 周时治疗组 6 min 步行距离增加 18 m,而对照组则减少 16 m(P = 0.002)。二级终点 NYHA 心功能分级治疗组亦获改善。因心力衰竭恶化住院治疗组 10 例,对照组为 32 例(HR 0.39,95% CI 0.19~0.82,P = 0.009)。

主要研究者波兰 Ponikowski 教授指出:近期认为,铁缺乏是心力衰竭的常见并发症,无论是否有贫血,均可伴心功能受损、生活质量差和病死率增加。因此,矫正铁缺乏可能是心力衰竭很有吸引力的治疗靶标,这将影响到大约 50% 的心力衰竭患者。关于该研究是否可提供充分的证据及具有临床意义? Ponikowski 出言谨慎:我只能说,之前,在心脏再同步化治疗中亦曾有过相类似的、改善运动能力的影响。

5.SODIUM-HF 研究　这是一个小样本探索性研究,设计精致,很有意义,旨在评估低钠摄入对心力衰竭治疗的疗效,为今后进行大样本人群研究做前期准备。

主要观察指标为与基线相比,BNP 水平和生活质量改变。生活质量评价采用堪萨斯心肌病问卷表。基本饮食要求为糖类占 50%~55%,蛋白质 15%~20%,脂肪 25%~30%,饱和脂肪<7%。低钠组(18例)和中度摄钠组(17 例)的钠摄入量分别为 1500 mg/d 和 2300 mg/d。

结果表明,低钠组较中度摄钠组 BNP 水平显著降低(P=0.006),生活质量明显提高(P=0.04),而中度摄钠组这 2 项指标均未见改变。心力衰竭患者是否需要限钠仍有争议,这一研究表明,采用的研究方法可行且安全,限钠饮食对心力衰竭的治疗有益处。

6.SIGNIFY 研究　该研究表明,无心力衰竭的、稳定型冠心病患者在给予指南推荐的药物治疗基础上加用可减慢心率的窦房结起搏电流(If)抑制药伊伐布雷定,并未能改善临床结局。

该研究共入选来自 51 个国家 1139 个医疗中心的 19 102 例心率 ≥70/min 患者,随机分为治疗组(9550例)或对照组(9552 例),前者应用伊伐布雷定,剂量可递增至 10 mg,每日 2 次,并调整剂量使达目标心率 55~60/min。主要终点为心血管死亡或非致死性心肌梗死的复合终点。

SIGNIFY 研究发现,在中位数随访 27.8 个月后伊伐布雷定组和安慰剂对照组主要终点并无显著差异(6.8% vs 6.4%,HR = 1.08,P = 0.20)。对于伴活动受限性的心绞痛患者,伊伐布雷定组主要终点发生率反而增加,不伴活动性心绞痛患者则并不增加。

既往的研究表明,伊伐布雷定可改善稳定型冠心病伴左心室功能不全、窦性节律且基础静息心率 ≥70/min 患者的临床结局(BEAUTIFUL 试验)。对于这一研究的中性结果,主要研究者提出假设,已知伊伐布雷定的主要心血管影响为降低心率,而升高的心率很可能只是稳定型冠心病而无临床心力衰竭患者一个风险的标志物,并非可调正的、关乎临床结局的决定因素。

7.MORE-CRT 研究　该研究表明,在 CRT 置入过程中以四极左心室导联代替常规的双极导联可显著降低 6 个月的并发症发生率。

CRT 已证实可使心力衰竭患者缓解症状、提高生活质量、运动能力和心功能状态,并改善生存率。但仍有大量患者因左心室导联植入不理想而无反应。近期已研制出一种四极左心室导联(Quarter™),可产生 10 个左心室起搏图形,以膈神经夺获和刺激阈值来克服技术问题。而传统的双极导联只能产生 3 种图形。

该研究在 2011 年 11 月至 2013 年 8 月期间,从 13 个国家 63 个医疗中心共入选 1068 例准备做 CRT 的心力衰竭患者,以 1:2 方式随机至双极导联组或四极导联组。6 个月结果表明,无并发症患者四极导联和双极导联组分别为 85.97% 和 76.86%(P = 0.000 1),相对危险降低 40.8%,约治疗 11 例可预防 1 次不良事件。获益主要由于手术中并发症减少:四极导联组和双极导联组分别为 5.98% 和 13.73%(RR 56.4%,P<0.000 1)。

主要研究者意大利 Giuseppe Boriani 教授强调,此种新型导联使临床医师可个体化地为患者做出最佳选择。

8.HFpEF(射血分数保存性心力衰竭,即舒张性心力衰竭)的讨论　在此次 ESC 会议上 HFpEF 受到关注,并有专题学术报告、辩论、病例报道等多种方式进行了较深入的讨论。下面概括一些专家的观点。

HFpEF 迄今尚无循证的治疗方法。亦即尚无一种药物已证实可改善患者的预后,此种状况在 21 世纪现代医学飞速发展的时代是很罕见的。这不仅是心力衰竭领域,而且也是心血管领域最大的谜团之一。其患病率仍在增加,预期至 2020 年,在心力衰竭的住院患者中可占到 2/3。与 HFrEF 不同,本病的生存率在过去 20 年并无改变。

此病的机制仍认识不清楚。一种意见认为本病代表了向 HFrEF 转变的阶段,即将 HEpEF 和 HFrEF 看作心力衰竭的两个不同的,又相互可衔接的阶段,早期可表现为 HFpEF,随病情进展可转而表现为 HFrEF。另一种意见则认为这是两种截然不同和独立的疾病,其证据是两者心腔和左心室重构的类型,以及心脏超声上显示的心脏结构改变的状况均存在显著差异。HFpEF 左心室腔大小正常或接近正常，心室壁增厚，呈向心性重构，而 HFrEF 左心室腔显著增大，室壁变薄呈离心性重构。

HFpEF 诊断也较困难。主要由于缺乏可靠的生物学标志物作为诊断依据。BNP/NT-proBNP 是一种反映心脏扩大和室壁紧张牵拉的指标，在心腔尤其左心室扩大时升高，而 HFpEF 左心室不大，这一标志物往往不高或仅轻度升高。故诊断主要依据心力衰竭的症状和体征、LVEF 保存，以及存在心脏结构性改变和（或）舒张功能障碍的证据。

何谓"EF 保存"的切值（≥45% 或 50%），也有争议。近期应用 ACEI 或 ARB 的临床试验如 PEP-CHF、CHARM-preserved、I-PRESERVE 等均为阴性，究其原因之一在于 EF 保存的定义缺乏共识：ESC 指南为 >50%，而研究中采用了 >40%（CHARM-preserved 试验）或 >45%（I-PRESERVE）的标准，因此，入选的患者很可能只是左心室肥厚伴非心脏性的气急如肥胖、支气管或肺部感染（包括 COPD），甚至不典型的心肌缺血，而并非真正的 HFpEF。专家们寄希望于正在或即将进行的临床试验如 SOCRATES、PARAGON 等可有所突破。前者应用鸟苷酸环化酶（cGMP 信号途径的一种关键酶）刺激剂，后者应用兼具 ARB 和内啡肽酶抑制作用的一种新药（即 LCZ696）。

9.ASTRONAUT 试验的事后分析　对伴或不伴糖尿病患者出院后因心力衰竭再住院的分析表明，非糖尿病组 NT-proBNP、肌钙蛋白 I、血浆肾素、醛固酮水平均较糖尿病组显著降低。非糖尿病组低血压（$P=0.001$）、肾功能损害或肾衰竭（$P=0.03$）发生率虽显著增加，但停药率并未增加。由此提示，住院的非糖尿病患者应用肾素抑制药阿利吉仑似有一定获益，可降低出院后的再住院率。

10.IMPELLASTIC 研究　该研究旨在比较应用 Impella LA5 或主动脉内球囊反搏（IABP）加正性肌力药两种方法的疗效，入选 AMI 伴心源性休克患者。Impella LA5 为辅助循环支持装置中较新的一种，既往观察似可降低左心室负荷和改善患者左心室功能、血流动力学状态，以及 12 h 后心脏做功指数。但该研究结果发现，LA5 并未能改善血流动力学指标、1 个月的 LVEF 值，且有各种并发症。当然，该研究只是一个初步观察，存在明显的局限性，样本量也很小，并不能据此下结论。

11.奈西立肽治疗心力衰竭的荟萃分析　这是在 ASCEND-HF 试验和 ROSE-AHF 试验之后对该药所做的一次荟萃分析。

该药虽列为血管扩张药，实际上还具有多种对心力衰竭有益的效应，如排钠利尿、抑制肾素产生从而抑制 RAAS、正性肌力作用等。自该药于 21 世纪初开始应用于临床，2004 年前曾有过一些临床研究，其中样本量较大的有 7 项。对这些研究曾作过 4 次荟萃分析。其中两项荟萃分析提示该药有可能增加病死率和诱发肾功能损害。为此，一个独立的专家委员会审读了各项研究和荟萃分析材料后，认为并不能认定对该药的质疑，但同时也要求做大样本 RCT 研究。ASCEND-HF 研究由此应运而生。这项研究基本上是中性的结果，仅症状有所改善，但在统计上并未达到显著差异，不过，也并未发现该药对病死率和肾功能有不良影响。

此项新的荟萃分析包括了 ASCEND-HF 和 ROSE-AHF 试验，以及此前的研究，旨在评估该药对急性失代偿性心力衰竭临床结局的影响，包括病死率、因心力衰竭的再住院率、血压和肾功能。其中 10 项研究报道了 30 d 全因病死率，ROSE-HF 试验报道了 30 d 和 60 d 的病死率，结果均未见改变。5 项研究报道了 30 d 再住院率，也未见改变（OR 0.88，95% CI 0.67~1.16），不过，PROCATION 试验中奈西立肽较之对照组显著降低因心力衰竭的再住院率（OR 0.36，95% CI 0.13~0.96）和住院天数。此外，奈西立肽组低血压发生率增加。

鉴于上述结果，该研究作者建议：奈西立肽缺少对急性失代偿性心力衰竭主要临床结局的有益影响，有症状的低血压和肾功能降低的风险增加，临床上虽仍可推荐使用，但不宜用作初始治疗。

急性心力衰竭的药物治疗过去 20 年并无显著改变。现有的治疗只能缓解症状，包括消除液体潴留、提高血压和改善血流动力学指标、增强心肌收缩力等。关于奈西立肽的讨论充分说明，评价新药疗效十分困难，因为病情十分复杂，病因、临床表现和转归都因人而异。评价药物疗效的临床试验在急诊情况下不易进行。

十五、评述 2013 年 ESC 心力衰竭大会关于伊伐布雷定治疗心力衰竭临床研究进展的报道

这一篇报道全面和客观介绍了此次大会上公布的关于伊伐布雷定治疗心力衰竭新的研究资料，有 SHIFT 试验的亚组分析、分支研究，也有新的研究。这些研究均取得阳性结果，进一步证实了该药对心力衰竭的疗效。与会者热切的关注呼应了一年前 2012 年 ESC 心力衰竭指南对伊伐布雷定的积极推荐，并将

此列为该指南最主要的修订之一。

与此不同的是,大西洋彼岸的美国人却几乎无动于衷,在其上月刚发表的 2013 年 ACC/AHA 心力衰竭指南中,该药并未获推荐。其传达的信息似认为降低心力衰竭患者的基础心率还是要依靠 β 受体阻滞药及剂量的增加,对于进一步改善疗效仍有赖于在 ACEI(或 ARB)和 β 受体阻滞药基础上更积极加用醛固酮拮抗药。

欧美之间的分歧实质上反映了美国学者对一种新药评价和推荐的审慎态度。这是可以理解的。伊伐布雷定问世和临床应用仅数年,SHIFT 试验 2010 年刚颁布结果。即便充分肯定这项研究的阳性结果,从循证医学角度看该药的证据等级仅为 B 级,的确还需要更多的研究和证据。

对伊伐布雷定的争议让我联想起醛固酮拮抗药,该药虽在 20 世纪 90 年代即证实治疗心力衰竭有效,但一直是 Ⅱb 类推荐和 B 级证据,直至 EMPHASIS-HF(2010)试验后才终于获得 Ⅰ 类推荐和 A 级证据,并得到欧美新指南一致推荐,这一过程历时逾十年。这也让我们坚信只要是真正的好药,犹如金子一定会放射出光芒。

笔者确信伊伐布雷定是真金,其在 SHIFT 试验中初次闪光,又在此次欧洲心力衰竭大会上再次发光。从现有的研究证据看,2012 年欧洲心力衰竭指南对伊伐布雷定的主要推荐是合适的,即适应证为那些已用 ACEI(或 ABB)、β 受体阻滞药、醛固酮拮抗药并达循证剂量,心率仍>70/min 的患者(Ⅱa,B);或那些不能耐受 β 受体阻滞药且心率>70/min 的患者(Ⅱb,C)。在支持这一推荐的同时,我们也期望未来会出现新的更多的研究证据,使该药闪耀更大光芒,并最终平息这场争论。

十六、时不利兮奈若何?——评点肾素抑制药阿利吉仑治疗心力衰竭的 ASTRONAUT 研究

ASTRONAUT 研究广受瞩目,但其结果令人失望。在唏嘘之余,也让我们对心力衰竭治疗、心力衰竭药物研究的未来,甚至对业已确立的心力衰竭发生机制,产生新的理解和认识。

(一)ASTRONAUT 试验是一个阴性结果

新药肾素抑制药阿利吉仑未能改善心力衰竭患者的预后。这一试验的对象绝大多数为慢性心力衰竭急性失代偿,经治疗病情已稳定的患者。此类患者既不同于急性心力衰竭,又不同于一般的院外心力衰竭患者,其介于两者之间的定位,使之在临床上具有

高度的重要性,是多数心力衰竭患者均会经历的心力衰竭发展和演变过程中的一个关键阶段。

心力衰竭的再住院率已被认为是与病死率几乎同样重要的一个预后指标。反复住院的患者意味着病情严重,治疗效果不佳。治疗的目的是使其状态趋于稳定,减少再住院和死亡率。现有的心力衰竭治疗方案已使此类患者的预后显著得到改善,但仍具很高的风险。ASTRONAUT 试验在这一领域的新探索很有临床意义,其研究设计和方案十分严谨,也合理,实施过程质控工作做得很不错。首关失利意味着现有的心力衰竭方案将不会改变,阿利吉仑不可能成为治疗心力衰竭的有效药物,对于这一部分心力衰竭患者改善预后的希望,只能留给未来新的探索。

(二)肾素抑制药阿利吉仑的临床前景堪忧

这一药物曾被寄予极大的期望,希冀其在包括心力衰竭在内的广泛心血管病领域发挥积极作用,希冀其疗效能够超过传统的阻断 RAAS 的药物如 ACEI 或 ARB,再创佳绩。

ASTRONAUT 试验中阿利吉仑疗效不佳,这是该药在心血管病临床研究中的又一次失利。该药在此前的高血压研究中并未显示较其他降压药物,可显著降低终点事件。在糖尿病伴肾功能受损患者中,较之安慰剂对照组,该药也未降低主要终点事件发生率(ALTITUTE 试验)。这样,在广泛的心血管疾病领域中阿利吉仑的表现均差强人意,姑且不论其原因,该药显然已不能有如 ACEI、ARB、β 受体阻滞药那样成为心力衰竭和心血管病主要和不可或缺的治疗药物。这是令人遗憾的,却引起我们深深的思索。

(三)经验和教训在哪里

1.药物应用的安全性必须充分考虑 阿利吉仑的不良反应或许并不一定高于 ACEI 或 ARB,但由于问世较迟,其使用必然在其他 RAAS 阻断药之后,或与之合用,这就增加了风险。心力衰竭患者通常会应用 4~5 种药物,甚至 7~10 种,除药物本身不良反应,还有药物之间的相互作用。阿利吉仑本身或许可以使心力衰竭患者获益,但不良反应等却抵消了此种有益作用,结果使患者未能获益。该研究中加用阿利吉仑组高血钾和低血压发生率显著增加,肾功能损害加重就是明证。

药物安全性欠缺完全可能导致一种在作用机制上(从源头上阻断 RAAS),在对替代指标如 NT-proBNP 的影响上具有有利作用的药物,未能转化为改善临床终点事件的好处。这也是循证医学魅力之所在。一种新的方法和技术是否有效并不完全取决于其机制的合理性,以及小样本的观察结果,也不取

决于对替代终点研究的结果。它必须经得住大样本随机对照研究的检验,必须获得充分和可靠的有益证据。否则,必定缺乏实用价值,而不得不被抛弃。尽管有不同的声音,循证医学这一坚持以证据来评判的基本原则,必须信服,必须坚持。

当然,阿利吉仑可能还存在其他问题,其应用后不久出现的血管紧张素Ⅱ"逃逸"和组织中肾素水平增加等现象,均需进一步深入探索和解读。

2.心力衰竭的机制要重新检视　过去进行的舒张性心力衰竭研究,涉及 RAAS 阻断药 ACEI 或 ARB(如 CHARM-替代、Val-HeFT 和 I-PRESERVE 试验)和β受体阻滞药。这些药物均已确定能够改善收缩性心力衰竭患者的预后,为什么在舒张性心力衰竭中却得不到重复?推测以老年和高血压患者为主体的舒张性心力衰竭,其发病机制很可能与收缩性心力衰竭不同,至少尚有我们未了解的、对心力衰竭发展和患者预后十分重要的机制存在。舒张性心力衰竭的机制需要有新的突破。

现在 ASTRONAUT 试验又使我们不由得产生一个新的认识。自20世纪90年代以来慢性心力衰竭治疗的重要进展是肯定了心肌重构是主要发病机制,后者又主要由于 RAAS 和交感神经系统的过度激活。因此,现代心力衰竭治疗的新理念是积极应用阻断 RAAS 和交感神经系统的药物,也的确获得了重大进展。但阻断 RAAS 的3种基本药物(ACEI、ARB 和醛固酮拮抗药)已公认不能联合应用,而 ASTRONAUT 试验表明,可以从源头上阻断 RAAS 的阿利吉仑,其和 ACEI 或 ARB 合用对心力衰竭患者并无益处。

我们只能这样推测,RAAS 在心力衰竭发生和发展中处于一种极其微妙的平衡状态中,不能过度兴奋,也不能过度阻断,因为其对于人体是一种不可或缺的生理机制。临床上采用药物来达到和维系这种平衡十分困难,也无法测量。根据既往临床研究的结果分析,原有的3种阻断 RAAS 药物中,ACEI 或 ARB 加醛固酮拮抗药两两联合是较有利于达到这种平衡的,ACEI 加 ARB 则不理想。ASTRONAUT 试验则表明阿利吉仑与其中哪一种合用均不利此种平衡。

我们还可以推测,既然阻断 RAAS 的治疗已走到"尽头",进一步探索新的药物或联合方案似已无此必要。为什么在应用 RAAS 阻滞药后心力衰竭过程仍然在自发和持续地进展(或许有所延缓)?是否表明 RAAS 过度激活的作用实际上是有限的?同时合用β受体阻滞药,达到目标剂量或目标心率,充分阻断交感神经系统,也并不能更好阻止心力衰竭的进展,患者仍有高病死率和类似恶性肿瘤的不良预后。

常用心力衰竭药物治疗的疗效处在一个平台阶段,这一现状似提示,认为心力衰竭的发生和发展与 RAAS/交感神经系统过度激活相关的理论,可能存在局限性。换言之,慢性收缩性心力衰竭的真正机制或其他更重要的机制仍有待我们探索,心力衰竭治疗效果的进一步改进有待于机制研究上取得的新突破。

近期的3项研究很值得思考。SHIFT 试验证实减慢心率的治疗将成为心力衰竭治疗的新靶标,伊伐布雷定这种单纯减慢心率的药物已成为心力衰竭治疗方案中的新成员。中药芪苈强心胶囊在标准和优化治疗基础上加用,可以显著降低慢性心力衰竭患者的 NT-proBNP 水平。PARAMOUNT 研究则显示具有 ARB 和内啡肽抑制药双重作用的一种新药,能改善舒张性心力衰竭患者的一些重要的替代指标。这3项研究结果表明,从另一个角度探索有益于心力衰竭治疗的药物确有必要,值得去做。

3.心力衰竭临床试验的模式需要调整和有所改变　心力衰竭的临床研究从20世纪90年代初的 SOLVD、CONSUNSES 试验,直到近期的 HEEAL 研究,无一例外均采用"加药"的设计方法。由于 ACEI 被证实有效,此后的研究必须在应用该药的基础上进行,β受体阻滞药和醛固酮拮抗药的临床研究都是如此。ASTRONAUT 试验也是这样。在该研究设计的基础治疗中如舍弃业已证实有效的药物,那是无法通过伦理审查的,会被认为不合理。但这样做的结果:一是造成基础治疗药物种类增多,不良反应和相互作用增多;二是基础治疗的"优化"使新药临床获益的机会减少,也使之无法与其他药做"平等"的比较。近期的 HEEAL 试验就是一个例子。

HEEAL 研究是阳性结果,证明氯沙坦大剂量(150 mg/d)优于小剂量(50 mg/d),但全因死亡率未降低。是否 ARB 不如 ACEI 如卡托普利(SOLVD 研究)或依那普利(CONSUNSES 研究)?未必。在 ACEI 进行临床研究时,基础治疗只有利尿药和地高辛,而 HEEAL 试验中不但β受体阻滞药已成为基础药物之一,而且应用较早,剂量较大。β受体阻滞药公认可显著降低心力衰竭的猝死率,从而显著降低全因死亡率。ACEI 和 ARB 这两种药物的临床研究,相隔20年之久,硬生生地拿来直接作比较,明显是不恰当的。如果现有的研究模式不发生改变,那么,新的药物包括中国传统中药将很难"突围",心力衰竭药物研究和治疗的平台状况将很难改变。

4.如何采用新的研究方式　需要新的思考,需要智慧,希望年轻的学者有这样的勇气和智慧,突破心力衰竭研究的这一围城。ASTRONAUT 试验告诉我们,再也不能继续因袭守旧了。如果阿利吉仑倒下,能够换来更多的新药站起来,换来对心力衰竭研究包括药物和发病机制研究的新局面,那么,阿利吉仑这一可能是目前心血管领域研发耗费最大、历时最长的药物,其悲壮的历程仍会永远被铭记,其历史贡献也会不亚于一种新药的发现和使用。

十七、2015 年欧洲心力衰竭大会最新临床研究解读

在会场上笔者接受了媒体的采访,并回答了有关心力衰竭临床研究的问题。

第一个是 TITRATION 研究,这是 LCZ696 在近期取得成功(PARADIGM-HF 试验)基础上所做的事后分析。作者比较在 3 周内较快地或在 6 周内逐渐递增剂量至目标剂量(200 mg,每日 2 次)的两组患者,这些患者有门诊的也有住院的,此前用过或已开始应用 ACEI/ARB。结果表明这两组患者大多数(>70%)能够达到目标剂量,耐受性和安全性均良好。这表明未来应努力将 LCZ696 用至目标剂量,对于迅速加量有顾虑的患者,可以在 6 周内递增至 200 mg 每日 2 次的目标剂量。达到目标剂量的患者往往可有更好的获益。这个研究给我们的启示是,RAAS 阻滞药在能够耐受情况下需采用较大剂量,如达到目标剂量,为此,递增剂量时间可短些也可长些,视患者情况个体化决定。

第二个研究是 NITRO-EAHFE 试验,是一个硝酸酯类药物的临床注册登记研究,共计 5845 例。严格来讲这些应该是慢性心力衰竭急性失代偿的患者,一组应用静脉硝酸酯类药物,另一组未采用。硝酸酯类治疗以后,总体上讲病人的耐受性是没有问题的,治疗组患者症状的改善、呼吸困难或气急程度的改善等也是明显的,但是主要的问题是并未能改善预后。笔者觉得这是可以理解的,因为现在所有的药物都不能改善急性心力衰竭患者急性期的预后,当然也包括硝酸酯类的药物。过去甚至样本量更大的一些临床研究也没有证明硝酸酯类药物可以使这类心力衰竭患者预后改善或者降低急性期的病死率。

第三个研究主要针对我们在心力衰竭领域中的一种情况,就是患者伴肾功能有一定减退或损害的,如肾小球滤过率在 30~60 ml/min,即轻至中度的肾功能损害的患者,能不能用 ACEI 或 ARB 这类 RAAS 阻断药?过去对于这个问题一直有很大的顾虑,临床上绝大多数情况下往往列为不能用,或医师不敢用。在指南中一般建议此类药在估计肾小球滤过率 ≤ 30 ml/min 的患者中不用,而在 30~60 ml/min 的患者能

不能用,则没有明确的说明,如果必须用,也是非常谨慎的。这个研究主要是关注这些患者。结果发现这些患者有两个情况:一个是如果从小剂量开始慢慢递增还是能够耐受的;第二个是这些病人即使用了以后,其不良反应也并不是很大,也就是说出现严重的不良反应的仅见于很少的患者,故总的来讲还是安全的;第三,这个研究也说明这些患者如果能够应用此类药,并能在较长时间内坚持应用,对患者也是有好处的。

第四个研究是 HARMONIZE 试验,旨在评价一种新药 ZS-9 对心力衰竭患者维持血钾在正常水平,避免出现高钾血症的疗效。这是Ⅲ期的、随机双盲安慰剂对照的研究。该药并不会被吸收,只是在肠道内"捕获"K^+,并将其排出,从而降低血钾水平,该药也不与其他电解质结合。共入选 425 例,平均血钾水平 5.6 mmol/L,用药后血钾降至正常水平的平均时间为 2 h,心力衰竭患者的血钾 90% 在 24 h 内可达正常,99% 患者在 48 h 内达正常。该研究表明,该药的应用可在不调整合用的 RAAS 阻滞药情况下降低血钾,维持其正常水平达 28 d。

这个新的药物在临床上给了一个非常好的提示,因为其主要作用是使患者的血钾水平降下来,血钾增高是慢性心力衰竭患者,特别是"金三角"(ACEI、β受体阻滞药和醛固酮拮抗药)应用以后往往可能出现的并发症,因为 ACEI 和醛固酮拮抗药均使血钾增高。所以我们在用金三角特别是加入醛固酮拮抗药的时候,有一个要求,就是一定要用襻利尿药,因为襻利尿药能够排钾、降低血钾水平。高血钾会引起很多风险,特别是可以出现心脏性的猝死。有一些患者尽管用了襻利尿药,在用了 ACEI 和螺内酯以后,仍然血钾会升高,这也是临床上一个大难题,此时你没有办法应用 ACEI 或螺内酯,或使其剂量增高。ACEI 是心力衰竭治疗的基础,要尽量达到一个目标剂量,才对患者治疗效果更佳。

2015 年中国心力衰竭指南限制螺内酯剂量为 20 mg/d,实际上在过去的临床试验中该药的剂量可达到 40 mg/d,其在作为降压药或利尿药使用时甚至可使用更大剂量。为什么中国的指南要求只用到一个比较小的剂量,主要的原因是担心血钾水平会增高,对肾功能会损害,这种情况在临床上不少见,而且也没有很好的办法,因为如果患者的液体潴留控制后,继续提高襻利尿药剂量是没有道理的,也会造成相关的其他不良反应。

从 HARMONIZE 试验公布的结果来看,ZS-9 临床应用的耐受性是没有问题的。这样一种降低血钾作

用可靠又安全的药物将来上市,有可能使得我们慢性心力衰竭标准和优化的金三角治疗方案,能够在更多患者中应用,提高心力衰竭规范化治疗水平,进而进一步降低病死率。

第五个也是PARADIGM-HF的一项事后分析,主要是评估基础血压不同的心力衰竭患者对LCZ696和RAAS阻滞药依那普利的耐受性和疗效。结果表明基础收缩压不同的心力衰竭患者应用LCZ696均能获益,包括收缩压低于110 mmHg的人群。不过,基础收缩压在120~140 mmHg患者无论主要复合终点(心血管死亡和因心力衰竭住院)还是心血管死亡LCZ696组均较依那普利组显著降低。这也提示绝大多数患者对此两类药可良好耐受。当然,该项研究临床意义在于,心力衰竭患者往往基础血压偏低,影响了ACEI和ARB的应用,有的医生认为血压比较偏低一点的患者就没有应用RAAS阻滞药的适应证。这个事后分析很好地告诉我们,即使血压偏低患者,或者仅仅是医师担心不能很好耐受的患者,如果尝试着给他小剂量起始,耐心地、一点一点地提高使用的剂量,患者还是可能耐受,药物治疗仍可取得一个比较好的结果的。

今天最新的临床试验公布虽然没有什么很突破性或者令人很惊讶的结果,但总体上来讲反映了这一年在心力衰竭治疗领域不管急性心力衰竭还是慢性心力衰竭治疗中的积极探索,而且这种探索还是取得了一些进步,一步步在向前迈进。会议在这方面对我们是有启示的,同时也展示了今后在心力衰竭研究的基本方向,一方面要探索新的药物,另一方面要研究传统药物怎么在临床上用得更好一点,使得心力衰竭患者有更好的依从性,同时让医生对应用现有的、可能有效的临床药物,对规范化的治疗有更充足的信心,能够更积极地遵循指南。

参 考 文 献

黄峻.心力衰竭诊治新进展.北京:中国协和医科大学出版社,中华医学电子音像出版社.2011.

张健,陈兰英.心力衰竭.北京:人民卫生出版社.2011.

中华医学会心血管病分会,中华心血管病杂志编辑委员会.中国心力衰竭诊断和治疗指南.中华心血管病杂志,2014,42:98-122.

中华医学会心血管病分会,中华心血管病杂志编辑委员会.急性心力衰竭诊断和治疗指南.中华心血管病杂志,2010,38:195-208.

中华医学会心血管病分会,中华心血管病杂志编辑委员会.慢性心力衰竭诊断治疗指南.中华心血管病杂志,2007,35:1076-1095.

中华医学会心血管病学分会,中华心血管病杂志编辑委员会.右心衰竭诊断和治疗中国专家共识.中华心血管病杂志.2012,40(6):449-461.

Bonow RO,Carabello BA,Chatterjee K,et al.2008 Focused Update Incorporated Into the ACC/AHA 2006 Guidelines for the Management of Patients With Valvular Heart DiseaseA Report of the American College of Cardiology/American Heart Association Task Force on Practice Guidelines (Writing Committee to Revise the 1998 Guidelines for the Management of Patients With Valvular Heart Disease) Endorsed by the Society of Cardiovascular Anesthesiologists,Society for Cardiovascular Angiography and Interventions,and Society of Thoracic Surgeons.J Am Coll Cardiol,2008,52:e1-e142.

Bonow RO,Carabello BA,Chatterjee K,et al.ACC/AHA 2006 Guidelines for the Management of Patients With Valvular Heart DiseaseA Report of the American College of Cardiology/American Heart Association Task Force on Practice Guidelines (Writing Committee to Revise the 1998 Guidelines for the Management of Patients With Valvular Heart Disease) Developed in Collaboration With the Society of Cardiovascular Anesthesiologists Endorsed by the Society for Cardiovascular Angiography and Interventions and the Society of Thoracic Surgeons. J Am Coll Cardiol, 2006, 48:e1-e148.

Howlett JG,McKelvie RS,Arnold JMO,et al.Canadian Cardiovascular Society Consensus Conference guidelines on heart failure, update 2009:diagnosis and management of right-sided heart failure, myocarditis, device therapy and recent important clinical trials.Canadian J Cardiol, 2009,25(2):85-105.

Hunt SA,Abraham WT,Chin MH, et al.ACC/AHA 2005 Guideline Update for the Diagnosis and Management of Chronic Heart Failure in the Adult:a report of the American College of Cardiology/American Heart Association Task Force on Practice Guidelines (Writing Committee to Update the 2001 Guidelines for the Evaluation and Management of Heart Failure):developed in collaboration with the American College of Chest Physicians and the International Society for Heart and Lung Transplantation:endorsed by the Heart Rhythm Society.Circulation,2005,112:e154-e235.

Jessup M,Abraham WT,Casey DE, et al. 2009 Focused Update:ACCF/AHA Guidelines for the Diagnosis and Management of Heart Failure in AdultsA Report of the American

College of Cardiology Foundation/American Heart Association Task Force on Practice Guidelines Developed in Collaboration With the International Society for Heart and Lung Transplantation.Journal of the American College of Cardiology,2009,53:1343-1382.

Kindermann I, Barth C, Mahfoud F, et al. Update on myocarditis.J Am Coll Cardiol,2012,59:779-792.

Makkar RR, Fontana GP, Jilaihawi H, et al. Transcatheter aortic-valve replacement for inoperable severe aortic stenosis. N Engl J Me,2012,366:1696-1704.

McMurry JJ,Adamopoulps S,AnkerS DE,et al.ESC guidelines for the diagnosis and treatment of acute and chronic heart failure 2012:the task force for for the diagnosis and treatment of acute and chronic heart failure 2012 of the European Society of Cardiology..Developed in collaboration with the Heart Failure Association（HFA）of the ESC.Eur J Heart Fail, 2012,14:803-869.

Vahanian A, Alfieri O, Andreotti F, et al. Guidelines on the management of valvular heart disease（version 2012）The Joint Task Force on the Management of Valvular Heart Disease of the European Society of Cardiology（ESC）and the European Association for Cardio-Thoracic Surgery（EACTS）. Euro Heart J,2012,33:2451-2496.

Velazquez EJ, Lee KL, Deja MA, et al. Coronary-artery bypass surgery in patients with left ventricular dysfunction.N Engl J Me,2011,364:1607-1616.

Yancy CW, Jessup M, Bozkurt B, et al. 2013ACCF/AHA guiteline for the management of heart failure:a report of the American College of Cardiology Foundation/American Heart Association Task Force on Copublished in Circulation,2013.

第 2 章

循 证 篇

近20多年心力衰竭及其危险因素的研究文献浩如烟海，正是这些研究奠定了现代心力衰竭的新理念，形成了心力衰竭现代诊断和治疗的新方法新思维。这些内容和原则已在第1章中予以介绍和阐述。本篇的目的是要交代清楚心力衰竭现代理念和诊治方法的来龙去脉，为此，将在众多的文献中提取临床研究的资料，尤其大样本随机对照研究(RCT)及其提供的证据，加以提炼、分析和概括，以作为根据和佐证。期望临床医师明白地了解，今天在心力衰竭防治上所提倡与推荐的，诸如慢性收缩性心力衰竭(HFrEF)治疗的标准方案"金三角"，其提出和形成并非一蹴而成，而是有一长期演变和发展的过程，这无疑是我们现在能够找到的最佳方案和最好选择。当然，未来的情况会有变化，心力衰竭的研究不会终止，随着新的药物、技术不断推陈出新，新的研究提供新的证据，将来必定可出现更新的理念和方案。即使到那个时候，本篇内容所展示的心力衰竭循证之路仍可以让从事心力衰竭工作和有志做心力衰竭临床研究的人员温故而知新。

第一节 心力衰竭的循证医学

[内容提要]

用于评估心力衰竭的主要症状、体征和实验室检查方法是如何产生的，亦即在同类指标中为何这些指标能够得到青睐和肯定？其依据是大量的观察研究和注册研究。历史上曾应用于心力衰竭治疗的药物不计其数，为什么本书第1章教程中主要推荐7种药物？数百项临床研究尤其大样本RCT研究及其证据为其脱颖而出铺平了道路。同样的，心力衰竭的各种类型及其并发症如何处理？心力衰竭的各种器械方法为何受到关注？并非源于专家的经验和个人的倾向，也是来自临床研究的证据。本讲将较为详细地介绍有关这些临床研究及其证据，包括相关的资料、历史档案和启示。

一、循证心脏病学的基本概念

循证医学(evidence-based medicine，EBM)亦即遵循科学依据的医学。迄今仍采用其奠基者之一Sackett教授的经典定义，即EBM为"慎重、准确和明智地应用当前所能获得的最好研究证据，结合个人的专业技能和临床经验，同时考虑病人的价值观和愿望，将三者完美地结合，制定出病人的治疗措施"，使病人得到最适当的治疗，获得最佳的预后。显然，EBM包含了3个要素，即获得最好的证据、个人的专业技能与经验，以及病人价值观与愿望。在实践EBM时这3个要素任何一个均不可或缺。EBM的核心思想是在医疗决策中将临床证据、个人经验和患者的实际状况与意愿三者相结合。

临床人体研究的证据来自对病因、诊断、治疗、康复、预后和预防等各方面的研究。人体干预试验是治疗研究主要采用的方法，依其设计方案的强度依次有大样本、多中心的随机对照试验(Randomized controlled trial，RCT)、小样本RCT或交叉试验、半随机对照试验、前瞻性临床对照试验、回顾性对照试验、观察性研究如分析性队列研究和描述性病例分析、专家委员会的报告与观点、权威专家的临床经验或意见等。

治疗研究的证据依质量高低和可靠性程度大致可分成5个等级：1级为根据RCT做出的系统性评价(systematic review，SR)或荟萃分析(meta-analysis)；2级为单个大样本的RCT结果；3级为有对照组但未随机分组的研究结果；4级为无对照的系列病例观察；5级为专家意见或个案报道。有时临床应用时将1级证据称为A级证据，2级证据称为B级证据，而将其余各级证据统称为 C 级证据。其中 A 级证据是最为可靠的,实践 EBM 时应努力寻找和采用 A 级证据。

临床上颁布的许多治疗指南,可看作循证医学取得的丰硕成果,也是循证医学指导临床实践的典范。这些指南绝大多数均根据可靠的临床证据,即 A 级(或 1 级)证据,这些证据来自大样本的 RCT,或根据这些 RCT 所做的系统性评价或荟萃分析。

近期发表的美国高血压指南 JNC8 就是应用 RCT 证据提出治疗建议和推荐的典范。JNC8 受到好评如潮,同时批评之声也不绝于耳,这样的情况殊属少见,其原因就在于这是有史以来不仅在高血压领域,而且也是整个心血管领域唯一的一部完全遵循循证医学原则,采用 RCT 研究证据制定的指南。当然,循证医学也是需要发展和进步的,需要不断地从现代医学尤其在信息和资料采集上的巨大改变和革命中获取更多更新更有价值的证据,让新的指南和专家共识的制订和产生能够紧跟科学巨人的步伐,让新的指南和共识更加"接地气",贴近临床实践,为临床医师乐于使用,并真正能够解决实际遇到的问题。在"云时代"的今天,从注册登记等研究中产生了海量的信息,合理采集和分析这些资料同样可以产生可靠的、高质量的证据。这些证据和 RCT 产生的证据同样重要。未来我们应该把这方面工作做好。但是,毋庸置疑的是,循证医学仍是临床医学的新模式,现在仍是循证医学的时代。我们仍应该尊重循证医学的基本原则,尊重 RCT 的证据。

在临床指南中常将采取的措施或治疗方法之适应证适用性区分为 3 类:Ⅰ 类为适用,即有证据表明该措施或方法有益和有效;Ⅱ 类为慎用,即对该措施或方法的有益性和有效性尚有争议;其中 Ⅱa 类为益处或有效性大于理论上或已证实的危险;Ⅱb 类为已知证据不足以支持益处大于危险;Ⅲ 类为有证据表明该措施或方法危险大于益处,或无益和无效,有时甚至有害,故应考虑为禁忌,即不予推荐。

循证心脏病学(evidence-based cardiology)指的是客观、准确和适当地应用最新和最佳的临床证据来处理具体的心脏病问题。自 20 世纪 80 年代以来国际上开展的大型 RCT,以心血管疾病或心血管干预方法(药物或非药物)居多,有力地推动了循证医学的发展,也为循证心脏病学的建立奠定了坚实的基础。

从事心血管疾病防治工作的医师们应自觉地学习和掌握循证医学的基本原理,在处理具体病例时将 3 个要素有机地结合起来,既要达到最佳的治疗效果,又要取得患者的理解和信任。这就需要运用循证临床决策的方法。实际应用中可将这一方法简化为以下 5 个步骤:第一步提出需要解决的问题;第二步寻找与问题相关的临床证据;第三步评价这些证据的价值;第四步应用最佳证据解决这一临床问题;第五步评价实施的效果。

本节的以下部分将对心力衰竭及其危险因素,提供近期临床研究主要为大型 RCT 结果的证据,为心力衰竭的循证临床决策提供可资借鉴的、有益的线索。此处的危险因素均是未来可导致心力衰竭的基本条件,可以列入心力衰竭阶段划分中阶段 A 和阶段 B。

二、心力衰竭的流行病学

据统计,美国每年有一百多万患者因心力衰竭而住院,耗费约 400 亿美元。社会人群的老龄化和医疗技术改进所致的多种基础心血管疾病尤其心肌梗死的预后改善与生存时间延长,均使心力衰竭患病率明显增加。美国现症慢性心力衰竭患者约 600 万例。

弗明翰心脏研究(2002 年)资料表明,过去 50 年中心力衰竭的发病率女性呈下降趋势,而男性并无变化;生存时间无论在女性还是男性均呈持续改善趋势,约每 10 年提高 12%,而这正是慢性心力衰竭患病率增加的原因。大样本的人群(olmste couty, MN)研究表明,无论男女发病率未见显著降低,生存率则两性中均有改善,年轻的男性较之女性和老年人群改善更大。大多数研究均证实,女性患者生存时间长于男性,但 SOLVD 试验的结果正好相反。这可能因为 SOLVD 试验入选者中患冠心病的女性占有较高的百分比,而缺血性心脏病所致的慢性心力衰竭,一般而言病死率也较高(Petrie 等,1999)。不过,分析 CHARM 研究资料,两性间冠心病患病率的差异并不能完全解释性别对生存的影响。

业已证实使心力衰竭危险增加的因素有年龄、男性、种族(如黑种人)、糖尿病、肥胖、吸烟、冠心病和心肌梗死(MI)病史及高血压。Olmsted County 资料表明,风险最高的人群是冠心病和高血压。在女性中伴高血压和糖尿病者较之男性更有可能发生心力衰竭。超声心动图检查与发生慢性心力衰竭危险增加有关的因素有左心室和(或)右心室射血分数低,左心室扩张和心瓣膜疾病。

三、心力衰竭的病因和诱因

心力衰竭的常见原因中冠心病和高血压占 80%。收缩性心力衰竭(HFrEF)源于泵衰竭,主要病因为缺血性心肌病(即冠心病伴心力衰竭)、非缺血性扩张型心肌病、高血压性心脏病,或心瓣膜病。长期酗酒和病毒感染亦可导致非缺血性扩张型心肌病。但扩张型心肌病大多还是属于特发性的。

高心排血量心力衰竭较少见,病因主要有贫血、甲状腺功能亢进症和妊娠,少见病因有 Paget 病、动静脉瘘、嗜铬细胞瘤及脚气病(beriberi)。

舒张性心力衰竭约占心力衰竭总数的 50%。大多数分类为射血分数降低的心力衰竭(HFrEF)实际上舒张功能常常也有异常。HFpEF 多与高血压、肥厚型心肌病、心包疾病和心脏浸润性疾病并发。老年人、女性中最常见。大多数有高血压、糖尿病,或两者兼而有之。与收缩性心力衰竭不同,很少有大样本临床试验证据来规范舒张性心力衰竭的治疗。近期推荐的治疗是控制高血压、控制心室率以保证心室充盈,以及尽可能处理基础病因,如冠心病做血运重建术等。

右心心力衰竭常由慢性肺疾病所致(即肺源性心脏病),后者使肺动脉压升高。有慢性阻塞性肺疾病(COPD)患者,常可伴冠心病,左心衰竭也可逐渐引起肺动脉高压和右心衰竭,从而发生全心衰竭。

心力衰竭的重要诱因是对治疗和饮食要求不依从,如高盐摄入、不遵从医嘱服药。一项住院心力衰竭研究表明约 60% 心力衰竭发生的诱因为这一因素。

心力衰竭突发和急性发生的诱因有急性 MI 和严重心肌缺血、骤升的高血压、急性肺栓塞、急性二尖瓣反流和主动脉瓣关闭不全、急性室间隔缺损和严重感染(尤其肺部感染)、骤发的伴快速心室率的心房颤动、室上性或室性心动过速,较少见的有严重的心动过缓。

慢性心力衰竭发生的诱因有心绞痛和无症状性心肌缺血、贫血、甲状腺功能亢进症或甲状腺功能减退症、心律失常、静脉输液过量(晶体液或血液)。不当的药物应用如非甾体类消炎药(有水钠潴留和血管收缩作用,尤其多见于伴肾功能受损患者)、可能还有阿司匹林(WATCH 试验)、普罗卡因酰胺(负性肌力作用)、非二氢吡啶类钙拮抗药如维拉帕米和地尔硫䓬(可抑制心肌收缩力)、雌激素、雄激素、敏乐定(长压定)和噻唑烷酮类降糖药(RECORD 试验显示有液体潴留作用)、抗肿瘤药如阿霉素等。二氢吡啶类钙拮抗药中氨氯地平和非洛地平在心力衰竭治疗中可以应用,是安全的(PRAISE 研究)。此外,过量饮酒、抑郁和睡眠呼吸暂停综合征也有可诱发心力衰竭的报道。

四、心力衰竭的临床表现

(一)慢性心力衰竭的症状

各种研究和观察中慢性心力衰竭常见出现以下症状:①全身疲乏、活动能力减低、阵发性夜间呼吸困难均可早期出现。尔后气急(呼吸困难)可在较重的体力活动后出现(NYHA Ⅰ 级)。②正常活动时出现呼吸困难(NYHA Ⅱ 级)是一种非特异性的症状,因为冠心病、体重超重或缺少体力活动的患者也可出现。③平卧位时出现呼吸困难、咳嗽和端坐呼吸,仅见于中至重度心力衰竭。④体重增加或水肿单独出现,是一个敏感的,但非特异性的体征,如两者并存,就具有重要的临床意义,尤其可作为监测治疗反应的指标。⑤食欲缺乏,可见于晚期心力衰竭(心源性恶病质)。

(二)慢性心力衰竭的体征

各项研究证实以下体征较常见:①如未用 β 受体阻滞药而有心动过速(>90/min)。②呼吸增快(>20/min)。③颈静脉压(JVP)显著升高,即坐位可见颈静脉充盈和搏动,如患者无肺部疾病,此体征具有特异性,常伴严重心力衰竭。颈静脉稍充盈是 JVP 轻度升高(约 8 cm)之征。作最终判定时,肝颈反流阳性很有帮助。④40 岁以上出现第三心音是一个特异体征,提示心力衰竭失代偿。⑤二尖瓣反流而无心瓣膜病。⑥心脏增大,可伴心前区搏动。⑦肝大,肝颈逆流阳性。⑧肺部啰音提示肺淤血,为非特异性体征,也可见于若干肺部疾病。慢性心力衰竭患者肺部啰音大多逐渐出现,常不太明显。右心心力衰竭常有肝大和腹水。大多数这些体征在预测 PCWP 增高上敏感性有限。⑨下肢可凹性水肿,亦可由若干其他状况引起。

由于上述体征和症状为非特异性的,诊断应依据其他客观的检查,尤其心脏超声检查。而且,不同的心力衰竭类型如收缩性心力衰竭或舒张性心力衰竭,有的体征出现的频度也有明显的差异(表 2-1)。

表 2-1 慢性心力衰竭不同类型患者的主要体征

	心力衰竭	
	收缩性	舒张性
第三心音	常见	罕见
第四心音	罕见	常见
肺部啰音	有时存在	有时存在
外周水肿	常见	罕见
颈静脉充盈	常见	罕见
心脏扩大	常见	罕见

对大量心力衰竭患者的临床分析表明,在上述症状和体征中慢性心力衰竭患者常见的临床表现为呼吸困难、早期多见阵发性夜间呼吸困难、咳嗽、支气管痉挛(心脏性哮喘)。严重时可出现肺水肿,甚至心源性休克,表现为低心排血量综合征如低血压、外周和重要脏器低灌注,可见静脉塌陷、皮肤寒冷、苍白、发绀、大

汗淋漓、尿少等,这是急性心力衰竭的主要表现。其他较常见表现有心动过速如窦性心动过速、心房颤动、各种快速性心律失常。严重患者常有精神症状如萎靡、恐惧和精神错乱。稳定型慢性心力衰竭可由于前述的各种诱因而发生急性失代偿,此时患者原有症状如气急、水肿会加重,尤其后者并伴体重增加,临床上这3种类型心力衰竭的鉴别要点可参见表2-2。

表2-2　心力衰竭的鉴别诊断

	急性 HF	失代偿性慢性 HF	慢性 HF
症状严重度	严重	严重	轻至中度
肺水肿	罕见	常见	罕见
外周水肿	罕见	常见	常见
体重增加	无或轻微	中度至严重	轻至中度

HF:心力衰竭。

(三)症状和体征的临床意义

研究表明,端坐呼吸是预测 PCWP 显著升高和静息心排血量降低最为敏感的症状。此时体检可有肺部啰音、颈静脉压升高、第三心音、外周水肿、四肢尤其肢端寒冷、脉压差小及心动过速。以右心心力衰竭为主的患者常可见肝大和腹水。上述各种体征中绝大多数对于预测 PCWP 升高的敏感性有限。一项试验(Butman等,1993)提示,静息时颈静脉明显充盈或肝颈逆流试验阳性预测 PCWP 升高的敏感性为80%。另一项研究(Stevenson 等,1989)则发现,脉压低是预测心排血量降低的极佳指标,如脉压减少 25%以上,预测心脏指数为≤2.2 L/(min·m²)或更低的敏感性为91%,特异性为83%。

五、心力衰竭实验室检查的临床意义

(一)基本的血液学检查

如三大常规、尿沉渣涂片,检测血钾和血钠、血肌酐、丙氨酸氨基转移酶(ALT)等转移酶、血胆红素、血糖、C-反应蛋白(CRP)、心肌酶谱(如 CK、CK-MB)和肌钙蛋白 T 和 I(cTnT、cTnI)等。甲状腺功能测定可用于鉴别诊断。心房颤动和心力衰竭可以是老年甲状腺中毒症的仅有表现,甲状腺功能亢进或甲状腺功能减退均可导致扩张型心肌病。此外,还需做血气分析,测手指血氧饱和度和(或)动脉血气分析。液体潴留和细胞外液增多所致的稀释性低钠血症很常见(也与神经内分泌激活有关),且与不良预后呈线性关系,

有预测价值;血肌酐升高、肝功能异常、肾衰竭也是不良结局的预测因素(Lee 等,1986)。ALT 升高提示肝充血,失代偿性心力衰竭亦可有心肌酶轻度升高。肺活量测定是呼吸困难的基本检测之一,明确的异常结果提示肺部疾病,有 COPD 患者常亦伴有冠心病和心力衰竭。血气分析动脉氧分压(PaO₂)低于 8 kPa 和(或)氧饱和度低于 90%,提示伴低氧血症。炎症标志物(即 CRP、TNF-α、IL-6)在心力衰竭时亦会升高,其预测后的作用还需进一步研究。

(二)脑利钠肽(BNP/NT-proBNP)

心房和心室受到牵拉扩张分别释放心房利钠肽(ANP)和脑利钠肽(B 型利钠肽,BNP/NT-proBNP),后者在心室合成,较之 ANP(在心房合成)更稳定和特异,更适合用于心力衰竭的诊断。未经治疗的心力衰竭其血浆浓度升高。显著升高者提示严重心力衰竭和预后不良。BNP 升高患者通常应做超声心动图检查。

BNP 测定有助于对急性呼吸困难的患者做出评估和分类,尤其适用于急诊室工作(McCullough 等,2002)。最大的一项研究(BNP 多国研究)在其他临床标准评估基础上加用 BNP,显示对气急患者做出心力衰竭诊断很有价值(统计学上有显著差异)。而且较之单纯的临床标准,BNP 对于急性心力衰竭诊断更有预测价值。

BNP 应用已扩展至用于指导门诊患者的治疗,并证实确有价值(STARS-BNP),不过,此结果并未在 TIME-HF 中得到再次证实。应用 BNP 来帮助患者做出院评估和缩短住院时间的研究,结果也不一致,不过这些研究均为小样本的。

因气急而疑为心力衰竭患者,临床上可采用 BNP/NT-proBNP 检测,作为一种排除性试验,其正常具很高的阴性预测值,有 95%把握可排除心力衰竭的诊断。其水平显著升高,提示为心力衰竭。还有许多其他病因亦可使之轻度升高,如哮喘、肺栓塞、COPD。轻度升高还可见于主动脉狭窄、左心室肥厚、肾功能损害、肝硬化、高龄和女性。心房颤动患者亦可升高。

BNP/NT-proBNP 亦可用于评估心力衰竭预后,心力衰竭有效治疗后其水平可迅速降低。不过,即使得到标准和优化治疗,其水平也未必可恢复到正常水平。

此外,BNP 已发现可预测急性冠状动脉综合征(ACS)患者病死率,且独立于心力衰竭评价之外。

(三)胸部 X 线检查的临床意义

心力衰竭患者约半数有肺毛细血管压增高征象,双侧胸腔积液和心脏扩大亦可以存在,可伴心腔增大,心胸比>0.50。心脏扩大提示左心室收缩功能障碍,不过,心脏大小和左心室功能相关性较差。心脏

大小的变异更多地与左心室状态有关,慢性心力衰竭心脏扩大较常见,在急性心力衰竭时心脏大小往往是正常的。

心力衰竭典型的胸部X线表现有肺静脉充血,肺门处蝶状阴影、间质性水肿,Kerly B线,双侧胸腔积液。其中心腔增大、肺门处蝶状阴影为较特异性的表现,但在单次X线检查上出现的轻度血管性充血,常难以做出解释,也不足以做出诊断。轻度心力衰竭时胸部X线检查并不敏感,其解释有可能出错,对于可疑的X线改变,应结合临床状况综合分析。

(四)心电图的临床意义

大量研究和分析表明,心力衰竭患者的心电图检查很有价值。可发现心肌梗死或心肌缺血征象,由此也提示了心力衰竭的原因。Q波和左束支传导阻滞(LBBB)是收缩功能障碍的良好预测指标。QRS增宽(>220 ms)为病死率增高的预测指标。心律失常包括伴快速心室率的心房颤动及各种快速性或缓慢性心律失常,可成为心力衰竭发作的诱因。左心室肥厚、左心房增大,多见于高血压患者,提示已有心肌重构和结构性心脏病变。

心电图正常者不大可能为心力衰竭,正常心电图和正常的运动试验在多数情况下可排除心力衰竭。

(五)超声心动图(UCG)的临床意义

这是一种简单有用的手段,有助于确定收缩性还是舒张性心力衰竭,前者LVEF<40%,后者则正常或≥45%,不过,舒张性心力衰竭的诊断并不能单纯依靠UCG。UCG检查还可了解左心室还是右心室受损,或双侧心室受损(de Groote,1998),可发现全心或各心腔增大、室间隔和左心室室壁增厚、心室壁局部区域活动减弱、室壁瘤形成,以及心瓣膜功能异常等。

UCG可用作评估有无心力衰竭及其严重程度必不可少的方法。UCG应用于已确诊的心力衰竭,常可指明心力衰竭的病因,并依据心脏大小、LVEF的改变可评价治疗的效果。还可评估右心室收缩压,后者反映肺动脉压,对于诊断肺栓塞很有价值。需要治疗的无症状性心力衰竭亦可由UCG发现。

研究提示,所有较年轻的心力衰竭患者,以及所有未明确诊断或病因未明的患者,均应做UCG;即便诊断已明确,亦需做UCG,以确定心脏收缩功能的程度(NYHA分类描述的是整个心功能状况)。

(六)侵入性检查

1.漂浮导管监测 对于大多数因心力衰竭恶化(失代偿)住院患者不考虑常规应用侵入性漂浮导管或肺动脉导管做血流动力学监测。ESCAPE试验是一项随机多中心试验,采用血流动力学监测下的治疗并与临床评估作比较,患者均有严重难治性心力衰竭,并未显示有益的结果。与此同时,一项荟萃分析包括13个随机试验发现,应用或不用漂浮导管监测两组结果相似。

因此。美国AHA/ACC指南推荐仅在下列情况下应做侵入性血流动力学监测:①推测存在心源性休克,需要升压治疗和机械辅助支持。②严重失代偿,且治疗选择受限制,因为并不能确定充盈压升高、低灌注,以及血管张力增加的原因。③患者临床状况有初步改善,但对正性肌力药静脉滴注明显存在依赖性。④积极治疗后仍伴持续和严重的症状。

2.心内膜心肌活检 适用于疑为心脏淀粉样变性、结节病和巨细胞性心肌炎等的高度选择性病例。

(七)心功能评估的临床意义

1.NYHA分级 可反映总体的心功能状态。I级:尽管UCG可发现有左心室功能障碍,但临床上仍无症状。II级:快速行走或较重体力活动可出现症状。III级:轻微活动甚至休息时可出现症状。IV级:稍活动或休息时即有症状,III~IV级预后均差。确诊为慢性心力衰竭的患者,心功能分级状况可预测病情的进展。NYHA III级并伴峰值氧耗量10~15 ml/(kg·min)的患者,每年病死率为15%~20%;NYHA IV级并伴峰值氧耗量<10 ml/(kg·min)的患者,每年病死率增至50%。

2.LVEF 可决定患者预后,但与临床检查和症状的相关性较差。LVEF<25%提示严重心功能障碍,相当于III级和IV级。LVEF>40%常可排除收缩性心力衰竭,但可能为舒张性心功能障碍。

3.6 min步行试验 如距离明显缩短,不仅与病死率增加相关,也与因心力衰竭住院增加相关(Bitner等,1993)。

4.代谢性运动试验 可用来测定氧耗,其峰值氧耗<12~14 ml/(kg·min)提示预后不良(Mancini等,1991)。

六、慢性心力衰竭的诊断

(一)诊断依据

未经治疗患者存在下列4条中的3条,极有可能为心力衰竭。当然,还应鉴别和确定基础心脏病变及诱发心力衰竭的因素。①平地行走有气急。②室性奔马律或心率>90/min,或两者兼有(如心率未被药物降下来)。③颈静脉压升高,或X线检查呈静脉充血,或两者皆有。④X线检查心脏显著增大。

亦可参见国外的心力衰竭诊断标准(表2-3)。上述的诊断依据和ESC心力衰竭诊断标准均来自众多的临床观察和研究。

表2-3 2007欧洲心脏病学会(ESC)的
心力衰竭诊断标准

需要的条件	不支持条件	支持的条件	必须排除
心力衰竭症状、体征	正常心电图	对治疗有反应	肾脏病、贫血
心功能障碍（常可由UCG发现）	正常胸部X线检查,运动试验正常,运动耐受,血B型利钠肽正常	X线上心脏增大,ETT运动耐受性降低,BNP/NT-proBNP升高	肺部疾病(胸部X线,肺功能测试)

ETT.运动耐受试验。

(二)诊断上可遇到的问题和思考

1.上述4条标准是特异的 从而可防止常见的假阳性。对第三心音和颈静脉压测定,观察者之间可有差异,使临床应用价值受损。缺乏特异的症状或体征,并不意味着患者不是心力衰竭。大多数特异的体征并不敏感,仅见于晚期和未经治疗的心力衰竭患者。需治疗的心力衰竭可以是无症状的,且仅由超声心动图发现。

2.对治疗有反应是重要的诊断标准 劳力性呼吸困难,晚间咳嗽和(或)呼吸困难、肺部啰音、体重增加、足踝部水肿、肝淤血这些指标是非特异性的,但在积极抗心力衰竭治疗后会迅速缓解,亦即对治疗可以更敏感做出反应,也是临床上用来评估心力衰竭治疗效果的标准。

3.可引起需做鉴别诊断的问题 ①体重过重,尤其女性,可使胸部X线检查结果难以解释。②体力活动受限和缺少运动。③静脉反流障碍、直立状态下工作和不活动亦可导致足部水肿。此时利尿药应用有效并不能证实心力衰竭的诊断。④肺部疾病,如COPD和运动诱发的哮喘。⑤无症状冠心病有的以劳力性气急为主要症状,此种情况并不少见,老年患者尤为多见。⑥前面所列的几种症状加剧(诱发因素)。⑦舒张性心功能障碍,常伴劳力性气急作为主要症状,胸部X线检查心脏大小正常。⑧反复的肺栓塞,大多为肺小血管的弥漫性栓塞,此时不会有大块肺栓塞的典型表现(如剧烈胸痛、呼吸困难、咯血),胸部X线检查阴性,主要诊断线索是不明原因(或无其他原因可解释)的气急伴低氧血症(指测血氧饱和度

降低),可出现原因不明的晕厥。明确诊断需做胸部CT检查和(或)核素检查(肺通气/灌注显像)。

4.进一步检查的建议 如诊断仍不能确定,UCG和检测BNP/NT-proBNP会有帮助。

七、慢性心力衰竭的一般处理原则

以下处理已证实是有效的。

1.行为调整 应在专科医师指导下进行规则的运动锻炼、避免体力活动过重、减少盐摄入、限酒。中度心力衰竭需限制水分摄入(1.5~2 L/d),运动强度也要限制。

2.积极控制高血压及各种心血管危险因素

3.应处理心力衰竭的基础病因 如对心肌梗死要做二级预防、血运重建术。心瓣膜病所致的心力衰竭应尽早行瓣膜置换或修补术。对于终末期心力衰竭,年龄在60岁以下,应考虑做心脏移植术。

4.应识别和处理心力衰竭的诱因和加剧因素

5.积极和妥善处理心力衰竭的其他并发疾病 其中肾功能不全、贫血、2型糖尿病、心房颤动等最为常见。严重的收缩性心力衰竭或血栓栓塞的高危人群可给予抗凝治疗,如口服华法林。

6.ACEI和β受体阻滞药可改善收缩性心力衰竭预后 因很大多数患者有心肌梗死,即便无心力衰竭症状亦可改善预后和缓解症状。

7.强调整体管理 药物治疗、非药物治疗和生活方式调整相结合,加强随访和患者自我管理,建立医院-社区-家庭相衔接、不间断的管理模式,发挥医生、护士、患者及其家庭成员的合作作用,可显著提高心力衰竭治疗效果。

八、慢性心力衰竭药物治疗的新理念

(一)两个转变影响深远

近几年心力衰竭临床治疗的新理念是要实现两个转变,即从重视治疗转变到重视预防,从心力衰竭的治疗主要采用改善血流动力学状态的药物如洋地黄类正性肌力药物、血管扩张药物等转变到优先选择应用神经内分泌抑制药如RAAS阻滞药和交感神经系统阻滞药。在预防上强调早期预防、早期干预,即在心力衰竭阶段A和B就应该积极采取措施,防止其向下一个阶段的转化。预防已成为现代心力衰竭处理的最重要共识之一。

(二)心力衰竭治疗的基本药物

国内外指南依据大量RCT均肯定了7种药物对心力衰竭治疗有益,其中RAAS阻滞药有ACEI、ARB和醛固酮拮抗药(螺内酯、依普利酮);交感神

经系统阻滞药有 β 受体阻滞药。这 4 类药均可改善心力衰竭患者的预后,包括降低全因病死率和心血管死亡率。另外 2 种药物利尿药和地高辛虽不能改善预后,但能改善心力衰竭的症状,提高运动耐量和生活质量,且长期应用不会对病死率产生不良影响。近期,伊伐布雷定也推荐为心力衰竭的治疗药物,可降低因心力衰竭的再住院率,但尚无降低病死率的证据。

(三)心力衰竭药物治疗现状来自循证医学

20 世纪末就已证实 ACEI(SOLVD 预防研究、TRACE、SAVE、AIRE、CONSUNSES 等试验)和 β 受体阻滞药(CIBIS-Ⅱ、MERIT-HF、US CARVEDILOL 等试验)长期应用可以使心力衰竭患者预后改善,而 21 世纪初又证实 ARB(Val-HeFT、CHARM、HEEAL 等试验)和醛固酮阻滞药(EPHESUS 试验)也能改善心力衰竭的预后。近期的 SHIFT 试验证实伊伐布雷定也很有效。此外,美国的一项研究表明,在标准抗心力衰竭治疗基础上加用肼屈嗪和硝酸酯类也可以降低心力衰竭患者的病死率(A-HeFT 试验),但获益人群仅为非洲裔美国人(美国黑种人),不具有普遍意义。地高辛(DIG 试验)和利尿药既改善症状又安全,有证据表明这两种药物能够长期使用又不会对预后产生负面影响。

九、慢性心力衰竭的药物治疗

(一)血管紧张素转化酶抑制药(ACEI)

临床研究表明,如有左心室功能障碍,便有应用的适应证,在积极利尿之前,心力衰竭患者应开始应用 ACEI。对于收缩性心力衰竭,其为一线药物。CONSENSUSI 试验(1987)表明依那普利可使 NYHA Ⅳ级患者 1 年病死率降低 31%(图 2-1)。样本量更大的 SOLVD 试验(1991)入选 NYHA Ⅱ和Ⅲ级患者,结果表明该药降低病死率 16%(平均随访 41 个月)。后来的研究(如 AIRE、SOLVD-预防、SOLVD-治疗、SAVE 试验等)应用其他 ACEI 也得到相似的有益结果(图 2-2～图 2-4)。

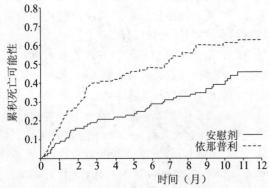

安慰剂 n:126 102 78 63 50 53 47 42 34 30 24 18 17
依那普利n:127 111 98 88 82 79 73 64 59 49 42 31 26

图 2-1 CONSENSUS-1 试验中依那普利对累积死亡可能性的影响

(引自 CONSENSUS 试验组)

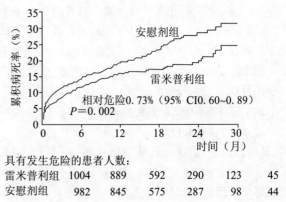

具有发生危险的患者人数:
雷米普利组 1004   889   592   290   123   45
安慰剂组   982   845   575   287   98   44

图 2-2 AIRE 试验中雷米普利对主要终点(总死亡率)影响

(引自 AIRE 试验组)

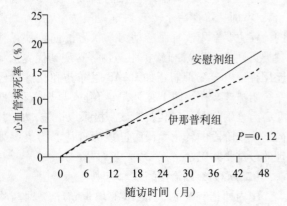

图 2-3 SOLVD 预防试验中两组的心血管病死率

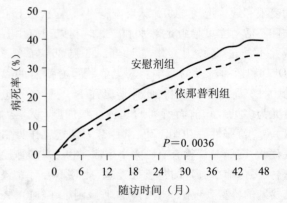

图 2-4 SOLVD 治疗试验中依那普利组和安慰剂组的病死率曲线

一项荟萃分析包含了 34 项应用 ACEI 的临床试验,证实慢性心力衰竭的总病死率显著降低(比数比 0.77,95%可信区间 0.67~0.88,$P<0.001$),病死率或心力衰竭住院亦显著降低(比数比 0.65,95%可信区间 0.57~0.74,$P<0.001$)。因此,ACEI 已公认为慢性心力衰竭(主要为射血分数降低的心力衰竭)治疗的基础(表 2-4)。

表 2-4 主要的 ACEI 临床试验

试验名称	患者数量(n)	患者特征	安慰剂组病死率	HR(差异比)
V-HeFT Ⅱ	804	NYHA Ⅰ~Ⅲ	25%·2 年	0.72
CONSENSUS Ⅰ	253	NYHA Ⅳ	52%·1 年	0.69
SOLVD-治疗	2569	NYHA Ⅱ~Ⅲ	40%·3.4 年	0.84
SOLVD-预防	4228	NYHA Ⅰ	16%·3.1 年	0.91
AIRE	2006	MI 后+HF	23%·1.3 年	0.73
SAVE	2231	MI 后,EF≤40%	25%·3.5 年	0.81
ISIS-4	58 050	MI 后 24 h	7.7%·5 周	0.93

NYHA.纽约心脏学会;HF.心力衰竭;MI.心肌梗死;EF.射血分数。该表证实,入选较高危患者,ACEI 可显著获益,病死率降低 15%~30%,低危人群(SOLVD-预防和 ISIS-4 试验)获益最小。V-HeFT Ⅱ试验采用肼屈嗪和硝酸异山梨酯联合。

大剂量 ACEI 的获益也得到了证实。起初的一项研究随机 248 例慢性心力衰竭患者至依那普利 20 mg 组和 60 mg 组,后者并未显示有益效果。ATLAS 研究入选3164例,NYHA Ⅱ~Ⅲ级,EF≤30%的患者,随机至赖诺普利低剂量组(2.5~5.0 mg/d)和高剂量组(32.5~35 mg/d),结果高剂量组可显著降低因心力衰竭住院率24%,而病死率非显著性降低8%。这似乎表明,大剂量的获益仅限于降低因心力衰竭的住院率,对症状和病死率的影响并不显著。

心力衰竭的高危人群应用 ACEI 获益更多。图 2-5 中自左至右的 5 项 RCT 研究:SOLVD-预防、SAVE、SOLVD-治疗、AIRE 和 CONSENSUS,其安慰剂组每年每 100 例患者病死率分别为 5.1、8.1、11.5、19.1 和 52.0,说明入选患者风险程度依次递增,SOLVD-预防最低,而 CONSENSUS 试验最高。治疗后的获益也是依次增加:每年防止 1 例死亡需治疗的患者数(NNT)依次为 330 例、66 例、76 例、22 例、2 例,即 CONSENSUS 试验的高危人群获益最大。

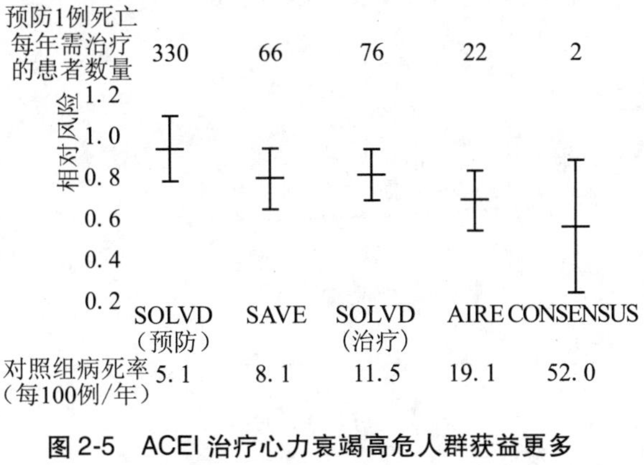

(二)既往大量临床研究证据提供的 ACEI 应用价值(表 2-5)

图 2-5 ACEI 治疗心力衰竭高危人群获益更多

表 2-5 ACEI 治疗慢性心力衰竭的应用价值

	推荐等级	证据水平
有症状的慢性收缩性 HF,可改善生存率,降低并发症发生率;症状可缓解,运动耐量增加	Ⅰ	A
AMI 后伴 HF 临床表现或伴收缩功能障碍(LVEF≤40%)患者,可改善生存率和降低并发症发生率	Ⅰ	A
伴动脉粥样硬化疾病或伴糖尿病和其他危险因素患者,可预防心血管事件包括 HF	Ⅰ	A
舒张性 HF	Ⅱ	A
伴显著主动脉瓣或二尖瓣狭窄	Ⅲ(禁忌)	C
伴低血压(BP<80mmHg)	Ⅲ(禁忌)	C
伴显著肾功能障碍者	Ⅲ(禁忌)	C

HF.心力衰竭;AMI.急性心肌梗死;SBP.收缩压;LVEF.左心室射血分数。

（1）ACEI 是改善预后有效的药物　所有心力衰竭患者均应使用。自起始剂量逐渐增加,按近期的研究结果,应达到目标剂量,或最大耐受剂量,并长期维持,除非有不良反应(表 2-6)。

表 2-6　大样本临床研究中证实有效的 ACEI 剂量

临床试验	药物名称	目标剂量	平均每日剂量
慢性心力衰竭研究			
CONSENSUS (1987)	依那普利	20 mg,2/d	18.4 mg
V-HeFT-2(1991)	依那普利	10 mg,2/d	15 mg
SOLVD(1991)	依那普利	10 mg,2/d	16.6 mg
心肌梗死后伴或不伴心力衰竭			
SAVE(1992)	卡托普利	50 mg,3/d	
AIRE(1993)	雷米普利	5 mg,3/d	
TRACE(1995)	群多普利	4 mg,1/d	

（2）ACEI 起初仅用于严重心力衰竭,现在亦使用于 NYHA Ⅰ级和Ⅱ级,尤其伴高血压和 MI 患者。当患者有心血管危险因素时,此类药目前还用于无症状心力衰竭患者,作为预防治疗。

（3）利尿药可增强 ACEI 的应用。β 受体阻滞药亦常加用,取决于基础病状况。Ⅱ~Ⅳ级心力衰竭正在应用 ACEI 和呋塞米患者,如仍有症状亦应给予螺内酯 25mg/d,以改善预后。

（4）正应用利尿药者,如对 ACEI 敏感,起初可出现低血压反应。应以小剂量开始(目标剂量的 1/4),需每天监测患者情况。严重心力衰竭患者在临床试验中的维持剂量很大,如卡托普利 100~150 mg/d,或依那普利 20 mg/d,常常还会更高。不过,较小剂量也是有效的。

（5）治疗过程中应注意监测,维持血钾<5.5 mmol/L,血肌酐<220~250 μmol/L。收缩压可允许降得低一点,甚至 90 mmHg,但患者必须无症状和可以耐受,也无直立性低血压症状。

（6）治疗之初应经常测血钾和血肌酐水平。治疗开始及治疗 1 周均应检测。轻度(<20%)血肌酐升高是预料之中的,并无临床意义。

（7）肾衰竭和血肌酐升高是 ACEI 应用的禁忌证。此种情况下患者应在医院监测电解质和血肌酐水平。ACEI 尤其与利尿药合用可导致血肌酐水平显著升高。如果严重心力衰竭需要 ACEI,而血清肌酐水平又显著地升高(200~250 μmol/L),首先应减少利尿药的剂量。肌酐水平大幅增高有时提示肾动脉狭窄。

（8）并发肾衰竭、应用保钾利尿药和螺内酯尤其会增加高血钾的风险。随着与 ACEI 的合用,利尿药所致的低血钾风险已降低。

（9）ACEI 的特殊适应证包括心瓣膜关闭不全和高血压,即便 LVEF 正常患者,心瓣膜狭窄通常仍列为禁忌证,但大多数主动脉狭窄患者能够耐受 ACEI,方法是从低剂量起始,并监测临床状况,尤其是血压,因为此时尤其应防止直立性低血压。

（10）ACEI 因咳嗽而患者不耐受时,可改用 ARB。

（三）血管紧张素Ⅱ受体拮抗药(ARB)

近期比较 ARB 和 ACEI 的研究资料表明,ACEI 仍应作为一线药物应用,而 ARB 仅作为不耐受 ACEI(主要因咳嗽)患者的替代药物。在 ELITE 试验(1997)中氯沙坦与卡托普利相比较,可降低心力衰竭患者的病死率。但该研究设计上病死率并非主要终点,入选患者总数也只有 722 例。这一有益结果在后来的 ELITE Ⅱ试验(2000)中并未得到证实。该研究再次比较这两种药物的疗效,入选患者 3152 例。经中位数随访 1.5 年后,在降低病死率上氯沙坦并不优于卡托普利,但耐受性较好(图 2-6)。

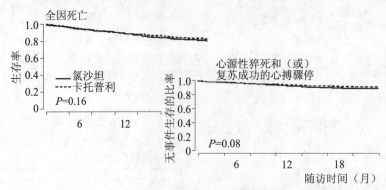

图 2-6　ELITE Ⅱ试验结果

其他 ARB 也做过治疗心力衰竭疗效评价的研究。在 Val-HeFT 试验中入选超过 5 010 例,NYHA Ⅱ～Ⅳ级心力衰竭患者。随机分入缬沙坦组(40～50 mg/d,或卡托普利 6.25～50 mg,3/d),结果两组的全因病死率的未见显著差异,但缬沙坦组患者生活质量改善,住院率略低。二级复合终点(死亡或心脏性停搏复苏、因心力衰竭住院,或静脉应用正性肌力药或血管扩张药≥4 h)分析表明,缬沙坦组显著降低(RR 0.87;P=0.009)(图 2-7),这一有益作用主要由于因心力衰竭住院率显著降低(13.8% vs 18.2%,P<0.001)。缬沙坦联用 ACEI 和 β 受体阻滞药组病死率反有增加趋势。

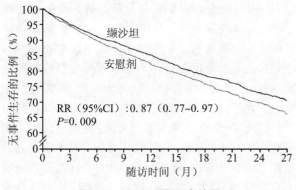

图 2-7　Val-HeFT 研究结果

VALIANT 试验(2003)入选 MI 后 10 d 内患者 14 703 例,分为 3 个分支,即卡托普利组(目标剂量 50 mg,3/d),缬沙坦组(160 mg,2/d),或两药合用(卡托

普利 50 mg,3/d 和缬沙坦 80 mg,2/d)组。在降低病死率、心血管事件、非致死性心肌梗死和因心力衰竭住院的危险上缬沙坦与卡托普利一样有效,但属于非劣效的,并未能证实较单用卡托普利更有效。缬沙坦与卡托普利联合应用未能进一步降低病死率,且可能增加不良反应。

在 STRETCH 试验(1999)中评估了坎地沙坦的疗效,共入选 844 例心力衰竭患者,随机至坎地沙坦组和安慰剂组。该药显著改善了心力衰竭患者的运动耐受性、心胸比,以及心力衰竭的症状和体征。

CHARM 试验(2003)评价了坎地沙坦在心功能Ⅱ～Ⅳ级不同人群中的疗效。将坎地沙坦与安慰剂作比较,评价在以下 3 组中的疗效:①LVEF≤40%,且基础治疗中包括 ACEI(CHARM-加药试验);②LVEF≤40%,ACEI 因不耐受而未用(CHARM-替代试验)(图 2-8);③LVEF>40%,未用 ACEI(CHARM-保存试验)。3 组患者分别有 2300 例、1700 例和 2500 例。结果表明,坎地沙坦显著降低了复合临床结局(心血管死亡或因心力衰竭住院)的危险达 16%(P<0.000 1)、降低心血管病死率达 12%(P=0.012)、降低因心力衰竭住院率及全因病死率 9%。左心室收缩功能降低的患者获益更大。

近期的 HEAAL 研究评估高剂量和小剂量氯沙坦对心力衰竭患者临床结局的影响,结果表明在收缩性心力衰竭且不耐受 ACEI 患者中高剂量可以使病死率降低,这一研究也证实增大对 RAAS 的抑制是有益的,并且临床上并非必须应用两种不同类型的 RAAS

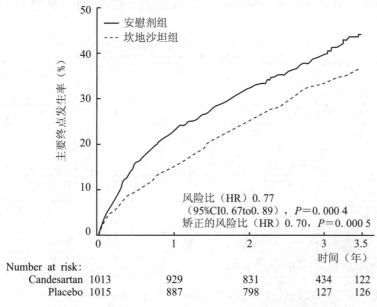

图 2-8　CHARM-替代试验证实坎地沙坦使心力衰竭患者显著获益

阻滞药联合(图 2-9)。

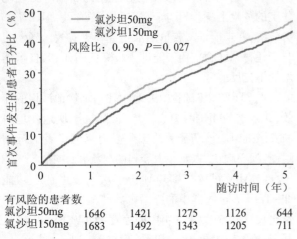

图 2-9 HEAAL 研究的结果提示 ARB 需使用大剂量或
达到目标剂量

因此,ARB 也确定为治疗慢性心力衰竭有效的药物,但主要推荐用于不能耐受 ACEI 的患者,在此类患者中 ARB 已证实疗效与 ACEI 相仿(表 2-7)。

表 2-7 ARB 在心力衰竭治疗中的应用价值

	推荐等级	证据水平
有症状心力衰竭且不能耐受 ACEI 患者,可降低病死率和并发症的发生率	I	A
加用于心力衰竭且已应用 ACEI 患者	II	A

RAAS 双重阻滞,即 ACEI + ARB 的联合应用问题。

RESOLVD 试验评价单用坎地沙坦,单用依那普利,以及两者合用对心力衰竭患者运动耐受、心室功能、生活质量、神经内分泌水平及依从性的影响。6 min步行试验、NYHA 心功能分级或生活质量各组均无差异。不过,联合应用组左心室重构有改善获益趋势。

这两种 RAAS 阻滞药联合应用的重要资料均来自上面提出的临床研究如 CHARM-加药、VALIANT 和 Va-HeFT 试验。其中 CHARM-加药试验是唯一的一项研究,证实了 ACEI 和坎地沙坦两药合用可降低心血管死亡,还可降低心力衰竭住院率,即可以使 LVEF<40% 的心力衰竭患者预后改善。但两组之间全因病死率并无差异。在事后分析中 Val-HeFT 试验实际上也表明两药联用增加了发病率和病死率。两项近期的荟萃分析提示,RAAS 阻滞药这两药联用并无益处,且有发生失代偿的较高的风险,因为有可能发生各种不良反应,如高钾血症、肾功能障碍和低血压。因此,虽然有些亚组患者可从联用中获益,如年轻患者伴有良好的肾功能,但现有的资料不支持心力衰竭患者在 ACEI 基础上加用 ARB,而且两药合用的不良反应风险较高,这在 ONTARGET 试验中已得到证实,不宜推荐(图 2-10)。

(四)β受体阻滞药

该药通过有效拮抗交感神经系统、RAAS 和过度激活的神经体液因子,在心血管疾病的恶性循环链中起到重要阻断作用,从而延缓或逆转心肌重构,发挥改善内源性心肌功能的"生物学效应"。

ONTARGET研究停药原因分析[n(%)]

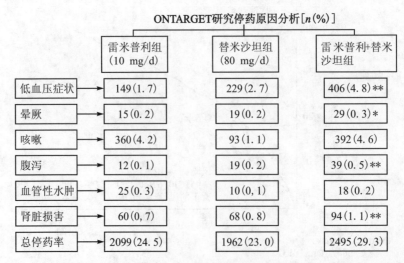

	雷米普利组 (10 mg/d)	替米沙坦组 (80 mg/d)	雷米普利+替米沙坦组
低血压症状	149(1.7)	229(2.7)	406(4.8)**
晕厥	15(0.2)	19(0.2)	29(0.3)*
咳嗽	360(4.2)	93(1.1)	392(4.6)
腹泻	12(0.1)	19(0.2)	39(0.5)**
血管性水肿	25(0.3)	10(0,1)	18(0.2)
肾脏损害	60(0,7)	68(0.8)	94(1.1)**
总停药率	2099(24.5)	1962(23.0)	2495(29.3)

图 2-10 ONTARGET 试验表明雷米普利和替米沙坦联用各种不良反应发生率显著增加

*P<0.05, **P<0.001(与雷米普利相比)

应用此类药物治疗心力衰竭的安慰剂对照临床试验已有 20 多项,总数>2 万例,结果一致显示长期治疗能显著改善预后,包括降低病死率和住院率;还表明 β 受体阻滞药是目前唯一能降低心力衰竭患者猝死率达 41%～44% 的药物,奠定了其在心力衰竭治疗中的重要地位,这是其他药物所没有的,也正是该药在慢性心力衰竭治疗地位不可取代的有力证据。

β 受体阻滞药也被公认为是慢性心力衰竭(主要为射血分数降低的心力衰竭)治疗的基石,并得到广泛的推荐应用(表 2-8)。所有慢性心力衰竭、心功能 NYHA Ⅱ～Ⅲ级、病情稳定,以及 NYHA Ⅰ级伴 LVEF<40% 患者均必须应用,且须终身使用,除非有禁忌证或不能耐受;NYHA ⅣA 级患者在病情稳定后可在严密监护下由专科医师指导应用。

表 2-8 β 受体阻滞药在心力衰竭治疗中的应用价值

	推荐等级	证据水平
轻至重度心力衰竭,可改善生存率 有症状的 CHF 在应用于利尿药、ACEI(或 ARB)、地高辛等基础治疗后,加用 β 受体阻滞药可改善心脏功能和症状 AMI 伴左心室功能障碍患者,无论有无心力衰竭症状,均可改善临床结局 不能耐受 ACEI,可改善心力衰竭症状 CHF 患者可降低猝死率	Ⅰ	A
舒张性心力衰竭	Ⅱ	B
急性失代偿 HF	Ⅲ	C
CHF 伴显著低血压和(或)心动过缓	Ⅲ	C

CHF.慢性心力衰竭;AMI.急性心肌梗死。

有液体潴留的患者在应用利尿药同时即可使用 ACEI 或 β 受体阻滞药,宜自小剂量起始,逐渐递增剂量。此时可先用 ACEI,也可先用 β 受体阻滞药,如病情稳定,血压不低也可以两者合用,以改善患者的预后。

推荐应用业经临床试验证实有效的药物如美托洛尔缓释片(MERIT-HF 试验)、比索洛尔(CIBIS Ⅱ、CIBIS Ⅲ 试验)或卡维地洛(US 卡维地洛试验)(图 2-11)。美托洛尔平片亦可应用。评估患者对 β 受体阻

滞药耐受剂量的主要监测指标是清晨静息心率,应在 55～60/min,不宜低于 55/min。

既往大量临床研究证据提供的 β 受体阻滞药有如下应用经验。

(1)β 受体阻滞药可应用于所有心力衰竭患者,不论心力衰竭原因。缺血性心脏病或高血压所致的心力衰竭患者获益最大。

(2)患者病情稳定后,即应以小剂量起始,数周后剂量可增加,因该药有可能加重和诱发心力衰竭,应密切监测,起初,利尿药甚至需要加量。1～2 个月后症状会慢慢改善,大剂量可改善预后。

(3)过度的交感激活对心脏有害,因此,该药除可缓解症状,还通过抑制过度激活的交感神经系统发挥心血管保护作用和改善心力衰竭患者的长期预后。

(4)推荐应用美托洛尔、比索洛尔和卡维地洛,目标剂量分别为 200 mg、10 mg 和 50～100 mg,无论基础病因为缺血性或非缺血性,均可使全因死亡率和心血管病死率降低,尤其可降低心源性猝死率,这是其他药物不具备的优势。近期,一种 β_1 高度选择性的制剂奈必洛尔亦证实对老年心力衰竭患者有效(图 2-12),其他种类 β 受体阻滞药无获益证据,不予推荐。

(5)大剂量应用常导致心动过缓。禁忌证为心动过缓(<60/min),低血压(收缩压<100 mmHg)和显著房室传导阻滞(二至三度房室传导阻滞)。卡维地洛作为一种非选择性 β 受体阻滞药,有可能会使哮喘恶化。

(五)醛固酮拮抗药

RALES 试验(1999)评估在常规治疗包括襻利尿药基础上加用螺内酯的疗效,结果表明螺内酯组和襻利尿药组相比较,可显著降低病死率(图 2-13),不过,螺内酯应用过程中常可出现高钾血症,故应仔细监测血钾水平。少数患者出现内分泌紊乱包括男性乳房发育和乳房肿痛等不良反应。因为该试验的结果,螺内酯成为中至重度心力衰竭患者标准加用的药物。

另一种醛固酮拮抗药依普利酮(Eplerenone),其疗效已在 EPHESUS 试验(2003)中做过评价。该试验入选6632心肌梗死伴 LVEF≤40% 的患者,结果证实依普利酮较之安慰剂可显著降低总病死率(RR 0.85,$P=0.008$)。因此,此类药在慢性心力衰竭治疗中亦获积极推荐,早期应用可改善预后(表 2-9)。伴高钾血症危险者包括伴糖尿病、肾衰竭者,以及正应用大剂量 ACEI 者,应注意监测。

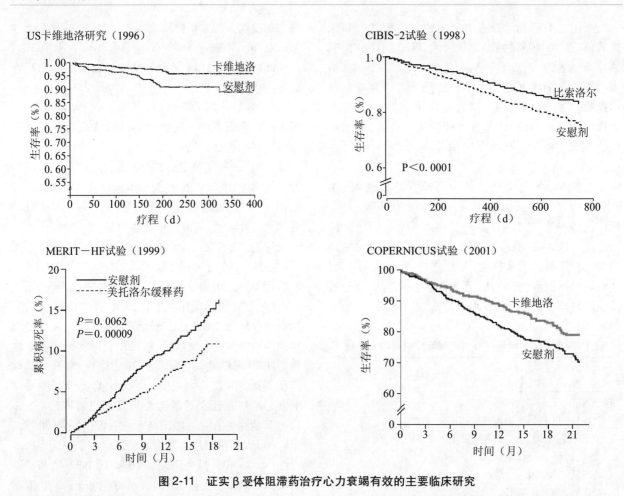

图 2-11　证实 β 受体阻滞药治疗心力衰竭有效的主要临床研究

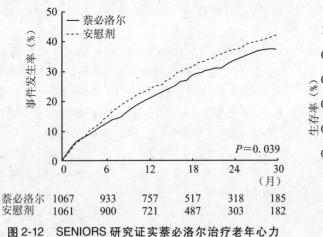

萘必洛尔　1067　933　757　517　318　185
安慰剂　　1061　900　721　487　303　182

图 2-12　SENIORS 研究证实萘必洛尔治疗老年心力
　　　　衰竭有效

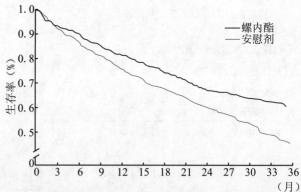

图 2-13　RALE 研究证实螺内酯治疗心力衰竭有效

EMPHASES-HF 试验（2010）旨在评价此类药在轻度心力衰竭患者中的疗效。这是一项前瞻性、安慰剂对照、以临床结局为终点的研究。入选轻度（NYHA Ⅰ～Ⅱ级）心力衰竭、LVEF ≤35%（平均为 26.2%±4.6%）患者 2 737 例，在标准治疗基础上加用依普利酮或安慰剂，随访至 4 年。平均随访 21 个月

结果表明，主要复合终点（死亡和因心力衰竭住院）的风险，依普利酮组较之安慰剂组显著降低 37%；全因死亡率、全因住院率和因心力衰竭住院率分别降低 24%、23% 和 42%。名亚组分析表明依普利酮对主要复合终点的有益影响，与整个研究完全一致。该研究由于"压倒性"的有益结果而提前终止（图 2-14）。这

一研究不仅扩大了醛固酮拮抗药应用的范围,而且使其治疗心力衰竭的证据水平上升至 A 级,确定了此类药与黄金搭档同样的地位。此后的国内外心力衰竭指南均推荐依普利酮和螺内酯用于有症状的收缩性心力衰竭患者(NYHA 心功能 Ⅱ~Ⅳ级)。

因此,应用了 ACEI 和 β 受体阻滞药后仍有症状的患者可加用螺内酯,剂量为 12.5~50 mg,并监测血钾,防止高钾血症。保钾利尿药或补钾,一般不用,因螺内酯和 ACEI 合用可避免低钾血症,甚至可引起高钾血症。如螺内酯每日剂量不超过 25 mg,则高血钾风险较低。

(六)利尿药

可有效控制和减少液体潴留。绝大多数情况下利尿药应与 ACEI 合用,也应与 β 受体阻滞药合用(表 2-10)。少数小样本研究提示,严重的慢性心力衰竭患者持续静脉滴注呋塞米可改善利尿和利钠效果,值得推荐(Dormans 等,1996)。

表 2-9 醛固酮拮抗药在心力衰竭治疗中的应用价值

	推荐等级	证据水平
严重的慢性心力衰竭可改善生存率降低严重心力衰竭并发症发生率	I	A
心肌梗死后早期伴左心室功能障碍或心力衰竭患者,可改善生存率	I	B
轻至中度心力衰竭患者可降低并发症发生率,降低病死率	I	B

表 2-10 利尿药在心力衰竭治疗中的应用价值

	推荐等级	证据水平
可改善充血性心力衰竭患者的临床症状,提高运动耐量	I	A
和其他抗心力衰竭药物如 ACEI、β 受体阻滞药等联合,用于心力衰竭的长期治疗	II	B
无充血和水肿,显著的低钾血症或高尿酸血症并未纠正	III	C

液体潴留消除后一般仍应继续使用利尿药,其剂量应能维持患者处于"干重"状态。轻度的高容量负荷下心力衰竭患者常感觉较好,这是患者常自行减少利尿药剂量或停用的原因。

轻度液体潴留的患者,开始治疗可以 ACEI 和噻嗪类合用,如血肌酐>180 μmol/L,应使用呋塞米。氢氯噻嗪最大量为 50 mg,不宜超量,如需用到较大剂量,应改用呋塞米。严重液体潴留可合用噻嗪类利尿药和呋塞米。此时常加用 ACEI(或 ARB),后者的加用应注意预防高血钾症。

各种利尿药均可轻度升高血肌酐水平,超大剂量可引起脱水并导致较显著的血肌酐升高,此时患者有疲乏和直立性低血压,后者是利尿药最重要的不良反应之一。血肌酐水平升高,尤见于伴肾衰竭,以及应用 ACEI 的患者。

低钠血症也是利尿药的常见并发症,为预后不良之兆。重度心力衰竭常伴轻度低钠血症(<130 mmol/

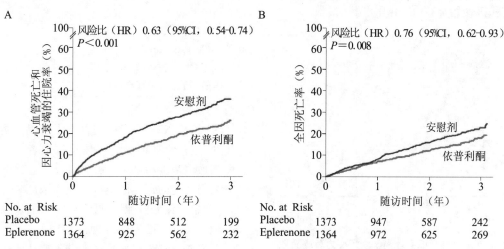

图 2-14 EMPHASES-HF 试验证实依普利酮治疗 NYHA Ⅱ级患者也有效

L),严重的低钠血症可由噻嗪类利尿药(主要的)或噻嗪类与阿米洛利合用所致。此种状况的机制是诱发抗利尿激素不适当的分泌。传统采用补盐方法来矫正,近期则可应用托伐普坦口服(15 mg/d),后者为一种利水不利钠的新型利尿药。

托伐普坦为血管加压素受体拮抗药,可选择性拮抗 V_2,口服应用。最大样本量的研究(EVEREST 试验)未证实该药可改善临床结局和症状,但不良反应小。因该药可促使自由水排出,又不会有襻利尿药常有的不良反应如低血压、低钠和使肾衰竭恶化,临床上可用于其他利尿药疗效不佳或伴低钠血症的患者

利尿药还可诱发高尿酸血症和痛风,主要见于肥胖,以及伴有肾衰竭的女性患者,尤其在应用大剂量利尿药时。加用 ACEI 可减少使用大剂量利尿药并防止其不良反应。应用利尿药过程中应定期监测血钾、血肌酐和肾功能,起初每 2 周 1 次,尔后间隔 3 个月,病情稳定的可 1 年测 1 次。

此外,应教会患者监测自身状况和自行调整利尿药剂量,方法是称体重。下肢水肿并非可靠指标。

(七)地高辛

DIG 试验(1997)是一项评估地高辛对病死率影响的大样本前瞻性、双盲、安慰剂对照 RCT 试验,共入选6800例 LVEF<45%心力衰竭患者,随机至地高辛组或安慰剂组,随访 37 个月。结果证实,地高辛使死亡和因心力衰竭住院率显著降低,但总病死率并无显著影响,主要是因心力衰竭住院较少(图 2-15)。当患者已应用利尿药、ACEI(或 ARB)和 β 受体阻滞药后仍有症状,应考虑加用地高辛。如患者正在应用地高辛,但并未用 ACEI 或 β 受体阻滞药,地高辛不宜停用,但更应积极使用神经内分泌阻滞药。

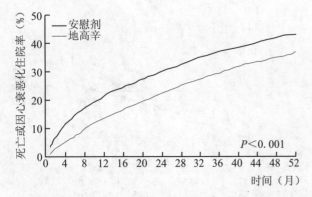

图 2-15 DIG 试验结果证实地高辛治疗心力衰竭有效

两项地高辛撤药研究表明,那些继续应用地高辛的患者因心力衰竭恶化住院率较低(RADIANCE 试验,1993;PROVED 试验,1993)(图 2-16)。因此,该药在慢性心力衰竭治疗中仍有一定地位(表 2-11)。

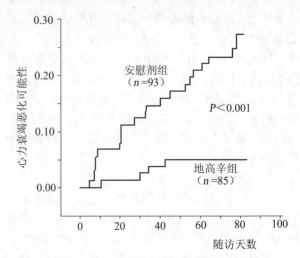

图 2-16 RADIANCE 试验证实停用地高辛心力衰竭状况恶化

(引自 Packer 等)

表 2-11 地高辛在心力衰竭治疗中应用的价值

	推荐等级	证据水平
适用于有症状的左心室收缩性心力衰竭和窦性心律,且经充分的内科治疗患者	I	A
可以改善症状、运动耐量和减少因心力衰竭住院率	I	A
慢性心力衰竭伴快速心室率的心房颤动,用以控制心室率	I	B
舒张性心力衰竭	II	A
伴心动过缓、A-VB、显著的室性心律失常、肾功能障碍、电解质紊乱,尤其高钾血症	III	B

应用地高辛,需考虑其毒性作用,尤其用于年龄>70 岁,伴有肾功能受损或体重低患者。DIG 试验表明,当血清浓度超过 1.0 μg/L 时,风险矫正的病死率增加,但明显的毒性作用常在血清浓度>2 μg/L 才出现。如患者伴低血钾症、低镁血症或甲状腺功能减退时,地高辛低浓度仍可出现毒性作用。

一项分析提示,女性患者并不能从地高辛治疗中获益,且死亡风险可能增加。考虑到该药治疗窗窄、缺乏降低病死率的证据,美国 AHA/ACC 近期已将其推荐从 I 类调整为 IIa 类。

地高辛对预后影响甚微或中性,但可以缓解症状和减少住院的次数。对于窦性心律患者,地高辛应用仅限于慢性收缩性心力衰竭伴心脏增大和 LVEF 降低的患者。采用维持量方法,0.25 mg/d。老年窦性心律患者地高辛剂量 0.125 mg 即可,肾功能不全时宜用较低剂量,如有必要应检测地高辛的血浓度。这些患者除地高辛外,也常应用利尿药、ACEI 和 β 受体阻滞药。

对于伴快速心室率心房颤动患者的心室率控制,地高辛应用很重要。当然,β 受体阻滞药是首选的。此时地高辛的剂量由心室率决定,一般较之窦性心律时要高一些,可用至 0.375~0.5 mg/d。

地高辛的不良反应有房室传导阻滞和心动过缓,在心脏病患者中出现 P-R 轻度延长(0.20~0.24 s)很常见,不是禁忌证,但在应用过程中应监测 P-R 间期。地高辛的过量中毒症状有胃肠道症状(食欲缺乏甚至厌食、恶心、呕吐),视觉异常(黄视、绿视),以及头痛、眩晕和心动过缓等。如怀疑中毒应测定地高辛浓度,但不必按照浓度应用地高辛,建议减量和停用。近期因常规应用维持量法,中毒反应已很罕见。

(八)伊伐布雷定

这是一种直接抑制窦房结的起搏电流(If)而降低心率的药物,在心血管领域这是第一种也是唯一的单纯减慢心率的药物。起初对冠心病(大多为 MI 后)伴 LVEF 显著降低患者所做的研究(Beautiful,2008),主要终点全因病死率为中性的,但在基础心率 ≥70/min 的亚组人群,对预设的二级终点做分析,结果发现伊伐布雷定组较之安慰剂组致死性或非致死性 MI 显著降低 36%($P<0.001$),冠状动脉重建术显著降低 30%($P<0.016$),提示降低心率治疗可能会使冠心病患者获益。

SHIFT 试验(2010)是迄今规模最大的以临床结局为观察终点的慢性心力衰竭治疗研究之一,旨在评价在规范的基础治疗上,加用伊伐布雷定能否进一步改善患者预后。采用前瞻性、随机、双盲、安慰剂对照的研究,入选患者均有心力衰竭的症状体征、LVEF ≤ 35%、窦性心率 ≥70/min、过去 1 年中曾因心力衰竭而住院,NYHA Ⅱ~Ⅳ级。共入选 6505 例,中位数随访时间为 22.9 个月。

基础治疗中包括 β 受体阻滞药(使用率高达 90%)、ACEI、醛固酮拮抗药、利尿药等。主要终点为心血管死亡和因心力衰竭恶化住院的复合终点;二级终点有心血管死亡、因心力衰竭恶化住院、全因死亡、任何原因的心血管死亡等。结果伊伐布雷定组(最大剂量 7.5mg,2/d)与安慰剂对照组相比,主要复合终点显著降低达 18%($HR=0.82$,$P<0.0001$),心力衰竭住院及心力衰竭死亡风险显著降低 26%(图 2-17)。

(九)中药芪苈强心胶囊治疗心力衰竭研究

这是一项以生物学标志物为替代终点的多中心、随机、双盲、安慰剂对照研究,共纳入 512 例慢性心力衰竭(NYHA 心功能分级主要为 Ⅱ~Ⅲ级)患者,在标准药物治疗的基础上随机接受安慰剂或芪苈强心胶囊治疗,主要终点为 NT-proBNP 减少或改变百分比,随访 12 周。结果发现治疗后 NT-proBNP 水平较基线值降幅 ≥30% 的患者比率(主要终点),芪苈强心胶囊

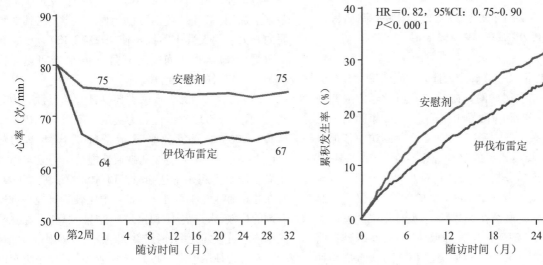

图 2-17　SHIFT 试验证实伊伐布雷定治疗心力衰竭有效

组较安慰剂组显著增加（47.95% vs 31.98%，$P<$ 0.001），与此同时，6 min 步行试验、NYHA 心功能分级、生活质量评分，以及左心腔容量等均获改善。这是传统中药首次采用 RCT 研究评估其对心力衰竭的疗效。观察的终点是替代指标而非临床终点事件，未来需要进一步以临床结局为终点的研究。

（十）血管扩张药和其他药物

1.肼屈嗪（肼苯哒嗪）和硝酸异山梨酯　V-HeFT Ⅰ（1986）试验在平均 2.3 年随访中合用肼屈嗪和硝酸异山梨酯组与安慰剂组相比，1、2 年的病死率分别降低 38%、25%（$P=0.028$），3 年病死率合用组为 35.2%，安慰剂组为 46.9，显著降低 23%（$P=0.05$）（图 2-18）。哌唑嗪组对降低病死率无显著影响。合用组降低病死率的有益影响在伴有或不伴有冠心病的患者中是相似的，但在伴有冠心病的患者中病死率显著较高。1 年的 LVEF 合用组增加 4.2%，而安慰剂组则降低 0.1%（$P<0.001$）。

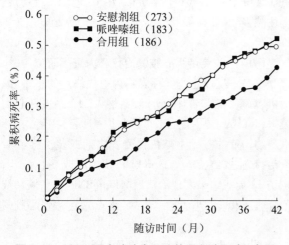

图 2-18　V-HeFT Ⅰ试验中 3 组的累积病死率（合用组为肼屈嗪和单硝酸异山梨酯）

V-HeFT Ⅱ（1991）试验入选心力衰竭患者并接受包括地高辛和利尿药的基础治疗。随机至依那普利组与合用肼屈嗪和硝酸异山梨酯组，在 2 年随访中依那普利组显著降低病死率 28%，在 5 年随访中依那普利组仍有降低病死率的趋势（图 2-19）。对 V-HeFT 试验所做的事后分析提示，特别对非洲裔美国人可显著获益。这就推动了 A-HeFT 试验的设计，仅入选黑种人人群。这一联合在 ACEI 和 β 受体阻滞药基础上加用，由于患者病死率显著降低而获益，该研究提前结束（图 2-20）。该研究也使美国 FDA 首次批准一种药用于一个特殊的族群，明显是医学上的一个里程碑。

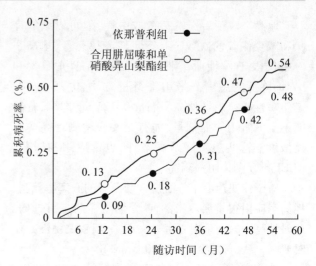

图 2-19　V-HeFT Ⅱ试验中两组的累积病死率

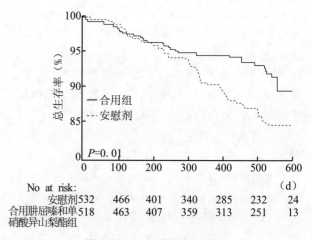

图 2-20　A-HeFT 试验结果

不过，此种联合尚未在非黑种人中进行过检验，尚不清楚在基础用药包括 ACEI 和（或）β 受体阻滞药基础上加用，患者是否也可以同样有益，故在其他种属的心力衰竭人群中不推荐使用（表 2-12）。尽管在不耐受 ACEI 人群中尚缺乏证据，此种联合可以考虑作为此类患者的替代治疗。

2.钙拮抗药　大多数这类药物具有的负性肌力作用，并不适合治疗收缩性心力衰竭。不过，在 PRAISE 试验（1996）中氨氯地平显示了降低病死率的趋势（-16%，$P=0.07$），且在非缺血性慢性心力衰竭患者中显著降低了病死率达 46%。PRAISE-2 试验（2000）旨在非缺血性慢性心力衰竭患者中比较氨氯地平和安慰剂的疗效，入选者 LVEF<30%，结果发现，无论总病死率或心脏性病死率，两组并无显著差异。因此，此类药物不宜常规用于慢性心力衰竭的治疗。如心力衰竭患者伴严重高血压或心绞痛，其他药物无法有效控制，则可以应用，但仅限于氨氯地平和非洛地平。

表2-12　血管扩张药在心力衰竭治疗中的应用价值

	推荐等级	证据水平
短期应用可降低 AHF 患者的后负荷	I	A
肼嗪和二硝酸异山梨酯合用并长期治疗那些不能耐受 ACEI 或 ARB 的非洲裔 CHF 患者	I	A
第三代 CCB 可用于 CHF 伴并发症如心绞痛或高血压的治疗,适用于有这种并发症而其他药物未能控制的患者	II	B
除肼达嗪、二硝酸异山梨酯或第三代 CCB 外,其他扩血管药物长期应用可增加病死率	III（禁忌）	C
伴显著主动脉瓣或二尖瓣狭窄的患者	III	C

AHF:急性心力衰竭;CHF:慢性心力衰竭;CCB:钙拮抗药。

3.抗凝药和阿司匹林　心脏增大伴心房颤动是抗凝治疗的指征,一般推荐应用口服抗凝药如华法林或新型口服抗凝药。即便无心房颤动,如心脏扩大伴 LVEF 降低患者,动脉血栓栓塞症的风险也是增加的,可考虑应用阿司匹林和(或)华法林。近期,对于心房颤动患者的抗凝治疗一般应根据 CHADS$_2$ 评分作决定。全身状况差和活动受限者,静脉栓塞风险增加,预防性应用低分子肝素可以降低此种风险。

4.抗心律失常药　某些情况下心力衰竭患者亦可以考虑应用抗心律失常药(表2-13)、他汀类及正性肌力药物(表2-14)等。

表2-13　抗心律失常药物在心力衰竭治疗中应用的价值

	推荐等级	证据水平
伴交感神经兴奋性增加的患者,或伴心律失常者可应用 β 受体阻滞药	I	A
I 类抗心律失常药物用于无症状室性心律失常和 HF	III	A
III 类抗心律失常药用于无症状室性心律失常或用于心脏性猝死一级预防	III	A

HF:心力衰竭。

表2-14　正性肌力药物在心力衰竭治疗中的应用价值

	推荐等级	证据水平
严重 HF 可短期应用改善症状	I	A
作为外科手术包括心脏移植的过渡治疗	I	C
顽固难治性 HF 的长期应用	II	B
间歇性短期用于 CHF	III	B

HF:心力衰竭,CHF:慢性心力衰竭。

(十一)慢性心力衰竭药物治疗的基本原则

(1)ACEI 和 β 受体阻滞药须应用于所有患者,两者合用称为黄金搭档,可以改善心力衰竭的预后。ACEI 能改善轻、中、重度心力衰竭,以及心肌梗死所致心力衰竭的预后,即便患者无症状,亦可应用。β 受体阻滞药不仅降低全因和心血管病死率,而且能降低心源性猝死发生率,为心力衰竭治疗不可或缺。

(2)醛固酮拮抗药可用于 NYHA II～IV 级患者,也能改善心力衰竭预后,并可降低心脏性猝死率,应尽早应用,只要没有禁忌证,并与黄金搭档联合,形成金三角。

(3)利尿药是肺水肿、肺淤血和外周水肿症状治疗的一线药物,凡有液体潴留的患者均必须应用,并维持患者处于"干重"状态。

(4)地高辛不能显著改善伴窦性心律心力衰竭患者的预后,其主要指征为伴快速心室率的心房颤动,或收缩性心力衰竭伴心动过速患者。伊伐布雷定适用于"金三角"应用后仍有症状、窦性心律,心率>70/min 的患者。

(十二)心力衰竭药物治疗的若干争议

1.神经内分泌抑制药的联合应用

(1)首选 ACEI 加 β 受体阻滞药:这两种药物的联合可发挥协同作用,进一步改善患者的预后,称为"黄金搭档"。

(2)RAAS 阻滞药的合用应有所选择:现有的临床证据表明,3 种 RAAS 阻滞药 ACEI、ARB 和醛固酮受体拮抗药不能一起联合应用,这样做患者不能获益,反而增加发生肾功能异常、高钾血症、低血压等危险性。两药的联合则推荐 ACEI 加醛固酮拮抗药,或 ARB 加醛固酮拮抗药,至于 ACEI 加 ARB 的合用,也是可以的,但应慎重,不良反应的风险较高。

2.ARB 的地位和评价　应肯定 ACEI 是心力衰竭治疗的基石,其改善预后的疗效不容置疑。但也应看到,近 10 年 RAAS 阻滞药治疗心力衰竭的研究,基本均应用 ARB,如 Val-HeFT、CHARM、I-PRESERVE、

HEEAL 试验等,且大多证实其改善预后的疗效和(或)不良反应少、依从性佳。综合这方面的大量研究,对于 ARB 治疗心力衰竭可以归纳为以下基本观点:①ARB 不劣于 ACEI(CHARM、VALIANT 研究);②ARB 可以在 ACEI 基础上加用(Val-HeFT、CHARM 研究);③ARB、ACEI 和 β 受体阻滞药三药可以合用(CHARM研究);④在不耐受 ACEI 的患者中 ARB 可代替之;⑤ARB 是否可以作为一线治疗,仍有争议,一般认为心肌梗死后和 LVEF 降低的患者,尤其存在其他适应证并已经服用 ARB 的患者(美国 2009 ACC/AHA 心力衰竭指南)可以直接选择用 ARB。

3.β 受体阻滞药和 ACEI 应用的先后次序 CIBIS-Ⅲ研究比较了先用 β 受体阻滞药或先用 ACEI 两组,其主要临床终点和二级终点均未见显著差异。此外,基础研究发现在心力衰竭的发生过程中交感神经系统和 RAAS 的过度兴奋,并非同时出现,而是交感神经系统的兴奋在前。

(十三)研究失败的一些药物

1.口服米力农 这是一种正性肌力药物,PROMISE 试验旨在评估其对常规治疗后仍有症状的严重心力衰竭患者病死率影响。入选1 088例 NYHA Ⅲ 或Ⅳ级至少已 3 个月。随机分入米力农(起始 10 mg,4/d,逐渐增加,可达 15 mg,4/d))组和安慰剂组。基础用药均包括地高辛、利尿药和 ACEI 至少 4 周。经平均 6 个月随访提前中止,因米力农导致全因病死率显著增高 25%(30% vs 24%,P = 0.04);心脏性病死率显著增加 26%(29% vs 23%,P = 0.016)。病死率的增加在 LVEF 显著降低(<21%)和 NYHA Ⅳ级患者中十分显著(病死率增加达 53%)(图 2-21 和图 2-22)。两组的症状和心功能分级未见显著差异,但米力农组发生的不良反应如晕厥和低血压更多。

2.维司力农(Vesnarinone) 也是正性肌力药,尽

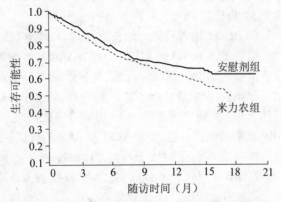

图 2-21 PROMISE 试验证实长期口服米力农增加心力衰竭病死率

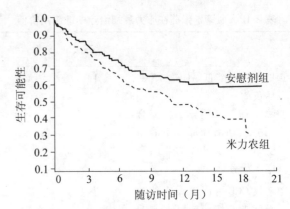

图 2-22 PROMISE 试验证实米力农使 NYHA 心功能Ⅳ级患者病死率更显著增加

管一项研究提示 60 mg/d 剂量可获益,尔后大样本研究同样剂量和安慰剂相比,病死率是增加的。

3.咪拉地尔(Mibefradil) 这是一种 L 型 CCB,该药与安慰剂相比较,在 MACH-1 研究中病死率呈升高趋势(增高 14%/3 个月,P = 0.09),该研究共入选 2590 例,NYHA Ⅱ~Ⅳ级。联合应用该药和抗心律失常药(Ⅰ或Ⅲ类)包括胺碘酮,死亡风险显著增加。

4.奥马曲拉(Omapatrilat) 这是一种兼具 ACEI 和血管肽酶抑制作用的药物,在 OVERTURE 试验中该药与依那普利比较,未见病死率降低。因血管性水肿发生率高,美国 FDA 并未批准该药上市。

5.内皮素受体拮抗药 波生坦与安慰剂在 ENABLE 试验中做了比较。主要终点死亡和因心力衰竭再住院率并无显著差异。该研究入选1613例,NYHA Ⅲb 或Ⅳ级。应用该药可致液体潴留及不良的心脏事件。

EARTH 试验随机 642 例 NYHA Ⅱ~Ⅳ级、LVEF≤35%心力衰竭患者,6 个月时 Darusentan 与安慰剂相比,并不能改善左心室重构的指标,左心室收缩末直径(主要终点)也未见改善。亦将 Tezosentan 与安慰剂做比较(RITZ-4试验)。主要复合终点 72 h 内的死亡、心力衰竭恶化、新发心肌缺血和心肌梗死(新发或复发)均无显著差异。该药又在 VERITAS 试验中与安慰剂比较了治疗失代偿性心力衰竭的疗效,入选 1435 例,来自三大洲,结果发现主要复合终点 24 h 气急改变,以及 7 d 内复合终点死亡或心力衰竭恶化均未获益。

(十四)随访

1.运动训练和康复 大量研究已证实对于大多数慢性心力衰竭患者,运动训练和康复治疗是可以耐受和有益的,并推荐用于绝大多数病情稳定的此类患者。规律的运动可导致峰值氧摄入增加,峰值运动负荷增加。伴循环衰竭和状态不稳定者对运动训练反应差。

2.多学科管理 一项研究表明,现代的护士主导的管理方法,包括对患者家族的教育、饮食管理、社会服务咨询、检查药物应用情况、强化的随机管理等可使心力衰竭相关的住院降低 50%,改善生活质量,以及显著节省开支。

十、舒张性心力衰竭的治疗

上面所提供的治疗证据和推荐均以慢性收缩性心力衰竭为对象,舒张性心力衰竭(射血分数保存的心力衰竭,HFrEF)的情况是完全不同的。

(一)基本特征

流行病学和临床观察研究表明本病发生率高预后凶险。舒张性心力衰竭与收缩性心力衰竭在患病率、病死率及因心力衰竭住院率上均相仿。在我国 400 多万心力衰竭患者中舒张性心力衰竭几乎占一半,即有 200 多万例,其病死率与恶性肿瘤相近。绝大多数患者有高血压或心力衰竭的基本病因为高血压,多见于老年人和女性,部分患者并发心房颤动、糖尿病、肥胖、脑血管或外周血管病变及肾功能不全。

(二)诊断考虑

临床研究和观察表明此类患者有以下情况,在做出诊断时应予考虑。①舒张性心功能障碍为老年性的,其可单独存在,但大多与收缩性心功能障碍并发。即便存在舒张功能障碍,LVEF 仍可正常或接近正常。②有呼吸困难等心力衰竭的症状。③心脏大小正常或接近正常。④心电图上呈左心室肥厚。⑤老龄患者(>75 岁)多见,且有缺血性心脏病或高血压。本病主要需与心肌缺血作鉴别诊断,缺血性心脏病亦为本病主要病因。

(三)药物治疗尚无改善预后的证据

对 HFpEF 患者,既往的研究中并未证实 ACEI 可产生有益作用。早期的 DIG 试验,对其 LVEF>45%的心力衰竭患者作亚组分析,地高辛应用并未使患者获益(图 2-23)。PEP-HF 试验对象为老年 HFpEF 患者,随机 850 例患者,年龄 ≥70 岁、LVEF ≥45%,UCG 上有舒张功能障碍,主要终点为复合终点(全因死亡率和心力衰竭相关的住院),至少随访 1 年。培哚普利组和安慰剂组相比较,仅呈获益趋势,无显著差异(图 2-24),不足以在临床上推荐应用 ACEI。

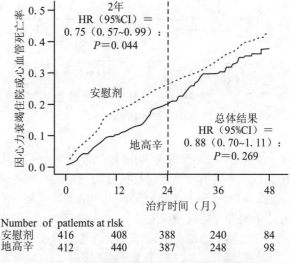

Number of patlemts at rlsk				
安慰剂	416	408	388	240	84
地高辛	412	440	387	248	98

图 2-23 DIG 试验亚组分析未证实地高辛对 LVEF>45%以上患者有益处

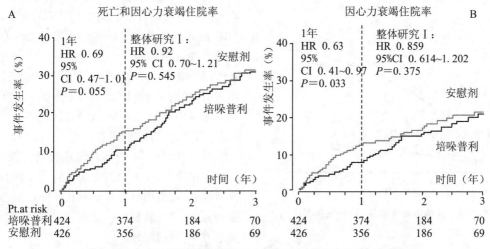

Pt.at risk				
培哚普利	424	374	184	70
安慰剂	426	356	186	69

图 2-24 PEP-HF 试验培哚普利未能证实对老年 HFpEF 患者有益

A.死亡和因心力衰竭住院率;B.因心力衰竭住院率(引自 Cleland,et al.Eur Heart J,2006,27:2338-2345.)

ARB 治疗 HFpEF 研究起初在 CHARM-保存试验中显示可能有应用前景,该研究中坎地沙坦在有症状及射血分数保存的患者,病死率显著下降,但主要终点心血管死亡率并未达显著差异(图 2-25)。后来的 I-PRESERVE 研究,坎地沙坦用于此类患者,与安慰剂相比较,临床结局并无显著差异(图 2-26)。

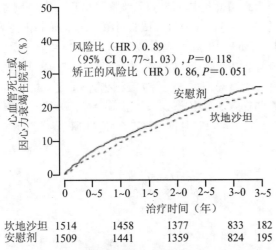

图 2-25 CHARM-保存研究:坎地沙坦未降低 HFpEF 心血管病死率

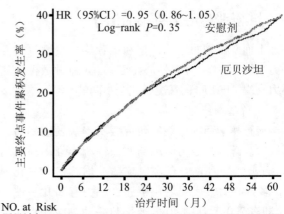

图 2-26 I-PRESERVE 研究:厄贝沙坦未降低 HFpEF 心血管病死率

TOPCAT 研究结果于 2014 年公布,旨在评估螺内酯治疗左心室射血分数保存的心力衰竭的疗效。共入选 3 445 例,LVEF 平均为 56%,平均随访 3.3 年。治疗组和对照组之间主要复合终点(心血管死亡、因心力衰竭住院或心脏骤停复苏)、全因住院率或全因病死率均无显著差异。不过,螺内酯组因心力衰竭住院率显著降低,在高危亚组人群中应用螺内酯显示效果良好(图 2-27)。

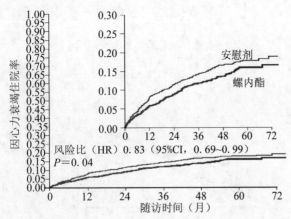

图 2-27 TOPCAT 试验中螺内酯降低 HFpEF 因心力衰竭住院率

(四)治疗建议

如上所述,迄今的大样本临床试验或其亚组分析,如应用 ARB(CHARM、I-PRESERVE 研究)、ACEI(PEP-CHF 研究)、地高辛(DIG 研究),以及 TOP-CAT 均为中性或阴性结果,提示这些对收缩性心力衰竭有效的药物并不能使此类 HFpEF 患者预后改善。因此,目前对舒张性心力衰竭,重在防治。

对于有高血压的患者,应积极控制血压;已有左心室肥厚者除控制血压外,应优先考虑使用 RAAS 阻滞药和 β 受体阻滞药,防止出现心力衰竭的症状,即切断从阶段 B 向阶段 C 的进展。

已有心力衰竭症状的患者要积极控制血压,治疗收缩性心力衰竭有效的药物如 ACEI、β 受体阻滞药、ARB、醛固酮拮抗药等虽不能改善舒张性心力衰竭的预后,但在上述研究中仍证实具有良好的耐受性和依从性,在本病的降压处理上应积极考虑和优先选择使用。加用钙拮抗药对于难以控制血压患者可能有效。

要应用利尿药消除水钠潴留,适用于伴容量高负荷者(有液体潴留)的患者。

针对基础病因(如高血压、冠心病、糖尿病等)的治疗也很重要,应按指南要求给药。窦性心律且心室率偏快者,可应用 β 受体阻滞药。伴快速心室率心房颤动者,可考虑转复为窦性节律,如不能转复,则应控制心室率和抗凝治疗。

十一、顽固性心力衰竭的治疗

临床研究和观察表明,在处理顽固性心力衰竭前须明确一些相关的问题。

难治性心力衰竭究竟由于液体潴留,还是血容量不足?前者往往皮肤湿润和温暖,后者由于常伴灌注不良而表现为皮肤冷且干燥,患者脉弱、肢体冷,烦躁不宁,甚至精神错乱。大剂量襻利尿药可用来减少液体潴留,但在低心搏出量状态(皮肤冷和干燥)时,因并无液体潴留,利尿药往往治疗无效。

是否存在加剧因素如贫血、低蛋白血症、各种感染、肾功能损害、COPD、长期应用非甾体类消炎药(NSAIDs)等?此类患者往往会反复因心力衰竭而住院,一次次住院均使心功能和生活质量进一步降低,病情加重,因此,积极控制和处理加剧因素很重要。

导致心力衰竭的基础病因是否可以矫治?如冠心病做冠状动脉血运重建(PCI 或冠状动脉旁路移植术),心瓣膜病做瓣膜修补或置换术。

最后,患者是否有心脏移植的适应证?

要评估各种治疗举措是否到位?做积极地调整,达到优化或最适使用状态。要调整利尿药应用,以襻利尿药为主,加用噻嗪类利尿药、螺内酯,以及托伐普坦,以获得良好的疗效。矫正轻度低钠血症,这是顽固性心力衰竭的临床特征之一,应限盐、限水等。

应将 ACEI 用至目标剂量或最大耐受剂量。维持 β 受体阻滞药的使用,并尽可能用至最大耐受剂量。除多巴胺、多巴酚酊胺外,米力农也可应用,尤其对于慢性心力衰竭长期应用 β 受体阻滞药患者,更为适宜。此外,左西孟旦亦可短期用于治疗严重心力衰竭,可能较多巴胺更安全,其应用需适当的充盈压,不适用于低血压状态的患者。

应与患者家属讨论此种状态的严重性,适用的治疗方法有限,预后不良。

十二、心力衰竭的非药物治疗

(一)心脏的再同步化治疗(CRT)

因收缩性心功能障碍所致的慢性心力衰竭中,≥30%的患者可伴有心电传导异常如束支传导阻滞(BBB)或室内传导延缓,前者中以左束支传导阻滞(LBBB)最常见,也可出现右束支传导阻滞(RBBB),均可导致部分心室肌激动延迟,由此产生在心室内或心室之间的电和心室肌收缩不同步,将进一步损害心脏的机械做功效能,与心力衰竭症状出现及死亡已证实有关联。

为了解决这一问题,可置入一个起搏系统,包括一个电极导管从冠状窦进入早期刺激左心室后侧心表面,该部位在此类患者中通常是最迟被刺激的。这一起搏系统使左心室或双心室起搏同时进行,故称之为 CRT。

在探索性研究证实左心室或双心室起搏可产生即刻的血流动力学好处后,许多临床试验随之采用不同的起搏系统开展起来。每个这样的研究均作了短期或中期随访,全面评估患者的临床状况(包括采用 NYHA 心功能分级、6 min 步行试验、峰值氧耗及生活质量等客观方法的评估),并证实左心室或双心室起搏对于各种亚组人群和心力衰竭严重程度不同的人群,均证实能够改善症状和预后。

在 MIRACLE 研究中 453 例 NYHA Ⅲ 或 Ⅳ 级、LVEF<35%患者做了双心室起搏,并随机至主动起搏(人工的同步化双室起搏)或未起搏,观察 6 个月。主动起搏组所有的测定指标包括 LVEF 和心力衰竭恶化住院率均显著改善。

近期的一些研究做了长期随访,采用 CRT 治疗包括 CRT-D(CRT 加 ICD 功能)或无 ICD 的单纯 CRT(CRT-P),较之标准的药物治疗,结果均显示除症状缓解外,生存率也显著改善;而且在优化的药物治疗(包括 ACEI 或 ARB、β 受体阻滞药等)基础上,CRT 或 CRT-D 可进一步降低全因病死率达 36%,成为心力衰竭治疗不可或缺的方法,也是药物治疗的重要补充。CRT 的应用是心力衰竭现代治疗的标志之一。

COMPANION 试验入选 1520 例 NYHA Ⅲ 或 Ⅳ 级慢性心力衰竭、QRS<120 ms 患者,随机分入以下三组:①药物治疗组;②CRT 组;③CRT 加 ICD(CRT-D)组。结果发现 CRT 和 CRT-D 组较之药物组可显著降低主要终点全因死亡和住院率,此外,CRT-D 组较之优化药物治疗,病死率也显著降低达 36%(图 2-28)。该图中 A 图为主要终点发生率的结果,B 图为二级终点全因死亡率的结果,C 图为心血管死亡和住院率的结果,D 图为因心力衰竭死亡或住院率的结果。

COMPANION 试验的这些结果后来在 CARE-HF 试验中得到进一步证实。该研究入选 813 例 Ⅱ 级或 Ⅲ 级心力衰竭伴 QRS>120 ms 和 LVEF<35%的患者,CRT 组主要终点(死亡或住院的复合终点)发生率显著降低(CRT 组 39%,药物治疗组 55%,P<0.001),病死率亦显著降低(CRT 组 2%,药物治疗组 30%,P<0.002),此外,生活质量和客观评价的心功能指标(如既往临床试验中所常采用的各种指标),也显著改善。而且,对缺血性心力衰竭和非缺血性心力衰竭的亚组分析也证实 CRT 治疗优于药物(胺碘酮)(图 2-29)。

这些资料尤其是 CRT 对慢性心力衰竭患者可在优化药物治疗基础上提高生存率,改善生活质量的资料,导致 2008 年美国 ACC/AHA/HRS 指南对 CRT 治疗做出 Ⅰa 类推荐:"CRT 伴或不伴 ICD 适用于 NYHA 心功能 Ⅲ 级或可行动的 Ⅳ 级,并已进行优化药物治疗

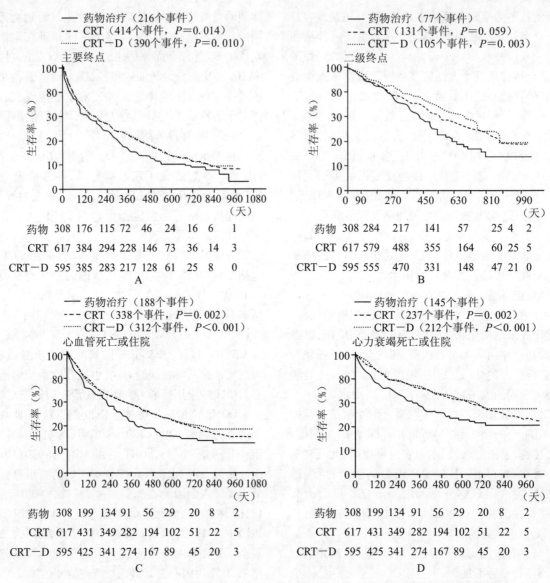

图 2-28 COMPANION 研究的主要结果：CRT 植入可显著降低 NYHA Ⅲ 或Ⅳ级心力衰竭患者病死率

的、LVEF ≤ 35%、QRS ≥ 0.12 s 的窦性节律心力衰竭患者"。这些资料亦推动美国 FDA 批准了双心室起搏系统包括 ICD 和有双室起搏能力的 CRT-D 在临床上的应用。同样的推荐随后亦出现于国内外心力衰竭指南或心脏起搏的指南之中。美国指南修改处主要有两条：一是 LVEF 从 ≤ 30% 提高为 ≤ 35%；二是适应证扩大至伴心房颤动患者。

上述所列标准近几年不断有所修改，这是因为一些研究表明，LVEF ≤ 35%、非窦性心律（如心房颤动），甚至 QRS 并不增宽的患者也能从 CRT 治疗中获益。QRS 增宽的确反映心室激动的非同步，而 QRS 不增宽并非表明心室激动必定同步，超声心动图检查可以发现一些 QRS 波正常患者，却存在着左心室各

个节段收缩不同步的现象。对于这些 QRS 波正常而存在超声心动图心室收缩非同步患者，CRT 应用似可以使患者获益。

近期发表的 MADIT-CRT、REVERSE、RAFT 试验结果进一步拓宽了 CRT 可能获益的人群，也包括了轻度症状的慢性心力衰竭患者，即 NYHA Ⅰ 或Ⅱ级患者亦可从 CRT 治疗中获益。前两项研究均入选心功能Ⅰ～Ⅱ级、窦性节律、QRS 波增宽、LVEF 降低的心力衰竭患者，结果证实 CRT 治疗后患者预后显著改善：24 个月死亡或住院率降低 62%（REVERSE 试验），33 个月降低 34%（MADIT-CRT），与对照组相比均有显著差异（$P < 0.001$）（图 2-30 和图 2-31）。RAFT 试验也获得同样有益的结果（图 2-32）。

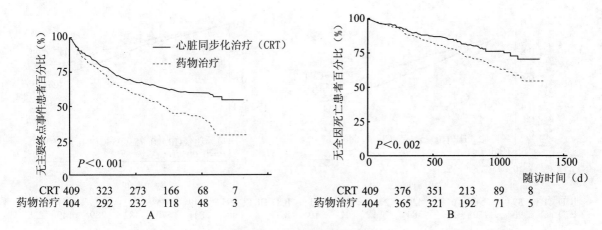

图 2-29　CARE-HF 试验结果

A.主要终点(全因死亡和因心力衰竭住院);B.主要二级终点(全因死亡)的结果,显示 CRT 较之单纯药物治疗显著占优

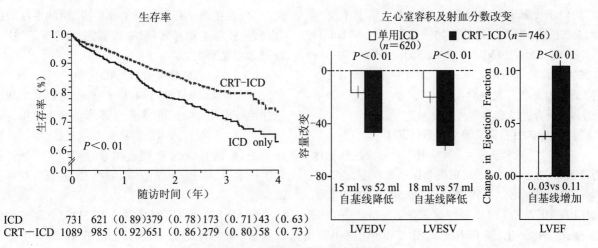

图 2-30　MADIT-CRT 试验的结果

LVESV:左心室收缩末容量;LVEDV:左心室舒张末容量;LVEF:左心室射血分数

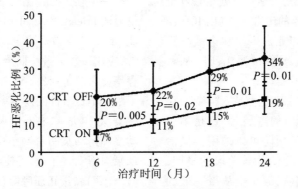

图 2-31　REVERSE 试验的结果

HF:心力衰竭;CRT-OFF:CRT 关闭;CRT-ON:CRT 启用

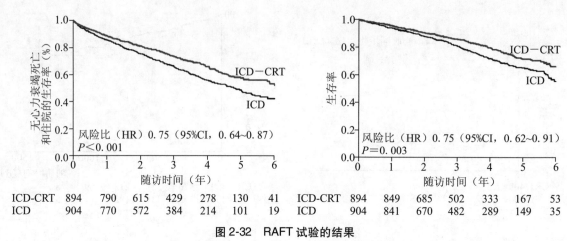

图 2-32　RAFT 试验的结果
CRT：心脏再同步化治疗；ICD：置入性心脏除颤复律器

因此，2010 年 ESC 更新了心力衰竭器械治疗的推荐，CRT 尤其 CRT-D 应用于下列患者属于 I 类推荐，A 级证据：①在优化的药物治疗下患者 NYHA 心功能分级 II 级；②LVEF ≤ 35%；③QRS 波 ≥ 150 ms；④窦性节律。该指南强调，CRT 新适应证的采用可以"降低心力衰竭并发症的发生率"。鉴于该装置价格昂贵，选择合适的患者极其重要。

（二）置入性自动除颤复律器（ICD）

心脏性猝死较为常见，其原因主要为快速性室性心律失常；在心功能 II 级、III 级和 IV 级患者中，心脏性猝死在患者的死亡模式中分别占 65%、50% 和 35%（MERIT-HF 试验）；ICD 可以显著降低高危患者心脏性猝死的发生率（MUSTIC-SR、MIRACLE-ICD、CONTAK-CD 等试验）。

美国 2009 年 ACC/AHA 指南建议："对于非缺血性扩张型心肌病和心肌梗死后至少 40 d、LVEF ≤ 35%、NYHA II ~ III 级，在优化药物治疗下处于较好生活状态，且预计生存时间 >1 年的患者，可应用 ICD 作为一级预防，以降低心脏性猝死发生率和全因死亡率"。与上一次指南相比，主要修改是 LVEF，从 ≤ 30% 提高为 ≤ 35%，放宽了适应证。

上述 2010 年 ESC 更新指南还强调，器械治疗有助于"预防疾病（心力衰竭）的进展"。这是第一次在指南中提出，心力衰竭的预防可以采用器械治疗。心功能 II 级者仍属于阶段 C，为该阶段的早期，患者在正常活动时不出现症状，故仍能从事一般的工作和正常的生活。如能防止其病情进展至出现严重症状（心功能 III、IV 级），则预后会较好，否则必定每况愈下。显然，ESC2010 年心力衰竭器械治疗的新推荐，着眼于心功能 II 级患者，着重于防止病情恶

化。过去，我们对此类患者采用的仅仅是药物的优化治疗，现在则又有了器械治疗手段，两种手段的结合，就是要阻遏和逆转病情，改善患者的预后，这一新理念意义重大。

（三）左心室辅助装置（LVAD）

研究证实 LVAD 用作心脏移植前的姑息性和过渡性治疗是有益的，可显著改善峰值氧耗（Mancini 等，1998）。一些置入术前的指标如尿量少、中心静脉压升高、机械辅助通气、凝血酶原时间（PPT）延长和再次手术等，对于该装置长期治疗效果差或失败可做出预测。

LVAD 作为长期治疗方法在 REMATCH 研究中作了评估。终末期心力衰竭并应用 LVAD 患者生存显著改善。但该装置失灵、感染发生率高，以及置入 LVAD 的患者 2 年生存率仅 25%，使之临床应用极大受限。

一项临床研究比较了一种新的非搏动泵（持续提供血流）Heart Mate II 和原来的搏动泵（间歇提供血流）的临床疗效。入选 200 例不能做心脏移植的患者，应用该装置做长期治疗。新的非搏动泵使 2 年生存率显著改善（58% vs 24%，$P = 0.008$），还显著降低了主要不良事件的发生率，包括装置相关与不相关的感染、心律失常、右心衰竭、呼吸衰竭和肾衰竭。非搏动泵和搏动泵两者脑卒中发生率无显著差异。非搏动泵与搏动泵相比，可使再住院率降低 38%。

（四）持续正压呼吸（CPAP）

有睡眠呼吸障碍患者的心力衰竭风险较高（RR 为 2.38），且独立于其他已知的风险（sleep heart health study，2001）。在心力衰竭伴左心室功能受损和阻塞性睡眠呼吸暂停患者中应用 CPAP，已显示可

降低收缩压和改善左心室收缩功能。

（五）外科手术

1.冠状动脉旁路移植术（CABG） 在心力衰竭伴冠心病和左心室功能中至重度障碍（EF<40%）患者中 CABG 改善 3 年生存率 30% ~ 50%（Frazier 等，1998），不过尚不清楚，在有心力衰竭症状但并无心绞痛患者中是否亦可同样获益。对于冠心病、LVEF<35%和有心肌存活证据的患者，尚无血运重建的随机试验。大多数观察性研究发现，在缺血性心肌病（冠心病伴心力衰竭）患者中让冬眠心肌血运重建较之药物治疗可改善生存和左心室功能。

STICH 试验为国际多中心随机研究。由 NHLBI（美国心肺血液研究所）主导，在 2002 年开始入选患者，以确定 CABG 较之药物治疗是否更有益，以及此种有益是否可促使做心室重建手术。结果表明，正如预期，CABG 对于缺血性心脏病更有益。

2.心脏移植 在优化治疗后如患者峰值氧耗仍<10~12 ml/（kg·min），应考虑做心脏移植。当然也要满足其他标准，如年龄≤65 岁、无急性感染、无恶性疾病等。

3.实验性或有争议的外科手术

（1）心室重建术（ventricular remodeling operation）：Batista 术，又称为心室部分切除术，是从心尖至心底切除一些心肌，同时修补二尖瓣或者做置换术。各中心报道的围术期病死率超过 20%。最大的一个系列报道外科手术病死率 3.2%，但 16%患者需要 LVAD。长期结果令人失望：死亡、回到 NYHA Ⅳ级，或需置入 LVAD 的发生率 1 年为 50%，2 年为 67%。病死率在 15%~30%，常需要挽救性置入 LVAD。

近期的 STICH 试验也证实，CABG 术中不宜常规行部分心肌切除术，因患者并不获益，而手术时间延长，并发症增加。

（2）外科心室恢复术（surgery ventricular restoration，SVR）：Dor 术在 STICH 试验中已做过评价，以便在缺血性心肌病患者中做 CABG 术同时恢复左心室的几何形态。在该研究中外科心室再建可降低收缩末容量（ESV）指数约 19%，单做 CABG 仅降低 6%。两组心脏症状和运动耐受性较之基线值相比，改善的程度相类似。但在主要临床终点 48 个月的死亡、心脏性再住院，并无显著差异（单用 CABG59%，CABG+SVR 58%，$P=0.90$）。

（3）二尖瓣修补术：在扩张型心肌病伴严重、难治性二尖瓣反流患者中已采用此方法。一个研究报道，二尖瓣重建使 NYHA 分级改善，2 年生存率超过 70%（Bolling 等，1998）。不过，近期对缺血性二尖瓣反流在做 CABG 术时加做二尖瓣修补术的疗效做了评估，与单做 CABG 相比生存率未见改善，NYHA 分级亦无显著差异。

（4）干细胞治疗：对缺血性心肌病所做的初步研究表明自体干细胞似有应用前景。大多数干细胞研究在 AMI 患者中进行，以保持心肌功能。较新的研究提示，异体干细胞外周滴注可能成为更实用的方法。

上述的各种心力衰竭药物和非药物治疗均证实在临床上是适用和有效的，但必须掌握好应用的适应证。

十三、心力衰竭的常见并发症

（一）心脏性猝死

冠心病是心脏性猝死发生的主要土壤，心肌病、瓣膜性心脏病及传导系统异常亦与此相关联。基础 LVEF 是心脏性猝死的显著的预测指标。心力衰竭患者的死亡中心脏性猝死占 30%~70%，在无症状性左心室功能障碍患者中其发生率为每年 2%~3%，而在严重心力衰竭患者中则增至每年 20%。晚期心力衰竭并有晕厥发作史的患者，而后心脏性猝死发生率很高，在一项研究中 1 年发生率可达 45%（Middlekauff 等，1993）。在应用 ACEI 患者中心脏性猝死发生率较低。

心脏性猝死的预测指标虽然在有心肌梗死史和 LVEF 降低患者中业已建立（MADIT、MADIT Ⅱ 和 MUSTT 试验），但风险分层很困难，因为并无特异性指标可预测非缺血性心力衰竭的心源性猝死，因而很难对这些患者进行危险分层。在这些患者中亦不清楚，应用 ICD 是否较之抗心律失常药物更为有益。不过，SCD-HeFT 试验表明，NYHA Ⅱ级和Ⅲ级伴 LVEF<35%心力衰竭患者，病死率显著降低，ICD 推荐用于缺血性和非缺血性心肌病患者。

（二）心房颤动

心力衰竭患者心房颤动发生率约 20%，伴脑卒中风险增加（左心室功能障碍者每年 15%和全因死亡率增加（Middlekauff 等，1991）。伴心房颤动患者绝大多数应考虑给予抗凝治疗如华法林。2014 年发表的一项荟萃分析提示 β 受体阻滞药未能使心力衰竭并发心房颤动患者降低全因死亡率，既往国内外指南均推荐 β 受体阻滞药用于慢性心力衰竭患者，该研究似表明心力衰竭伴心房颤动患者不应将 β 受体阻滞药作为常规治疗。但这一结果尚有待进一步证实。这一分析也不会动摇 β 受体阻滞药在心力衰竭长期研究积累大量证据的基础上已确立的地位。

（三）血栓栓塞症

NYHA Ⅱ级或Ⅲ级伴正常窦律的心力衰竭患者每年血栓栓塞症发生率为1%~2%，等待心脏移植者为3%~4%。如有附壁血栓存在，提示血栓栓塞的风险很高，应考虑应用口服抗凝药。

根据众多的临床研究证据，心力衰竭治疗中各种药物和非药物应用的选择与推荐，可参见表2-15。

表2-15　心力衰竭各种药物和非药物治疗的临床推荐

治疗目的	治疗种类	证据水平
消除液体潴留，改善心力衰竭的症状，提高运动耐量	利尿药	A
轻至重度心力衰竭降低病死率	ACEI	A
	β受体阻滞药	A
ACEI、β受体阻滞药、醛固酮拮抗药应用后仍有症状	醛固酮拮抗药	A
	伊伐布雷定	B
	地高辛	
不能耐受ACEI者降低病死率	ARB	A
轻至严重心力衰竭降低并发症发生率和改善症状	ACEI	A
	β受体阻滞药	A
	ARB	A
	螺内酯	A
	地高辛	A
	伊伐布雷定	B
短期应用改善严重心力衰竭症状	非洋地黄类正性肌力药物	B
终末期心力衰竭外科治疗	心脏移植	B
终末期心力衰竭心脏移植前过渡	左心室辅助装置	B

十四、急性心力衰竭

急性心力衰竭综合征表现为有症状的、失代偿性心力衰竭，常由其他急性内科或外科疾病所诱发，常见诱因有感染、饮食或药物不依从或ACS事件。

因急性心力衰竭住院患者各种并发症发生率增高，也耗费了大量资源。90 d再住院率和出院后事件发生率也较高。尽管门诊（院外）治疗策略已累积了大量证据，但住院治疗仍主要聚集于消除液体潴留、缓解症状，且评估已有的各种治疗药物和治疗方法，但确切的研究资料和证据较少。

（一）药物应用

1.利尿药　静脉注射呋塞米20~40 mg，如未见反应，重复1次，最大剂量200 mg，可以减轻容量超负荷所致肺水肿，又可减轻前负荷，急性肺水肿患者症状可很快缓解，不过，胸部X线片上肺水肿表现并非全身容量负荷过度的可靠征象。加用噻嗪类利尿药，如氯噻嗪、氯噻酮或美托拉宗，有助于增强利尿作用。严重的液体超负荷，对利尿药反应差，此时超滤可能有效。另外，DOSE试验的初步资料并未能证实持续静脉滴注利尿药优于静脉注射，但较大剂量（为门诊口服剂量2.5倍）静脉应用利尿药的方法仍值得推荐。过度利尿药可导致低血容量、心动过速和心排血量降低，胸部X线也不会快速"改善"，应予避免。

2.血管扩张药

（1）硝酸酯类：对于需要迅速降低前负荷以缓解肺水肿的患者，宜舌下或静脉给予硝酸甘油。静脉给予硝酸甘油也是心力衰竭伴高血压、冠状动脉缺血或显著二尖瓣反流患者很理想的治疗方法。严重的心力衰竭如PCWP和全身血管阻力（SVR）两者均升高者，应考虑使用硝普钠。该药扩张动静脉较均衡，亦可扩张肺血管。

（2）奈西立肽：此药可扩张血管，对于急性失代偿性心力衰竭，能迅速改善症状和血流动力学状态。由于该药可迅速缓解症状，又不会引起心律失常，可用作正性肌力药的替代。在VMAC试验中，对该药和硝酸甘油治疗急性失代偿性心力衰竭的疗效做了比较，24 h临床结局虽无显著差异，但用药后3 h血流动力学稍有改善。两组住院天数无差异，奈西立肽组再住院率有降低趋势。不过，后来有研究提示，该药可能导致肾功能恶化，监测肾功能十分重要。该药对病死率影响不明，有的研究提示可增加病死率风险，但此种趋向不显著。

3.正性肌力药物　临床上并无一种药物较其他药物占优势。儿茶酚胺类如多巴酚丁胺和多巴胺及磷酸二酯酶抑制药米力农，均适用于某种血流动力学状态，如相对低血压伴对血管扩张药和利尿药反应差的患者。低血压患者更适合应用多巴胺，因该药可很大程度上降低SVR。心排血量增加与SVR降低两者在应用多巴酚丁胺后均可出现，其结果可导致血压轻微增高。

（1）米力农：有较强的扩血管和降低心脏负荷的作用，对全身和肺循环系统均有作用。OPTIME-HF试验中评估该药对急性失代偿性心力衰竭短期应用的疗效，未见获益。

（2）左西孟旦：是一种钙增敏剂，具有正性肌力作用。该药问世多年,研究结果仍有争议。近期的 SURVIVE 试验随机 1327 例急性失代偿性心力衰竭和 LVEF<30% 患者,比较左西孟旦和多巴酚丁胺的疗效。180 d 全因死亡率及所有的二级终点均无显著差异。亚组分析提示,在急性失代偿性心力衰竭中正在使用 β 受体阻滞药的患者,左西孟旦较之安慰剂可改善病死率。近期的荟萃分析提示,在心脏外科手术的围术期,该药有可能使患者获益。

(3)Istaroxine:是一种正在研发的新药。该药作用于 Na/K-ATP 酶,有正性肌力作用,在急性失代偿性心力衰竭短期应用,已证实是安全的。HORIZON-HF 为 Ⅱ 期临床研究,小样本量,旨在评价该药对血流动力学、UCG 指标和神经内分泌状态的影响。结果提示该药增加收缩压、降低心率,具有良好的正性肌力作用。

小样本研究和临床病例应用经验表明,正性肌力药物可降低住院率,改善血流动力学和临床状况,可用作移植前的过渡。有一些报道建议,门诊患者间歇性静脉滴注治疗,亦可以长期有效缓解心力衰竭症状,但长期门诊口服应用此类药物的安全性受到质疑(PROMISE试验),不推荐应用。门诊间歇性静脉滴注血管扩张药或正性肌力药,均不能使晚期心力衰竭患者改善症状或改善生存。

(二)处理方法

临床研究和实践已证实急性心力衰竭采用下列各种处理方法是有效的,值得推荐。

1.优化的处理方法 ①用吗啡缓解疼痛和焦虑。②氧疗,可给予面罩吸氧,严重病例可应用呼吸机(CPAP),使血氧饱和度>90%。③降低左心室充盈压(前负荷),可应用利尿药,首先静脉注射呋塞米。漂浮导管检查可测定肺楔嵌压(PAWP),用于诊断肺水肿较可靠。胸部 X 线上肺水肿表现并非液体负荷过量的可靠征象。④降低血压和后负荷,可静脉应用硝酸酯类药物或硝普钠。⑤伴快速心室率心房颤动者可应用洋地黄类(静脉注射毛花苷 C)和 β 受体阻滞药使心房颤动心室率减慢,紧急情况下可电击复律。⑥多巴胺或左西孟旦可改善左心室收缩功能。⑦纠正贫血,使血红蛋白达到 120~130 g/L。

2.常规的治疗 ①体位:如无休克,半卧位最佳。②镇静:吗啡 2~5 mg 静脉注射,必要时可再应用 1 次,间隔 5~10 min,总剂量 10~15 mg,注意呼吸抑制和其他不良反应,尤其老年人和 COPD 者,浅和慢的呼吸是过度镇静之征。③呼吸:给氧 8 L/min,能合作者,可应用 CPAP。静脉注射茶碱类(100~200 mg/10min 内)或其他支气管解痉药,可缓解气管痉挛。

④硝酸酯类药物静脉滴注:在准备静脉滴注时可先反复吸入。高血压和急性心肌梗死所致肺水肿,静脉用硝酸酯类尤其有用,可降低前负荷和后负荷两者,需用微量泵监测滴注状况。起初低剂量,10 mg 溶于 100 ml,5~10 ml/h,维持 SBP>90 mmHg。原来正常血压者可降低 20 mmHg。如不是同时用多巴胺(或多巴酚丁胺)静脉滴注,单用硝酸酯类药物时 SBP 必须在 110 mmHg 以上。脱水患者血压骤降风险最大,处理方法是快速静脉输液。如不能静脉滴注,可反复口内喷雾。⑤利尿药:尤其适用于慢性心力衰竭急性加重伴肺水肿患者,对于血压正常者,利尿药是安全的。⑥地高辛和 β 受体阻滞药:可使心率优化,适用于伴快速心室率的心房颤动或室上性心动过速。初始剂量地高辛 0.25 mg 静脉注射,1 h 后继以 0.125 mg,如无洋地黄早期作用显现,可直至 0.75 mg。洋地黄类作用呈缓慢模式,为使心率迅速达到正常,可加用 β 受体阻滞药,如美托洛尔静脉缓注 2.5~5 mg,也可应用艾司洛尔,这是一种半衰期超短的 β 受体阻滞药。⑦多巴胺静脉滴注,用于严重低血压患者,常可暂时缓解病情,缺点是增加心脏做功。多巴胺初始剂量:4 mg/(kg·min)相当于 70 kg 成人给予每分钟 6 滴(18 ml/h)。如必要,间隔 5 min 可增加剂量至每分钟 15 滴。左西孟旦亦可应用,有助于缓解症状和改善预后,亦适用于伴急性心肌缺血的心力衰竭患者。

3.急性肺水肿的处理

(1)处理的目标:每个急救站应备有氧、吗啡、硝酸酯类喷雾剂和呋塞米。患者半卧位较佳。承担心脏急诊的医疗单元应备有 CPAP 面罩和静脉硝酸酯类。可供选择药物有:硝酸酯类用于心肌梗死,利尿药用于慢性心力衰竭加重,洋地黄类和(或)β 受体阻滞药用于心房颤动或室上性心动过速。

(2)进一步治疗:急救(初始治疗)后将患者迅速移至心脏单元很重要,尤其对于要继续治疗或诊断尚不确定的患者。如肺水肿病因未明,应做 UCG。心力衰竭的病因治疗也是一个目标,如 CABG、PCI 或心瓣膜矫治术。伴高血压患者,主要应用 ACEI。襻利尿药持续静脉滴注用于急性失代偿性心力衰竭,似较单次静脉注射可产生更大利尿作用,也更安全,但缺少可靠证据。

十五、病情稳定后的处理

需与患者讨论症状变化和加强利尿作用。体重迅速增加是重要和易识别的征象,如症状恶化,可采用利尿药来纠正。患者常会减少利尿药剂量,因在高容量负荷下感觉较舒适。如胸部 X 线可见轻度充血,需积极治疗。但利尿所致的低容量状态可引起疲乏和直立性低血压。

治疗之初应经常随访,而后视患者状况决定随访的频度。随访中应询问患者有关症状,但敏感的症状往往缺少特异性。不必每次随访均做胸部 X 线检查。病史和临床检查较之胸部 X 线更能反映治疗状况和反应。BNP/NT-proBNP 可用于监测疾病的进展。如对治疗无反应或基础诊断不明,应做进一步的全面评估咨询,包括 UCG 检查。

国外采用心脏护士主导的护理管理是治疗的一个重要部分,尤其对严重心力衰竭患者,但在我国尚不适合推广。

十六、心力衰竭的阶段划分及处理要点

心力衰竭各个阶段临床处理的要点:

1. 阶段 A 主要是积极控制和消除业已存在的各种危险因素如高血压、高脂血症、糖尿病等。尤其要注意控制高血压患者的血压,达到目标水平。

2. 阶段 B 有适应证的均要应用 ACEI 或 ARB。β 受体阻滞药也推荐应用于这一阶段的患者。一是可以通过阻断交感神经系统的过度兴奋,在病理生理学调节上发挥有益的作用;二是可以降低心脏性猝死率。

3. 阶段 C 我国新的心力衰竭指南(2014)推荐 7 类药物用于心力衰竭患者,这一推荐完全适用于阶段 C 患者。ACEI、ARB、β 受体阻滞药和醛固酮拮抗药可以改善患者的预后,应长期甚至终身使用。伊伐布雷定可降低因心力衰竭的住院率,也值得推荐应用。

4. 阶段 D 处于终末期心力衰竭阶段的患者应继续应用阶段 C 的各种药物。如果心力衰竭加重与这些药物无关,则不宜轻易停药或减量,除非出现药物的不良反应。为了改善症状,可以考虑短期应用正性肌力药物如多巴胺、多巴酚丁胺、磷酸二酯酶抑制药(米力农)等,或新问世的一些药物如钙增敏剂左西孟旦、奈西立肽等。还应考虑一些辅助性器械治疗如主动脉内球囊反搏术(IABP)、超滤治疗、左心室辅助装置、心脏移植等。

十七、心力衰竭主要的临床研究

(一)ACEI 的研究

1. Grag 等荟萃分析 ACEI 对心力衰竭患者病死率和发病率的随机试验总览。这一综合分析聚焦 32 项研究共 7105 例,这些研究均为安慰剂对照,观察时间>8 周,采用意图处理(ITT)的方法评估全因病死率。ACEI 组显著降低总病死率(OR 0.77,95% CI

0.67~0.88,$P<0.001$)和因心力衰竭的病死率或住院率(OR 0.65,95% CI 0.57~0.74,$P<0.001$)。LVEF 最低部分的患者获益最大,病死率降低主要由于减少了因进展性心力衰竭的死亡(OR 0.69,95% CI 0.58~0.83)。心律失常死亡(OR 0.91,95% CI 0.73~1.12)和致死性心肌梗死(OR 0.82,95% CI 0.60~1.12)发生率均呈非显著性降低。不同的 ACEI 之间无显著性差异。

2. CONSENSUS 研究 北欧依那普利生存研究(cooperative north scandinavian enalaril survival study)。

(1)研究目的:评估在常规治疗基础上加用依那普利,对严重心力衰竭患者的疗效。

(2)研究设计和实施:前瞻性、随机双盲、安慰剂对照多中心研究。253 例 NYHA Ⅳ级、心脏大小>600 ml/m²(体表面积)(男性)或>550 ml/m²(体表面积)(女性)。口服依那普利 2.5 mg/d 起始,可增至 20 mg,2/d。所有患者均应用利尿药,应用地高辛或血管扩张药(主要为硝酸异山梨酯)分别为 94% 和 50%。

(3)结果:该试验提前终止,因依那普利组患者病死率显著降低。6 个月病死率危险相对显著降低 40%(26% vs 44%,$P=0.0002$),随访 1 年时降低 31%(36% vs 52%,$P=0.001$),试验终止时降低 27%(39% 比 54%,$P=0.003$)。在 2 年随访中病死率仍显著降低。在进展性心力衰竭患者中总病死率降低约 50%。心脏性猝死率无差异。

3. SOLVD 治疗试验 左心室功能障碍研究的治疗研究(the studies of left ventricular dysfunction)。

(1)研究目的:评估依那普利对左心室功能障碍和有心力衰竭症状患者的病死率影响。

(2)研究设计和实施:前瞻性、随机双盲、安慰剂对照多中心研究,平均随访 41 个月,主要终点为全因死亡率。入选 2569 例 NYHA Ⅱ级和Ⅲ级、年龄 21~80 岁、EF≤35% 患者。依那普利口服 2.5~5 mg/d 起始,2 周中递增至 5~10 mg/d,2/d,对照组用安慰剂。基础用药有利尿药、地高辛、血管扩张药。

(3)结果:依那普利组病死率显著降低 16%(35.2% vs 39.7%,$P=0.0036$)。对病死率的有益作用主要由于进展性心力衰竭所致的死亡显著降低(16.3% vs 19.5%,$P=0.0045$)。依那普利组亦降低死亡和因心力衰竭恶化住院率的复合终点 26%(47.7% vs 57.3%,$P<0.0001$)。两组心脏性猝死率相似。

4. SOLVD 预防试验 左心室功能障碍研究之预防研究(the studies of left ventricular dysfunction)。

（1）研究目的：评估依那普利对左心室功能障碍，但无明显心力衰竭症状患者病死率的影响。

（2）研究设计和实施：前瞻性、随机双盲、安慰剂对照的多中心研究，随访37个月，主要终点是全因死亡率。入选4228例年龄21~80岁，LVEF≤35%，均未应用抗心力衰竭药物（伴高血压者可用利尿药，伴心房颤动可用地高辛）。依那普利剂量为2.5~20 mg/d。

（3）结果：依那普利组和安慰剂组总病死率分别为14.8%和15.8%（$P=0.30$），此种非显著性降低主要由于依那普利组心血管病死率降低（12.5% vs 14.1%，$P=0.12$）。依那普利组发生心力衰竭比例显著减少（20.7% vs 30.2%，$P<0.001$），因心力衰竭再住院率亦显著降低（8.7% vs 12.9%，$P<0.001$）。这一研究提示应用ACEI预防心力衰竭是有益和有效的。

5.AIRE研究 急性心肌梗死雷米普利疗效研究(the acute infarction ramipril effecacy study)。

（1）研究目的：在急性心肌梗死（AMI）后幸存并有早期心力衰竭证据患者中比较雷米普利和安慰剂对患者病死率的影响。

（2）研究设计和实施：前瞻性、随机双盲、安慰剂对照多中心研究。平均随访15个月，主要终点为全因死亡率。共入选2006例急性心肌梗死后2~9 d，且有心力衰竭证据的患者。雷米普利起始2.5 mg口服，2/d，共用2 d，然后5 mg，2/d。

（3）结果：雷米普利组病死率显著降低27%（17% vs 23%，$P=0.002$）。这一获益在30 d时即已很明显。心脏性猝死率降低30%（$P=0.011$）。AIREX试验为本研究的随访和扩展研究，分析603例平均随访59个月的患者，雷米普利仍显著降低病死率36%（27.5% vs 38.9%，$P=0.002$）。

（二）ARB研究

1.ELITE研究 氯沙坦用于老年患者的评价试验(evaluation of losartan in the elderly)。

（1）研究目的：在老年心力衰竭患者中比较氯沙坦和卡托普利对肌酐清除和主要心脏事件的影响。

（2）研究设计和实施：前瞻性、随机双盲、安慰剂对照多中心研究。主要终点是肌酐清除增加3mg/L。入选722例不耐受ACEI、NYHA Ⅱ~Ⅲ级、LVEF≤40%的患者。氯沙坦12.5~50 mg/d，或卡托普利6.25~50 mg，3/d，共48周。

（3）结果：两组肌酐增加发生率相似（10.5%）。中断治疗的患者氯沙坦组较少（12.2% vs 20.8%，$P=0.002$；咳嗽不良反应者0例 vs 12例）。氯沙坦组病

死率和住院率呈降低趋势（9.4% vs 13.2%，$P=0.075$），全因死亡率显著降低45%（4.8% vs 8.7%，$P=0.035$，心脏性猝死数分别为5例和14例）。这一病死率降低的获益可见于除女性外的各个亚组。

2.ATLAS研究 赖诺普利治疗和生存评价试验(assessment of tretment with lisinopril and survival trial)。

（1）研究目的：在左心室功能障碍和有心力衰竭症状患者中评估赖诺普利对病死率的疗效。

（2）研究设计和实施：前瞻性、随机双盲、安慰剂对照多中心研究。主要终点是全因死亡率，随访4年。入选3164例、NYHA Ⅱ~Ⅲ级、LEEF≤30%患者。赖诺普利低剂量组2.5~5.0 mg/d，高剂量组32.5~35 mg/d。允许应用地高辛、血管扩张药等。

（3）结果：高剂量组死亡风险非显著性降低8%（$P=0.13$），死亡或全因住院率则显著降低12%（$P=0.002$），因心力衰竭住院显著降低24%（$P=0.002$）。高剂量组头晕和肾功能不全较多见，但两组终止用药患者数相似。

3.ELITEⅡ研究 氯沙坦用于老年患者的评价试验之二(evaluation of losartan in the elderly Ⅱ)。

（1）研究目的：在老年心力衰竭患者中比较ARB氯沙坦和卡托普利对病死率的获益。

（2）研究设计和实施：前瞻性、随机双盲、安慰剂对照多中心研究。入选3152例不耐受ACEI患者、NYHA Ⅱ~Ⅳ级、LVEF≤40%。氯沙坦12.5~50 mg/d，卡托普利6.25~50 mg，3/d。

（3）结果：两组全因死亡率无显著差异（平均每年病死率为11.7% vs 10.4%）。猝死或心脏停搏复苏亦无显著差异（9.0% vs 7.3%，$P=0.08$）。氯沙坦组不良反应较少（9.7% vs 14.7%，$P<0.01$），尤其咳嗽较少（0.3% vs 2.7%）。

4.Val-HeFT研究 缬沙坦心力衰竭试验(valsartan heart failure trial)。

（1）研究目的：评估心力衰竭患者在常规治疗下加用缬沙坦对病死率的影响。

（2）研究设计和实施：前瞻性、随机双盲、安慰剂对照多中心研究。主要终点为全因死亡率。入选5010例 NYHA Ⅱ~Ⅳ级、LVEF≤40%患者，基础治疗可包括利尿药、地高辛、ACEI和β受体阻滞药。缬沙坦40~50 mg/d，卡托普利6.25~50 mg，3/d。

（3）结果：缬沙坦组与卡托普利组相比，全因死亡率无显著差异（19.7% vs 19.4%），二级复合终点（死亡或心脏停搏复苏、因心力衰竭住院或静脉给予正性肌力药或血管扩张药≥4 h）发生率缬沙坦组显著降

低(RR 0.87,P=0.009)。这一获益主要由于因心力衰竭住院发生率降低(13.8% vs 18.2%,P<0.001)。缬沙坦组亦伴 NYHA 分级、LVEF 值、心力衰竭症状和体征,以及生活质量改善。

5.VALIANT 研究 缬沙坦治疗急性心肌梗死试验(valsartan in acute myocardial lnfarction trial)。

(1)目的:在心肌梗死后并发左心室收缩功能障碍、心力衰竭或两者兼有患者中评估缬沙坦、卡托普利或两药合用的疗效。

(2)研究设计:前瞻性、随机双盲多中心(931 个中心,24 个国家)、非劣效研究。入选 14 808 例心肌梗死后 10 d 内、并发心力衰竭(有临床或 X 线征象)或左心室收缩功能障碍(超声或血管造影 LVEF≤0.35,或心室核素显像 LVEF≤0.40),或两者兼有。分为三组,起始剂量分别为缬沙坦 20 mg,或缬沙坦 20 mg 加卡托普利 6.25 mg,或卡托普利 6.25 mg。分4 步逐渐增加剂量。至第 3 步均在医院进行,三组分别达到:缬沙坦 80 mg,2/d;或缬沙坦 40 mg,2/d 加卡托普利 25 mg,3/d;或卡托普利 25 mg,3/d。第 4 步各组剂量为缬沙坦 160 mg,2/d;缬沙坦 80 mg,2/d 加卡托普利 50 mg,3/d;或卡托普利 50mg,3/d。随访 3个月。

(3)结果:三组全因死亡率相似,二级复合终点(心血管死亡、再发心肌梗死或因心力衰竭住院)三组亦相似。该研究表明联合应用 ARB 和 ACEI,心力衰竭患者并不能获益。

6.CHARM-总体研究 坎地沙坦降低心力衰竭病死率和发病率评估试验之总体研究(candesartan in heart failure assessment of reduction in mortality and morbidity trial-overall)。

(1)研究目的:在 3 个不同类型心力衰竭人群中比较坎地沙坦和安慰剂对全因死亡率的影响。

(2)研究设计和实施:平行随机双盲、安慰剂对照临床研究。共入选 7601 例,分入坎地沙坦组(n=3803,滴定至 32 mg/d)或相匹配的安慰剂(n=3706),随访至少 2 年。基础治疗中包括利尿药、β 受体阻滞药和 ACEI。

(3)结果:中位数随访 37.7 个月,坎地沙坦非显著性降低全因死亡率(23% vs 25%,未矫正 HR 0.91,P=0.055;矫正的 HR0.90,P=0.032),显著降低心血管死亡(18% vs 20%,未矫正 HR0.88,P=0.012)和心力衰竭住院率(20% vs 24%,P<0.0001)。由于基础治疗中有 ACEI,这一结果实际上提示,坎地沙坦合用 ACEI 较单用 ACEI,心力衰竭患者可以获益。

7.I-PRESERVE 研究 厄贝沙坦治疗射血分数保存心力衰竭研究(irbesartan in patients with heart failure and preserved ejection fraction)。

(1)研究目的:评估厄贝沙坦在舒张性心力衰竭(HFpEF)患者中的应用价值。

(2)研究设计和实施:前瞻性、随机安慰剂对照研究。主要复合结局为全因死亡率或心血管住院(包括心力衰竭、心肌梗死、不稳定型心绞痛、心律失常或脑卒中等)。共入选 4128 例年龄≥60 岁,NYHA Ⅱ级、Ⅲ级或Ⅳ级,LVEF≥45%心力衰竭患者。厄贝沙坦组剂量为 300 mg/d,对照组用安慰剂。

(3)结果:厄贝沙坦并未显著降低主要终点发生率(HR 0.95,P=0.35)、全因死亡率(HR 1.00,P=0.98)或心血管住院率(HR 0.95,P=0.44)。该研究结果提示,ARB 加用并不能改善 HFpEF 患者的预后。

8.HEAAL 研究 氯沙坦高剂量和低剂量对心力衰竭患者临床结局影响的研究(effects of high-dose versus low-dose lorsartan on clinic outcome in patients with heart failure)。

(1)研究目的:比较高剂量和低剂量氯沙坦对慢性心力衰竭患者的影响。

(2)研究设计和实施:前瞻性、随机双盲多中心(255个中心,30个国家)研究。主要终点为全因死亡率或心力衰竭住院率,中位数随访 4.7 年。共入选3846 例、NYHA Ⅱ级、Ⅲ级或Ⅳ级、LVEF≤40%,且不耐受 ACEI 患者。氯沙坦 150 mg/d(高剂量)或 50 mg/d(低剂量)。

(3)结果:高剂量组主要终点事件发生率显著降低(43% vs 46%,P=0.027),这主要由于因心力衰竭住院率显著降低(HR 0.87,P=0.025)。不良反应(肾功能损害、低血压、高钾血症)发生率高剂量组较高,但并未因此使该组终止治疗比率显著增加。

9.RESOLD 研究 左心室功能障碍治疗策略随机评价试验(randomized evaluation of strategies for left ventricular dysfynction)。

(1)研究目的:比较单用坎地沙坦、单用依那普利和两药合用三组共 43 周对终点(运动耐受性、心室功能、生活质量、神经内分泌水平及耐受性)事件的影响。

(2)研究设计和实施:多中心、双盲、随机安慰剂对照研究。共入选 768 例 NYHA Ⅱ级、Ⅲ级或Ⅳ级、LVEF<0.40,6 min 步行距离<500 m 的心力衰竭患者。单用坎地沙坦组组剂量 4.8 mg/d 或 16 mg/d,合用组坎地沙坦 4 mg/d 或 8 mg/d 加依那普利 20 mg/d,单用依那普利组剂量为 20 mg/d。

(3)结果:在超过 43 周的研究期中各组 6 min 步

行试验、NYHA 分级或生活质量并无差异($P=$ NS)。合用组较之两个单用组左心室的舒张末容量(EDV)和收缩末容量(ESV)增加较少。结论是坎地沙坦是安全和有效的,和依那普利一样。合用对心室重构可添加益处。

(三)醛固酮拮抗药的研究

1.RALE 研究 螺内酯随机评价研究(randomized aldosterone evaluation study)。

(1)研究目的:评估醛固酮拮抗药螺内酯是否能够降低严重心力衰竭患者的病死率。

(2)研究设计和实施:前瞻性、随机双盲、安慰剂对照多中心研究。平均随访 24 个月,主要终点为全因病死率。共入选 1663 例 NYHA Ⅲ级(69%)或Ⅳ级(31%)、LVEF≤35%患者,其中缺血性所致心力衰竭占 54%。螺内酯剂量为 25 mg/d,如心力衰竭恶化而血钾水平正常,剂量可增至 50 mg/d。对照组用安慰剂。所有患者基础治疗均应用襻利尿药、ACEI(95%)、地高辛(74%)。

结果:螺内酯组与安慰剂组相比较,显著降低病死率(35% vs 46%,$P<0.001$)。这一益处主要归因于心脏性猝死风险显著降低 29%,进行性心力衰竭死亡风险降低 36%。螺内酯应用伴较高的男性乳腺发育(10% vs 1%,$P<0.001$),而严重高血钾发生率两组相似(2% vs 1%)。

2.EPHESUS 研究 依普利酮对急性心肌梗死后心力衰竭疗效和生存影响的研究(epleronone post-acute myocardial lnfarction heart failure efficacy and survival study)。

(1)研究目的:评估依普利酮对急性心肌梗死后并发左心室功能障碍者发病率和病死率的影响。

(2)研究设计和实施:前瞻性、随机双盲、安慰剂对照多中心研究。主要终点为全因死亡率和心血管死亡或心血管住院率。共入选 6032 例急性心肌梗死后 3~4 d,LVEF≥40%(超声检查)。依普利酮组 25~50 mg,2/d,对照组用安慰剂。几乎所有患者基础治疗均应用 ACEI(90%)和 β 受体阻滞药(75%)。

结果:依普利酮组较之安慰剂组显著降低全因死亡率(14.4% vs 16.7%,RR 0.85,$P=0.008$)。同时也降低心血管死亡和心血管住院率(RR 0.87,$P=0.002$)。依普利酮也相对降低心脏性猝死率 21%($P=0.03$)。依普利酮组出现严重的高血钾症较多见(5.5% vs 3.9%,$P=0.002$),低血钾则较少见(8.4% vs 13.1%,$P<0.001$)。

(四)β 受体阻滞药的研究

1.Lechat P 等对 β 受体阻滞药治疗心力衰竭的荟萃分析 包括 18 项随机双盲安慰剂对照临床研究,共计 3023 例慢性心力衰竭患者,β 受体阻滞药 LVEF 显著增加 29%($P<0.0001$),死亡或因心力衰竭住院率显著降低 37%($P<0.001$)。全因死亡率降低 32%($P=0.003$),非选择性 β 受体阻滞药较之 $β_1$ 选择性阻滞药降低更多(48% vs 18%),$P=0.049$)。β 受体阻滞药对 NYHA 分级的影响仅为边缘性显著有益作用($P=0.04$)。

2.PRECISE 研究 卡维地洛对症状和运动影响的前瞻性评价试验(prospective randomized evaluation of carvedilol on symptoms and exercise)。

(1)研究目的:评估卡维地洛对中至重度心力衰竭患者的临床作用。

(2)研究设计和实施:前瞻性、随机双盲、安慰剂对照多中心研究。主要终点是运动耐受性。入选 278 例均在静息或在活动时有呼吸困难或疲乏已有 3 个月,LVEF≤35%,接受地高辛、利尿药和 ACEI 的患者。在开放运作期卡维地洛 6.25 mg/d,共 2 周。如可耐受随机至卡维地洛 12.5 mg,2/d 起始,在 2~6 周中滴定至 25~50 mg,2/d,共 6 个月。对照组用安慰剂。

(3)结果:卡维地洛组症状显著改善,包括 NYHA 心功能分级的改变($P=0.014$)、超声心动图评价($P=0.002$),以及医师的评估($P<0.001$)。卡维地洛也显著增加 LVEF 值(+8% vs +3%,$P<0.001$)和降低发病率与病死率(19.6% vs 31.0%,$P=0.029$)。不过,运动耐受性和生活质量评分两组并无显著改变。

3.MOCHA 研究 多中心口服卡维地洛心力衰竭评价试验(multicenter oral carvedilol heart failure assessment)。

(1)研究目的:评估在标准治疗基础上加用卡维地洛对慢性心力衰竭临床事件和生活质量的影响。

(2)研究设计和实施:前瞻性、随机双盲和安慰剂对照多中心研究。随访 6 个月。主要终点为 6 min 步行距离改变和 9 min 踏车运动试验。入选共 345 例年龄 18~85 岁、伴随症状、6 min 能步行 150~450 m 的稳定型心力衰竭患者。卡维地洛剂量为 6.25~25 mg/d。对照组用安慰剂。基础治疗包括利尿药、地高辛、ACEI。

(3)结果:亚极量运动试验和心力衰竭症状两组并无差异。卡维地洛组呈剂量依赖性显著改善左心室功能(在低、中和高剂量组分别为 +5%、+6% 和+8%,安慰剂组为+2%,$P<0.001$);显著降低病死率(分别为 6%、6.7% 和 1.1%,对照组 15.5%,$P<0.001$)。将 3 组合并分析,全因病死率风险降低 73%

（*P*<0.001）；住院率亦显著降低（58% vs 64%，*P*=0.01）。

4.US.卡维地洛研究 美国卡维地洛心力衰竭研究（US.carvedilol heart failure failure study）。

（1）研究目的：评价卡维地洛治疗慢性心力衰竭的疗效和安全性。

（2）研究设计和实施：前瞻性、随机双盲、安慰剂对照多中心研究。主要终点为病死率。共 1094 例慢性心力衰竭、LVEF≤35%、正服用地高辛、利尿药和ACEI 的患者。在 2 周开放治疗期之后（5.6%因不良反应未完成），按运动能力（6 min 步行：轻度，426~550 m；中度，150~425 m；重度，<150 m）分入 4 个卡维地洛治疗组之一，并随机至卡维地洛组（6.25~50 mg，2/d，在 2~10 周中逐渐增加）或安慰剂组。

（3）结果：在 6 个月中卡维地洛显著降低病死率65%（3.2% vs 7.7%，*P*<0.001），降低心血管住院27%（14.1 vs 19.6%，*P*=0.036），降低死亡和住院率38%（15.8% vs 24.6%，*P*<0.001）。基础心率>82/min 患者获益最大。安慰剂组患者心力衰竭恶化较多。该研究受到质疑的问题有：并非独立的研究，而是将 PRECISE、MOCHA 和 Colucci WS 等 3 项研究合并作了分析；随访时间短；总死亡仅 53 例，卡维地洛组 7 例死亡，17 例因心力衰竭恶化被除外；研究人群中严重心力衰竭仅 3%。

5.ANZ 研究 澳大利亚和新西兰心力衰竭研究（australia/new zealand heart failure research）。

（1）研究目的：评估卡维地洛对慢性稳定型心力衰竭的死亡和其他严重临床事件的长期影响。

（2）研究设计和实施：前瞻性、随机双盲、安慰剂对照多中心研究。平均随访 19 个月。主要终点是LVEF 和踏车运动试验。共入选 415 例 NYHA Ⅱ级或Ⅲ级慢性心力衰竭患者。在 2~3 周开放治疗期（3.125~6.25 mg，2/d）27 例撤药。然后患者分入卡维地洛组（6.25~25 mg，2/d）或安慰剂组。

（3）结果：1 年时卡维地洛组 LVEF 显著增加（+5.3%，*P*<0.000 1），舒张末直径和收缩末直径显著降低，分别为-1.7%（*P*=0.06）和-3.2%（*P*=0.001）。不过，踏车运动试验、6 min 步行距离、NYHA 分级或专项活动评分均无显著改变。在 19 个月时心力衰竭事件数无差异，但卡维地洛组显著降低死亡和住院复合终点（50% vs 63%，RR 0.74，95%CI 0.57~0.95）。该研究的心脏超声亚组分析 123 例（在基线、6 个月和 12 个月各测 1 次），结果显示，卡维地洛组较之安慰剂组显著减少左心室舒张末容量指数 14 ml/m²（*P*=0.0015），减少左心室收缩末容量指数 15.3 ml/

m²（*P*=0.000 1），增加 LVEF 5.8%（*P*=0.001 5）。

6.COPERNICUS 研究 卡维地洛前瞻性随机累积生存研究（carvedilol prospective randomized cumulative survival study）。

（1）研究目的：评价卡维地洛对慢性稳定性心力衰竭死亡和其他严重临床事件的长期影响。

（2）研究设计和实施：前瞻性、随机双盲、安慰剂对照多中心研究。主要终点是 LVEF 和踏车运动时间。平均随访 10 个月。共入选 2289 例 NYHA Ⅲ或Ⅳ级慢性心力衰竭患者。卡维地洛起始剂量 3.125 mg，2/d，共 2 周，如能耐受，每 2 周递增 1 次，从6.25~12.5 mg，最终至目标剂量 25 mg，2/d。对照组为安慰剂。

（3）结果：卡维地洛组死亡风险显著降低35%（95%CI 19%~48%；*P*=0.001 4），死亡和住院率复合终点显著降低 24%（*P*<0.001）。卡维地洛组较之安慰剂组因不良反应或其他理由撤药显著减少（*P*=0.02）。在 6 个月的维持治疗期之后，卡维地洛组更多患者感觉有改善，较少感觉情况在恶化（*P*=0.000 9）。该研究虽然入选的为重症心力衰竭患者，但并不包括那些很晚期的有症状心力衰竭，以及那些不可能达到代偿的心力衰竭患者。研究中黑种人的比率很小。

7.COMET 研究 欧洲卡维地洛和美托洛尔试验（carvedilol or metoprolol european trial）。

（1）研究目的：在慢性心力衰竭中比较卡维地洛和美托洛尔的疗效。

（2）研究设计和实施：前瞻性、随机双盲、多中心试验。主要终点为全因死亡率和复合终点（全因病死率或全因住院率）。平均随访 58 个月。共入选 3029 例慢性心力衰竭，NYHA Ⅱ、Ⅲ、Ⅳ级，既往有过心血管住院、LVEF<35%，且已应用 ACEI 的患者。卡维地洛目标剂量为 25 mg，2/d，美托洛尔目标剂量为 50 mg，2/d。

（3）结果：卡维地洛组全因死亡率显著降低（34% vs 40%；*P*=0.001 7），各预设亚组结果与整体研究一致。不过，两组的复合终点并无显著差异（卡维地洛组 74%，美托洛尔组为 76%，*P*=0.122），多半由于各种事件总的发生率很高。

8.BEST 研究 β 受体阻滞药生存评价试验（beta-blocker evaluation surviival trial）。

（1）研究目的：评价 β 受体阻滞药布新洛尔对脆期心力衰竭生存的影响。

（2）研究设计和实施：前瞻性、随机、双盲安慰剂、对照多中心试验。主要终点为全因病死率。平均随

访 2 年。共入选 2708 例 NYHA Ⅲ（92%）或 Ⅳ
级（8%）、LVEF≤35%患者。布新洛尔 3~100 mg/d，
对照组为安慰剂。

（3）结果：两组病死率相似（死亡 411 例 vs 499
例，未做矫正 $P=0.16$）。布新洛尔组显著降低了心血
管死亡和心脏移植或死亡发生率。这一研究的中性
结果令人惊讶，因为对 β 受体阻滞药的有益作用形成
了挑战。

9.MDC 研究　美托洛尔治疗扩张型心肌病试
验（metoprolol in dilated cardiomyopathy）。

（1）研究目的：评价美托洛尔对扩张型心肌病伴
心力衰竭的疗效。

（2）研究设计和实施：前瞻性、随机双盲、安慰剂
对照、平行多中心研究。随访 12~18 个月。主要终点
为死亡和需做心脏移植。共入选 383 例年龄 16~75
岁，LVEF<0.40，94%为 NYHA Ⅱ级或 Ⅲ级。如能耐受
试验剂量（美托洛尔 5 mg,2/d,共 2~7d），患者随机
至美托洛尔组（10 mg/d，逐渐增至 100~150 mg/d，平
均 108 mg/d）或安慰剂组。

（3）结果：美托洛尔组主要终点风险降低 34%
（22.5% vs 36.5%，$P=0.058$）。在随访中美托洛尔组
显著改善 LVEF（在 12 个月时+0.12 vs +0.06，$P<$
0.000 1），增加运动时间（在 12 个月时+76s vs +15s，
$P=0.046$），PCWP 呈改善趋势（-5 mmHg vs -2
mmHg，$P=0.06$）。美托洛尔组生活质量较佳（根据在
12 个月和 18 个月的评估，$P=0.01$），并显著改善
NYHA 心功能分级（由医师和生活质量评估）。此外，
美托洛尔组运动氧耗指数亦显著改善（$P=0.045$）。

10.CIBIS Ⅱ研究　心功能障碍比索洛尔研究之
二（cardiac insufficiency bisoprolol study Ⅱ）。

（1）研究目的：评价比索洛尔降低有症状慢性心
力衰竭全因死亡率的疗效。

（2）研究设计和实施：前瞻性、随机双盲、安慰剂
对照多中心研究。平均随访 1.3 年。主要终点为全
因病死率。共入选 2647 例 NYHA Ⅲ 或 Ⅳ 级、LVEF<
35%的患者。比索洛尔 1.25~10 mg/d，对照组用安
慰剂。所有患者基础治疗均应用利尿药和 ACEI。

（3）结果：因比索洛尔显著降低全因死亡
率（11.8% vs 17.3%，HR 0.66，$P<0.000 1$），研究提
前终止。比索洛尔还显著降低心脏性猝死率 44%
（3.6% vs 6.3%，HR 0.56，$P=0.0011$），以及住院率，
且有益作用独立于心力衰竭的严重程度和病因。该
研究安慰剂组病死率较低，提示并非所有患者均为Ⅲ
级或Ⅳ级。由于在随机前未设开放服药期，对于评价
比索洛尔有效性存在欠缺。

11.MERIT-HF 研究　美托洛尔缓释胶囊治疗充
血性心力衰竭随机试验（metoprolol CR/XL randomized
intervention trial in congestive heart failure）。

（1）研究目的：在有症状心力衰竭伴 LVEF 降低
患者中评估在标准治疗基础上加用美托洛尔缓释胶
囊（1/d）能否降低病死率。

（2）研究设计和实施：前瞻性、随机双盲、安慰剂
对照多中心研究。平均随访期 1 年。主要终点为全
因死亡率。共入选 3991 例 NYHA Ⅱ~Ⅳ级（其中 Ⅱ级
占 41%，Ⅲ级占 55%）、LVEF≤40%的患者。2/3 患者
心力衰竭病因为缺血性。89%正服用 ACEI，服用利
尿药和地高辛分别为 90%和 63%。美托洛尔缓释胶
囊起始剂量为 12.5 mg/d（NYHA Ⅲ级或 Ⅳ级）或 25
mg/d（NYHA Ⅱ级），目标剂量为 200 mg/d，在 8 周以
上时间里逐渐递增剂量。对照组用安慰剂。随机前
有 2 周单盲安慰剂使用期。

（3）结果：美托洛尔组全因病死率显著降低 34%
（7.2% vs 11.0%，RR 0.66，$P<0.001$），还显著降低心
血管病死率 38%（$P<0.001$）和心脏性猝死率 41%
（$P<0.001$），以及因心力衰竭进展的病死率 49%（$P=$
0.002）。两组不良反应发生率相类似。

12.CAPRICORN 研究　左心室功能不全卡维地
洛心肌梗死后生存对照试验（carvedilol post-infarct
survival control in left ventricular dysfunation）。

（1）研究目的：在心肌梗死后伴左心室功能障碍
患者中评估在标准治疗基础上加用卡维地洛的疗效。

（2）研究设计和实施：多中心（163 个中心，17 个
国家）、随机双盲、安慰剂对照研究。主要终点为全因
死亡率或心血管住院率。平均随访 1.3 年。共入选
1959 例心肌梗死后、LVEF≤40% 患者。卡维地洛
2.5 mg/d,2/d 起始，逐渐递增至 25 mg,2/d。对照组
用安慰剂。

（3）结果：两组主要终点无显著差异（35% vs
37%），不过，卡维地洛组全因死亡率显著降低（12%
vs 15%，HR 0.77，$P=0.03$），心血管死亡和非致死性
心肌梗死亦降低。

13.CARMEN 试验　卡维地洛和血管转化酶抑制
药对轻度心力衰竭重构影响的评估试验（the
carvedilol and ACE-inhibitor remodeling mild heart
failure evaluation trial）。

（1）研究目的：评估合用 ACEI 和 β 受体阻滞药
对心力衰竭患者心室重构是否有益。

（2）研究设计和实施：多中心（63 个中心，13 个国
家）、随机、双盲研究。主要终点是 18 个月时 LVESVI
（左心室收缩末容量指数）的改变。共入选 572 例轻

度、稳定型心力衰竭（NYHA Ⅰ、Ⅱ或Ⅲ级）、LVEF<40%的患者。分为三组：卡维地洛组 191 例、依那普利组 190 例或合用组 191 例。在合用组，卡维地洛在依那普利之前递增剂量。

（3）结果：合用组与依那普利组相比，LVESVI 显著减少 5.5 ml/m²（$P=0.0015$）。卡维地洛组和依那普利组则并无差异。而且，与基线值相比，治疗后卡维地洛组 LVESVI 显著减少 2.8 ml/m²（$P=0.018$）；依那普利组未见同样改变；合用组显著降低 6.3 ml/m²（$P=0.0001$）。

14.REVERT 试验　美托洛尔逆转心肌重构试验（reversal of ventricular remodeling with metoprolol trial）。

（1）研究目的：评估 β 受体阻滞药是否能够减轻伴左心室收缩功能障碍的、无症状患者的左心室重构。

（2）研究设计和实施：前瞻性、双盲、安慰剂对照试验。主要终点是 LVESVI 从基线至 12 个月的改变。共入选 149 例 LVEF<40%、左心室由于特发性、缺血性或高血压性心肌病而轻度扩大（LVESVI>75 ml/m²）的患者。琥珀酸美托洛尔缓释胶囊 200 mg/d（$n=48$）或 50 mg/d（$n=48$），对照组用安慰剂（$n=53$）。

（3）结果：12 个月时美托洛尔 200 mg 剂量组 LVESVI 显著减少 14 ml/m²，LVEF 增加 6%（$P<0.05$，与基线和安慰剂组相比）。50 mg 剂量组 LVESVI 和 LVEDVI 均较基线值减少，但与安慰剂组相比并无显著差异。

（五）其他药物的研究

1.心力衰竭的抗凝治疗　WATCH 研究：慢性心力衰竭的华法林和抗血小板治疗比较研究（warfarin and antiplatelet therapy in chronic heart failure）。

研究目的：确定 LVEF 降低的窦性心律、心力衰竭患者优化的抗栓药物。

研究设计和实施：前瞻性、随机临床试验。主要终点是首次发生的死亡、非致死性心肌梗死或非致死性脑卒中。共入选 1587 例，年龄≥18 岁、有症状心力衰竭至少 3 个月、窦性心律、LVEF≤35%的患者。随机分入下列三组：①盲法的阿司匹林（162 mg/d）组；②盲法的氯吡格雷（75 mg/d）组；③开放的华法林组，目标 INR 2.5~3.0，可接受范围为 2.0~3.5。华法林或氯吡格雷组均不采用负荷剂量。

结果：主要终点各组并无显著差异（HR，华法林与阿司匹林比为 0.98，氯吡格雷与阿司匹林比为 1.08，华法林与氯吡格雷比为 0.89，均 $P=NS$）。因心

力衰竭的住院率阿司匹林组显著高于华法林组（$P=0.02$）；华法林组较之另外两组脑卒中发生率较少。华法林组较之氯吡格雷组有更多的出血（$P=0.01$），但与阿司匹林组相比则无差异（$P=0.22$）。

2.血管扩张药的研究

（1）V-HeFT Ⅰ试验：美国退伍军人医院心力衰竭协作试验之一（VA cooperative heart failure trial Ⅰ）。

目的：确定广泛应用的两种血管扩张药合用方案能否改变男性稳定型慢性心力衰竭患者的生存率。

研究设计和实施：前瞻性、随机双盲、安慰剂对照多中心研究。平均随访 2.3 年，主要终点为全因病死率。入选 642 例男性、18~75 岁慢性心力衰竭（定义为经胸部 X 线或超声心动图证实心脏扩大），或 LVEF<45%，并伴运动耐受性降低。哌唑嗪 20 mg/d，肼屈嗪 300 mg/d 和二硝酸异山梨酯，或安慰剂。允许应用地高辛和利尿药。

结果：肼屈嗪和二硝酸异山梨酯合用组较之安慰剂组病死率随访 1 年显著降低 38%（12.1% vs 19.5%，$P<0.02$），随访 2 年降低 25%（25.6%34.5%，$P<0.02$），3 年降低 23%（36.2% vs 46.9%）；LVEF 在 8 周和 1 年分别显著增加 2.9%和 4.2%（$P<0.001$）。哌唑嗪组则未见获益。

（2）V-HeFT Ⅱ试验：美国退伍军人医院心力衰竭协作试验之二（VA cooperative heart failure trial Ⅱ）。

研究目的：比较依那普利和合用肼屈嗪及二硝酸异山梨酯对心力衰竭患者的疗效。

研究设计和实施：前瞻性、随机双盲、安慰剂对照多中心研究。平均随访 2.5 年。主要终点为 2 年的全因病死率。共入选 804 例年龄 18~75 岁、NYHA 大多数为Ⅱ或Ⅲ级、服用地高辛和利尿药的患者。依那普利组剂量为 20 mg/d，合用组肼屈嗪 300 mg/d，加二硝酸异山梨酯 160 mg/d。

结果：依那普利组较合用组 2 年病死率显著降低 28%（18% vs 25%，$P=0.016$），全因死亡率降低 14%（32.8% vs 38.2%，$P=0.08$）。此种病死率差异是由于心脏性猝死较少（57 例 vs 92 例），尤见于 NYHA Ⅰ级或Ⅱ级患者中。13 周时依那普利即显著降低血压。合用组 LVEF 和运动耐受性增加较多。

（3）A-HeFT 研究：合用二硝酸异山梨酯和肼屈嗪对黑种人心力衰竭影响的研究（combination of isosorbide dinitrate and hydralazine in black with heart failure）。

研究目的：确定应用固定剂量联合二硝酸异山梨酯和肼屈嗪是否对晚期黑种人心力衰竭患者可以提供额外的获益。

研究设计和实施:前瞻性双盲、安慰剂对照多中心研究。主要终点为包括全因死亡率、心力衰竭住院和生活质量的复合性权重评分。合用组为固定剂量的二硝酸异山梨酯和肼屈嗪,对照组用安慰剂。

结果:该研究提前终止,因为安慰剂组全因死亡显著增加(10.2% vs 6.7%,$P = 0.02$),主要复合评分亦显著较低(-0.5 vs -0.1,$P = 0.01$)。复合计分的所有成分也都有利于合用组。这一研究使美国FDA批准此种联合用药为用于非洲裔美国人心力衰竭的适应证。

(4)PRAISE研究:前瞻性随机氨氯地平生存评价研究(prospective randomized amlodipine survival evaluation)。

研究目的:评估钙拮抗药氨氯地平用于严重慢性心力衰竭的安全性和疗效。

研究设计和实施:前瞻性、随机双盲、安慰剂对照多中心研究。平均随访14个月。主要终点是病死率和心血管发病率(因心肌梗死住院24 h、肺水肿、严重低灌注、VT或心室颤动)。共入选1153例LVEF<30%患者,其中心力衰竭伴缺血性心脏病732例(63.5%)。氨氯地平起初2周5 mg/d,以后10 mg/d,对照组用安慰剂。

结果:氨氯地平组非显著性降低主要终点发生率9%(39% vs 42%,$P = 0.31$),也非显著性降低病死率16%(33% vs 38%,$P = 0.07$),在非缺血性患者中氨氯地平显著降低病死率($P < 0.001$)和总的事件发生率($P = 0.04$)。该研究的细胞因子分支辅助研究发现一个有趣的情况,即白介素-6增高与心力衰竭及死亡增加相关联($P = 0.04$),氨氯地平可使白介素-6降低,但其值仍在正常5倍以上。

(5)PRAISE-2前瞻性随机氨氯地平生存评价研究之二(prospective randomized amlodipine survival evaluation-2)。

研究目的:评价钙拮抗药氨氯地平用于严重的、非缺血性慢性心力衰竭患者的安全性和疗效。

研究方法和实施:前瞻性、随机双盲、安慰剂对照多中心研究。主要终点为全因病死率和心血管病死率(因心肌梗死住院24 h、肺水肿、严重低血压、VT或心室颤动)。平均随访4年。共入选1652例应用利尿药、ACEI和地高辛后LVEF<30%、NYHA Ⅲb或Ⅳ级的患者。氨氯地平起始2周5 mg/d,然后10 mg/d,对照组用安慰剂。

结果:全因死亡率氨氯地平组(33.7%)和安慰剂组(31.7%)无显著差异(HR 1.09,95% CI 0.92~1.29,$P = 0.32$)。各个亚组分析均未显示应用氨氯地

平病死率可降低。将PRAISE-1和PRAISE-2研究人群做合并分析,全因死亡率未见显著差异。

(6)GESICA研究:阿根廷小剂量胺碘酮严重心力衰竭试验(grupode estudiodela sobrevidaenia insuficiencia cardiacaen ergentina:randomized trial of low-dose amiodarone in severe heart failure)。

研究目的:评估低剂量胺碘酮对严重心力衰竭伴有无症状性室性心律失常患者病死率的影响。

研究设计和实施:前瞻性、随机、开放、平行多中心研究。随访2年。主要终点为总病死率。共入选516例NYHⅡ~Ⅳ级、心功能稳定、不需要抗心律失常治疗的患者。胺碘酮500 mg/d,共14 d,然后300 mg/d,共2年;对照组用标准治疗(利尿药、地高辛和ACEI)。

结果:胺碘酮组2年病死率风险显著降低28%(33.5% vs 41.4%,$P = 0.024$),因心力衰竭恶化住院率降低31%(45.8% vs 58.2%,$P = 0.024$)。猝死和因心力衰竭进展的死亡两者均降低。各亚组均见同样获益,且独立于存在的非持续性室性心动过速。胺碘酮组发生不良反应17例,其中12例中断治疗。该研究仅对协作中心人员设盲,入选患者中10%为Chagas病,并在研究进行至2/3时终止。

(7)PROMISE研究:米力农生存率评估的前瞻性随机试验(prospective randomized, double-blind, placebo-controlled, multicenter study)。

研究目的:评价口服磷酸二酯酶抑制药米力农对严重心力衰竭患者病死率的影响。

研究设计和实施:前瞻性、随机双盲、安慰剂对照多中心研究,平均随访6.1个月,主要终点为全因死亡率。共入选1088例NYHA Ⅲ或Ⅳ级,LVEF<35%的患者,米力农口服40 mg/d;对照组用安慰剂,所有患者均应用地高辛、利尿药和ACEI。

结果:研究提前终止。米力农组全因死亡率显著增高25%(30% vs 24%,$P = 0.038$)。心血管病死率亦增加26%(29.4% vs 22.6%,$P = 0.016$),心脏性猝死风险米力农组显著增加69%($P = 0.005$),而心力衰竭进展所致死亡则无差异。NYHA Ⅳ级患者中不良反应最多(病死率增加53%,$P = 0.006$)。

(8)FIRST研究:佛罗拉国际随机生存试验(flolah international rardomized survival trial)。

研究目的:评价正性肌力药依前列醇(Epoprosterone)对严重心力衰竭心功能和病死率影响。

研究设计和实施:前瞻性随机研究。共入选471例LVEF<25%(如正在应用正性肌力药物,LVEF<30%)、NYHA Ⅲ B或Ⅳ级、应用地高辛、利尿药和

ACEI 1 个月仍有症状的患者。心脏指数（CI）≤2.2 ml/（kg·m²）、PCWP 15 mmHg。Epeprosterone[2mg/（kg·min）起始，中位数 4.0]。对照组采用标准治疗。Epeprosterone 组增加 CI（1.81~2.61）和降低 PCWP，但病死率有增加的趋势（P=0.055），导致该研究提前终止。

（9）VTI 研究（vesnarinone trial investigators）。

研究目的：评估 Vesnarinone 对中至重度心力衰竭在标准治疗基础上加用的疗效。

研究设计和实施：前瞻性、随机双盲、安慰剂对照多中心研究。共入选3833例、优化治疗（包括利尿药、地高辛、ACEI 和血管扩张药等）后 NYHA Ⅲ 或 Ⅳ 级心力衰竭、LVEF≤30% 的患者。Vesnarinone 30 mg/d 或 60 mg/d，对照组用安慰剂。中位数随访 286 d，安慰剂组死亡显著少于 60 mg/d 组（18.9% vs 22.9%，P=0.02）。Vesnarinone 组病死率增加最大可能性是由于心脏性猝死增加（12.3% vs 9.1%）。Vesnarinone 60 mg 组较之安慰剂组生活质量（根据明尼苏达心肌病问卷）显著改善，在 6 周（P<0.001）和 16 周（P=0.003）即出现。但至 26 周此种差异即不再显著。自身免疫性粒细胞缺乏症发生率在 60 mg 和 30 mg 组分别为 1.2% 和 0.2%。

（10）OVERTURE 试验：比较奥马曲拉和依那普利降低事件的随机试验（omapatrilat versus enalaril randomized trial of utility in reducing events）。

目的：在心力衰竭患者中证实兼具 ACEI 和血管肽酶抑制作用的新药奥马曲拉较之 ACEI 依那普利具有优效性或非劣效性。

研究设计和实施：前瞻性、随机安慰剂对照、盲法平行多中心研究。主要终点为全因病死率或因心力衰竭住院率。平均随访 15 个月。共入选5770例 NYHA Ⅱ~Ⅳ 级心力衰竭（缺血或非缺血性，至少已 2 个月）、LVEF<30%、既往曾因心力衰竭住院、正接受利尿药治疗的患者。奥马曲拉 40 mg/d，对照组用依那普利 20 mg/d。

结果：奥马曲拉组与依那普利组相比，死亡或因心力衰竭住院率（32% vs 34%，P=0.19），以及全因病死率均呈非显著性降低趋势（17% vs 18%）。这种降低趋势足以说明奥马曲拉非劣效于依那普利。但研究中奥马曲拉组血管性水肿发生率较高。最终美国 FDA 并未批准该药上市。

（11）OPTIME-HF 研究：静脉应用米力农对慢性心力衰竭恶化患者临床结局影响的前瞻性试验（outcome of a prospective trial of intravenous milrinone for exerbation of chronic heart failure）。

研究目的：评估静脉给予米力农对慢性心力衰竭失代偿患者的疗效。

研究设计和实施：前瞻性、随机安慰剂对照的临床研究。入选 951 例慢性心力衰竭恶化，但并不需要静脉给予正性肌力药物 48 h 的患者，随机至米力农和安慰剂组。

结果：在随机后 60 d 中总的因心血管原因住院中位数天数，米力农组（6 d）和安慰剂组（7 d，P=0.71）并无显著差异。米力农组出现持续性低血压而需要干预（10.7% vs 3.2%，P<0.001）和新的房性心律失常（4.6% vs 1.5%，P=0.004）显著较常见，两组住院病死率（3.8% vs 2.3%，P=0.19）和 60 d 病死率（10.3% vs 8.9%）两组并无差异。

（12）REMATCH 研究：评估机械辅助治疗充血性心力衰竭的随机试验（randomized evaluation of mechanical assistance for the treatment of congestive heart failure）。

研究目的：旨在终末期心力衰竭患者中证实植入左心室辅助装置（LVAD）较标准常规治疗占优。

研究设计和实施：前瞻性、随机、多中心研究。主要终点为全因死亡率或因心力衰竭住院率，平均随访 14.5 个月。共入选 129 例终末期心力衰竭又不能做心脏移植患者，分入 LVAD 组或优化药物治疗组。如在入选前 90 d 中至少 60 d 已在应用 β 受体阻滞药，可以继续使用。

结果：LVAD 组与药物组相比病死率显著降低（P=0.001），1 年时生存率 LVAD 组为 52%，药物组为 25%（P=0.002），2 年时分别为 23% 和 8%（P=0.09）。严重不良反应事件如感染、出血、器械故障发生率 LVAD 组是药物组 2.35 倍（95% CI 1.86~2.95）。1 年时 LVAD 组生活质量显著改善。该研究中活过 2 年的患者<25%，这样的结果不足以让医疗界和社会（包括保险公司）信服这一技术可作为心脏移植的替代治疗。

（13）ESCAPE 研究：评估充血性心力衰竭应用肺动脉导管监测的疗效研究（evaluation study of congestive heart failue and pulmonary artery catheterization effectiveness）。

研究目的：评价严重心力衰竭住院患者应用肺动脉导管监测（PAC）是否安全和有效改善临床结局。

研究设计和实施：多中心、随机对照研究。主要终点为出院后 6 个月内存活的天数。入选 433 例因心力衰竭住院的患者，并符合以下 3 条标准之一：①上一年曾因心力衰竭住院；②曾在急症室就诊；③上 1 个月曾应用过呋塞米>60 mg/d（或剂量相当的其他利尿药）。此外，患者尽管应用了 ACEI 和利尿药仍有症状≥3 个月、LVEF≤30%、收缩压≤125 mmHg，并至少有 1 种充血的体征和症状。PAC 组由该方法指导心力衰竭治疗，对照组采用常规临床评估。两组 PCWP 目标为 15 mmHg，右心房压目标为 8 mmHg。

结果：两组的主要临床结局并无显著差异（PAC 组 133 d，对照组 135 d，$P=0.99$）。病死率和住院天数也无差异。不过，PAC 组住院并发症较多（21.9% vs 25%，$P=0.04$）。在那些入选病例多和应用 PAC 经验多的中心，临床结局有改善趋势，提示该技术如在有经验临床团队密切监测下，或者资料收集迅速且处理得当，可能对患者还是有益的。

（14）UNLOAD 研究：比较超滤和静脉应用利尿药对急性失代偿性心力衰竭住院患者的疗效（ultrafitration versus intravenous diuretics for patients hospitalized for acute decompensated heart failure）。

研究目的：比较超滤和静脉给予利尿药对急性失代偿性心力衰竭住院患者的疗效。

研究设计和实施：前瞻性、随机对照研究。入选 200 例急性失代偿伴高容量负荷患者至标准静脉应用利尿药组或静脉超滤组，以移除潴留的液体和钠。患者均无心源性休克，基线血清肌酐水平<30 mg/L。主要终点为总平均体重的改变。

结果：体重减少超滤组显著较大（5.0 kg vs 3.1 kg，$P=0.001$）。两组在急性肾衰竭、低血压或不良反应上无显著差异。客观评价的呼吸困难改善两组相似。值得注意的是，在 90 d 中超滤组再住院率和再住院天数显著降低。此外，超滤组患者与标准治疗组相比，出院时需要口服利尿药的剂量较低，提示超滤对肾功能有保护作用。

（15）SHIFT 试验：If 电流抑制药伊伐布雷定治疗收缩性心力衰竭试验（systolic heart failure treatment with the I_f inhibitor ivabradine trial）。

研究目的：旨在评价在目前指南推荐的优化治疗基础上，加用降低心率的药物伊伐布雷定能否进一步改善心力衰竭患者的预后。

研究设计和实施：随机、双盲、安慰剂对照的研究。主要终点为心血管死亡和因心力衰竭恶化住院的复合终点；二级终点有心血管死亡、因心力衰竭恶化住院、全因死亡、任何原因的心血管死亡等。共入选 6505 例，均有心力衰竭的症状体征、LVEF≤35%、

窦性节律且心率≥70/min、过去 1 年中曾因心力衰竭而住院、NYHA Ⅱ~Ⅳ级且病情稳定。中位数随访时间为 22.9 个月。基础治疗包括 β 受体阻滞药（使用率高达 90%），伊伐布雷定最大剂量 7.5 mg，2/d，对照组用安慰剂。

结果：伊伐布雷定组较安慰剂组主要终点发生风险显著降低达 18%（HR 0.82，$P<0.0001$），心力衰竭住院及心力衰竭死亡风险均显著降低 26%，由此证实伊伐布雷定的应用是可以在标准抗心力衰竭治疗基础上使患者显著获益的。

（16）PARADIM-HF 试验：前瞻性比较中性内啡肽酶抑制药和 ACEI 对心力衰竭整体病死率和发病率影响的试验（prospective comparison of ARNI with ACEI to determine impact on global mortality and morbidity in heart failure trial）。

研究目的：评估一种兼具 ARB 和中性内啡肽酶抑制药（ARNI）作用的新药 LCZ696 较之 ACEI 依那普利在降低慢性收缩性心力衰竭（HFrEF）心血管病死率上是否显著占优。

研究设计和实施：前瞻性、随机双盲、平行对照多中心（985 个中心，47 个国家）研究。主要终点是心血管病死亡或心力衰竭住院率的复合终点。实际上，该研究的设计是要检出心血管病死率的差异，试验的样本量计算也是要能够前瞻性地证实两组心血管病死率差异达 15%。共随机 8442 例心功能 Ⅱ~Ⅳ级、LVEF≤40% 心力衰竭患者。在标准的治疗基础上分为 LCZ696 组（200 mg，每日 2 次）或依那普利组（10 mg，每日 2 次）。

结果：由于 LCZ696 在心血管病死率方面压倒性的显著获益，试验提前终止。LCZ696 组和依那普利组相比较，心血管死亡风险降低为 20%（HR 0.80，95%CI 0.71~0.89，$P<0.00004$），主要复合终点显著降低 20%（HR 0.80，95%CI 0.73~0.87，$P<0.0000002$）。二级终点亦获显著改善：全因死亡率显著降低 16%（17% vs 19.8%，HR 0.84，$P<0.001$），耐受性及根据堪萨斯心肌病问卷评估的生活质量，也显著改善。此外，LCZ696 的应用也是安全的，咳嗽、高钾血症和肾功能损害、因各种不良反应而停药的发生率均较低，血管性水肿发生率也较低。症状性低血压较多见，但因低血压所致的停药率并未因此而增加。

第二节 心力衰竭危险因素的循证医学

[内容提要]

可以导致心力衰竭的主要危险因素有原发性高血压、高脂血症、糖尿病、冠心病(包括稳定型冠心病、不稳定型心绞痛及心肌梗死)、心房颤动、吸烟、肥胖、少动的生活方式,以及其他一些可能的危险因素和无法矫正的危险因素。心力衰竭目前病死率仍很高,难以治愈,突现心力衰竭预防的重要性和必要性。正确地认识和处理这些危险因素也是心力衰竭防治的重要环节。本节从循证医学和RCT研究证据角度,对上述每一种危险因素的处理,从而达到预防心力衰竭的目的,提供实实在在的建议和推荐意见。

一、原发性高血压

原发性高血压是导致心力衰竭的主要病因,又是诱发心力衰竭或使慢性心力衰竭急性失代偿的重要危险因素。作为心力衰竭的基本病因,高血压在欧美国家居最主要位置,在我国则仅次于冠心病而居第2位。

年龄在35~64岁的人群,高血压使心力衰竭发生风险增加3~4倍,年龄>65岁人群,约增高2倍。并非老年高血压引起心力衰竭风险降低,正好相反,老年人本身发生心力衰竭的风险就很高,心力衰竭的患病率随年龄增加而显著升高,高血压使老年患者心力衰竭进一步升高。慢性舒张性心力衰竭约80%其病因为高血压。

多因素分析表明,收缩压(SBP)>140 mmHg和(或)舒张性(DBP)>90 mmHg,高血压往往伴有较高的心力衰竭发病风险,男性和女性分别为39%和53%。高血压对心力衰竭而言,意味着一种持续增高的、无明确切点的风险,血压越升高,心力衰竭发生的风险也增加,并不存在一个血压界线(即切点),在其之上心力衰竭可能发生,而在其之下心力衰竭将不会发生。因此,高血压患者积极降压治疗可降低心力衰竭发生风险和预防心力衰竭,在患者能够耐受状况下,可以将血压降更低一点,如≤130/80 mmHg。

(一)流行病学

美国现有高血压患者约7000万人,其中无其他心血管危险因素的高血压约占20%。从30~65岁SBP和DBP分别增加20 mmHg和10 mmHg。按照美国JNC7报告中NHANES的资料,这些高血压患者中仅59%接受了治疗,仅34%的血压得到了有效的控制(目标值为140/90 mmHg),近1/3患者并不知道自己有高血压。

弗明翰心脏研究表明,自1950—1989年,年龄矫正的2级高血压(SBP≥160 mmHg或DBP≥100 mmHg)患病率显著下降,男性从18.5%降至9.2%,女性从28.0%降至7.7%,这一结果很可能由于降压药物有效治疗了严重高血压。不过,另一项弗明翰分析(2002)发现,生存期间发生高血压的风险≥90%。轻度高血压并非无关紧要的,如单纯收缩期高血压(ISH,SBP 140~159 mmHg)患者心血管死亡的发生率可达50%~60%,JNC 7指南强调在50岁以上人群中,收缩压>140 mmHg 较之舒张期高血压,是更为重要的心血管病危险因素。

(二)病因学

90%~95%高血压病例并不清楚病因(原发性高血压)。继发原因有肾实质疾病(2%~5%)、肾血管性高血压(约1%)、原发性醛固酮增高症(肾上腺瘤占60%,双侧纤维胶原增生占40%)、库欣综合征、嗜铬细胞瘤[恶性10%,双侧10%,家族性10%(MEN Ⅱ型,多发性内分泌瘤形成)]、主动脉缩窄、各种药物[如糖皮质激素、合成类固醇、非甾体类消炎药(NSAIDs)、口服避孕药、可卡因、环孢素、三环类抗抑郁药、拟交感神经药、苯异丙胺]、饮酒、甲状旁腺功能亢进症和肢端肥大症等。

(三)诊断和分类

美国预防、检测、评估和治疗高血压委员会(JNC)的高血压指南JNC 7要求在开始降压治疗前,除非血压极显著升高,还应在3个不同时段测量血压,才能做出高血压的诊断。JNC7将高血压分类如下。

1.高血压前期 SBP 120~139 mmHg,DBP 80~90 mmHg。

2.Ⅰ期高血压 SBP 140~159 mmHg,DBP 90~99 mmHg。

3.Ⅱ期高血压 SBP≥160 mmHg,DBP≥100 mmHg。

(四)非药物治疗

减轻体重已证实可降低血压和减少降压药物的需要(OCTAVE试验,2002)。DASH饮食包括富含水果、蔬菜和低脂食品,已证实可显著降低高血压患者的血压。限钠亦有轻度有益作用,一项包括56项试验的荟萃分析表明,尿钠排出降低 100 mg/d,可降低收缩压 3.7 mmHg(*P*<0.001)(OCTAVE 试验,Midgley 等,1996)。

一项随机研究(PREMIER,2003)证实,生活行为调整包括减轻体重、减少钠摄入、增加体力活动和限酒,对降压很有益。来自 LOOK AHEAD 试验证实,强化的生活方式调整对于伴糖尿病患者,不仅可有效减轻体重,而且亦能对心血管危险的标志物如血脂和血压产生显著有益影响。

(五) 药物应用

JNC 7 指南建议大多数无并发症的高血压患者应使用噻嗪类利尿药,单用或与其他种类药物合用(表 2-16)。

表 2-16 JNC 血压分类和治疗

血压分类 SBP 和 DBP(mmHg)	起始药物治疗(适用于无强制性适应证患者)	强制性适应证
正常(SBP < 120, DBP<80)		
高血压前期(SBP 120~139 或 DBP80~89)	无用药指征	有强制性适应证的患者可用药
I 期高血压(SBP 140~159 或 DBP 90~99)	大多数用噻嗪类,其他可考虑:ACEI、ARB、β 受体阻滞药、CCB 或联合	按强制性适应证用药,如需要可加用利尿药、ACEI、ARB、β 受体阻滞药、CCB
II 期高血压(SBP≥160,DBP≥100)	两药合用适用于大多数患者,常用噻嗪类利尿药、ACEI 或 ARB、或 β 受体阻滞药、CCB	同上

SBP:收缩压;DBP:舒张压;ACEI:血管紧张素转化酶抑制药;CCB:钙拮抗药。

1.降压药物应用的基本原则 近十多年的临床研究归纳出降压治疗中药物应用的 3 个基本原则,即小剂量、联合应用和优先选择长效制剂。

(1)小剂量:采用较小的有效剂量是为了减少药物的不良反应,降压药物需要长期和终身应用,药物的安全性和患者的耐受性,其重要性不亚于或甚至更胜过药物的疗效。如有效而不满意,可逐步增加剂量以获得更佳疗效。不过,一般的降压药物,其剂量翻倍降压幅度仅增加约 20%~30%,而不良反应的增加则更为显著。近来小剂量原则已受到挑战,新颁布的美国 JNC 8 高血压指南主张起始即应用足够剂量或全剂量,以便更早(2~4 周内)使血压达标。

(2)应用长效制剂:为了有效地防止靶器官损害,要求每天 24 h 内血压均能稳定于目标范围内,防止从夜间较低血压到清晨血压突然升高而致心血管事件的发作(晨峰现象)。故最好使用一天一次给药而有持续 24 h 作用的长效降压药物,其降压谷峰比值应 >50%。

(3)联合用药:以增加降压效果又不增加不良反应,在低剂量单药治疗疗效不满意时可以采用两种或多种降压药物联合治疗。事实上,2 级以上高血压为达到目标血压常需联合治疗。对血压 ≥160/100 mmHg 或中危及以上患者,起始即可采用小剂量两种药联合治疗。

2.常用降压药物的种类和作用特点 常用的降压药物有钙拮抗药、利尿药、ACEI、ARB 和 β 受体阻滞药 5 类,以及由上述药物组合形成的固定剂量复方制剂。此外,α 受体阻滞药有时亦可应用于某些高血压人群。

以上 5 类药物均可作为降压治疗的初始用药或长期维持用药,可以单用或与其他降压药联合应用。但对于一些有危险因素、靶器官损害或伴有临床状况的高血压患者,应优先考虑选择某类降压药物,称之为此类药物的强制性适应证。

降压药的选用不仅应根据药物的作用、代谢、不良反应,以及药物之间的相互作用,更为重要的是要依据患者的具体状况评估做出决定,需评估以下情况:①有无其他心血管病危险因素;②有无靶器官损害、心血管疾病、肾病、糖尿病;③有无可能会受降压药影响的其他疾病;④选用的药物是否有减少心血管病发病率和死亡率的证据及其强度;⑤所在地区降压药物供应状况;⑥患者以往用药的经验和意愿。

JNC 7 报告建议无并发症的大多数患者应首选噻嗪类利尿药,可单独应用或与其他降压药合用。

JNC 7 指南提出了伴有特殊临床状况患者应用不同降压药物的推荐建议。最主要的包括:ACEI 用于有糖尿病、慢性心力衰竭伴左心室功能障碍、心肌梗死并发左心室功能障碍、慢性肾脏疾病、有脑卒中病史及冠心病等的高危者。β 受体阻滞药应使用于伴心力衰竭、心肌梗死、糖尿病和冠心病的高危人群。螺内酯(醛固酮拮抗药)适用于心力衰竭或心肌梗死后患者。ARB 应用指征为有糖尿病或慢性肾脏疾病的患者。老年性 ISH 宜应用 CCB(长作用的二氢吡啶类）。这些药物在冠心病高危者或糖尿病者中亦应考虑应用。对妊娠妇女安全的药物有拉贝洛尔、肼屈嗪和甲基多巴。

（六）降压治疗获益的临床证据

对各种降压药临床应用的推荐来自科学的研究和评估，主要依据大样本的随机对照临床试验提供的证据。通常以致死和非致死性心血管事件的发生率，尤其全因病死率作为研究终点予以衡量。

1.以中间终点为基础的临床试验

（1）左心室肥厚：此类研究主要通过超声心动图评价左心室质量，但数据可靠的并不多，故对有关的汇总分析仍有争议。LIVE 研究提示利尿药吲达帕胺治疗 12 个月疗效优于依那普利；ELVERA、PRESERVE、FOAM 试验显示 ACEI 与钙拮抗药对左心室肥厚的逆转作用相似。CATCH 试验显示 ARB 与 ACEI 作用相似。ELSA 研究显示钙拮抗药作用与β受体阻滞药相同。

（2）动脉粥样硬化：几项比较不同降压治疗对颈动脉内膜中层厚度（IMT）长期影响的随机试验一致认为，钙拮抗药具有有益作用（ELSA 及 ASCOT 试验）。

（3）肾功能：几项降压试验提示 ARB 可延缓糖尿病肾病患者肾功能不全的进展。6 项比较不同降压药对糖尿病疗效的试验均未见试验药对肾脏保护存在差异。对非糖尿病肾病患者，11 项随机试验的汇总分析显示，血压降至 139/85 mmHg 较之降至 144/87 mmHg，肾病进展速度明显放慢，但此种作用是来自 ACEI 还是血压降低本身尚不清楚。AASK 试验提示 ACEI 延缓肾小球滤过率下降的作用优于β受体阻滞药或钙拮抗药。

（4）新发生的糖尿病：新发糖尿病的发生率 HOPE 及 CAPPP 等研究提示 ACEI 组低于安慰剂、利尿药或β受体阻滞药组；INSIGHT 研究证实钙拮抗药组低于利尿药组；LIFE 等研究中 ARB 组低于β受体阻滞药组或常规治疗组。

2.以心血管事件或死亡为终点的临床试验 此类试验及其汇总分析表明，与安慰剂对照组比较，降压药治疗使收缩期和舒张期高血压患者脑卒中、冠状动脉事件和总死亡的相对危险分别降低 42%、14% 和 14%；ISH 患者则分别减少 30%、23% 和 13%。

一项荟萃分析（Psaty 等，1997）包括 18 项 RCT 试验共入选 48 000 例，结果表明，应用β受体阻滞药和低剂量利尿药可降低脑卒中发生率（RR 0.71,95%CI 0.49~0.66），也可降低充血性心力衰竭（RR 0.58,95%CI 0.17~0.58）。低剂量利尿药亦可降低心血管病死亡和全因死亡率（RR 0.90;95%CI 0.81~0.99）。

BPLTT 研究包括了几乎全部大样本随机降压试验的结果，并支持以下结论：降压治疗的获益主要取决于血压水平的降低，故降低高血压患者血压水平是高血压治疗的关键；常用的 5 大类降压药与安慰剂比较，均可降低脑卒中事件及心脏病发作风险，降压治疗是减少心脑血管事件的根本；药物之间对事件影响的差异不尽相同：预防脑卒中、治疗收缩期高血压、延缓动脉粥样硬化二氢吡啶类钙拮抗药较好；改善心力衰竭、糖尿病肾病、肾病预后、降低尿蛋白及对代谢综合征患者 ACEI 或 ARB 较好；改善心功能、治疗老年和高龄老年高血压利尿药较好；缓解心绞痛、心肌梗死后二级预防、治疗心动过速，则β受体阻滞药较好。

我国 FEVER 试验中非洛地平组脑卒中事件相对危险明显下降；进一步证明降压目标应 < 140/90 mmHg。STONE 和 CNIT 试验证实硝苯地平可显著降低血压水平和脑卒中事件。我国高血压综合防治研究（CHIEF）报告表明，初始用小剂量苯磺酸氨氯地平与替米沙坦或复方阿米洛利联合治疗，可明显降低高血压患者血压水平，提高高血压控制率，提示以钙拮抗药为基础的联合治疗方案的确是国人的优化降压方案之一。VALUE 试验证实较早控制血压水平，有利于减少心血管事件的发生危险。

近期几项研究比较利尿药、β受体阻滞药和较新的 ACEI 与 CCB（如 CAPP，1999；Nordil，2002；INVEST，2003；STOP-HNT2，1999；CONVINCE 试验，2003），结果证实疗效并无显著差异。

ALLHAT 试验（2002 年）入选 33 357 例年龄≥55 岁、至少有另一项冠心病危险因素的高血压患者，随机至氯噻酮 12.5~25 mg/d、氨氯地平 2.5~10 mg/d、赖诺普利 10~40 mg/d 或多沙唑嗪四组。多沙唑嗪组由于心血管事件和慢性心力衰竭住院显著增加而提前终止。平均随访 4.9 年，其余三组致死性冠心病或非致死性心肌梗死发生率（8.9%）并无显著差异。某些二级终点如心力衰竭发生率氯噻酮组少于氨氯地平组，复合终点心血管病、脑卒中和心力衰竭发生率氯噻酮组也少于氨氯地平组和赖诺普利组。尽管一些心血管专家对这一重要研究，可能也是有史以来样本量最大的高血压研究提出了各种批评和质疑，该试验结果所提示的，高血压伴心血管事件高危患者应优选噻嗪类利尿药，这一意见应该且也值得重视。

ANBP-2 研究入选 6083 例老年白种人高血压患者，进行开放性研究，分别应用任一种 ACEI 或利尿药。ACEI 组显著降低了死亡和任何心血管事件发生率。这一有益结果仅限于男性患者（HR 男性为

0.83,女性为1.00)。这一研究在方法学上弱于 ALL-HAT 研究,但其结果表明,白种人更有可能从 ACEI 治疗中获益。

ISH 较多见于老年人,亦应予以积极治疗(Midgley等,1996;MRC 研究,1992)。据调查,仅有1/4 的医师给予 70 岁以上、SBP140~160 mmHg 的患者积极降压治疗。

ASCOT-BPLA 汇总试验分析比较氨氯地平加培哚普利联合与阿替洛尔加苄氟噻嗪联合这两个方案,有近 2 万例,尽管主要终点并无显著差异(该研究提前终止),但在有的人群中氨氯地平联合组死亡和脑卒中发生率显著降低。不过,其他研究并未见此种伴心动过速而临床结局改善的有益效应。

ACCOMPLISH 试验随机 11 506 例高血压和心血管事件高危人群至苯那普利加氨氯地平联合或苯那普利加氢氯噻嗪联合两组。主要复合终点为心血管死亡、非致死性心肌梗死、非致死性脑卒中、因心绞痛住院、心脏停搏复苏或冠状动脉血运重建。平均随访36 个月后,因观察到主要终点绝对显著降低 2.2%而提前终止试验(相对危险降低 19.6%),ACEI 和 CCB 的联合显著占优。

为了检验合用 2 种 RAAS 阻滞药的疗效,ON-TARGET 试验研究者随机 25 000 例以上高危患者至雷米普利、替米沙坦和两药合用 3 个组。该研究的主要终点包括心血管死亡、心肌梗死、脑卒中或因充血性心力衰竭住院。两药联合对主要复合终点未见显著改善,而不良事件却显著增加。因此,ACEI 和 ARB 合用不可能比单用其中一种药产生更多的益处。

(七)降压治疗的目标血压

HOT 研究(1998 年)随机 18 790 例至目标舒张压≤90 mmHg、≤85 mmHg 或≤80 mmHg 3 个组。三组的主要事件发生率并无差异。但检出此种差异的把握度低于预设,这是因为:①各组真正的平均血压差异仅为 2 mmHg,而非 5 mmHg;②在 3.8 年随访中仅出现 724 个主要心血管事件,而非预期的 2.5 年中出现1100个。因此,该试验并无足够的把握度来确定,目标舒张压 80 mmHg 是否能降低主要事件。尽管如此,有糖尿病且目标舒张压≤80 mmHg 的患者较之≤90 mmHg 的患者,心血管事件($P=0.005$)和死亡的发生率显著较低($P=0.016$)。

在 AASK 高血压研究中,血压控制较低(平均128/78 mmHg)较之控制较高(平均 141/85 mmHg)心血管病死率和住院率降低 18%。

(八)美国高血压新指南——JNC8

近期,JNC8 专家组发布"2014 成人高血压循证管理指南"(简称 JNC8)。分析自 1966 年以来相关论文 6146 篇,以随机对照研究(RCT)为方法学基础,指导指南的制定、证据的评估和建议推荐,而系统评价,荟萃分析,病例对照研究,流行病学研究等均未纳入。

JNC8 力图回答以下 3 个在降压治疗中十分重要的问题:①血压值多高应启动降压治疗以改善预后?②降压治疗的目标值是多少,才可以改善预后?③不同降压药物临床获益是否有差异?

针对上述的 3 个问题,JNC8 提出了以下 9 条推荐建议。

1.年龄≥60 岁的一般(单纯性)高血压患者 如 SBP≥150 mmHg 或 DBP≥90 mmHg,应启动降压药物治疗,并达到目标血压<150/90mmHg(A 级推荐);如治疗后 SBP 较低(< 140mmHg),但患者能耐受,对正常活动和健康及生活质量无不良影响,无药物不良反应,可维持治疗方案,无须调整(E 级推荐)。

这一推荐主要根据 HYVET、Syst-Eur、SHEP、JA-TOS、VALISH 、CARDIO-SIS 等试验。在年龄≥60 岁的一般人群中将血压降低至 SBP<150 mmHg,证实可以显著减少脑卒中、心力衰竭和冠心病事件的发生。在年龄≥80 岁的人群中将血压降至 SBP<150 mmHg 证实可以显著降低总死亡率。而在 60 岁以上高危人群如黑种人、并发脑卒中等心脑血管疾病及多重危险因素患者,建议仍沿用 JNC7 的 SBP 目标值为<140 mmHg。

2.年龄<60 岁的一般高血压患者 如 DBP≥90 mmHg,应启动降压药物治疗,并达到目标 DBP < 90 mmHg。年龄 30~59 岁(A 级推荐)或 18~29 岁(E 级推荐)亦可参照实施。

这一推荐主要根据 HDFP、Hypertension-Stroke 、Cooperative、MRC、ANBP、VA Cooperative 试验。在年龄 30~69 岁高血压患者,如在 DBP≥90 mmHg 时开始降压治疗,并降低至<90 mmHg,证实能够降低脑血管、心力衰竭和全因死亡事件的发生率。HOT 研究证实,将血压进一步降低到≤80 mmHg 或≤85 mmHg,患者并不能进一步获益。

3.年龄<60 岁的一般高血压患者 如 SBP≥140 mmHg,应启动降压药物治疗,并达到目标 SBP<140 mmHg(E 级推荐)。这一推荐并无高质量 RCT 研究证据支持。既往研究中该组人群降压获益是 SBP<140 mmHg,还是 DBP<90 mmHg 所致,尚不清楚。

4.年龄≥18 岁伴慢性肾脏疾病(CKD)患者 如 SBP≥140 mmHg 或 DBP≥90 mmHg,应启动降压药物治疗,并达到目标血压<140/90 mmHg(E 级推

荐)。

这一推荐主要根据 AASK、MDRD、REIN-2 试验。适于<70 岁,GFR<60 ml/min,或伴微量白蛋白尿(白蛋白/肌酐比 >30 mg/g)患者(不论年龄及 GFR 水平)。该组人群如血压<130/80 mmHg,则未进一步获益。MDRD 研究的事后分析表明,血压 < 130/80 mmHg 对伴大量蛋白尿(>3 g/24 h)患者的肾脏病变相关终点有益,但未被另两个研究证实。年龄>70 岁患者,尚缺乏硬终点研究,建议个体化治疗。

5.年龄≥18 岁伴糖尿病患者 如 SBP≥140 mmHg 或 DBP≥90 mmHg,应启动降压药物治疗,并达到目标血压<140/90 mmHg(E 级推荐)。

这一推荐主要根据 SHEP、Syst-Eur、UKPDS、AC-CORD、ADVANCE、HOT 试验。SHEP、Syst-Eur 和 UK-PDS 试验证实,在高血压伴糖尿病患者中将 SBP 降低至<150 mmHg,可以显著改善心血管和脑血管病预后,并降低死亡率,但降至<140 mmHg 则并无进一步获益的证据。ACCORD 试验也不支持更低 SBP 目标值,但 SBP<120 mmHg 与 SBP<140 mmHg 相比,脑血管事件可显著减少。UKPDS 试验比较的是<85 mmHg 人群与<105 mmHg 人群,而非<90 mmHg 的人群。ADVANCE 研究无血压入选的标准,无血压的目标值,也不是根据血压水平随机治疗的。

6.非黑种人的高血压(包括并发糖尿病)患者 起始降压药物推荐噻嗪类利尿药、CCB、ACEI 或 ARB(B 级推荐)。

这一推荐主要根据 VA Cooperative、HDFP、SHEP、IPPPSH、LIFE 试验。这 4 类降压药物对总死亡率、心血管事件、脑血管事件和肾脏事件(心力衰竭除外)的作用相类似。伴心力衰竭患者对于改善终点事件,初始治疗应用噻嗪类利尿药优于 CCB 和 ACEI,而 ACEI 优于 CCB。此处利尿药指噻嗪类利尿药、氯噻酮和吲哒帕胺,不包括襻利尿药和保钾利尿药。β 受体阻滞药为非一线推荐,主要由于 LIFE 研究。其他有关 β 受体阻滞药的研究未显示与其他 4 类药物的不同,或不能得出结论。应指出的是,MRC 研究及 IPPPSH 研究均显示 β 受体阻滞药可明显减少心血管事件发生率。此外,JNC8 纳入的 β 受体阻滞药高血压研究很少,且均为应用阿替洛尔的研究,并未纳入新一代 β 受体阻滞药如美托洛尔、比索洛尔或卡维地洛的研究。而且,该指南也指出,伴交感神经兴奋性显著增高的患者,适合应用 β 受体阻滞药。该指南未涉及高血压伴冠心病或心力衰竭患者的推荐。

7.黑种人高血压(包括合并糖尿病)患者 起始

降压药物推荐噻嗪类利尿药或 CCB(对一般黑种人为 B 级推荐,并发糖尿病者为 C 级推荐)。

这一推荐主要根据 ALLHAT 试验。在该试验中黑种人亚组的数据中噻嗪类利尿药比 ACEI 更好地改善了脑血管事件、心力衰竭和复合终点事件。还证实 CCB 在预防心力衰竭上逊于利尿药,其他终点事件两组无显著差异。

8.年龄≥18 岁并发 CKD 患者 无论种族或是否并发糖尿病,初始治疗或联合用药应包括 ACEI 或 ARB,以改善肾脏预后(B 级推荐)。

这一推荐主要根据 AASK、IDNT、RENAAL 试验。这些研究入选伴或不伴蛋白尿的 CKD 患者。该推荐仅仅依据肾脏终点事件,而 ACEI 或 ARB 在改善 CKD 患者心血管结局上的证据较少。与 β 受体阻滞药或 CCB 相比较,ACEI 或 ARB 均不能改善 CKD 患者心血管终点事件。

9.降压治疗的主要目的是达到并维持目标血压(E 级推荐) 这一推荐无高质量 RCT 试验支持。

JNC8 提出了降压达标的 3 个基本策略:①起始单药,增加至最大剂量仍不能达标,再加第 2 种药物。②起始单药,在达最大剂量前即加用第 2 种药物,如两药均已达最大推荐剂量仍未达标,可再加用第 3 种药物。③起始两药联合(可两药单用并联合,或应用固定剂量复方制剂)。起始联合治疗的主要对象为 SBP>160 mmHg 和(或)DBP>100 mmHg,或 SBP 超过目标值 20 mmHg 和(或)DBP 超过目标值 10 mmHg 以上的患者。如未达标,可再加用第 3 种药物。不主张 ACEI+ARB 联合应用。

JNC8 提出早期达标和维持达标的新理念。治疗 1 个月时仍不达标,应调整治疗方案(增加药物量或加用另一种降压药)。治疗 2 个月未达标,应加用第 3 种药物。应用上述措施后仍未达标,属于顽固性高血压或继发性高血压,应去高血压专科就诊。JNC8 提出的早期达标理念,改变了过去降压药物应用的小剂量原则,赞成起始即应用全剂量或足剂量,以便更早更快(2~4 周内)达标。

JNC8 将上述降压策略和步骤归纳为处理的流程,见图 2-33。

JNC8 是一部很有特点的高血压指南。其优点有:①简单易行,除年龄>60 岁的老年患者,血压控制目标均<140/90 mmHg。②首部完全以 RCT 为依据制订的高血压指南。③以硬终点的 RCT 研究为参考,确定不同年龄、种族、伴随状况的高血压患者启动治疗时机、目标及措施。④提出了高血压治疗的新策略:早期达标,维持达标。

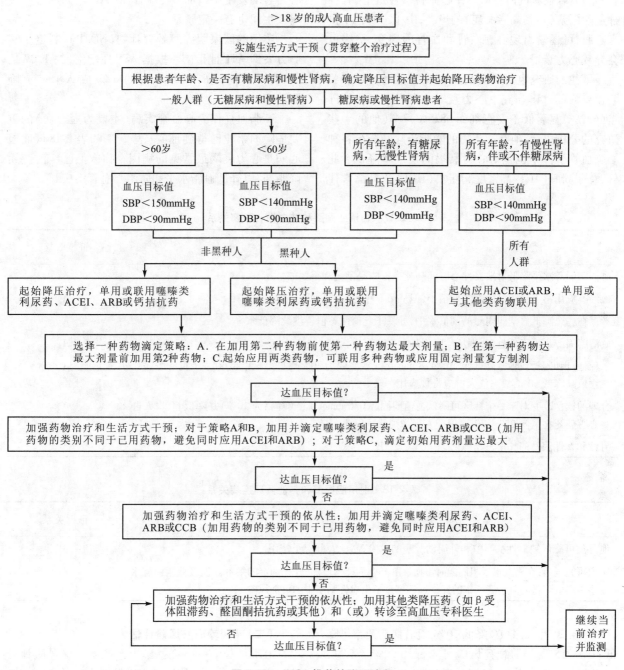

图 2-33　JNC8 推荐的降压流程

但该指南也存在明显的局限性：①排除大规模前瞻性流行病学研究、观察性研究、荟萃分析和系统性评价，以及注册登记研究等获得的证据，特别是后者提供了真实世界中的海量信息，值得给予足够的重视。因此，JNC8 发表后争议不断，从好的方面讲是专业性强，从另一方面说有点不接地气，不能与时俱进。②某些特定人群（如伴冠心病、心力衰竭等）缺乏指导性建议。

二、高脂血症

（一）高脂血症的流行病学和危害

高脂血症和冠心病的伴发关系已十分明确，也不存在争议，而高脂血症与心力衰竭似缺少直接的关联。但从心力衰竭的阶段划分和心血管事件链上仍可见端倪。伴高脂血症患者在心力衰竭阶段划分上属于阶段 A，此后可以进展至有结构性心脏病变（如左心房扩大、室间隔肥厚、心肌梗死）的阶段 B，甚至有心力衰竭症状的阶段 C。在心血管事件链上,有各种危险因素(包括高脂血症)的患者,由于不同程度损害心肌,可逐渐出现心、脑、肾和血管的病变,最终也会导致心力衰竭。

既往的研究也可以为高脂血症和心力衰竭的关联提供佐证。4S 研究中心力衰竭的发生率辛伐他汀组(6.2%)显著低于安慰剂组(8.5%)。其他的一些研究的分析提示,他汀类药物的降脂治疗在减少各种心脑血管事件中也包括心力衰竭的发生率降低。此外,总胆固醇(TC)/高密度脂蛋白(HDL)比升高常伴心力衰竭发生率增加。三酰甘油(TG)增高和心力衰竭发生间也有一定联系。

美国的国家胆固醇教育计划(NCEP),制定了实施方案即 ATP Ⅲ 指南。根据 ATP Ⅲ 指南,约 1.07 亿美国人 TC 升高,3700 万(约 1/5 成人)应予降脂治疗。

高脂血症作为心血管疾病(主要为冠心病)的重要危险因素业已得到证实(表 2-17 和表 2-18),而冠心病是心力衰竭最常见的病因。临床上已广泛应用降脂药,以降低血脂水平和防治心血管疾病。

表 2-17　血清胆固醇和缺血性心脏病关系

	证据等级
血清胆固醇水平降低对缺血性心脏病病死率影响是巨大和重要的	A
他汀类应用第 1 年相对危险降低很小,但从第 3 年起预期降低会很大	A
不存在一个降低血清胆固醇的阈值水平,如低于此值便不值得继续降低水平	A
血清胆固醇水平降低越多,则危险降低越大	A
辛伐他汀和阿托伐他汀降低胆固醇 1.8 mmol/L(或降幅为 30%),自第 3 年起 60 岁人群心脏病死亡风险降低 60%,故高危人群应常规应用	A
合理的饮食改变对于一个社区可降低血清胆固醇 0.6 mmol/L(或降幅为 10%)并降低 60 岁人群心脏病死亡风险 25%~30%,但个人行为则获益仅此一半	A
男性和女性获益的比率是相似的	A

表 2-18　血清胆固醇和其他循环疾病关系

	证据关系
他汀类可降低缺血性脑卒中和外周动脉病的风险,高危人群应予使用	A
队列研究表明,在极低水平胆固醇时出血性脑卒中病死率增加,并无确定的解释。但极低胆固醇水平带来的降低心脏病病死率的好处远远超过了出血性脑卒中的可能风险	A

研究表明,如将 TC 降低 10%,冠心病病死率可降低 10%~15%,心肌梗死风险可降低约 20%。不过,降脂获益需有一个时间过程,通过生活方式调整(如饮食控制、运动)和(或)药物干预来降低 TC,上述风险降低的获益至少需 5 年才会出现。

极低的 TC 水平较之正常 TC 水平,病死率较高,不过,这可能是因为在这一极低 TC 人群中癌症的患病率较高。

(二) 弗明翰心脏风险评估

在弗明翰心脏研究基础上已产生心脏风险评分表,可用来估计各个胆固醇水平及伴有其他主要心脏危险因素(CRF)的冠心病风险。ATP Ⅲ 指南采用修改后的弗明翰风险评分表,根据一些普通指标如年龄、TC、吸烟、HDL 和收缩压给予相应的分值。来预测一个人的 10 年冠心病危险(表 2-19)。

表 2-19　各种危险因素 10 年冠心病风险的分值(弗明翰心脏研究)

1.年龄(岁)	分值
20~29	-9/-7
30~39	-4/-3
40~44	0/0
45~49	3/3
50~54	6/6
55~59	8/8
60~64	10/10
65~69	11/12
70~74	12/14
75~79	13/16

2.TC (mg/dl)	各年龄组的分值				
	20~39 岁	40~49 岁	50~59 岁	60~69 岁	70~79 岁
<160	0/0	0/0	0/0	0/0	0/0
160~190	4/4	3/3	2/2	1/1	0/1
200~239	7/8	5/6	3/4	1/2	0/1
240~279	9/11	6/8	4/5	2/3	1/2
≥280	11/13	8/10	5/7	3/4	1/2

3.吸烟					
不吸烟	0/0	0/0	0/0	0/0	0/0
吸烟	8/9	5/7	3/4	1/2	1/1

4.HDL(mg/dl)	分值
>60	-1/-1
50~59	0/0
40~49	1/1

5.SBP(mmHg)	未治疗分值	治疗者分值
<120	0/0	0/0
120~129	0/1	1/3
130~139	1/2	2/4
140~159	1/3	2/5
≥160	2/4	3/6

在一些研究(如 MRFIT、LRC、弗明翰心脏研究)中 LDL 已证实较之 TC 是冠心病更强有力的预测因素。LDL 在 1.04 mmol/L(40mg/dl)以上,每增加 0.78 mmol/L(30mg/dl),冠心病相对风险增加 30%。其结果是 LDL 成为 ATP Ⅲ 及其随后所做的补充修改中关注的主要焦点,即被列为降脂治疗的主要靶点。但在弗明翰风险评估中由于采用的是历史性资料,当时主要应用 TC 作为血脂升高的标志,对于 LDL 的重要性直至 ATPⅢ指南才有了充分认识,故在风险评估中仍采用 TC。

值得注意的是,近期的证据表明,C 反应蛋白(CRP)是一种炎症指标,但亦可在 LDL 之外,提供额外的预后信息。

HDL 水平高可伴冠心病风险降低,HDL-C 降低

1%,CHD 风险增加 2%～3%。ATP Ⅲ指南现在将低 HDL-C 水平定为<1.04 mmol/L(40mg/dl)。低于这一水平是冠心病风险增加的指标,而其水平≥1.56 mmol/L(60mg/dl)则是负向的心脏危险因素。

HDL-C 低现在亦列为代谢综合征(MS)5 个诊断标准之一。

非 HDL-C 水平亦已证实为心血管病的预测指标,ATP Ⅲ指南为各个危险分层的人群提出了要求达到的非 HDL-C 水平值。

越来越多证据表明,高 TG 水平是冠心病病死率增加的轻度独立预测因素。一项包括近 6 万例的研究分析表明,即使在矫正各种心脏危险因素之后,高 TG 水平仍伴男性和女性心血管危险分别增加 14% 和 37%。

将表 2-19 中各个指标的分值相加,便得到一个人的总分值,从表 2-20 中可以查得其相应的心脏风险。

表 2-20　弗明翰试验 10 年冠心病风险评分

总分(分)	10 年风险 (%)	总分(分)	10 年风险 (%)
<0	<1/<1	13	12/2
1	1/<1	14	16/2
2	1/<1	15	20/3
3	1/<1	16	25/4
4	1/<1	17	≥30/5
5	2/1	18	≥30/6
6	2/<1	19	≥30/8
7	3/<1	20	≥30/11
8	3/<1	21	≥30/14
9	5/1	22	≥30/17
10	6/1	23	≥30/22
11	8/1	24	≥30/27
12	10/1	25	≥30/30

(三)他汀类药物及其降脂作用

1.作用机制　此类药可对肝脏中胆固醇合成的限速步骤发挥抑制作用,降低 LDL 可达 20%～60%,升高 HDL 5%～15%,降低 TG 10%～20%。

此类药物显著降低冠心病和全因死亡率的机制业已提出以下各种解释。

(1)增加冠状动脉管腔直径:似不可能,因为大多数采用冠状动脉造影的临床试验(如 CLAS-1、FATS、MARS、CCAIT、SCRIP、MAAS、PLAC-1、REGRESS、LCAS、SCAT、HATS 等)均证实冠状动脉管径改善轻微或无变化。

(2)恢复血管内皮功能:一个小样本研究发现,在急性冠状动脉综合征(ACS)后早期开始应用(10.4d±0.7d)他汀类药物,6 周后内皮功能迅速获得改善。

(3)抑制血栓形成(见后面早期他汀应用部分)。

(4)抗炎作用:他汀类显著降低 CRP 水平(PRINCE 研究)。

(5)降低冠状动脉或其他血管损害处胆固醇含量,使纤维帽更加稳定,以及其他的使斑块稳定的作用。

他汀类的不良反应并不常见(1%～2%),包括轻微的胃肠道不适、肝功能检测升高、肌炎(罕见,常由于合用烟酸、环孢素、吉非罗齐或红霉素)。临床应用中重要的是以滴定的方法增加他汀类的剂量,直至达到 ATP Ⅲ指南中 LDL≤2.6 mmol/L(100mg/dl)的目标值。

2.他汀类药物的降脂作用获肯定　此类药各种类型的作用能力如下:氟伐他汀、普伐他汀、辛伐他汀、阿托伐他汀、瑞斯伐他汀,这一排序是从最弱至最强,按每毫克的剂量做出的比较。所有的他汀类药物(除了普伐他汀)均经肝脏细胞线粒体 P450 途经代谢。

根据十多年应用的证据和经验,可以得到如下结论:①他汀类对冠心病一级和二级预防疗效肯定;②他汀类降脂作用明确,具有类效应,但个别种类具更强的作用;增加剂量 1 倍,降脂幅度仅增加 6%～8% (表 2-21);③通常应用是安全的,如能在应用中注意监测,则其主要不良反应如肝损害、肌病等并不难发现,也不难防止,且严重不良反应甚少。

包括 59 项 RCT 的荟萃分析表明,几种降脂药物可以降低胆固醇水平,但只有他汀类能够显著降低冠心病相关的病死率和全因病死率(分别降低 34% 和 25%)。该分析包括 85 431 例,13 个他汀试验,12 个贝特类试验,8 个胆酸树脂类试验,2 个烟酸试验,3 个 n-3 脂肪酸试验,16 个饮食干预研究。只有他汀类显示了可显著降低冠心病相关病死率(RRR 0.66,95% CI 0.54～0.79),显著降低全因死亡率(RRR,0.75, 95% CI 0.65～0.86)。一项回顾性荟萃分析表明,这些试验结果具很大的可变性,主要可由降脂程度来解释。烟酸和胆酸螯合剂似亦可减少冠心病事件,而贝特类药物的资料则不能得出结论。

表 2-21 药物剂量和降脂幅度关系(百分比)

	总剂量(mg/d)				
	5	10	20	40	80
总胆固醇					
洛伐他汀(2/d)	19	24	29	40	
辛伐他汀	19	23	28	31	36
普伐他汀		16	24	25	27
氟伐他汀			17	19	25
阿托伐他汀		29	33	37	45
瑞斯伐他汀	24	40	34	40	
LDL-C					
洛伐他汀(2/d)	28	34	40	42	
辛伐他汀	26	30	38	41	47
普伐他汀		22	32	34	37
氟伐他汀			22	25	35
阿托伐他汀		39	43	50	60
瑞斯伐他汀	28	45	31	43	
TG					
洛伐他汀(2/d)	7	16	19	27	
辛伐他汀	12	15	19	18	24
普伐他汀		15	11	24	19
氟伐他汀			12	14	19
阿托伐他汀		19	26	29	37
瑞斯伐他汀	21	37	37	43	
HDL-C					
洛伐他汀(2/d)	8	9	10		
辛伐他汀	10	12	8	9	8
普伐他汀		7	2	12	13
氟伐他汀			3	4	7
阿托伐他汀		6	9	6	5
瑞斯伐他汀	3	8	22	17	

一项仅含他汀类试验的荟萃分析,应用他汀类使全因病死率降低 22%,心血管病死率降低 28%,脑卒中降低 29%。另一项分析发现,这些他汀类药物产生有益作用的时间较长,病死率在起初 2 年仅降低 7%,但在 5 年时可显著降低达 25%。

3.他汀类药物的一级预防试验 WOSCOPS 是随机、安慰剂对照试验,共 6595 例,平均 TC 水平 7.07 mmol/L(272 mg/dl),5 年时普伐他汀显著降低非致死性心肌梗死 29%($P < 0.001$),降低心血管病死率 32%($P = 0.033$),降低全因死亡率 22%($P = 0.051$)。AFCAPS/TexCAPS 试验随机 9605 例男性和绝经后女性,其 TC 和 LDL 值在平均水平,HDL 值则低于平均水平,随机至洛伐他汀组和安慰剂组,平均随访 5.2 年。洛伐他汀组急性主要冠状动脉事件风险显著降低 37%($P < 0.001$)。AFCAPS/TexCAPS 试验患者中仅 17% 应用了 ATP Ⅲ指南推荐的药物治疗,提示该指南应扩大应用人群。

ASCOT 研究入选 10 305 例,2002 年 10 月终止,因为阿托伐他汀组较之安慰剂组,非致死性心肌梗死和致死性冠心病显著降低 36%(1.9% vs 3.0%,$P = 0.000\ 5$)。

较近的一级预防试验包括 CARDS,入选 2838 例 2 型糖尿病,但无心血管病患者,随机至阿托伐他汀 10 mg/d 组或安慰剂组。该研究提前终止,因治疗组已证实主要终点(ACS、冠状动脉血运重建术或脑卒中)风险相对降低 37%。

最近的一项一级预防试验为动脉粥样硬化的预防打开了新的一扇大门。JUPITER 研究随机近 180 00例健康成人,LDL 水平<3.38 mmol/L(130mg/dl),高敏 CRP(hsCRP)≥20 mg/L,随机至瑞斯伐他汀组(20 mg/d)或安慰剂组,结果证实瑞斯伐他汀组较之安慰剂组,心血管事件显著降低 44%($P < 0.000\ 01$),提示了对于无心血管病的患者有可能依据 hsCRP 水平做危险分层。

另外,几项应用他汀类药物,采用血管内超声(颈动脉或冠状动脉内超声)评估动脉粥样硬化负荷的研究已经完成。ASTEROID 研究和 METEOR 研究均评估应用瑞斯伐他汀患者的斑块负荷。这两项研究均证实,应用高剂量瑞斯伐他汀,可使粥样硬化病变得到逆转,提示他汀类药物所致的心血管事件改善是与动脉粥样硬化病变测量到的改善相伴发的。换言之,他汀类药物很可能通过改善动脉粥样硬化病变而使患者获益。

4.他汀类药物的二级预防试验 4S 是一项随机安慰剂对照试验,入选 4444 例伴 TC 显著升高[≥5.54 mmol/L(213mg/dl)]和冠心病病史的患者。经 5.4 年随访发现,应用辛伐他汀组(40 mg/d),TC 水平降低 25%,LDL 水平降低 35%,与此同时冠心病病死率降低 42%,尽管总入选人群全因死亡率较低,仍显著降低病死率 30%($P = 0.000\ 3$)。辛伐他汀组亦降低冠状动脉血运重建术发生率 34%,且致死性和非致死性脑血管事件显著较少。

CARE 研究评估在 TC 正常或轻度升高[<6.24 mmol/L(240 mg/dl)]患者中应用普伐他汀(40 mg/d)的疗效。5 年后普伐他汀组心脏性死亡和非致死性心肌梗死显著降低 24%($P = 0.003$),如基线 LDL 水平<3.25 mmol/L(125 mg/dl),则仅糖尿病患者可获益。

LIPID 试验是一项长期干预的研究,入选 9000 例以上已知有冠心病和平均 TC 水平在 4.03 ~ 7.05 mmol/L(155 ~ 271 mg/dl)的患者。普伐他汀组(40 mg/d)冠心病病死率(RRR 24%,$P<0.001$),全因死亡率(RRR 22%,$P<0.001$),脑卒中(RRR 19%,$P=0.045$),血运重建术(RRR 20%,$P<0.001$)均显著降低。因此,LIPID 和 CARE 试验均提供了充分证据支持对于冠状动脉疾病伴正常 TC 人群中应用他汀类药物强化降脂治疗。Post-CABG 试验是冠状动脉造影研究,1351 例患者均做过 CABG 并至少有一根通畅的大隐静脉桥,应用洛伐他汀(40 ~ 80 mg/d)做强化降脂治疗(必要时加考来烯胺树脂)使 LDL 达到目标值<2.21 mmol/L(85 mg/dl)。这些患者移植桥动脉粥样硬化进展较少,血运重建术发生率较低($P=0.03$)。这些资料提示,CABG 术后患者应用他汀类将 LDL 水平降得低一些是很重要很有益的。

两项最大的二级预防试验是 TNT 和 IDEAL。两者均入选稳定型冠状动脉疾病患者,TNT 中入选 10 001 例,IDEAL 中为 8888 例。随机至高剂量组或标准剂量组,他汀类药物在 TNT 中分别为阿托伐他汀 80 mg 和 10 mg,IDEAL 中分别为阿托伐他汀 80 mg 和辛伐他汀 20 mg。随访临床终点约 5 年。TNT 研究中主要终点事件(复合终点包括心血管死亡、非致死性心肌梗死、心脏停搏复苏或任何脑卒中)绝对下降 2.2%($P<0.0001$)。在 IDEAL 研究中高剂量组患者主要终点事件(冠状动脉死亡、非致死性心肌梗死或心脏停搏复苏)较少,但未达到统计学上显著差异(HR 0.89,$P=0.07$)。不过,根据其他类似试验包括 TNT 和 IDEAL 试验中的任何终点事件,其结果均证实可临床获益或有获益的趋势。

为了更好地证实二级预防策略,COURAGE 研究随机 2287 例稳定型冠状动脉疾病患者至 PCI、药物治疗和强化生活方式调整,与单用其中一种方法相比较。主要终点是复合终点包括死亡和非致死性心肌梗死,随访 4.6 年。这是一项广受争议的研究,结果表明,PCI 组和药物治疗组临床终点并无显著差异。这一研究结果再次证实和强调了从许多前期研究中得出的结论,即冠状动脉血运重建能够改善症状,但并不能预防临床事件。

患者出院前就开始应用他汀类药物,除了提供非降脂性的益处外,还可导致较高的使用率,在 CHAMP 研究中他汀类如在院内应用,未来的使用率可从 6% 增加至 86%,其中 58% 可达到其 LDL 目标值[<2.60 mmol/L(100 mg/dl)],反之仅为 6%。

5.一级和二级预防试验的综合研究 在 HPS 研究中随机 20 536 例伴冠状动脉疾病、糖尿病或其他阻塞性动脉疾病患者,至辛伐他汀组(40 mg/d),或安慰剂组。他汀组全因死亡率显著降低(12.9% vs 14.7%,$P=0.003$)。那些基线 LDL 水平<3.02 mmol/L(116 mg/dl)的患者,亦可从应用辛伐他汀中显著获益。这些结果显著地扩大了降脂应达标的人群范围,即基线 LDL 水平并不高的冠心病、糖尿病患者也有应用他汀类药物的适应证。

在 PROSPER 研究中 5804 例年龄在 78 ~ 82 岁伴血管疾病或危险因素的老年患者随机至普伐他汀(40 mg/d)组或安慰剂对照组,普伐他汀组冠心病死亡相对风险降低 24%。这一大样本研究提供了强有力的证据表明,他汀类应用的好处可以扩展至老年患者。

6.ACS 后早期应用他汀类药物的试验 几项研究检验了急性冠状动脉事件后早期开始应用他汀类的疗效。在 MIRACL 研究中 3086 例不稳定型心绞痛或非 ST 段抬高心肌梗死(UA/NSTEMI)入选并应用阿托伐他汀 80 mg/d,结果复合主要终点较安慰剂组显著降低 15%,主要因为复发性缺血性事件较少(14.8% vs 17.4%,$P=0.048$)。无论 LDL 水平或其比率是否降低,患者均可获益,提示他汀类药物可能存在非降脂的多效性作用。

PROVE-IT-TIMI22 试验入选 4162 例因 ACS 住院患者,随机给予普伐他汀 40 mg/d(标准治疗)或阿托伐他汀 80 mg/d(强化治疗),主要终点是复合终点(死亡、心肌梗死、因不稳定型心绞痛再住院、冠状动脉血运重建或脑卒中),平均随访 24 个月后,事件发生率标准和强化治疗组分别为 26.3% 和 22.4%,强化治疗组显著降低 16%($P=0.005$),提示大剂量的强化治疗可使此类患者显著获益。这一益处似在 30 d 内即可开始出现。

在 A to Z 试验中 4497 例 ACS 患者随机至辛伐他汀 40 mg/d 应用 1 个月,尔后给予 80 mg/d(早期高剂量组),另一组先给安慰剂 4 个月,随后给予辛伐他汀 20 mg/d(晚期标准剂量组)。随访 24 个月。复合主要终点为心血管死亡、非致死性 MI、因 ACS 再住院或脑卒中。尽管早期高剂量组主要终点绝对降低 2.3%,但这一结果在统计学上未达到显著性差异($P=0.14$)。不过,该研究的总趋势仍证实了其他研究(如 PROVE-IT-TIMI22 和 TNT)中的结果。将这几个试验结果合在一起分析表明,冠状动脉疾病患者采用强化治疗的证据是强有力的。

(四)美国的 ATP Ⅲ 指南

ATP Ⅲ 指南建议,成人自 20 岁起每 5 年应测定血脂水平,且初筛即应包括测定 LDL-C 和 TG。还提出了一些新建议:强调调脂治疗的主要靶标是 LDL-C 水平;对患者作危险分层并提出具体的方法;要求根据危险程度确定 LDL-C 降低的目标水平(表 2-22);明确提出他汀类是优先选择的调脂药物;此外,还首次提出各种危险因素,以及代谢综合征的诊断标准和防治方法等。这些建议构成了调脂治疗和冠心病防治的现代理念,具有里程碑的意义。

ATP Ⅲ 和 ATP Ⅱ 指南相比有如下改变:①将糖尿病和其他高危疾病如周围血管病、有症状的颈动脉疾病、腹主动夹层动脉瘤等视为冠心病的等危症;②采用矫正的弗明翰危险表来鉴别高危患者;③设定不同危险分层的非 HDL-C 目标值;④提出代谢综合征的诊断标准,并列为心血管主要危险因素。ATP Ⅲ 列出不同危险分层的 LDL-C 目标值,须注意的是,该指南将 10 年冠心病危险超过 20% 者考虑为冠心病等危

症。对于那些 LDL-C 水平 2.60~3.35 mmol/L(100~129mg/dl)的冠心病或冠心病等危症患者,药物治疗列为"酌情"应用。不过,后来颁布的包括 20 536 例患者的 HPS 研究(2002)提供了令人信服的资料证实,这类患者应该开始用药。对于老年患者,该指南建议,药物治疗仅用于一般预防。不过,这一建议仅根据有限的资料,而近期的 2 项大样本临床试验表明,老年人应用药物可获显著益处,故建议,如有指征,药物治疗应常规使用(PROSPER 试验,2002)。

2004 年美国对 ATP Ⅲ 指南做了修订和补充,在原有危险分层(低危、中危、高危)基础上建议增加极高危人群,并将伴糖尿病、ACS 和多重危险因素(如代谢综合征)患者列为极高危;强调对于极高危人群 LDL-C 水平应降至 1.95 mmol/L(70mg/dl)或以下,方能有效防治各种心血管事件,改善患者的预后。

表 2-22 ATP Ⅲ 指南不同危险分层患者 LDL-C 的目标和调整生活方式及药物治疗

危险分层	LDL-C 目标	开始生活方式调整	考虑药物治疗
高危:CHD 或其等危症 10 年风险≥20%	<100mg/dl(2.60 mmol/L) 理想目标 < 70mg/dl (1.95 mmol/L)	≥100mg/dl(2.60 mmol/L)	≥100mg/dl(2.60 mmol/L) <100mg/dl(2.60 mmol/L)考虑用药
中高危:>2 个危险因素 10 年危险 10%~20%	<130mg/dl(3.38 mmol/L)	≥130mg/dl(3.38 mmol/L)	≥130mg/dl(3.38 mmol/L) 100~129mg/dl(2.60~3.35 mmol/L)考虑用药
中危:>2 个危险因素 10 年危险<10%	<130mg/dl(3.38 mmol/L)	≥130mg/dl(3.38 mmol/L)	≥160mg/dl(4.16 mmol/L)
低危:0~1 个危险因素	<160mg/dl(4.16 mmol/L)	≥160mg/dl(4.16 mmol/L)	≥190mg/dl(4.94 mmol/L) 160~189mg/dl(4.16~4.91 mmol/L)降低 LDL-C 药物

说明:1.糖尿病为冠心病等危症。2.正向危险因素为近期吸烟、高血压、早发冠心病家族史(男性 55 岁,女性 65 岁)、HDL<1.04 mmol/L(40mg/dl)及年龄(男性≥45 岁,女性≥55 岁,或提前绝经未用雌激素替代治疗)。负向危险因素为HDL≥1.56 mmol/L(60mg/dl)。

(五)血脂谱及其临床意义

1.低密度脂蛋白(LDL-C) LDL-C 作为冠心病的预测指标强于总胆固醇(TC),这已在几项临床研究中得到证实如弗明翰研究(1993)、MRFIT 试验(1986)和 LRC 研究(1984),故美国 ATP Ⅲ 指南(2001)将 LDL-C 作为高脂血症治疗的主要靶标。降低 LDL-C 的目标水平应适当。强化他汀类治疗组和非强化组相比较,可以减少急性冠状动脉综合征的发生,但对于是否也能改善全因死亡及预后,尚需要更多的证据。现有的研究也还没有对较年轻的极高危患者群,评估长期大剂量他汀强化治疗的利弊得

失;未评估对有着较复杂临床状况的高危患者群,他汀类和其他心血管药物(如降压药物、RAAS 阻滞药、β 受体阻滞药、抗血小板药物、利尿药等)联合,诱发和产生不良反应的概率有多大。药物相互作用是导致他汀类安全性顾虑的另一个重要因素。大多数他汀类经肝细胞线粒体 P450 同工酶 3A4 途径代谢,而这一途径也是许多其他药物同样的代谢通道,如贝特类药物(吉非罗齐)、烟酸、华法林、胺碘酮、环孢素、洋地黄类、大环类抗生素、抗组胺药物等,犹如千军万马过独木桥。他汀类和这些药物的合用,即使常规剂量也会使血浓度增加,不良反应增多。

2.总胆固醇(TC) 业已证实,TC 降低 10% 则冠

心病病死率降低 10%~15%,心肌梗死危险降低约20%。改变生活方式和(或)应用药物降低 TC 水平,较年轻的人群获益更多;持续降低 TC 水平其最大效益往往须待 5 年后方可获得。TC 水平极低患者和 TC 水平正常者相比,病死率显著较高,但这很可能由于这类患者中癌症的患病率较高所致。业已产生一张心脏危险表来估计各种 TC 水平及并发其他心脏危险因素患者的冠心病死亡的危险性,因此,ATP Ⅲ 指南应用矫正的弗明翰危险评分表来估计今后 10 年的冠心病危险性,有一定的参考价值。

3.高密度脂蛋白(HDL-C) HDL 水平低已证实为心血管病的危险因素。高水平的 HDL 可伴冠心病病死率危险性降低;HDL-C 水平降低 1% 则冠心病危险增加 2%~3%(Gordon 等,1989)。ATP Ⅲ 指南认为,HDL-C 水平低于 1.04 mmol/L(40 mg/dl) [在 ATP Ⅱ 指南中低于 0.91 mmol/L(35mg/dl)] 是心脏性危险增加的指征,而其水平高于 1.56 mmol/L(60mg/dl) 则是一种负向心脏危险因素。非 HDL-C 胆固醇水平亦已证实是心血管疾病的预测指标(Cui 等,2001;Bittner 等,2002)。ATP Ⅲ 指南亦列出了各个危险分层的非 HDL-C 目标水平。升高 HDL 水平作为治疗目标受到积极推崇。

烟酸可以显著升高 HDL 水平。烟酸属 B 族维生素,可抑制游离脂肪酸从外周组织的移动,并导致肝脏合成 TG 减少,以及极低密度脂蛋白(VLDL)分泌减少。烟酸可降低 LDL 10%~25%,增加 HDL 15%~35%,降低 TG 20%~50%,并减少 LP(a)。该药的常见不良反应为皮肤潮红,每日口服阿司匹林可予缓解。长作用的烟酸制剂似可减轻潮红。其他不良反应还有血糖增高、尿酸水平增高、肝功能检测指标升高、消化性溃疡病加重,以及很罕见的横纹肌溶解症。冠状动脉药物方案(coronary drug project)是一项随机试验,入选 8000 多例有心肌梗死病史患者,应用烟酸(3 g/d),经 5 年随访,非致死性心肌梗死显著降低 27%,15 年随访全因病死率显著降低 11%。评估烟酸应用及和其他药合用的一些研究(如 CLAS、FATS、HATS)亦表明,烟酸不仅对血脂改变显著有益,而且也使冠心病病死率显著降低。不过,烟酸所致的皮肤潮红和瘙痒,对有的患者是难以忍受的,曾试图合用其他药物以缓解和减轻此种不良反应,收效甚微。

胆固醇酯转换蛋白(CETP)抑制药,已证实能够显著升高 HDL 的水平,但尚无证据提示可改善临床结局。首个做 Ⅲ 期临床试验的此类药物 Torcetrapib,不幸放弃了,因为研究证实应用该药后病死率反而增加。可能由于该药显著增高血压,但其机制未明。不过,仍在研究其他可升高 HDL 的药物,并期望同时可有心血管获益。

4.三酰甘油(TG) 越来越多的证据表明,TG 水平增高是冠心病病死率增加的独立预测指标(Assmann 等,1996;Jeppensen 等,1998)。一项包括近 6000 例的研究发现,即使用多种心脏危险因素矫正之后,TG 水平增高亦伴男性和女性患者心血管危险分别增加 14% 和 37%(Austin 等,1999)。在下列情况下发生高 TG 血症危险性增加:肥胖、体力活动少、糖耐量降低、甲状腺功能降低,以及应用 β 受体阻滞药、雌激素和利尿药。ATP Ⅲ 指南中将 TG 水平作如下分类:<3.90 mmol/L(150 mg/dl) 为理想,3.90~5.17 mmol/L(150~199 mg/dl)为临界,5.20~12.97 mmol/L(200~499 mg/dl)为增高,≥13.00 mmol/L(500 mg/dl)为极度增高。而且,高 TG 血症伴低 HDL-C 水平亦被列在代谢综合征 5 个诊断标准之中。

5.脂蛋白(a) [LP(a)] LP(a) 在结构上与 LDL 相类似,只是增加了一个 apo 脂蛋白分子,其为冠心病很弱的独立危险因素。一些研究的结果互相矛盾。近期包括 27 个试验和至少 1 年随访的一项荟萃分析证实,LP(a) 水平在三分位高端的患者与低端患者相比,危险性增加 1.6 倍(Danesh 等,2000)。女性健康研究(WHS)证实,女性中高水平的 LP(a) 使心血管风险显著增加,还表明,激素治疗后此项指标预后的能力显著减弱。

LP(a) 的水平较难测定,不同的研究中采用了不同的测定方法和储存技术。尤其须指出的是,采用降脂药物难以显著降低 LP(a) 水平,其中烟酸和雌激素似较佳。此外,降低 LP(a) 的临床意义亦不清楚。

(六)饮食控制

1.治疗性生活方式改变(TLC) 其饮食控制要求膳食成分如下:饱和脂肪占总热量<7%,总脂肪占热量 25%~35%,纤维 20~30g/d,胆固醇<200 mg/d。纤维对胆固醇影响很小。依从者中 25% 无效,仅 10% 明显有效,但仅限于降低 TC 水平。

2.维生素 几项流行病研究(包括护士健康研究,NHS)表明,增加维生素 E 摄入可伴心血管病减少。在 CHAOS 研究中 2002 例冠心病患者补充维生素 E 后,结果心血管死亡和心肌梗死显著降低。不过,ATBC、GISSI-预防、HOPE 研究均未见补充维生素 E 有益。近期的 WHS 研究同样未证实补充维生素 E 有任何心血管病获益。大剂量荟萃分析甚至还提示如此应用维生素 E 还可能有潜在的增加病死率的风险。

3.特殊的饮食

(1)食用鱼和 Omega-3 脂肪酸:一项 852 例荷兰研究(均为男性),每天食用 30 g 鱼(相当于每周 1~2

盘鱼)的人群病死率降低>50%。另一项研究2033例,随机至下列两组:一组告知通过食用鱼而增加Omega-3脂肪酸的摄食,另一组未做此要求。结果前者较之后者,病死率降低29%。

一项前瞻性的、对医师健康研究(PHS)参与者17年随访做病例-对照的分析,基线长链n-3脂肪酸摄入在四分位第3~4两部分的男性,较之四分位的第一部分者,猝死风险显著降低(矫正后RR,0.28,0.19)。

在GISSI-预防研究的11 324例患者中,即使在标准治疗之后,补充850 mg Omega-3脂肪酸仍可显著降低全因病死率20%,降低猝死率45%。此处标准治疗指应用了阿司匹林及他汀类。亦有证据表明,增加食用鱼类食品,可降低缺血性脑卒中。根据这些和其他研究证据,美国AHA近期推荐有冠心病的患者应每天摄入约1 g Omega-3脂肪酸,对于不能食用足量的鱼来满足这一需求的人,建议每天补充1 g鱼油胶囊,每个胶囊含180 mg二十碳五烯酸(EPA)和120 mg二十二碳六烯酸(DHA)。TG增高的人,应考虑摄入量更大些(2~4 g/d)。

不过,美国AHA亦指出,关于Omega-3脂肪酸的研究正在进行中,值得注意的是,2006年关于长链和短链Omega-3脂肪酸的系统性评价并未能证实在降低病死率和心血管病或癌症发生率上有显著的益处。

(2)高纤维摄入:分析21 930例ABTC研究的患者表明,纤维摄入使冠心病死亡风险逆转,该研究中四分位最高部分摄入纤维34.8 g/d,最低部分摄入16.1 g/d,冠心病死亡的RR为0.69。NHS研究的分析亦发现,纤维摄入和冠心病事件存在显著相关性,纤维摄入增加10 g/d,多因素指标降低,RR为0.81(95%CI 0.66~0.99)。近期分析39 876例健康男性职业人士,纤维摄入在四分位最高部分的人群(摄入26.3 g/d)较之最低部分人群(摄入12.5 g/d),心血管事件非显著性降低21%。

4.地中海饮食 包括食用更多面包,水果、人造奶油和较少的肉类、牛油和乳酪。里昂饮食心脏研究(Lyon diet heart study)随机605例,结果发现经2.3年随访,死亡和心肌梗死显著降低73%,3.8年随访全因死亡率显著降低56%,此种饮食的上述获益似与Omega-3脂肪酸摄入增加有关。

后续进行的各种饮食研究,评估其对减轻体重及心血管病的影响,并已产生各种结果。2005年Omni-Heart随机试验,应用3种饮食均为低饱和脂肪酸,但增加了糖类或蛋白质,或非饱和脂肪酸。这3种饮食均证实较之基线状态可使血压和LDL水平改善(降低);而且,富含蛋白质和富含非饱和脂肪酸的两种饮

食还证实可进一步使这些指标改善。2005年Dansinger等比较了4种时尚饮食发现,只要能够坚持采用此类饮食时间足够长,那么,这4种饮食均能对体重和心脏代谢危险因素发挥有益的影响。基本的事实是饮食能够有益地影响体重和心血管健康,而更为重要的是患者应坚持采用有益的饮食,而不是去选择和挑拣所谓正确的成分和种类。

三、糖尿病

糖尿病不仅是冠心病主要危险因素,而且,也是发生心力衰竭的危险因素。近来的研究提示,糖尿病对心力衰竭的影响可能独立于冠心病,伴糖尿病的心力衰竭患者预后更恶劣,治疗效果更差。积极治疗糖尿病和控制血糖对于预防心力衰竭或提高心力衰竭疗效,以及改善心力衰竭的预后均有重要临床意义。

2005年美国健康协会估计确诊的糖尿病患者约有1500万,其中95%以上为2型糖尿病(或非胰岛素依赖性糖尿病,NIDDM),尚未确诊的还有600万例。该组织还估计多达6 000万美国人为糖尿病前期。后者为一种糖耐量降低的状态,未来可进展至糖尿病。近10年在美国普通人群中冠心病病死率呈显著下降的趋势,但在糖尿病患者中并未见此种趋势。美国医院糖尿病住院的77%可归结于其并发的心血管疾病(Gu等,1999)。

NIDDM在男性和女性中心血管死亡风险约分别增加2倍和3倍。心肌梗死和冠心病死亡的风险在糖尿病但既往无心肌梗死患者与无糖尿病但既往有心肌梗死人群中一样高(Haffner等,1998;Lotufo等,2001)。因此,指南中将糖尿病视为冠心病的等危症,30岁以上的所有糖尿病患者均应服用阿司匹林(≥81 mg/d)。糖尿病亦使脑卒中风险增加约2倍。

1型糖尿病(或胰岛素依赖性糖尿病,IDDM)患者应积极进行强化的血糖控制。控制血糖水平已证实可使LDL水平降低34%,主要心血管事件和周围血管事件减少41%(DCCT试验,1993)。美国糖尿病协会(ADA)2009年指南建议LDL的目标水平对于无明显心血管病的患者应为<2.6 mmol/L(100 mg/dl),已知伴心血管病患者应为<1.82 mmol/L(70 mg/dl);此外,HDL应>1.17 mmol/L(45 mg/dl),TG<3.90 mmol/L(150 mg/dl)。

糖尿病常伴其他可矫正的危险因素,最常见为高血压和肥胖。有必要关注这一些危险因素,并通过运动锻炼、饮食控制和应用药物来消除或缓解这些危险因素,有助于患者降低心脏风险。

糖尿病的控制血压研究:既往的研究提示有效控

制血压可显著降低大血管并发症和微血管并发症（如眼底病）的发生率（UKPDS 38 试验，1998）。美国 JNC 7 指南建议将血压降至 130/80 mmHg，美国糖尿病协会（ADA）和国家肾脏基金会（NKF）、中国高血压指南 2010 也做了同样的推荐。不过，最近发表的美国 JNC 8 指南将糖尿病患者降压的目标水平调整为 140/90 mmHg。尤其值得指出的是，降压药物中尤其 ACEI 和 ARB（如氯沙坦、厄贝沙坦等）不仅可降压达标，而且能防止肾病的进展（IRMA、RENAAL、IDNT 试验，2001）。

糖尿病的血糖控制研究：ACCORD 和 ADVANCE 研究评估了下列假设：严格的血糖控制将有助于改善临床心血管结局。ACCORD 试验随机 10 251 例 2 型糖尿病患者至标准治疗组糖化血红蛋白（HbA1c）目标为 7%～7.9% 和强化治疗组 HbA1c 目标为 6%。该研究提前终止，因为在平均随访 3.5 年中血糖强化治疗组病死率显著增加。ADVANCE 研究随机 11 140 例 2 型糖尿病患者至标准治疗组和 HbA1c 目标值达 6.5% 的强化降糖组，随访大血管和微血管临床结局平均 5 年。该研究达到了其主要终点（复合终点包括微血管和大血管事件），这主要由于肾病发生率降低，但对主要不良心血管事件（MACE）如死亡、心肌梗死、脑卒中、心力衰竭并无显著影响。

在 STENO-2 研究中采用强化治疗方法包括生活方式调整和药物治疗，使前述的所有危险因素控制均达到目标水平（如高血糖、高血压、血脂紊乱、微量白蛋白尿症），结果与常规治疗相比较，强化治疗显著降低心血管和微血管事件约 50%。因此，这一小样本研究强调了糖尿病患者采用现代的降低危险因素方法，还是可以获益的。

四、稳定型冠心病

冠心病和心力衰竭的伴发关系很常见。冠心病在我国已成为心力衰竭最主要的病因。许多研究表明，心力衰竭患者应积极预防和处理心肌缺血；新发的心肌梗死将使心力衰竭患者死亡风险增加 8 倍，约 1/3 的死亡可能与此前的心肌缺血事件有关联。显然，减少心肌缺血包括恰当地应用药物和血运重建术是防治心力衰竭的重要环节。

一项荟萃分析（包括 Courage 试验在内的 4 项研究）评估了稳定型冠心病采用裸支架或优化内科治疗的疗效，其结果与 Courage 试验一致。亦即强化的内科治疗和生活方式干预可对此类患者的长期预后包括各种临床事件产生巨大的影响。

对于稳定型冠心病患者，优化的内科治疗作为一种初始干预既安全又有效。简言之，冠心病是一种全身性疾病，需要系统性治疗。使冠状动脉血流受限的局部损害可引起心绞痛和心肌缺血，但并不必定也是导致死亡、心肌梗死和 ACS 的病变。优化的内科治疗（OMT）旨在稳定"易损斑块"，此种易损斑块在冠状动脉造影中往往属于轻度病变、非阻塞性病变。故 OMT 正确地讲应被认为是稳定型冠心病患者优先考虑的治疗方案，以减少临床事件，并作为血运重建治疗的一种替代方法，以缓解心绞痛和心肌缺血。

冠心病基本治疗方案是 A（阿司匹林和 ACEI）、B（β 受体阻滞药）、C（他汀类药物）、D（糖尿病患者要控制血糖水平）。阿司匹林剂量为 100 mg/d。β 受体阻滞药的起始剂量为目标剂量的 1/4，每 1～2 周递增一次剂量，直到达到目标剂量或最大耐受剂量，后者评定标准为清晨醒后心率在 55～60/min。他汀类药物的剂量应使 LDL-C 水平降至 ≤2.6 mmol/L（100 mg/dl），或较之基线水平降幅达到 30%～40%，有的血脂治疗指南则要求降幅达到 50%。稳定型冠心病的临床处理和推荐见表 2-23。

表 2-23　稳定型冠心病治疗方法评价

治疗方法	推荐等级	证据水平
生活方式调整，包括规则的有氧运动、戒烟、饮食干预，以及体重维持合理水平	I	B
控制血压	I	A
糖尿病患者控制血糖	I	B
控制血脂水平作为二级预防	I	A
抗血小板药物	I	A
ACEI 和他汀类	I	A
β 受体阻滞药		
用于心肌梗死后患者	I	A
无心肌梗死亦应使用	I	B
短效硝酸酯类用于心绞痛发作者	I	C
CCB 和长作用硝酸酯类用于不能耐受 β 受体阻滞药或有禁忌者	I	B
抗心绞痛药物的联合应用适用于持续发作的患者	I	B

β 受体阻滞药需达到目标剂量（表 2-24），一直认为该药是稳定型冠心病治疗的基石，近期有的荟萃分析对其改善此类患者的预后提出质疑，但结果并不一致，并不能否定 β 受体阻滞药的临床价值和地位。

硝酸酯类药物可作为心绞痛患者控制症状的首选药物,如单用不足以缓解心绞痛,可以加用 β 受体阻滞药、钙拮抗药、尼可他尔等(表 2-25 和表 2-26)。

表 2-24 稳定型冠心病 β 受体阻滞药应用的推荐剂量

	剂量	慎用情况
美托洛尔		
平片	50~100 mg,2/d	严重窦缓、房室传导阻滞
缓释片	100~200 mg,1/d	
比索洛尔	5~10 mg,1/d	严重窦缓、房室传导阻滞
阿替洛尔	25~50 mg,2/d	同上、严重抑郁症
普萘洛尔	10~20 mg,2~3/d	同上、哮喘

表 2-25 稳定型冠心病 CCB 应用的剂量

	剂量	慎用情况
硝苯地平		
长效制剂	30~90 mg,1/d	
氨氯地平	2.5~10 mg,1/d	
维拉帕米		
短效制剂	40~80 mg,2~3/d	左心室功能障碍、心力衰竭
长效制剂	90~180 mg,1/d	病态窦房结综合征
地尔硫䓬		左心室功能障碍、心力衰竭、病态窦房结综合征
短效制剂	30~90 mg,3/d	
长效制剂	90~180 mg,1/d	
非洛地平	2.5~10 mg,1/d	

表 2-26 硝酸酯类的应用

种类	剂量	慎用情况
硝酸异山梨酯		
长效制剂	20~40 mg,1~2/d	严重主动脉瓣狭窄
短效制剂	10~20 mg,3~4/d	肥厚型心肌病
单硝酸异山梨酯		
短效制剂	20 mg,2~3/d	同上
长效制剂	40~60 mg,1/d	
硝酸甘油		
片剂	每次 0.3~0.6 mg,舌下含服	同上
缓释片	每次 2.6~6.4 mg	
喷雾剂	0.4 mg	
皮肤贴片	5 mg	

五、急性心肌梗死

(一)流行病学

1.不稳定型心绞痛(UA)和非 ST 段抬高型心肌梗死(NSTEMI) 美国每年约 132 万人因 UA 和 NSTEMI 住院,全球则多达 200 万~250 万例。本病系由于冠状动脉壁内的粥样硬化斑块破裂产生非阻塞性冠状动脉血栓所致。其他原因包括血管收缩(如变异型心绞痛、微循环心绞痛)、进行性机械性阻塞及继发性原因,如心动过速、发热、毒性甲状腺功能亢进症、贫血和低血压。

急性冠状动脉综合征(ACS)亦有非罪犯血管的炎症和斑块的不稳定,提示存在弥漫性病变过程。在 ACS 的血管内超声检查中发现,>70%患者在其他损害和血管中明显存在斑块破裂。一项研究检查了几种不同类型患者的中性白细胞髓过氧化物酶(myeloperoxidase,MPO)水平,发现 UA 亚组中存在广泛的炎症的证据,右冠或左冠 MPO 水平低,提示由于中性白细胞激活而酶活性衰减。

2.ST 段抬高型心肌梗死(STEMI) 美国每年 120 万人发生急性心肌梗死,其中 40%~50%为 STEMI。25%~30%的非致死性心肌梗死患者本人未能察觉,而由常规心电图识别,或在尸体解剖时才确定。

早期病死率 5%~30%,取决于患者的类型,其中半数死亡最常见由于心室颤动或心脏破裂,发生于临床干预之前。到达医院的患者约 25%在起初 48 h 内死亡。男性初发心肌梗死年龄往往早于女性 10 年。

STEMI 90%以上是冠状动脉内血栓栓塞所致。非动脉粥样硬化性原因包括栓塞(心房颤动、心内膜炎)、可卡因、损伤和挫伤、动脉炎、痉挛和夹层等。约 2/3 的心肌梗死患者出现于原有狭窄<50%的斑块处。在斑块破裂上炎症也起了作用。心脏受损程度取决于阻塞的部位和时间,以及是否存在足够的侧支循环。

(二)临床表现

1.诊断 即使根据病史和体检高度怀疑急性心肌梗死的病例,然而得到证实的仅占 85%~90%。经修订的 WHO 诊断标准要求符合下列指标中至少 2 项:缺血性胸痛、心电图动态改变、血清标志物(包括肌钙蛋白)测定先增高后降低。欧洲心脏学会和美国心脏学院(ESC/ACC)对急性心肌梗死所做重新定义中亦包括肌钙蛋白,要求肌钙蛋白 T 或 I 在确定的临床表现发生后 24 h 内至少有一次的测定值增高超过诊断标准(2000)。

2.胸痛 典型的急性心肌梗死胸痛持续超过 30

min。一项研究表明,如胸痛呈以下特征则急性心肌梗死或不稳定型心绞痛的可能性很小:①呈锐痛或钝痛;②触摸或叩击胸壁可复现,或呈胸膜性,或与体位相关;③既往无心绞痛或心肌梗死病史(Lee 等,1985)。

3.心电图 早期可仅有高尖的 T 波。相邻的 2 个导联 ST 段抬高≥1 mm,具有很高的敏感性,但亦可见于左心室肥厚、早期复极及心包炎。新出现的左束支传导阻滞(LBBB)临床上应高度怀疑急性心肌梗死。大约75%的 STEMI 会逐渐形成 Q 波。

对于右心室梗死,V_4R 出现 ST 段抬高的特异性约80%,敏感性约90%(Zehender 等,1993)。后壁心肌梗死可在 V_1 和 V_2 导联出现 ST 段压低和(或)V_7~V_9 导联 ST 段抬高(Casas 等,1997;Boden 等,1987)。

4.超声心动图 如果不能根据心电图做出诊断,或疑为主动脉夹层,超声心动图检查便很有用。急性心肌梗死尤其透壁梗死患者常可观察到室壁异常活动的区域。

5.血清标志物 肌酸激酶同工酶(CK-MB)和肌钙蛋白 I 及 T(CTnⅠ和 T)在急性心肌梗死后 4~8 d 超过正常范围,并于 24 h 达峰值(溶栓治疗有效者 CK-MB 峰值可提前)。CK-MB 水平在 48~72 h 恢复正常,而 CTnⅠ水平升高可维持7~10 d,CTnT 升高可维持 14 d,从而可检测出数天或十余天以前发生的心肌梗死,但又会影响其对复发性心肌梗死的诊断价值。CTnI 和 CTnT 具心脏特异性,其水平与病死率具很强的相关性(Antman 等,1996)。急性心肌梗死后肌球蛋白水平的峰值较早达到(1~4 h),其迅速升高是成功再灌注之征(Tanasijevic 等,1999)。肌球蛋白测定亦具有极佳的阴性预测价值(dewinter 等,1995)。

(三)治疗

本病的各种处理方法的总体评价见表2-27。

1.阿司匹林 ISIS-2 试验(1988)证实,阿司匹林162 mg 嚼服,以迅速达到治疗血浓度,可使病死率降低 23%,并显著减少再梗死和脑卒中发生率。阿司匹林和溶栓治疗合用,其有益作用可叠加,ISIS-2 试验中病死率降低 42%。对阿司匹林过敏者氯吡格雷可作为替代药物,在 CAPRIE 试验中,入选新发生急性心肌梗死超过 8000 例,结果证实,氯吡格雷较之阿司匹林更为有益。

2.β 受体阻滞药 可口服美托洛尔 25 mg,2/d。亦可改为阿替洛尔,静脉注射 5~10 mg,然后每日 100 mg 口服;或应用卡维地洛,起始量为 6.25 mg,1/d,然后 4~6 周内逐渐增加剂量至 25 mg,2/d。上述均为国外推荐剂量,虽经临床试验证实,但缺国内资料,实际应用剂量宜酌减。可考虑选择艾司洛尔,静脉注射 500 μg/(kg·min),1 min 注射完毕,然后 50~200 μg/(kg·min)静脉滴注。

较早期的随机临床试验便证实了噻吗洛尔、普萘洛尔和美托洛尔对病死率的有益影响(BHAT 试验,1982;Norwegian Mullicenter Group,1981;Hjalmarson 等,1981)。大样本的 ISIS-2 试验(1986)中阿替洛尔(5~10 mg 静脉注射,继以 100 mg/d 口服)使病死率显著降低 15%。TIMI ⅡB 试验(1991 年)证实,在急性心肌梗死后即刻开始应用 β 受体阻滞药较之延迟应用(急性心肌梗死后 6~8 d)更为有益。一项荟萃分析,所包括的随机临床试验大多数在广泛应用溶栓治疗和阿司匹林之前完成,结果证实,β 受体阻滞药在急性心肌梗死后早期开始应用,使病死率显著降低 13%,但即使延迟应用,仍如早期的安慰剂对照研究一样,可明确使患者获益。β 受体阻滞药还可降低心脏破裂和心室颤动的发生率(Ryden 等,1983)。一项研究证实,这类药物对急性心肌梗死治疗的有益作用是独立于溶栓疗法和 ACEI 应用的,亦即与后两者可产生相加的有益影响(SAVE 试验,1997)。

表 2-27 ST 段抬高型心肌梗死的治疗方法评价

有益的药物或方法	资料有限或无益的方法	特殊状况的处理	有害方法
阿司匹林	肝素	华法林	硝苯地平
β 受体阻滞药	硝酸酯类	血管加压素	利多卡因
溶栓治疗	镁剂	利尿药	
直接 PCI	维拉帕米	胰岛素	
ACEI	直接凝血酶原抑制药	主动脉内球囊反搏	
GP Ⅱb/Ⅲa 阻滞药	胺碘酮	外科手术	
	腺苷		

具有 β 和 α 受体双重阻滞作用的新药卡维地洛已显示对急性心肌梗死治疗有广阔的前景,公认对急性心肌梗死后伴左心室功能障碍患者具应用指征。CAPRICORN 试验（2001）入选 1959 例 LVEF≤0.40 患者,卡维地洛与安慰剂相比较,总病死率显著降低 23%,且此种有益作用是叠加于 ACEI 应用基础之上的。

3.ACEI 最常应用的方法是卡托普利 6.25~50 mg,3/d;或赖诺普利每日 5~20 mg,或雷米普利 2.5~5 mg,2/d。早期开始应用 ACEI 的两项大样本安慰剂对照临床试验证实了其降低病死率的有益影响。GISSI-3 试验（1996）应用赖诺普利每日 5~10 mg,使病死率降低 12%,而 ISIS-4 试验（1995）应用卡托普利（起始量为 6.25 mg,逐渐增至最大量 50 mg,3/d）,病死率降低 7%,前壁心肌梗死获益最大。口服 ACEI 可使伴左心室功能障碍患者病死率降低 20%~30%（SAVE试验,1992;AIRE 试验,1993;TRACE 试验,1995）。静脉应用 ACEI 的疗效在 CONSENSUS II 试验中（1992）做了研究,证明不但无益而且有害。一项包括 15 项临床试验和超过 10 万例的荟萃分析证实,ACEI 使相对危险降低 7%,主要获益为前壁心肌梗死;绝对病死率的降低前壁心肌梗死和下壁心肌梗死分别为 1.2% vs 0.1%（Domanski 等,1999）。大约 1/3 获益见于心肌梗死后起初数天。根据上述资料,近期公认的 ACEI 应用的 I 类指征如下:①前壁 STEMI 24 h 之内或有充血性心力衰竭证据;②在心肌梗死期间或恢复后 LVEF<40% 或有慢性心力衰竭的证据。

从来自 ARB 临床试验的证据表明,ACEI 仍应是高危急性心肌梗死患者第一线治疗药物。在 OPTI-MAAL 试验中 5 477 例患者在心肌梗死后 10 d 内分别应用氯沙坦和卡托普利。氯沙坦组病死率呈非显著性增加趋势（18.2% vs 16.4%,P=0.069）。在不能耐受 ACEI 患者中 ARB 应用是有益的。大样本的 VAL-IANT 试验（2003）表明,较大剂量的 ARB 和 ACEI 同样有益,但两者合用并未增加疗效。

4.溶栓治疗 这一方法在广泛应用冠状动脉支架术的今天已很少采用。但在临床上仍适用于不能及时做急诊 PCI 的急性心肌梗死患者。业已证实溶栓治疗可使急性心肌梗死患者病死率降低 20%~25%。开始溶栓治疗的时间极其重要:绝对病死率降低在急性心肌梗死后第 1 小时和在第 1~6 小时开始治疗者分别为 6.5% 和 2%~3%（Boersma 等,1996）,急性心肌梗死 12 h 后开始溶栓治疗则无益（LATE 试验,1993）。获益最大的是那些前壁心肌梗死伴 LBBB 患者（FTT 试验,1994）。

（1）溶栓治疗的指征:≥2 个相邻的心前导联和（或）解剖上相关的肢导联上 ST 段抬高 ≥1 mm。此种有益的治疗方法明显应用不足,即使在西方发达国家具有适应证人群中使用率也只有 65%~70%（GRACE 试验,2002）。

（2）禁忌证:公认的禁忌证包括胃肠道出血、主动脉夹层（已知或怀疑）、长时间心肺复苏术（CPR）、颅内肿瘤、动脉瘤或动静脉畸形、2 周内有过外伤或外科手术、妊娠、出血性脑卒中史,以及 1 年内有过任何类型的脑卒中。相对禁忌证有 1 年多前非出血性脑卒中、活动性消化性溃疡病、华法林应用、出血性素质、心肺复苏、SBP≥180 mmHg 或 DBP≥110 mmHg。

高龄并非禁忌证,年龄超过 75 岁属 IIa 级指征。高龄溶栓并发症增加,尤其颅内出血,但仍有降低绝对病死率的明确益处。

院前溶栓已在几项临床试验中证实有益（EMIP 试验,1993;MITI 试验,1993）,系统性评价研究证实病死率降低 17%。有益的程度与节省的时间相关,在 ER-TIMI19 试验（2002）中节省时间的中位数为 32 min。

溶栓药物及其选择:下面列出各种常用药物及其临床特点。

（1）链激酶（SK）:临床研究证实,SK 较安慰剂明显有益,病死率降低 GISSI-1 试验（1986）为 18%,ISIS-2 试验（1988）为 25%。亦对 SK 和组织型纤溶酶原激活药（tPA）做过比较,在 GISSI-2 试验（1990）和 ISIS-3 试验（1992）中两者疗效相仿,而在 GUSTO-I 试验（1993）中 SK 不如 tPA。

（2）tPA:ASSET 试验（1990）证实 tPA 和安慰剂相比有降低病死率的有益作用,且其疗效与 SK 相仿（GISSI-3试验和 ISIS-3 试验）。但这两项试验中 tPA 未采用加速的给药方案（front-loaded regimen）,未合用肝素或仅使用皮下肝素注射。现在已广泛应用 tPA 的加速给药方案,即先静脉注射 15 mg,继以 30 min 内给予 50 mg,再在 60 min 内给 35 mg,结果显示可获较早的冠状动脉开通,且在 60~90 min 时可获较好的 TIMI 3 级血流（Carney 等,1992;TIMI-4 试验,1994;GUSTO 冠状动脉造影试验,1993）。

在 GUSTO-I 试验中 tPA 加静脉肝素组显著优于 SK 组,30 d 病死率分别为 6.3% 和 7.2%（P<0.001）。COBALT 试验（1997）发现,2 次注射方案（每次 50 mg,间隔 30 min）与加速给药方案相比,临床效果反而恶化,病死率增加 0.44%,颅内出血增加 0.3%。

（3）rPA（releplase）:属第三代溶栓药物,是野生型人 tPA 的单链非糖基化缺失变异体。美国 FDA 根据 INJECT 试验(1995)证实其疗效与 SK 相仿,批准 rPA 2 次给药方案的临床应用。在 RAPID Ⅱ 试验中 rPA 和 tPA 加速方案相比,显示了较佳的 90 min TIMI 3 级血流比率(60% vs 45%,$P = 0.01$),但在大样本的 GUSTO Ⅲ 试验(1997)中 rPA 的病死率和 tPA 相似。

(4)TNK-tPA(tenecteplase):为野生型 tPA 的突变体。这是一种可单次注射应用的溶栓药,与单用 tPA 相比,获得的 TIMI 3 级血流比率相似或略高。ASSENT Ⅱ 试验(1999)入选 16 949 例急性心肌梗死患者,证实该药疗效与 tPA 相仿,30 d 病死率分别为 6.17% 和 6.15%。单次注射法的好处之一是使用方便,和 TNK 相比,颅内出血发生率相似,而非颅脑性出血较少见(26.4% 和 29.0%)。

(四)预后指标

1.梗死相关动脉的开通 90 min 的开通状况(TIMI 2 级或 3 级血流)和预后强烈相关:持续闭塞(TIMI 1 级)者 1 年病死率增高 2 倍,一些研究得出同样结果(Anderson 等,1996)。尔后的研究和荟萃分析还表明,TIMI 3 级血流者较之 TIMI 2 级者结局显著为好(Reiner 等,1996;Barbagelata 等,1997)。

2.微血管再灌注 TIMI 心肌灌注(TMP)按 Gibson 法(2002)分级。据 TIMI 10B 试验(2000)和 ESPRIT 试验(2000)结果,TMP 0/1 级即使心尖血流理想(TIMI 3 级)的患者仍预后不良;而最低病死率见于 TMP 3 级和 TIMI 3 级两种血流患者。多因素分析表明,TIMI 血流和 TMP 分级均为病死率的预测因素。

3.开始治疗的时间 早期应用溶栓药物,尤其在第 1 个黄金小时内,病死率较低(TIMI Ⅱ B 试验,1991)。

4.再闭塞 在 2~4 h 观察到的再闭塞发生率为 4%~10%。尽管约 50% 病例并不伴临床再梗死或心肌缺血的表现,即为无症状性的,但再闭塞仍可使病死率增高 2 倍以上(Ohman 等,1990)。再通对预后有益。

5.再梗死 病死率增加 2~3 倍。

(五)经皮冠状动脉介入术(PCI)

1.直接的经皮冠状动脉球囊扩张术(PTCA) 这是在支架术前曾广泛应用的技术。1999 年美国 AHA/ACC 指南提出的直接 PTCA 指征为:①急性心肌梗死后 12 h 内,或虽在 12 h 后仍有心肌缺血症状;由有经验的操作者熟练实施;并有具备条件的心导管室及其人员和心脏外科的有力支持。②伴休克者,应在 36 h 内进行;年龄<75 岁者,PTCA 应在休克发生后 18 h 内施行。如无外科支持,该指南将原发性 PTCA 列为 Ⅱ b 级指征。

2.直接 PTCA 和溶栓治疗 一项荟萃分析包括自 1997 年以来的 10 项临床试验,结果证实直接 PTCA 和溶栓治疗相比较,可显著降低病死率(比数比 OR 0.66,95%CI 0.46~0.94,Weaver 等,1997)。包括 23 项研究的荟萃分析证实,直接 PTCA 较之溶栓治疗,短期病死率(7% vs 9%)更低(Keeley 等,2003)。

PTCA 伴较低的病死率(2.6% vs 6.5%,PAMI 试验,2000),并有非显著性降低病死率的趋势(GUSTO Ⅱ b 试验)。但在之后由美国西雅图 19 家医院所做的研究,并未证实对病死率的有益影响(Every 等 MITI 试验,1996)。

近期的研究比较了直接 PTCA 和溶栓治疗的效果。DANAMI-2 试验(2002)中直接 PCI 显著降低了死亡、再梗死或致死性脑卒中的发生率达 45%,主要因为再梗死发生率较低(1.6% 和 6.3%)。PRAGUE-2 试验(2003)。直接 PTCA 与 SK 相比非显著性降低了病死率(6.8% vs 10%),但在 3~12 h 行 PTCA 患者中病死率显著降低(6% vs 15.3%)。AIR PAMI 试验所有入选患者均为转院而非就地做 PTCA,尽管转运导致较长时间延缓,急诊转送做 PTCA 组较之就地溶栓治疗组,病死率仍非显著性降低 38%。总之,直接 PTCA 如在有条件的医疗中心进行,缩短从入院到球囊扩张的时间,则其疗效优于溶栓治疗。

3.挽救性 PTCA 溶栓治疗失败后施行的这一介入治疗不仅可减少梗死后心绞痛,根据一些小样本随机试验的汇总资料,还有降低病死率的趋势(比数比 OR 0.38,95%CI 0.13~1.06)。如挽救性 PTCA 失败,则患者病死率较高(约 30%)(Ross 等,1998)。

4.溶栓治疗后常规即刻 PTCA 和延迟 PTCA 或保守治疗比较 大多数在 20 世纪 80 年代完成的临床试验表明,此种即刻 PTCA 往往伴出血增加,总的趋势是病死率增加(TAMI 试验,1987;TIMI-2A 试验,1990;ECSG 试验)。根据这些研究的结果,美国 ACC/AHA 指南(1999)中那些接受了溶栓治疗且无症状的患者,PTCA 列为 Ⅲ 级指征(即认为有害而不予推荐)。不过,后来的一些临床试验观察到的资料发现,早期 PTCA 可能对患者有益(Schweiger 等,2001),提示有必要进行随机对照试验来评估溶栓治疗后采用早期侵入性技术的价值。

5.溶栓后常规延迟 PTCA 和保守治疗 老年人中两者病死率、再梗死率和 LVEF 均相似(TIMI Ⅱ B 试验和 SWIFT 试验,1991)。在 TIMI Ⅱ B 试验中既往有过心肌梗死的亚组,6 周病死率降低。近期的 GRACIA 试验将溶栓后 24 h 内的常规 PTCA 术和保守疗法做比较,初步结果表明,死亡、再梗死或血管再通术的发生率显著降低（0.8% vs 3.7%，P = 0.003）。这一试验清楚表明，溶栓治疗后做冠状动脉造影和延迟（30 d）血管再通术，是一种安全的技术，并发症发生较少。不过，这一建议仍有待较大样本的临床试验予以进一步证实。

近期随 PCI 迅速发展，已成为急性心肌梗死后优先考虑采用的治疗方法。不能直接做 PCI 者，如溶栓失败，可做 PCI 以补救，溶栓成功者仍可择期作 PCI 术，均可使患者获益。

6.心源性休克　SHOCK 试验（1999）表明，急诊血管再通术（ERV）无论 PTCA 还是 CABG，和积极的内科治疗如溶栓疗法、主动脉内球囊反搏术等相比较，并未改善主要终点 30 d 生存率。不过，6 个月的病死率 ERV 组显著较低（50.3% vs 63.1，P = 0.027）。在 75 岁以下患者中 ERV 显著优于内科治疗：30 d 病死率分别为 41% 和 57%（P < 0.001）；6 个月病死率分别为 48% 和 69%（P < 0.01）。根据这些研究结果，美国 1999 年 ACC/AHA 指南将年龄 < 75 岁、急性心肌梗死 36 h 内发生心源性休克、休克发生后 18 h 内可行 PTCA，作为 I 类指征。

7.支架术　在抗血小板药物能够有效地预防支架血栓形成之前，急性心肌梗死患者理所当然地应避免采用支架术。不过，近期的几项研究证实了急性心肌梗死患者应用支架是安全和有效的（FRESCO 试验，1998；Surypranata 等，1998）。STAT 试验（2001）和 STOPAMI-2 试验（2002）也证实支架术对患者的预后优于溶栓治疗。Stent PAMI 试验（1998）入选 900 例，比较直接 PTCA 和肝素涂层 Palmaz-Schatz 支架的疗效。支架术显著降低了 6 个月的复合终点发生率（12.6% vs 20.1，P < 0.01），主要因为靶血管再通术（TVR）比率较低（7.7% vs 17%，P < 0.001）。CADILLAC 试验（2002）入选 2082 例，比较单用 PTCA、PTCA 加阿昔单抗、单用支架术、支架术加阿昔单抗四组的疗效。6 个月时支架组死亡、再梗死、致残性脑卒中和缺血所致 TVR 发生率较低：四组分别为 20%、16.5%、11.5% 和 10.2%。如同在 Stent PAMI 试验中一样，有益作用系由于 TVR 比率较低，而病死率各组并无差异。此种较低的 TVR 发生率是再狭窄较少的结果。总之，上述资料证实，在有经验的医疗中心，支架植入术无论是否合用血小板糖蛋白 II b/III a 受体阻滞药，均应作为再灌注治疗的优选方法。

（六）抗血小板药物对冠心病一级预防和二级预防作用

1.阿司匹林（ASA）

（1）一级预防试验：PHS 研究发现应用 ASA（325 mg/d）可使非致死性心肌梗死显著降低 44%，心血管死亡非显著性降低 4%。因担心脑卒中发生率增高（RR 2.1），该研究提前终止。包括 5139 例的英国医师研究发现，ASA（500 mg/d）可导致病死率非显著性降低 10%，而对非致死性心肌梗死发生率则无影响。在 SAPAT 研究中，随机 2035 例患者至 ASA（75 mg/d）或安慰剂组，ASA 使心肌梗死和心脏性猝死率显著降低 34%，但大出血呈非显著性增加（1% vs 0.7%）。

美国心脏学会（AHA）和美国预防委员会（USPSTF）既往认为缺乏足够的证据推荐或反对 ASA 常规用于一级预防，但近期的资料和一些指南（来自 USPSTE）很明显改变了态度。一项荟萃分析包括 5 万例以上患者，证实 ASA 显著降低心血管事件，主要由于女性患者中缺血性脑卒中降低，男性患者中心肌梗死发病率降低所致，但胃肠道出血增加。这一发现证实了早期来自 WHS 试验的资料（在最新的指南中亦引用过），即小剂量 ASA 可有效地预防女性患者缺血性脑卒中，而对心肌梗死并无影响。正是依据这些信息和其他研究的亚组分析，USPSTF 新指南鼓励 45~79 岁男性（降低心肌梗死的利大于出血的风险）和 55~79 岁女性（降低脑卒中的利大于出血的风险）应用阿司匹林进行一级预防。该指南还鼓励应用弗明翰风险评分来确定心血管事件的长期风险和应用 ASA 可能的获益。但尚缺乏足够证据推荐 ASA 用于年龄 ≥80 岁人群。

不过，在 ATT 协作研究中，弗明翰风险评分在鉴别那些很低危、不会有什么获益的患者是很有用的，而风险在 5%~10% 的患者可有临床获益。ADA（美国糖尿病学会）指南推荐有糖尿病且年龄 > 40 岁患者应服用 ASA，因为这些人冠心病风险明显增加。

（2）二级预防试验：PARIS II 研究中 ASA 加潘生丁组 1 年病死率降低 30%，早期的荟萃分析包括 PARIS II 试验，结果表明 ASA 应用可产生相类似的病死率降低有益作用。在近期的观察性研究中对象为无 ASA 禁忌证的老年患者，ASA 使病死率显著降低 23%，不过，仅 76% 在出院时得到这种有益的作用。

"抗栓试验合作研究"近期所做的荟萃分析，检查 287 项随机研究，共 13.5 万例，将抗血小板治疗与安慰剂做比较，其中 7.7 万例在不同的抗血小板治疗策略中做比较。在高危患者[包括伴急性心肌梗死、急性脑卒中、有脑卒中或一过性缺血发作（TIA）史、外周动脉疾病、心房颤动]中抗血小板治疗显著降低严重血管事件（非致死性心肌梗死或脑卒中、血管性死亡）约 1/4，降低非致死性心肌梗死约 1/3，降低非致死性脑卒中约 1/4，降低血管性病死率约 1/6（均 P <

0.000 01)。在每个高危的人群中绝对获益超过了大的颅脑外出血的绝对风险。

获批的 ASA 剂量高达1300 mg/d，但近期的 ASA 预防心血管疾病试验的荟萃分析证实，剂量超过 75～81 mg/d 并无益处，而高剂量所致出血的风险，尤其胃肠道出血则明显增加。

ASA 抵抗占 5%～10%，在一项研究中 ASA 抵抗较之对 ASA 敏感人群，死亡、心肌梗死或脑卒中的风险增加 3 倍。ASA 抵抗的人群能否从氯吡格雷中获得足够或增加的益处，则尚需要进一步研究。

2.氯吡格雷　CAPRIE 试验随机 19 000 例以上近期有心肌梗死、缺血性脑卒中或外周动脉疾病患者至氯吡格雷(75 mg/d)组或 ASA(325 mg/d)组，氯吡格雷组较之 ASA 组主要复合终点(包括缺血性脑卒中、心肌梗死或血管性死亡)显著降低(每年 5.32% vs 5.83%，$P = 0.043$)。另一项对所有入选患者的分析表明，心肌梗死事件发生率显著降低 19.2%($P = 0.008$)。根据这些资料，所有新近有心肌梗死或脑卒中，或伴外周动脉疾病患者应用氯吡格雷均可降低以后心肌梗死、脑卒中或心血管死亡的发生率。后来的研究(如 CURE、CIMMIT 和 CLARITY-TIMI 28)结果证实氯吡格雷在 PCI 和所有的急性冠状动脉综合征患者中均有二级预防的益处。

CHARISMA 试验旨在那些有脑卒中或外周动脉疾病史，或冠心病事件的高危人群中，评估合用氯吡格雷和 ASA 的疗效。共计入选 15 603 例有冠状动脉粥样硬化疾病(心脏的、脑血管的或外周血管的)，或有多重心血管危险因素的患者，随机至氯吡格雷组

(75 mg/d)或安慰剂组。中位数随访期 28 个月。经归并分析，该试验的主要终点(28 个月的脑卒中、心肌梗死或心血管病死亡)并不能达到显著差异(氯吡格雷组为 6.8%，安慰剂组为 7.3%)。不过，在伴心血管疾病的患者中氯吡格雷组证实可显著获益(氯吡格雷组为 6.9%，安慰剂组为 7.9%)，再次证实 CAPRIE 研究的结果。

（七）室性心律失常所致猝死的预防

心脏性猝死在冠心病(尤其心肌梗死后)和心力衰竭患者中均是较常见的死因，预防心脏性猝死也是此类患者临床处理的重要靶标。

1.二级预防试验　药物与 ICD 的比较。在 20 世纪 90 年代完成的 3 个重要的 RCT 研究，比较了 ICD 和抗心律失常药物对心脏停搏幸存者或室性心律失常伴血流动力学显著改变患者的疗效。这 3 项研究为 CASH、CIDS 和 AVID。尔后大量资料支持在各种人群中置入 ICD(表 2-28)。ICD 装置的进步迅速，临床试验陆续进行，药物治疗也在不断改变。

CASH 试验随机心脏停搏的幸存者至胺碘酮、美托洛尔、ICD 或普罗帕酮组。普罗帕酮组提前终止，因与 ICD 组相比，病死率显著增高。长期随访表明 ICD 较之合用胺碘酮和美托洛尔组全因病死率非显著性降低。

CIDS 研究是在心脏停搏幸存者和确证存在不稳定型室性心动过速(VT)患者中"单纯"比较 ICD 和胺碘酮疗效的一项研究。与 CASH 试验一样，ICD 对终点事件(全因死亡率和心律失常病死率)较之药物呈非显著性降低趋势，但并未在统计学上达到显著差异。

表 2-28　ICD 和药物治疗比较的临床试验

	患者人群和入选标准	治疗	主要终点	结果
AVID(1997)	原发 VF 或 VT 伴心脏骤停，或 VT 伴 EF≤40% 和显著症状	ICD，胺碘酮或索他洛尔	全因死亡率	ICD 组病死率降低 39%(3 年，24.6% vs 35.9%，$P<0.02$)
CASH (2000)	SCD 幸存，确诊的室性心律失常	ICD，胺碘酮，普罗帕酮	全因死亡率	ICD 较胺碘酮和美托洛尔病死率降低 38%(36% vs 44%，$P=0.08$)
CIDS (2000)	VF 或心搏骤停，持续性 VT(耐受差或 EF≤35%)或晕厥伴自发或诱发 VT	ICD 或胺碘酮	全因死亡率	ICD 病死率降低 20%(每年 8.2% vs 10.2%，$P=0.14$)
MADIT I (1996)	心肌梗死伴 EF≤35%，NYHA Ⅰ～Ⅲ 伴非持续性或电生理诱发 VT	ICD 或常规药物治疗	全因死亡率	ICD 病死率降低 54%(17% vs 39%)
MADI Ⅱ (2002)	心肌梗死，EF≤30%，NYHA Ⅰ～Ⅲ	ICD 或常规药物治疗	全因死亡率	ICD 病死率降低 28%(20 个月，14.2% vs 19.8%)

	患者人群和入选标准	治疗	主要终点	结果
DINAMIT (2004)	心肌梗死后 6~40 d,EF<35%,心功能受损	ICD 或常规药物治疗	全因死亡率	病死率未获益(心律失常死亡降低被非心律失常死亡抵消)
SCD-HeFT (2005)	NYHA Ⅱ 或 Ⅲ 伴 EF<35%,复发 VT	胺碘酮,ICD 或常规药物治疗	全因死亡率	病死率降低 23%(ICD 心律失常死亡降低被非心律失常死亡抵消)
IRIS (2009)	心肌梗死后 5~31 d,EF<35%,至少一项 NSVT 预测因素	ICD 或常规药物治疗	全因死亡率	病死率未获益(随访心律失常死亡降低)
AMIOVIRT (2003)	稳定型非缺血性扩张型心肌病,EF<35%,伴无症状室早或 NSVT	ICD 或胺碘酮	全因死亡率	因无获益而提前终止(在 1 年或 3 年均无作用)
DEFINITE (2004)	非缺血性扩张型心肌病,EF<36%伴室早	ICD 或常规药物治疗	全因死亡率	ICD 病死率降低 35%

VF.心室颤动;VT.室性心动过速;EF.射血分数;ICD.置入性除颤复律器;NSVT.非持续性室性心动过速;NYHA.纽约心脏协会。

AVID 试验是 3 项研究中样本量最大,也是结果最确定的一项研究。随机 1 000 例以上患者至 ICD 或抗心律失常药物(96%为胺碘酮)组。结果表明 2 年中 ICD 组生存显著占优(75% vs 64%,P<0.02),由此一些学者得出结论:CASH 和 CIDS 研究系因为样本量不够,导致缺乏足够的把握度检出两组的病死率差异。因此,这些试验表明,ICD 优于药物治疗。其结果是,此后 ICD 一般均用作为二级预防的一线选择。

2.一级预防试验 心律失常药物的疗效评价。20 世纪 70 年代和 80 年代早期,许多研究者观察到心肌梗死幸存者猝死发生率很高,并确定可预测未来心律失常事件风险增加的指标有:LVEF 降低、在动态心电图上有复杂的室早或非特异性 VT,在信号平均心电图上有晚电位,以及采用侵入性电生理技术研究(EPS)可诱发出持续性 VT。这些观察导致了心肌梗死生存者的一级预防,起始应用抗心律失常药物。不幸的是,这些试验证实,除了胺碘酮,抗心律失常药物实际增加了这一人群的病死率。尤其是 Ⅰ 类药物普罗帕酮、英卡胺、氟卡胺和莫雷西嗪,均证实在心肌梗死后患者的随机对照研究中较之对照组,病死率显著增加。反之,口服胺碘酮在几项心肌梗死后和慢性心力衰竭患者的研究中降低了心律失常事件和猝死发生率,不过,全因病死率未获改善。这在 SCD-HEFT 试验的胺碘酮分支研究中也得到证实,与对照组相比,胺碘酮未改善全因病死率。

3.一级预防试验 药物与 ICD 的疗效比较。

(1)缺血性心肌病:由于药物进行一级预防试验

结果令人失望,便进行了 ICD 的一级预防试验。此类试验再次聚焦于心肌梗死后、公认为心脏性猝死的高危人群。起初的 2 项试验 MADIT 和 MUSTT 均选择 LVEF 低、NSVT 和在电生理检查中可诱发 VT 的人群。如同二级预防研究的结果,ICD 组和药物治疗组(伴或不伴抗心律失常药物)相比,患者可明确获益。然后,MADIT 试验选择心肌梗死>30 d 的冠心病且 LVEF 低(≤30%)患者,结果证实,预防性置入 ICD 显著降低病死率 28%。这些结果证实了 SCD-HeFT 试验的结果,即预防性置入 ICD 与安慰剂或胺碘酮两者相比较,可使 LVEF 低(≤35%)和 NYHA Ⅱ 级或 Ⅲ 级心力衰竭患者病死率显著降低 23%。

假如说 ICD 一级预防试验在缺血性心肌病患者中的结果是令人印象深刻的,那么,让我们再看看在心肌梗死后 30~40 d 的患者应用 ICD 一级预防结果又如何呢? DINAMI 和 IRIS 试验入选的患者 LVEF 降低、静息心率增加,且近期有心肌梗死(分别<30~40 d)。两项研究均发现 ICD 组和安慰剂组相比全因病死率并未降低,但 IRIS 研究表明,ICD 组心脏性猝死发生率降低,但此种好处被非心脏性猝死的增加"稀释"和中和掉了。根据 DINAMIT 研究结果(该研究结果迟于 IRIS 研究结果),2008 年美国 ACC/HRS(心律学会)共同制定的指南,将 ICD 用于 LVEF<35%、NYHA Ⅱ 级或 Ⅲ 级心力衰竭(或 LVEF<30% 和 NYHA Ⅰ 级心力衰竭)、心肌梗死后至少 40 d 和冠状动脉血运重建后 3 个月的患者作为 Ⅰ 类推荐。

(2)非缺血性扩张型心肌病(NIDCM):与冠心病

患者在心脏性猝死中取得的进展不同,对于非缺血性心肌病患者在基础治疗包括 ACEI 和 β 受体阻滞药之后,加用抗心律失常药物或 ICD 是否能够提供病死率降低的额外好处,仍存在疑问。两项小样本的早期研究表明,ICD 与安慰剂(CAT 试验)或胺碘酮(AMIOVIRT 试验)相比较,NIDCM 患者并不能获益。

CAT 试验在单纯的 NIDCM(LVEF<30%)患者中比较了 ICD 和对照组的疗效。该研究在完成入选病例之前就终止了,因为对照组的预期病死率低于预期,其结果导致该研究缺乏足够的把握度来检出两组之间病死率的差异(ICD 组为 26%,对照组 31.5%,$P=$NS)。

AMOVIRT 研究在 NIDCM(LVEF<35%)患者中比较胺碘酮单用和胺碘酮加 ICD 的疗效,结果发现,两组生存率并无差异。

其后又有两项样本量较大的研究(DEFINITE)和 SCD-HeFT 试验。DEFINITE 试验入选扩张型心肌病(DCM)、LVEF<35%、频发室性早搏(PVCs)或 NSVT 患者,将 ICD 与标准药物治疗(包括 ACEI 和 β 受体阻滞药)做比较,结果发现 ICD 组因心律失常所致的心脏性猝死显著降低,但全因病死率(主要终点)ICD 组与药物治疗组相比,仅呈非显著性降低趋势。这很可能是由于标准药物治疗组病死率低于预期,以至该研究的把握度不够检出两组之间主要终点的差异。

SCD-HeFT 入选缺血性和 NIDCM 患者,这是首次发现 ICD 用于 NIDCM 全因病死率在统计学上呈显著性降低。根据这一研究,2008 年美国 AHA/ACC/HRS 指南对于 NIDCM 和 NYHA Ⅱ级或Ⅲ级心力衰竭患者预防性应用 ICD 给予 Ⅰ类推荐。

六、心房颤动

心房颤动是心力衰竭最常见和严重的并发症之一,心房颤动的防和治均对心力衰竭的综合处理和改善预后极其重要。

(一)流行病学

心房颤动是美国最常见的心律失常,发生率约 7%。由心房颤动所致的患者住院也多于其他各种心律失常。心房颤动的患病率在有器质性心脏病患者中最高,老年人群中最常出现。起病的平均年龄为 70~74 岁,孤立性心房颤动平均年龄 65 岁。研究表明,缺血性脑卒中的发生与心房颤动有关,且心房颤动患者较之无心房颤动者,矫正的病死率较高。心房扑动者与正常窦律者相比,脑卒中危险轻度增高(Wood 等,1997;Seidl 等,1998)。据最近资料,心房扑动因有发生血栓栓塞的危险,亦应如心房颤动一样予以积极治疗。心房颤动的常见病因见表 2-29。

心房颤动的临床过程很不一致,发作频度可变,有的可自行终止,也有的干预方法能终止发作。自发性转复的比率也不一致,自 15%~78%,取决于研究和观察的人群。自发性转复率较高的患者往往心房颤动时间较短(<12 h),较年轻,以及无器质性心脏病。一般而言,较高龄者器质性心脏病较多见,心房颤动病史较长,尽管进行了积极的治疗,仍有转变为持久性和慢性心房颤动的倾向。在持久性心房颤动患者中正常窦律仍可以恢复,但 50% 以上患者 1 年内又可复发。

表 2-29　心房颤动的病因分类

主要病因	常见病因	少见病因
高血压	酒精中毒	心包炎
充血性心力衰竭	肺部疾病	浸润性疾病
缺血性心脏病	瓣膜性心脏病	心房黏液瘤
心脏手术后	风湿性心脏病	自主神经功能失调
	心肌病	室间隔/房间隔缺损
	甲状腺功能亢进症	肺栓塞

(二)脑卒中的危险因素

弗明翰心脏研究资料表明,心房颤动患者和年龄、性别及血压相匹配的非心房颤动者相比较,脑卒中发生率约增加 4 倍;因风湿性心脏病所致的心房颤动患者脑卒中发生率增加尤为显著(相对危险 RR17.6)。根据 5 项抗凝治疗试验所做的荟萃分析,进一步评价了脑卒中的预测因素(atrial fibrillation investigators,1994)。在各种临床因素中脑卒中的独立危险因素包括既往有过脑卒中或 TIA(比数比 OR2.5)、高血压(OR1.6)、充血性心力衰竭(OR1.4)、年龄(OR 每 10 年为 1.4)及糖尿病(OR1.7)。其中一项试验亦评价了超声心动图指标,证实左心室收缩功能受损和左心房增大是独立于临床因素的显著的预测指标。在非瓣膜性心房颤动患者中经食管超声心动图所确定脑卒中危险的其他标志物有心房血栓、左心耳血流速度减缓和主动脉中粥样硬化斑块。

(三)治疗

美国 ACC/AHA 和欧洲心脏学会(ESC)早期颁布的心房颤动治疗指南(2001),提出了防治建议。

1.心脏手术后心房颤动的预防　术后心房颤动尤多见于心脏手术后,约为 25%,术后 2~3 d 最常见。一些研究表明,术后心房颤动常伴较高的并发症发生率。在心脏手术患者中术后心房颤动使 1 个月和 6 个月病死率增加,亦使住院时间明显延长。术后应用 β 受体阻滞药可降低心房颤动发生率,且已成为一种标准治疗方法(Andrews 等,1991)。一项包括 24 项临床研究的荟萃分析表明,β 受体阻滞药使 CABG 术后心房颤动减少 77%。术前开始应用 β 受体阻滞药较术后应用更为有效。

几项随机对照研究评价了静脉或口服胺碘酮预防性应用的效果(Daoud 等,1997)。胺碘酮可降低住院期间心房颤动发生率,但仅一项试验证实,如胺碘酮口服在术前 7 d 开始的话,住院时间可显著缩短。仅有一项随机研究,比较了胺碘酮和 β 受体阻滞药的疗效,胺碘酮组术后心房颤动发生率较低,但住院时间并无差异。胺碘酮有肺毒性,且与 β 受体阻滞药一样,缓慢性心律失常的发生率增加,因此,预防心房颤动仍以 β 受体阻滞药作为第一线药物,胺碘酮应考虑用于那些不能耐受 β 受体阻滞药的患者,或用于那些高危人群如有心房颤动史、>75 岁和行心瓣膜手术者。一些试验亦评价了其他药物预防心房颤动效果:口服索他洛尔较之其他 β 受体阻滞药并无优越性,且增加发生尖端扭转型室速的危险性;普罗卡因酰胺或维拉帕米均无效。

2 项随机试验比较了单点和双点心房起搏预防术后心房颤动的效果。在这 2 项试验中就预防心房颤动而言,心房超速起搏优于不起搏;但在关于哪一种起搏位置更优,以及这一起搏途径是否能减少住院时间上,结果很不一致。

2.控制心率的价值　有的心房颤动患者因低血压、充血性心力衰竭和心绞痛,情况很不稳定,或伴显著症状。此时须立即行心脏复律术,有时甚至作为急症来处理。不过,心房颤动所致的症状通常可通过控制心室率来缓解或消除。如心房颤动转为持续性,就产生一个问题,究竟选择控制心室率,还是转复心律。支持转复心律的学者认为,维持正常窦性心律和控制心率相比,不仅可消除心房颤动产生的各种症状,还会减少脑卒中和死亡的发生率。这一观点近期在 AFFIRM 试验(2002)和 European RACE 试验(2002)中进行了验证。这两项试验均未能降低脑卒中或死亡的发生率,尽管采用的心律控制方法是否理想?有人提出疑问,但这些试验仍表明,简单的心室率控制和抗凝治疗对于大多数患者是适当的和可以接受的。

3.控制心室率的药物　①β 受体阻滞药:可应用美托洛尔 5~15 mg 静脉注射,或艾司洛尔 500 μg/kg 在 1 min 内推注,继以 50 μg/min 静脉滴注。β 受体阻滞药不宜用于有严重支气管哮喘的患者,对于严重左心室功能不全者宜慎用。常用的口服制剂为美托洛尔或阿替洛尔,25~100 mg/d。②钙拮抗药:可用地尔硫草(半衰期 1~2 h)15~20 mg 静脉注射 2 min,继以 5~15 mg/h;或维拉帕米(半衰期<30 min),2.5~10 mg 在 2 min 静脉注射,或 40~120 mg 口服,每 8 小时 1 次。③地高辛 0.5 mg 静脉注射,继以 0.25 mg 静脉注射,每 4 小时 1 次,共 2~4 次,然后 0.125~0.375 mg 口服,每日 1 次。地高辛最为有效的对象是慢性心房颤动而不是阵发性心房颤动。如果交感神经张力显著增高,其发挥作用可能需数小时,且效果不佳。

4.迅速转复心房颤动的药物　抗心律失常药物均可能有复杂的药理学和生理学作用,且均可导致某些不良反应、非心脏性毒性和促心律失常作用,亦即可诱发较之欲治疗的心律失常更为危险的严重心律失常。这些危险的程度可因以下因素而改变:肾功能、性别、左心室收缩功能、左心室肥厚伴冠心病和陈旧性心肌梗死。在做出任何治疗决定并力求获得最佳效果时,了解这些危险性是极其必要的。

(1)静脉应用的制剂

1)胺碘酮 150 mg 在 10 min 内静脉注射,或 5~7 mg/kg 在 30~60 min 内静脉滴注,继以 1.2~1.8 g/d 分次口服。不良反应有低血压、窦性心动过缓、静脉炎,以及偶可发生尖端扭转型室速。一般认为其对转复新发生的心房颤动轻度有效,而对维持已超过 7 d 的心房颤动转复效果有限(Galve 等,1996)。

2)普罗卡因酰胺负荷剂量 15~17 mg/kg,以 20 mg/min 速度静脉推注,继以 2~6 mg/min 静脉滴注。低血压发生率 10%~15%。可能的危险还有 QT 间期延长和尖端扭转型室速。该药尽管已有长期应用的历史,由于资料有限及安全性和有效性考虑,AHA/ACC/ESC 指南(2001)将其列为迅速转复心房颤动治疗的 IIb 类指征。

3)静脉给予氟卡胺或普罗帕酮。两者被列为转复≤7 d 的心房颤动的 I 类指征和>7 d 的心房颤动的 IIb 类指征。静脉给予索他洛尔亦可采用,但并不推荐来迅速转复心房颤动。

4)伊布利特(Ibutilide)1~2 mg 在 10 min 静脉注射,必要时可重复一次。这种新的 III 类抗心律失常药物在初步研究中证实有较高的心房颤动转复率,但可伴持续性多形性室性心动过速的危险性(约 2%),女性中发生率最高(Stambler 等,1996)。该药转复心房扑动较之心房颤动效果还要稍好一些。国内尚无此药供应。

(2)口服药物

1)胺碘酮 600～1 200 mg/d,分次口服 10～14 d,继以 200～400 mg,每日 1 次。因其体内分布容积大,与其他药物相比,该药用于急性转复起效缓慢,但促心律失常效应发生率低,并可提高直流电转复的成功率和预防转复后即刻回复心房颤动。

2)氟卡胺 200～300 mg 口服。研究表明,单次口服负荷剂量转复 7 d 内的心房颤动有效。可发生一过性低血压、QRS 波增宽、转变为心房扑动伴快速心室率。该药禁忌用于有心肌缺血和左心室功能障碍的患者。

3)普罗帕酮 450～600 mg 口服。一项荟萃分析(2001)采用负荷剂量(通常为 600 mg 单剂给予),对象为新发的心房颤动患者,成功率在 56%～83%,取决于心房颤动的时间和治疗后的随访时间。这一成功率优于安慰剂、口服胺碘酮、口服奎尼丁,并与口服氟卡胺的成功率相当。和氟卡胺一样,在该药转复过程中可能出现一过性心律失常,且应避免用于左心室功能受损和冠心病患者。

4)奎尼丁 0.75～1.5 g,分次、间隔 6～12 h 口服。轻至中度有效。可引起 QT 间期延长和尖端扭转型室速。其迷走神经解除作用可增快心室率,故建议合用控制心率的药物(Coplen 等,1990)。

5)多非利特 125～500 μg 口服,每日 2 次。这是一种 Ⅲ 类抗心律失常药物,其短期转复率为 10%～30%,显著高于安慰剂(DIAMOND-CHF 试验,1999,DIAMOND-MI 试验,2000)。亦可出现 QT 间期延长和尖端扭转型室速,有的甚至需住院进行药物治疗。和其他大多数药物不同,该药用于左心室功能障碍和冠心病患者是安全的。

6)其他如索他洛尔、钙拮抗药和丙吡胺等尚未经充分研究,或用于急性转复心房颤动无效(Haline 等,1995)。

5.长期维持窦律的药物 上述用于迅速转复心房颤动的口服药物,除个别例外,均可用来维持窦律。Ⅰ A 类和 Ⅰ C 类抗心律失常药物因证实可增加病死率(CAST 试验,1991;SWORD 试验,1996),现仅用于无器质性心脏病患者。

(1)胺碘酮(200 mg/d):该药除已证实在冠心病和左心室功能障碍者中良好的安全性外,亦公认为长期维持窦性心律的最有效药物。根据非随机的(Gosselink 等,1992)和随机的(Roy 等,2000)临床试验结果,该药优于其他抗心律失常药物,但临床应用时须考虑其非心脏性毒性(肝、肺和甲状腺)及其他不良反

应(神经病学的和皮肤脱色),尤其是年轻人。

(2)多非利特(125～500 μg 口服,每日 2 次):该药是胺碘酮之外唯一可安全用于慢性心力衰竭和冠心病患者的抗心律失常药物(DIAMOND-CHF 试验和 DIAMOND-MI 试验)。其在转复心房颤动、维持窦律和预防新发生心房颤动上均有一定疗效。须注意的是该药可与较多的其他药物发生相互作用,且应避免用于肾功能受损的患者。

(3)索他洛尔(80～160 mg 口服,每日 2 次):临床研究表明,该药维持窦性心律的作用优于安慰剂,与奎尼丁及普罗帕酮相当,临床上主要表现为 β 受体阻滞作用和 Ⅲ 类抗心律失常效应。从肾脏排泄,可延长 QT 期间,不推荐用于心力衰竭或左心室显著肥厚的患者。

(4)氟卡胺(100～500 mg 口服,每日 2 次):该药维持窦性心律优于安慰剂,亦优于长作用的奎尼丁,仅适用于无器质性心脏病的患者。

(5)普罗帕酮(150～300 mg 口服,每日 2～3 次):该药的疗效和氟卡胺相似,不良反应及须注意事项亦相同。

(6)Ⅰ A 类药物如丙吡胺、奎尼丁或普罗卡因酰胺:肯定这类药物疗效的研究资料多于其他药物。在这类药物中对奎尼丁的研究多于其他药物。每种药物均可致 QT 间期延长,并有非心脏性不良反应。相对于其他类型的药物而言,这类药在维持窦性心律上的临床应用一直在减少。

6.电转复

(1)多用于迅速治疗不稳定的心房颤动患者:对于心房颤动时程为短至中度的患者,转复的效果(70%～90%)远优于药物,但常在转复后短期或稍晚,又可恢复心房颤动,并往往需应用某些药物以防止心房颤动迅速重现。除轻微皮肤刺激外,不良反应较少,如显著的窦性心动过缓。最大的危险莫过于血栓栓塞症,如有指征,应考虑应用抗凝药物。

(2)转复前后抗凝药物的应用:无论电转复还是药物转复均伴有发生血栓栓塞症的危险性,这种危险性对于心房颤动患者是原已存在的,而在转复过程中可能进一步增加,部分原因是与心房的机械性功能延迟恢复有关。有鉴于此,对因转复期抗凝药物的应用已提出专门的建议。下面概述美国 AHA/ACC 指南的推荐意见。

1)心房颤动时间<48 h,可转复,无须抗凝。这一限定时间并非根据前瞻性研究的资料,但一些回顾性研究证实,这样做栓塞并发症很罕见。

2)血流动力学状态不稳定的、新发心房颤动应急

诊转复,无须预先抗凝治疗。但应同时给予肝素,然后继以华法林治疗3~4周,使INR维持在2~3。

3)心房颤动时间>48 h或时间不明者,在转复前后应给予华法林抗凝治疗至少3~4周,INR目标值为2~3。

4)经食管超声(TEE)证实左心耳无血栓,可作为转复前3~4周抗凝治疗的替代方法,此法的安全性业经2项非随机和随机试验证实(Manning等,1993;1995;Klein等,2001)。

转复时应用低分子肝素代替静脉肝素或华法林的可能效果尚在研究中。一项随机研究(SPAFⅢ试验,1996)的初步报道认为依诺肝素用于此目的毫不逊色,不过,因观察的时间短,栓塞事件发生率低,尚难肯定这一意见。

(3)长期抗凝治疗:荟萃分析表明,华法林抗凝治疗脑卒中危险较之安慰剂减少50%~68%,较之阿司

匹林降低25%~35%。阵发性心房颤动和慢性心房颤动脑卒中发生率未见差异。应用抗凝治疗时,INR的目标值应为2.0~3.0,因SPAFⅢ试验证实,如INR目标值较低,则缺血性脑卒中和栓塞并发症的发生率增加(表2-30)。长期抗凝治疗方法建议如下。

1)如为孤立性心房颤动,即无脑卒中危险因素,以及年龄<65岁,单用阿司匹林即可,因这一人群属于低危,脑卒中发生率仅每年约0.5%(Kopocky等,1987)。

2)如年龄>75岁,或年龄<75岁而伴危险因素如脑卒中或TIA史、高血压、慢性心力衰竭和糖尿病,建议应用华法林抗凝治疗,INR目标值为2.0~3.0。

3)转复后华法林应用的理想时程尚不清楚,一般建议至少3~4周。迄今尚无研究证实,如窦性心律得以维持,停用华法林是否可降低脑卒中的危险性。

表2-30 华法林预防非瓣膜性AF血栓栓塞症主要随机临床试验

试验名称	主要终点	INR目标值	每年事件发生率(%) 华法林组	对照组	P值
AFASAK (1989)	脑卒中、TIA、内脏和四肢栓塞并发症	2.8~4.2	2.0	5.5	<0.05
BAATAF (1990)	缺血性脑卒中	1.5~2.7	0.4	3.0	0.002
SPAFI (1991)	缺血性脑卒中全身栓塞并发症	2.0~3.5	2.3	7.4	0.01
CAFA (1991)	非腔隙性脑梗死、非CNS栓塞等,颅内出血、其他致死性出血	2.0~3.0	3.5	5.2	NS
SPINAF (1992)	脑梗死	1.4~2.8	0.9	4.3	0.001
EAFT (1993)	血管性死亡、任何脑卒中、心肌梗死、新发脑卒中/TIA、全身栓塞并发症	2.5~4.0	8.0	15.0	0.001
SPAFⅡ (1994)	缺血性脑卒中、全身栓塞并发症	2.0~4.5	1.9	2.7	0.15
SPAFⅢ (1996)	缺血性脑卒中、全身栓塞并发症	2.0~3.0	1.9	7.9	<0.0001
AFASAKⅡ (1998)	脑卒中、全身栓塞并发症	2.0~3.0	2.8	3.6	NS

TIA:一过性脑缺血发作;CNS:中枢神经系统;NS:无显著差异;INR:国际正常化比值。

7.房室结消融和置入起搏器 适用于β受体阻滞药、地高辛和胺碘酮中的任何二药联合而反应不佳,或对其中任何一种药物不耐受的患者,此时在临床上很难有效控制心房颤动的心室率,很难防止心力

衰竭的反复发作。

七、吸烟

吸烟和心力衰竭发生有一定的联系,男性患者中

年轻人群较老年人关系更密切。多因素分析表明,男性(包括老年人)吸烟是心力衰竭发生的独立危险因素,而在女性中两者关联并不一致,老年女性的相对风险呈增加趋势。

目前较普遍的意见认为,吸烟可以作为心力衰竭确定的危险因素,由于许多研究并未将吸烟列为观察指标,其对心力衰竭的影响显然被低估了。吸烟作为危险因素对心血管病及心力衰竭的影响应给予足够的重视。

近期还在吸烟者心肌梗死风险增加约 3 倍,冠心病相关死亡风险增加约 2 倍(Rosenberg 等,1985、1990;Kawachi 等,1994、1997;He 等,1999)。吸烟和另一个主要心血管危险因素如高血压、糖尿病、高脂血症相结合可导致死亡和心肌梗死增加约 20 倍(Willett等,1987)。戒烟者其风险在数年中逐渐降至基线水平(Kawachi 等,1994)。吸二手烟或被动吸烟者冠心病病死率平均增加 20%~25%。如频繁地或严重地被动吸烟,则风险几乎可增加 2 倍(Kawachi 等,1997)。事实上,在公共场所实施禁烟法规的地区,可监测到冠状动脉疾病发病率已有所降低。经济上给予奖励以帮助戒烟,也有一定作用。

仍在研究可帮助戒烟的药物。除了应用已知的抗抑郁药,如安非他酮有助戒烟外,新的药伐尼克兰(Varenicline)已证实更为有效。该药是尼可丁乙酰胆碱受体的部分性拮抗药现已证实可辅助戒烟,且在很多应用中显示非常有效。而且,重要的是,该药应用对伴心血管病的患者也是安全的。

八、代谢综合征

代谢综合征(MS)近几年广受重视,并在美国 ATP Ⅲ 指南报告中列为主要问题加以讨论,还给其界定了明确的诊断标准,存在以下各项中至少 3 项的患者可做出诊断:①腹型肥胖,腰围男性超过 105 cm,女性超过 88 cm;② TG ≥ 3.90 mmol/L(150 mg/dl);③ HDL-C 男性≤1.04 mmol/L(40 mg/dl),女性≤1.30 mmol/L(50 mg/dl)(或正因高脂血症而进行药物治疗);④收缩压>129 mmHg 或舒张压>84 mmHg(或正因高血压接受药物治疗);⑤空腹血糖>5.49 mmol/L(99mg/dl)(或正因血糖升高而接受药物治疗)。美国 NHANES Ⅲ 报告(2002)中代谢综合征患病率超过20%,男性和女性相似。

我国上海所做的社区调查(1999)包括 1960 例,患病率为 20.87%,男女分别为 19.07% 和 22.08%;按体重指数(BMI)分层后,无论性别,代谢综合征患病率 BMI ≥ 25 组(29.88%)显著增加(P<0.01),为

BMI<25 组的 2.5 倍。

在 MRFIT 试验中观察了代谢综合征对中年男性病死率的影响,平均随访 24 年。结果证实,代谢综合征增加了冠心病和心血管疾病引起的死亡,也提高了各种病引起的总病死率(Cohen 等,ACC 2003)。代谢综合征患者中亚临床型动脉粥样硬化病变和冠心病的患病率显著增加(Bonora 等,2003);代谢综合征并发糖尿病者,冠心病危险显著增加(Anand 等,2003)。

芬兰 Kuopio 缺血性心脏病危险因素研究(2002)入选 1209 例,均为年龄 42~60 岁,且无心血管疾病、恶性肿瘤和糖尿病的男性,平均随访 11.4 年。经对传统心血管危险因素调整后,代谢综合征组死于冠心病危险增加 2.9~4.2 倍;死于心血管疾病危险增加 2.6~3.0 倍;所有原因所致的死亡则增加 1.9~2.1 倍。这表明,即使在原先并无心血管疾病和糖尿病情况下,代谢综合征患者的心血管疾病及总病死率均显著增加。不过,近期一项研究证实,无糖尿病的代谢综合征患者风险似并未见增加。

九、C 反应蛋白

(一)历史和传统的认识

CRP 是一种炎症的急性期反应产物,由肝脏在应答白介素 6(IL-6)而产生的,高敏 CRP(hsCRP)在低水平时亦可正确地测定(<10 mg/L),并可预测冠心病风险。大量研究表明,hsCRP 升高与心血管事件风险有很强的伴发关系。一些研究表明,CRP 并非只是冠心病危险的标志物,也可以损伤内皮的血管反应性和促进动脉粥样硬化。

WHS 和妇女健康启动研究均为病例-对照研究,其中 hsCRP 水平最高的人群,心血管事件发生率增高 4 倍,冠心病风险增高 2 倍。hsCRP 四分位中最高部分人群脑卒中(RR 1.9)、心肌梗死(RR 2.9)和外周血管疾病(RR 4.1)发生率均显著增加。

美国医师健康研究(PHS,1997)表明,高水平CRP 可伴心肌梗死危险增加(RR1.5),如 CRP 和总胆固醇水平均在四分位之最高端,则危险增加 5 倍以上。另一项研究包括 PHS 和 WHS 的参加者,结果发现,CRP 和 TC/HDL 比值在四分位最高部分人群,主要心血管事件风险增加 8~9 倍。在已知冠状动脉疾病患者中 CRP 亦具预测价值。在 CARE 研究(1998)中 CRP 水平在四分位最高部分人群再发事件风险增加近 2 倍。

一项欧洲的前瞻性研究(1997)中对象为稳定型和不稳定型心绞痛患者,结果发现 CRP 增加的患者非致死性心肌梗死和心脏性猝死发生率增加 45%。

在急性冠状动脉综合征患者中 CRP 水平高可预测预后不良(Mueller 等,2002)。对这些患者所做的评估表明,hsCRP 测定对其他标志物可提供额外的预后信息,并在那些肌钙蛋白水平正常患者中证实十分有用。

尤其令人感兴趣的是,hsCRP 可以预测首次心血管事件,其预测价值甚至较 LDL 还要强得多。分析 WHS 研究27 939例的资料(Ridker 等,2002)发现,基线 LDL 和 hsCRP 两者均与心血管事件发生率呈很强的线性关系,而这两者之间的相关性很低($r=0.08$)。

依照 CRP 水平四分位递增,与最低部分女性相比较,其余三部分人群首次心血管事件风险矫正的 RR 值分别为 1.4、1.6 和 2.3($P<0.001$);与 LDL-C 水平四分位递增的各部分人群相应的 RR 值比较,分别为 0.9、1.1、1.3 和 1.5($P<0.001$)。因为46%主要事件出现于 LDL<3.38 mmol/L(130 mg/dl)人群,在低 LDL 人群中筛选和确定那些有冠心病高风险的患者上,CRP 极为有帮助。

他汀类能够有效降低 CRP 水平。PRINCE 试验入选2884例(包括1182例已知有心血管疾病,停用他汀类至少 12 个月)。在这个一级预防队列中,普伐他汀与安慰剂相比,降低 hsCRP 16.9%,安慰剂组无变化。在开放的心血管病队列中(全部接受他汀类治疗),发现 hsCRP 很相似地降低 14.3%。

分析 AFCAPS/TexCAPS 研究的参与者,结果发现,在研究过程中氟伐他汀降低 CRP 水平14%($P<0.001$)。如果 LDL 水平低于中位数[3.64 mmol/L(140 mg/dl)]且 CRP 水平高于中位数(1.6 mg/L),氟伐他汀可产生显著有益效应(Ridker 等,2001)。

在 CARE 研究中他汀类组 hsCRP 降低 17%。那些应用普伐他汀,且 hsCRP 在百分位的 90 位人群中再发事件降低 54%,如 hsCRP<9.9 mg/L,则仅降低25%。数项研究表明,他汀类在开始治疗数周内即可降低 hsCRP 水平,其疗效是独立于 LDL-C 作用的。

PHS 研究分析表明,hsCRP 值在四分位最高部分的男性人群中,阿司匹林应用最为有益,心肌梗死发生率显著降低 56%,而在四分位最低部分仅降低14%。专门设计旨在检验阿司匹林对 hsCRP 影响的一些研究,结果是冲突的。因此,需要进一步研究,在 CRP 水平高的患者中开始阿司匹林治疗,能否降低冠心病的风险?

生活方式调整亦可降低 hsCRP 水平,几项研究表明,减轻体重、运动、戒烟和轻度饮酒,可降低 hsCRP 水平。因为那些伴糖尿病和代谢综合征患者往往有 hsCRP 水平升高,很可能积极降糖治疗可降低 hsCRP 水平。

一些研究旨在前瞻性评价他汀类药物降低 CRP 作用能否转而减少主要心血管事件。一项 668 例初步研究的结果(2003)表明,辛伐他汀单用降低主要事件危险 18.2%,而辛伐他汀和依折麦布合用则降低34.8%,已知后者可降低 CRP。

(二)美国 AHA 和 CDC(疾病控制中心)的建议

2003 年 1 月美国的这两个组织联合发表了一个科学声明,确定 hsCRP 作为最有前景的炎症指标,因为已有大量可靠的数据库资料,并且 hsCRP 已证实具有很强预测心血管病事件的能力。

这一报道并未要求常规检测 hsCRP 作为一级预防的筛选举措,而是建议选择性地用于中度危险的患者,即根据改良的弗明翰表 10 年中冠心病危险为 10%~20%的患者。还建议至少间隔 2 周测定 2 次。hsCRP 值低于 1.0 mg/L、1.0~3.0 mg/L 和高于 3.0 mg/L 分别界定为低、中和高值。如 hsCRP 水平>10 mg/L,应考虑为非心脏原因所致。尽管迄今尚未列出治疗的标准,一些专家还是建议,对于那些 hsCRP 升高且 LDL 3.38~4.16 mmol/L(130~160 mg/dl)水平的患者,有必要采用他汀类药物。AHA/ACC 其他建议还有:①hsCRP 仅限用于二级预防;②在急性冠状动脉综合征患者中作为复发性事件如死亡、心肌梗死和 PCI 后再狭窄的预后标志物,是有用的,但由此而进行治疗是否有益则尚不肯定;③系列性检测 hsCRP,以评估疾病的活动性和监测治疗的有效性则不必要,也不推荐。

2004 年美国 CDC/AHA 的炎症和心血管病标志物工作组,进一步推荐 CRP 的路径可用于临床实践,当医师们在直接与进一步评估及处理冠状动脉疾病的中危人群(根据修改的弗明翰评分表 10 年冠心病危险在 10%~20%)存在分歧时,或在评估已知疾病患者的整体风险时,均可考虑应用 hsCRP。但该报道并不鼓励应用 hsCRP 来监测治疗,指导急性冠状动脉综合征的治疗,或确定二级预防的策略。如其水平>10 mg/L,应检查是否有非心脏原因存在。应注意的是,这些建议存在局限性,因为并非根据高质量的证据(即大样本 RCT 研究)而做出的。

(三)美国药品和食品管理局(FDA)批准他汀类药物应用新适应证带来的影响和冲击

近期 FDA 建议,hsCRP 升高到显著水平,可用来指导降脂药物治疗。根据 JUPITER 试验,如患者能满足该研究的入选标准,即 LDL 正常,而 CRP 显著升高,依据年龄和至少还有一个其他心血管病危险因素,心血管事件风险显著升高的患者,即有应用瑞斯伐他汀的适应证。

美国 FDA 批准的他汀类药物新适应证涉及冠心病的一级预防。实际上,早在 20 世纪 90 年代,根据一些随机对照临床研究,他汀类药物长期应用可预防冠心病发生已得到证实,并开始应用于临床实际。其对象均有血脂异常即 LDL-C 水平不同程度的升高。而美国 FDA 新批准的他汀类应用适应证,却是那些血脂水平不高或正常的人群。这一人群具有如下特征:①血脂水平正常;②hsCRP 水平 ≥ 20 mg/L;③年龄男性>50 岁,女性>60 岁;④至少有一项冠心病的危险因素如高血压、吸烟、低 HDL-C 水平、冠心病家族史等。

批准的此项适应证的依据是 JUPITER 研究结果。这是冠心病的一级预防试验。入选对象除 hsCRP 显著升高(>20 mg/L)外,基本上是"健康"人群,血脂水平包括 LDL-C 是正常的 [<3.38 mmol/L(130 mg/dl)]。结果表明主要终点(首次发生的重大心血管事件如心血管死亡、脑卒中、心肌梗死、不稳定型心绞痛和冠状动脉血运重建术),二级终点(全因死亡率、非心血管死亡率、发生糖尿病、静脉血栓栓塞事件的发生、因不良反应所致的中断研究药物等)瑞斯伐他汀组均显著低于安慰剂组,且各个亚组分析也显示治疗组均一致性获益。FDA 批准的他汀类应用新指征,我们理解是一种导向,其临床意义:一是要加强冠心病的一级预防;二是要加强对各种可能的危险因素进一步研究和防治。

十、肥胖

肥胖是公认的冠心病危险因素。早在 20 世纪 80 年代末,Eriksson 等研究证实超重也是心力衰竭发生的独立危险因素,这一结果鼓励了尔后进一步的深入研究,也为饮食控制、减轻体重和调脂治疗奠定了基础。

现在 2/3 美国成人超重或肥胖,而在 20 世纪 60 年代早期仅为 1/4。美国已有关于男性和女性体重的指南,常应用 BMI 这一指标:理想 18~24,超重 25~30,肥胖>30。不过其缺陷已发现,即很难鉴别脂肪性肥胖和肌肉薄瘦的差异。

对多个大样本资料库所做的分析表明,肥胖显著减寿,尤其年轻的成人。每年多于 28 万例死亡现在可归因为肥胖,其和吸烟一起已列为美国人可预防的主要死因。

来自 NHS 的资料表明,在 18 年随访观察中即便体重轻微增加,均可导致冠心病和非致死性心肌梗死风险显著增高,RR 范围从 1.25(体重增加 5~7.9 kg)到 2.65(体重增加 20 kg)。其他研究亦证实,较高的腰/臀比和较大的腰围是冠心病死亡和心肌梗死独立预测因素。在弗明翰心脏研究中体重的变化是与全因病死率和冠心病病死率增加相伴随的。

十一、少动的生活方式、运动和饮酒

运动产生的有益影响包括体重减轻和血脂谱有益的改变,尤其 HDL 水平升高。观察性研究表明,运动少的人病死率风险增加 25%~100%。一项荟萃分析表明,从事的职业活动少的人较之运动多的人,冠心病死亡几乎为 2 倍。

研究表明,随着运动强度和频度的增加,获益也是增加的。分析 MRFIT 研究的对象,结果中等程度活动的人较之较少活动者,冠状动脉疾病病死率降低 27%。另一项研究发现,跑步(有氧运动)优于举重(主要为无氧运动)。不过,对新近发生心肌梗死患者,研究其在运动后的内皮功能发现,各种形式的运动(有氧或无氧的)均可产生有益的结局。值得注意的是,这些有益的改变在运动停止 1 个月即会消失。

尽管高强度的有氧运动似乎是最佳的,强度较低的运动也显著优于不运动,因为来自两项研究的证据表明,步行也能使患者持续受益。这两项研究的对象,一项为中年女性,另一项为老年男性。

NHS 试验分析 72 000 例以上的女性,结果发现轻快的步行(1 周 3 h 以上)可使冠状动脉事件降低 35%。步行亦可减少体重和体脂。近期的资料证实,规则的运动,即便并未降低体重,仍可降低心血管的风险。

规范的运动试验提供了较准确的风险评估。在 Lipid Research Clinics Mortality Follow-up Study 中标准踏车试验四分位的最低运动较之最高运动,冠状动脉疾病病死率风险增加 8 倍。另一项研究包括 6 213 例男性,在有或无冠状动脉疾病患者中峰值运动能力是死亡的最强预测因素每增加一代谢当量(MET),生存改善 12%。

其他研究表明,运动可诱发急性心肌梗死,在那些不常运动(每周少于 1 次)的人中剧烈运动后 1 h 可显著增加心肌梗死的相对风险(>100 倍),因此,虽然运动具有保护性益处,任何运动项目的启动通常均应作预先的评估,向医师做咨询,并逐步进行,切不可操之过急。

适度饮酒可能有益。一些观察研究表明,中度饮酒(每日 1~2 杯)可显著降低冠心病和全因病死率。PHS 分析表明,在那些每日饮 1~2 杯酒的人群中矫正的相对病死率风险分别为 0.79 和 0.84。另一项研究包括 38 000 例健康职业人士,结果发现,饮酒每周至少 3~4 d 降低心肌梗死发生率可超过 30%,无论酒的种类或是成分及同时食用的肉类,都不改变这种益处。

饮酒有益的机制似包括增加 HDL 水平,抗血小板作用,以及改善胰岛素抵抗。由于多量和持续饮酒可伴显著的健康风险,许多医师犹豫而不推荐饮酒作为降低心血管风险的方法。美国 AHA 营养委员会的推荐,认可那些支持饮酒具保护作用的资料,但并不建议仅仅为了预防心血管病而饮酒。他们建议,要权衡风险和获益,支持饮酒,男性最多每日 2 杯,女性每日 1 杯。

十二、不可矫正的危险因素

(一)家族史

在其他方面均为低危人群中家族史似为最重要的。对 45 317 名医师做分析表明,双亲之一在 70 岁前患过心肌梗死,则心脏性死亡、PTCA 和血运重建的相对风险大约会高 2 倍。而一项瑞士 21 004 名孪生兄弟姐妹的研究表明,如另一个单卵孪生亲人 55 岁前死于冠心病,则其冠心病死亡风险增加 8 倍。

近期的队列分析包括 2 万例以上,结果发现大约 15%冠心病病例可归因于家族史,独立于其他已知的危险因素。

(二)年龄

高龄使心血管功能逐渐恶化(如舒张功能、血压调节),并增加冠心病死亡风险。ATP Ⅲ指南将年龄男性≥45 岁和女性≥55 岁,列为冠状动脉疾病的危险因素。

(三)性别

冠心病相关的事件男性中较常见。此种性别差异主要由于在女性中,有症状的冠状动脉疾病发生较迟(大约迟 10 年),这可能与雌激素的保护作用有关。

激素状态和激素治疗。更年期后妇女应用雌激素替代治疗可以降低 LDL 水平 15%~20%,并升高 HDL 水平 15%~20%。流行病学资料还表明,雌激素替代治疗也能降低冠心病病死率。不过,乳腺癌发生率增加 10%~30%,子宫癌则可增多达 6 倍。与这些流行病学资料不同,首个大样本 HERS 研究表明,有冠心病事件的妇女(2763 例)联合应用雌激素和孕酮达 6 个月,心血管死亡和心肌梗死发生率并未显著降低(RH 0.99),激素组的事件发生率第 1 年较多,而至第 4 年和第 5 年则较少。

妇女健康启动(women health initiative,WHI)研究入选 16 608 例更年期后女性至雌激素和孕酮组,以及安慰剂组,随访 5.2 年即提前终止。激素组冠心病(HR 1.29)、乳腺癌(HR 1.26)、脑卒中(HR 1.41)均显著增高,但结肠直肠癌(HR 0.63)和髋关节骨折(HR 0.66)发生率显著降低,总病死率相似。根据这些资料,很显然,雌激素和孕酮的替代治疗在风险/获益比上,并不能达到一级预防所需要的安全与有效的标准。该研究单用雌激素的分支研究仍在进行。

Raloxifene 是一种选择性雌激素调节剂,用于治疗骨质疏松症。在 MORE 研究中 7705 例有骨质疏松症的更年期后妇女随机至应用该药(60 mg/d,120 mg/d)或安慰剂组。经 4 年随访,治疗组在冠状动脉和脑血管事件上与对照组并无差异。不过在 1035 例基线时有心血管风险增高的妇女,随机分入药物组的较之安慰剂组,心血管事件显著降低(RR 0.60,95% CI 0.38~0.95)。

显然,需要一项研究,以心血管结局作为评价的主要客观指标(一级指标),来证实雌激素的有益作用。RUTH 研究便应运而生。该试验随机 10 101 例更年期后伴冠心病或多种冠心病危险因素的妇女,至 Raloxifene(60 mg/d)组和安慰剂组,随访中位数事件 5.6 年。该研究观察的临床结局有 2 个,即冠状动脉死亡、心肌梗死或因急性冠状动脉综合征住院的复合终点,以及浸润性乳腺癌。结果证实,两组冠状动脉事件并无显著差异,但浸润性乳腺癌风险的确显著降低。

十三、其他可能的危险因素

(一)同型半胱氨酸

高同型半胱氨酸血症可能是冠心病、心血管疾病和外周血管疾病轻度的独立危险因素,大多数研究证实,同型半胱氨酸水平升高和冠心病病死率增加相伴发,但另一些研究却显示并无关联。一项荟萃分析发现,前瞻性研究中同型半胱氨酸水平降低 25%,缺血性心脏病风险可降低 11%,脑卒中风险降低 19%;分析 5 569 例 AFCAPS/TexCAPS 试验入选者发现,同型半胱氨酸基线水平较高可伴未来急性冠状动脉事件的风险增加,但是与这一试验中对 CRP 资料的分析不同,同型半胱氨酸水平并不能帮助来确定那些 LDL 水平低并伴对他汀类治疗反应不同的亚组人群。而且,同型半胱氨酸水平在无冠心病的老年人群中可预测心血管病死率,且优于弗明翰的危险分值。两项研究报道了补充叶酸和多种维生素可降低同型半胱氨酸的水平。但各项以同型半胱氨酸作为治疗目标的临床试验(如 NORVIT、HOPE2,一项降低同型半胱氨酸的 VA 研究及 WENBIT 试验等),大多数涉及 B 族维生素,结果令人失望,降低同型半胱氨酸似并不能预防心血管事件发生。

最近由中国学者所做的一项荟萃分析表明,总体人群补充叶酸,脑卒中风险降低 8%。谷物未加叶酸人群,补充叶酸脑卒中风险显著降低 11%,基线他汀类应用比率低或未强化应用、年龄<63 岁、高血压比例>55%人群,疗效更显著。补充叶酸不增加心肌梗死、全因死亡和肿瘤发生的风险。

(二)感染

一些研究证实,某些感染性病原体血清阳性人群心血管风险增加。迄今最可靠的证据来自衣原体肺炎(*Chlamydia pneumoniae*)的研究。一项荟萃分析包括 15 项衣原体肺炎 IgG 滴度研究,共 3169 例,结果发现冠心病的 OR 仅 1.15(95%CI 0.97~1.36)提示 *C. pneumoniae* 和冠心病相关性较弱。但对 PHS 入选者和弗明翰心脏研究的前瞻性队列参与者的研究发现,*C.pneumoniae* IgG 滴度增加人群中未来心肌梗死风险并未增加。

ACADEMIC 试验中伴冠状动脉疾病和 *C. pneumoniae* 滴度升高且应用阿奇霉素的人群中治疗组和安慰剂对照组 3 个月复合终点(4 种炎症标志物和 6 个月临床结局)并无差异。

在不稳定型心绞痛和非 Q 波心肌梗死患者中,CLARIFY 研究发现甲红霉素较之安慰剂,降低了缺血性心血管事件风险。反之,在 AZACS 研究中应用阿奇霉素的1400例不稳定型心绞痛或急性心肌梗死患者并未见获益。而且大样本量的 WIZARD 试验,入选

7000例以上心肌梗死后伴 *C.pneumoniae* 滴度升高的患者,阿奇霉素和安慰剂相比,也未见显著获益。

不过,在 PROVE IT-TIMI 22 试验的抗生素分支研究中随机4 162例急性冠状动脉综合征患者至加替沙星(Gatifloxacin)或安慰剂组,平均治疗 2 年(每个月治疗 10 d)。2 年后随访主要复合终点[全因死亡率、心肌梗死、需再住院的急性冠状动脉综合征、冠状动脉血运重建(随机后至少 30 d 完成)和脑卒中]并无显著差异。这一研究和应用阿奇霉素的 ACES 研究一起有效地终止了认为感染是一种可调整的再发心血管事件危险因素的观念。

(三)基因标志物

血小板糖蛋白Ⅲa 和 ACE 基因的 PLA1/PLA2 多态性已被做过广泛的研究。PLA1/PLA2 多态性研究报道了在那些有 PLA2 等位基因人群中心脏事件风险增加,而较大样本的研究则提示并无显著的关系。一项荟萃分析包括 40 项研究和总数 9095 例及 12 508 例对照,结果发现,PLA2 等位基因携带者冠心病的 OR 为 1.10(95%CI 1.03~1.18),提示存在显著但较弱的伴发关系。关于 ACE 基因,包括 15 项研究的荟萃分析表明,在那些纯合的、ACE 等位基因缺失人群中心肌梗死风险增加约 25%。此外,令人欣喜的是,已确定了心血管疾病风险和线粒体 9p21 部位的等位基因之间存在相关性。当然,这一研究还只是初步的,但至少说明一种遗传的危险因素对心肌梗死风险有显著的,但较小的影响。

第三节 β 受体阻滞药

一、努力遵循专家共识,以规范 β 受体阻滞药的临床应用——"β 肾上腺素能受体阻滞药在心血管疾病中临床应用的专家共识"述评

(一)专家共识产生的背景

β 肾上腺素能受体阻滞药(简称 β 受体阻滞药)在心血管疾病中临床应用的专家共识(简称专家共识)已正式发表。中华医学会心血管分会决定组织撰写这一专家共识。一是 β 受体阻滞药问世 40 多年来在各种心血管疾病的防治中发挥极其重要的作用,已成为最为广泛应用的心血管药物之一。二是随着研究的深入,对这类药物的临床评价产生了一些争论和讨论,在肯定其良好疗效的同时也认识到 β 受体阻滞药存在的不良反应和临床应用中的一定局限性,如何长期维持应用这类药物,并把握其适当的剂量,已成

为临床医师和患者遇到的一个实际的难题。三是流行病学调查和观察性研究表明,我国医师 β 受体阻滞药临床使用率偏低,剂量偏小,使用很不规范,与国外同道相比,差距明显。

面对上述实际状况和针对 β 受体阻滞药的不同认识,我国的临床医师需要获得正确的信息和指导,规范此类药物在心血管领域的应用,不仅心血管专科医师要熟练掌握,其他相关领域的医师和普内科、全科医师等也应熟悉和能够正确使用。这一专家共识由此而应运而生。

(二)专家共识的特点

近几年国内和国外一些有关心血管疾病的诊治指南、专家共识和治疗建议中涉及 β 受体阻滞药的临床应用;一些有关 β 受体阻滞药治疗心血管疾病的大型临床试验陆续颁布了结果,提供了循证医学的新证据;欧洲 ESC 2005 年颁布了 β 受体阻滞药应用的专

家共识。这些材料均值得参考和借鉴,但并不一定完全适合我国的临床实践,且这些材料之间还存在某些矛盾和差异,需要我们认真去辨析。

我们确定了制订专家共识的指导思想为:吸取国外的经验,反映该领域的新进展,符合我国的国情;强调实用,要适合我国基层医疗单位和基层医师的应用。撰写组的工作方法为集思广益,发挥所长,协调妥协,形成共识。

这一专家共识经18位教授共同执笔撰写,近50位教授参与讨论修改,历时一年半,八易其稿才完成。专家共识具有明显的特点。一是主要依据又不完全依据临床证据,充分考虑到我国的国情和长期以来临床医师的用药习惯,以及我国实践中积累的丰富的经验。例如在我国应用较久也较广泛的美托洛尔平片,列入了一些心血管疾病的治疗建议中;推荐的剂量与国外相比仍偏小;不采用"目标剂量",临床试验中应用的剂量或"最大"耐受剂量这样的表述,而是采用"患者耐受剂量"这样的措辞。二是观点明确,立论公允。每节一般分3个部分阐述,即作用机制、循证医学证据和临床应用。对于存在争议的问题如β受体阻滞药在高血压的应用,静脉制剂在急性冠状动脉综合征的应用等,清楚表明态度,不含糊其辞。三是内容较全面,覆盖了心血管疾病的各个领域,也涉及可能应用β受体阻滞药的其他领域,力求勾画出β受体阻滞药在临床医学各方面应用研究的全貌。

(三)专家共识建议的要点

1.β受体阻滞药适用的各种疾病

(1)慢性心力衰竭:专家共识强调所有的慢性收缩性心力衰竭、NYHA Ⅱ~Ⅲ级或Ⅰ级伴 LVEF<40%患者均需终身应用β受体阻滞药,除非有禁忌证或不能耐受。NYHA Ⅳ级患者在病情稳定后,在专科医师指导下也可应用。此类药亦可应用于舒张性心力衰竭,尤其适用于伴高血压和左心室肥厚、心肌梗死,有快速心室率心房颤动而需要控制心室率的患者。

(2)高血压:专家共识指出β受体阻滞药是高血压患者初始和长期治疗的药物之一,可单用或与其他降压药合用。此类药降低收缩压和舒张压的效果与其他降压药相仿,且其单用或与利尿药合用可显著降低高血压患者的病残率和病死率,降幅和 ACEI 或钙拮抗药相似。无并发症的年轻高血压患者可积极考虑应用β受体阻滞药;并发快速性心律失常、冠心病、慢性心力衰竭、交感神经活性增高、高循环动力状态的高血压优先考虑应用β受体阻滞药。

(3)冠心病:稳定型冠心病包括稳定型劳力性心绞痛和有(或无)症状的陈旧性心肌梗死需应用β受体阻滞药,伴陈旧性心肌梗死、心力衰竭和高血压者应优先使用。急性冠状动脉综合征亦需使用β受体阻滞药。通常应用口服制剂。静脉应用β受体阻滞药适用于急性冠状动脉综合征急性期伴较紧急和严重的状态,如 ST 段抬高的心肌梗死伴剧烈的缺血性胸痛或显著的高血压,以及不稳定型心绞痛和非 ST 段抬高型心肌梗死伴胸痛和高血压,且其他处理未能缓解的患者。所有的冠心病患者均需长期口服β受体阻滞药,以降低病死率和改善预后;早期因禁忌证未能使用者,出院前应进行再评估,以便使用β受体阻滞药进行二级预防。

(4)各种心律失常:专家共识建议β受体阻滞药可用于下列状况。①窦性心动过速,尤其伴临床症状者;②室上性快速性心律失常如房性早搏、局灶性房性心动过速、阵发性室上性心动过速等;③心房扑动,主要用于减慢心室率;④心房颤动,可用于控制心室率或转变房颤为窦性心律并维持窦性节律;⑤室性心律失常,尤其适用于和交感神经兴奋,或和急性心肌梗死,手术期及心力衰竭相关的室性心律失常,预防严重性室性心律失常和心源性死亡等;⑥起搏器或ICD 置入后。

2.β受体阻滞药的合理应用　专家共识要求每一个从事心血管疾病治疗的临床医师、内科医师、全科医师均必须掌握合理应用β受体阻滞药的方法。此种合理应用充分体现了临床思维的方法,即要根据患者各自的具体状况,以及疾病演变的不同阶段的特点;又要考虑到不同的β受体阻滞药疗效或临床证据不同,且其β_1受体选择性,以及是否伴内在拟交感活性亦不同;以动态和辨证的眼光加以分析,评估β受体阻滞药应用的利弊得失,选择适当的药物和应用方法(包括剂量)。显然,β受体阻滞药的合理应用不仅需知识、经验和技能,而且也是一种艺术。

(1)慢性心力衰竭:①种类的选择。专家共识建议应用已有研究证实有效的制剂如美托洛尔(平片或缓释片)、卡维地洛和比索洛尔。②目标剂量的确定。应考虑到患者的年龄、基础血压水平、心率及全身状况,其中心率是公认的心脏β_1受体有效阻滞的指标。清晨起床前静息心率 55~60/min(不低于 55/min)即为达到患者耐受剂量之征。③起始剂量。须从极小剂量开始如美托洛尔平片 3.125 mg,每日 2 次或缓释片 12.5 mg,每日 1 次,比索洛尔 1.25 mg,每日 1 次,或卡维地洛 3.125 mg,每日 2 次。④剂量递增。应以滴定方法调整剂量,如患者能耐受前一个剂量,每隔 2~4 周将剂量翻倍。出现不良反应或不能耐受,应延迟加量。在此过程中医师要有耐心和恒心。

（2）高血压：原则上无论单用或与其他降压药物（钙拮抗药、ACEI、ARB）合用，均须遵循小剂量的原则。专家共识指出阿替洛尔虽然能降低血压，但缺乏心血管保护作用的有力证据，故建议推荐应用无内在拟交感活性、对 β_1 受体选择性较高的 β 受体阻滞药，如美托洛尔、比索洛尔，或兼有 α 受体阻滞扩血管作用的 β 受体阻滞药如卡维地洛。

（3）冠心病：不同的 β 受体阻滞药在临床疗效上并无显著差别。但临床上为了减少药物可能产生的不良反应，多选择 β_1 受体高度选择性的 β 受体阻滞药，如美托洛尔、比索洛尔、阿替洛尔，也可以应用普萘洛尔。口服从小剂量（约相当于目标剂量 1/4）开始逐渐递增，使静息心率降至 55~60/min。β 受体阻滞药抗心绞痛的目标剂量为：美托洛尔缓释片 50~100 mg，每日 1 次或平片 25~75 mg，每日 2 次，比索洛尔 5~10 mg，每日 1 次，阿替洛尔 12.5~50 mg，每日 2 次，或普萘洛尔 20~80 mg，每日 2~3 次。急性冠状动脉综合征的急性期如有明确的适应证亦可应用静脉制剂，可选择艾司洛尔或拉贝洛尔。要权衡应用 β 受体阻滞药的利弊。

3.β 受体阻滞药应用的利弊权衡　β 受体阻滞药是一类个性鲜明的药物，其优点突出，其缺点也很明显。临床上对应用适应证和禁忌证的掌握，须遵循因病而异，具体情况区别对待的原则。专家共识的阐述体现了此种个体化的精神。

对于慢性心力衰竭，专家共识要求尽量让患者应用 β 受体阻滞药，因为这是一类可以降低发病率、病死率和减少心源性猝死率从而改善预后的药物。由于心力衰竭本身预后很差（相当于恶性肿瘤），应用 β 受体阻滞药对患者利显著大于弊，故应让更多的患者长期应用，此时适用人群和范围可以放宽泛些，只要不是支气管哮喘的急性发作期，均可以考虑应用，伴糖尿病、慢性阻塞性肺病、高龄、心肌梗死后等均不是禁忌。

对于急性冠状动脉综合征静脉应用 β 受体阻滞药则要严格掌握适应证和禁忌证。有禁忌证者如未能控制的急性肺水肿、低血压、血流动力学不稳定、伴低心排血量状态如末梢循环灌注不良、伴心源性休克较高风险，以及二度、三度房室传导阻滞者，不得应用 β 受体阻滞药，尤其不得静脉给药。

对于老年高血压患者不首选 β 受体阻滞药，伴代谢综合征或已患糖尿病的高血压患者也不推荐 β 受体阻滞药作为初始治疗药物，并应避免其与大剂量噻嗪类利尿药合用。

4.要发挥 β 受体阻滞药预防心力衰竭的作用　β 受体阻滞药对心血管事件链的各个阶段具有保护作用。一是此类药可阻断交感神经系统的过度激活，也对肾素-血管紧张素-醛固酮系统具有一定的阻断作用。这两个系统的过度激活正是心血管事件链上疾病的发展和演变的主要机制。二是 β 受体阻滞药已证实能够降低心力衰竭患者猝死的相对危险约 40%，这是其他药物不具备的有益作用。而临床上心脏性猝死有较高的发生率，在心功能状况较好如 Ⅱ 级患者中猝死占心力衰竭死因达 64%，Ⅲ 级和 Ⅳ 级患者分别为 59% 和 33%。现有临床证据表明，伴有器质性心血管疾病尤其伴有心功能不全或 LVEF 低下患者 IC 类抗心律失常药物的应用弊大于利，全因死亡率不降反增，Ⅱ 类抗心律失常药物一般又不适合作为心脏性猝死一级预防和二级预防的长期治疗。

因此，专家共识明确指出，伴高危因素和有心脏结构性改变的患者如冠心病、高血压、心绞痛、快速性心律失常（如伴快速心室率的心房颤动）等，使用 β 受体阻滞药有利于预防慢性心力衰竭的发生和发展；对于可导致舒张性心力衰竭的基础疾病如高血压（尤其伴左心室肥厚）、冠心病、肥厚型心肌病等均可作为一线用药。

（四）规范 β 受体阻滞药的临床应用

根据一些调查和观察资料，我国医师应用 β 受体阻滞药治疗心血管疾病存在诸多问题。一是认识上有误区，不知道 β 受体阻滞药可以改善心力衰竭患者的预后，应列为心力衰竭的基本治疗药物，不知道冠心病患者应长期应用 β 受体阻滞药作为二级预防等；不知道如何来评估 β 受体阻滞药的剂量是否适当。二是使用率低，达到推荐剂量的比率更低。2006 年基层内科医师问卷显示，慢性心力衰竭 β 受体阻滞药使用率为 40%，达到推荐剂量的比率更低仅 1%。三是应用不规范，心力衰竭患者在液体潴留尚未消除时就应用 β 受体阻滞药，或起始剂量不够小，递增剂量速度偏快；或患者出现病情反复，尚未明确是否与应用 β 受体阻滞药有关，动辄停药等。四是选择 β 受体阻滞药种类不当，未能根据临床证据，选用已证实对患者有效和有益的药物。

因此，为了发挥 β 受体阻滞药的心血管保护作用，提高我国心脏病治疗水平，让更多患者获益，认真学习专家共识，推动 β 受体阻滞药的规范临床应用很有必要。

二、如何正确看待"β 受体阻滞药用于慢性心力衰竭伴心房颤动患者不能降低病死率"的荟萃分析结果

2014 年发表的一篇荟萃分析评估了在慢性心力衰竭并发心房颤动患者中应用 β 受体阻滞药的疗效。结果病死率与安慰剂对照组相比并未降低。这一结果十分出乎意料,在心血管领域引起了讨论和热评。这一结果还被中国医学论坛报评为 2014 年国际医学的十大新闻之一,足见其产生的巨大震撼力。我们应该如何看待这一篇荟萃分析和它的结论? 在心力衰竭并发心房颤动的患者中 β 受体阻滞药是否仍是基本的治疗药物? 是否应该继续推荐?

(一)荟萃分析的背景

心力衰竭是一个严重的公共卫生问题。心力衰竭的患病率在全球均呈上升的趋势,美国为 2%~3%,现症患者约 600 万。中国近几年的患病率据估计约为 1.3%,现症患者约1000 万例,在数量上为全球之最。在美国,因心血管病住院的耗费中心力衰竭超过其他疾病,位居首位。在现代治疗条件下心力衰竭的病死率大致与常见的恶性肿瘤如乳腺癌、大肠癌等相仿,即 5 年平均病死率在 60%~80%。因此,心力衰竭当之无愧地可称之为心血管疾病中的恶性疾病。而且心力衰竭患者由于常伴气急、水肿等症状,活动力严重受限,生活质量甚至低于有的恶性肿瘤和肾衰竭而需要做血液透析的患者。

心力衰竭并发心房颤动常见而预后更差。心力衰竭可伴多种并发症如肾功能损害(心肾综合征)、各种心律失常、COPD、冠心病和心肌缺血、贫血、抑郁症和认识功能低下等。其中心房颤动是心力衰竭常见并发症。心力衰竭患者伴心房颤动约占 1/3。心力衰竭本身已有不同程度的心功能障碍,心排血量降低,而心房颤动又使心排血量减少 1/3;心房颤动导致的血栓栓塞事件进一步增加心力衰竭患者的病死率和心血管事件的发生率。现代的心力衰竭治疗是一个系统工程,需要做综合性管理,除了给予标准优化抗心力衰竭治疗外,适当处理并发症也是重要的内容。减少心房颤动带来的各种危害,改变患者的预后一直是心力衰竭患者临床处理的靶标。

β 受体阻滞药在心力衰竭并发心房颤动患者中应用的价值存在争议。此种争议此前并不涉及该药是否应该应用,也未对其作为此类患者的标准方案主要药物地位提出质疑。此种争议只是尚不能肯定其确切疗效。心力衰竭的其他并发症如糖尿病、COPD、冠心病心肌缺血等,应用 β 受体阻滞药患者同样可以

获益,且获益程度较之无这些并发症患者更大。例如心力衰竭伴有糖尿病患者病死率显著增加。在一些情况下,糖尿病患者并不考虑应用 β 受体阻滞药如高血压,这是担心该药可能导致糖代谢障碍。但 UKPDS 的 20 年随访结果表明,高血压伴糖尿病患者长期应用 β 受体阻滞药,不仅降压效果良好,而患者的病死率甚至还低于其他常见的降压药物如钙拮抗药或 ACEI。心力衰竭伴糖尿病患者长期应用 β 受体阻滞药已证实可以降低病死率,但 β 受体阻滞药在心力衰竭伴心房颤动患者中的应用并无定论,临床上尚未做过专门的、深入的研究,也就没有令人信服的结论。此前心力衰竭研究的亚组分析并不能证实其疗效,又不能否定之,因为纳入的此类病例数有限,缺乏足够的把握度检出两组病死率的差异。对于这一问题也并未做出前瞻性研究,而且也不能做,如果用安慰剂作对照,显然不符合临床试验伦理学要求。由此这一问题成为一个悬案高高挂起,而将 β 受体阻滞药的应用视为理所当然。新的荟萃分析正是针对上述情况而做的一件实实在在的工作。

由 Fether 教授牵头的"β 受体阻滞药心力衰竭协作组",其工作是通过确定那些最有可能获益的人群,从而改善和提高 β 受体阻滞药在心力衰竭患者中的使用率。在心力衰竭伴窦性心律患者中 β 受体阻滞药是积极推荐应用的药物,由于疗效存在异质性,其年龄、性别、其他特征心力衰竭人群的亚组分析正在进行,以解释窦律患者中 β 受体阻滞药应用异质性的原因。关于心力衰竭伴心房颤动的荟萃分析正是由该协作组启动并实施完成的,旨在解决心力衰竭处理也是心血管领域中这一悬而未决的问题。

根据研究结果,作者提出两条主要建议:一是在心力衰竭伴心房颤动患者中 β 受体阻滞药的应用不宜优先于其他控制心率的药物;二是该药不能认为是改善此类患者预后的标准治疗,即不推荐常规应用。对于一个近 20 年来一直公认为治疗心力衰竭的基石之一的药物,现在要将其踢出一线药物行列(尽管只是在伴心房颤动的特定人群),其产生的震动堪比美国高血压指南 JNC8 将 β 受体阻滞药排除出一线降压治疗。

(二)荟萃分析的研究方法

1.病例的来源 研究者从既往应用 β 受体阻滞药治疗心力衰竭的 7 项主要临床试验和另外 4 项研究中随机的患者中,按预先设定的标准挑选出适合的病例,并汇总在一起。这 11 项研究所汇总的病例占该分析患者总数 95.7%(表 2-31)。

2.终点设定 主要研究终点是全因病死率,包括

在研究早期终止后或在随访中出现的所有的死亡。平均随访时间为 1.5 年（SD 1.1），范围在 0.9～3.5 年。主要二级终点是心血管死亡、全因死亡率和心血管住院的复合终点，以及非致死性脑卒中。心力衰竭住院结局包括全因住院的时间、心血管或心力衰竭住院的次数和时限。其他分析的结局还有临床结局，即心血管死亡和心力衰竭相关住院的复合终点。药物安全性结局着重在停用研究药物的原因，包括低血压、心动过缓、肾功能损害、心力衰竭恶化或任何其他不良反应。

表 2-31　荟萃分析采集病例的主要临床研究

试验名称	研究时间	应用的药物
MDC	1992	美托洛尔
CIBIS	1994	比索洛尔
US 卡维地洛	1996	卡维地洛
ANZ	1995	卡维地络
CIBIS II	1999	比索洛尔
MERIT-HF	1999	美托洛尔
COPERNICUS	2001	卡维地洛
CAPRICORN	2001	卡维地洛
BEST	2001	布新洛尔
SENIORS	2005	萘比洛尔

（三）主要研究结果

1.基本情况　共有心力衰竭患者 18 254 例，其中窦性心律者 13 946 例，占 76%；伴心房颤动者 3 066 例，占 17%。窦性心律或心房颤动的诊断均依据基线的心电图检查。列为心房颤动的患者中房扑占 4%。另有 1 124 例（6%）为其他异常心律，大多为起搏心律或心脏传导阻滞，118 例（<1%）基线心电图缺如或无法判定。

2.基线特征　应用 β 受体阻滞药组和安慰剂组基线特征相似（表 2-32）。心力衰竭伴心房颤动组与窦性心律组基线特征也相似。入选前心力衰竭病程的中位数为 3 年，心房颤动组患者年龄大 5 岁，男性比例较高。收缩压和肾小球滤过率有微小差异，LVEF 则相似。心房颤动组较窦性心律组症状重（NYHA III～IV 级居多），应用利尿药、醛固酮拮抗药、地高辛、口服抗凝药比率较高，而 ACEI/ARB 则相似。

3.终点事件

（1）死亡率心房颤动组（21%，633 例/3064 例）较

窦性心律组（16%，2237 例/13 945 例）显著增高（表 2-33）。两组最常见死因为猝死和心力衰竭。致死性脑卒中少见，心房颤动者多于窦性心律组（表 2-34）。心房颤动组较窦性心律组住院次数、每例每年住院率及平均住院时间均增多（表 2-35）。

表 2-32　荟萃分析汇总患者的基线特征

	窦性心律 （n = 13 946）	心房颤动 （n = 3066）
年龄（岁）	64（54～71）	69（60～74）
女性	3498（25%）	594（19%）
糖尿病	3221（25%）	674（23%）
心力衰竭病程（年）	3.0（1.0～6.0）	3.0（1.0～7.0）
NYHA III级或IV级	7782（63%）	1901（72%）
收缩压（mmHg）	123（110～140）	127（113～140）
舒张压（mmHg）	78（70～82）	80（70～85）
心率（/min）	80（72～88）	81（72～92）
体重指数（kg/m²）	27（24～31）	27（25～31）
eGFR（ml/min）	64（52～78）	61（49～74）
应用利尿药	11 888（85%）	2866（93%）
ACEI 或 ARB	13 213（95%）	2898（95%）
醛固酮拮抗药	1093（8%）	500（17%）
地高辛	7380（53%）	2560（83%）
口服抗凝药	3652（26%）	1772（58%）
LVEF	0.27（0.21～0.33）	0.27（0.22～0.33）

eGFR:估计的肾小球滤过率;ACEI:血管紧张素转化酶抑制药;ARB:血管紧张素 II 受体拮抗药;LVEF:左心室射血分数。

（2）β 受体阻滞药组与安慰剂组比较，全因死亡率或住院率在窦律组均显著降低，但在心房颤动组则无差异，两者差异极其显著（P = 0.002）。心血管死亡的情况亦相类似。同样的，β 受体阻滞药应用在窦律组心血管住院显著降低（HR 0.78），在心房颤动组则无差异（HR 0.91），两者也有显著差异（P = 0.05）。心力衰竭相关住院或复合临床结局（死亡或心血管住院，心血管死亡或心力衰竭相关住院）情况亦相似。β 受体阻滞药对窦律组或心房颤动组的非致死性脑卒中则无影响。

（3）窦律组在随访中 610 例（5%）发生心房颤动，独立危险因素有高龄、男性、BMI ≥ 30、基线 NYHA III～IV 级。β 受体阻滞药组心房颤动发生率为 4%（253 例/6 722 例）较安慰剂组（6%，357 例/6 362 例）

显著降低 33%。

（4）达到最大研究剂量的比率 β 受体阻滞药组为 84%，安慰剂组为 73%，两组达到的比率及与基线相比的差异，在窦律组和心房颤动组均相似。因不良反应而终止药物的比率 β 受体阻滞药组和安慰剂组均为 15%。这一比例在窦律组（14%）和在心房颤动组（15%）也相似。

表 2-33　两组的主要终点和二级终点比较

	事件数/样本量	窦性心律组β 受体阻滞药/安慰剂		心房颤动组β 受体阻滞药/安慰剂		*P* 值心房颤动/窦性心律
		HR（95%CI）	*P* 值	HR（95%CI）	*P* 值	
全因死亡率（包括所有报道的病例）	2870/17 009	0.73（0.67~0.80）	<0.001	0.97（0.83~1.14）	0.73	0.002
全因死亡率（研究期间死亡）	2577/17 009	0.73（0.67~0.80）	<0.001	0.93（0.79~1.10）	0.43	0.01
心血管死亡（包括所有报道的病例）	2297/17 009	0.72（0.65~0.79）	<0.001	0.92（0.77~1.10）	0.35	0.01
首次心血管住院	4374/16 644	0.76（0.72~0.81）	<0.001	0.89（0.80~1.01）	0.06	0.01
首次心力衰竭相关住院	2872/16 644	0.71（0,65~0.77）		0.91（0.78~1.07）	0.26	0.005
心血管死亡（研究期间）或心力衰竭相关住院	4151/16 644	0.70（0.65~0.75）	<0.001	0.90（0.79~1.03）	0.13	<0.001
非致死性脑卒中	296/16 644	1.02（0.78~1.32）	0.91	1.04（0.66~1.63）	0.87	0.94

表 2-34　心力衰竭伴窦性心律或心房颤动患者的死因 ［*n*（%）］

	窦性心律组死亡（*n*=2237）	心房颤动组死亡（*n*=633）
急性心肌梗死	126（6）	13（2）
猝死	927（41）	231（36）
心力衰竭	539（24）	184（29）
心脏性（非心力衰竭）死亡	59（3）	11（2）
脑卒中	43（2）	27（4）
血管性（非卒中）死亡	99（4）	38（6）
非心血管死亡	180（8）	45（7）
原因不明	264（12）	84（13）

表 2-35　两组患者住院比较

	窦性心律组（*n*=13 645）	心房颤动组（*n*=3002）
全因住院		
≥1 次住院（*n*）	5 150（38%）	1 205（40%）
每例患者（平均范围）	0.78 次（0~26 次）	0.79 次（0~26）
每例患者/年	0.86 次	0.94 次
心血管住院		
≥1 次住院（*n*）	3 508（26%）	866/3 002（29%）
每例患者（平均范围）	0.45 次（0~16 次）	0.49 次（0~14）
每例患者/年	0.52 次	0.60 次
住院时间（平均，中位数）	9.7 d,6 d（1~368 d）	11.9 d,8 d（1~179 d）
心力衰竭住院		
≥1 次住院（*n*）	2 241（16%）	631/3 002（21%）
每例患者（平均范围）	0.30 次（0~16 次）	0.36 次（0~14 次）
每例患者/年	0.36 次	0.41 次
住院时间（平均，中位数）	9.8 d,6.5 d（1~148 d）	12 d,8 d（1~179 d）

(四)荟萃分析研究的主要结论和建议

这一荟萃分析可归纳出主要结论如下。

(1)心房颤动组与窦性心律组相比,病死率和反复住院率较高,住院时间较长,提示病情显著加重、恶化,预后更差。

(2)心力衰竭伴心房颤动患者应用β受体阻滞药与安慰剂相比并不能显著降低全因病死率、心血管住院,或复合临床结局。合并心力衰竭和心房颤动患者并不能从β受体阻滞药应用中获益。而且分析表明,心房颤动组患者不存在异质性,亦即所有的心房颤动患者均不能获益。

根据上述结论,荟萃分析的作者Fether教授等明确提出本文开头的两条让人震撼的建议。

(五)研究的局限性

(1)尽管这一荟萃的研究方法是正确和合理的,在病例选择上不存在偏倚,是客观的,但严格说来,这仍是一项事后分析和回顾性分析,并非前瞻性研究。因此,其结果有参考价值,但决非最后结论,诚如作者承认,需要做进一步研究。

(2)研究所采集的病例资料陈旧。这些个体选择的病例主要来自既往的11项大样本随机对照研究。这些研究无疑是β受体阻滞药心力衰竭研究的经典之作,奠定了此类药在心力衰竭治疗中的地位。但需清楚,这都是15~20年前的研究,与当前的真实世界情况已有所不同。从基础治疗来讲,ACEI/ARB应用比率很高,但醛固酮拮抗药使用并不高(8%~17%),晚近研究,醛固酮拮抗药不仅适用人群范围已扩大至心功能Ⅱ级,而且其降低心脏性猝死率的益处也获得肯定,已成为心力衰竭标准治疗的不可或缺的成员。

(3)心房颤动组抗凝治疗很不够。心房颤动伴心力衰竭的患者都需要积极的抗凝治疗,且抗凝强度宜强一点(INR 2.5~3.5)。但该研究中伴心房颤动者口服抗凝药(华法林)应用率仅58%。一般情况下,排除禁忌证,华法林使用率达到85%~90%是合理的。从临床角度看,心房颤动的预后可能更逊于心力衰竭,且更难预测。心力衰竭伴心房颤动的病死率和各种心血管事件发生率并非只是简单的加法,而是更多更严重。因此,此类患者预后的决定因素不再是心力衰竭本身,心房颤动可能起更大的作用。治疗上抗凝药物的重要性就突现出来。心房颤动所致的不良事件包括全因死亡、心血管死亡和再住院等较之窦性心律组显著增加。此种状况原本应该由抗凝治疗发挥作用,而该研究人群中,由于抗凝治疗不够,使得β受体阻滞药改善预后的有益作用被稀释了,导致研究呈中性的结果。换言之,该研究心房颤动患者应用β受体阻滞药未能获益,并非药物无效,而是抗凝治疗不足。

(4)思维逻辑值得商榷。β受体阻滞药对心房颤动的治疗作用已得到公认:一是可以减少心房颤动的发生和复发,这在荟萃分析中也获得肯定。二是能有效控制快速心室率。三是可以减少和预防心力衰竭。该药并不能减少心房颤动所致的脑卒中和死亡,不能改善此类患者的预后,这也是公认的。按照此项研究的方法,ACEI/ARB可能同样也不能降低心力衰竭伴心房颤动患者的病死率和再住院率。这样的结果完全可能。因为ACEI已证实可以减少心房颤动和预防复发,也可以减少和预防发生心力衰竭,但同样不能改善心房颤动患者的预后。ACEI作为慢性收缩性心力衰竭治疗基石的地位是不容怀疑的。如果出现这样的结果会给我们带来什么样的思索?难道对于心力衰竭伴心房颤动患者既不需要应用β受体阻滞药,也不需要应用ACEI?

(六)进一步的讨论和分析

(1)心力衰竭和心房颤动是两种常见的、患病率仍在增加的疾病。过去25年欧美国家心力衰竭的发生率较稳定,而心房颤动仍呈上升趋势,且并非仅仅因为人群的老龄化。两病常伴发。观察性研究表明,有明显症状的心力衰竭14%~15%伴有心房颤动。

(2)心力衰竭和心房颤动的相互影响。心力衰竭时心腔内压和容量负荷增加,以及神经内分泌系统的过度激活,导致心房重构和电重构,使心房颤动更易出现。同样的,心房颤动既可以是心力衰竭的直接原因,如心动过速性心肌病心力衰竭,又可以因房室不同步和心脏舒张性充盈受损而诱发心力衰竭。心房颤动显著增加各种严重事件的发生率,两病并发必定意味着预后不良,对这两种病均进行有效的治疗极为重要。

(3)所有晚近的指南中药物的推荐应用均来自心力衰竭伴窦性心律患者的临床试验(即本文所引用的研究),在这些研究中对房颤亚组的分析,大多并未显示β受体阻滞药可显著降低主要终点事件,但一般认为这是亚组的样本量较少所致,故心力衰竭伴心房颤动患者β受体阻滞药仍一致获得推荐。

(4)β受体阻滞药在伴心房颤动患者中疗效欠佳的原因可能在于若干病理生理学的差异。一是心房颤动患者减慢心率治疗已证实并不能改善生存状况。二是心房颤动的不规则心率已认定对心脏收缩功能和舒张功能有决定性作用,且独立于心率的影响。三是心房颤动所致的心肌在细胞分子水平上和心脏结构上的改变,可影响药物的治疗效果。不过,这些差异并不能充分解释为何 β 受体阻滞药对心力衰竭有益的生物学效应,却未能给伴房颤的心力衰竭患者同样带来有益的治疗结果,从而改善预后? 其实质就在于该药本来就不是改善心房颤动预后的药物。

(5)这一荟萃分析证实 β 受体阻滞药对心力衰竭伴心房颤动者并无益处,但也并不会增加病死率和住院率,其应用在临床上仍是安全的,这一点十分重要。

(七)笔者的建议

荟萃分析的结果就其本身而言是可信的,结论也是正确的,然而,此文作者的建议却不正确不合理。为此,笔者不得不提出自己的建议供同道参考和批评指正。

(1)心力衰竭伴心房颤动患者死亡和再住院风险显著增加,β 受体阻滞药并不能降低风险和改善预后。警示我们应加强治疗心房颤动的各种举措,尤其需要长期和合理应用华法林或新型口服抗凝药(如达比加群等)。

(2)慢性收缩性心力衰竭伴心房颤动患者,为了改善心力衰竭的预后,其标准和基本治疗中 β 受体阻滞药是不可或缺的,仍是此类患者的基本治疗药物。该药对于心力衰竭的治疗价值无可争议,心力衰竭的并发症很多,任何有并发症的心力衰竭患者都应维持抗心力衰竭的基本治疗药物,当然也包括 β 受体阻滞药。可以设想一下,这样的患者如不用 β 受体阻滞药会是怎样的结果? 必定死亡和再住院更多。因此,β 受体阻滞药在心肌梗死或伴快速心室率心房颤动且有症状患者中必须使用;无心力衰竭所致症状的患者同样需要应用。众所周知,心房颤动使心排血量减少约 1/3,即使心室率并不快,其对血流动力学的影响也是很显著的。心房颤动往往是心力衰竭发生的主要诱因。因此,一般的心房颤动患者如无症状可不考虑心率控制,如伴心力衰竭则必须控制心室率,不仅为了减轻症状,更重要的是为了维持心功能状态,防止心力衰竭发生和恶化。此时,β 受体阻滞药是唯一可以有效控制心率,又能长期维持应用的药物。

(3)这一荟萃分析的局限性如此清晰,其结果只能作为参考和提示,决不能看作最终结论。未来应进行前瞻性临床研究以获得证据,或进行前瞻性注册登记研究,在真实世界中采集海量的大数据,评价 β 受体阻滞药对心力衰竭伴心房颤动患者的疗效,尤其对预后指标的影响,方能得到确切的和最终的结论。

三、β 受体阻滞药在中国慢性心力衰竭规范化治疗的现状和对策

β 受体阻滞药在我国慢性心力衰竭中的应用,主要存在的问题:一是使用率低;二是达标率更低。同样情况也出现在 PURE 研究中。该研究调查业已证实对冠心病二级预防有效药物的使用状况。这是一项全球性研究,调查范围覆盖五大洲。结果发现,中国 β 受体阻滞药使用率仅 6.8%,远低于欧美国家(45.4%),大体上与印度、非洲国家相似。达标率自然更低。这一让人汗颜的信息,让我们痛感心力衰竭治疗中 β 受体阻滞药的规范化使用,必须加强。从我国实际出发,依据过去几年的工作经验,从以下各方面着手可能会有成效。

(一)认识基石地位:不可或缺,不可替代

20 世纪 90 年代以来,心力衰竭研究的重大进展是确认心肌重构是其发生和发展的主要病理生理机制,后者又主要由于交感神经系统和肾素-RAAS 的长期持续的过度激活。其中交感神经系统的激活发生在先。心肌重构又反过来促进和加重了包括这两个系统在内的神经内分泌的激活,形成恶性循环,从而使心功能受损,发生心力衰竭,并最终进展至终末期阶段。显然,交感神经系统的过度激活既是慢性心力衰竭发生的始作俑者,又是其发展的重要推手。心力衰竭的防治绝对离不开有效阻断过度兴奋的交感神经系统这一环节,这就奠定了 β 受体阻滞药不可或缺的基石地位。

心力衰竭患者的死因主要有猝死和心力衰竭加重不治而死这两种主要模式。临床研究表明,在心功能 NYHA Ⅱ、Ⅲ、Ⅳ级患者的死亡模式中,心脏性猝死大约分别占 65%、50% 和 35%。此种状况清晰表明:一是猝死极其常见;二是心功能相对较好的患者,如发生死亡,猝死是其最常见模式。对于心力衰竭患者的心脏性猝死,β 受体阻滞药是目前有充分证据可显著降低猝死率从而降低全因死亡率的、唯一有效的药物。这就决定了此类药物在心力衰竭长期治疗中不可替代的地位。

(二)掌握应用方法:循序渐进,力求达标

心力衰竭治疗中 β 受体阻滞药应用须遵循以下做法(参见本书表 1-14)。

(1)以很小的剂量起始,通常为目标剂量的 1/8,即美托洛尔缓释片 12.5~25 mg/d,或平片 6.25 mg,每日 2~3 次,比索洛尔 1.25~2.5 mg/d 等。

(2)以缓慢的速率递增剂量,剂量不宜成倍地增加,而是划分为更多的数量等级,以比索洛尔为例可这样划分:1.25 mg、2.5 mg、3.75 mg、5 mg、6.25 mg、7.5 mg、8.75 mg 和 10 mg,渐次递增。

(3)递增剂量的间隔时间要长一点,一般为 2~4 周。心功能 NYHA Ⅱ级和Ⅲ级患者,可分别为 2 周和

4 周,心功能ⅣA 级则间隔时间应更长些。

（4）起初 3 个月内达到的剂量不宜超过目标剂量的 1/2。此后的 2~3 个月里再逐渐递增至目标剂量。故 β 受体阻滞药从起始应用至达到目标剂量的时间为 3~6 个月。临床上实际应用需视患者的具体病情，遵循因人而异和个体化的原则。病情较轻的患者，剂量增加可大一点，间隔时间可短一点，反之，加量宜小，间隔时间宜长。

为什么要采用上述应用方法？研究表明，在 β 受体阻滞药起初应用的 2~3 周内，主要产生的是药理作用，心力衰竭可能加重甚至恶化，LVEF 也可能降低。但持续应用超过 2~3 个月，心力衰竭的症状可缓解或减轻，LVEF 可上升，至 4~6 个月则由于发挥了"生物学效应"，心肌重构的发展可延缓或逆转，降低临床终点事件发生率和改善预后的有益作用可显示出来。β 受体阻滞药上述这种很特殊的用法，其目的既要避免该药药理作用即负性肌力作用所致的不良反应，避免心力衰竭加重或恶化，又要发挥该药恢复心肌 β₁ 受体正常功能，使之上调，从而改善心功能的"生物学效应"。

静息心率是评估 β 受体阻滞药剂量是否达标的主要依据。清晨起床前的心率可代表静息心率或基础心率。该心率在 55~60/min，提示 β 受体阻滞药的剂量已达到使心脏的 β₁ 受体充分阻滞，即达到了目标剂量或患者的最大耐受剂量。

（三）药物种类须选择：疗效和不良作用无类效应

美托洛尔、比索洛尔和卡维地洛这 3 种药物改善慢性心力衰竭患者预后已有充分的临床证据，应予选用。其他种类 β 受体阻滞药因缺乏使患者获益的证据而不推荐应用。这 3 种药物均属于新一代的 β 受体阻滞药，其临床疗效和不良反应发生率均显著不同于普萘洛尔、阿替洛尔等第一代产品。

美托洛尔和比索洛尔都是具有 β₁ 受体高度选择性的 β 受体阻滞药，在常规剂量下不会因激活 β₂ 受体而产生各种不良反应。通常认识的此类药物的不良反应均来自早期的、对第一代药物的临床观察。近 10 年临床研究和应用的经验表明，新一代的、高度选择性的 β₁ 受体阻滞药如美托洛尔和比索洛尔对糖代谢、脂代谢、支气管痉挛、肺功能，以及男性性功能均无显著不良的影响，临床应用疗效更佳的同时，又具良好的安全性和依从性。

老年人、伴慢性阻塞性肺部疾病（COPD）或糖尿病的心力衰竭患者，常被排除临床应用之外。这是一种误解。这些患者风险较高，临床研究表明，应用 β 受体阻滞药不仅同样有效，而且获益更多；还表明长

期应用也是安全的。当然，应用过程加强观察和随访十分需要。

（四）出现不良反应：沉着应对，及时处理

采用上述剂量和应用方法，心力衰竭患者出现严重不良反应较少。如有以下情况应予适当处置。

1.低血压并伴症状　如头晕、轻度头痛，应考虑减量，并减少其他药物尤其血管扩张药（如钙拮抗药、硝酸酯类）的剂量。如无充血的证据，还可减小利尿药的剂量，也可减少 ACEI 的剂量，并将这些药在一日之中错时服用。如仍无效可减量或甚至停用 β 受体阻滞药。

2.心力衰竭症状加重　应注意鉴别是否与 β 受体阻滞药的应用有关。如病情加重确系由于 β 受体阻滞药或至少无法排除，应减量，或退回到前一个剂量。如无证据表明与 β 受体阻滞药有相关联性，则不必减量或停药，但需加强其他抗心力衰竭治疗的措施，如增加利尿药的剂量，静脉给予血管活性药物等。

如增加利尿药剂量，未获有益反应，应寻找病情恶化的原因和诱因如感染（呼吸道感染和感冒最常见）、心律失常（如伴快速心室率的心房颤动），应用了加重心脏负荷或损害心肌的药物，以及摄盐过多而致容量超负荷等，需做相应处理。症状较重患者，且不能排除与 β 受体阻滞药增加剂量有关，可适当减量，退回至增量前的剂量，但仍以维持使用 β 受体阻滞药为宜，待病情趋于稳定后，再逐渐加量，达到目标剂量或最大耐受剂量。

3.出现心动过缓　要评估是否有症状和症状的严重程度，以及与心动过缓的关系。做心电图和动态心电图检查可了解是否并发各种类型的心脏传导阻滞、窦性停搏或长间歇等。要检查是否合用了其他可降低心率的药物如地高辛、胺碘酮、非二氢吡啶类钙拮抗药（如维拉帕米、地尔硫䓬）等。可考虑减少这些药物的剂量，或暂时停用。如存在窦房结或其他部位心脏传导系统病变，或持续性窦性心动过缓伴症状，应停用或不用 β 受体阻滞药，可改用伊伐布雷定。不主张为了应用 β 受体阻滞药而做永久性心脏起搏术。

四、β 受体阻滞药的个体化临床应用

2009 年 3 月我国"β 受体阻滞药在心血管临床应用的专家共识"颁布，中华医学会心血管病分会和中华心血管病杂志联合组织为一种药物编写共识，这是从未有过的，体现了心血管界对此类药及其临床正确应用的重视和关注。

（一）重要性和必要性

β 受体阻滞药公认为最为重要的心血管病药物

之一,这是当之无愧的。在各种心血管药物中它是唯一的,其发明者获得过诺贝尔医学奖;其应用涉及心血管病领域的几乎所有范围,如高血压、冠心病、心力衰竭、心律失常及心肌病;它不但能缓解症状,而且能改善患者的预后,并降低心脏性猝死的发生率,在所有抗心律失常药物和治疗心力衰竭药物中,β受体阻滞药是唯一的一种可以通过降低心脏性猝死而使患者全因死亡率显著降低的药物。

β受体阻滞药又是临床上最难正确合理应用的药物之一,掌握其应用方法不仅需要知识、经验和技巧,某种程度上讲,这也是一种用药的艺术,体现了临床医师的能力和水平,反映了使用者的临床思维能力,紧跟研究前沿的与时俱进能力,以及循证用药的能力。此类药物应用于不同的疾病,其应用的方法包括适应证、剂量、递增速度、监测指标,甚至禁忌证与慎用情况可能都存在差异;同一种疾病、同一个患者在不同状况下,应用也会有所不同。总之,β受体阻滞药的应用必须采用个体化的原则,具体情况具体分析,因病而异,因人因时而异。

(二)不同的情况掌握不同的适应证

1.高血压 β受体阻滞药是治疗高血压的基本药物之一,可以单独应用或与其他降压药物联合应用。对于年轻患者,或交感神经活动亢进的患者如伴心室率增快的心律失常、甲状腺功能亢进,以及伴冠心病(尤其心绞痛)、心力衰竭等,应列为优先考虑应用的药物。不过,对于老年患者包括老年收缩性高血压,伴有糖尿病、代谢综合征的患者,则不列为首先使用的药物;β受体阻滞药在这些状况下并非禁用或不能用,只是其他种类的降压药物可能发挥更好的作用。

2.冠心病 对于稳定型冠心病患者,β受体阻滞药是治疗的基石,无禁忌证者均应使用。急性冠状动脉综合征患者在急性期只要没有禁忌证均可以使用,一般应用口服制剂,不推荐应用静脉制剂。在急性期因各种原因不能使用者,病情稳定后尤其出院之前,仍应考虑应用作为二级预防。所有冠心病患者都应长期使用β受体阻滞药进行长期预防。

3.心力衰竭 β受体阻滞药是慢性心力衰竭基本的治疗药物,也是通常所谓优化的治疗方案(利尿药、ACEI和β受体阻滞药)的药物之一。β受体阻滞药和ACEI的联合被称为慢性心力衰竭治疗的"黄金搭档"。有症状心力衰竭患者预后恶劣,其5年病死率大致与恶性肿瘤(如乳腺癌、肺癌)相当,目前尚无方法可使其预后根本改善。β受体阻滞药由于其具有明确的改善预后和降低心脏性猝死率的有益作用,因此,此类患者应尽量采用,以便使患者获益。

心功能Ⅱ级和Ⅲ级患者是β受体阻滞药主要的适用人群。心功能Ⅰ级伴左心室功能减退和(或)LVEF降低者,提示存在心脏结构性病变或属于阶段B患者,为了预防病变进展和出现心力衰竭的症状,也可应用β受体阻滞药。临床试验的亚组分析表明,心功能Ⅳ级者亦可从此药使用中显著获益,不过需有较严格的要求。一般认为,适用于Ⅳa级患者,即在优化的药物治疗下患者仍可以平卧或在床边走动。对于此类Ⅳa级患者在病情稳定状况下(3~4 d无须静脉应用血管活性药物)可在专科医师指导下谨慎开始给予极小剂量β受体阻滞药。

4.心律失常 在抗心律失常药物中β受体阻滞药并非属于强有力的,但却是应用最广泛的,无论室性或室上性心律失常,器质性心脏病伴或不伴心力衰竭的,均可以应用,也均有效。对于各种室上性快速性心律失常,β受体阻滞药的疗效大体与非二氢吡啶类钙拮抗药或其他抗心律失常药物(如ⅠC类)相当。伴快速心室率的心房颤动,地高辛可使静息心室率降低,但不能有效控制运动时的心室率,而β受体阻滞药则对静息和运动时心室率,尤其后者均有良好的控制效果,可达到预期的心室率控制目标。

心力衰竭伴发的室性心律失常,不能使用ⅠC类抗心律失常药物如普罗帕酮、氟卡胺、英卡胺,反而会增加病死率(CAST试验)。心力衰竭患者可以使用胺碘酮,该药不会加重或诱发心力衰竭。但不主张长期持续应用胺碘酮,因该药只能控制心律失常及其症状,并不能降低病死率和改善预后。只有在伴发频发室性心律失常且有明显症状,影响日常活动和休息,且应用了β受体阻滞药无效,此时才可以使用胺碘酮,且其应用的剂量以能控制症状为度,并不要求完全和充分消除室性心律失常。心力衰竭伴室性心律失常者首先考虑应用的药物仍是β受体阻滞药,该药对室性心律失常只有中度抑制能力,但长期使用可以减少心脏性猝死率,这一特点奠定了β受体阻滞药优先使用和长期应用的地位。

(三)不同的情况采用不同的种类

β受体阻滞药的剂型多达数十种,相当部分仍在临床上应用。但此类药不具有类效应,亦即不同种类的β受体阻滞药,其药物作用的特征,临床疗效可以迥异。针对不同的临床状况选择适当的β受体阻滞药应根据药理作用、药代动力学特点及循证医学提供的证据。

一般认为有3个药物作用特点与β受体阻滞药的选择与应用关系较大:①β₁受体的选择性,高度选择性β₁受体阻滞药,疗效较佳,不良反应少;②脂溶性强度,高度脂溶性者体内分布广,可以通过血脑屏障和进入细胞内,能够充分发挥作用;③非内源拟交感活性药物,不良反应少。在各种β受体阻滞药中相比而言美托洛尔、比索洛尔和卡维地洛这3种药物,在这3个特征上均较突出,因而往往成为优先考虑选择的剂型。

其他β受体阻滞药仍有其适用的指征。阿替洛尔近几年受到许多批评,但其有较高的β₁受体选择性,且无内源拟交感活性,仍可以应用于高血压、冠心病;最早问世的普萘洛尔则在肥厚型心肌病、甲状腺功能亢进症伴心动过速等状况受到青睐,可能因为在数十年应用中作用和疗效可靠、应用经验多。短效的静脉制剂如艾司洛尔,以及拉贝洛尔、美托洛尔适用于某些急症状况,例如高血压危象需要迅速降压,或者ST段抬高型急性心肌梗死伴严重的高血压或梗死后心绞痛,其他治疗药物不能控制者。

根据临床试验提供的证据选择β受体阻滞药是一种适当和可取的方法。慢性心力衰竭治疗中美托洛尔、比索洛尔和卡维地洛证据充分。对于美托洛尔,国外指南均推荐应用缓释剂型(琥珀酸美托洛尔),因为所有的美托洛尔治疗慢性心力衰竭的临床试验中均采用缓释剂型。不过,我国应用美托洛尔平片(酒石酸美托洛尔)较早、较广泛,且在我国的长期应用中证实美托洛尔平片对慢性心力衰竭不仅有效也很安全,故在我国2007年"慢性心力衰竭诊治指南"中亦将此种剂型推荐用于心力衰竭的治疗。近两年的临床实践证实,此种推荐是正确的。

(四)不同的疾病采用不同的应用方法

1.心力衰竭 β受体阻滞药的药理作用具有负性肌力效应,抑制心肌收缩力,故有加重心力衰竭的倾向。自20世纪90年代中期,一系列临床试验证实此类药能改善慢性心力衰竭患者的预后(CIBIS Ⅱ、MIRIT-HF、US卡维地洛试验等),发现其长期(>3个月)应用可产生和发挥生物学效应。在慢性心力衰竭的发展过程中长期的交感神经系统兴奋,使心脏的β₁受体下调,β₁和β₂比例由(3~4):1降至约2:1;此时继续兴奋和刺激β₁受体并不能增加心肌收缩力,犹如一匹长久奔跑的骏马,已处在疲惫不堪,甚至衰竭状况,鞭策它是无济于事的。应用β受体阻滞药就如让这匹马休息一下,喝水吃草,从而逐渐恢复体力,可以重新发挥其作用。

临床研究证实,β受体阻滞药应用的初期,心功能有降低趋势,也有心力衰竭加重的可能和危险,但长期应用(≥3个月)则患者左心室射血分数(LVEF)逐渐增加,心功能改善,生活质量提高。这是一种药

物可以发挥与其药理作用完全不同,甚至相反的生物学效应的典范。

β受体阻滞药的此种作用特点,决定了其独特的临床应用方法。这种应用方法的特点可以归纳为3句话:以极小的剂量开始治疗,以缓慢的速度递增剂量,达到目标剂量或最大耐受剂量并长期坚持。

(1)以极小剂量开始治疗:起始剂量见表1-14,一般为目标剂量的1/8。如此小的剂量开始,旨在减少药物的负性肌力作用,防止其对心力衰竭患者不稳定的临床状态和血流动力学状态雪上加霜。

(2)以缓慢的速度递增剂量:一般每2~4周增加剂量一次,在起初的3个月中递增速率宜慢,心功能较差如NYHA Ⅲ~ⅣA级可每4周增量一次。3个月后如病情稳定,状况改善,可适当加快递增速度,例如每2周增量一次。总之,递增剂量应该是一个缓慢的过程,医师和患者都应有耐心,对β受体阻滞药应有信心。切忌因增速太快,使病情加重而造成适得其反的效果。

(3)达到目标剂量和最大耐受剂量:表1-15中列出了这一推荐剂量。目标剂量是临床试验证实,可以让患者获益的剂量。如不能达到目标剂量,则应用至患者可以耐受的最大剂量。可以测定患者清晨的基础心室率,如为55~60/min,表示心脏β₁受体已受到最大程度抑制,这也是β受体阻滞药剂量达标的临床指征。也不宜使心率低于55/min。

2.冠心病 β受体阻滞药对于冠心病使用的目标剂量与心力衰竭时相同。起始剂量通常为目标剂量的1/4,可以每1~2周递增1次,心功能良好、交感神经活性明显增高(如心率快)的患者,也可以每周增加剂量1次。观察β受体阻滞药是否达标,也可以根据清晨心率和患者的耐受状态,应在55~60/min,如伴心绞痛,可以偏低一点如50~55/min,以降低心肌耗氧量,有利于改善心肌的缺血状态。

3.高血压 β受体阻滞药和其他降压药物应用一样,宜采用小剂量原则。降压效果不理想可以增加剂量或加用其他降压药物。临床研究表明,单药降压达标率仅40%~50%,大多数高血压患者降压达标需合用2~4种药物。β受体阻滞药可以和CCB、ACEI或ARB合用,但一般不宜与利尿药合用。

(五)禁忌证掌握的宽严度应区别对待

临床上β受体阻滞药的应用是有明确的禁忌证和慎用情况,主要有窦性心动过缓、房室传导阻滞、痉挛性支气管疾病如支气管哮喘及慢性阻塞性肺疾病(COPD)。

1.高血压 应用β受体阻滞药作降压治疗应严

格掌握禁忌证，有上述情况者，一般不考虑应用，因为患者可以有其他选择，采用其他药物同样可以达到有效降压的目的，不使用β受体阻滞药不会影响患者的治疗。此外，糖尿病、代谢综合征和老年患者一般也不考虑应用。

2.冠心病　此类患者尤其稳定型冠心病，β受体阻滞药是治疗的基石，又是冠心病二级预防的基本药物。为了使患者获益，应尽量使用此类药物。此时禁忌证的掌握可以适当放宽一些。伴一度房室传导阻滞、单分支传导阻滞（完全性右束支传导阻滞或左前分支传导阻滞）、糖尿病、代谢综合征等患者仍可考虑应用β受体阻滞药。伴窦性心动过缓者如基础心率在55/min以上，且动态心电图检查未见长间歇，亦可试用小剂量β受体阻滞药。

3.慢性心力衰竭　此类患者β受体阻滞药改善预后和降低猝死率的有益作用是无可替代的，因此，为了患者的根本利益，应尽量让患者应用此药，并从中获益。这一理念决定了在此种情况下β受体阻滞药的禁忌证必须放宽。应较冠心病患者更加放宽。即使伴二度Ⅰ型房室传导阻滞、双分支阻滞、支气管哮喘非急性发作的间歇期、伴COPD，以及老年患者均仍应考虑应用β受体阻滞药。肺源性心脏病伴心力衰竭（右心心力衰竭）也是应用的适应证。目前，已有证据表明，慢性心力衰竭伴糖尿病、COPD、支气管哮喘发作间歇期、高龄老年患者应用β受体阻滞药不仅患者可以获益，也是安全的。当然，在临床实践中应密切观察和监测各种不良反应的发生，一旦出现，并确定与药物应用有关，需及时减量或停药。

五、经典传承，再现光彩，β受体阻滞药获益新证据——2014年ESC β受体阻滞药热点撷英

自20世纪60年代以来，β受体阻滞药在心力衰竭、高血压、冠心病、心律失常、心肌病等治疗中均发挥了重要作用，已成为最广泛应用的心血管药物。当然，争论也从未停息。在2014年欧洲心脏病学会（ESC）年会上β受体阻滞药的使用也是与会专家学者关注的热点。同时，大量新研究的结果为其临床应用提供了新的证据支持。

（一）用于高血压：适用人群广泛，治疗地位重要

1.β受体阻滞药仍是高血压常规治疗药物　在大会的一个论坛上澳大利亚Henry Krum教授和英国Bryan Williams教授针对β受体阻滞药用于高血压常规治疗展开了辩论。正方Krum指出，多项临床试验提示在较年轻高血压患者中，β受体阻滞药应用与更

少的心血管事件相关。新一代β受体阻滞药如比索洛尔、美托洛尔克服了阿替洛尔等第一代β受体阻滞药的许多不足，如对β₁受体具高度选择性，因而不良反应少，对糖代谢、脂代谢、肺功能、性功能影响甚微；使用方便（每日口服1次），其降压效果与其他四类降压药相仿，还可能降低中心动脉压。

JNC8不推荐β受体阻滞药作为一线药物使用，仅指单纯高血压的起始药物，但也承认和赞成如患者伴交感神经活性过高，仍可作为主要和优先选择。反方Williams教授也承认高血压并发快速性心律失常、冠心病、慢性心力衰竭，β受体阻滞药均有确切临床获益，仍是首选用药；高血压伴结构性心脏病变如左心房增大、左心室肥厚、心肌梗死后，其应用是不可或缺的。因此，最新欧洲高血压指南同等地推荐β受体阻滞药与其他四类降压药的应用，可作为高血压患者的起始用药，或长期维持治疗，可单独应用，也可与其他药物联合。中国高血压新指南（2010）推荐6种优选的两药联合方案，其中包括β受体阻滞药和钙拮抗药的联合。

2.用于肺动脉高压（PAH）患者安全有效　荷兰K De Boer等的研究纳入18例接受最佳药物治疗的PAH患者，分别接受比索洛尔（10 mg/d）或安慰剂（4片），经洗脱期再交叉治疗6个月。基线时、6个月及研究结束时均行CMR、超声心动图、心率变异性、PET扫描、心肺运动试验和侵入性压力测量。每隔4周进行体检、心电图、6 min步行试验和明尼苏达生活质量问卷调查。比索洛尔和安慰剂最终用量分别为（4.4±3.2）mg和（2.7±1.4）片。β受体阻滞药治疗后患者平均心率从83/min（基线）降至71/min（$P=0.001$）。仅发生1例与研究药物相关的严重不良事件。CMR所测右心室射血分数（RVEF）增加2.93%，呈有临床相关性的显著改善（3.5%，$P=0.022$）。可见，比索洛尔可用作PAH治疗药物，耐受性良好和十分安全。

（二）用于心力衰竭：基石地位，广受推崇

1.慢性心力衰竭应用β受体阻滞药证据充分不容置疑　经典的CIBIS-Ⅱ、MERIT-HF和COPERNICUS研究显示了新一代的β受体阻滞药可显著降低心力衰竭患者全因病死率约34%，降幅大于ACEI/ARB（降低病死率约25%），同时降低再住院率28%~36%。其独特的作用尤其体现在可显著降低心脏性猝死率41%~44%。猝死是慢性心力衰竭常见的死亡模式，心功能Ⅱ、Ⅲ、Ⅳ级患者死亡模式中中猝死分别约占2/3、1/2、1/3，降低猝死率也是慢性心力衰竭治疗的主要靶标之一。这些有益的疗效决定了β受体阻滞药在慢性心力衰竭治疗中不可或缺和不可替代

的地位,成为基础用药,受到大量指南推荐,也在中国心力衰竭指南 2014 建议的慢性心力衰竭标准治疗金三角方案中,成为基本成员。

2.老年人应用比索洛尔同样获益显著 β受体阻滞药在左心室收缩功能不全的老年人群中的疗效并未得到充分验证,故其应用尚不够普遍,使用剂量也较低。西班牙 Jimenez Diaz 基金会 A.M.Romero 等评估了此类人群中 β受体阻滞药优化治疗的重要性。入选 2008 年 1 月至 2012 年 4 月在该中心就诊的所有≥75岁、LVEF≤35% 的患者。搜集相关临床变量并随访,记录每例患者使用 β受体阻滞药治疗的信息和剂量,创建了一个与临床指南中目标水平(卡维地洛 50 mg/d,比索洛尔 10 mg/d)相比所达到的 β受体阻滞药剂量百分比(BB%)的变量。使用调整混杂因素和临床变量交互作用后的 Cox 模型,分析 BB% 对死亡率和心血管事件(死亡、因心力衰竭或室性心律失常住院)的作用。将 BB% 变量分为 3 组(无 β受体阻滞药、<50% 剂量或≥50% 剂量)以观察生存曲线。

研究纳入 556 例,平均 81.9 岁,平均 LVEF 28%,女性占 34%。未使用 β受体阻滞药、使用低剂量和高剂量 β受体阻滞药者分别有 143 例、268 例和 145 例。随访中 223 例死亡,这三组分别有 92 例、97 例和 34 例。估算病死率和心血管事件的风险比分别为 0.84 和 0.93。

该研究显示,β受体阻滞药剂量每增加 10%(如卡维地洛 5 mg/d 或比索洛尔 1 mg/d)直至靶剂量,病死概率可降低 10%~21%,死亡或因心力衰竭或室性心律失常住院率降低 3%~11%。结论认为,左心室收缩功能不全的老年人使用 β受体阻滞药优化治疗有明显获益。

(三)用于冠心病:介入时代不改变 β受体阻滞药长期生存获益

1.ST 段抬高心肌梗死(STEMI) 西班牙圣迭戈德孔波斯代拉大学医院 A Redondo Dieguez 等回顾性分析 LVEF 保留 STEMI 患者,以评估在当今 PCI 时代使用 β受体阻滞药能否降低病死率。连续纳入 820 例 LVEF≥50% 的 STEMI 患者,采用多变量 Cox 回归模型,并根据 GRACE 危险分类和 PCI 的成功进行分层,评估平均 3.3 年随访期间的病死率。结果显示,78.5% 的患者应用 β受体阻滞药,病死率低于未使用者(5.6% vs 19.3)。多变量分析发现,β受体阻滞药并非随访期间病死率的显著独立预测因素。将 GRACE 危险分类和 PCI 的成功进行分层后分析显示,出院后使用 β受体阻滞药对于高危患者和非完全血运重建患者有保护作用。因此,GRACE 高风险和非完全血运重建的 LVEF 保留患者 STEMI 后使用 β受体阻滞药可有死亡率降低的长期获益。

2.非 ST 段抬高 ACS(NSTE-ACS) 急性冠状动脉综合征(ACS)恢复后、无禁忌证的患者,已广泛推荐应用 β受体阻滞药,此种推荐的证据主要来自再灌注和溶栓时代之前,PCI 时代的证据很少,尤其对于 NSTE-ACS 且 LVEF 保留的患者。西班牙 O.Saidhod-jayeva 等评估了此类患者使用 β受体阻滞药的作用。回顾性分析注册的 1139 例 LVEF≥50%、行 PCI 的 NSTE-ACS 患者(80.2% 为 NSTEMI,19.8% 为不稳定型心绞痛)数据。采用多变量 Cox 回归模型,评估平均 3.1 年随访中 β受体阻滞药与病死率的关系,根据 NSTE-ACS 类型、GRACE 危险分组和血运重建程度分层。结果发现,71.6% 的患者使用 β受体阻滞药,病死率较低(5.6% vs 19.3%)。多变量分析显示,β受体阻滞药对于病死率有保护作用。亚组分层后分析发现,出院后 β受体阻滞药治疗在 NSTEMI 及 GRACE 高风险患者中仍有保护作用。另外,完全和非完全血运重建患者使用 β受体阻滞药治疗后长期死亡率均较低。结论:NSTE-ACS 后、LVEF 保留患者出院后 β受体阻滞药治疗有保护作用,这就为未来指南的修订提供了新证据。

3.伴有慢性阻塞性肺病(COPD)和心肌梗死 伴有 COPD 的患者短期和长期死亡风险均较高。β受体阻滞药对 COPD 患者作用并不够明确,处方量亦偏低。瑞典隆德大学史肯大学医院 P Andell 等探讨此类患者出院时应用 β受体阻滞药对全因死亡率的影响。筛选 2005—2010 年瑞典 SWEDEHEART 注册的心肌梗死住院患者,将其中心肌梗死和 COPD 并存的出院者(6119 例)纳入研究队列,比较出院时应用(5058例)和未用(1061 例)β受体阻滞药的患者结局,主要终点是全因死亡率。调整潜在混杂因素包括基线特征、并发症和住院特征后,出院时应用 BB 的患者在随访中(最长 7.2 年)有较低的全因死亡率(HR 0.91,95% CI 0.82~1.00,$P = 0.049$)。这表明伴 COPD 的心肌梗死患者出院后使用 β受体阻滞药可有长期生存获益。

六、β受体阻滞药治疗慢性心力衰竭存在量效关系——评述 HF-ACTION 试验的结果

这是一项很有意义、很有启示的研究。美国医学会用来作为基层和社区医师的继续医学教育。下面笔者根据自己的认识和经验对这一研究作分析和评述。

（一）研究设计思路清晰明确

该试验是 HF-ACTION 试验的分支研究,旨在评估 β 受体阻滞药的剂量和临床获益的关系。入选者为收缩性心力衰竭、心功能 NYHA 分级 Ⅱ~Ⅳ级、LVEF<0.35。主要复合终点为全因病死率和全因住院率。患者使用的各种 β 受体阻滞药均计算至相当的卡维地洛剂量。平均随访 2.5 年。

（二）β 受体阻滞药剂量和临床获益之间存在显著量-效关系

该研究中入选患者 β 受体阻滞药使用率达 95%。基线时 β 受体阻滞药的剂量和主要复合终点的风险降低存在显著的相关性。剂量递增直至达到 50 mg/d,与主要复合终点风险的降低呈一反向的线性关系,即剂量增加,风险直线下降,并达到最低点。剂量继续增加直至 150 mg/d,风险仍降低,而降幅减少,提示患者仍可获益,但获益程度有所减少。这一结果在矫正其他因素后仍继续存在,从而清楚表明,β 受体阻滞药从开始使用直至达到目标剂量的全过程中均可获益,在中等至较大剂量后获益尤多。

β 受体阻滞药剂量和改善运动能力及心功能显著相关。该研究表明,在 3 个月中 β 受体阻滞药的剂量和氧耗峰值（PVO₂）存在显著关系,提示剂量增加患者心功能状态改善,运动耐受能力有所提高。

（三）β 受体阻滞药应用是安全的

在该研究中应用较大剂量的患者未见心动过缓发生率增加,反而是那些未用 β 受体阻滞药患者较之应用中等至较大剂量患者,心血管事件和心力衰竭事件发生更多,提示大剂量 β 受体阻滞药长期应用并不会增加不良反应的发生率。

（四）β 受体阻滞药应用需加强

该研究中仅约一半患者达到目标剂量。OPTIMIZE-HF 试验中因心力衰竭住院的患者,住院前 β 受体阻滞药每日剂量仅为推荐剂量之半,且在出院后直至 90 d 大多数患者并未能滴定到目标剂量,出院后 60 d 和 90 d 达到美托洛尔或卡维地洛目标剂量者分别仅有 17.5% 和 7.9%。我国的资料表明,有适应证且无禁忌证的慢性心力衰竭患者 β 受体阻滞药使用率不足 20%,达到目标剂量住院患者仅 4%,门诊患者仅 2.5%。

β 受体阻滞药未能达到循证剂量的原因,从临床工作上分析主要有:①缺少明确的证据表明 β 受体阻滞药和临床获益间存在确定的量-效关系。临床试验虽已证实大剂量 β 受体阻滞药对慢性心力衰竭患者有益,但目前关于其量-效关系研究甚少,结果也不一致,有一项分析此种量-效关系的荟萃分析,未见剂量与全因死亡率之间存在显著有益关系。②医生理念上的问题,认为病情稳定,现有剂量治疗有效,无须继续递增剂量。③担心增加不良反应如严重的心动过缓及对糖脂代谢等的不良影响。

（五）消除顾虑用好 β 受体阻滞药

本研究样本量大,设计和运作良好,其明确的阳性结果有助于填补该领域的一个重要空白,有助于解决这一临床医师的困惑。关于 β 受体阻滞药对代谢的不良反应,以及引起支气管痉挛和性功能障碍等,主要与早期应用的第一代药物如普萘洛尔等有关。近十来年主要应用第二代美托洛尔、比索洛尔等高度 β₁ 受体选择性药物,其在常规剂量（包括目标剂量）下仍仅阻断 β₁ 受体,不影响 β₂ 受体,故在临床上不会或极少可能引起上述的不良反应。

（六）合理的递增剂量方式很重要

晚近,CIBIS-ELD 研究分析老年心力衰竭患者对比索洛尔或卡维地洛的耐受性,达到目标剂量者仅为 31%。这一结果显著低于其他同类研究及其亚组分析,也低于本研究。究其原因可能与较为激进的递增剂量方法有关。这一情况表明,按照指南（如我国 2007 年慢性心力衰竭诊治指南）要求,以很小剂量（相当于目标剂量的 1/8）起始应用,以缓慢滴定的速度（每 4 周左右递增 1 次）逐渐增加剂量,3~6 个月达到目标剂量。这样,大多数患者可以安全有效地应用 β 受体阻滞药并达到目标剂量或患者的最大耐受剂量。评估患者是否达到这一目标,除了剂量外,还要观察清晨静息心率,要降至 55~60/min。

七、HF-ACTION 研究:关于 β 受体阻滞药剂量与临床结局关系分析的评述

本文是对 HF-ACTION 研究资料的进一步分析,旨在评估 β 受体阻滞药剂量与临床结局的关系。

剂量和临床终点呈 J 形曲线关系。HF-ACTION 研究入选慢性收缩性心力衰竭、心功能 Ⅱ~Ⅲ级、LVEF<35% 患者 2331 例。其中 95% 在基础治疗中应用了 β 受体阻滞药。将所用的各种 β 受体阻滞药均按相当的剂量计算为卡维地洛的剂量。结果发现,β 受体阻滞药的剂量和主要复合终点（全因死亡率/住院率）呈 J 形曲线,即主要复合终点发生率起初随剂量增加而显著降低,直至剂量达 50 mg/d,尔后则不再降低,并呈缓缓上升趋势。这一结果引起了思考和讨论。

中等剂量可能也有效。过去许多随机对照的大样本研究均证实,β 受体阻滞药与安慰剂相比,可使慢性收缩性心力衰竭患者的全因死亡率、心脏性猝死

率分别降低约 35% 和 45%（MERIT-HF、CIBIS Ⅱ、CIBIS Ⅲ、US 卡维地洛试验等）。因而欧美和中国指南均推荐此类药作为慢性心力衰竭的基础和必不可少的治疗，并要求达到目标剂量，即临床研究中采用并证实有效的剂量，或最大耐受剂量。但也一直存在两个疑问：①院外患者是否也采用同样的方法包括剂量？②β 受体阻滞药的剂量和疗效（临床结局、终点事件）之间是否存在量-效关系？较小的剂量是否也有效？HF-ACTION 研究的上述分析似乎表明，中等剂量也是有效的，增加剂量效果反而降低。心力衰竭治疗中卡维地洛的目标剂量为 100 mg/d，故 50 mg/d 只是中等剂量。

研究结果可靠吗？此前，在 β 受体阻滞药的量-效关系上有过一些其他研究。MOCHA 试验证实 β 受体阻滞药剂量和 LVEF 及生存率之间存在正向的量-效关系。而 McAlister FA 所做的研究则否认此种量-效关系。但前者只是一个 300 例的小样本观察，后者仅为荟萃分析，均无法提供确凿的证据。上述 HF-ACTION 试验实际上是一项事后分析（posthoc），同样也不能产生可靠的证据。

研究存在局限性。该研究原本是要评估在常规心力衰竭治疗基础上增加运动锻炼，是否可以提高疗效。因而入选全为院外门诊患者，年龄较低（平均 58 岁，而大多心力衰竭试验入选者平均年龄约 62 岁），女性和黑种人患者比例较高。剂量转换方法也值得商榷：对于>75 kg 者，卡维地洛和美托洛尔剂量转换采用 2：1 比例，而在通常临床研究中采用的比值为

4：1。而且，该研究基础治疗时间只要求>6 周，不足以使 β 受体阻滞药达到目标剂量，实际上整个研究人群中达到目标剂量者不足 1/2，且在研究过程中大多数患者并未递增剂量。这样就不能排除混淆因素，即病情较重者因不耐受反而用较小剂量。上述这些情况均会使结论不可靠。因此，该分析作者也承认，β 受体阻滞药剂量和临床结局的量-效关系究竟如何还有待未来进行前瞻性的比较研究。

β 受体阻滞药是安全的。这一分析带给我们的另一个结果则令人更加印象深刻，即大剂量应用 β 受体阻滞药，仍然是安全的，并未增加心动过缓的发生率。这也证实了我们平常的观察：新一代的、高度选择性的 $β_1$ 受体阻滞药，其降低心率的作用是有可能预测的，达到目标剂量的美托洛尔（缓释剂 200 mg/d）或比索洛尔（10 mg/d），通常降低心率幅度为 15～20/min。如已知患者的基础静息心率，就可估测 β 受体阻滞药的适宜剂量，反过来，根据拟采用的 β 受体阻滞药剂量，大体上可以预测用药后患者的心率。

因此，慢性心力衰竭的治疗中我们仍应遵循指南，使 β 受体阻滞药达到目标剂量或最大耐受剂量。其方法可归纳为下列要点：①优先选择美托洛尔、比索洛尔或卡维地洛。②起始剂量为目标剂量的 1/8（美托洛尔缓释片 12.5～25 mg/d、比索洛尔 1.25 mg/d）。③缓慢递增剂量（每 2～4 周增加 1 次）。④经 2～3 个月达到目标剂量的 1/2，3～6 个月达到目标剂量。⑤清晨醒后静息心率（55～60/min），是评估 β 受体阻滞药是否达到目标剂量或最大耐受剂量的标志。

第四节　RAAS 阻滞药及其他药物

一、血管紧张素 Ⅱ 受体拮抗药治疗慢性心力衰竭：历史、现状和未来展望

（一）血管紧张素 Ⅱ 受体拮抗药的崛起意义重大

20 世纪末随着临床医学成功地从经验医学转型为循证医学，1996 年 ARB 的问世，又产生了一阵新的冲击波。其意义一方面在于，我们终于又找到一种疗效和 ACEI 同样好，而不良反应发生率则低得多，患者的依从性更好的新药；另一方面，可能具有更深远意义的是，再次证实了抑制神经内分泌系统尤其 RAAS 的过度兴奋，对于治疗心血管疾病是极其有效的。20 世纪末基础和临床研究中获得的一个重大进展是认识并证实，包括心力衰竭在内的许多心血管疾病，其发生和发展及各种并发症的发生，均与神经内分泌系统尤其 RAAS 的过度兴奋有关。心血管事件链中从

仅有各种危险因素直至进展为终末期心力衰竭阶段的长期过程，RAAS 和交感神经系统的激活和过度兴奋既是始作俑者，又是持续的驱动力。

此后不到 10 年的时间里，ARB 先后证实治疗高血压（LIFE、VALUE 试验）、心肌梗死（VALIANT 试验）和高危的心血管病患者（ONTARGET 试验），疗效优良，且安全性卓越。尤其在 ONTARGET 试验中，已有高血压、冠心病、脑卒中或 TIA 等患者，在已给予相应的标准和优化治疗，且已取得疗效的基础上，加用 ARB 替米沙坦，患者可以进一步获益。这一结果促使美国 FDA、欧盟和中国 SFDA 先后批准 ARB 在此种高危人群（尤其年龄≥55 岁）患者中应用。在今天的心血管病临床治疗上 ARB 已成为不可或缺的一类药物，近几年的研究又进一步证实 ARB 和钙拮抗药和（或）利尿药的联合，极为有效堪称"优化"的降压

治疗联合方案;还证实既有预防心房颤动及其下游心血管事件(如心力衰竭、脑卒中)的效果,也对肾功能有良好的保护作用等。不久前颁布的中国高血压防治指南(2010),ARB 对高血压特殊人群的"强制性适应证",新增加了冠心病和动脉粥样硬化疾病、心力衰竭、心房颤动和糖尿病,这一修订正是反映了近几年 ARB 研究的最新进展。

(二) ARB 治疗射血分数降低的心力衰竭(HFrEF)地位已确定

最早的大样本临床研究是 ELITE Ⅰ试验,旨在比较 ARB 和 ACEI 对慢性心力衰竭患者的安全性,结果证实,ARB 较之 ACEI 不良反应更少,更为安全。在该试验的亚组分析中,ARB 还显示了在降低心力衰竭患者终点事件上似较 ACEI 具有更多的优势。随后进行的 ELITE Ⅱ试验,虽然并未证实 ARB 和 ACEI 对心力衰竭患者的主要复合终点(心血管死亡和因心力衰竭住院率)存在差异,但 ARB 组患者生活质量和心功能改善则更佳,不良反应少,依从性高。这两项试验让 ARB 在心力衰竭治疗中崭露头角,并在 2005 年前后颁布的国内外心力衰竭指南中均获得有保留的推荐(Ⅱa 类推荐,B 级证据)。

之后的 2 项研究使 ARB 治疗心力衰竭的地位得到提升。Val-HeFT 试验的基础治疗包括 ACEI,随机将心力衰竭患者分入 ARB 组或安慰剂对照组。这实际上是 ACEI 和 ARB 两药联合作为一方与单用 ACEI 作为另一方的比较。两组的主要复合终点(心血管死亡和因心力衰竭恶化住院率)并无差异,但联合治疗组生活质量和心功能改善(如 LVEF 提升、心功能分级降低等)更佳。对于不能耐受 ACEI 的患者(相当于单用 ARB)所做的亚组分析表明,与安慰剂组相比较,ARB 使主要复合终点和各种二级终点发生率均显著降低。这一研究证实 ARB 和 ACEI 一样对心力衰竭治疗有效,还证实两药联合也是有效和可行的。

CHARM 试验是一项样本量大,且设计细致的临床研究,有 3 个分支研究。其中 CHARM-加药分支研究和 CHARM-替代分支研究,取得的结果与 Val-HeFT 试验相似,即 ARB 联合 ACEI,或在不能耐受 ACEI 的心力衰竭患者中应用 ARB,均可降低主要复合终点的发生率。CHARM-保存分支试验中比较 ARB 与安慰剂组对舒张性心力衰竭(即射血分数保存的心力衰竭,HFpEF)患者的疗效,也证实 ARB 有改善预后的趋势。

这两项研究之后,中国(2007)和欧美国家(2008、2009)的心力衰竭指南均将 ARB 用于心力衰竭治疗列为Ⅰ类推荐和 A 级证据,这一推荐主要适用于 HFrEF 患者。

(三) ACEI 和 ARB 孰优孰劣的争论并无意义

1.ACEI 和 ARB 疗效相当 随着 ARB 崛起而出现的关于 ACEI 和 ARB 这两类药物临床应用上高下之分的讨论也应运而生。如果将 2000 年以前资料做一分析,可以发现,ACEI 治疗各种心血管疾病如高血压、冠心病、心功能减退或心力衰竭均十分有效,证据充分。但不良反应尤其咳嗽的发生率较高。而 ARB 的临床研究较少,但这些研究同样证实其疗效不逊于 ACEI,突出的优点是不良反应发生率很低,患者应用的依从性良好。显然,此时两者临床应用的主要差异在于研究的数量与证据的强度,而不在于疗效,ARB 的安全性获得广泛的肯定。

如果我们再分析一下 2000 年至 2008 年的资料,可清楚看到,这段时间里应用 RAAS 阻滞药的临床研究很多,但几乎均是应用 ARB 的,已很少见到使用 ACEI 的大样本临床试验。少数这样的试验 ACEI 并非单用,而是与其他药物的联合使用(如 ASCOT、ACOMPLISH 试验)。在这些 ARB 的临床研究中,几乎也都证实此类药卓越的疗效和良好的安全性。

此前各国的指南,均将 ACEI 的应用作为Ⅰ类推荐和 A 级证据。ARB 则作为不能耐受 ACEI 时的一种替代治疗药物,或列为Ⅱa 类推荐,B 级证据。这是恰当的。这样的结果来自上述的大量临床研究。

2.ACEI 应用的优先地位受到严峻的挑战 一是 ACEI 不良反应尤其咳嗽发生率的确较高。在一般患者包括高血压中为 10%~15%,而在心力衰竭患者中可高达 20%~30%,从而使依从性和耐受性较低。心血管疾病需要长期和终身治疗,因而患者的依从性是一个临床上必须考虑的问题,在这方面 ARB 的优点十分突出。二是 ARB 研究逐渐增多,其应用有效的证据也就日益增强,现有的资料均表明凡 ACEI 应用的领域,ARB 也均适用,迄今尚未发现只能应用 ACEI 而不能应用 ARB 的状况。两者对同一种疾病治疗有效的证据均十分强有力。三是国外的指南也逐渐推荐 ARB 作为一线药物应用,而非仅作为 ACEI 的替代者,如高血压、心肌梗死后伴心功能降低的患者等。

3.ARB 是否可以作为首先使用的药物 在回答这一问题之前,我们首先应了解 ACEI 临床应用的优先性是如何形成的。由于临床工作重视证据,证据来自临床试验,问世较早的 ACEI 由于证据获得早、数量多便有了先行之利,通常被优先推荐使用,这是自然而然的事情。鉴于伦理上的限制,心力衰竭的临床研究均为加药研究,应用 ARB 的试验,其基础治疗中必须包括 ACEI,这就造成了两药联合与单用 ACEI 的比较,只有那些不耐受 ACEI 的患者,才可以单用 ARB 与安慰剂作比较,由此造成临床上 ACEI 应用的优先性。

ACEI 的这种优先性我们应该接受、肯定和遵循,因为这毕竟是历史上和科学上形成的,并一直起着积极的作用。在通常情况下,今天仍应沿用这一做法,因为并无任何证据表明这样做有何不对,也无证据表明先用 ARB 比先用 ACEI 更好。迄今仍缺少比较这两种药物对心力衰竭疗效的大样本前瞻性头对头研究。为什么不去做?恐怕在专家学者心里已有一个共同的、约定俗成的认识,即这两种药物其实疗效是相当的,在临床实践中究竟先用 ACEI 或先用 ARB,原则上应可由医师做决定。

药物的选择应用,应遵循循证医学的原理。其中有 3 条基本原则:一是强调证据,主要来自随机对照、大样本的临床试验,尤其是已达到 A 级的证据。二是尊重医师的判断、经验和选择。医师应对患者负责,医师的处方正是这种责任的具体体现。医师会选择对患者最有益的方案。还常常会选择成熟的、自己熟悉和可靠的方法。三是要充分考虑患者的具体情况。此时要全面评估患者的情况,具体情况具体对待。在面对一个具体的病人,面对一种具体的疾病,如有应用 RAAS 阻滞药的适应证,依据上述的基本原则,最终医师选择使用 ACEI 或 ARB 都是正确、合理的。

4.ACEI 和 ARB 均可作为优先选择的药物 就现状而言。在高血压领域,包括 ACEI 和 ARB 在内的 5 种降压药物,地位是平等的。正如 2010 年版中国高血压防治指南所主张的,每种降压药物均可以用于初始治疗,或长期维持治疗;可以单用,也可以与另一类降压药联合应用。当然,此时 ACEI 和 ARB 地位是平等的。

在高血压的特殊人群中,应首先选择某一类药物,称之为强制性适应证。例如,在新版中国高血压指南中,ACEI 和 ARB 均增加了新的适应证,且增加的适应证几乎相同,如伴冠心病或动脉粥样硬化、伴心力衰竭、伴糖尿病等。对于这些特殊的高血压人群,临床上选择 ACEI 或 ARB 也是平等的,并无必须优先用哪一种药的限制。

同样的情况也存在于冠心病患者,以及高心血管病风险的人群中。后者应用 ACEI(如 HOPE 试验)或 ARB(如 ONTARGET 试验)均是有据可查的。临床上作何种选择,也无限制。

心力衰竭的治疗也可以同等地选择 ACEI 或 ARB。两者在改善此类患者预后上,各国指南均列为

Ⅰ类推荐和 A 级证据,实际上肯定了这两种药物选择上的平等权利。笔者仍习惯愿意首先考虑应用 ACEI,如不能耐受 ACEI,则改以 ARB 替代。这样做也完全符合包括我国在内的各国心力衰竭指南中的建议和推荐。但笔者并不认为,这就是一条“法规”,不是的。临床医师可以首先选择 ARB,正如前面所说,ACEI 的优先性早已动摇,先使用 ARB 同样是一种合理的选择。

(四)ARB 在慢性心力衰竭的临床应用

1.ARB 种类和慢性心力衰竭的治疗 原则上讲,ARB 作为一大类药物具有类效应,即药理作用的机制、疗效、作用特点及不良反应等大致相仿。ARB 用于心力衰竭是这一类药物的作用,当然,各种 ARB 均可以使用。中国慢性心力衰竭诊断和治疗指南(2007年)明确指出这一观点的同时,又强调其中氯沙坦、缬沙坦和坎地沙坦临床证据更多,宜优先考虑使用。这一表述源于不同 ARB 临床证据的多寡,如前所述,优先推荐的这 3 种 ARB 经历过更多的临床试验,有更强的证据。证据强度是选择药物优先性和主要考虑的因素。

在证据强度相仿时,笔者认为,涉及药物作用、代谢、排泄等就是需要考虑的下一个重要因素。这一因素实际上还影响到一种药物的安全性,如不良反应、药物相互之间的作用等。因此,ARB 和血管紧张素Ⅱ受体结合的牢固程度和解离速度、药物起作用的时间、体内分布的范围、体内存在和发挥作用的时间(如血中的半衰期)、经肾或经多通道排泄,以及是否经由肝线粒体 P450 酶系尤其 3A4 途径代谢等,这些情况在选择哪一种 ARB 时就需要考虑到。

与血管紧张素Ⅱ之Ⅰ型受体结合愈牢固,必定解离较慢,作用时间持久。主要经肾排泄的药物,在肾功能受损时,其使用便受到限制。如一种 ARB 不经肾脏排泄,而是经多通道排泄,即便肾功能受损仍可安全使用。心力衰竭患者伴肾功能不同程度受损较为常见,对此不能不考虑到。

由于多数临床药物经肝线粒体 P450 酶系 3A4 途径代谢,使用经此途径代谢的 ARB 时就应考虑到与其他药物(P450 酶的激动药或抑制药)的相互作用。近 20 年美国 FDA 叫停了 20 多种药物的临床应用,主要源于这些药在肝中与其他药物的相互作用,使药物本身的不良反应增加或加强,或产生新的甚至更严重的不良反应。20 世纪 90 年代拜斯亭(西立伐他汀)退出市场正是这样的原因。

2.ARB 治疗心力衰竭的剂量 常用的 ARB 用于慢性心力衰竭治疗的剂量见表 1-16。表中所推荐的

剂量基本上可列为大剂量范围。在心血管疾病治疗中,ARB 和 ACEI 一样,针对不同的疾病其应用的剂量也是不同的。治疗高血压采用小剂量原则,用于心力衰竭治疗其剂量显著大于高血压治疗中的剂量,需要达到目标剂量。对于伴肾脏疾病或肾功能显著降低的患者,为了保护肾功能,ARB 或 ACEI 必须使用更大的剂量。

3.心力衰竭治疗中 ARB 可否应用小或中等剂量

ACEI 或 ARB 是否也需要用至目标剂量或最大耐受剂量?最初应用 ACEI 治疗心力衰竭并与安慰剂相对照的临床试验,其应用的剂量为卡托普利 50 mg,每日 2~3 次,或依那普利 10~20 mg,每日 2 次。这样的剂量大于高血压治疗中的剂量,应可列为大剂量范畴。由于患者是在这样剂量下获益,故国内外指南中均要求达到这一剂量水平,或至少接近这一水平,故将这样的剂量定为目标剂量。小剂量是否也同样有益,则尚未做过头对头的比较研究。

最近的 HEEAL 研究,头对头比较大小剂量 ARB 对慢性心力衰竭的影响,结果证实大剂量(氯沙坦 150 mg/d)较小剂量(氯沙坦 50 mg/d)显著降低包括死亡和因心力衰竭住院的复合主要终点。这一研究似表明心力衰竭治疗中 ARB 的剂量还是应该大一些。因为此前的 ELITE Ⅱ 试验中,应用小剂量氯沙坦(50 mg/d)组与卡托普利组相比,心力衰竭患者主要终点并无差异。由于该研究采用优效设计,此种中性结果并不能表示两药效果相仿。氯沙坦疗效逊于卡托普利的可能性也是存在的。不过,二级终点如改善生活质量、LVEF 水平提高和 NYHA 心功能分级改善等,氯沙坦组优于卡托普利组,因此,仍将氯沙坦列为对心力衰竭治疗有效的 ARB。正是在这样的背景下 HEEAL 试验才应运而生。

慢性心力衰竭病理生理机制的分析也支持 RAAS 阻滞药应用大剂量的观点。如前所述 RAAS 和交感神经系统的过度兴奋是导致心肌重构的主要机制。显然,为了有效和充分阻断 RAAS,逆转有害的病理生理过程,延缓或阻断心力衰竭的进展,应用 ACEI 或 ARB 需要有较大的剂量。由此可见,心力衰竭治疗中 ACEI 或 ARB 采用大剂量(目标剂量或最大耐受剂量)的做法是有据可依的。

不过,在临床试验中这种大剂量原则受到极大的挑战。随剂量增加 RAAS 阻滞药的不良反应也会增加,尤其是 ACEI。一是血压降低,二是生化检测中血钾水平、血肌酐水平升高,还可能导致肾功能损害。

心力衰竭患者由于心功能减退,心排血量降低,多数血压不高,即便原来血压正常甚至血压偏高的患者也可出现低血压。利尿药和 β 受体阻滞药的应用又可使血压进一步降低。即便勉强可以应用 ACEI 或 ARB,往往只能用较小剂量,很难耐受较大剂量。

RAAS 阻滞药尤其 ACEI 增加血钾和血肌酐水平的作用较强。在高血压治疗中这也是一个值得关注的问题,心力衰竭时发生率会更高。如再合用醛固酮拮抗药,则风险就更大。因此,国内外指南中在加用醛固酮拮抗药之前,往往要求将 ACEI 的剂量减半,并必须应用襻利尿药,其目的正是要避免高钾血症和血肌酐水平升高。简言之,慢性心力衰竭治疗中 RAAS 阻滞药要达到大剂量,至少在相当大一部分患者中是不容易做到的。当然,ARB 发生这些不良反应较 ACEI 显著较低,但在长期应用中仍有发生的可能性。

正因为如此,从事心力衰竭临床工作的医师中有一种共识,即 ACEI 或 ARB 应用小至中等剂量仍然对患者有益,其剂量并不必须达到目标剂量。这是与 β 受体阻滞药应用不同的。笔者以为这样的认识并无不当,是出于长期应用的安全考虑,也是顾虑到院外的心力衰竭患者欠缺定期随访和密切监督,但如患者可以耐受,还是应尽量达到目标剂量。

(五)ARB 治疗 HFpEF(射血分数保存的心力衰竭)的疗效尚无定论

1.HFpEF 的病理生理机制尚未阐明 在 CHARM-保存分支试验中 ARB 对 HFpEF 患者主要终点事件的有益影响,并未在统计学上达到显著差异。最近,以 HFpEF 患者为对象应用厄贝沙坦的 I-PRESERVE 研究,也是一个中性结果,不过,ARB 也再次证实即便在这种以老年人为主的心力衰竭中仍具有极好的依从性,不良反应发生率较低。

由于几乎所有对 HFrEF 有效的药物均未能证实对 HFpEF 具有同样的效果,这就让我们不得不做更深层次的思考。

HFpEF 发生的病理生理机制可能有异于 HFrEF。20 世纪 90 年代,慢性 HFrEF 的研究取得重大进展,证实心力衰竭的基本病理生理机制是心肌重构。后者又涉及一系列复杂的神经内分泌调节紊乱。初始的心肌损害诱发神经内分泌系统兴奋性增高,其中尤以 RAAS 和交感神经系统的过度兴奋发挥主要的作用。这一过程原本是机体的一种代偿机制,旨在恢复和改善心脏和循环系统的正常功能,维持机体正常活动的需求。但持续的过度兴奋反过来又会损害心脏,造成心肌重构。后者促使 RAAS 和交感神经系统进一步激活和兴奋,形成恶性循环。由此导致心脏扩大、心肌肥厚、心功能降低,并发生心力衰竭,最终进展至终末期心力衰竭。

这一对心力衰竭发生和发展的新的认识,不仅在基础研究中得到证实,更重要的是在临床工作中也获得了充分的证据。自 20 世纪 90 年代初开始,陆续应用 ACEI(SOLVD 试验,1991)、β 受体阻滞药(CIBIS-Ⅱ、MERIT-HF 试验,1998)、ARB(ELITE Ⅰ、ELITE Ⅱ 试验,1999),以及醛固酮拮抗药(EPHESUS,1999;EMPHESES 试验,2008)开展的大样本随机对照试验均证实,这些药物可以改善慢性 HFrEF 患者的预后,即可以降低包括全因死亡率在内的各种终点事件,提高生存率。这是自 200 年前开始应用洋地黄类药物以来,慢性心力衰竭药物治疗的最重要进步,即首次证实药物治疗不仅能改善心力衰竭患者的症状,也可以改善预后。这一里程碑意义的进展,反过来也就从临床上证实,抑制过度兴奋的 RAAS(如应用 ACEI、ARB、醛固酮拮抗药)或抑制过度兴奋的交感神经系统(如应用 β 受体阻滞药)是极其有效的治疗。证实这两个重要的神经内分泌系统的过度兴奋的确是诱发、促进和加重心力衰竭的主要机制。慢性心力衰竭的现代治疗自此翻开了新的篇章,从传统上强调改善血流动力学的治疗,转变为主要应用各种神经内分泌抑制药,即 RAAS 阻滞药和交感神经系统阻滞药。治疗的目的不只是改善症状,而是要降低病死率,改善预后。

这一治疗理念和治疗方法的改变,使得近 20 年慢性 HFrEF 的治疗效果大为改观:2 年死亡的相对风险降低 60%~80%。

然而,上述神经内分泌抑制药并不能降低 HFpEF 的病死率,提示此类心力衰竭的病理生理机制有异于 HFrEF,且迄今我们还未认识。

2.HFpEF 的特点 从流行病学角度来分析,HFpEF 患者具有下列特征:①老年人为主,占 70%~80%;②女性居多,几乎占 2/3;③绝大多数患者心力衰竭的病因是高血压、曾有过或现在仍有高血压;④部分患者伴有糖尿病、肥胖、心房颤动,心脑血管或外周血管动脉粥样硬化疾病等。这就勾画出此种心力衰竭的人口学特征,即老年人、女性、有高血压和(或)糖尿病等。换言之,HFpEF 是具有上述特点人群中发生的心力衰竭。这样一个相对特殊的人群,使此种心力衰竭形成了不同于 HFrEF 的特征,为今后的研究提供了一个有价值的线索。

3.ARB 治疗 HFpEF 未来的前景 现有的研究虽然并未证实 ARB 可以改善 HFpEF 预后,但也并未完全否定其应用的可能性。一是在所有的慢性心力衰竭大样本研究中均显示 ARB 不良反应发生率低,依从性好的趋势,这对于心力衰竭患者极其重要。心力

衰竭患者往往并发多种疾病,需要合用多种药物,药物本身的安全性以及药物之间的相互作用,成为临床上必须首先考虑的问题。在这方面显然 ARB 是心血管药物中较为令人放心的一类药。二是已有的应用 ARB 治疗 HFpEF 的临床研究(如 CHARM-保存试验、I-PRESERVE 试验),虽然并非明确阳性结果,毕竟也显示了在良好安全性的同时,具有使患者获益的趋势。考虑到这些研究均在我们对 HFpEF 尚未有更多了解之前设计和实施,存在的缺陷和局限性是显而易见的。这些研究或其亚组分析的结果并不能对 ARB 在 HFpEF 中的应用"盖棺定论"。三是现有的证据表明,ARB 对于 HFpEF 的常见人群如老年人、高血压、女性、糖尿病、冠心病等均具有治疗价值。ARB 作为主要的 RAAS 阻滞药,适用于高血压包括老年高血压的常规治疗,以 RAAS 阻滞药为主,与钙拮抗药或与利尿药的两药联合方案,被公认为"优化的"组合。对于并发糖尿病的高血压患者,各国的高血压防治指南均推荐 ARB 为优先使用的一类药物。对于高血压并发冠心病,或伴心功能减退/心力衰竭患者,ARB 与 ACEI 一样被列为基本和不可缺少的治疗药物。

还应指出的是,心力衰竭的临床研究均为"加药"试验。业已证实有效的药物如利尿药、地高辛、ACEI、β 受体阻滞药等均应作为基础治疗,然后再加用 ARB,并与安慰剂作比较。由于基础治疗已十分"优化",即便是安慰剂对照组的病死率,已降得较低,这样新加用的药物如 ARB 就很难再显示出使患者获益的疗效。如果要证实一种较轻微的获益(终点事件降低 10%~20%)则样本量需大幅度增加,这对于以心力衰竭为对象的研究显然是不现实也不大可能实现的。

显然,我们可以换一个角度来思考,由于 HFpEF 迄今并未证实哪一种药能降低其病死率,那么,我们不妨摒弃加药试验的传统模式,在必须采用的改善症状治疗(如应用利尿药)基础上,尝试直接比较 ARB 和安慰剂的疗效。这样的研究或许会让我们得到一个"惊喜",证实 ARB 能够改善 HFpEF 患者的预后,并有可能成为此类患者的基础治疗药物,还可使我们据此重新拟订出一个全新的 HFpEF 患者的治疗方案。不妨让我们拭目以待吧。

二、评述:氯沙坦、缬沙坦和坎地沙坦均值得推荐应用

这是一项很有意思,并将引起许多思考与讨论的研究。研究来自瑞典登记注册的心力衰竭患者,比较了应用不同 ARB 坎地沙坦和氯沙坦的疗效,显示前

者可使病死率降低更多(40%),且在矫正各种因素包括药物剂量等以后,此种差异仍十分显著。

研究的作者认为,坎地沙坦更佳的治疗心力衰竭疗效,可能来自该药与 AT_1(血管紧张素Ⅱ的Ⅰ型受体)更强的结合亲和力,其与 AT_1 结合的位点有 4 个,而氯沙坦仅 2 个。氯沙坦结合的解离半衰期短,仅数秒至数分钟,而坎地沙坦长达 120 min。

某些药物药理作用的特点和优势不应夸大。在充分尊重临床证据基础上,同类药物的某些作用特点,的确也值得考虑。例如,有的药物代谢需经过肝脏线粒体酶 P450 的 3A4 途径,这是许多其他药物的共同通道,有可能造成相互作用和不良反应。有的药物主要经由肾脏排泄,对于肾功能减退者,需慎用。坎地沙坦的确与 AT_1 结合的亲和力大于其他 ARB,但目前并无证据表明,这种有益的药理作用可以转化为有益的临床结局以及降低病死率和改善预后。同样的,氯沙坦的代谢产物可以降低血尿酸水平,许多心血管病患者包括心力衰竭患者可能伴高尿酸血症,但这一药理作用也并未显示可使心力衰竭患者获益。此外,目前有许多研究证实坎地沙坦具有 $PPAR_\gamma$ 受体的部分激动作用(氯沙坦可能也有),理论上此种作用可以增加对胰岛素敏感性,具有抗动脉粥样硬化、抗炎和抗氧化作用,还可以扩张血管,对心血管病有益,但在包括心力衰竭在内的心血管临床研究中,并未证实此种作用可以使患者获得更为有益的结局。

该研究本身存在局限性十分清楚:①登记注册研究的心力衰竭人群均为门诊患者,相对症状较轻,第 1 年病死率约 10%,其结果不能反映病情较重心力衰竭患者的临床结局。②入选患者缺少严格的诊断标准,其心力衰竭的诊断仅依据临床症状和体征,以及超声心动图检查等,并未采用心力衰竭的生物学标志物 BNP/NT-proBNP 来进一步确诊。③相当一部分入选者实际上可能属于舒张性心力衰竭,伴有的 COPD、心房颤动、糖尿病比率较高,且在氯沙坦组这些并发症似更高。目前临床证据表明,ACEI 或 ARB 均不能使舒张性心力衰竭患者病死率降低。将收缩性心力衰竭和舒张性心力衰竭混在一起观察和分析,显然并不妥当。

治疗心力衰竭的药物中 ARB 已证实可以改善患者预后(ELITE、Val-HeFT 和 CHARAM 试验)。一般也承认 ARB 具有类效应,但临床评估其疗效和选择其应用,主要根据临床证据。目前 ARB 中对心力衰竭治疗具有 A 级证据的药物有 3 种,即氯沙坦(ELITE、HEAAL 试验)、缬沙坦(Val-HeFT 试验)和坎地沙坦(CHARM 试验)。

因此,尽管这是第一项不同 ARB 之间头对头比较的临床研究,在心力衰竭治疗中此种同类药物头对头比较研究的确较少,值得鼓励,但还不能改变也不应影响我们在心力衰竭药物应用中的基本格局:①中国心力衰竭指南推荐 ARB 作为一类药用于心力衰竭治疗,又说明氯沙坦、缬沙坦和坎地沙坦这 3 种使患者获益已有较充分证据,故应列为主要推荐的治疗心力衰竭的 ARB 药物,临床上可以酌情选择,但彼此之间并无高下之分。②其他 ARB 并非不推荐,更非不能用,只是目前尚欠缺使心力衰竭患者获益的充分证据。③门诊心力衰竭患者是否可以更多选择应用氯沙坦? 目前也不能下结论,需要更多的证据。

三、血管紧张素受体阻滞药(ARB):不容忽视的崛起

(一)ARB 的崛起

RAAS 在心血管疾病的发生、发展,以及疾病的预后和并发症产生上均起着极其重要的作用。ACEI 作为一种阻断 RAAS 的药物,在心血管疾病的预防和治疗上功不可没。美国高血压防治指南 JNC 7 报告中列出 6 种高血压患者并发其他疾病时药物选择的强适应证,ACEI 均可适用,也是一线降压药物中惟一适用于 6 种强适应证的药物。

美国和中国的收缩期心力衰竭指南均将 ACEI 列为治疗的基石。基础研究的新发展进一步提高了 ACEI 的地位:一是证实缓激肽系统对心血管病防治的重要价值,ACEI 抑制了缓激肽降解所需酶的活性,提高了缓激肽水平;二是 ACEI 不仅抑制了血管紧张素Ⅱ的生成,而且也增加了血管紧张素 1-7 的生成。缓激肽和血管紧张素 1-7 的生理作用均有益于心血管系统的功能。

在高度评价 ACEI 作用的同时,也须认识到其局限性或欠缺,如对血管紧张素Ⅱ生成的阻遏作用是不完全的;对组织 RAAS 的阻遏作用可能并不理想,而组织 RAAS 对靶器官损害和预后有重要影响;长期使用中会出现血管紧张素Ⅱ升高(逃逸现象);临床上咳嗽不良反应发生率较高,少数患者难以耐受等。与此同时,一种更新的可能也更为完全的 RAAS 阻滞药即 ARB 已经出现,显示了极好的临床效果和巨大的应用潜力。

ARB 在受体水平上阻滞了血管紧张素Ⅱ与其受体的结合,也就较为完全地阻遏了 RAAS 的作用,同时还增强了血管紧张素Ⅱ2 型受体的有益作用;不良反应发生率极低,近于安慰剂,甚至低于安慰剂。ACEI 能够应用的领域,ARB 几乎均可进入,且效果毫

不逊色。现在和未来,能够全面挑战 ACEI 在心血管病治疗中地位的,非 ARB 莫属,两者的竞争将成为心脏病治疗学领域的一道亮丽的风景线。

(二)高血压治疗

ARB 和 ACEI 均属一线降压药物,晚近研究表明,ARB 类降压效果并不逊于包括 ACEI 在内的其他降压药物。换言之,在单药降压达标率、降压幅度、产生降压效果所需时间,以及谷峰比等主要指标上,ARB 大致均与其他一线降压药物相当或稍占优。在 ARB 和 ACEI 头对头比较的少数临床研究中,也并未能确切地证实何者更佳。

增加 ARB 剂量可提高降压疗效;与氢氯噻嗪固定剂量的复方制剂提高了所有 ARB 的降压效应。这种情况亦与 ACEI 相同。

因此,2005 年修订版"中国高血压防治指南"对于 ARB 和 ACEI 做出了较为"均衡"的表述。强调各类主要降压药都可以作为降压治疗的起始用药和维持用药。对于特殊人群的降压治疗,虽然较多选择 ACEI,但如患者不能耐受 ACEI 时,均可用 ARB 代替 ACEI;而且,此种先考虑应用 ACEI,并非因为 ACEI 更好,而是因为 ACEI 问世较早,应用较多,临床试验的证据更多些,实际上占有的是"先行之利"。换言之,在降压药物选择上并无明确规定必须先用 ACEI,而是可以根据患者情况和病情,由医师做出适当的选择。

(三)慢性心力衰竭治疗

CHARM 试验证实,心力衰竭伴症状者应用坎地沙坦,与安慰剂相比,可显著降低心血管病病死率或因心血管病入院率;停药率则相似。还证实,对于所有伴症状的心力衰竭患者,尤其有左心室收缩功能不全(LVEF 低)者,坎地沙坦既降低总病死率,也减少因心力衰竭入院率。还有研究亦证实,缬沙坦显著降低病死率和发病率的联合终点,且在未用 ACEI 的亚组中显示可降低病死率(VaL-HeFT 试验)。

因此,ESC(欧洲心脏学会)2005 年的慢性心力衰竭诊断和治疗指南中,明确列出如下适应证:对于伴左心室收缩功能不全且有症状的患者,ARB 可替代 ACEI,用于不耐受 ACEI 的患者,以降低病死率和发病率(IIa 类指征,B 级证据);对于心力衰竭或左心室功能不全的急性心肌梗死患者,ARB 降低病死率作用与 ACEI 等同(I 类指征,A 级证据)。

2006 年颁布的美国心力衰竭学会(HFSA)制订的心力衰竭实用指南指出,临床试验证实在慢性心力衰竭患者中,在 ACEI 应用的基础上加 ARB 可产生额外的治疗作用,ARB 和 ACEI 两者对血压、肾功能和

血钾影响相似;并建议常规应用 ARB 于 ACEI 不能耐受的、LVEF≤40% 的患者(A 级证据);还建议 ARB 在下列情况下可作为起始治疗药物:心肌梗死后发生的心力衰竭(A 级证据),或慢性心力衰竭和收缩性心功能不全的患者(B 级证据)。

由此可见,ARB 在慢性心力衰竭治疗中的地位已与 ACEI 十分接近,这是近几年 ARB 临床研究的结果。

(四)冠心病治疗

HOPE 试验表明,无心力衰竭的高危或已有血管疾病的患者,应用 ACEI 雷米普利可显著降低心血管病病死率、心肌梗死和脑卒中发生率,且治疗的效益仅一小部分可能与血压降低有关。这一研究也直接导致 2002 年美国 ACC/AHA 颁布的慢性稳定型心绞痛治疗指南中,明确将 ACEI 列为冠心病二级预防的常规药物。

然而,晚近的 PEACE 试验得出了不同的结论。对 8290 例稳定型冠心病患者所做的平均 4.8 年随访证实,ACEI 群多普利与安慰剂相比,主要终点(心血管死亡、心肌梗死或冠状动脉重建治疗)并无差异。这表明,对于左心室功能尚好,正在接受标准治疗、发生心血管病事件危险很低的稳定型冠心病患者,加用 ACEI 并不能提供进一步的心血管保护作用,换言之,此类患者并不需要应用 ACEI,以减少心血管死亡、心肌梗死或冠状动脉重建术的危险。

PEACE 试验的结果实际上与 HOPE 试验并不矛盾,也并未否定 ACEI 作为冠心病患者二级预防药物的地位。PEACE 试验应看作 HOPE 试验的补充,有助于对慢性稳定型冠心病患者的治疗尤其 ACEI 的应用,做进一步细化。亦即许多符合 PEACE 试验特征的、慢性稳定型且低危的冠心病患者,无须长期应用 ACEI;而不符合 PEACE 试验特征的冠心病患者,主要是那些高危和极高危(可能也包括一些中危)患者,或许仍应考虑 ACEI 治疗。

ARB 可能对冠心病、冠心病等危症(如糖尿病)及并发多种危险因素(如代谢综合征)患者具有较好的保护作用。LIFE 试验表明,对于并发左心室肥厚的高血压患者,ACEI 氯沙坦较之 β 受体阻滞药阿替洛尔,能够更好地降低主要复合终点(心血管死亡、脑卒中和心肌梗死)发生率;还能减少新发的糖尿病。此外还证实,在伴有左心室肥厚的糖尿病亚组中,氯沙坦使主要复合终点和总病死率显著降低。

RENAAL 试验则证实,ARB 氯沙坦可延缓糖尿病肾病患者的病程进展,具有保护肾功能的有益作用。VALUE 试验(2004)和 CHARM 试验的亚组分析,亦

都证实 ARB(缬沙坦或坎地沙坦)能够显著降低新发糖尿病的发生率。

因此,美国医学会、美国糖尿病学会(ADA)和美国国家肾病基金会(NKF)颁布的指南中均将 ARB 列为高血压并发 2 型糖尿病的一线治疗药物,甚至首选药物。

由此可见,对于并发代谢综合征或糖尿病的患者,或同时已有冠心病的患者,ARB 是一种公认的有效药物,其地位与 ACEI 相比毫不逊色,且可能更佳。

(五)ARB 与 ACEI 合用

阻断 RAAS 的 3 类药物 ACEI、ARB 和醛固酮受体拮抗药在一定条件下可以合用,以便发挥更好的协同作用。高血压治疗中 ACEI 和 ARB 可以合用,但并非优先考虑其合用,也不考虑用于单纯高血压患者,这种合用仅适用于并发显著的肾功能减退即伴肾衰竭患者,合用的目的与其说降压,不与说是改善肾功能。

慢性心力衰竭治疗中已证实,对于有症状的患者,在 ACEI 基础上合用 ARB 能够降低病死率和发病率。Val-HeFT 试验、CHARM 试验,以及包括这两项试验所做的荟萃分析表明,对于单用 ACEI 仍有症状的患者,加用 ARB 可发挥 RAAS 的双重抑制作用,减少主要终点如心血管死亡、因心力衰竭而住院等发生率,改善预后。

对于一些学者所担心的 RAAS 和交感神经系统过度抑制可能带来的负面作用,晚近 ESC 的慢性心力衰竭诊断和治疗指南中明确指出,没有证据表明,在心力衰竭或心肌梗死后合用 ARB 和 β 受体阻滞药或使用 ARB、ACEI 和 β 受体阻滞药会产生有害作用。

总之,ARB 的崛起已是不争的事实。两者单用或合用均可发挥有益作用,均有其适应证,这是根据循证医学的证据做出的,我们应该尊重和遵循,使这两类药物各司其职,发挥应有作用。两者均是心血管病治疗的重要药物,是临床医师手中的有效治疗利器,是"同志加兄弟"的关系,扬此抑彼均不适合。但两者继续竞争仍不可避免,只要这种竞争是建立在科学的和循证医学的基础上,那么,竞争反而有助于推动医学的进步和治疗理念的更新,肯定利大于弊。随着新的临床试验启动和实施,我们将看到更多的证据,可以更好地规范这两类药物的临床应用,让我们拭目以待。

四、心力衰竭治疗中多种药物应用造成的问题

过去 20 多年中,慢性心力衰竭治疗效果的改善显著降低了患者的病死率和发病率。此种预后的改善系由于长期使用了数量日益增加、作用强有力的各种药物。慢性心力衰竭是不同心血管疾病的终末期,患者往往伴有各种危险因素,并发其他心血管疾病,故需要应用的药物不仅限于心力衰竭本身,也包括相关状况的处理。且由于大多数患者为老年人,许多与心力衰竭无关连的、非心血管病亦会出现,这又会增加一些其他类型的药物,所有这些药物均需与抗心力衰竭治疗合用。多种药物的合用不仅导致经济负担增加,影响患者的依从性,还可产生难以预料的药物间相互作用。

(一)背景:心力衰竭治疗药物的历史沿革

慢性心力衰竭在西方工业化国家累及 2%~11% 的人群。心力衰竭的患病率随年龄增加,故患者数量亦因寿命延长而呈平行增加趋势。

慢性心力衰竭是高度恶性的疾病,终末期心力衰竭患者的生存期甚至低于许多癌症。尽管心力衰竭治疗已得到惊人的改善,使病死率在 20 年中已降低 50% 以上,此种不良预后的状况仍未在根本上扭转。心功能 NYHA Ⅱ~Ⅲ 级患者 1 年病死率在 20 世纪 80 年代中期约为 20%,现已降至低于 10%。许多有效药物的应用使此种改善得以实现。

心力衰竭的药物治疗显然经过了一个漫长的过程。最早应用的心脏糖苷类(即洋地黄类)至今仍未退出临床。利尿药应用已超过 50 年历史,仍是有症状患者的首要选择。噻嗪类和襻利尿药尤其如此。RAAS 阻滞药是一个大家族,包括了 ACEI、ARB 和醛固酮拮抗药。20 世纪 90 年代后期证实 β 受体阻滞药并非慢性心力衰竭的禁忌,而是十分有益的。这些药物成为心力衰竭治疗的主角。

(二)心力衰竭药物应用现况:多药合用且遵循指南不佳

将已证实可改善病死率的药物从临床应用中撤下来,是不符合伦理要求的,因此,大多数旨在评价治疗心力衰竭新药的临床试验,不得不设计成"加药"试验。每一次成功的临床试验均使得对心力衰竭治疗有益的药物数量得以增加。这种状况反映在晚近颁布的中国、美国(ACC/AHA)和欧洲(ESC)的慢性心力衰竭诊治指南上,要求根据心力衰竭的治疗效果,如疗效不满意或患者仍有明显症状,就需不断推荐加用药物。其结果是终末期心力衰竭患者的现代治疗包括了利尿药、ACEI、β 受体阻滞药、醛固酮拮抗药、洋地黄类、ARB 等。此外,根据患者种族特征,还可能应用肼屈嗪和硝酸异山梨酯(适用于非洲裔美国人)。因此,仅仅心力衰竭的治疗,患者可能不得不服用 5

种以上的药物,其中有的药物还不是每天一次,而是　　每天 2 次(表 2-36)。

表 2-36　美国心力衰竭患者出院最常用的药物

心血管用药	百分比(%)	非心血管用药	百分比(%)
襻利尿药	87.7	质子泵抑制药	22.3
ACEI	52.9	皮质激素	18.9
钾制剂	49.3	甲状腺替代治疗	17.9
地高辛	43.4	支气管扩张药	17.4
阿司匹林	42.6	胰岛素	16.2
β 受体阻滞药	39.5	磺酰脲类	15.5
硝酸酯类	28.2	苯二氮䓬类	14.3
华法林	26.7	选择性 5-羟色胺再摄取抑制药	13.4
CCB	24.7	异丙托溴铵	13.4
他汀类	21.1	H_2 受体阻滞药	13
保钾利尿药	15.9	其他精神治疗药物	12.5
抗心律失常药	12.5	噻唑烷二酮类	6.9
噻嗪类利尿药	12.4		
ARB	11		

欧洲曾做过研究,了解心脏科医师在治疗心力衰竭时遵循指南的情况。1410 例 NYHA Ⅱ～Ⅳ级患者于 2001 年 11 月至 2002 年 9 月接受了药物治疗。参与治疗的 150 名心脏科医师来自 6 个欧洲国家,其对指南的遵循率如下:ACEI、β 受体阻滞药和螺内酯合用为 60%;这 3 种药物加心脏糖苷类和地高辛为 63%,应用 ACEI(88%)和利尿药(82%)高于心脏糖苷类(52%)、β 受体阻滞药(58%)和螺内酯(36%)。全科医师或家庭医师情况未做分析,但可推测其遵循指南情况会差一些。

根据这些资料和之前的美国观察资料,充分证实较老年的、伴左心室功能不全的患者,ACEI 的应用显著低于指南中标准推荐的比率。即使对于心脏科专家,最新的治疗方法的应用也是相当低的。

(三)多种药物应用的社会经济影响

按照指南治疗心力衰竭价格是昂贵的。以德国终末期心力衰竭患者为例,给予比索洛尔 10 mg、氯噻嗪 25 mg、托塞米 20 mg、螺内酯 25 mg 和坎地沙坦 32 mg,每月费用为 121 欧元,一年则高达 1477 欧元。与每例每月平均 50 欧元的预算相比,晚期心力衰竭患者医疗费用的负担很大。

美国的资料亦相类似。对 2000—2001 年因心力衰竭住院的 30 774 例年龄逾 65 岁患者所做的回顾性分析表明,出院时平均用药 7.5 种,每天服 11.1 片。这一数字换算成 1 年的药物费用每例为 3823 美元。与 1998—1999 年相关资料相比,这一项美国的观察研究表明,药物费用增加了 24%。治疗费用很可能与此相类似,也是很高的。这就不奇怪,为什么国外的每一个家庭医师或社区医师都极其关注心力衰竭的新药应用,因为这会导致药物费用的进一步增加。

不过,应该指出的是,几乎所有新颁布的心力衰竭临床试验中,降低住院率均是评价药物治疗效果的重要指标。Val-HeFT 试验入选 5010 例,在常规治疗基础上,评估了加用缬沙坦的疗效。在 27 个月随访期中因心力衰竭住院患者数从 18.2%(安慰剂组)降至 13.8%(缬沙坦组)。CHARM-Added 试验亦可见坎地沙坦组住院率降低 19%。对过去的 3 项临床研究,包括近 6000 例患者所做的荟萃分析表明,合用 ACEI 和 ARB 治疗 21 例可减少一次住院。

β 受体阻滞药的应用亦是如此:加用美托洛尔可分别降低总住院率和心脏相关住院率 12.6% 和 29.8%;比索洛尔则分别降低 26% 和 36%。

在西方国家中住院费用是医疗费用中最大部分，德国约占 1/3。因此，加用 β 受体阻滞药或 ARB 使每例患者增加的费用，可从住院开支的减少中得以抵消，这是可以计算出来的。在此基础上，可以证实，由于应用 β 受体阻滞药，每例患者 5 年的医疗开支降低 6064 美元，主要因为住院率降低。

在一项英国研究中卡维地洛的应用降低医疗费用 11.1%。每例患者和每年的开支分别减少 434.18 英镑和 385.98 英镑。同样地，根据 CHARM-Added 试验的资料，加用坎地沙坦每月住院患者费用节省 94 美元。

Mahler 的观察也同样证实，全球心脏科医师遵循心力衰竭药物治疗指南是心血管住院时间的高度显著的独立预测因素。而且，遵循指南进行治疗不仅可降低住院率，亦降低并发症的发生率，例如，应用坎地沙坦治疗的心力衰竭患者，新诊断的糖尿病发生率降低 22%，使加用药物的费用得以节省。

（四）多药合用不良反应增加

心力衰竭药物治疗最重要的不良反应是严重的低血压、高血钾、血肌酐升高和肾功能损害。

1. 低血压　具有降压作用药物的添加应用是医患双方关注的重要问题。ACEI、β 受体阻滞药、醛固酮拮抗药和 ARB 均具有降压作用，多药合用降压作用叠加和增强。尤其是中度以上心力衰竭患者往往基础血压持续偏低，甚至处于持续低血压状态。

β 受体阻滞药虽已证实可改善心力衰竭患者的心脏功能和运动耐受性，但低血压反应也是撤药的主要原因。在大多数临床试验中，患者对 β 受体阻滞药的耐受性良好，低血压的发生率和因低血压的停药率较低。但研究对象均为病情已稳定的患者。此种"理想"的患者并非我们在门诊或综合医院中处理的患者。因此，实际工作中低血压反应率可能会高得多。

β 受体阻滞药的有益作用并不仅仅在较年轻的心力衰竭患者和中度心力衰竭患者中已得到证实，也在老年患者和明显晚期且 LVEF 低下患者中也得到证实。因此，即使那些易致低血压的患者和老年患者，β 受体阻滞药应用亦是有益的。这些患者中低血压发生率必定会更高。

上述情况不仅见于 β 受体阻滞药的应用，也见于其他药物如 ACEI、醛固酮拮抗药和 ARB，以及这些药物的合用。临床上减少低血压反应可以采用以下方法。

（1）从小剂量起始：起始剂量宜低，β 受体阻滞药为目标剂量的 1/8，而 ACEI 和 ARB 均为目标剂量的 1/4。

（2）递增剂量宜缓：β 受体阻滞药每 2～4 周递增 1 次，ACEI 或 ARB 每 1～2 周递增 1 次，均采用的是"滴定"的方法。业已证实，应用缓慢滴定的方法有助于克服低血压和其他不良反应，从而使药物的长期持续应用的可能性和依从性大大增加。

（3）如不能达到目标剂量，可争取达到患者可以耐受的最大剂量：后者指所用药物的剂量可使血压稳定，患者不会血压过低，更不会出现低血压所致的不良反应如头晕、直立性低血压等。

（4）其他方法：由于在临床试验中发现较低药物剂量仍可发挥有益的作用，故为了减少低血压反应，中度以上心力衰竭治疗可采用较低的剂量。几种药物在同一天可以错时在早上和中午应用。

2. 肾衰竭和高钾血症　这两项是应用 ACEI 和 ARB 的主要不良反应。尽管在应用 ACEI 治疗心力衰竭的大型临床试验中肾功能和血浆肌酐水平并未恶化，仍需强调，明显增高的肌酐水平[>186 μmol/L (2.1 mg/dl)] 在这些研究中属于排除标准。因此，心力衰竭患者如有肾功能降低，或有增加肾功能恶化的因素，如老年患者，应用 ACEI 治疗时需仔细检查肌酐水平。

此外，在 ACEI 基础上加用 ARB，需仔细监测血清肌酐和血钾水平。在 Val-HeFT 试验中约 90% 患者的标准常规治疗中包括了 ACEI，该试验评估了 ARB 缬沙坦加用后的疗效。因进行性肾功能恶化的撤药率，缬沙坦组为 1.1%，安慰剂组为 0.2%。同样地，在 VALIANT 研究中缬沙坦和卡托普利合用组、单用缬沙坦组，停药率均显著高于单用卡托普利组，不过，由于肾功能减退所致的停药率分别为 4.8%、4.9% 和 3.0%，仍在可以接受范围内。

在 CHARM-Added 试验中 ACEI 和坎地沙坦合用组的停药率为 ACEI 单用组的 2 倍。因此，合用 ARB 和 ACEI 只要仔细监测肾功能，仍是安全的。不过，正如前面已阐述的，在 ACEI 基础上加用 ARB 已非常规推荐的联合方案，此时主要推荐加用的药物应该是醛固酮拮抗药。

由于 RALE 试验、EPHESUS 试验和 EMPHUSES 试验令人鼓舞的结果，醛固酮拮抗药已广为推荐用于心力衰竭治疗。不过，醛固酮拮抗药应用的增加，据 Junrlink 等的观察（2004），已使因高钾血症住院增加 3～5 倍，相关的死亡增加 2 倍。

（五）慢性心力衰竭的其他药物及相互作用

大多数心力衰竭患者已届高龄，且心力衰竭往往并非单一疾病,因此,患者常伴许多并发症。治疗心脏病的危险因素和并发症,进一步增加了心力衰竭患者需用药物的数量。对前述的30 774例心力衰竭出院患者用药分析表明,同时应用的药物比率较高(表2-36),表中所列的药物在心力衰竭伴冠心病、糖尿病、心律失常、慢性肺部疾病,或伴脑卒中病史患者中均极其常见。在1例心力衰竭患者出院所用11.1片药物中,6.7片中用于心血管病,而另外的4.4片用于非心血管状况。这些药物和其他药物的不良反应,以及彼此之间的相互作用是不言而喻的,下面仅介绍心力衰竭患者中常用药物间最重要的相互作用。

1.阿司匹林、非类固醇类消炎药　阿司匹林可导致心力衰竭患者心血管住院率增加,小剂量可能更安全。较大剂量阿司匹林和非类固醇类抗炎药可引起肾功能不全,增加水钠潴留,并减弱对外源性利尿药的反应。选择性COX-2抑制药亦可导致心肌梗死患者外周水肿。

2.糖皮质激素　有微弱的盐皮质激素样作用,可导致水钠潴留和心力衰竭加重。

3.抗高血压药物　二氢吡啶类CCB有负性肌力作用和继发性神经体液激活作用,可诱发心力衰竭恶化和因心力衰竭住院增加。氨氯地平和非洛地平为例外,虽不能降低心力衰竭病死率,但可以应用。维拉帕米可用于心力衰竭伴心房颤动,但如LVEF<35%,可能导致血流动力学和心力衰竭恶化。α受体阻滞药可能使心力衰竭早期病死率增加,伴前列腺肥大患者仍可应用。

4.他汀类　不能改善心力衰竭预后,但也不会使病情加重或恶化。

5.支气管扩张药　选择性β受体激动药如沙丁胺醇和特布他林尽管主要与β2受体相结合,但已证实如经全身或口服途径应用,可诱发心律失常,还增加高血钾症发生率,特布他林还有促心律失常作用。因此,伴慢性阻塞性肺疾病的心力衰竭患者应避免应用这些药物,或者仅限从气道吸入应用。

6.糖尿病药物　二甲双胍可致乳酸性酸中毒,系由于无氧性糖代谢增加。肾功能减退患者均有乳酸性酸中毒发生率增加危险。故心力衰竭伴血清肌酐水平明显升高者,其剂量需调整。噻唑烷二酮类如罗格列酮和吡格列酮可引起液体潴留,诱发心力衰竭恶化。

7.抗心律失常药物　Ⅰ类抗心律失常药物有负性肌力作用,增加猝死危险,还有促心律失常作用。心房颤动伴心力衰竭患者应用Ⅰ类抗心律失常药物,亦可导致心脏性死亡危险增加。能够降低心力衰竭发病率和病死率的有效治疗方案已产生,使许多药物可常规地用于心力衰竭的治疗。这样就产生了患者和治疗医师的接受和承受问题。心力衰竭治疗费用的增加使医师不能应用晚近指南上推荐的所有药物。不良反应的累积也使患者不能接受充分的治疗,尽管长期治疗是有益的。多种并发症的发生导致需应用其他药物,后者又增加了心力衰竭患者不良反应,并可出现多脏器的功能障碍。非心血管药物和心血管药物本身就可加剧心力衰竭。因此,晚期心力衰竭需由有经验的专家来治疗,这些专家应了解那些药物的相互作用,有的相互作用可能是威胁生命的;这些专家应能监测和防止药物引起的对患者的伤害。心力衰竭药物治疗的新方向应针对新的途径,这种新途径应与现已广泛应用的药物所涉及的病理生理学途径不同。这样做必须突破传统概念的束缚,又要不违背伦理,就需要有创新的精神,需要智慧,需要形成共识。

参 考 文 献

黄峻.现代循证心脏病学.南京:江苏科学技术出版社.2002.

黄峻,王文.心脑血管疾病临床试验解析.南京:江苏科学技术出版社.2007.

Adams KF, et al. Gender differences in survival in advanced heart failure. Circulation, 1999, 99:1816-1821.

Bemme WJ, et al. The benefits of early combination treatment of carvedilol and an ACE-inhibitor in mild heart failure and left ventricular systolicdysfunction: the carvedilol and ACE-inhibitor remodeling mild heart failure evaluation trial(CARMEN). Cardiovasc Drug Ther, 2004, 18:57-66.

Binanay C, et al. Evaluation study of congestive heart failure and pulmonaryartery catheterization effectiveness: the ESCAPE trial. JAMA, 2005, 294:1625-1633.

Bristow MR, et al. MulticenterOralCarvedilol Heart Failure Assessment(MOCHA). Carvedilol produced dose-related improvements in left ventricular function and survival insubjects with chronic heart failure. Circulation, 1996, 94:2807-2816.

Bristow MR, Feldman AM, Saxon LA. Heart failure management using implantable devices for ventricular resynchronization:

Comparison of Medical Therapy, Pacing, and Defibrillation in Chronic Heart Failure(COMPANION)trial.J Cardiac failure, 2000,6:276-285.

Cannon C, Steinberg B. Evidence-based cardiology (third edition).Philadephia(USA).Lippincott Williams & Wilkins, a Wolters Kluwer business.2011.

Cardiac Insufficiency BIsoprolol Study 2 (CIBIS-2) Investigators.The Cardiac Insufficiency Bisoprolol Study(CIBIS-2):a randomized trial.Lancet,1999,353:9-12.

Cleland JG, Daubert JC, Erdmann E, et al.The effect of cardiac resynchronization on morbidity and mortality in heart failure. N Engl J Med,2005,352:1539-1549.

Cohn JN, et al. VA Cooperative HEART Failure Trial (V-HeFT).Effect of vasodilator therapy on mortality in chronic congestive heart failure. N Engl J Med, 1986, 314: 1547-1552.

Cohn JN, et al. V-HeFT 2. A comparison of enalapril with hydralazine-isosorbide dinitrate in the treatment of chronic HF.N Engl J Med,1991,325:303-310.

CohnJN, et al. A randomized trial of the angiotensin-receptor blocker vaisartan in chronic heart failure(Val-HeFT).N Engl J Med,2001,345:1667-1675.

Colucci WS,et al.MMetoprolol reverses left ventricular remodeline in patients with asymptomatic systolic dysfunction:the Reversalof Ventricular Remodeling with meToprololXL(REVERT)trial.Circulation,2007,116:49-56.

Constanza MR,et al.for the UNLOAD Trial Investigators.Ultrafiltration versus intravenous diuretics for patients hospitalized for acute decompensated heart failure. J Am Coll Cardiol, 2007,49:675-683.

Cooper LT,et al.The role of endomyocardial biopsy in the management of cardiovascular disease:a scientific statement from the AmericamHeart Association, American College of Cardiology, and the European Society of Cardiology. Circulation, 2007,116:2216-2233.

Cuff MS,et al.for the OPTIME-HF Investigatots.Short-term intravenous milrinone for acute exacerbation of chronic heart failure: a randomized controlled trial. JAMA, 2002, 287: 1541-1547.

Dargic HG.Effect of carvedilol on outcome after myocardial infarction in patients with left-ventricular dysfunction:the CAPRICORN randomized trial. Lancet, 2001, 357: 1385-1390.

Dickstein K,Kjekshus J,Group Oscotos.Effects of losartan and captopril on mortality and morbidity in high-risk patients after acute myocardial infarction:the OPTIMAAL randomised trial.Optimal Trial in Myocardial Infarction with Angiotensin II Antagonist Losartan.Lancet,2002,360(9335):752-760.

Digoxin Investigation Group (DIG). The effect of digoxin on mortality and morbidity in patients with heart failure.N Engl J Med,1997,336:525-533.

Doval HC.et al.Grupo de Estudio de la Sobrevida en la Insuficiencia Cardiaca en Argentina(GESICA). Randomized trial of low-dose amiodarone in severe HF. Lancet, 1994, 344: 493-498.

Drazner MH,et al.Prognostic importance of elevated jugular venous pressure and a third heart sound in patients with heart failure.N Engl J Med,2001,345:574-581.

Eichhorn E,et al.A trial of the B-blocker bucindolol in patients with advanced chronic heart failure(BEST).N Engl J Med, 2001,344:1659-1667.

Exner DV, et al. Beta-adrenergic blocking agent use and mortality in patients with asymptomatic and symptomatic left ventricular systolic dysfunction:apost hoc analysis of the studies of left ventricular systolic dysfunction.J Am Coll Cardiol,1999,33:916-923.

Garg R,Yusuf S.Overview of randomized trials of angiotensin-converting enzyme inhibitors on mortality and morbidity in patients with heart failure.JAMA,1995,273:1450-1456.

Ghali JK,et al.Precipitating factors leading to decompensation of heart failure.traits among urban blcks.Arch Intern Med, 1988,148:2013.

Gheorghiade M,et al.Relation between admission serum sodium concentration and clinical outcomes in patients hospitalized for heart failure an analysis from the OPTIMIZE-HF registry. Eur Heart J,2007,28:980-988.

Granger CB,McMurray JJ,Yusuf S,et al.Effects of candesartan in patients with chronic heart failure and reduced left-ventricular systolic function intolerant to angiotensin-converting-enzyme inhibitors: the CHARM-Alternative trial. Lancet, 2003,362(9386):772-776.

Hauptman PJ, Kelly RA. Digitalis. Circulation, 1999, 99: 1265-1270.

Heart Failure Research Collaborative Group, ANZ (Australia/NewZealand) Randomized, placebo-controlled trial of carvedilol in patients with congestive heart failure due to ischaemic heart failure.Lancet,1997,349:375-380.

Hunt SA,et al.ACC/AHA 2005 guideline update for the diagnosis and managementof chronic heart failure in adult a report of the American College ofCardiology/American Heart Association Task Force on Practice Guideline(Writing Committee to Update the2001 Guideline for the Evaluation Management of HeartFailure). J Am Coll Cardiol, 2005, 46: 1116-1143.

Jessup M,Brozena S.Heart failure.N Engl J Med,2003,348: 2007-2018.

Jessup M, et al. 2009 focused update: ACCF/AHA guideline for the diagnosis and management of heart failure in adults: a report of the American College Foundation/American Heart Association Task Force on Practice guideline, developed incollaboration with the International Society for Heart and Lung Trasplantation. Circulation, 2009, 119: 1977-2016.

John G, Richard W, Kim M. N-Terminal Pro-B-Type Natriuretic Peptide-Guided treatment for chronic heart failure. Journal of the American College of Cardiology, 2010, 55: 53-60.

Jourdain P, et al. Plasma brain natriuretic peptide-guided therapy to improve outcome in heart failure: the STARS-BNP multicenter Study. J Am Coll Cardiol, 2007, 49: 1733-1739.

Katz AM, Konstam MA. Heart Failure (second edition): pathophysiology, molecular, biolgy, and clinical management. Philadephia (USA). Lippincott Williams & Wilkins, a Wolters Kluwer business. 2009.

Konstam MA, et al. Effects ofhigh-dose versus low-dose lorsartan on clinical outcomes in patients with heart failure (HEAAL study): a randomized, double-blind trial. Lancet, 2009, 347: 1840-1848.

Lainchbury JG, Troughton RW, Strangman KM, et al. N-terminal pro-B-type natriuretic peptide-guided treatment for chronic heart failure: results from the BATTLESCARRED (NT-proBNP-Assisted Treatment To Lessen Serial Cardiac Readmissions and Death) trial. Journal of the American College of Cardiology, 2009, 55: 53-60.

Lechat P, et al. Clinical effects of b-adrenergic blockade in chronic heart failure. Circulation, 1998, 98: 1184-1191.

Levy D, et al. Long-term trends in the incidence of and survival with heart failure. N Engl J Med, 2002, 347: 1397-1402 (editorial, 1442-1444).

Levy D, et al. The progression from hypertension to congestive heart failure. JAMA, 1996, 275: 1557-1562.

Lindahl B, et al. Serial analysis of N-terminal pro-type natriuretic peptide in patients with non-ST-segment elevation acute coronary syndromes: a Fragmin and Fast Revascularisation During Instability in Coronary Artery Disease (RRISC)-2 Substudy. J Am Coll Cardiol, 2005, 45: 533-541.

Luk A, et al. Dilated cardiomyopathy: a review. J Clin Pathol, 2009, 62: 219-225.

Maeder MT, et al. Heart failure with normal left ventricular ejection fraction. J Am Coll Cardiol, 2009, 53: 905-918.

Mann DL. Heart Failure: a companion to Braunwald's Heart Disease (second edition). St. Louis (USA). Saunders, an imprint of Elsevier Inc. 2011.

Massie BM, et al. Irbesartan in Patients in with Heart Failure and Preserved Ejection Fraction (I-PRESERVE). N Engl J Med, 2008, 359: 2456-2467.

Massie BM, et al. Randomized trial of warfarin, aspirin, and clopidogrel in patients with chronic heart failure: theWarfarin and Antiplatelet Therapy in ChronicHeart Failure (WATCH) trial. Circulation, 2009, 119 (12): 1616-1624.

Mckelvie RS, et al. Comparison of candesartan, enalapril, andthrir combination in congestive heart failure: randomized evaluation of strategies for left ventricular dysfunction (RESOLVD) pilot study. The RESOLD Pilot Study Investigatora. Circulation, 1999, 100: 1056-1064.

McMurray JJ, Ostergren J, Swedberg K, et al. Effects of candesartan in patients with chronic heart failure and reduced left-ventricular systolic function taking angiotensin-converting-enzyme inhibitors: the CHARM-Added trial. Lancet, 2003, 362: 767-771.

MERIT-HF Study Group. Effect of metoprolol CR/XL in chronic heart failure: metoprolol CR/XL randomized intervention trial in congestive heart failure (MERIT-HF). Lancet, 1999, 353: 2001-2007.

Mueller C, et al. Use of B-type natriuretic peptide in the evaluation and management of acute dyspnea. N Engel J Med, 2004, 350: 647-654.

OMeara E, et al. Sex differences in clinical characteristics and prognosis in broad spectrum of patients with heart failure: results of the Candesartan in Heart Failure: Assessment of Reduction in Mortality and Morbidity (CHARM) program. Circulation, 2007, 115: 3111-3120.

Packer M, et al. Comparative effects of low and high doses of the angiotensin-converting enzyme inhibitor, lisinopril, on morbidity and mortality in chronic heart failure (ATLAS). Circulation, 1999, 100: 2312-2318.

Packer M, et al. Comparison of omapatrilat and enalapril in patients with chronic heart failure: the Omapatrilat Versus Enalapril Randomizdd Trial of Utility in Reducing Eventa (OVERTURE). Circulation, 2002, 106: 920-926.

Packer M, et al. for the Carvedilol Prospective Randomized Cumulative Survival Study (COPERNICUS) Group. Effect of carvedilol on survival in severe chronic heart failure. N Engl J Med, 2001, 344: 1651-1658.

Packer M, et al. Pprospective Randomized Milrinone Survival Evaluation (PROMISE). Effect of oral milrinone on mortality in severe chronic heart failure. N Engl J Med, 1991, 325: 1468-1475.

Packer M, et al. Prospective Randomized Amlodipine survival Evaluation (PRAISE). Effect of amlodipine on morbidity and mortality in severe chronic heart failure. N Engl J Med, 1996, 335: 1107-1114.

Packer M, et al. Randomized Assessment of Effect of Digoxin on

Inhibitors of ACE(RADIANCE)study.Withdrawl of digoxin from patients with chronic HF treated with ACE inhibitors.N Engl J Med,1993,329:1-7.

PackerM,et al.U.S.Carvedilol Heart Failure Group.The effect of carvedilol on morbidity and mortality in patients with chronic heart failure. N Engl J Med, 1996, 334: 13549-1355 (editorial,1396-1397).

Pang PS, et al. The current and futrre management of acute heart failure syndrome.Eur Heart J,2010,31:784-793.

PfefferMA, et al. Effects of candesartan on mortality and morbidity in patients with chronic heart failure the CHARM-ovrrall programme.Lancet,2003,362:759-766.

PfefferMA,et al.Valsartan,captopril,or both in myocardial infarction complicated by heart failure,left ventricular dysfunction,or both(VALIANT).N Engl J Med,2003,349(20):1893-1906.

Pfisterer M,Buser P,Rickli H,et al.BNP-guided vs symptom-guided heart failure therapy:the Trial of Intensified vs Standard Medical Therapy in Elderly Patients With Congestive Heart Failure(TIME-CHF) randomized trial. JAMA, 2009, 301:383-392.

Pfisterer M,et al.BNP-guided vs.symptom-guided heart failure therapy:the Trial of Intensefied vs Standard Medical Therapy in Elderly Patients With Congestive Heart Failure(TIME-HF)randomized trial.JAMA,2009,301:383-392.

Pitt B, et al.Effecta of lorsartan compared with captopril on mortality in patients with symptomatic heart failure:randomized trial-the Lorsartan Heart failure Survival Study(ELITE).Lancet,2000,355:1582-1587.

Pitt B,et al.Evaluation of Lorsartan in Elderly(ELITE).Randomized trial of lorsartan vs.captopril in patients over 65 with heart failure.Lancet,1997,349:747-752.

Pitt B,et al.for the EPHESUS(Eplerenone Post-acute MIHeart Failure Effecacy and Survival Study)Investigators. Eplerenone,a selective aldosterone blocker in patients with left ventricular dysfunction after myocardial infarction.N Engl J Med,2003,348:1309-1321.

Pitt B,et al.Radomized Aldactone Evaluation Study(RALES)Investigators.The effect of spironolactone on morbidity and mortality in patients with severe heart failure.N Engl J Med,1999,341:709-719(editorial,753-755).

Poole-Wilson PA,et al.Comparison of carvedilol and metoprolol on clinical outcomes in patients with chronic heart failure in the Carvedilol Or Metoprolol European Trial(COMET):Randomized controlled trial.Lancet,2003,362:7-13.

PRAISE-2(Prospective Randomized Amlodipine Survival E-valuation-2).Effect of amlodipine on morbidity and mortality in severe non ischemic chronic heart failure:preliminary re-sults presented at the 49[A]nnual American College of Cardiology Scientific Sessions,Anaheim,CA,November2000(unpublished results).

Roger VL,et al.Trends in heart failure incidence and survival in a community-based population.JAMA,2004,292:344-350.

Schocken DD,et al.Prevalence and mortality rate of congestive heart failure in the United States.Jam Coll Cardiol,1992,20:301-306.

Silver MA,Maisel A,Yancy CW,et al.BNP Consensus Panel 2004:A clinical approach for the diagnostic,prognostic,screening,treatment monitoring,and therapeutic roles of natriuretic peptides in cardiovascular diseases.Congestive heart failure,2004,10(5 Suppl 3):1-30.

Singer AJ,et al. Rapid Emergency Department Heart Failure Outpatients Trial(REDHOT-2):a randomized controlled trial of the effect of serial B-type natriuretic peptide testing on patient management.Circ Heart Fail,2009,2:287-293.

Singh SN, et al. SurvivalTrialof Antiarrhythmic Therapy in HF (HF-STAT). Amiodarone in patients with congestive heart failure and asymptomatic ventricular arrhythmia. N Engl J Med,1995,333:77-82(editorial,121-122).

Taylor AL, et al. Combination of isosorbide dinitrate and hydralazine in blacks with heart failure(A-HeFT).N Engl J Med,2004,351:2049-2057.

The Acute Infarction Ramipril Efficacy Study(AIRE)Investigators.Effect of ramipril on mortality and morbidity of survival of acute MI with clinical evidence of heart failure. Lancet,1993,342:821-828.

The Cooperative North Scandinavian EnalaprilSurvival Study (CONSENSUS),1987,316:1429-1435.

The SOLVD INVETIGATORS.Effect of enalapril on mortality and the development of heart failure in asymptomatic patients with reduced left ventricular ejection fraction.N Engl J Med,1992,327:685-691.

The Studies of Left Ventricular Dysfunction(SOLVD)Investigators.Fffect of enalapril on Survival in patients with reduced ventricular ejection fraction and congestive heart failure. N Engl J Med,1991,325:293-302.

Uretsky BF,et al.Prospective Randomized study of Ventricular Failure and Efficacy of Digoxin(PROVED).Randomized study assessing effect of digoxin withdrawal in patients with mild-moderate chronic HF. J Am Coll Cardiol, 1993, 22:955-962.

Waagstein E, et al. Metoprololin Dilated Cardomyopathy (MDC).Beneficial effects of metoprolol in idiopathic dilated cardiomyopathy(DCM).Lancet,1993,342:1441-1446.

Yusuf S, Cairns JA, CammAJ, et al.Evidence-based cardiology (third edition).UK.Wiley-Blackwell Publishing Ltd 2010.

Zareba W, Klein H, Cygankiewicz I, et al. Effectiveness of cardiac resynchronization therapy by QRS morphology in the multicenter Automatic defibrillator Implantation Trial-Cardiac Resynchronization Therapy (MADIT-CRT). Circulation, 2011,123:1061-1072.

第3章

进 展 篇

第一节 心力衰竭新药物和新方法评介

[内容提要]

心力衰竭领域不断有新药问世,如伊伐布雷定、托伐普坦、LCZ696;传统药物适用人群有所扩大如醛固酮拮抗药;非药物的器械治疗也有新的进展,如CRT适应证扩大至心功能NYHA Ⅱ级人群;远程和家庭监测,以及超滤技术治疗心力衰竭逐渐得到肯定等。本讲对这些新药物和新技术分别予以介绍,着重其临床价值和应用前景。

一、伊伐布雷定在心力衰竭应用的新进展与新评价

伊伐布雷定已在慢性心力衰竭治疗领域闪亮登场。该药从开始临床应用到确定其在冠心病和心力衰竭中的地位,只有不到10年时间。近十余年心力衰竭的大样本随机对照研究大多为中性或阴性结果,心力衰竭的药物治疗处于平台状态,自血管紧张素受体拮抗药(ARB)之后再未见疗效肯定的新药,此时伊伐布雷定的出现使关注心力衰竭的学者们为之一振并倍感欣慰。该药的应用无疑将调整心力衰竭原有的治疗格局和处理流程,心力衰竭的临床和基础研究将进入一个新阶段,患者的预后有望得到进一步改善,从这样的角度来认识,伊伐布雷定的应用可认为是心力衰竭领域发展的又一个里程碑。

(一)伊伐布雷定的药理学

1.作用机制及特点 伊伐布雷定是一种单纯降低心率的、选择性窦房结If(Funny)通道抑制剂。If是窦房结的主要起搏电流,存在于窦房结细胞,是一种以 Na^+ 内流为主的净内向电流(Na^+ 内流→ K^+ 外流)。If为电压门控,由超极化所激活,可调节窦房结细胞动作电位4期除极斜率,从而决定窦性心率的频率(图1-15)。

伊伐布雷定特异性阻断If通道,以剂量依赖性方式抑制If电流,从而控制连续动作电位的间隔、降低窦房结节律,最终减慢心率。伊伐布雷定进入开放的If通道孔洞,与通道内部的结合位点结合。在心率快时If通道开放增加,该药发挥更大的疗效。在心率减慢时(如55~60/min),If通道大量关闭,伊伐布雷定无法进入孔洞发挥作用。故该药的作用兼具解剖选择性(窦房结)与功能选择性(If通道),从而特异性减慢窦性心率,不影响其他传导系统,不影响其他脏器的功能。

与传统减慢心率的药物β受体阻滞药相比,伊伐布雷定的作用有以下不同(表3-1):①没有负性传导和负性肌力作用。②进一步延长心室舒张期充盈时间。③对血压无影响。④对糖脂代谢无影响。⑤对冠状动脉及外周动脉无收缩作用。伊伐布雷定对心排血量和每搏输出量的影响亦与β受体阻滞药不同,后者降低对运动反应的每搏输出量,同时也减少了每分钟心排血量,使心脏收缩做功能力显著受抑制,这有可能诱发与加剧心力衰竭。伊伐布雷定虽然降低心率,但由于舒张期延长,回心血量增加,从而增加了每搏排血量,使每分钟心排血量维持正常或有所增加,故不会影响心脏的功能。

2.长期应用的安全性 SHIFT试验中伊伐布雷定具有良好的耐受性,严重不良反应发生率低于安慰剂组,临床研究中撤药率与安慰剂组相似,对用药患者所做的检查包括实验室主要指标的检测均未见异常。伊伐布雷定在SHIFT研究中较常见不良反应有心动过缓和眼内闪光。

心动过缓发生率为3.3%~10%,但因此而撤药者

仅1%,其中接受β受体阻滞药并达到目标剂量至少一半的人群中,伊伐布雷定的撤药率也仅占1%。伊伐布雷定降低心率主要依赖于基础心率,依赖于患者的活动强度,心率的降低作用日间大于夜间,且能够保留每分钟心排血量,从而减少症状性心动过缓的发生率,并有可能避免对心率的"过度降低"。

表3-1 伊伐布雷定与β受体阻滞药作用特点比较

	伊伐布雷定	β受体阻滞药
减慢心率机制	选择性、特异性阻滞 If 通道	通过抑制肾上腺素能受体
基础心率依赖性	有	无
对心肌收缩力影响	无	负性
对心排血量影响	保留	降低
对心内传导的影响	仅选择性作用于窦房结,不影响其他通道	延缓窦房结和房室结的传导,心电图PR间期延长
对冠状动脉阻力的影响	无	增加
对外周血管的影响	无	收缩倾向
对血压的影响	无	降低

眼内闪光发生率为3%(SHIFT试验),与部分人视网膜 I_h 通道存在基因变异有关,表现为光线变化时视野局部的亮度增加,通常出现在治疗的2个月内,大多为轻至中度,且可在治疗过程中缓解。其临床特点为一过性、可逆性和对驾驶能力及机器操作能力无显著影响。

(二)伊伐布雷定治疗心力衰竭有效的临床证据

2010年颁布的SHIFT试验是应用该药评估其对慢性心力衰竭疗效的第一项大样本临床研究,提供了较可靠的使患者获益的临床证据。

1.SHIFT试验的设计 这是迄今规模最大的以事件发生率和病死率为终点的慢性心力衰竭治疗研究之一,旨在评价在目前指南推荐治疗的基础上,加用伊伐布雷定能否进一步改善心力衰竭患者的预后。这是一项随机、双盲、安慰剂对照的研究,入选患者均符合以下条件:有心力衰竭的症状体征和LVEF≤35%、窦性节律且心率≥70/min、过去1年中曾因心力衰竭而住院,NYHA Ⅱ~Ⅳ级且病情稳定。共入选6505例,中位数随访时间为22.9个月。

基础治疗中包括β受体阻滞药(使用率高达90%),随机分为伊伐布雷定组(最大剂量7.5 mg,每日2次)或安慰剂对照组。主要终点为心血管死亡和因心力衰竭恶化住院的复合终点;二级终点有心血管死亡、因心力衰竭恶化住院、全因死亡、任何原因的心血管死亡等。

2.主要复合终点显著降低 伊伐布雷定组较安慰剂组心血管死亡和因心力衰竭恶化住院风险显著降低达18%(HR=0.82,P<0.000 1),心力衰竭住院及心力衰竭死亡风险均显著降低26%,由此证实伊伐布雷定的应用是可以在标准抗心力衰竭治疗基础上使患者显著获益的。

3.心力衰竭患者生活质量显著提高 生活质量严重受限也是心力衰竭治疗最为棘手的问题之一,研究表明心力衰竭患者生活质量甚至低于乳腺癌、抑郁症、肾脏透析等慢性疾病。常用的并已证实可改善心力衰竭预后的药物如ACEI、β受体阻滞药等,通常并不能显著改善患者的生活质量。

2011年欧洲心脏学会(ESC)年会上公布的SHIFT生活质量分支研究,入选SHIFT研究中1944例受试者,在标准治疗的基础上随机给予伊伐布雷定或安慰剂治疗,随访1年,结果临床评分(CSS:以体力活动受限和心力衰竭症状为主)及总评分(OSS:临床合计评分+生活质量和社交状况评分),伊伐布雷定组分别较基线提高2.6分和4.3分,均显著优于安慰剂组;在不计算死亡患者时伊伐布雷定组CSS和OSS评分较基线提升3.5分和5.3分,均较安慰剂显著提高近1倍(P<0.001)。

4.显著改善左心室功能 左心室重构是心力衰竭发生和进展的主要病理生理学机制,受神经内分泌系统如RAAS和交感神经系统等多种因素影响,并与心力衰竭预后关系十分紧密。SHIFT超声心动图分支研究,包括411例有完整超声心动图记录的受试者,伊伐布雷定较安慰剂显著降低左心室收缩末容积指数(LVESVI)(-7.0 ml/m² vs -0.9 ml/m²,P<0.001),且这一有益结果独立于β受体阻滞药作用之外的。LVESVI是公认的心肌重构主要评估指标,也是心力衰竭预后的重要影响因子。这是首次显示单纯降低心率能显著延缓左心室重构,伊伐布雷定改善心力衰竭患者预后可能与其逆转左心室重构作用有关。

5.伊伐布雷定显著缓解心绞痛　伊伐布雷定早在2005年和2009年即在欧洲获得2项用于稳定型冠心病抗心肌缺血治疗的适应证。单药治疗的INITIA-TIVE研究入选939例冠心病患者,结果显示伊伐布雷定抗心绞痛疗效不劣于β受体阻滞药,且安全性更佳。联合用药方面,ASSOCIATE研究入选889例稳定型心绞痛患者,在β受体阻滞药基础上随机给予伊伐布雷定或安慰剂,随访4个月时伊伐布雷定组平板运动试验总运动时长延长24.3 s,显著优于安慰剂组。2006年ESC稳定型冠心病指南推荐伊伐布雷定用于冠心病患者的抗心绞痛治疗(Ⅱa推荐)。最近更新的指南对使用β受体阻滞药后仍有心绞痛的心力衰竭患者,仍推荐应用伊伐布雷定,且推荐的等级(IA推荐)也提高了。

(三)SHIFT试验的临床意义

1.这是心力衰竭临床研究中具有里程碑意义的试验　近几年心力衰竭的临床研究如I-PRESERVE、SENIOR试验等均以中性或阴性结果告终;以心肌梗死后LVEF降低患者为对象的研究如BEAUTIFUL、肾素抑制药阿利吉仑试验等,主要终点也都未得出阳性的结果。因而SHIFT试验的结果的确令人振奋。

该试验入选的心力衰竭患者属于风险较高的,在良好基础治疗(包括RAAS阻滞药和β受体阻滞药)下安慰剂终点事件发生率每年达18%。研究结果表明,采用降低心率的治疗方法,与安慰剂对照组相比,主要终点事件显著降低18%;此种有益的效果在治疗开始的起初3个月即已显示出来,并维持至试验之终末。而且,预设的各个亚组如不同的年龄、性别、心力衰竭的不同病因和心功能分级、是否有糖尿病、高血压或服用β受体阻滞药等,均一致显示获益的效果。这是首次专门评估降低心率对心力衰竭患者预后影响的前瞻性、随机对照临床试验。这一研究的结果如在今后能为更多的临床试验所证实,则心率有可能成为心血管病尤其心力衰竭临床治疗的靶点,如同高血压和高脂血症治疗中血压水平与LDL-C水平一样,心率将成为关注的目标。

2.这是慢性心力衰竭药物治疗优化方案调整和补充的开始　心力衰竭的基本治疗方案一般应包括利尿药、ACEI和β受体阻滞药。伴液体潴留的患者,首先使用利尿药(主要为襻利尿药如呋塞米),使患者处于"干重状态",然后开始应用ACEI或β受体阻滞药,并应尽早使两者合用,发挥协同作用。不能耐受ACEI的患者,可代之以ARB。这是目前标准的心力衰竭治疗方案,业已证实是有效的。

SHIFT试验结果提示,伊伐布雷定可以成为这一方案的一个新成员。该试验的设计是在基础治疗,亦即上述标准治疗下加用伊伐布雷定,其结果表明,加用该药后患者可以进一步获益,这就为伊伐布雷定"加入"基本或标准的心力衰竭治疗方案提供了初步的证据,随着进一步深入研究,将从可能转为事实,心力衰竭的药物治疗方案将更为"优化",药物治疗的效果将进一步提升。

3.这是首次证实伊伐布雷定临床应用确有疗效　在试验中伊伐布雷定应用后心率与基线水平(平均为80/min)相比降低10~15/min,且此种状况可维持至试验结束。分析试验的资料,可以清楚看到,基础心率高于中位数的患者,各种事件发生的风险也较高,应用伊伐布雷定降低心率后获益也显著大于心率低于中位数的人群。这一结果与晚近McAlister等(2009)所做的β受体阻滞药治疗心力衰竭的荟萃分析结果是一致的,即心率降低的程度和临床结局之间存在显著的伴发关系,从而证实心率在心力衰竭病理生理机制中所起的重要作用,调整和降低心率可以阻断心力衰竭的进展。

此前,应用伊伐布雷定的另一项BEAUTIFUL研究,其主要终点是中性结果。该研究对象为冠心病伴LVEF<40%的患者。亚组分析表明,在基础心率<70/min患者中伊伐布雷定组和对照组相比,心肌梗死和冠状动脉血运重建的发生率并无显著差异,但在心率>70/min患者中则显著降低。当然,BEAUTIFUL研究和SHIFT研究两者在患者的基础状况、静息心率、观察终点等均完全不同。SHIFT研究针对的是慢性心力衰竭、经基础治疗后心率仍≥70/min的患者,均按指南要求给予了标准和优化的药物治疗,绝大多数应用了ACEI(或ARB)和β受体阻滞药,其比率分别为78%、14%和89%。

SHIFT试验中应用β受体阻滞药的患者达到目标剂量的占26%,达到目标剂量至少一半的占56%。未能达到目标剂量的主要原因是低血压(占44%)和疲乏(占32%)。未能应用β受体阻滞药的主要原因有:伴有慢性阻塞性肺疾病(37%)、低血压(17%)、哮喘(10%)、心脏失代偿(7%)和疲乏(7%)。这表明伊伐布雷定可以在应用RAAS阻滞药和β受体阻滞药基础上使心力衰竭患者进一步获益;心力衰竭的治疗又可以增加一种新的有效的药物。

4.SHIFT试验改变了心力衰竭治疗的基本格局　心力衰竭药物治疗的基本格局已经形成,近20年来一系列的临床研究已证实ACEI(SOLVD、CONSENSUS、SAVE试验等)、β受体阻滞药(CIBIS、

US Carvedilol、MERIT-HF 试验等）、醛固酮拮抗药（RALES、EPHASES 试验等），以及 ARB（Val-HeFT、CHARM 试验）这 4 类药物可以改善心力衰竭患者的预后，降低包括全因病死率在内的心血管事件的发生率；而利尿药和地高辛这两类药物可以长期应用，并改善心力衰竭患者的症状。各国的心力衰竭指南均推荐应用上述 6 种药物。

心力衰竭的现代药物治疗已使患者 2 年病死率降低至少一半，但心力衰竭的药物治疗目前仍处于平台阶段，自 1994 年 ARB 开始临床应用以来，尚无其他新的抗心力衰竭药物问世。肾素抑制药、内皮素拮抗药、血管加压素 V 拮抗药、腺苷受体拮抗药等均未证实可以使心力衰竭患者的预后获益。此外，在心力衰竭患者中几占半数的舒张性心力衰竭（左心室射血分数保存的心力衰竭，HFpEF），迄今的临床试验尚未证实上述对收缩性心力衰竭（左心室射血分数降低的心力衰竭，HFrEF）有效的药物如 ACEI 或 ARB、β 受体阻滞药等，亦可使此类患者获益和降低病死率（PEP-CHF、CHARM-保存、I-PRESERVE 试验等）。因此，SHIFT 试验证实有效的伊伐布雷定一旦被引入慢性心力衰竭的治疗，成为一种治疗心力衰竭有效的新药，则现有的心力衰竭治疗格局的改变将是不可避免的，也将是意义深远的。

（四）SHIFT 试验的局限性

1.全因死亡率及猝死率未见降低　该试验中大多数其他心血管终点包括心力衰竭死亡、因心力衰竭恶化住院、心血管住院及复合的二级终点等均显著降低。然而，全因死亡率和心脏性猝死率是更为重要的预后终点。此种结果与 β 受体阻滞药研究的结果完全不同。伊伐布雷定是一种"纯粹"降低心率药物，目前尚未发现具有其他心血管作用。β 受体阻滞药治疗心力衰竭，几乎所有的临床试验均证实可降低患者的全因死亡率和心脏性猝死率，这一有益作用并非其药理学作用，而是通过上调心肌的 β₁ 受体并增加其对交感神经递质的敏感性，发挥了"内源性生物学效应"。β 受体阻滞药降低心力衰竭患者心脏性猝死率，从而降低全因死亡率和改善预后，显然是其"生物学效应"所起的作用。

2.β 受体阻滞药基础剂量较大患者中临床结局的有益影响不如其他人群　这也是一个令人思索的问题，为什么那些 β 受体阻滞药剂量达到目标剂量一半的患者，在试验中心率降低的幅度与整个试验人群一样，但心血管终点事件（除因心力衰竭住院外）与对照组相比，并无显著差异？也许这与该人群心血管事件发生率低有关，每年约 13%，低于整个试验人群，从而

降低了检出这项二级终点的把握度。这也说明 β 受体阻滞药在心力衰竭治疗中确实卓有成效和难以取代。

3.入选标准有较严格选择，不能代表慢性心力衰竭整体人群　该试验的对象均为窦性节律，排除了伴心房颤动或心房扑动患者，伊伐布雷定对这些伴心律失常患者并无有益作用。试验中老年人、合用心脏再同步化治疗（CRT）或植入性自动除颤复律器（ICD）或两者兼有（CRT-D）的患者均较少，伊伐布雷定对这些患者的疗效如何，尚未可知。

4.基础药物治疗还不够充分　受试者均应用了包括 RAAS 阻滞药和 β 受体阻滞药在内的药物治疗。但这些药物（ACEI、β 受体阻滞药）均未达到临床试验采用并证实有效的目标剂量。换言之，受试者基础治疗优化"程度"是不够的。如果受试者真正达到了优化，伊伐布雷定是否也能显示有益的疗效，则不能肯定。同时，由于试验是在尽量应用 β 受体阻滞药下进行的，目前也没有证据表明，伊伐布雷定是否可以替代 β 受体阻滞药，并获得同样有益的疗效。

5.缺少与其他药物的对比材料　按 SHIFT 试验的设计，在药物治疗后加用伊伐布雷定，并与安慰剂做比较。因此，我们并不清楚，在这样的人群中伊伐布雷定与其他药物如地高辛、醛固酮拮抗药，以及 ARB 相比是否也更加有效，可以成为标准和优化治疗后优先考虑加用的一种药物。

（五）伊伐布雷定在心力衰竭治疗中的地位和应用

SHIFT 试验尽管存在上述一些局限性，不容置疑的是，这是一项设计合理、实施良好，并获得阳性结果的大样本临床试验。要在一项临床研究中解决所有的问题是不现实的。SHIFT 试验开了个好头，提供了令人鼓舞的证据，相信未来会有更多以伊伐布雷定应用，或以降低心率为目标的临床试验接踵而来。

伊伐布雷定已在国外临床上应用，很快也将在我国上市，对其在心力衰竭治疗中的应用至少可以肯定下列各条：①可用于慢性心力衰竭伴心室率明显增快（≥70/min）的窦律患者；②其应用需在优化药物治疗的基础上，亦即用于那些已给予 RAAS 阻滞药和 β 受体阻滞药的患者。该药不宜单一和直接用于心力衰竭患者；③应用之前心力衰竭患者应用的 β 受体阻滞药，宜努力提高剂量，争取达到目标剂量或可以耐受的最大剂量；④临床应用是安全的，不良反应少，并无特殊的监测要求；⑤在适宜的慢性心力衰竭人群中该药的应用预期可以获得有益的结果：心力衰竭的临床事件会减少，包括心血管死亡和因心力衰竭恶化的

发生率会显著降低。

2012年ESC心力衰竭指南重大修改之一是推荐应用伊伐布雷定(表1-40)。这一推荐共含4个条款,前2条适用于慢性心力衰竭(主要为HFrEF)患者,后2条适用于基础病为冠心病的慢性心力衰竭患者,针对同时存在的心绞痛,推荐该药用于β受体阻滞药单用仍不能控制心绞痛症状或不耐受β受体阻滞药的患者。欧洲药监局批准的适应证见表3-2。

表3-2 欧洲药监局批准的伊伐布雷定适应证

1.窦性心律、对β受体阻滞药不耐受或存在禁忌证的慢性稳定型心绞痛(Initiative 研究,2005)
2.目标剂量的β受体阻滞药不能充分控制病情且心率高于60/min 的慢性稳定型心绞痛(Associate 研究,2009)
3.窦性心律≥75/min 伴收缩功能障碍、心功能Ⅱ~Ⅳ级,接受包括β受体阻滞药在内的标准治疗,或者β受体阻滞药禁忌的心力衰竭患者(SHIFT 研究,2012)

(六)SHIFT 试验引起的思考

1.SHIFT 试验是否在心力衰竭临床研究中具有里程碑意义?是的。它证实了一个重要的观点,即降低心率可以改善心力衰竭的预后。这是第一次在前瞻性、随机对照和双盲的大样本研究中证实了此种关系。这就为今后在心力衰竭,甚至在各种心血管病中进一步观察和评估以降低心率为靶标的临床研究奠定了基础。

2.伊伐布雷定是否是一种治疗心力衰竭有价值和有前景的新药?是的。SHIFT 研究证实该药的应用可以降低慢性心力衰竭临床终点事件发生率,改善患者的预后。在过去十多年,即自ARB问世并应用于临床以来,心力衰竭的药物治疗处于平台阶段,未出现一类新的药物,有如ACEI、ARB或β受体阻滞药等那样对心力衰竭具有确切的治疗效果。借助SHIFT 试验,伊伐布雷定在心力衰竭领域闪亮登场,其前景被看好。

3.伊伐布雷定是否可以取代β受体阻滞药?不行。按照SHIFT 试验的设计,伊伐布雷定是在包括β受体阻滞药在内的标准抗心力衰竭治疗基础上加用的,即在标准治疗后心率仍>70/min 的患者加用该药。目前并无证据表明依伐布雷定可以单独使用且使心力衰竭患者获益。而且,β受体阻滞药对心力衰竭的疗效已有大量临床研究证实,既可以降低全因死亡率,改善预后,又可以降低心脏性猝死率,尤其后者

在目前尚无其他药物可以取代。β受体阻滞药是通过阻断交感神经系统,拮抗心脏β₁受体并使之"上调"而发挥改善心肌功能的生物学作用的。而伊伐布雷定仅仅是一种单纯的降低心率药物。目前未见其具有其他心脏保护作用。还需要指出的是,在SHIFT 试验的亚组分析中那些应用β受体阻滞药剂量较小(如未达到目标剂量之半)的患者,较之那些剂量较大的患者,疗效显著较差,且心血管病死率和全因死亡率均未降低,这就提示,伊伐布雷定要在心力衰竭治疗中更好地发挥作用仍有赖于β受体阻滞药的基础应用。

4.SHIFT 试验是否会改变慢性HFrEF治疗的基本方案?会的,但大的格局还不会改变。慢性心力衰竭的基本方案或标准治疗包括利尿药、ACEI和β受体阻滞药。SHIFT 试验中伊伐布雷定是在标准治疗后加用并证实有效,故临床上该药的应用也应在利尿药、ACEI和β受体阻滞药之后;而且应在ACEI和β受体阻滞药使用至目标剂量或最大耐受剂量之后,患者心率仍在70/min 以上,才应考虑加用伊伐布雷定。如果患者因有禁忌证而不能使用β受体阻滞药,且心室率较快,可以考虑用作为β受体阻滞药的替代。不过,这仅是专家意见,患者既然不能用β受体阻滞药,后者可显著降低心率,而伊伐布雷定也能降低心率,顺理成章地便用来做替代治疗,但还没有这样的临床研究和证据,2012年ESC心力衰竭指南对此仅作Ⅱb类推荐,C级证据。

5.SHIFT 试验是否会影响心力衰竭临床治疗的路径?会的,但只是部分影响。慢性心力衰竭通常的治疗路径为:对于标准治疗(包括利尿药、ACEI、β受体阻滞药)后仍有症状、NYHA Ⅱ级患者推荐加用地高辛(DIG 试验),无效时再加用醛固酮拮抗药如螺内酯;NYHA Ⅲ~Ⅳ级患者则推荐加用螺内酯(RALES、EPHESUS 试验),不耐受者可改为加用ARB。现在,SHIFT 试验后,在前一种情况(NYHA Ⅱ级)下也可以考虑直接加用螺内酯或依普利酮(EMPHASIS 试验)。所有应用了螺内酯后仍无效者,可停用螺内酯,改用ARB。当然,欧美一些指南中也推荐ARB直接用于标准治疗后有症状的各种患者。现在,上述路径因SHIFT 试验可考虑作适当调整:标准治疗后心率在70/min 以上者可以先加用伊伐布雷定,使心率降至60~70/min。

(七)降低心率成为心血管病防治新靶标

伊伐布雷定的问世还具有一个可能更为重要,影响更为深远的临床意义。近几年在心脏病防治研究上的一个重要新进展,是肯定了静息心率也是血压、

血脂及血糖等之外的心血管疾病的独立危险因素。换言之,心率对我们的健康有着重要的影响,尤其是心血管疾病患者,降低心率可改善其预后。这一结论的获得要归功于伊伐布雷定及其临床试验。

静息心率是否为心血管疾病的危险因素已讨论和争论近30年。Framingham研究长达36年前瞻性观察表明,普通人群中静息心率较快(≥85/min)的较之较慢(<65/min)的,冠心病死亡、各种心血管死亡和猝死发生率均显著增加。一些临床研究的亚组分析表明,在同样的治疗下心率较快的患者各种事件发生率甚至全因死亡率均显著增高,静息心率是独立的预测因素。这些研究包括高血压(如Syst-Europe试验)、心力衰竭(如CIBISⅡ试验)和冠心病(如CASS、TNT试验)等的一些经典试验。此外,心率快可引起或加重各种常见心血管病,其机制是令人信服的,在基础研究中是可以复制,可以重复的。临床上最典型的当属心动过速性心肌病,心脏可扩大,并可导致心力衰竭。

然而,从循证医学角度,要明确心率快是心血管病独立危险因素还必须获得前瞻性干预研究的证据。长期无法获得这样的证据,原因在于缺少一种单纯降低心率的药物。正是有了伊伐布雷定,才有可能开展这样的干预研究。BEUTIFUL和SHIFT就是这样两项前瞻性干预研究,且都证实在同样的抗冠心病和抗心力衰竭治疗下,应用伊伐布雷定降低心率,患者预后显著改善。由此,从干预治疗的角度上也首次证明静息心率的确是心血管病的危险因素,降低心率(即干预这一因素)可以降低心血管事件的发生率和病死率。降低心率应该成为心血管病治疗的新靶标。当然,在这方面尚存在欠缺:在冠心病和心力衰竭中证据的强度有待进一步加强;在高血压和普通人群中则缺乏前瞻性干预心率有益的证据。可以预期,今后将会有更多的前瞻性干预研究,进一步提供相关的临床证据。

(八)争论还将继续

2013美国ACCF/AHA心力衰竭指南中,伊伐布雷定并未获推荐,反映了部分学者对一种新药评价和推荐的审慎态度,这是可以理解的。伊伐布雷定问世和临床应用仅数年,SHIFT试验2010年刚颁布结果,从循证医学角度看该药的证据等级仅为B级,的确还需要更多的研究和证据。

对伊伐布雷定的争议让我联想起醛固酮拮抗药,该药虽在20世纪90年代即证实治疗心力衰竭有效,但一直是Ⅱb(或Ⅱa类)推荐和B级证据,直至EM-PHASIS-HF(2010)试验后才终于获得Ⅰ类推荐和A级证据,并得到欧美新指南一致推荐,这一过程历时逾10年。这也让我们坚信只要是真正的好药,犹如金子一定会发射出光芒。

从现有的研究证据看,2012年ESC心力衰竭指南对伊伐布雷定的主要推荐是合适的,即适应证为那些已用ACEI(或ABB)、β受体阻滞药、醛固酮拮抗药并达循证剂量,窦性心律仍>70/min的患者(Ⅱa,B);或那些不能耐受β受体阻滞药且心率>70/min的患者(Ⅱb,C)。在支持这一推荐的同时,我们也期望未来会出现新的更多的研究证据,使该药获得更多肯定。

二、心力衰竭药物治疗的新秀——托伐普坦

(一)托伐普坦的作用机制

抗利尿激素(ADH)又称血管加压素是人体自身产生的唯一主要影响水排泄的激素,在下丘脑的视上核和室旁核合成,通过神经干输送到垂体神经叶(后叶)中储存,需要时分泌至血液中。血浆渗透压升高或者血容量下降均会刺激ADH分泌,但敏感度和阈值不同,前者较后者敏感性高得多。ADH因血容量下降(或血压下降、动脉充盈不足)所致分泌称为非渗透性分泌,这是心力衰竭低钠血症和容量负荷过重的最主要原因。

心力衰竭时患者ADH明显升高,升高程度与心力衰竭严重度成正比。其机制为:心力衰竭使心排血量锐减,全身动脉系统充盈不足,刺激压力感受器反射性促使脑垂体后叶储存的ADH释放入血中。

水回吸收部位主要在肾脏集合管。ADH与集合管基侧膜上的V_2受体结合,经由一系列复杂的生化过程,使水通道蛋白2(APQ2)插入集合管的管腔膜,形成一个通道,集合管中的自由水借此通道得以进入,并经基膜上的水通道蛋白3和水通道蛋白4进入肾脏小血管。

托伐普坦是一种口服的选择性V_2受体抑制药,其与V_2受体结合的能力远超过ADH,可竞争性与V_2受体结合,从而阻断了ADH与V_2受体的结合。托伐普坦与V_2受体结合后APQ2即从管腔膜上脱落,终止了自由水重吸收过程,不含电解质的自由水从集合管排出增多,托伐普坦排水不排钠的作用由此产生,血浆钠水平可逐渐和迅速上升,从而可纠正低钠血症。

(二)托伐普坦临床研究的证据

1.有效纠正低钠血症 SALD研究对象为稀释性低钠血症(血钠<135 mmol/L)患者,托伐普坦组较之安慰剂组,治疗后血钠水平与基线相比的平均变化值

显著增加(+3.5 vs -0.5,P<0.05),服药30 d根据SF-12总体健康状况量表与基线相比,无论躯体部分评分(身体功能、身体疼痛、身体活动限制、全身精神状况等)还是精神部分评分(反应能力、社会功能、情感限制、镇静和悲伤等)均获显著改善;中、重度低钠血症(血钠<130 mmol/L)患者平均住院时间缩短3.7 d(4.7 vs 8.4,P<0.04)。

心力衰竭时主要应用的利尿药为呋塞米,作用于肾单位的髓襻处,而托伐普坦作用在肾集合管;呋塞米在排水同时也排出电解质如钠、钾、镁等,对低钠血症无补,大量利尿反而易致电解质紊乱包括低钠低钾,而托伐普坦利尿不利钠。

在心力衰竭患者中所做的研究表明,托伐普坦单用(30 mg/d)的排尿量超过呋塞米,除使血钠水平升高外,对其他电解质并无不良影响,还可显著降低肺毛细血管楔压(PCWR)、右心房压,降低全身血管阻力和肺血管阻力,并提高心脏指数(CI)。与此同时,对RAAS和交感神经系统无激活作用,对肾功能无不良影响,并可改善肾小球滤过率,增加肾血流量,降低急性失代偿性心力衰竭危险人群肾损伤风险。所有这些均有助于改善急性心力衰竭的临床状况,尤其是缓解症状。

2.显著改善心力衰竭的症状 有一系列临床试验证明托伐普坦对于心力衰竭患者的有效性和安全性。其中规模最大的EVEREST研究,总共有4133例(托伐普坦组2072例,安慰剂组2061例)失代偿性心力衰竭住院患者,服药期最短为60 d,最长至临床事件发生,中位时间为9.9个月。研究结果显示,在目前标准治疗基础上加用托伐普坦30 mg/d,能有效改善患者的短期体液超负荷状况如呼吸困难和下肢水肿,且无短期和长期不良影响。

2011年Cardiovascular Drugs and Therapy报道,对于稳定型有容量超负荷状态的心力衰竭患者,如传统治疗不满意,加用托伐普坦15 mg/d,连续7 d,可进一步降低体重,同时显著改善患者体液超负荷的症状和体征,如颈静脉怒张和肝大等。

3.不损害肾功能 研究显示,肾功能与心力衰竭预后密切相关,故治疗心力衰竭的药物对肾脏的影响引起关注。EVEREST研究对肾功能损害的排除标准是血清肌酐水平>309 μmol/L(3.5 mg/dl),也就是说该研究包括了相当明显有肾功能不全的患者,总体研究结果显示对肾功能没有不良影响。

心力衰竭伴有低血压的患者可有肾脏灌注不良,导致肾功能不全、增加病死率。对于低血压患者常会用一些正性肌力药如多巴胺、米力农或左西孟旦,这些药物可能进一步增加死亡率风险。

EVEREST研究中有759例肾功能不全(BUN>200 mg/L)伴低血压(SBP<105 mmHg)患者,其中托伐普坦组386例,安慰剂组373例。对于这些难治性心力衰竭患者,托伐普坦显著降低体重,同时呼吸困难和端坐呼吸改善率也显著高于对照组。两组心率、血压和血清肌酐无差异。

美国Mayo Clinic心肾研究室实验结果显示:与安慰剂和呋塞米相比,托伐普坦明显增加有效肾血浆流量(9.00%)和肾血流量(9.56%),肾小球滤过率呈升高的趋势(1.45%),而肾血管阻力呈降低的趋势(-8.24%)。托伐普坦不影响近曲小管及远曲小管的钠再吸收、肾脏血流量、平均动脉血压、血浆肾素活性或者血浆AVP、醛固酮、B型利钠肽或去甲肾上腺素浓度。与安慰剂相比,服用托伐普坦后钠排泄率增加了23%,清除率增加了35%,但是未如呋塞米那样导致明显的钠耗竭。托伐普坦也不影响钾排泄率和清除率。

2013年Journal of Cardiologyk杂志报道了Yuya Matsue的研究结果"托伐普坦降低急性失代偿性心力衰竭危险人群肾损伤的风险"。肾损伤的定义为:在48 h内,肌酐相对于基线升高26.5 μmol/L(0.3 mg/dl)或50%以上。作者根据Forman评分系统给予心力衰竭患者的肾脏损伤危险性给予评分,研究包括114例肾功能恶化、评分≥2分的心力衰竭患者,托伐普坦组肾脏损伤的发生率(22.7%)远低于传统治疗组(41.4%,P<0.05),提示托伐普坦利水更多而不导致肾功能恶化。

4.改善预后 长期观察表明,托伐普坦可使基线血钠水平低(<130mmol/L)的患者生存率显著提高(HR 0.603,95%CI 0.372~0.979,P<0.05),且住院时间显著缩短(9.72 d vs 11.44 d,EVERREST试验);还可显著降低伴充血症状患者60 d的全因死亡率(ACTIVE IN CHF试验)。

(三)托伐普坦的临床应用

1.指南的推荐和适应证 中国心力衰竭指南2014(初稿)推荐如下:用于充血性心力衰竭常规利尿药治疗效果不佳、有低钠血症或肾功能损害倾向患者,可显著改善充血相关症状且无明显短期和长期不良反应。

2013年美国ACC/AHA心力衰竭管理指南:经指南导向的药物治疗后仍存在高血容量低血钠者,建议使用血管加压素拮抗药如托伐普坦。

托伐普坦在心力衰竭治疗的主要适应证:根据现有证据和国内初步应用的经验,心力衰竭伴以下状况可考虑:①顽固水肿,多种利尿药应用无效(利尿药抵抗)。②伴低钠血症,尤其稀释性低钠血症。③伴肾功能损害。

2.临床应用方法 该药为口服制剂(每片 15 mg)。起始剂量 7.5 mg/d,根据血钠水平可增加至 15~30 mg/d,最大剂量为 60 mg/d。

3.常见不良反应 有口渴和口干、血钠升高、头晕、尿频等。不适合应用情况有需迅速升高血钠水平、对口渴不敏感或不能正常反应、低血容量低钠血症、无尿、与经由肝脏 CYP450 3A4 途径代谢的药物合用。

托伐普坦在心力衰竭领域是个很有前途的药物,适用于心力衰竭经常规利尿药治疗效果不佳、有低钠血症或有肾功能损害及老年患者,可显著改善心力衰竭症状、纠正低血钠,缩短住院时间,且无明显短期和长期不良反应。长期使用对生存率无不良影响,使用安全,耐受性良好,因而对有显著充血症状且伴低钠血症、肾功能不全的心力衰竭患者,可能有长期的益处。

三、CRT 治疗心力衰竭:新的证据,新的思考——RAFT 试验评点

(一)CRT 已成为心力衰竭较为常见的治疗方法

自 20 世纪 90 年代,一系列临床试验证实心脏再同步化治疗(CRT)可改善慢性心力衰竭患者的临床状况(生活质量、运动耐力和 LVEF)与预后,该技术在 21 世纪初已为欧洲 ESC、美国 AHA/ACC 等各国心力衰竭或心律失常诊治指南积极推荐使用(Ⅰ类推荐,A 级证据),对象为内科治疗后 NYHA Ⅲ~Ⅳ级、LVEF<35%、QRS 波增宽的窦性心律患者。

(二)轻度心力衰竭也成为 CRT 应用的对象

2010 年的欧洲心脏病学会(ESC)会上颁布了心力衰竭非药物治疗指南的修订,将 CRT 推荐用于内科治疗后 NYHA Ⅱ级、LVEF<35%、QRS 波增宽的窦性节律患者。其修订的要点是适用患者的心功能从Ⅲ级降至Ⅱ级,意味着有轻度心力衰竭症状的患者亦可以从 CRT 治疗中获益;也意味着这一器械治疗有可能成为预防心力衰竭进展的早期干预手段。同年美国 FDA 亦批准了 CRT 应用于 NYHA Ⅱ级患者的新适应证。

(三)RAFT 试验增加了新的证据

ESC 和美国 FDA 的建议均根据 MADIT-CRT 和 REVERSE 试验,尤其前者。这两项试验均在 2009 年颁布了研究结果,表明 CRT 长期应用于 NYHA Ⅰ~Ⅱ级(主要为Ⅱ级)患者,使主要复合终点(死亡和因心力衰竭住院率)显著降低。从此,CRT 将成为各种有症状心力衰竭患者(NYHA Ⅱ~Ⅳ级),以及从预防到治疗的有效手段,其适用人群大大扩大。RAFT 试验的对象大体上与 MADIT-CRT 试验相似,主要为 NYHA Ⅱ级心力衰竭患者,亦即症状轻微(轻度)的心力衰竭患者。由于 REVERSE 研究主要终点呈阴性,二级终点为阳性,其临床意义明显受限,RAFT 试验结果便尤为重要,其设计与 MADIT-CRT 研究相似,两者均获得阳性结果,共同形成了 CRT 用于 NYHA Ⅱ级患者更为明确和充分的证据(证据水平 A 级)。

(四)RAFT 试验提供了应用 CRT 新的启示

欧洲 ESC 修改的心力衰竭器械治疗指南和美国 FDA 建议,对于接受 CRT 治疗候选者的条件未做更明确的限定,有可能造成过度使用之虞。RAFT 试验入选的对象,要求 LVEF<30%,实际上平均 LVEF 为 23%。这样的患者尽管心力衰竭症状轻微,但左心室收缩功能已经严重受损,在 NYHA Ⅱ级患者中属于病情严重的。换言之,在该试验的名称和入选对象中所说的轻度心力衰竭,仅仅指症状,即在内科标准或基础治疗后仍有轻微症状,而其实际病情从病理生理和心肌重构来看,均应列为重症心力衰竭患者。该试验结果的亚组分析表明,LVEF<20%、伴左束支传导阻滞(LBBB)、QRS 宽度达 150 ms,以及女性患者更有可能从 CRT 治疗中获益。此处的 QRS 波及 LBBB 也非常重要,意味着心室活动存在明确的非同步现象。LBBB 较之 RBBB 心室的非同步程度更为严重。综合上述情况可以看出,该试验给我们清楚的启示是:适用 CRT 治疗的 NYHA Ⅱ级患者,应严格限定于病情严重(LVEF<20%,或至少<25%)、常规方法如心电图检查存在确定的心室非同步现象(QRS 宽度达 150 ms 或伴 LBBB)的患者。这样的患者在症状轻度的心力衰竭患者中其实并不多见。

(五)RAFT 试验为我们今后工作指明了方向

研究需要不断深入,为临床工作提供确切的依据。ESC 和美国 FDA 颁布了 CRT 应用新适应证,本来似乎是一个事件的终结,实际上只是问题的开始,这里面涉及一个极其重要的现实问题,即临床医师应如何去做。RAFT 试验不是 MADIT-CRT 试验简单的重复,而是在后者基础上的继续深入。该研究入选的人群较后者有更多的限定,也就为临床如何操作勾画出更为清晰的轮廓,避免造成误判,造成扩大适应证等弊病。这种由表及里、不断探索、逐步深入的研究精神值得我们学习和借鉴。

(六)临床应用 CRT 需要慎重

这对于 NYHA Ⅱ级患者尤其如此,在心力衰竭患

者中这是最大的一个群体,如果教条式地理解 ESC 和美国 FDA 意见,就可能反而酿成悲剧。需知道,目前临床经验表明,CRT 应用存在高达 30%~40% 的"无反应者",而我们迄今并无明确的检测手段或指标,可以在置入 CRT 之前评估患者是否会是"无反应者"。对于一个仅有轻微症状的心力衰竭患者,这无疑是雪上加霜:花了巨资并不获益;增加患者心理负担也增加了医师的随访检查压力。在目前极其严峻的医患关系下,这是应该避免的"双输"结局。

(七)我们还有许多事需要做

ESC 和 FDA 的指导意见,中国医师是否现在就应遵循,并用于临床实践? 答案是否定的。一是我们还承担不起这样的经济负荷。根据 MADIT-CRT 试验的结果,需要应用 CRT 约 15 例数年,方可能减少 1 次主要复合终点事件,且主要为因心力衰竭的再住院,因该研究中死亡实际并未减少。这样的效/价比对于我们这样的发展中国家,显然超出了承受能力。二是我们还需要有自己的证据。首先应作登记随访研究,将全国开展 CRT 工作的病例资料汇集并细加分析;接着应开展前瞻性随机对照研究,评估 CRT 用于 NYHA Ⅱ 级患者中的临床意义,此前当然应先做评估对 NYHA Ⅲ~Ⅳ 级患者的效果。对于这样一种技术复杂、价格昂贵的临床技术,在推广应用之前持慎重态度自然十分必要,否则会适得其反,不利于其应用。

四、证据尚不强 缓行又何妨——评 2010 年 ESC"心力衰竭器械治疗指南更新"

此次会议上欧洲心脏病学会(ESC)对"心力衰竭的器械治疗指南"作了更新,成为一个热点话题。有人大声叫好,认为具有里程碑意义,可以让更多患者从非药物治疗中获益;也有人出言谨慎,认为不能立即跟进。作为中国的医师和学者,我们应怎样来评估这一进展,应如何与我们的临床工作相结合? 值得思索和做出反应。

(一)非药物治疗是心力衰竭临床研究中突起的一支异军

自 1994 年 ARB 应用以来,心力衰竭的药物治疗处于平台阶段。尔后的研究不断,但很少出现如 SOLVD、CIBIS-Ⅱ 和 Ⅲ、MERIT-HF、US-卡维地洛、CHARM 及 EPHESUS 这样令人瞩目的大样本随机对照双盲,又取得清晰阳性结果的试验;也没有再诞生如同 ACEI、β 受体阻滞药、ARB 和醛固酮拮抗药那样的肯定有效、能够改善预后和改善生活质量的药物。

在略显沉闷之中,CRT、ICD 和两者相结合的 CRT-D 异军突起,由一系列临床试验证实,这些器械治疗与药物治疗一样可降低慢性心力衰竭患者的全因病死率,改善预后。在过去的 20 年中药物治疗的进步,使心力衰竭的病死率降低 50%~80%,而非药物治疗又在药物治疗取得疗效基础上,使有适应证的心力衰竭患者病死率的相对风险降低约 36%。这显然是一个巨大的成功,十多年之前几乎想象不到器械治疗可以发挥如此大的功效。

最初进行的器械治疗研究,如 PATH(2001)、MIRACLE、MUSTIC(2000)、MIRACLE-ICD 和 CONTAK(2003)等,样本量不大,虽然均肯定其疗效,但证据的等级仍不够高。直至 CARE-HF(2005)和 COMPANION(2004)这两项设计合理,样本量大(合计逾 2300 例)的临床试验结果颁布,才形成一个强有力的证据链,令人信服地证实器械治疗对心力衰竭患者极其有效。

各国心力衰竭指南中增加了非药物治疗部分,也诞生了心力衰竭的器械治疗指南。这又进一步推动了该领域研究工作的深入,积极探索不同类型、不同严重程度心力衰竭患者应用器械治疗的疗效,并不断更新和修改指南中的相关条款。器械治疗也使更多患者,主要是优化治疗后 NYHA Ⅲ~Ⅳ 级患者获益。

2009 年颁布了两项新的临床研究结果:MADIT-CRT 和 REVERSE 试验。这两项试验的共同特点是入选优化药物治疗后心功能 Ⅰ~Ⅱ 级患者,而过去的同类研究几乎均入选心功能 Ⅲ~Ⅳ 级患者。此种差异显然是为了探索心力衰竭程度较轻患者是否也可能从非药物治疗中同样获益。2010 年 ESC"心力衰竭器械治疗指南"的更新,正是基于这两项研究的阳性结果。

(二)心力衰竭器械治疗指南修改和更新的历史回顾

2005 年左右,亦即在 CARE-HF 和 COMPANION 两项研究结果颁布后不久,各国的指南中均确认心力衰竭患者需具备以下条件方可做器械治疗:①优化内科治疗后 NYHA 心功能分级 Ⅲ 或 Ⅳ 级;②左心室射血分数(LVEF)≤30%;③QRS 波宽度 >120 ms;④窦性心律。

随后的一些研究还证实,QRS 波不增宽或非窦性节律(如心房颤动)患者亦可以从器械治疗中获益。QRS 波不增宽患者获益并不难理解,因为超声心动图检查可以发现,此类患者仍可存在左、右心室和(或)左心室各个节段之间明显的收缩非同步现象。心房颤动患者获益也能解释,因为心房颤动本身就是心力衰竭不良预后的独立危险因素,器械治疗或可降低此类患者的临床风险。不过,对于器械治疗的适应证是否要放宽,则各国学者意见并不一致,一些地方尽管不再将QRS不增宽和并发心房颤动列为禁忌,但实际上这方面均未真正形成共识,这是一个仍在进行探索和积累证据的议题。

与此不同的是国外指南中后来将LVEF的标准从≤0.30修改为≤0.35,且此种修改各国学者基本予以认同。这样,左心室收缩功能降低或心力衰竭程度不那么严重(姑且称为中度心力衰竭)患者也成为器械治疗的候选人群。有人会争论,LVEF约5%差异究竟多大程度上可反映心力衰竭的严重程度?无论如何,这一更新是有临床研究证据的;5%这样的数字虽然不瞩目,毕竟也是确实存在差异。而且,这一更新表明器械治疗适应证将包括更多的心力衰竭患者。

2010年ESC"心力衰竭器械治疗指南"更新是一项更为重大的事件。其要点是推荐CRT尤其CRT-D应用于:优化内科治疗后心功能NYHA Ⅱ级、LVEF≤0.35、QRS≥150 ms和窦性心律患者(推荐类别Ⅰ,证据等级:A)。

(三)ESC指南更新意义重大

1.ESC指南更新态度极其认真 正如前述,此次更新的依据是MADIT-CRT和COMPANION两项研究。从表3-3入选患者的标准看,均为优化内科治疗后NYHA Ⅰ级或Ⅱ级患者,LVEF≤30%～40%。这两项研究的汇总分析表明,CRT应用可减少心力衰竭临床事件发生率,并延缓心力衰竭的进展;还表明CRT获益多见于QRS≥150 ms和(或)心电图呈典型LBBB患者;并发LBBB的女性患者可获更为显著的有益疗效,但并无生存上的获益差异。

比对表3-3中患者的基本状况和研究结果,可以清楚看出ESC指南更新中推荐CRT应用的NYHA Ⅱ级人群,是在认真思考后确定的,是有严格限定和较为"保守"的:限用于QRS≥150 ms,是因为这一人群获益更显著,同时排除了NYHA Ⅰ级人群中的应用。此种较为"保守"的态度,笔者认为,主要原因是这两项研究及其汇总分析均未证实CRT应用可降低NYHA Ⅰ或Ⅱ级心力衰竭患者的病死率。

2.器械治疗可以降低轻度心力衰竭患者临床事件发生率 NYHA Ⅰ或Ⅱ属轻度心力衰竭,ESC更新指南确认器械性治疗"能降低此类患者临床事件发生率",这表明在传统药物基础上,一部分有适应证患者

也可以采用器械治疗并获益,从而使器械治疗也成为Ⅱ级心力衰竭患者临床治疗的主要选择之一,这是前所未有的新观念。

表3-3 2009年颁布的两项CRT治疗心力衰竭的临床试验

	REVERSE试验	COMPANION试验
病例数	610	1800
NYHA分级	Ⅰ/Ⅱ	Ⅰ/Ⅱ
LVEF(%)	≤40%	≤30%
LVEDD(mm)	≥55	-
心律	窦性心律	窦性心律
QRS(ms)	≥120	≥130
结果	CRT组获益:①主要终点事件(全因病死率和心力衰竭事件发生率)降低36%;②心力衰竭事件降低41%	①心力衰竭事件发生率两组无显著差异;②左心室重构和心力衰竭住院率(二级终点)降低41%

3.器械治疗可以发挥预防心力衰竭及其进展的作用 MADIT-CRT和REVERSE两项研究表明,心力衰竭患者器械治疗后左心室重构延缓,且此种延缓的程度和心力衰竭事件降低的程度一致,因此,ESC更新指南很有信心地宣布,器械治疗具有"延缓疾病(心力衰竭)进展"的有益作用。

近几年心力衰竭研究的重大进展之一是提出了预防的观念,2007年美国AHA/ACC首次颁布了"心力衰竭预防的共识"。心力衰竭是一种目前仍无法治愈的疾病,但却是可以预防的;心力衰竭患者一旦出现明显的症状,其预后几乎与常见的恶性肿瘤一样恶劣,不过,经积极治疗包括应用ACEI(或ARB)、β受体阻滞药等,病情进展可以延缓。临床上近几年的确不乏这样的成功例证:一些NYHA Ⅲ～Ⅳ级、LVEF≤25%,且左心室显著增大的心力衰竭患者,在积极内科治疗后心功能改善,LVEF升高,左心室缩小,生活质量和运动耐力提高,并能在相当长时间里维持较稳定的状况,心脏性猝死也明显减少。

心力衰竭的预防着重于两个阶段:一是阶段A患者要预防进展至阶段B;二是阶段B患者要预防进展至阶段C。临床研究表明阶段A和B患者,其生存状况几乎和普通人群接近。NYHA Ⅱ级患者仅在超过

日常活动的较强运动才出现症状,此类患者仍应归为阶段 C,但属于此阶段中的轻症患者(C_1 阶段)。ESC 更新指南实际上认为对于轻至中度心力衰竭患者,器械治疗可以发挥预防心力衰竭的作用,延缓和防止疾病进展至症状更明显的阶段 C(C_2 阶段)或进展至 NYHA Ⅲ~Ⅳ 级。显然这样做更加突出和肯定了器械方法治疗心力衰竭的临床意义:具有预防心力衰竭的价值,亦即预防患者从 NYHA Ⅱ 级进展至 Ⅲ~Ⅳ 级,以及预防从阶段 C_1 进展至阶段 C_2。

(四)利耶?弊耶?ESC 更新指南评述

此次 ESC 大会上,"心力衰竭器械治疗指南更新"列为公布的 4 项指南更新的首位,会前做了预告,会上宣传也是浓墨重彩,但笔者仍心存疑虑,不敢苟同。

1.证据仍不足,下结论为时过早 MADIT-CRT 研究中主要终点(病死率和因心力衰竭住院率)较对照组显著降低,但此种效果主要得益于心力衰竭住院率降低,病死率实际上并未降低。REVERSE 研究中主要终点是阴性结果,二级终点心力衰竭住院率降低则较为显著,也就是说这两项作为指南更新依据的临床试验,其全因死亡率均未见降低。因心力衰竭恶化的住院率并非过硬的评估指标。大样本随机对照临床试验最主要特征之一是采用可以评估预后的指标,即以全因死亡率作为观察的主要终点。这两项研究恰恰在这一至关重要的终点上,均未获得阳性结果。依靠这样的证据来更新指南恰当吗?

或许有人会争辩,NYHA Ⅰ~Ⅱ 级患者尽管有症状,但病情较轻,病死率低,并发症发生率也低,难以在全因死亡率上得到阳性的结果;这两项研究其统计把握度也不足以检出病死率的差异。这当然不错,但这不正说明现有临床试验提供的证据不足,现有的临床研究还不能得出令人信服的结论吗?这也说明今后需要更多的研究,观察更长的时间,入选更多的病例,做更多的工作。根据尚不过硬的证据,提出一项具有"革命性"的重大建议,是否有点操之过急?

2.临床实用意义不够大,推广需谨慎 即使对于一项阳性的临床研究,在推广应用其证实有效的新药物和新技术之前,仍需评估是否具有实际应用的价值。此时常采用一项重要的指标,即 NNT(需治人数),也就是需要治疗多少人才能使一人获益。这个数字愈小,则其临床应用价值愈大。通常认为 NNT 在 15~20 以下,便表示此项技术或药物有推广应用价值,效/价比适合,可以接受。

在 MADIT-CRT 和 REVERSE 这两项研究中,心力衰竭事件降低的 NNT 为 12~20。这可能是 ESC 专家们认为可以对 CRT 予以肯定的基本理由。要知道,此时应用 12~20 例 CRT 获得的益处不是减少 1 例因心力衰竭而死亡,而只是减少 1 例因心力衰竭而住院,两者的区别不言自明。对于价格如此昂贵、技术难度如此之大、随访和调试心脏参数工作又是如此之繁重的一项侵入性技术,这样的 NNT 水平显得不足。

让我们做一个简单的计算:置入一个 CRT 装置的费用至少要 25 万元,假定 NNT 为 15,则需要花费 375 万元才有可能在未来几年中使 1 例 NYHA Ⅱ 级患者减少一次因心力衰竭恶化的住院。也许对于欧洲的福利社会,推荐应用 CRT 治疗 NYHA Ⅱ 级心力衰竭患者,这样的代价是可以接受的,但对于我们这样医疗保障水平低的一个发展中国家,这样的推荐无疑过于"奢侈",其沉甸甸的分量让我们感受到难以承受之重。

3.CRT 用于心力衰竭的预防尚需时日 心力衰竭预防的效果最终仍需看能否降低全因病死率,这是不容争议的。有人可能会争辩,MADIT-CRT 和 REVERSE 这两项研究仍显示 CRT 可以延缓左心室重构,减少心力衰竭事件,提示心力衰竭的发展进程被延缓,对患者的预后产生了有益的影响,这也必然会对长期病死率产生有益的疗效。换言之,在一个长长的心血管事件链发展过程中 CRT 对其中一个环节(NYHA Ⅱ 级伴不同程度左心室重构)所起的作用,会推迟疾病进展的时间表,最终会取得丰硕成果,使包括全因病死率在内的临床事件显著降低。这样说当然没有错,但毕竟属于"合理推测"范畴,并无确切的证据,而循证医学是讲证据的,指南的制定和更新也应该是讲证据的,问题的症结正是在 CRT 治疗 NYHA Ⅱ 级患者的证据上。

应用 CRT 治疗心功能 Ⅲ~Ⅳ 级患者,证据确凿,而用于 NYHA Ⅱ 级患者则证据还不过硬。换言之,CRT 为主的非药物方法对有明显症状的心力衰竭患者,治疗价值并无争议,而其对症状轻微的患者预防心力衰竭的价值,则还不能确认,还需要做更多的研究,才能获得确凿无疑的证据,这可能还需要 5~10 年或更长时间。因此,2010 年 ESC 心力衰竭器械指南的更新并非意味着已解决了问题,恰恰相反,只是把问题尖锐地提了出来,需要进一步的开展工作,鼓励和启动这一领域更多的临床研究。

我国有大量的心力衰竭患者,有一批中青年专家已在心力衰竭非药物治疗中崭露头角,做了大量卓有成效的工作。我国的医疗条件正在改善,技术和设备水平正在提高。目前我们已经具备开展大样本 CRT 治疗心力衰竭临床研究的条件。应该全面考虑、细心设计、认真实施，以获取第一手的资料和证据；还应开展我们自己的临床研究工作。相信不远的将来，在非药物治疗应用于轻症心力衰竭患者和心力衰竭的预防上必定能获得我国自己的临床证据，必定有我们自己的话语权；我们的工作也会像过去 CCS1 和 CCS2 试验一样，为各国学者所引用，成为国际指南制定和更新的重要参考。

五、醛固酮拮抗药：证据水平增强，适用范围扩大——EMPHASIS 试验评点

这是评估醛固酮受体拮抗药用于慢性收缩性心力衰竭疗效的一项新的临床研究，值得关注，其结果对我们临床实践的影响也值得思索。

（一）醛固酮拮抗药开始走上慢性心力衰竭的舞台

这是 20 世纪 90 年代中期的事情。当时，β 受体阻滞药和 ACEI 已有充分的证据（证据水平：A），列为慢性心力衰竭治疗的 I 类推荐药物。然而，应用醛固酮受体拮抗药（螺内酯）评估对心力衰竭疗效的 RALES 试验，主要终点是中性的，但二级终点在降低患者因心力衰竭再住院率、提高生活质量、提高 LVEF 上则是明确的阳性结果。根据 RALES 试验的结果，21 世纪初前后国际心力衰竭指南均将其应用列为 IIa 类推荐，B 级证据，与 β 受体阻滞药及 ACEI 显著不同。换言之，当时醛固酮拮抗药并未被认为是慢性心力衰竭治疗肯定有效的药物，而只是可能有效的药物之一，而且也不是积极推荐的药物。

（二）醛固酮拮抗药终于成为对心力衰竭肯定有效的药物

这是在应用依普利酮（一种新的醛固酮受体拮抗药）开展的 EPHESUS 试验（2003）之后。该试验对象为中至重度心力衰竭（NYHA III~IV 级）患者，在标准或基础治疗（包括利尿药、β 受体阻滞药和 ACEI）后，患者给予依普利酮或安慰剂。试验结果主要终点（包括死亡和因心力衰竭住院的复合终点）和二级终点（各种事件发生率、全因死亡率等）均为阳性结果。各亚组分析也与整体研究结果一样，呈现一致性阳性结果。直至此时，2005 年前后的国外心力衰竭指南（ESC、AHA/ACC）或我国的心力衰竭指南（2007）才将醛固酮拮抗药（螺内酯和依普利酮）列为 I 类推荐，但证据水平为 B 级。

（三）EMPHASIS 研究进一步增加了醛固酮拮抗药用于心力衰竭治疗的证据强度

刚颁布的这一试验同样应用依普利酮，与安慰剂相比，主要复合终点或二级终点，整体研究结果或各亚组结果，均为阳性。这样，EMPHASIS 试验验证了 EPHESUS 的结果，这两个同样的研究，均为设计良好的大样本随机对照试验，获得了一致的结果，使证据水平上升至 A 级，从而确定了醛固酮拮抗药与 β 受体阻滞药、ACEI（或 ARB）同样的地位，即是一种肯定有效的药物，不仅能改善心力衰竭患者症状，而且能够改善预后，降低全因死亡率。

（四）EMPHASIS 研究将扩大醛固酮拮抗药治疗心力衰竭的人群范围

EPHESUS 和 RALES 试验入选对象均为中至重度心力衰竭即 NYHA III~IV 级患者。故既往的国内外心力衰竭指南中均明确限用此类药物于 NYHA III~IV 级患者。对于其他心力衰竭患者，主要是症状较轻的 NYHA II 级患者，尚无应用此类药获益的充分和有力的证据。EMPHASIS 试验此时又开了先河，其对象为轻度心力衰竭（NYHA I~II 级，主要为 II 级）患者。其明确的阳性结果提示依普利酮用于此类患者不仅有显著疗效，也是安全的，从而拓宽了这类药物治疗心力衰竭的人群范围，使心力衰竭患者绝大多数（NYHA II~IV 级）均有应有的适应证。就此而言，醛固酮拮抗药作为一种 RAAS 阻滞药，现在在慢性心力衰竭治疗领域已几乎达到了与 ACEI 或 ARB 同样的地位，成为 RAAS 阻滞药中第 3 个、神经内分泌抑制药中第 4 个（还有 β 受体阻滞药）用于治疗心力衰竭，可改善预后和降低全因病死率，且可广泛应用于各种不同程度患者的药物。醛固酮拮抗药从开始应用于心血管病临床至取得这样的地位，走过了漫长的 30 多年时间，在心力衰竭领域的探索也超过了 15 年。

（五）EMPHASIS 研究使依普利酮有可能成为预防和延缓心力衰竭治疗的药物

心力衰竭的现代理念，更重视心力衰竭的预防和早期干预。心力衰竭是一种预后恶劣的疾病，又是一种难以治疗的疾病，目前可应用的药物不多，且疗效仍有限，但有可能加以预防，早期干预也往往可以奏效。临床上适用的心力衰竭预防，主要针对无症状（NYHA I 级）和轻度症状（NYHA II 级）患者的干预，这是"最后关头"。患者如能长期处于轻型阶段，预后较好，可以过接近正常人的生活。

既往的研究表明，RAAS 阻滞药 ACEI 或 ARB、交感神经系统阻滞药 β 受体阻滞药，不仅是心力衰竭的治疗药物，也是预防心力衰竭进展的药物，美国 AHA/ACC 心力衰竭预防指南中将这几种药物列为阶段 A 和 B 患者可以应用的药物，以预防心力衰竭的发展；对于高血压伴左心室肥厚（或左心室轻度扩大）、心肌梗死后患者，应优先考虑使用。EMPHASIS 试验入选

患者心功能为 NYHA Ⅰ~Ⅱ级,以Ⅱ级为主,也包括部分Ⅰ级患者。其结果表明依普利酮对此类无症状或轻度症状患者也有效,可以减少心力衰竭进展而产生的各种严重并发症。这一结果实际上等于公开宣示:在心力衰竭预防中现在醛固酮拮抗药也将占有一席之地。

(六)EMPHASIS 研究临床意义的局限性

一是醛固酮受体拮抗药的安全性问题不容低估。该研究中依普利酮组与安慰剂组相比,高钾血症、低血压发生率明显增加,但高钾血症所致的肾衰竭和停药率并未增加。这表明,即使用于轻症心力衰竭患者,且在合适的剂量下,低血压、肾功能减退,尤其高钾血症的发生绝不可掉以轻心。高钾血症除可影响肾功能外,还可导致严重心律失常甚至猝死,后者是一种更为严重的威胁。NYHA Ⅱ级患者死亡模式研究表明,多达 2/3 死亡为心脏性猝死(MERIT-HF 试验)。二是醛固酮受体拮抗药用作心力衰竭的预防,仍是初步的;用于治疗 NYHA Ⅱ级患者证据水平还不够强,至多 B 级,需要其他研究进一步证实。三是该研究并未根本上改变目前心力衰竭的基本格局。因为按研究设计,依普利酮是在标准治疗(包括利尿药、ACEI 和 β 受体阻滞药)基础上加用的。今后心力衰竭治疗仍应先采用上述基础治疗,在效果不甚满意时可以考虑加用醛固酮拮抗药(依普利酮或螺内酯)。四是我国还无依普利酮上市,此类药可能具有类效应,且以往 RALES 研究也证实螺内酯有效。原则上,目前我们可以用螺内酯代替依普利酮用于 NYHA Ⅱ级的轻度心力衰竭患者,但未来仍需有我国自己的证据,并期待依普利酮尽早在我国上市。

(七)EMPHASIS 试验后慢性心力衰竭的治疗路径

通常慢性心力衰竭处理的步骤或路径如下:如患者有明显液体潴留,应先用利尿药,达到"干重"状态,再加 ACEI 或 β 受体阻滞药,并尽早使两者合用。这样就形成了心力衰竭治疗的标准或基础方案。此时如治疗仍不够理想,可以加用其他药物:NYHA Ⅱ级患者加地高辛(DIG 试验),仍无效再加用螺内酯;NYHA Ⅲ~Ⅳ级患者加依普利酮(RALES、EPHESUS 试验);如螺内酯应用效果仍不佳,可停螺内酯改用 ARB。根据 EMPHASIS 试验的结果,上述路径现在可以考虑稍作改变,即在标准和基础治疗后效果不满意时,NYHA Ⅱ~Ⅳ级者均可以加用醛固酮拮抗药(依普利酮或螺内酯),如无效则停用螺内酯改为 ARB。

(八)醛固酮受体拮抗药临床应用需规范

为了防止此类药产生的高钾血症,尤其为了防止

严重心律失常和猝死,临床上加用螺内酯必须遵循以下步骤:①监测血钾,如 ≥5.5mmol/L 应不用,5.0~5.5mmol/L 应慎用;②检查基础用药中的利尿药,如为噻嗪类,应改为襻利尿药(常用呋塞米);③停用保钾利尿药;④在起始用药前将原有的 ACEI 剂量减半,因其与螺内酯均有增加高钾血症危险;⑤螺内酯从低剂量起始(5~10 mg/d),可酌情增加,最大剂量为 20 mg/d;⑥应用过程中应定期监测血钾、其他电解质(尤其血镁)和血肌酐水平,并检查心电图等。

六、关于心力衰竭患者家庭监测的争论和评论

(一)正方:心力衰竭患者的家庭监测是可行的,有益的

1.心力衰竭的家庭监测有助于建立一个长期稳定的心力衰竭治疗方案　心力衰竭的治疗方案和路途业已建立,并证实是行之有效的。基本和优化的方案包括使用 3 种肯定有效的药物,即利尿药、ACEI 和 β 受体阻滞药。利尿药的应用应使患者体内的液体潴留消失,处于"干重"状态;β 受体阻滞药和 ACEI 应达到目标剂量或可以耐受的最大剂量。如果疗效不满意,包括临床改善不满意,或生物学标志物 BNP/NT-proBNP 的降幅未达到 30%~40%,则可酌情加用醛固酮拮抗药(螺内酯、依普利酮),地高辛,或伊伐布雷定。

这一方案的建立需要长期监测。对于一个有显性水肿的心力衰竭患者,要达到"干重"状态,利尿药一般需使用 5~7 d。ACEI 达到目标剂量,一般需要 2~3 个月。而 β 受体阻滞药须经 3~6 个月滴定式递增剂量的努力,方有可能达到目标剂量。这一过程中如缺少有效的监测,治疗效果必定难以保证。心力衰竭患者是需要终身治疗的,在长达数年过程中没有包括家庭监测在内的长期随访,治疗不可能是卓有成效的。

2.心力衰竭的家庭监测有助于及早发现病情的恶化　密切监测病情变化极其重要。心力衰竭是心血管疾病的终末阶段,其各种代偿和稳定机制已用至极致,即使稳定的慢性心力衰竭患者,其"稳定"也是极其脆弱的。"稳定性"的破坏,发展至"失代偿"状态随时可能出现,而每一次病情恶化和失代偿又使病情加重,预后变得更恶劣。

药物的相互作用及所致的不良反应,必须密切关注。心力衰竭患者除了抗心力衰竭药物,往往还需要应用治疗基础疾病的药物或控制并发症的药物,同时服用 6~8 种药物是很常见的,有的甚至超过 10 种,例

如冠心病治疗药物、降压药物、降糖及降脂药物、抗凝药物等。这些药物之间产生相互作用是可以想见的。肝脏线粒体细胞色素酶系 P450/3A4 是多种心血管药物如钙拮抗药、β 受体阻滞药、他汀类、华法林、抗血小板药物等的共同代谢途径。这些药物的相互作用，不仅会降低药物的疗效，更重要的会产生各种不良反应，增加药物的毒性。据美国的统计，老年患者住院病因中药物相互作用达 11%，美国 FDA 在过去十多年中已先后因药物相互作用而叫停 20 多种药物。

3.家庭监测有助于及时调整治疗　药物剂量的调整有的是可以由患者自行去做的，例如每天监测体重，如在 2～3 d 体重有上升趋势，增加 2～3 kg，应增加利尿药的剂量。心率也可以由患者每天清晨自己计数，并据此调整 β 受体阻滞药的剂量，但这些情况及剂量调整还是应该与医师沟通的。

患者出现的某些貌似不严重的情况如疲乏加重、活动耐力下降、心悸和出现早搏，以及尿量、心律和节律改变等也需要及时征询医师意见。此外，患者出现心脏外的情况如感冒、咳嗽、肌肉和关节疼痛，如何用药？哪些药能用？哪些药慎用或禁用？都需要医师的指导，否则，随时可能发生问题，如止咳、止喘药中某些成分，用镇痛的非甾体类消炎药都可诱发失代偿或加重心力衰竭。

4.建立有中国特色的家庭监测体系是可能的　根据我国的国情，家庭监测应是心力衰竭整体管理模式的必不可少的组成部分。这个模式应该是三位一体的模式，包括大医院的心力衰竭专科医师团队、社区医师和患者。社区医师要进行心力衰竭的专门培训。患者、社区医师和心力衰竭专科医师团队之间要有便捷和畅通的联系方式，如电话、手机信息、网络邮件等沟通和反馈应十分及时。我们现在还不可能设立对患者进行遥控监测的体制，如国外已在试行的遥测心电图，甚至遥测血流动力学等，但上述的三位一体的模式还是可行的，再加上建立一个定期的、规则的随访制度，在现阶段，这样做一定会提高心力衰竭的治疗效果，又不会额外增加过多的费用。

5.千里之行始于足下，从现在做起为时尚不晚　国际著名的心血管专家 Braunwald 曾说过：心力衰竭是心血管疾病的最后战场，也是一个尚未攻克的堡垒。过去 20 年心力衰竭研究尤其临床治疗研究的进展已使其病死率降低 50%～60%，这是一个巨大的成就，但也显示目前仍存在很大的局限性，也就有进一步改进的空间。

然而，就目前现状而言，降低病死率、改善预后的各种努力，尚未有突破的迹象。一是药物治疗从 20

世纪末确认 ACEI 和 β 受体阻滞药有效，21 世纪初肯定 ARB 和醛固酮拮抗药对心力衰竭的疗效后，只是在近期又证实降低心率的药物伊伐布雷定可能成为新的一种治疗心力衰竭有效的药物（SHIFT 试验，2010）。除此以外，新的心力衰竭治疗药物未见出现，且在今后 5～10 年，甚至更长时间，不大可能出现类似 ACEI、β 受体阻滞药、ARB 等能够改善心力衰竭预后的药物。二是心力衰竭的机制研究也与药物研究一样处于一个平台状态，缺少新的突破，其典型的例子是舒张性心力衰竭，后者的患病率、病死率与收缩性心力衰竭相近，但迄今为止，所有对收缩性心力衰竭有效的药物，并不能证实也能够改善舒张性心力衰竭的预后。这提示舒张性心力衰竭在病理生理机制上应存在未知的，起关键作用的、有异于收缩性心力衰竭的因素。在这方面的探索仍在进行。

我国心力衰竭的患病率在未来 10 年必定会继续增高。人口老年化是一个因素，而各种心血管疾病尤其冠心病、高血压、糖尿病等治疗效果的提高与改善，使患者寿命延长，是另一个重要因素。相对于这种增高的趋势，我国心力衰竭防治方面的努力尚嫌不够。2 年前美国 ACC/AHA 启动了全美心力衰竭防治的"H to H"项目。该项目的实质是要在临床工作中将医院（hospital）和患者家庭（home）有机和紧密地联系起来，建立一个全方位的 24 h 不间断的防治体系，并已获得初步成效。仿照这一模式，结合我国的国情，建设中国心力衰竭防治的模式，应该是中国心血管医师，尤其是从事心力衰竭工作的医师们努力的方向。应尽快尝试建立患者的家庭监测机制，后者是心力衰竭防治模式中不可或缺的组成部分，换言之，没有行之有效的家庭监测机制，就不可能进行真正行之有效的心力衰竭防治工作。应该有创新的思维，创新的设计和创新的工作去从事这一具有深远影响的工作，时不我待，从现在开始，尚不晚矣。

（二）反方：心力衰竭的家庭监测难以实施，难以奏效

1.远程家庭监测的临床试验并未获得明确的阳性结果　心力衰竭患者绝大部分治疗是在家中进行，只是在发生急性失代偿时才会住院治疗。国外一直十分重视对患者的家庭治疗进行指导和监控。近几年陆续颁布了一系列的临床试验反映了在这一领域中进行的持续不断的努力。总体上讲，即使采用许多新的检测方法包括远程遥测技术，但结果并不一致。因此，至少就目前而言，高技术的家庭监测工作没有成功，没有突破。因此一些专家认为，与其重视家庭监测，不如把更多精力和财力放在加强对心力衰竭患

者的随访上来,例如增加随访次数,增加随访中检测的项目,把随访工作做得更细致一点,给患者的指导更具体一点,这应该是行之有效的,也应该是我国心力衰竭防治的主要方向。

2.国外开展的方法我们难以仿效 国内外医疗体制是不同的。在国外,心力衰竭患者有家庭医师或社区医师照看,情况有变可以及时处理,也不难经家庭医师与医院的心脏病或心力衰竭专科医师交流,寻找进一步的指导,这种体制是有效的。我们则尚未建立这样的体系,我国心力衰竭患者未能获得规范化的治疗,与现行医疗体系有关。当务之急是要建立新的医疗体系,近期卫生部有关培养和建立全科医师的规定,是向着这一方向迈出重要一步,值得期盼。而进一步的家庭监测属于阳春白雪,锦上添花,应当未来去做。

3.国内进行的探索尚不能充分证实有效 这几年我国各地如北京、上海、广州等都进行了积极的探索,尽管模式和做法不尽相同,但共同特点是在医师和患者之间建立更多的联系和沟通,让医师有更多时间对待在家中的心力衰竭患者进行指导,使心力衰竭的治疗更加规范,更加专业。这样的工作是有益的,值得鼓励。

复习这些地区工作提供的材料,可以发现存在一些疑问:一是范围较小,涉及的心力衰竭患者的数量较少,患者的种类也比较单一,几乎均为曾去医院多次就诊的阶段 C 心力衰竭患者,并不能整体上反映我国的实际情况。二是这些工作实质上是对心力衰竭患者加强管理(management)的问题,还不是真正意义上的家庭监测。三是这些工作的实际效果很难评估,由于存在明显的异质性和缺少统一的模式,无法汇总分析。即便确有一定的效果,也并不能明确究竟来自管理有效,还是来自现代药物治疗本身的疗效,因为并无对照。因此,从这一意义上讲,目前我国尚没有在心力衰竭患者管理、随访和家庭监测方面成功的模式,建立这样的模式,显然有待于医疗体系的改革和医疗的进一步普及。

此外,不应讳言,目前国内的心力衰竭家庭监测只是一种广义的"家访",缺少新的、现代化设备和器械。在不远的将来,要应用这些装置,并使之达到一定程度的普及也是难以想象的。

4.严峻的医患关系现状,可能反而增加矛盾和碰撞 这里至少有两个常常会遇到的问题。一是家庭监测工作中会有医师和患者之间的互动,医师对患者病情变化负指导之责,可以通过电话、手机信息、邮件等进行运作。这样的工作量很大,责任很重,耗时费

力。是否要收费?这是当然的。如何收费?患者自行负担?这就增加了个人的医疗开支。医保承担或至少承担一部分,自然也就增添了医保的开支。涉及政策层面的事,恐不易解决,至少在目前。二是医师对患者的指导,是一种"遥控"。大多数情况下应是适当和合理的,也难免不当之处。患者病情多变,尤其较重的患者,有并发症的患者,应用多种各类药物的患者,发生意外,在所难免,并不一定与医师的指导"不当"直接相关。但此种"巧合"可能会涉及纠纷,甚至法律纠纷。尤其在中国,传统上讲究医师要到现场,要直面患者,才能做出处理决定。"遥控"可能被认为是医师的一种不规范、不负责任,至少也是不仔细、不慎重的医疗行为。至于其他的问题,如专业医师团队的建立,三位一体模式的建立,更不能在近几年有望实施,与其关心多年后的事,莫不如现在先做好心力衰竭规范化诊治的推广工作,以及心力衰竭患者定期随访的工作。

(三)总结:有益的事情,要积极去做,要争朝夕

1.正反两方面的意见其实都有道理 争论的双方一边是讲家庭监测的必要性,另一边讲了开展工作的困难,不易操作。正好讲清楚了此事的正反两面。在做一件事情时,我们必须要制订切实可行的方案,而认真分析这两方面的情况,又是一个必不可缺的步骤。问题是我们如何来看待存在的困难,如何来决定我们的目标,以及我们未来的行动。

2.心力衰竭的家庭监测已证实很重要、很有益对心力衰竭患者作严密的随访(包括家庭随访),已充分证明可以改善治疗的效果,包括依从性,还可以降低病死率(来自包括十多项临床试验的荟萃分析)。目前尚不能证实同样有效的是以遥测技术为主的远程监测。后者涉及更为复杂的技术和更细致的管理体系,应属于未来要思考和实践的问题。

3.心力衰竭的临床治疗目前处于平台阶段,需要有所突破 慢性心力衰竭的治疗已有长足进步,但患者死亡率仍很高。心力衰竭的患病率又呈逐年增加趋势,不仅是常见的死因之一,也可能是心血管疾病中最重要的住院病因之一,其医疗费用增长也是惊人的。显然,心力衰竭的处理已成为包括我国在内的全球公共卫生问题,提高其治疗效果刻不容缓。既然现有的药物和非药物方法均已采用,10 年内新的药物和技术还难以推出,那么,在用好现有的各种手段基础上,做好家庭监测,并使这两者相结合,相得益彰,便成为现代心力衰竭临床处理的必然选项。

4.依据国情制定一个现阶段心力衰竭综合防治方案还是可行的 对于这一有难度的工作,我们不能

等待,而应去实践。笔者以为,美国 ACC/AHA 的"H to H"项目值得借鉴。形成我们的心力衰竭管理模式,应包括以下 5 个环节:①医院应建立一个以心力衰竭专科医师为主的团队,负责规范化地开展心力衰竭防治工作。要有心力衰竭门诊、心力衰竭病房,要建立完善的资料库。②社区医师要进行心力衰竭防治新理念的学习,能够按指南要求开展心力衰竭防治工作。③做好患者及其家属的教育工作。④心力衰竭患者定期随访要制度化、规范化。⑤开展家庭监测,保证患者在 24 h 都有机会与医院和社区医师交流与互动,以保证医师们能充分了解患者细小的变化,并做出准确和及时的反应。这实际上就是现阶段三位一体的心力衰竭防治模式。可以在一部分有条件的地方首先开展,经总结、调整而逐步完善,并逐渐推广,可望在 3~5 年中初见成效,5~10 年中达到一定程度的普及。

5.做好政策层面上的工作十分重要和必要 近几年各地卫生行政部门越来越重视慢病(心血管病和肿瘤)的防治。心力衰竭无疑应列为慢病防治的重点之一。要争取将心力衰竭的管理和家庭监测列入地方行政甚至国家卫生行政的规划中。在此之前,局部地区工作取得的成效,可以提供令人信服的证据,使这一工作得到社会各方面的支持。及早开展工作十分必要。

七、血液超滤治疗心力衰竭:历史回顾、现状和展望

血液超滤治疗心力衰竭经历了 40 年的临床探索,逐渐走向成熟,成为纠正心力衰竭患者水钠潴留和容量超负荷的"金标准",成为心力衰竭治疗的重要临床新进展,受到广泛关注和重视,必将在未来的心力衰竭现代处理上发挥独特的、不可替代甚至不可或缺的作用。

(一)心力衰竭水钠潴留机制和利尿药的局限性

水钠潴留和容量负荷增加是心力衰竭的标志,绝大多数心力衰竭的发生和发展均与此相关,并导致肺瘀血症状(呼吸困难、端坐呼吸、阵发性夜间呼吸困难等)和全身静脉充血的症状(水肿、腹水和肝大等)。

水钠潴留的出现与加重增加了心力衰竭患者的病死率和各种心血管事件的发生率,故又是心力衰竭预后的强预测标志。在失代偿的心力衰竭患者中容量负荷促进肾静脉压力增加,导致肾内动脉血管收缩,激活 RAAS,促进近段肾小管的水钠吸收,加重充血。早期无症状的左心室充盈压的增加,即所谓血流动力学的充血,能预测心力衰竭进展到失代偿状态。

使用置入性心腔压力感受器的研究已经表明左心室充盈压在急性失代偿性心力衰竭患者住院前 3~4 周已经升高。因此慢性升高的心室充盈压增加在心肌重构方面起着决定性的作用,神经内分泌激素的激活,心室壁压力的增加,缺血状态下心肌需氧量的增加,以及二尖瓣反流程度加重均是心肌重构的主要原因。随着水钠潴留的进展,这些情况会导致心排血量下降的恶性循环。

水钠潴留也会影响心力衰竭的处理。现代心力衰竭的药物治疗已有巨大进展,也是卓有成效的,但那些已证实有效的药物如 ACEI、β 受体阻滞药、醛固酮拮抗药和 ARB 等在应用时,如存在显著水肿,则疗效往往较差,而不良反应的发生率较高。因此,有效消除容量超负荷是失代偿性心力衰竭治疗的基础。

20 世纪 50~60 年代利尿药开始应用并成为心力衰竭患者标准和基本治疗方案的主要成员。利尿药是唯一的一种药物,可以完全消除水钠潴留,并维持心力衰竭患者处于"干重状态"。临床上利尿药应用的剂量越来越大,而襻利尿药如呋塞米,其量-效关系几乎呈线性,又为此种大剂量方法提供了"充分"的依据。然而,近几年的临床研究和观察均显示了利尿药相反的效应,即其对心力衰竭存在一些不良影响,利尿药使用的剂量越大,心力衰竭患者的病死率可能越高。这一现象引起了广泛的关注和深深的思考。

利尿药的剂量和病死率风险增高之间的关系,需要审慎看待和认定。大剂量应用利尿药的患者往往病情严重,水钠潴留显著且顽固,其病死率必然较高。这种较高的病死率是病情本身严重使然,并不能也不应全归咎于利尿药的剂量。但大量利尿药却可导致电解质紊乱如低血钾、低血钠、低血镁,此种紊乱已证实是发生心脏性猝死和造成预后不良的重要因素。还可以因血液浓缩,使全身和重要脏器灌注不良,出现低血压状态,尤其可导致肾功能损害和衰竭。利尿药的应用可反射性激活神经内分泌系统,如 RAAS 和交感神经系统。这两个系统的过度和长期持续激活是发生心肌重构重要因素,而后者又是心力衰竭发生的主要病理生理机制。利尿药的剂量越大,尤其长期使用,上述不利状况必然会出现,对心力衰竭患者的不良影响是显而易见的。因此,心力衰竭治疗中利尿药应用是一把双刃剑,有利也有弊,取决于我们如何使用。利尿药的不当应用,一是使用超大剂量,二是长期持续应用大剂量,三是缺乏监督和警惕。此时利尿药才会变成"魔鬼",对心力衰竭患者造成不良影响,如果能够合理使用,则利尿药是治疗心力衰竭的良药。

大剂量和长期持续应用利尿药,这种做法现在根本不需要了。造成这样做的原因是患者液体潴留严重,而利尿药效果又不佳,即使多种利尿药合用,或尝试用多巴胺小剂量静脉给药以扩张肾小动脉和改善肾血流后,仍不见效,即出现明显的利尿药抵抗。现在,我们已有更好的办法处理此种状态,无须一味增加利尿药剂量。

一是可试用新型利尿药托伐普坦,这是一种血管加压素 V 受体拮抗药,具有利水不利钠的独特作用,其加用可迅速发挥作用,极其适合严重水肿而常规利尿药疗效不佳或伴利尿药抵抗的患者。心力衰竭伴低钠血症或伴肾功能受损患者尤为适用。中国心力衰竭指南 2014 中积极推荐该药的应用。近几年在我国应用的实践已证实该药确有优良的利尿效果。

二是可采用超滤装置,将潴留在体内的液体排出去。现在已有专用于心力衰竭的超滤装置,且已有国产的机器。对于较明显水肿,且利尿药应用数天仍未见良好利尿作用的患者,推荐早期超滤治疗。这一技术目前尚无证据可改善心力衰竭患者的预后,但改善症状,消除水肿的作用十分明确。每天如净排出1000~1500 ml 液体,则短至 2~3 d,长至 5~7 d,足以显著消除液体潴留现象。

(二)超滤治疗心力衰竭:40 年临床探索,取得可喜成果

1.血液透析设备用于心力衰竭治疗 1974 年,Silverstein 等开始将血液超滤用于容量超负荷的慢性透析治疗,该操作比透析更加简便,而且不影响电解质和酸碱平衡,理论上可以扩展到顽固性心力衰竭或肺水肿的治疗。

20 世纪 90 年代,Agostoni 等研究小组进行了血液超滤治疗的系统研究,其结果显示,与药物治疗相比,超滤治疗患者血流动力学、舒张期充盈参数、神经内分泌激素反应和运动耐量均得到改善。同时进行了一个相似的试验研究,但药物治疗更积极。16 例轻度心力衰竭患者被随机分入超滤组(500 ml/h)和静脉用呋塞米组(静脉推注后连续平均泵入剂量 248 mg)。所有患者右心房压降低 50%,治疗才停止。结果显示,超滤组能显著改善峰值耗氧量测定的运动耐量,而呋塞米组患者没有变化。两组的体重、右心房压和肺毛细血管楔压均显著降低。但这些变量在呋塞米组均快速回到治疗前水平,超滤组仍保持降低状态。

对于超滤治疗尿量小于和大于 1000 ml/24 h 的心力衰竭患者,临床研究结果显示,前者出现多尿现象和神经内分泌激素水平下降,后者超滤后神经内分泌激素水平升高,尿量下降。大多数小型超滤试验均显示住院 24 h 内开始超滤治疗是有益的,而在血流动力学指导的治疗失败之后,应用超滤治疗有着不利的结果。因此,早期出现的利尿药抵抗现象,如襻利尿药治疗后利尿和利钠反应下降和右心房压力增高,可能预示血液超滤对这些患者有益。超滤治疗有良好的血流动力学效果,治疗后预期可产生左心室充盈压下降、心脏指数改善、对利尿药敏感性恢复等令人鼓舞的结果。

超滤是安全的。从 20 世纪 70 年代后期到 90 年代,血液超滤治疗失代偿性心力衰竭的多个小样本观察性研究,证明了这一结论,并且从不同的角度均显示了对心力衰竭的有效性,如快速缓解呼吸困难等充血症状、充分消除水肿、降低肺毛细血管楔压、提高心排血量、逆转利尿药抵抗、改善神经内分泌状态等。随访显示单次超滤治疗,疗效可持续 3 个月。

不过,这些研究使用的是肾衰竭患者血液透析装置,设备使用的难度较大,其操作使用需依赖肾内科医师和相关专业技术人员的协助,且耗费昂贵。这种状况限制了心力衰竭治疗中超滤的推广应用。在日常临床实践中超滤技术使用的比例很低。欧洲统计显示,有容量超负荷的心力衰竭患者中仅 2% 采用了超滤治疗。

2.心力衰竭超滤专用设备问世和应用 与肾衰竭不同,心力衰竭有其特殊的病理生理学基础,专用的超滤设备需具备下列条件:①体外血流量慢,不增加心脏额外负荷。通常认为<40 ml/h 血流量对心脏负荷的影响微小;②体外循环血液容积小(<65 ml),治疗初始建立体外循环和治疗结束回血时,不会造成容量冲击;③小膜面积滤器有助于提高生物相容性,同时满足心力衰竭超滤要求;④单纯超滤脱水,不需要肾内科的技术支撑,才能以心内科为主体开展工作。

基于上述认识研发成功的心力衰竭专用超滤治疗设备已开始用于临床。心脏科医生可以在普通病房,依靠设备技术,保障治疗便利性和安全性,降低医护人员劳动强度。这种新的心脏超滤专用设备在临床实践中证实是有效和安全的(表 3-4)。

表 3-4　超滤治疗心力衰竭试验(采用心力衰竭超滤专用设备)

作者	研究设计	UF 应用方法	结果	总的超滤和液体变化
Bart 等,2000 (RAPID-CHF)	RCT,40 例	最大超滤速率 500 ml/h	UF 组液体清除量更多,呼吸困难和心力衰竭症状评分改善;在体重、血电解质、肌酐和住院时间方面无显著差异	UF 组 4650 ml,利尿药组 2838 ml
Costanzo 等, 2005 (EUPHORIA)	病例-系列研究,19 例	最大超滤速率 500 ml/h	60%患者 3 d 内出院;明尼苏达心力衰竭问卷评分改善;BNP 下降;NYHA 分级改善;再住院率下降;在 30 d 和 90 d 临床症状改善	总的超滤液 8654 ± 4205 ml,利尿药未报道
Liang 等,2006	病例-系列研究,11 例	设计目标每次 8 h 清除量 4 L,共计 32 次 UF	所有患者达到出入量负平衡,体重变化未见报道;5 例(45%)血清肌酐水平增加>26.5 μmol/L(0.3mg/dl),5 例需要慢性透析	32 次 UF 治疗,液体清除量>3500 ml 有 13 次,2500 ~ 3500 ml 有 11 次,≤2500 ml 有 8 次
Dahle 等,2006	病例-系列研究,19 例	400 ml/h 速率进行 4 h,然后 200 ml/h,平均超滤时间:33.3h	UF 治疗后体重下降	总的超滤液体 7.0 ± 4.9 L
Costanzo 等, 2007 (UNLOAD)	RCT,200 例	最大超滤速率 500 ml/h,平均时间 12.3 h	UF 组体重下降更显著,住院率较低;两组呼吸困难评分相似,血清肌酐水平和低血压发生率无显著差异	UF 组 48 h 液体总清除量 4.6±2.61 L,利尿药组液体总清除量 3.3±2.61 L(P=0.001)
Jaski 等,2008	病例-系列研究,100 例	每次 UF 8 ~ 12 h 清除液体 2~6 L	所有出院患者液体清除,体重下降	总的超滤液体是 7.0± 3.9 L(中位数 6.3 L)
Rogers 等,2008 (UNLOAD 研究的亚组分析)	RCT,19 例	超滤速率在 500 ml/h	48h 内利尿药组尿量排出较 UF 组增多(P<0.01);两组肾小球滤过率、肾血流量、48 h 液体清除量均无统计学差异	UF 组消除 3666 ± 2402 ml 液体;尿量清除 2286±915 ml;利尿药共清除 5786 ±2587 ml
Gilioli 等,2011 (ULTRADISCO)	RCT,30 例	SBP<100 mmHg,UF 速率 100 ml/h,SBP 100~ 110 mmHg,UF 速率为 200 ml/h,SBP>110 mmHg,UF 速率为 300 ml/h	UF 组对比利尿药组血浆醛固酮和 NT-proBNP 水平显著降低;UF 组在每搏输出量、心脏指数等血流动力学参数有显著改善(P<0.01),36 h 后体循环血管阻力显著降低(P<0.01)	在 UF 组治疗后 36 h 液体排出 9.7 ± 2.9 L,利尿药组为 7.8±2.0 L,(P= 0.047)
Hanna 等,2012	RCT,36 例	平均超滤 272 ml/h	UF 组体重、总容量负荷和住院时间均显著下降,在肾功能、生物学标志物和不良事件方面没有差异	UF 组总清除量是 5215±3406 ml,利尿药组 2167±2380 ml(P=0.041)

作者	研究设计	UF 应用方法	结果	总的超滤和液体变化
Bart 等,2012（CARRESS-HF）	RCT,188 例	超滤速率 200 ml/h,平均 40 h	治疗 96 h,UF 组血肌酐水平上升 0.23±0.70 mg/dl(96 h),利尿药血肌酐水平下降 0.04±0.53 mg/dl（$P=0.003$）;两组体重未见差异	UF 治疗 96 h 总液体清除量 7443±4329 ml,药物治疗组 7082±4183 ml（$P=0.59$）
Patarroyo 等,2012	观察性研究,63 例	超滤平均速率 200 ml/h,平均时间 3 d±2 d	血流动力学参数（平均肺动脉压、中心静脉压、平均肺小动脉楔压等）均有显著改善,血肌酐和尿素氮水平无显著改善;59% 的患者在住院期间转至血液透析,14% 需要慢性血液透析	UF 治疗 48 h 液体清除量 5.7±3.8 L

RCT:随机对照试验;UF:超滤;SBP:收缩压。

3.心力衰竭超滤专用设备治疗失代偿性心力衰竭的研究 失代偿性充血性心力衰竭急性容量超负荷缓解试验(RAPID-CHF):这是最早的关于心力衰竭专用超滤设备治疗心力衰竭的随机对照研究,包括 40 例急性失代偿性心力衰竭患者。一组在 24 h 内进行 8 h 外周静脉超滤治疗,另一组进行常规的静脉利尿药治疗。结果表明超滤治疗较之静脉用利尿药更为安全和有效。在利尿药基础上单个 8 h 超滤治疗较之单独利尿药治疗,液体清除量更多,未见不良反应,对肾功能亦无不良影响。该试验的结果推动了进一步的临床研究。

UNLOAD 试验:这是首个评价超滤治疗心力衰竭疗效的多中心随机对照试验,28 个中心共入选 200 例心力衰竭住院患者。超滤组超滤量和速度(最大 500ml/h)由负责医师确定。常规治疗组静脉使用利尿药剂量为此前门诊量 2 倍以上。结果显示,超滤组比常规治疗组体重降低更多(5.0 kg vs 3.1 kg,$P=0.001$),呼吸困难缓解两组相似。90 d 再住院率超滤组比利尿药组降低 48%(18.6% vs 32.2%,$P=0.04$),门急诊就诊减少 52%(21% vs 44%,$P=0.009$)。安全指标方面,超滤组低血钾更少(1% vs 12%,$P=0.018$),出院时肌酐较基线值升高(>26.5 μmol/L)的比例两组相似。该试验首次证实超滤治疗心力衰竭优于常规药物(利尿药)。

急性失代偿性心力衰竭心肾保护研究(CARRESS-HF):共入选 188 例伴肾功能恶化的患者,随机分配至阶梯药物治疗组或血液超滤组。药物组调整利尿药用量直到每日尿量达到 3~5 L。主要终点为 96 h 患者体重和血肌酐水平的变化。结果显示,两种治疗策略在体重减轻方面作用相似;血肌酐药物组无显著变化,超滤组明显升高(-3.5μmol/Lvs 20.3μmol/L,$P=0.003$);两组病死率和因心力衰竭住院率无差别,但超滤组有更多的严重不良事件(72% vs 57%,$P=0.03$)。该研究表明,对于急性失代偿性心力衰竭伴肾功能恶化的患者,超滤并不优于强化的药物治疗。

如何客观看待 CARRESS-HF 这一研究结果? 首先,对利尿药反应差的患者,血液超滤是很好的替代,但研究未纳入此类患者。其次,超滤组出现肾功能恶化的原因尚不清楚,肌酐的一过性升高不一定是肾功能恶化之征,也有可能与血液浓缩有关,减慢超滤速度可能有较好效果。第三,药物治疗临床差异很大,要达到该研究使日尿量为 3~5L,不太现实。此外,须指出的是,心肾综合征患者无论采取哪种治疗策略,预后都很差,1/3 可在 60 d 内因心力衰竭死亡或再次住院。该研究实际上说明,超滤应早期使用,患者才可能有较大获益,不应该用作晚期的抢救性治疗。

此外,关于超滤在心力衰竭二级预防中的作用,美国已经在做可行性研究。

(三)存在的问题和发展方向

治疗安全性和有效性是两个重要元素。现阶段,以循证医学证据为基础制定的心力衰竭指南,给予超滤治疗充血性心力衰竭Ⅱb 类推荐。推荐级别不够高,主要还是缺乏有力的、多中心、随机对照研究的证据。过去 30~40 年,医学先驱们一直在寻找治疗心力衰竭的有效方法,一些新的药物和非药物方法得以脱颖而出,超滤是其中的一个出色代表。目前的局限性主要在于设备本身,需要继续改进和完善。我们亟须一种更先进、便于操作、可减少并发症、具有自动监测功能的超滤装置。同时,超滤治疗的次数、入选标准(适应证)、排除标准(禁忌证)、超滤的速率、滤出液体总量等都需在临床研究中不断地评估,从而总结出一套行之有效的规范。从事心力衰竭临床处理的医师需要熟悉和掌握超滤技术,并能使之与规范的心力衰竭药物治疗相结合,个体化地、因人而异地开展治疗。相信到那个时候,超滤技术必将日臻成熟,在心力衰竭的总体治疗中必将发挥更大的作用,心力衰竭患者的预后必将得到更大的改善。

八、PARADIGM-HF 试验:心力衰竭药物研究的一声春雷

欧洲心脏病学会(ESC)2014 年会心力衰竭领域的最大亮点莫过于 PARADIGM-HF 研究数据的揭晓。该研究明确无误地传导了一个重要信息:首个血管紧张素受体阻滞药和脑啡肽酶抑制药(ARNI)LCZ696 用于左心室射血分数降低性心力衰竭(HFrEF),较 ACEI 依那普利更为有效和安全。这一结果引起了广泛的关注。PARADIGM-HF 试验有什么特点,其结果对于 HFrEF 治疗有什么意义?该研究对心力衰竭未来的研究和临床工作有什么影响?本文将就这些问题做初步的分析与探讨。

(一)严峻的心力衰竭现状:呼唤 LCZ696 应运而生

LCZ696 的出现并非偶然。慢性心力衰竭的治疗已有显著进步,采用现代标准和优化的药物治疗方案,此类患者的病死率较之 20 世纪 90 年代显著降低 60%~80%。然而,心力衰竭的临床结局目前仍不容乐观,数据显示,HFrEF 患者确诊后 5 年的病死率仍高达 50%~80%,大致与常见的恶性肿瘤相仿,故心力衰竭被称之为心血管的恶性疾病。晚近,有适应证患者应用心脏再同步化治疗(CRT)进一步提高了存活率,但总体上讲,现有心力衰竭的药物和非药物治疗均不能根本改变 HFrEF 患者面临的病死率高、住院率高和生活质量低下等问题。此种严峻的状况呼唤心力衰竭的治疗尤其药物治疗需要新的突破。

(二)PARADIGM-HF 研究:设计严谨,结果可靠

1.研究的特色　PARADIGM-HF 是一项随机、双盲、平行、活性药对照研究,设计严谨,运作良好,结果可靠,令人信服。尤其如下 3 点值得称道。

(1)样本量在心力衰竭研究中居首位:该研究共纳入 8442 例 HFrEF 患者,是此类研究中迄今样本量最大的。纳入标准包括:年龄≥18 岁、NYHA 心功能

Ⅱ～Ⅳ级、LVEF≤35%;首次筛查血浆 BNP≥150 ng/L(或 NT-proBNP≥600 ng/L),或 12 个月内因心力衰竭住院且血浆 BNP≥100 ng/L(或 NT-proBNP≥400 ng/L)。

(2)以病死率和临床结局为研究终点:主要终点为首次发生心血管死亡或因心力衰竭住院,二级终点为全因死亡、生活质量(采用堪萨斯城心肌病问卷,即 KCCQ 评分)改变,新发心房颤动,以及肾功能下降。该研究依据心血管死亡而不是主要终点来计算样本量。为了具有 80%的把握度来检测两组心血管死亡相对风险降低 15%,经计算大约需要随访 8000 例达 34 个月,并得到 1229 例心血管死亡事件。因此,PARADIGM-HF 实际上可定位为心力衰竭临床研究中"评价心血管死亡的试验"。

(3)选择依那普利 10 mg,每日 2 次作为活性药物对照:该研究的对照组并非安慰剂,而是依那普利,用来与 LCZ696 200 mg,每日 2 次进行比较。选择依那普利及其剂量主要基于 SOLVD 治疗研究,这是一项经典的评价 ACEI 对 HFrEF 患者死亡率和并发症发生率影响的研究。在这项研究中依那普利的目标剂量是 10 mg,每日 2 次,平均日剂量为 16.6 mg。另有 7 项研究也使用了依那普利及相同的目标剂量,故可认为依那普利是在 HFrEF 研究中较早应用的 ACEI,10 mg,每日 2 次则是广泛验证过和公认有效的剂量。

2.研究设计和流程(图 3-1)

(1)研究分为 4 个阶段:①筛选期。按纳入/排除标准严格筛选患者。②单盲依那普利准备(run-in)期。1~2 周,逐渐加量至 10 mg,2/d,排除不耐受者。③单盲 LCZ696 准备期。初始 1~2 周剂量为 100 mg,每日 2 次,尔后 2~4 周达 200 mg,每日 2 次,排除不耐受者。在上述 2 个准备期中还设有短暂的洗脱期。④随机双盲期。对依那普利和 LCZ696 均耐受的患者随机 1:1 分组,分别接受依那普利(10 mg,每日 2

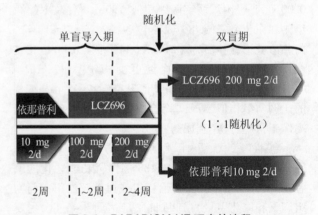

图 3-1　PARADIGM-HF 研究的流程

次)和 LCZ696(200 mg,每日 2 次)治疗。单盲药物筛选期的设置,可最大限度帮助患者达到研究药物的目标剂量,这对于后期药物的双盲评价有重要意义。短期应用 LCZ696 的准备期可在非盲情况下为研究者提供该药的安全性信息。

(2)研究人群具广泛性,基础治疗良好:入选患者来自全球 47 个国家的 1043 个医疗中心,包括白种人、黑种人、亚裔及其他种族,其中我国患者 353 例。平均年龄 64 岁,78% 为男性。NYHA 心功能 Ⅱ 级和 Ⅲ 级患者分别占 70% 与 24%。与同类研究相比,患者 LVEF 较低(平均 29%±6%),血浆 NT-proBNP 水平较高(中位数水平为 1608 ng/L)。

患者在筛查前已接受良好的基本治疗至少 4 周,并达到药物稳定剂量,例如 ACEI 或 ARB(剂量相当于依那普利 10 mg/d),以及 β 受体阻滞药和醛固酮拮抗药,且经检测证实患者肾功能和血钾水平正常,提示耐受性好。最终分析显示,分别有 93% 和 60% 的患者使用 β 受体阻滞药和醛固酮拮抗药治疗。

(三)研究结果:LCZ696 疗效出色,安全性好

PARADIGM-HF 研究中位数随访 27 个月显示:LCZ696 组($n=4187$)较之依那普利组($n=4\,212$)主要复合终点发生率显著降低 20%(HR = 0.80,95% CI 0.73~0.87,$P<0.000\,000\,2$)(图 1-16),心血管死亡风险显著降低 20%(HR = 0.80,95% CI 0.71~0.89,$P<0.000\,04$),因心力衰竭住院风险降低 21%,全因死亡风险降低 16%。此外,LCZ696 可显著改善患者症状和生活质量(8 个月 KCCQ 临床评分)。安全性方面,LCZ696 较少引起咳嗽、高血钾或肾损伤,较少因不良反应停药,不增加严重血管性水肿风险。低血压发生率增加,但未导致停药率增加(表 3-5)。

表 3-5　LCZ696 研究中两组不良事件发生率比较

不良事件	LCZ696($n=4187$)	依那普利($n=4212$)	P 值
预先确定的不良事件			
症状性低血压	588	388	<0.001
血清钾>6.0 mmol/L	181	236	0.007
血清肌酐≥25 mg/L	139	188	0.007
咳嗽	474	601	<0.001
因不良事件终止治疗	449	516	0.02
因低血压终止治疗	36	29	NS
因高血压终止治疗	11	15	NS
因肾功损害终止治疗	29	59	0.001
血管性水肿			
药物治疗,未住院	16	9	NS
住院,无气道受累	3	1	NS
气道受累	0	0	-

(四)PARADIGM-HF 研究结果临床意义重大

1.LCZ696 将成为心力衰竭主要治疗药物之一　近 20 多年经基础和临床的深入研究,交感神经阻滞药、β 受体阻滞药和 RAAS 阻滞药如 ACEI、ARB 及醛固酮拮抗药这 4 种药物,已确定可以改善 HFrEF 患者的预后。晚近,单纯降低心率的药物伊伐布雷定也得到证实,可使 HFrEF 患者再住院率显著降低(SHIFT 试验,2010),但其地位还无法与上述 4 种药物相提并论。PARADIGM-HF 研究无可争辩地证实 LCZ696 的疗效和安全性优于依那普利,从而使其成为心力衰竭治疗中又一个充满希望和前景的新药。尤其需要指出的是,该研究的设计并未采用心力衰竭临床研究中传统的"加药"方法,而是采用"替代"方法,这就意味着未来 LCZ696 将不是在原有药物后加用的一种药,而是将替换已沿用多年的一种传统老药,更让人吃惊的是 LCZ696 将要取代的是 20 世纪 80 年代问世,且最早被证实可改善慢性心力衰竭预后的 ACEI。这就是科学,这就是循证医学的证据,我们应该也必须很高兴地承认和接受 LCZ696 以崭新的面目进入心力衰竭的殿堂,并占有重要的一席。PARADIGM-HF 主要研究者之一、美国达拉斯西南医学中心的 Milton Paker 教授指出,这一令人振奋的结果支持如下的观点,即 LCZ696 这样一种同时阻断 RAAS 和升高内源性血管扩张作用的利钠肽水平的药物,在治疗慢性心力衰竭上最终将会取代 ACEI 和 ARB。他认为,应用此类新药的目的并非只是让人感觉好一点,主要获益是改变疾病的自然过程。PARADIGM-HF 研究似乎预示轻至中度心力衰竭的治疗未来将发生改变。

2.将深刻影响心力衰竭指南的修订 前面所讲的可改善 HFrEF 患者预后的 4 种药物,其中 ACEI 和 β 受体阻滞药均为治疗的基石,被称为"黄金搭档"。新的中国心力衰竭指南(2014)扩大了醛固酮拮抗药的应用范围至所有伴症状(NYHA Ⅱ ~ Ⅳ级)的心力衰竭患者,并推荐其与 ACEI、ARB 一起列为 HFrEF 患者基本和标准治疗方案,称之为"金三角"。这一治疗方案的形成是长期临床研究的成果,有着充分的循证医学证据的支持。

PARADIGM-HF 研究很可能在心力衰竭治疗领域掀起一场革命。该研究表明 LCZ696 在同样情况下疗效和安全性均优于 ACEI,这样,我们不能不考虑未来在金三角方案中,是否要用 LCZ696 来取代 ACEI,亦即将 LCZ696、β 受体阻滞药和醛固酮拮抗药列为金三角,作为 HFrEF 的标准和基本治疗方案。在真实世界中大量的 HFrEF 患者将有如 PARADIGM-HF 研究一样从 LCZ696 治疗中显著获益,显然,此种十分有益的前景将会使心力衰竭治疗的基本方案作相应的修改,并可能鼓励和推动心力衰竭指南的修订,对于此种既利于学术进步又利于心力衰竭患者的两全之美好事,学者们自然会乐见其成。

(五)LCZ696:为心力衰竭药物研发指明了新方向和新思路

LCZ696 是一种全新的药物。我们早已知道,心肌重构是心力衰竭发生和发展的主要病理生理机制,而神经内分泌尤其 RAAS 和交感神经系统的过渡激活起了极其重要的作用。但传统应用并证实有效的神经内分泌抑制剂几乎均作用于单一靶点,如 ACEI、ARB 作用于 RAAS。既往研究证据也显示,除 RAAS 外,其他神经内分泌递质和细胞因子也在心力衰竭病理机制中起着一定的作用,如钠尿肽,包括心脏来源的心钠素(ANP、BNP)和血管来源的 C 型钠尿肽(CNP)可通过减轻水钠潴留、舒张血管和提高血管

顺应性,对心力衰竭患者有益。LCZ696 是一种在化学结构中包含 ARB 缬沙坦和 AHU377 两种组分的盐复合物,即具有 2 个作用靶点,前者可阻断 RAAS,后者代谢为 LBQ657,可抑制脑啡肽酶(NEP)的作用。NEP 的主要生物学效应是使钠尿肽、缓激肽和其他血管活性肽等降解失效。因此,LCZ696 既能抑制 RAAS,又能升高内源性 BNP 的水平,通过此种双重作用机制更好地延缓和逆转心肌重构,使心力衰竭患者获益。显然,LCZ696 取得的成功表明,具有双重作用靶点,即在多个部位阻断神经内分泌系统过度激活的药物将会有临床应用的前景和价值,也是未来新药研发的重要途径和方向。

美国 AHA 现任主席、宾州大学玛丽埃尔·杰瑟普(Mariell Jessup)教授为新英格兰医学杂志(N Engl J Med)撰写述评指出,PARADIGM-HF 研究可能代表着心力衰竭患者新希望的起点,研究的有益结果或适用于更广泛的患者,甚至是那些目前可能已经接受"最佳治疗"的患者;双靶点药物 LCZ696 是近 10 年来首个打破心力衰竭治疗格局的药物。并预测:随着我们对心力衰竭病理生理机制了解的不断深入,未来会有越来越多的新药进入临床。

(六)LCZ696 临床研究的前景和展望

1.射血分数保存性心力衰竭(HFpEF) PARADIGM-HF 研究的对象为 HFrEF,其实,在心力衰竭领域中更令人感到困惑不解的应属 HFpEF,后者迄今尚无一种药物证实可降低其病死率和改善预后。应用 LCZ696 探索其对 HFpEF 患者疗效和安全性应是下一个紧迫的研究课题。

2.高血压及其靶器官保护 LCZ696 所包含的两个活性基团均有降压和靶器官保护作用。在 PARADIGM-HF 研究中 LCZ696 组较之依那普利组血压显著降低,发生低血压反应患者比率显著增加,这也充分证实该药良好的降压效应。期望该药在高血压领域的研究今后也会有突破性进展,从而打破降压药物研究长期进展迟缓的局面。

3.冠心病等其他心血管病 冠心病基本治疗药物中包括 RAAS 阻滞药。实际上,在各种心血管病及其并发症的发生和发展中,RAAS 和其他神经内分泌系统的过度激活也都在不同程度上发挥了作用。相信这方面的研究也将会成为未来临床和基础研究的热点。

第二节 心力衰竭的新理念介绍和建议

[内容提要]

心力衰竭的现代理念已经形成。这一重大进展源于心力衰竭研究取得的突破，即认识到心肌重构是心力衰竭发生和发展的主要病理生理机制，以及神经内分泌过度激活发挥了极其重要的作用。由此心力衰竭的临床处理发生根本性转变，传统的以调节血流动力学为主的治疗，转变至神经内分泌抑制药如RAAS和交感神经系统阻滞药成为药物治疗的主力。晚近慢性收缩性心力衰竭的基本治疗方案又从"黄金搭档"转变为"金三角"。各种器械治疗从技术到应用也在不断地推陈出新。本讲介绍心力衰竭临床的新理念，以及由此而产生的心力衰竭处理上的新建议和新推荐。

一、中国心力衰竭流行病学特点和防治策略

(一)中国心力衰竭的流行病学

国外心力衰竭的发病率为每千人每年1~5例，60~69岁人群增至6~8例，≥75岁的人群骤升至15~20例，高年老龄(>80岁)则超过25例。成人慢性心力衰竭患病率估计为1%~3%，随年龄而增加，≥65岁人群可达10%。在美国的初级保健中慢性心力衰竭占了相当大的比例，按就诊的人数而言，仅次于高血压，大体与心绞痛相仿。国外近十多年主要心血管病如冠心病病死率呈下降趋势，与此同时心力衰竭的发生率反呈上升趋势。

中国心力衰竭患病率约为0.9%(男性0.7%，女性1.0%)，城市高于农村，现症患者约450万，随年龄增加呈上升趋势，在36~44岁，45~54岁、55~64岁和65~74岁4个年龄组人群，患病率分别为0.3%、1.0%、1.3%和1.3%。但这是十多年前的流行病学调查资料。

近几年各地的资料显示，我国心力衰竭的患病率已显著增加至2%~3%，现症患者约1000万。住院患者调查显示，年龄在<40岁、40~49岁、50~59岁、60~69岁、70~79岁各组人群，患病率分别为6.7%、10.7%、18.8%、23.5%和30.8%。社区调查显示，年龄为35~44岁、45~54岁、55~64岁、65~74岁、>75岁各组人群，心力衰竭患病率分别为0.3%、0.6%、1.3%、2.6%和4.1%，年龄每增长10岁，心力衰竭患病率大致翻1倍。中国人群心力衰竭发病率为每千人0.7~0.9，每年新发心力衰竭患者50万例。中国人预期寿命延长，已进入老龄化阶段，老年人心力衰竭患病率显著高于中青年;心血管病治疗技术显著进步，幸存的患者最终会发生心力衰竭，故可以预测未来10年或更长时间，我国心力衰竭的患病率仍将呈上升的趋势。

(二)心力衰竭治疗的现状

慢性心力衰竭有两种类型，即射血分数降低性心力衰竭(HFrEF，收缩性心力衰竭)和射血分数保存性心力衰竭(HFpEF，舒张性心力衰竭)。

HFrEF推荐应用由ACEI、β受体阻滞药和醛固酮拮抗药组成的"金三角"标准治疗方案。如仍有症状可加用伊伐布雷定和(或)地高辛。前者适用于窦性心律、静息心率≥70/min患者，后者适用于LVEF低于45%患者。ACEI和β受体阻滞药剂量应递增至目标剂量或最大耐受剂量，即达到"优化"。有液体潴留患者须应用以襻利尿药为主的利尿药。

HFpEF迄今尚无药物能降低其病死率。推荐应用利尿药消除液体潴留，有效控制血压，能够耐受的患者应降至≤130/80 mmHg，并积极治疗并发症如心房颤动、糖尿病、冠心病、代谢综合征等。

急性心力衰竭近20多年药物研究并无大突破，现在所用的药物基本上与过去一样，屈指可数的几种新药如左西孟旦、奈西立肽等，与同类传统药物相比并无显著优势，更不能取代。非药物的器械方法如机械辅助呼吸、左心室辅助装置、血液超滤等，近几年有很大进步，可显著改善症状，但也并不能降低病死率。

(三)预防心力衰竭，意义重大

急性心力衰竭的急性期病死率20多年来未见显著降低。所有的药物和非药物治疗均不能降低其急性期病死率。此种状况在飞速发展的现代医学时代殊属罕见。

慢性心力衰竭预后恶劣。过去20多年慢性心力衰竭病死率虽已降低60%~80%，但目前5年病死率仍高达60%~80%，与常见恶性肿瘤如乳腺癌、大肠癌等相仿。

心力衰竭的未来路在何方? 心力衰竭未来的希望:一是加强预防工作;二是积极探索新的治疗药物。如可改善急性心力衰竭、HFpEF疗效的药物，可提高HFrEF疗效的药物，开展中药的研究等，以提高未来心力衰竭治疗的水平。

心力衰竭目前还难以治疗、无法治愈，但却也是一种有可能加以预防并延缓其发展的疾病。以现有的条件，有可能预防和延缓心力衰竭的发生，也有可能防止和延缓心力衰竭进展至终末期阶段。预防和治疗相比，预防更为重要。

（四）心力衰竭的预防策略

1.心力衰竭预防策略之一：防治结合，以防为主，早预防、早干预　美国明尼苏达州的一项观察性研究，入选2 029例年龄≥45岁的当地居民。检查发现，可列入阶段 A、B、C、D 的患者分别为 22%、34%、11.8%和0.2%，其中阶段 A 和 B 患者人数超过总数之半。经过中位数 5.5 年的随访，90%以上阶段 A 和 B 患者仍然存活，其生存状况与正常健康人群相同。而阶段 C 和 D 患者的生存率则显著降低。这一研究为制订预防策略提供了证据。

心力衰竭预防有两个重要切入点：一是阻断阶段 A 到阶段 B 的发展，即要求我们不仅要早期发现一些明确的危险因素（如高血压、高脂血症、糖尿病等），而且要早期发现那些较为隐匿，未受到注意的危险因素或亚临床状况如微量白蛋白尿、估计肾小球滤过率（eGFR）降低、糖耐量降低等；不仅要积极控制主要的危险因素，而且也要控制其他危险因素和隐匿的危险因素。二是阻断阶段 B 到阶段 C 的发展，即在已发生结构性心脏病的情况下积极治疗，如应用 ACEI、β受体阻滞药等，防止出现心力衰竭的症状体征。

2.心力衰竭预防策略之二：防治各种基础心血管疾病　我国 18 岁以上成人高血压患病率为 33.5%，共有患者人数约为 3.3 亿。糖尿病患病率为 9.7%，患者人数约为 1.14 亿。心肌梗死 250 万人，每年至少新发 50 万例。成年人群中慢性肾脏病的患病率为 10.8%，现有患者 1.2 亿人。这一巨大人群都是发生心力衰竭的高风险人群。

研究表明，基础防治工作是十分有效的。肥胖或体重超重者未来 20 年心力衰竭发生率显著增加。良好的生活方式也很重要。在无早发心肌梗死家族史人群中，生活方式不良者较之生活方式良好者，未来心力衰竭发生风险显著增加，其中40~50岁人群风险增加可超过 2 倍，在有早发心肌梗死人群中，发生心力衰竭风险更高，40 ~ 50 岁人群增加可近 6 倍（Khawaja O 等）。

3.心力衰竭预防策略之三：积极控制血压水平，必不可少　高血压是冠心病主要的危险因素，其危害的严重性相当于 3 个其他危险因素。高血压和冠心病可列为我国心力衰竭主要病因的前两位。高血压是 HFpEF 的最主要病因，也可导致 HFrEF。因此，防治高血压的意义已超越医疗、公共卫生和社会层面，成为国家发展，民族健康的重大战略之一。如何防治？应遵循 2010 中国高血压指南的规范，第一步将血压降至≤140/90 mmHg，第二步对于阶段 B，即有结构性心脏病（如左室肥厚、左心房增大、心肌梗死或伴 LVEF 降低）患者，在能耐受情况下应降至≤130/80 mmHg。

临床研究表明，RAAS 阻滞药如 ACEI 和交感神经阻断药如 β 受体阻滞药均可以降低发生心力衰竭风险。前者在心力衰竭的 A、B、C、D 4 个阶段均推荐应用，后者虽主要推荐用于 B、C、D 3 个阶段，但在 A 阶段的某些患者如高血压伴高交感神经兴奋性，也适合应用。

（五）加强药物研究，提高治疗水平

慢性心力衰竭的药物研究已取得一些进步。对原有药物也在进行深入的再评价。

1.LCZ696　2014 年公布的 PARA1DIGM-HF 是一项多中心、随机双盲研究，比较了 LCZ696 与依那普利对心力衰竭总体死亡率与发病率的影响，共纳入 8 442例心功能 Ⅱ ~ Ⅳ级的心力衰竭患者，射血分数<40%，服用 LCZ696（200 mg，每日 2 次）或依那普利（10 mg，每日 2 次）。主要终点是心血管死亡及因心力衰竭住院的复合终点，但是该研究主要比较两组心血管死亡的差异。该研究因 LCZ696 压倒性的优势而提前终止。中位数随访 27 个月的结果显示，LCZ696 组较之依那普利组主要终点事件发生率降低20%（RR 0.8、0.95%CI 是 0.73 ~ 0.87，P<0.001）；心血管死亡降低 20%（RR 0.80,95%CI 0.71~0.89，P<0.001），全因死亡和因心力衰竭住院的风险分别降低 16%和 21%。未来 LCZ 有可能成为慢性心力衰竭治疗的推荐药物，并可能取代 ACEI 而成为基本和标准治疗方案（金三角）的主要成员。

2.中药应用有希望　近期报道芪苈强心胶囊治疗慢性 HFrEF 已取得成果。该研究结果 2013 年发表于国际心血管病权威杂志之一的 JACC 上，并受到国外学者的关注和好评。所有入选者均采用了上述标准优化治疗。加用芪苈强心胶囊组较之安慰剂组，NT-proBNP 显著降低，且降幅>30%的患者比率也显著增加，而不良反应发生率显著降低。这一研究表明芪苈强心胶囊治疗心力衰竭是有效的、安全的，为该药和其他中药成为心力衰竭公认治疗药物向前迈进了一大步。

3.改善能量代谢的药物可能有效　心力衰竭患者存在心肌能量供应和利用障碍，并可能在心力衰竭的发生和发展中起了作用。改善心肌能量代谢的药物,如曲美他嗪、左卡尼汀、辅酶 Q_{10} 等已在其他疾病(如冠心病)中应用并证实有效,但治疗心力衰竭的疗效仍未确定。

4.曲美他嗪　选择性抑制游离脂肪酸的 β 氧化过程,使心力衰竭时能量代谢优先利用游离脂肪酸作为底物,转变为优先使用葡萄糖,可产生更多的 ATP。晚近一些研究及荟萃分析表明,与对照组相比,该药显著降低心力衰竭患者的住院率,提高 LVEF、心功能 NYHA 分级和运动时间,缩小左心室舒张末内径、降低 BNP/NT-proBNP 水平等。还表明,肌肉减少症是心力衰竭的一种新伴随疾病,临床上并不少见,患病率约为 19.5%(德国 Lanzenauer)。曲美他嗪可增加心肌能量供应,提高骨骼肌对氧的利用效率,并因其具有提高骨骼肌运动能力的作用,被国际反兴奋剂机构正式列入运动员禁用药物名单。不过,这些研究和分析均存在样本量小和质量欠佳问题。左卡尼汀和辅酶 Q_{10} 等其他改善能量代谢的药物在临床研究上也存在类似的欠缺。现在的问题是这些药物对替代终点的疗效能否转变为降低心力衰竭患者心血管病死率或全因病死率的有益临床结局,即改善预后? 这还需要更多大样本随机对照临床试验来证实。

二、心力衰竭诊断和药物治疗 2012:现状和进步

2010 年以前我国和欧美先后发表或更新了慢性心力衰竭的诊治指南。这些指南充分采纳了近 20 年数十项临床试验提供的证据,体现了慢性心力衰竭诊治的现代理念。心力衰竭患者的病死率降低达 60%,成绩巨大。但在心力衰竭诊治上仍有诸多问题尚未解决。下面就近年来该领域研究的进展,对这些问题的处置发表个人的意见和评述。

(一)β 受体阻滞药可以先于 ACEI 应用吗

慢性心力衰竭治疗中通常应首先使用利尿药,主要为襻利尿药如呋塞米,使液体潴留消除,患者处于"干重"状态。接下去第二步应用的药物,国内外指南均推荐 ACEI。这是因为 1991 年第 1 项应用 ACEI 治疗心力衰竭的临床研究 SOLVD-治疗试验,正是在利尿药和地高辛的基础治疗下加用卡托普利,并证实与安慰剂对照组相比,卡托普利组使全因死亡率的风险显著降低达 25%,尔后的 CONSENSUS、SAVE 研究结果亦与 SOLVD 试验中所见相仿。这些试验中 ACEI 也同样是在利尿药和地高辛基础治疗上加用的。

然而,这一应用步骤尔后受到了挑战。CIBIS Ⅲ 试验是一项头对头比较先用 ACEI(依那普利)再加用 β 受体阻滞药,与先用 β 受体阻滞药再加用 ACEI 这两种方案对慢性心力衰竭患者治疗效果的临床研究,结果证实,这两种方案在获益程度上并无显著差异。而且,轻至中度心力衰竭患者的亚组分析表明,先用 β 受体阻滞药患者获益更多,且可使心脏性猝死显著降低。

心力衰竭心脏性猝死的防治研究似也支持先用 β 受体阻滞药。MERIT-HF 试验对心力衰竭患者死亡模式和心功能 NYHA 分级的关系做了亚组分析,结果证实,慢性心力衰竭患者中心脏性猝死极其常见,还证实心功能 Ⅱ 级、Ⅲ 级和 Ⅳ 级患者死亡模式中心脏性猝死分别占 64%、59% 和 33%,而因心力衰竭加重所致的死亡则分别占 12%、26% 和 56%。这说明,即便心功能状态较好(如 NYHA Ⅱ 级),不仅仍可能发生心脏性猝死,而且猝死是此类患者的主要死亡类型。这一结果与临床上观察到的慢性心力衰竭患者常有猝死现象是一致的。显然,对心力衰竭患者必须加强心脏性猝死的防治工作。目前已有充分证据表明,β 受体阻滞药不仅可以降低全因病死率和心血管病死率,且也能大幅度降低猝死率大约 45%(CIBIS Ⅱ、MERIT-HF、US Carvidilol 试验等)。故尽早应用 β 受体阻滞药,包括在心功能状况尚好的 Ⅱ 级患者中的应用,是完全必要和合理的。

基础研究也支持先用 β 受体阻滞药。研究表明,作为慢性心力衰竭主要机制的心肌重构,主要由于 RAAS 和交感神经系统的过度兴奋。而这两个系统的激活和过度兴奋并非同时发生,而是交感神经系统兴奋在前,继而 RAAS 兴奋。既然如此,先于 ACEI 之前应用 β 受体阻滞药应该是一个好的选择。

综上所述,先用 ACEI 或先用 β 受体阻滞药,其实都是可以的。临床实践中应视具体情况来决定。倘若患者血压偏高,心率偏慢,并无心房颤动或其他快速性心律失常,先用 ACEI 较为适宜。β 受体阻滞药的首先使用,适合那些心力衰竭伴明显交感神经系统兴奋、心率快、并发快速心室率的心房颤动或其他心律失常,以及基础病变为冠心病的患者。

(二)ARB 可以完全代替 ACEI 吗

如果在数年之前,回答肯定是否定的。因为 ACEI 被视为慢性心力衰竭治疗的基石,其地位不可动摇,不用 ACEI 是难以接受的。国内外指南中一般都强调 ACEI 应用的优先性,而将 ARB 列为不能耐受 ACEI(主要原因为咳嗽)患者的一种替代治疗。此时 ARB 的疗效也很好,无异于 ACEI(CHARM 替代试验)。

但是,这一观点近几年受到了极大的挑战。一是 ACEI 主要的不良反应咳嗽发生率在亚洲人群中较

高,心力衰竭患者由于年龄大,常有肺淤血,有的伴COPD,以致咳嗽的发生率更高,虽无确切的研究资料,一般认为可以达到甚至超过30%。二是自21世纪以来,应用RAAS阻滞药治疗心力衰竭的研究,几乎均应用ARB,不仅证实其十分有效(Val-HeFT、CHARM、HEEAL试验等),而且十分安全,患者的依从性很高,不良反应发生率很低,即便是结果为中性的ARB研究(如I-PRESERVE试验,主要对象为舒张性心力衰竭,即射血分数保存的心力衰竭,HFpEF),仍可见到药物不良反应低和依从性高的显著优点,这种状况与ACEI恰成鲜明对照。三是ACEI中其实主要是卡托普利和依那普利曾进行过与安慰剂相对照的大样本临床试验,其他后来问世的ACEI,并未做过或很少做过此类研究。临床实践的观察似表明,卡托普利的咳嗽发生率较高,使用并不方便,需每日用2~3次,而依那普利的临床效果似并不理想。四是美国AHA/ACC心力衰竭指南中也支持,对于那些原来因各种情况如高血压、心房颤动、心肌梗死等已经应用了ARB的患者,如发生心力衰竭,可以继续应用ARB,并不需要停用ARB而改为ACEI。五是欧美指南首先推荐应用ARB也并非没有经济上的考虑,ACEI较ARB便宜很多,而在中国这两类药的价格大致相当。

因此,近几年我国心力衰竭临床治疗上,一些医师倾向于直接应用ARB,而不是仅用于不耐受ACEI的患者。这样做并无充分的依据,但也并无证据表明这样做于患者有害,因为迄今尚缺少头对头比较ACEI和ARB对心力衰竭患者疗效的大样本试验。VALIANT试验中缬沙坦降低病死率的疗效大约相当于卡托普利的99%。但该试验的对象是心肌梗死后心功能降低的患者,并非心力衰竭患者,其结果并不能完全套用。

笔者认为ACEI还是应该作为优先选择,多年来这样做并无不妥。但对于直接和优先应用ARB的方式,笔者也并不完全排斥,对于这样的做法既不必去反对,也不要积极提倡,可由医师视具体情况酌情做出决定。

(三)药物治疗的第四步怎么走

慢性心力衰竭治疗的步骤:第一步是用利尿药;第二步用ACEI或β受体阻滞药;第三步是将ACEI和β受体阻滞药合用。心力衰竭的标准治疗或基础治疗就是指利尿药、ACEI和β受体阻滞药的联合应用。为了达到更佳的效果,利尿药应该用至患者体内的液体潴留消失(根据体重评估),即处于"干重"状态。ACEI和β受阻滞药应该达到目标剂量或最大耐

受剂量。这样做便使标准治疗达到优化程度,可称为标准和优先的治疗。

如果在标准和优化治疗后,患者仍旧有明显的心力衰竭症状和体征,或临床状况仍不能令人满意,例如临床症状的改善,以及LVEF、左心室收缩末或舒张末的容量、心脏大小、心功能分级或6min步行试验等临床指标的改善不满意。或者心力衰竭的生物学标志物BNP/NT-proBNP测定结果不满意,亦即治疗后下降幅度未达到30%~40%,或甚至没有下降反而升高。上述这3种情况或其中一种情况的存在均提示药物治疗效果欠佳,需要进一步加强治疗。

采用更强化的治疗,目前有4种药物可供选择加用,即地高辛、醛固酮拮抗药、ARB和伊伐布雷定。根据临床试验提供的证据,可作如下推荐:①心功能NYHA Ⅱ级患者宜加用地高辛(DIG试验);②NYHA Ⅱ~Ⅳ级患者可以加用醛固酮拮抗药(RALES、EPHE-SUS和EMPHUSIS-HF试验)、ARB和伊伐布雷定(SHIFT试验),以前者更为适宜。

起初的大样本临床试验证实,醛固酮拮抗药的加用可使标准和优化治疗后NYHA Ⅲ~Ⅳ级患者获益,包括降低全因死亡率(RALES、EPHASUS试验)。晚近的EMPHUSIS-HF试验则进一步表明,NYHA Ⅱ级患者同样可以获益。

醛固酮拮抗药我国目前仅螺内酯。螺内酯的合理用法是10~20 mg/d,剂量不宜超过20 mg/d。这是一种很普通的药物,但用于心力衰竭患者仍需十分谨慎。该药可引起高钾血症、血肌酐水平升高和肾功能损害。心力衰竭患者往往此前已应用了ACEI,由于ACEI也可以升高血钾水平,加用螺内酯可能使高血钾症发生显著增加,而高血钾可以导致严重的心律失常甚至猝死。因此在加用螺内酯前要将ACEI剂量减半;要调整利尿药的种类,如原来应用的是噻嗪类利尿药,宜改为襻利尿药如呋塞米;还要测定患者血钾的水平,<5.0 mmol/L时方可使用。加用螺内酯后仍需定期监测血钾、肌酐和肾功能。螺内酯的另一种常见不良反应是男性乳房发育,长期应用的发生率为20%~30%。少数女性患者也可出现此种不良反应(约2%)。另一种醛固酮拮抗药依普利酮问世较晚,国外应用的资料表明,其各种不良反应发生率较螺内酯为低,但我国目前尚无此类药物。

(四)伊伐布雷定在慢性心力衰竭治疗中的地位如何

该药起先用于冠心病的治疗,后发现具有窦房结起搏电流抑制作用而能够显著减慢心率,才开始用于心力衰竭的治疗。

2008 年的 BEAUTIFUL 研究中,伊伐布雷定组和安慰剂组相比较,主要临床终点(全因死亡率)是中性的。但亚组分析表明,该药可使心率≥70/min 患者心肌梗死发生率及需血运重建患者的比率分别显著降低 35% 和 30%。但这一研究对象是冠心病(主要为心肌梗死后)伴心功能降低(LVEF 降低)的患者,并非心力衰竭患者。2010 年颁布的 SHIFT 试验对象为心力衰竭患者,结果表明该药与安慰剂相比,心血管死亡和因心力衰竭恶化住院率的复合终点显著降低 18%。最近对 SHIFT 试验做进一步的亚组分析表明,该药应用还可对心力衰竭患者的心肌重构和生活质量产生很有益的影响。

这两项研究表明,该药的作用虽然主要是降低心率,但可以使心功能降低和心力衰竭患者获益,SHIFT 研究是迄今第一项前瞻性地观察降低心率对心力衰竭患者临床结局影响的研究。其确定的阳性结果表明,心功能减退和心力衰竭患者减慢心率的治疗可以转化为有益的临床结局,从而证实了既往的流行病学调查及临床试验亚组分析中心率和预后两者密切相关的观察;这也是首次证实单纯降低心率的药物(伊伐布雷定)具有改善心力衰竭患者预后的疗效。不过,更多的研究是需要的。仅仅一项 SIHTF 试验提供的证据至多是 B 级的,我们需要更确切的 A 级证据。

伊伐布雷定是否可以替代 β 受体阻滞药?或者这两种药物是否作用和疗效相当?业已证实对心力衰竭有效的 β 受体阻滞药也可以显著降低心率。临床上观察 β 受体阻滞药应用的剂量是否适当,其标准是清晨静息心率降至 55~60/min。β 受体阻滞药在各种临床试验中均证实可显著降低心力衰竭患者的全因死亡率和猝死率(MERIT-HF、CIBIS-Ⅱ和 US Carvidilol 试验等),但 SHIFT 试验中伊伐布雷定与安慰剂比较,全因死亡率和猝死率均未降低;而且,在基础治疗中 β 受体阻滞药应用较大剂量如达到目标剂量或 1/2 目标剂量的亚组人群中,伊伐布雷定甚至并未降低死亡和因心力衰竭住院的主要复合终点发生率。这表明伊伐布雷定对心力衰竭患者的疗效不如 β 受体阻滞药,当然,也就不能完全取代 β 受体阻滞药,其作用需在应用 β 受体阻滞药基础上才能得以发挥出来。

因此,伊伐布雷定目前在心力衰竭治疗中的评价和地位大致如下:①该药是心力衰竭治疗可能有效的药物,即有可能使患者住院率降低和预后改善;②可以成为心力衰竭标准和优化治疗方案的基本成员,也可以在进一步治疗中发挥作用;③适用于 β 受体阻滞药不能应用,或不能达到目标剂量或最大耐受剂量的

患者,此时如患者窦性心室律明显较快(如≥70/min),可以加用伊伐布雷定,并逐渐递增剂量,使心率降至 60~65/min。

(五)舒张性心力衰竭(射血分数保存的心力衰竭,HFpEF)的诊治

如何正确诊断 HFpEF?超声心动图可用来评估患者的舒张功能,自然也是 HFpEF 的重要诊断方法。近几年许多学者对超声心动图上左心室舒张功能和 HFpEF 的判断和评估指标做了大量研究,提出一些很有见解的意见,丰富了这一领域的知识。但超声心动图上对舒张功能的评价,并非为诊断一个患者是否存在 HFpEF 必不可少的条件,尤其对于基层医师。正如心力衰竭是一个临床综合征,收缩性心力衰竭(HFrEF)的诊断主要依靠临床评估,同样,HFpEF 的诊断也可依据临床状况做出。

中国"慢性心力衰竭诊断和治疗指南"(2007)提出了 HFpEF 的主要诊断标准如下:①有心力衰竭的症状和体征;②左心室射血分数(LVEF)≥45%;③心脏大小正常,尤其左心室大小正常,包括超声心动图上测量的左心室收缩末和舒张末容量均在正常范围,允许左心房有轻度增大;④排除心瓣膜病、心肌病和心包病,这些疾病可引起舒张功能降低和 HFpEF。

其他线索亦有助于 HFpEF 的诊断。大量流行病学研究表明,HFpEF 患者往往有以下特征:①大多为老年人;②女性居多,2/3 患者为女性;③引起 HFpEF 的病因主要为高血压,或患者有高血压病史(占 2/3 左右);④患者常可能伴以下状况:糖尿病、肥胖、心房颤动、冠心病或外周血管疾病包括脑血管疾病等。

根据上述状况,结合指南中列出的标准,不难对 HFpEF 做出临床诊断。疑似患者应做 BNP/NT-proBNP 检测。HFpEF 患者这一指标会明显升高,一般而言升高幅度往往不如 HFrEF 那么大。但升高是确定无疑的,病情较重者,升高幅度相应也更大些。

如何治疗 HFpEF?与 HFrEF 不同,迄今尚无足够证据表明,ACEI、ARB、醛固酮拮抗药等对 HFrEF 肯定有效的药物也对 HFpEF 有效。换言之,目前尚无一种药物可以改善 HFpEF 患者的预后。

β 受体阻滞药可能有效。这是来自 SENION 试验的信息。但这一研究的局限性也十分明显。一是该研究属于老年心力衰竭研究,并非针对 HFpEF 患者;二是对 HFpEF 有益的信息主要来自亚组分析,其证据强度和结果的可靠性有限,需要更多研究来进一步证实。

利尿药有助于改善症状。患者均有明显的液体潴留,包括肺淤血和水肿。利尿药可以有效地消除潴

留的液体,减轻心脏的负荷。液体潴留消除后利尿药可以减量但不能停用,此类患者利尿药需长期和终身使用。

ACEI 和 ARB 均未证实对全因死亡率和预后可产生有益影响(PEP-CHF 和 I-PRESERVE 试验,以及 Val-HeFT 和 CHARM 试验的亚组分析)。但这些研究也证实,患者对药物治疗的耐受性良好,尤其是 ARB。

积极降低血压十分必要。应使血压维持在<130/80 mmHg。血压达标有助于预防心力衰竭复发,也可能对 HFpEF 的病理生理机制产生有益影响。在应用上述的利尿药和 β 受体阻滞药基础上,可以加用 ACEI 或 ARB。仍不能降压达标者,可以加用长效二氢吡啶类钙拮抗药,如非洛地平或氨氯地平。

要控制并发的疾病如冠心病、心房颤动、糖尿病、代谢综合征等,肥胖者应降低体重。

能够改善 HFrEF 预后的药物,却不能对 HFpEF 产生同样有益的作用,提示两者的病理生理机制存在显著的差异。迄今尚未发现和证实导致 HFpEF 的关键病理生理机制,因而在治疗理念和治疗方法上未见突破,也未跳出 HFrEF 处理的基本模式。未来需要更广泛和深入地开展这一领域的研究。

(六)BNP/NT-proBNP 能否指导慢性心力衰竭的治疗

这是近几年一直在讨论和争议的话题。如何提高心力衰竭临床治疗的水平? 通常采用临床评估方法,患者如经过治疗,心力衰竭的症状缓解、LVEF 提高、NYHA 心功能分级降低、左心室收缩末和舒张末容量缩小及心脏大小缩小等,就可评为治疗有效。此种临床评估的方法,已沿用数十年,但症状的改善并不能等同于预后改善。现代的心力衰竭治疗,并不难控制症状,而患者出院后仍可发生猝死和再住院,且难以预测,显然,我们还需要其他评估方法以作为临床评估的补充。

动态监测 BNP/NT-proBNP 受到较多的推崇,其评估标准为其降幅治疗后与基线水平相比达到 30%。然而,临床试验结果并不一致。我国的慢性心力衰竭指南(2007)和急性心力衰竭指南(2010)均推荐这种评估方法,尤其对于病情严重,病程迁延日久的心力衰竭患者,在长期治疗中增加此种生物学标志物评估,无疑是必要和有益的,但仍缺少强有力的证据。

近期报道的一项荟萃分析试验意义重大。从 400 多项应用 BNP/NT-proBNP 评估心力衰竭治疗的研究中,筛选出约 20 项符合下列条件的试验:样本量较大、采用 RCT 方法,以全因死亡率作为观察终点之一,随访时间较长。入选的临床研究中包括了 2009 年发表的、中性结果的 TIMI-CHF 试验。结果显示,与通常的临床评估相比较,动态监测 BNP/NT-proBNP 对心力衰竭治疗有益,全因死亡和因心力衰竭恶化再住院率均降低;抗心力衰竭治疗的药物(ACEI、β 受体阻滞药等)应用和达到的剂量也较大。

BNP/NT-proBNP 在心力衰竭诊断和鉴别诊断、风险分层以及评估预后这 3 个方面应用的临床价值,早已不容置疑。现在又在一个更为受到关注的问题,即评价心力衰竭治疗效果和提高治疗水平上初步获得肯定。今后,在实际临床工作中应逐步推广应用。当然,这一评估方法还需要在实践中验证,也还需要有设计周密的、大样本和前瞻性临床试验的进一步验证,更需要在中国的心力衰竭工作中做验证。

(七)CRT 可以常规地用于 NYHA Ⅱ级患者吗

关于心脏再同步化治疗(CRT)的适应证,2009 年美国 ACC/AHA 的修订指南建议:在优化药物治疗下 LVEF≤35%、NYHA Ⅲ~Ⅳ级、窦性心律非同步者(QRS≥0.12 s),应置入 CRD,可以有或无 ICD 功能,即 CRT-P 或 CRT-D。还建议:对于并发心房颤动的心脏非同步患者可考虑置入有或无 ICD 功能的 CRT。与过去相比,修改处主要有两条:一是 LVEF 从≤30%提高为≤35%;二是适应证扩大至伴心房颤动患者。而患者的心功能等级仍限定于 NYHA Ⅲ~Ⅳ级。

晚近应用 CRT 治疗心力衰竭的 3 项临床研究结果接踵颁布。这 3 项试验的共同特点是评估 CRT 对基础药物应用后 NYHA Ⅰ~Ⅱ级(主要为Ⅱ级)心力衰竭患者的疗效。REVERSE 试验的主要终点为中性,而二级终点为阳性,表明 CRT 可改善此类患者的症状和生活质量。MADIT-CRT 试验则主要终点和二级终点均为阳性:心力衰竭患者的死亡和因心力衰竭住院风险显著降低 34%。RAFT 试验也是一个阳性的结果,表明患者可以获益。这些研究表明,CRT 不仅是有显著症状心力衰竭患者的有益治疗,也可能成为预防心力衰竭进展的一种有效方法。

因此,2010 年欧洲 ESC 和美国 ACC/AHA 均对心力衰竭非药物治疗指南作了修改,将 CRT 推荐用于 NYHA Ⅱ级患者。不过,进一步研究是需要的。根据 RAFT 试验,CRT 似不宜以普通的 NYHA Ⅱ级患者为对象,而是主要用于那些实际病情严重的 NYHA Ⅱ级患者:LVEF 很低(<20%,或至少<25%)和心室显著非同步化(QRS 波达 150 ms 或伴 LBBB)。

同时还应看到下列事实:①CRT 价格昂贵;②现有的证据几乎均来自西方人群,在中国人群中应用是否同样有益,还需更多的证据;③研究表明,CRT 应用的无反应者可高达 30%，目前尚无确定和可靠的指标来预测哪些患者可以从 CRT 治疗中获益或不获益。故在目前国内十分严峻的医患关系大背景下，谨慎是必要的。因此，笔者以为，NYHA Ⅱ 级且有适应证的心力衰竭患者，是可以考虑建议应用 CRT 的，但适应证宜从严掌握，主要用于 HFrEF 伴 LBBB、QRS ≥ 150 ms 的窦性心律患者。

(八) ACEI 或 ARB 是否也需要用至目标剂量或最大耐受剂量

最初应用 ACEI 治疗心力衰竭并与安慰剂相对照的临床试验，其应用的剂量为卡托普利 50 mg，每日 2~3 次，或依那普利 10~20 mg，每日 2 次。这样的剂量大于高血压治疗中的剂量，应可列为大剂量范畴。由于患者是在这样剂量下获益，故国内外指南中均要求达到这一剂量水平，或至少接近这一水平。因此，也就将这样的剂量定为目标剂量。小剂量是否也同样有益，则尚未做过头对头的比较研究。

此前的 ELITE Ⅱ 试验中，应用小剂量氯沙坦(50 mg/d)组与卡托普利组相比，心力衰竭患者主要包括二级终点如改善生活质量、提高射血分数和改善 NYHA 心功能分级等，氯沙坦组优于卡托普利组，故各国指南仍推荐氯沙坦作为对慢性心力衰竭治疗有效的 ARB。

HEEAL 研究比较了高或低剂量 ARB 对慢性心力衰竭的影响，结果证实高剂量(氯沙坦 150 mg/d)较低剂量(氯沙坦 50 mg/d)显著降低包括死亡和因心力衰竭住院的复合主要终点。这一研究似可表明心力衰竭治疗中 ARB 的剂量还是应该大一些。为了有效和充分阻断 RAAS，逆转有害的病理生理过程，延缓或阻断心力衰竭的进展，应用 ACEI 或 ARB 也需要有较大的剂量。心力衰竭治疗中 ACEI 或 ARB 采用大剂量(目标剂量或最大耐受剂量)的做法是有据可依的。

不过，在临床实践中大剂量原则受到极大的挑战。随剂量增加 RAAS 阻滞药的不良反应也会增加，如血压降低，血钾和血肌酐水平升高，还可能导致肾功能损害。

心力衰竭患者由于心功能减退，心排血量降低，多数血压不高，即便原来血压正常甚至血压偏高的患者也可出现低血压。利尿药和 β 受体阻滞药的应用又可使血压进一步降低。因此，ACEI 或 ARB，往往只能用较小剂量，很难耐受较大剂量。

总之，慢性心力衰竭治疗中 RAAS 阻滞药要达到大剂量，至少在相当大一部分患者中是不容易做到的。正因为如此，医师倾向于 ACEI 或 ARB 应用小至中等剂量，在既往的一些研究中也提示小至中等剂量仍然对患者有益，故在一般情况下此类药的剂量并不必须达到目标剂量。这是与 β 受体阻滞药应用不同的。笔者以为这样的认识并无不当，但如患者可以耐受，还是应尽量达到目标剂量或最大耐受剂量。

三、要重视舒张性心力衰竭的诊断和防治

(一) 慢性心力衰竭的临床研究取得重大进展

心力衰竭的主要机制现已明确。近十多年该领域的主要进展是确定了心肌重构作为心力衰竭发生和演变的主要机制。心肌重构则是由于 RAAS 和交感神经系统的过度兴奋，导致一系列神经内分泌因子和递质产生增多，而心肌重构又促进了上述两个系统的兴奋，形成恶性循环。

药物治疗可以改善预后。抑制 RAAS 的药物如 ACEI 和阻断交感神经系统的药物 β 受体阻滞药在 20 世纪末已证实可改善慢性心力衰竭患者的预后。后来，同样能够抑制 RAAS 的药物 ARB 和醛固酮拮抗药，也证实可发挥与 ACEI 一样的有益作用。慢性心力衰竭患者的两年病死率随着 ACEI/ARB、β 受体阻滞药，以及醛固酮拮抗药等的应用，已从 35% 降至 15% 左右。这些药物治疗的有效性，反过来也证实我们对慢性心力衰竭心肌重构机制的认识是正确的。

心力衰竭临床处理的新理念已形成。直至今天，在近半个世纪的临床探索中慢性心力衰竭的治疗效果和患者的预后才真正出现有临床意义的改善。其临床处理也因此呈现两个重大转变，从首选改善血流动力学的药物(强心、利尿、扩血管)转变至主要应用神经内分泌阻滞药(ACEI、ARB、β 受体阻滞药等)；从重视患者的治疗转变至关注疾病的预防，即积极控制危险因素预防心力衰竭的发生；对于已有心力衰竭的患者则防止病情进展，即防止从阶段 A 发展至阶段 B，和从阶段 B 发展至阶段 C。这些基本观点就是现今慢性心力衰竭临床处理的新理念。应指出，有症状的慢性心力衰竭虽然预后恶劣，但我们应对的信心已大大增加。

(二) 舒张性心力衰竭的问题已突显出来

临床研究屡屡受挫。近几年一系列研究表明，药物对慢性心力衰竭的有益作用，似仅仅限于收缩性心力衰竭，而舒张性心力衰竭患者并不能获益。较早的 CHARM 研究证实 ARB 坎地沙坦可降低收缩性心力衰竭患者的病死率。然而对该研究所做的亚组分析，并未证实舒张性心力衰竭患者能够获益。后来，应用 ACEI 培哚普利治疗老年性舒张性心力衰竭的 PEP-

CHF 研究，与安慰剂相比也得到了中性的结果。

近期人们寄予厚望的 I-PRESERVE 研究，采用 ARB 中较新的制剂厄贝沙坦，结果却证实其对舒张性心力衰竭的疗效，与安慰剂相比并无差异。RAAS 阻滞药 ACEI/ARB 对于收缩性心力衰竭改善预后的作用，已有充分的循证医学证据，为什么对舒张性心力衰竭缺乏疗效？对于这个令人百思难解的疑问，迄今仍是无解。

舒张性心力衰竭的严重性不容忽视。流行病学和临床研究已证实，舒张性心力衰竭在患病率、病死率和因心力衰竭再住院率上与收缩性心力衰竭并无差异。换言之，舒张性心力衰竭同样是一种预后凶险的疾病。更有甚者，我们对舒张性心力衰竭其实知之甚少，临床上做出舒张性心力衰竭诊断的患者数，远远低于实际数。治疗上缺少改善预后的药物，加上临床医师对其缺乏认识，从而造成误诊或漏诊的情况，并非少见，这就形成了我们在应对舒张性心力衰竭上显得有点力不从心，导致一些罹患此病的患者因未能及时诊治而病情加重，病死率增加。

(三)舒张性心力衰竭的临床意义

该病临床特征鲜明。流行病学和临床观察表明，舒张性心力衰竭与收缩性心力衰竭的确明显不同。该病患者主要临床特征：一是多见于高血压，逾 80% 患者曾有高血压病史或心力衰竭的基本病因为高血压；二是多见于老年人，所占比例超过 2/3；三是多见于女性，即患者中 70% 左右为女性。此外，此类患者往往并发糖尿病(约占 1/3)、肥胖、脑血管或外周血管病变或肾功能减退(如蛋白尿)等。

遵循指南可及时正确诊断。我国"慢性心力衰竭诊断和治疗指南"(2007)中规范了舒张性心力衰竭的诊断：有心力衰竭的症状，LVEF≥45%、左心室腔大小正常；有心脏舒张功能障碍的证据，并可排除心瓣膜病变、心肌病或心包疾病等病因。在诊断有困难，尤其气急的原因究竟心源性抑或肺源性难以做出鉴别时，BNP 及 NT-proBNP 检测很有帮助。BNP/NT-proBNP 正常者几乎可以排除舒张性心力衰竭；而其水平的显著增高，有助于做出诊断。多数患者病史中有控制不良的高血压，导致左心室肥厚，最终出现心力衰竭的症状和体征，故详询病史，是做出正确诊断的依据。

防重于治，早期干预胜过晚期治疗。既然舒张性心力衰竭尚无良药治疗，其预后很凶险，积极和早期预防就极其重要。控制高血压很有必要，应长期应用降压药物将血压控制在 ≤130/80 mmHg。对于单药不能控制的，可联合应用两种或多种药物。有高血压伴发左心室肥厚潜在危险者，首选 RAAS 阻滞药如 ACEI/ARB 和 β 受体阻滞药。

(四)加强舒张性心力衰竭的临床研究势在必行

舒张性心力衰竭迄今所做的临床研究未能证实 RAAS 和交感神经系统阻滞药对此类患者改善预后的疗效，不由得引起我们的思考。一是在发生机制上舒张性心力衰竭很可能与收缩性心力衰竭的确显著不同；可能存在未知的机制，在促进心力衰竭发生和发展上起着更为重要的作用。因此，应加强对此病的基础和临床研究，力求阐明其内在机制。二是新的临床试验很有必要。此种新的临床试验可以摒弃心力衰竭研究中传统的"加药"模式，可以不受"伦理"的束缚，因为并无证据证明目前应用的各种药物具有改善舒张性心力衰竭预后的疗效。寻找新的药物，或将现有药物以不同方式做联合，或应用传统中医中药，均可进行研究和探索，由此可能翻开舒张性心力衰竭防治的新篇章，中国医师完全有可能在心力衰竭这个心血管病的最后战场上，为攻克这个顽固堡垒做出自己的贡献。

四、利耶，弊耶？利尿药治疗心力衰竭临床价值的评价和认识

(一)利尿药能否改善心力衰竭患者的预后

各国指南均将利尿药列为能够改善心力衰竭患者症状的药物，其理由是迄今为止并无临床研究尤其大样本的随机对照试验(RCT)证实此类药能够改善心力衰竭患者的预后。指南的推荐均以证据为基础，不推荐利尿药作为改善预后的药物似乎有充足的理由。其实这是一个悖论。各国指南对利尿药的此种不当评价和推荐正好说明，现有以 RCT 为证据的推荐虽然沿用已久，具有一定的实际可操作性和公信力，但也存在明显的局限性。

利尿药不能改善预后吗？请设想一下，如果一个有明显液体潴留的心力衰竭患者如肺淤血和(或)水肿，不使用利尿药，其结果会是怎样？一定死得早，死得快，对于这样的心力衰竭人群，如果不使用利尿药，其病死率一定很高。这样的一种常识，还要加以否认，无异于掩耳盗铃。

RCT 始于 20 世纪 50 年代，证实链霉素治疗肺结核的一项研究，是目前公认的首次进行的 RCT 研究，或者说是第一项具备 RCT 基本形态的临床研究。

此后 30 年 RCT 研究处于停滞状态，因为对于同一种临床状况，采用同样的治疗措施(如药物)，其结果却大相径庭，让研究者困惑不已。后来才明白，症结在于样本量。对于现代医学，一种新药或新举措降

低患者全因死亡率或其他主要临床结局终点的发生率,往往只有20%~30%,甚至更低。要检出两组之间这样低至中度的差异,研究的样本量必须很大。小样本研究必然会得出矛盾的结果。于是,20世纪80年代开始了大样本的RCT研究,在冠心病(尤其心肌梗死)和高血压领域,取得了重大进展,由此奠定了循证医学产生和发展的基础。

利尿药的应用始于20世纪50年代,在大样本RCT研究出现之前数十年已在慢性和急性心力衰竭治疗中发挥积极的作用,成为此类患者首先和必须使用的药物。当大样本RCT出现,并开始评价ACEI、β受体阻滞药、ARB、醛固酮拮抗药,以及近期的伊伐布雷定时,利尿药均作为一种必不可少的基础治疗。显然,利尿药未做过RCT研究,未取得改善心力衰竭预后的证据,是历史背景造成的。当大样本RCT问世,在20世纪80年代之后,没有人对利尿药的疗效与安慰剂作对照研究评价,是因为当时就没有人怀疑利尿药的疗效,没有人认为有必要做这样的研究,也无人敢做这种事,而且,也不可能去做,因为任何一个伦理委员会都绝不会批准这种愚不可及、近乎草菅人命的研究。

今天,我们对利尿药可否改善心力衰竭预后这样的问题,应该十分自信地做出确定的答复,即利尿药不仅可以改善心力衰竭的症状,也可以改善心力衰竭的预后。在心力衰竭的治疗中利尿药的地位应该高于任何一种其他药物。

(二)利尿药能够改善心力衰竭患者症状和提高生活质量

近几年在心力衰竭研究中对于采用什么临床终点已出现一些微妙的变化。传统上认为的"金标准"即全因死亡率和(或)心血管病死率,逐渐为心血管病死率和因心力衰竭再住院率的复合终点所取代。这是因为在临床实践中因心力衰竭的反复住院往往标志着患者病情严重,预后恶劣。心力衰竭失代偿导致的病情恶化住院是心力衰竭患者住院最常见的原因,也是心血管病住院的常见病因。晚近,心力衰竭患者症状改善和生活质量提高,逐渐成为又一个重要的评价治疗效果的指标。在长期的心力衰竭治疗过程中,如能显著改善患者的症状并提高其生活质量,无疑是治疗疗效良好的标志之一。

ACEI、β受体阻滞药、ARB等确能降低主要的临床终点事件,包括死亡率,但这些药物改善心力衰竭症状的能力却有限。甚至有时候还因这些药的不良反应如降低血压、抑制心肌收缩力等,反而使心力衰竭患者的临床症状恶化。这些药物也并无充分证据表明可以提高心力衰竭患者的生活质量。

利尿药与传统认为可改善心力衰竭预后的药物(如ACEI、β受体阻滞药等)相比,显然更具有优势,即可以更好地改善生活质量。心力衰竭患者的主要症状来自于液体潴留,利尿药是目前唯一的一种可以完全(或基本上)消除水肿的药物,患者症状得以改善,生活质量得以提高,其他药物因而得以发挥作用。可以明确地说,利尿药是心力衰竭治疗药物中难得的一种既能改善症状,又能改善预后,且能长期应用的药物。

(三)利尿药是"魔鬼"还是"救星"

利尿药的优势前面已阐述过。为什么最近的一些著名心力衰竭专家仍对其心存疑虑?这种疑虑来自一些荟萃分析和观察性研究。这些研究表明,利尿药使用的剂量越大,心力衰竭患者的病死率越高。

利尿药对心力衰竭确实存在一些不良影响,值得充分关注。大剂量利尿药可导致电解质紊乱如低血钾、低血钠、低血镁,此种紊乱已证实是发生心脏性猝死和造成预后不良的重要因素。还可以因血液浓缩,使全身和重要脏器灌注不良,出现低血压状态,尤其可导致肾功能损害和衰竭。利尿药的应用可反射性激活神经内分泌系统,如RAAS和交感神经系统。这两个系统的过度和长期持续激活是发生心肌重构的重要因素,而后者又是心力衰竭发生的主要病理生理学机制。利尿药的剂量越大,尤其长期使用,上述不利状况必然会出现。因此,心力衰竭治疗中利尿药的应用是一把双刃剑,有利也有弊,取决于我们如何使用。

利尿药的不当应用,一是长期持续使用超大剂量,二是缺乏监督和警惕,此时利尿药才会变成"魔鬼",对心力衰竭患者造成不良影响,但如果能够合理使用,则利尿药将成为治疗心力衰竭的良药。

大剂量和长期持续应用利尿药,这种做法现在根本不需要了,造成这样做的原因是患者液体潴留严重,而利尿药效果又不佳,即使多种利尿药合用,或尝试用多巴胺小剂量静脉给药以改善肾血流后,仍不见效,即出现明显的利尿药抵抗。此时,我们已有更好的办法,无须一味采用大剂量利尿药。可应用新型利尿药托伐普坦。或采用超滤装置,将潴留在体内的液体排出去。现在已有专用于心力衰竭的超滤装置,且已有国产的机器。对于较明显水肿,且利尿药应用数天仍未见良好利尿作用的患者,推荐早期超滤治疗。这一技改善症状,消除水肿的作用十分明确。每天如多排出1000~1500 ml液体,则短至3~5 d,长至5~7 d,足以显著消除液体潴留现象。

新的药物、新的装置已使利尿药不再可能成为"魔鬼",而临床上加强检测,定时和经常地评估血电解质、血肌酐和肾功能状况,可以避免常规应用利尿药过程中可能发生的各种不良反应,并随时做出相应的、合理的处理。

（四）新型利尿药托伐普坦已经问世

托伐普坦推荐用于充血性心力衰竭,常规利尿药治疗效果不佳、有低钠血症或有肾功能损害倾向患者,可显著改善充血相关症状且无明显短期和长期不良反应。EVEREST为两个完全相同的短期试验合并为一个长期的3合1临床试验。共入选4133例NYHA Ⅲ或Ⅳ级、LVEF≤40%,有容量超负荷状况的心力衰竭患者。托伐普坦组（30 mg,每日1次,n=2072）或安慰剂组（n=2061）,最短服药期为60 d,最长服药期至临床事件发生,中位时间为9.9个月。结果显示:托伐普坦能快速有效降低体重,并在整个研究期间维持肾功能正常,对长期病死率和心力衰竭相关患病率无不良影响。此外,对低钠伴心力衰竭的患者能改善心血管所致病死率（HR 0.603,P<0.05）。

（五）利尿药的应用强调合理

1.剂量要求并非越大越好　大剂量并不能使患者获益,可能反受其害。近期的DOSE研究也表明大剂量和中等剂量相比,疗效并未增加。该研究比较了每12小时静脉推注和持续静脉滴注利尿药,以及低剂量（与之前口服剂量相等）和高剂量（口服剂量的2.5倍）利尿药之间的差异。研究发现各组之间主要复合终点（患者的症状评价和血清肌酐变化）无显著差异。高剂量组在包括呼吸困难等一些次要终点上有更好的改善,但同时会出现更多的一过性肾功能不全。因此我国心力衰竭新指南对襻利尿药的使用,仅推荐中等剂量,起初6 h呋塞米剂量不超过80 mg,24 h不超过200 mg,实际应用中每日剂量在160 mg以下为宜。

2.使用途径应视具体情况决定　住院心力衰竭患者为了尽快减轻液体潴留和缓解症状,往往采用静脉途径给药。这样做也是因为患者常有胃肠道淤血,消化吸收能力降低,影响利尿药口服的疗效。至于静脉推注或静脉持续滴注究竟应选择哪一种方式,则并未明确的规定。DOSE研究也比较了这两种方式的疗效,未发现存在明显的差异,即常规持续静脉输注利尿药并未获益。

3.是否需要终身应用仍有争议　一种意见认为,病情稳定,水肿已消除的患者,并不一定要继续应用利尿药,但要加强那些可改善心力衰竭预后药物的应用。利尿药的不良反应与其他抗心力衰竭治疗药物相仿,长期应用必然会影响其他药物如ACEI等的应用。但更多的专家还是强调,一旦患者出现过水肿,就需要终身使用,以最小剂量维持患者处于"干重"状态。停用利尿药,液体潴留如水肿会再次出现。水肿消除并不意味着造成心力衰竭的基本机制也已消失,此种机制仍会继续发挥作用,在一些诱发因素影响下,心力衰竭可迅速加剧,转变为急性失代偿。因此,长期应用利尿药维持患者在"干重"状态,有助于稳定病情。临床上已多次出现过心力衰竭症状加重的患者,尤其曾多次因心力衰竭失代偿而住院的患者,应长期和终身使用利尿药。体重是评估利尿药剂量和液体潴留的最重要指标。在数天内体重明显增加,应增加利尿药剂量。体重维持稳定的患者可酌减剂量。

4.利尿药的选择仍以襻利尿药为主　如呋塞米、托拉塞米、布美他尼等,此类药物尤其呋塞米临床应用已有60年以上的经验,疗效可靠,不良反应可监控。襻利尿药疗效不佳、加大剂量仍未见良好反应及容量负荷过重的心力衰竭患者,应加用噻嗪类利尿药,以减少襻利尿药的剂量,并提高利尿效果。噻嗪类利尿药的利尿作用不强,但与襻利尿药合用可明显增强后者的利尿作用。单独应用噻嗪类利尿药仅适合轻症或伴高血压的心力衰竭患者。有明显低钾血症患者,可考虑加用或改用保钾利尿药如阿米洛利,但在临床上一般不宜推荐长期使用保钾利尿药,因为心力衰竭基本治疗药物金三角中ACEI和醛固酮拮抗药均有增加血钾水平的不良反应。此类患者临床上更多出现并令人担心的主要是高钾血症。新型利尿药托伐普坦如前所述适用于伴顽固性水肿,多种利尿药合用疗效不佳或利尿药抵抗患者,还可应用于伴肾功能损害或低钠血症患者。

五、老年性心力衰竭

（一）老年性心力衰竭的流行病学特点

随着技术的进步,各种心血管病治疗效果改善、寿命延长;我国已进入老龄化阶段,老年人中心力衰竭的患病率显著高于较年轻的人群,因此,可以预测未来10年或更长时间,我国心力衰竭的患病率仍将呈上升的趋势,老年性心力衰竭患病率的增速和增幅更大。

据弗明翰心脏研究,65岁以下和以上人群中心力衰竭的发生率分别为2%~3%和9%~12%。高龄老年人（≥85岁）较之55岁以下人群升高约20倍。我国十多年前的调查资料显示,成年人群心力衰竭患病率约为0.9%,但近几年的实际观察则大致与国外相仿,即1%~2%,老年人群中约为10%。

（二）老年性心力衰竭大多为舒张性心力衰竭

人群调查研究证实，老年性心力衰竭半数以上为舒张性心力衰竭，又称为左心室射血分数正常的心力衰竭（heart failure with normal ejection fraction，HFnEF）或左心室射血分数保存的心力衰竭（heart failure with preserve ejection fraction，HFpEF）。

老年舒张性心力衰竭的预后包括病死率大致与收缩性心力衰竭相仿。目前即便采取现代的治疗方法，其预后也仍与常见的恶性肿瘤如大肠癌、胃癌等相当，即5年病死率达60%~80%，公认为心血管病中的恶性疾病。晚期患者生活质量很差，甚至不如慢性肾衰竭进行血液透析患者。

老年舒张性心力衰竭的诊断应依据以下标准。

（1）符合舒张性心力衰竭的临床特点即有心力衰竭的症状（如气急）和（或）体征（如水肿），左心室射血分数（LVEF）≥45%，超声心动图和（或）X线胸片上左心室和全心均未见明显增大。此外，还应有心脏结构性病变证据如左心房增大、左心室肥厚，或伴超声心动图上舒张性心功能障碍。

（2）符合舒张性心力衰竭的流行病学和人口学特点即患者不仅为老年人，而且大多数有长期高血压病史，或心力衰竭的病因为高血压；大多为女性。部分患者伴糖尿病、心房颤动、肥胖等。

（3）生物学标志物BNP/NT-proBNP轻至中度升高，至少应超过"灰色区域"。

（三）老年性心力衰竭大多数为高血压性心力衰竭

20世纪末已确定心力衰竭的基本病理生理学机制为心肌重构。高血压可导致神经内分泌系统的过度激活，尤其是交感神经系统和RAAS的过度激活（阶段A）。长期激活通过一系列复杂的细胞、分子和表型的改变可诱发心肌重构，后者反过来又进一步激活交感神经系统和RAAS，形成恶性循环，使心肌重构加重，导致心肌损伤、心脏扩大和心功能障碍（阶段B），最终可出现心力衰竭的症状和体征（阶段C），并进展至终末期心力衰竭阶段（阶段D）。

心力衰竭发生和发展的这一机制充分说明伴高血压的老年人积极控制血压的重要性。老年高血压患者一般应将血压降至<150/90 mmHg，如能够良好耐受，可进一步降至<140/90 mmHg。这样做有助于预防心肌重构和心力衰竭。一旦出现心力衰竭，则血压宜控制更低一些（<130/80 mmHg）。

伴高血压的老年人出现以下征象应怀疑早期或无症状性心力衰竭。

（1）逐渐加重的疲劳、乏力而无其他原因可

解释的。

（2）逐渐出现并加重的气急，能除外呼吸系统疾病如支气管、气管和（或）肺部感染、COPD，以及心肌缺血。

（3）出现夜间阵发性呼吸困难、睡眠高枕、静息心率显著增加10~15/min，有第三心音或奔马律（多为舒张早期奔马律）。

（4）有两肺底部细湿啰音，提示肺淤血，或伴有轻度下肢水肿、体重增加。

此时应测定BNP/NT-proBNP，这一生物学标志物已公认对心力衰竭的诊断、鉴别诊断、危险分层和评估预后很有价值。老年心力衰竭较年轻患者伴有其他疾病更多见，这些疾病可有与心力衰竭相类似的症状和体征；少数患者伴感知功能和感官损伤，较难以获取准确的病史和有价值的诊断线索，因而BNP/NT-proBNP作为一种客观的检测方法尤为重要。

BNP/NT-proBNP水平在老年性心力衰竭低于年轻心力衰竭患者，舒张性心力衰竭又低于收缩性心力衰竭。因此，轻至中度水平升高，甚至仅超过"灰色区域"，仍有帮助，有利于做出心力衰竭的诊断。如测定值正常，一般不能诊断为老年性心力衰竭。

（四）老年性心力衰竭的类型

老年性心力衰竭根据临床特点结合实际应用，建议区分为以下类型。

1.慢性舒张性心力衰竭 其诊断应符合前述舒张性心力衰竭的各项标准。这是一种较为常见的老年性心力衰竭类型，由于高血压或心肌缺血（如各种类型的冠心病），逐渐出现左心房增大，左心室肥厚或心肌梗死，从仅有心力衰竭的危险因素，至出现心力衰竭的症状与体征，往往需10多年或20多年。由于病变的进展缓慢，症状出现也较隐匿，应注意前述的早期心力衰竭表现。

2.慢性收缩性心力衰竭 部分老年性心力衰竭发现和识别时已有左心和（或）全心扩大，并伴LVEF降低（<40%）。在症状和体征上收缩性心力衰竭和舒张性心力衰竭很难区别，主要鉴别是LVEF值是否显著降低<40%，左心室或全心是否增大。明确地鉴别这两者，对治疗方案的选择至关重要。

3.急性舒张性心力衰竭 患者心力衰竭的症状和体征突然出现，且左心室和（或）全心未增大，LVEF未见显著降低（≥45%），可以做出急性舒张性心力衰竭的初步诊断。患者可有长期高血压史，平时降压治疗并不规范，血压控制也不够理想，由于一些诱发因素如各种感染、快速性心律失常（以快速心室率的心房颤动较多见）、短期内血压显著增

高、输液过多过快,以及应用了损伤心肌或心功能的药物等,均可导致失代偿性心力衰竭。其中血压急剧升高所致的心力衰竭即为高血压危象的一种常见类型。主要表现为急性左心心力衰竭,可出现不同程度的肺淤血、持续性低血压,甚至心源性休克。

4.慢性心力衰竭急性失代偿 患者大多数已诊断为心力衰竭并治疗多年,病情稳定,因上述的各种诱发因素而出现失代偿症状。原来为全心心力衰竭者主要表现为水肿加重。原来为左心心力衰竭为主者常表现为气急加重。部分患者呈混合性表现,既有气急加重,又有水肿增加。按照晚近修改后的心力衰竭定义,慢性心力衰竭急性失代偿属于急性心力衰竭范畴。

(五)老年心力衰竭的处理

1.慢性收缩性心力衰竭的处理原则 应遵循指南,进行规范化治疗。有液体潴留者先应用利尿药(主要为襻利尿药,如呋塞米),直至患者处于"干重"状态。

接着宜根据患者情况选择应用 ACEI 或 β 受体阻滞药,前者适用于血压偏高患者,后者可用于静息心率明显增快(≥70/min)患者,并尽快使 ACEI 和 β 受体阻滞药两者合用。这两种药均应逐步增加剂量,力求达到目标剂量或最大耐受剂量。这一过程称之为慢性心力衰竭的标准和优化治疗。完成这一过程需要较长时间,尤其 β 受体阻滞药必须从小剂量起始,以滴定的方式缓慢递增剂量,直至达到目标剂量,往往需要 3~6 个月。

经过上述标准和优化治疗,如患者临床症状和(或)体征改善不佳,或心脏大小未见缩小、LVEF 未见升高、NYHA 心功能等级未降低,应加用醛固酮拮抗药,如螺内酯 10~20 mg/d。

BNP/NT-proBNP 动态检测,治疗后较治疗前基线水平的降幅未达到 30%~40%,亦可考虑作为治疗不满意的标准,但这一生物学标志物动态监测作为评估治疗效果的方法仍存在争议,临床试验的结果也不尽一致。不过,笔者仍认为其采用可作为临床评估的补充和参考,是有一定价值的。

2.慢性舒张性心力衰竭的处理 这是临床上的一大难题,且近几年该领域进展不大。由于那些可改善慢性收缩性心力衰竭预后的药物如 ACEI、β 受体阻滞药等均未证实也对舒张性心力衰竭预后有益,这些药物可以应用,但并非必需。目前较为普遍接受的治疗方案包括以下几点:①积极应用利尿药,使患者处于"干重"状态。即便心力衰竭改善,仍应长期和终身使用。以最小的有效剂量,维持体重恒定和没有液

体潴留征象。②有效控制血压,维持在目标水平 ≤130/80 mmHg。③如伴心肌缺血或心力衰竭由冠心病所致,除药物治疗 A、B、C、D 方案外,应积极考虑进行冠状动脉血运重建术,视具体情况选择冠状动脉旁路移植术或 PCI 术。④伴心房颤动患者应有效控制心室率,并应用抗凝治疗(如口服华法林或新型口服抗凝药物)。伴糖尿病者控制血糖水平十分重要。肥胖者需调整生活方式,并减轻体重使体重指数(BWI)在标准水平。⑤β 受体阻滞药对老年舒张性心力衰竭可能有益,可以试用,尤其伴静息心率显著增快或心房颤动伴快速心室率患者。

3.急性心力衰竭的处理原则 急性舒张性心力衰竭和慢性心力衰竭急性失代偿两者处理基本相同。

(1)评估心力衰竭的临床严重程度:可根据表 1-26,将患者区分为 Ⅰ、Ⅱ、Ⅲ、Ⅳ级 4 个级别,其严重程度依次递增,急性期患者的病死率分别为 2.2%、10.1%、22.4% 和 55.5%。

(2)药物治疗:一般可即刻应用静脉襻利尿药,以消除液体潴留,静脉注射毛花苷 C(西地兰)亦可采用,但不宜用于伴急性心肌梗死或冠心病心肌缺血所致心力衰竭患者。必要时还可应用吗啡。血管活性药物(包括血管扩张药物、正性肌力药物和缩血管药物)的应用十分必要和有效,可根据表 1-31 做出选择。原则上应早期静脉给予血管扩张药如硝酸酯类、硝普钠、奈西立肽(国产品为新活素)。如收缩压低于 100 mmHg,则不宜用血管扩张药,而需静脉给予正性肌力药物,如多巴胺、多巴酚丁胺、米力农及左西孟旦等。伴有持续性低血压或心源性休克,或左心心力衰竭采用上述各种药物治疗效果不佳者,应在血流动力学监测(漂浮导管技术)下进行治疗,酌情选择给予正性肌力药、补充血容量,或应用非药物的器械技术。

(3)非药物的器械技术:适用于经上述药物治疗无效的患者,应尽早采用。常用方法有主动脉内球囊反搏术(IABP)、机械辅助呼吸如 ECMO、血液超滤,以及左心室辅助装置等。

临床医师应掌握这些方法的适应证、可能的不良反应、评估疗效的具体标准,并与相关的专业技术人员合作,以便获得最佳效果。

(六)老年性心力衰竭的并发症与处理原则

1.慢性阻塞性肺疾病(COPD) 这种伴发关系主要由于老年人中慢性心力衰竭和 COPD 均有较高的患病率。此外,晚期 COPD 可造成肺动脉高压症,导致右心室肥厚和右心心力衰竭,即肺源性心脏病。

慢性心力衰竭主要表现为限制性通气障碍和肺弥散功能受损,而 COPD 的特征是进行性气道梗阻和

肺组织毁损,因此,这两种病并发可导致肺功能更为严重的受损。患者常有严重的呼吸困难和活动能力受限。两病伴发还会显著增加心血管病发生率(包括非致死性心肌梗死、脑卒中),增加住院率,并有较高的病死率。

此类患者仍需使用利尿药和ACEI等抗心力衰竭有效的药物,但COPD可使治疗效果降低。近期荟萃分析结果表明,心脏高度选择性 β₁ 受体阻滞药如美托洛尔、比索洛尔应用于伴有COPD的心力衰竭患者仍是安全的。

2.慢性肾脏病 大约40%的慢性心力衰竭患者估计肾小球滤过率(eGFR)低于 60 ml/min,即伴有轻至中度肾功能障碍。伴发慢性肾脏病是慢性心力衰竭不良临床结局的独立预测因素。肾功能障碍的预后价值与心功能NYHA分级及LVEF相当,对于舒张性心力衰竭患者亦是如此。

ACEI和ARB对慢性心力衰竭的有益影响,可扩展至伴慢性肾功能损害患者,并具有直接的肾保护作用。不过,应用这两种药物时,如患者有低容量和严重的电解质紊乱,则引起肾功能恶化的风险也会显著增加。

醛固酮拮抗药在中至重度慢性心力衰竭伴轻度肾功能损害患者,仍可小剂量应用(如螺内酯 10~20 mg/d),能产生肾脏保护作用。但血清肌酐水平超过 220 mmol/L,或血钾水平超过 5 mmol/L 的患者不宜应用。

β 受体阻滞药在中至重度肾功能损害或终末期肾病患者仍应使用,可降低心血管病发病率和病死率,但以中等剂量为宜。

3.慢性贫血 贫血在慢性心力衰竭患者中的发病率为20%~55%,可造成不良的预后、更为严重的症状和更差的生活质量,还可能与心力衰竭严重程度及心力衰竭进展存在一定的因果关系。应用人重组促红素或合用静脉铁剂来矫正贫血,可改善症状,提高运动和心脏做功能力。

4.抑郁症 本病在慢性心力衰竭门诊患者中发病率为13%~48%,住院患者中可高达77%。并发抑郁症是慢性心力衰竭病死率增加的独立危险因素。抗抑郁药物可发挥一定的效果,选择性 5-羟色胺再摄取抑制药可以应用,而三环类抗抑郁药最好不用。

5.认知功能障碍 老年患者中心力衰竭和阿尔茨海默病两者伴发很常见。不过,目前尚无明确有效的改善认知功能的干预方法,能做的主要是加强对患者的监护和随访。

六、慢性心力衰竭的现状和中药治疗的前景

慢性心力衰竭是心血管疾病的最后战场,也是心血管病领域一个尚未攻克的顽固堡垒。经20多年努力,成绩喜人,但仍困难重重。在未来的征战中,中西医结合治疗心力衰竭也是攻克这个堡垒的新途径,值得探索和期待。

(一)慢性心力衰竭治疗的现状

1.射血分数降低的心力衰竭(HFrEF,即收缩性心力衰竭)的治疗药物 中国心力衰竭诊治指南2014(简称新指南)推荐应用ACEI、β受体阻滞药、ARB和醛固酮拮抗药。这4种药经临床研究证实均可以降低患者全因死亡率和心血管病病死率,从而改善预后,提高生存率。还推荐应用利尿药和地高辛,两者均可显著改善心力衰竭患者的临床症状。新问世的单纯减慢心率的药物伊伐布雷定亦被推荐,可以改善症状,还可以减少因心力衰竭的再住院率,不能耐受β受体阻滞药的患者,伊伐布雷定是一种合适的替代药物。

2.慢性HFrEF的基本治疗方案和流程 第一步应用利尿药,适合所有伴液体潴留的患者。第二步加用ACEI或β受体阻滞药。先用哪一种药可视病情做选择。第三步尽快将两者联合,可增加疗效,被称为"黄金搭档"。第四步再加用醛固酮拮抗药,与ACEI、β受体阻滞药一起形成"金三角"。这是基本方案。第五步,在上述药物应用后仍有明显症状患者可加用伊伐布雷定和(或)地高辛。前者适用于窦性心律、静息心率在 70/min 或以上的患者,后者适用于射血分数(LVEF)<45%的患者。在上述方案基础上应使治疗达到"优化",这就需要使ACEI和β受体阻滞药逐渐递增剂量并达到目标剂量或最大耐受剂量。

3.慢性心力衰竭治疗的新理念 上述治疗方案体现了主要应用神经内分泌抑制药的新理念,与过去的着重于"强心、利尿、扩血管"的传统观念截然不同。这是因为心力衰竭的发生和发展均与神经内分泌,尤其是RAAS和交感神经系统的过度激活密切相关,ACEI、β受体阻滞药、ARB、醛固酮拮抗药等均属于阻断这两个系统的药物。

4.射血分数保存的心力衰竭(HFpEF,即舒张性心力衰竭)仍是心力衰竭领域的一大难题 过去20多年该病的病死率未见显著降低,迄今已证实对HFrEF有效的药物均不能降低此类患者的病死率。换言之,目前尚无一种药物能够降低HFpEF患者的

病死率,这在心血管疾病的现代治疗中也是罕见的。如何早期和准确识别此病?中国新指南提出详细和明确的诊断标准。一是要符合该病流行病学和人口学特征:大多数为老年人、女性、近80%患者病因为高血压或有高血压史,部分伴糖尿病、冠心病、心房颤动、代谢综合征、脑卒中等。二是有心力衰竭的症状和(或)体征。三是LVEF≥45%,心脏尤其左心室未增大。四是BNP/NT-proBNP测定值轻至中度升高。如何治疗?尚无有效药物。推荐应用利尿药消除液体潴留,有效控制血压、积极治疗并发症如心房颤动、糖尿病、冠心病等。

(二)慢性心力衰竭预后恶劣,中药治疗心力衰竭有希望

过去20多年慢性心力衰竭病死率已降低60%~80%,这一巨大进步得益于理念的转变和神经内分泌阻滞药的积极应用。尽管如此,目前此病5年的病死率仍然高达60%~80%,大体上与常见的恶性肿瘤如乳腺癌、大肠癌等相仿。如何提高治疗水平?一直受到关注。新药研究进展缓慢,种类也少。在研药物中有希望的寥寥无几。自20世纪90年代ARB问世,此后证实有效并开始应用于临床的仅有伊伐布雷定。近几年崭露头角的LCZ696有可能取代ACEI和ARB,但其真正投入使用还需至少数年时间。

近期芪苈强心胶囊治疗慢性HFrEF已取得初步成果。该研究结果2013年发表于国际心血管病权威杂志之一的JACC上,并受到国外学者的关注和好评。所有入选者均应用了上述基础和优化的治疗,包括利尿药、ACEI、β受体阻滞药、醛固酮拮抗药等,结果芪苈组较之安慰剂对照组心力衰竭的生物学标志物NT-proBNP显著降低,降幅>30%的患者比率也显著增高,与此同时,不良反应的发生率显著降低。这一研究表明芪苈强心胶囊治疗心力衰竭是有效的、安全的,为该药和其他中药未来进入心力衰竭治疗的殿堂迈出了坚实的一步。

(三)在现代医学大背景下发挥传统中药治疗心力衰竭的作用

1.中医药可以发扬光大 中医药作为一种文化,可以全盘接受,作为科学,应加以发展,作为临床医学的一部分,则必须现代化,才能造福人民的健康。中药现代化的一条必由之路就是采用现代科学方法评价其疗效,让中医和西医、中国人和外国人都能认可和信服。这样做不是苛求,而是科学。芪苈强心胶囊治疗心力衰竭的临床研究就是一个例证。这一研究采用随机、双盲、安慰剂对照的方法,其结果表明传统中药如确有疗效,是经得起现代医学方法严格考评

的,这是心力衰竭治疗未来取得突破的一个机会,也是中药治疗心力衰竭的一个里程碑。这一研究也让我们对更多的中药进行心力衰竭和其他心血管病研究及应用充满了期待。

2.中西医结合开创中国心力衰竭治疗新局面如何去做?这是目前存在的主要问题。突破困局建议可循以下步骤,循序渐进。一是要制订中医药治疗心力衰竭的规范,推荐确有一定疗效的中药,并不断加以修改,与时俱进。二是要协调中西医两种治疗方法的关系,一名患者同时采用中西医两套方案,并行实施,并不是合理的方法,实际上是对中西医结合的误解,既造成浪费,又可能增加药物之间的相互作用和不良反应。三是要结合中西医长处,形成综合治疗方案,让两种医疗方法相得益彰,并为因人而异地个体化处理,留有足够的空间。在攻坚克难的奋战中我国的西医、中医和中西医结合3支医师队伍要通力合作,长期努力,坚持不懈,必有成就。

七、慢性心力衰竭管理上的10个常见误区

近期国外学者Walton-Shirley教授提出了心力衰竭管理上存在的10个常见误区。这番言论是一位长期从事心力衰竭临床工作医师的由衷之言,不仅对普通内科医师、全科医师和社区医师,而且也对心内科专科医师和从事心力衰竭工作的专家,都是有帮助、有启发的。目前,心力衰竭的治疗正处于"平台"阶段,缺少突破,缺少新的药物。我们只能寄希望于加强管理(management),以进一步提高疗效。临床研究证实这是一条可行之路。下面就Walton-Shirley教授的观点结合我国的国情和笔者的经验作一介绍和评述。

误区一:对心力衰竭患者的盐摄入不加限制 患者往往喜食用偏咸食物,还会在饮食中添加盐。除了饮食习惯外,另一重要原因是高容量负荷状态下患者会感觉较"舒服",从而造成容量负荷增加。摄入0.9g食盐就会同时使约100ml水潴留体内,这也是慢性心力衰竭急性失代偿主要诱因之一。因此,Walton-Shirley教授要求告诫患者:盐罐有如毒蛇,并要求严格限盐,明显有症状尤其水肿者应<2.4g/d。临床上中度及以上心力衰竭且伴有明显水钠潴留的患者,确应限盐和低盐饮食。

误区二:允许患者随意饮水 其危险与摄盐过多是一样的。除诱发心力衰竭,还可能导致稀释性低钠血症。慢性心力衰竭伴有低钠血症并不少见,也是预后不良之兆。其产生原因:一是心力衰竭本身可诱发

抗利尿激素释放增多;二是利尿药的应用,患者有口渴感导致饮水增加。稀释性低钠血症临床上很难处理,近期因新型利尿药、具有利水不利钠作用的托伐普坦问世,情况才有明显改观。Walton-Shirley 教授要求让患者认识到饮水越多,病情越重的风险,限制目标是1700 ml/d,包括各种饮料如牛奶、茶在内。

误区三:相信患者会遵循医嘱服药 推荐用于慢性心力衰竭治疗的药物如 ACEI、ARB、醛固酮拮抗药(如螺内酯),以及交感神经系统阻滞药 β 受体阻滞药等均十分有效。但其效果必须正确服用才会出现。实际上患者的依从性通常仅约 50%。提高依从性也就提高了心力衰竭的治疗效果。Walton-Shirley 教授的做法是要求患者就诊时带上所有的药瓶,逐一检查。这有助于提高患者的依从性和遵医嘱服药习惯。此外,选择合理服药方案(包括服药时间)也很重要。呋塞米等利尿药不能晚上用,尤其老年人,干扰和影响睡眠与休息是一个大问题。ACEI 或 ARB、β 受体阻滞药则较适合早上服用。由于多种治疗心力衰竭的药物均具有降压作用,病情较重的心力衰竭患者往往血压偏低,为避免血压进一步下降,甚至出现直立性低血压的不良反应,这些药物不宜同一时间服用,可错时服用。

误区四:不了解超声心动图检查的临床意义 如患者有心力衰竭症状,但超声检查 LVEF 正常,无心瓣膜病,亦无其他可提示心力衰竭的病因,要考虑舒张性心力衰竭。后者绝大多数为老年人、女性、有高血压史或现在仍有高血压。此外,部分舒张性心力衰竭患者可伴有心房颤动、糖尿病、肥胖等。早期诊断和治疗对于改善长期预后极为重要。治疗包括应用利尿药消除液体潴留、控制血压(<130/80 mmHg)、限制水钠摄入。那些在收缩性心力衰竭治疗中证实有效的药物(如 ACEI、β 受体阻滞药等)目前并无证据也能改善舒张性心力衰竭的预后,但仍可以应用,至少还未见有害影响。而且这些药物改善心肌重构的作用,期望也能对舒张性心力衰竭的病理生理机制产生有益的影响。此外,心脏超声检查有助于进一步评估是否有左心室增大、心肌缺血、室壁瘤,以及是否有必要做心瓣膜矫治术、血运重建等。

误区五:对应用心脏再同步化治疗(CRT)心存疑虑 采用了优化的药物治疗,心力衰竭未见显著改善,就应考虑行 CRT 术。业已证实 CRT 可显著改善生活质量和降低病死率,这一非药物方法是近十多年来慢性心力衰竭治疗的重大进展。最近的临床研究又进一步证实,心功能 NYHA Ⅱ级患者也与 Ⅲ~Ⅳ级患者一样可从中获益。这一技术的成熟性是毋庸置疑

的。现在主要问题是适应证的把握。中国心力衰竭诊治指南 2014 较好地阐述了这一至关重要的问题。一是应先进行 3~6 个月标准和优化的药物治疗;二是着重推荐有公认适应证(Ⅰ类推荐)的患者,即兼有 LBBB 和 QRS 波显著增宽(>130~150 ms),且 LVEF<35%的窦性心律患者。

误区六:不重视心力衰竭患者的心理疏导 对于那些腿肿、气促,生活质量甚差,预后恶劣如同恶性肿瘤的重症与晚期心力衰竭患者,存在精神抑郁和心理障碍,这是很常见的。医师要予以鼓励和指导,让患者鼓起勇气与疾病做斗争,习惯和适应目前的状况,既来之,则安之;帮助和指导患者进行适当的康复活动;教会重症患者从一些简单的肢体和头部动作中自得其乐。必要时也可应用抗抑郁药物。

误区七:不适当应用钙拮抗药 此事易被忽视。钙拮抗药是一种良药,常用于各种心血管病如高血压、冠心病等。但它可以增加外周水肿,激活肾素-血管紧张素-醛固酮系统和交感神经系统,使心力衰竭时的病理生理机制进一步失衡。一般不宜应用。如因严重高血压或心绞痛,且其他药物不能奏效而必须使用时,宜选择新一代长效钙拮抗药如氨氯地平或非洛地平。

误区八:认为水肿即心力衰竭,皆因左心室病变 水肿可由其他疾病所致,故应检查有无肾脏损害,包括大量的蛋白尿可引起低蛋白血症。睡眠呼吸暂停综合征可造成高血压和心力衰竭。还要考虑药物(抗肿瘤药、降糖药、非甾体类抗炎药、抗心律失常药等)、肝硬化、淋巴管阻塞和静脉反流障碍等。另外,心力衰竭和水肿可由于心脏受到限制(如缩窄性心包病、限制型心肌病、心脏淀粉样变性等),还可能主要为右心心力衰竭,其病因常见为右心室梗死、大块肺梗死、右心室心肌病、肺源性心脏病及右侧心瓣膜病等。临床上应认真分析,做出鉴别诊断。

误区九:将哮喘或慢性阻塞性肺疾(COPD)误认为慢性心力衰竭 Walton-Shirley 教授讲了一个故事。一个慢性心力衰竭患者对他说:"我不是自以为是医生,我知道有心脏病,不过,我这次发病不像心力衰竭,可能是哮喘,我自幼有哮喘病。"进一步检查分析表明患者讲的是对的。这个故事告诉我们两条道理:一是要与患者沟通,要尊重患者自己的感受。二是医师的思路应更广阔一点,心力衰竭可伴有其他疾病,而其他病的症状也可与心力衰竭相似。在诊断与鉴别有困难时,可测定 BNP/NT-proBNP,心力衰竭时这一生物学标志物会明显升高,如正常,则基本可排除心力衰竭。

误区十:借鉴临床试验的证据不正确,张冠李戴 Walton-Shirley 教授认为,由于并未采用如左心室舒张末压或肺毛细血管楔压等十分客观的指标,且入选条件又有严格的限定,临床试验的对象往往并非与我们日常工作中遇到的患者一个样。照搬研究结果是危险的,对患者和现有的证据均要作具体分析。如何恰当地制定治疗方案,让患者获得最优的治疗和最佳的结果?这里有两个基本原则:第一个基本原则是遵循循证医学的 3 个原理:①依据证据;②依靠医师的经验和判断;③尊重患者的意愿和实际情况。第二个基本原则是个体化治疗,对于心力衰竭这样一个复杂的临床综合征,每个患者的情况都是不同的,病情在进展在变化,医师要运用临床思维的方法,动态地辨证地分析和判断,采用个体化的治疗方案。

八、慢性心力衰竭的管理

提高慢性心力衰竭患者的治疗效果是一项系统工程,需要进行综合管理。

(一)可疑和早期心力衰竭的认定

1.可疑心力衰竭的认识和处理 有下列状况应列为可疑心力衰竭:①有明确的可导致心力衰竭的器质性心脏病或危险因素,如各种类型的冠心病、长期的高血压、心瓣膜病(风湿性或老年钙化性)、心肌病等;②近期出现运动耐量明显降低,而无原因可解释的;③明显的疲劳乏力,且呈进行性加重趋势,且无可解释的原因。

此时应做进一步临床检查,以发现是否存在肺淤血、轻微下肢水肿(或体重增加)等液体潴留现象。BNP/NT-proBNP 检测很有价值,其水平显著升高者有助于作出心力衰竭诊断,如在正常范围则大体可除外心力衰竭。

2.早期心力衰竭的诊断 除上述可疑心力衰竭中提到的 3 条线索外,出现下列情况应考虑为早期心力衰竭:①心率较平时明显增加 10~15/min;②睡眠高枕和(或)夜间阵发性呼吸困难;③两肺底有细湿啰音,提示肺淤血;④出现附加心音如第三心音或第四心音,并形成奔马律。此时测定 BNP/NT-proBNP 有助心力衰竭诊断。

(二)慢性心力衰竭的诊断

1.慢性收缩性心力衰竭的诊断 有下列情况可做出明确诊断:①有心力衰竭的主要症状如气急;②有心力衰竭的主要体征如下肢及全身水肿,体重明显增加;③LVEF<40%,伴左心室和(或)全心明显增大;④BNP/NT-proBNP 水平显著升高。

2.舒张性心力衰竭的诊断应从以下 3 个方面来综合分析

(1)有舒张性心力衰竭的临床表现:①有心力衰竭的症状;②有心力衰竭的体征;③LVEF≥45%,左心室和全心不大;④存在心脏结构性改变的证据(如左心房增大、左心室肥厚或心肌梗死)和(或)舒张性心功能障碍,并可排除心瓣膜疾病、心包病、心肌病等。

(2)符合舒张性心力衰竭患者人群基本的流行病学特点:大多数为老年患者、女性、有长期高血压病史或心力衰竭病因即为高血压,部分患者伴有心房颤动、糖尿病、肥胖、外周血管疾病或脑卒中。

(3)BNP/NT-proBNP 轻至中度升高:一般而言,升高水平舒张性心力衰竭低于收缩性心力衰竭,老年人低于较年轻患者。但舒张性心力衰竭患者绝大多数其升高水平应超过"灰色区域",如 BNP/NT-proBNP 水平正常,一般不做出舒张性心力衰竭的诊断。

(三)临床状态的评估

1.心力衰竭严重程度的评估

(1)临床状况评估:下列几项常见指标均应动态检测,如 LVEF、NYHA 心功能分级、BNP/NT-proBNP、6min 步行试验。这些指标也有助于心力衰竭患者严重程度危险分层和预后评估。换言之,LVEF 显著低,NYHA 分级 Ⅲ~Ⅳ 级、BNP/NT-proBNP 显著升高,6min 步行试验距离显著缩短者,其心力衰竭较严重,危险程度高、预后差。这些患者心脏性猝死和再住院率也显著增高。

(2)心力衰竭阶段划分评估:阶段 A,仅有心力衰竭的危险因素如高血压、冠心病、糖尿病等;阶段 B,不仅有危险因素,而且存在心脏结构性改变的证据如左心房增大、左心室肥厚或心肌梗死等;阶段 C,出现心力衰竭的症状和体征;阶段 D,属心力衰竭的终末期状态,其特点是常规药物治疗已不能缓解症状,需采用静脉途径给予各种血管活性药物,或应用器械辅助治疗技术,如 IABP、血液超滤、机械辅助呼吸、左心室辅助装置等。

2.治疗效果的临床评估可采用下列两种方法

(1)临床状况改善程度:包括症状和(或)体征、LVEF、NYHA 分级、心脏大小和左心室收缩末/舒张末容量及 6min 步行试验的距离。治疗后这些指标全部或大部分改善,提示治疗有效。

(2)BNP/NT-proBNP 动态检测:治疗后较治疗前降幅>30%,或降至正常水平,提示治疗有效。不过,这一方法仍有争议,迄今的临床试验结果并不一致。但仍可用作为临床评的辅助方法,在实际的临床工作中增加一种评估方法,总比单一评估为好。

(四)慢性心力衰竭治疗药物的管理

1.慢性收缩性心力衰竭 ①可降低死亡率和改善预后的药物有:ACEI、β受体阻滞药、醛固酮拮抗药和ARB。伊伐布雷定可降低因心力衰竭的住院率。②可改善临床症状并适合长期应用的药物有:利尿药和地高辛。③因缺乏有益证据而不推荐应用的药物有:他汀类、肾素抑制药(阿利吉仑)和口服抗凝药物。④因有害而不能应用的药物有:噻唑烷类降糖药物、大多数钙拮抗药(主要为硝苯地平及非二氢吡啶类钙拮抗药)、非甾体类抗炎药(包括COX-2拮抗药)。此外ACEI、ARB和醛固酮拮抗药三者不能联合应用。

2.慢性收缩性心力衰竭的治疗途径和步骤 第一步:凡有液体潴留者,均应使用利尿药,直至患者处于"干重"状态。第二步:加用ACEI或β受体阻滞药,前者适用于血压偏高者,后者可先用于心率≥70/min、基础疾病为冠心病患者。第三步:合用ACEI和β受体阻滞药。第四步:加用醛固酮拮抗药。第五步:加用伊伐布雷定或(和)地高辛。第六步:考虑做器械治疗如心脏再同步化治疗(CRT),适用于经上述标准和优化药物治疗(通常需3~6个月)后仍有明显症状、LVEF<35%,且QRS波显著增宽(>130~150 ms)或伴左束支传导阻滞(LBBB)的窦性心律患者。

3.慢性舒张性心力衰竭目前尚无证据表明,对收缩性心力衰竭有效的药物也可能改善舒张性心力衰竭预后 舒张性心力衰竭治疗主要是:①应用利尿药消除液体。②积极降压治疗(降至≤130/80 mmHg)。③伴心房颤动者宜适当降低心室率,可应用β受体阻滞药、地高辛或胺碘酮,与收缩性心力衰竭不同,必要时也可以加用非二氢吡啶类钙拮抗药。④老年患者且静息心率偏快(≥70/min)可加用β受体阻滞药。

(五)慢性心力衰竭的综合管理

1.慢性心力衰竭的康复治疗 适宜的康复治疗可提高心力衰竭患者的生活质量和改善预后。主要包括两方面内容:采取良好的生活方式和适当的运动锻炼。心内科和康复科医师应联合为心力衰竭患者制订个体化康复治疗方案,长期坚持,循序渐进,必有收获。

2.慢性心力衰竭的随访管理

(1)一般性随访:每1~2个月1次,内容包括:①了解患者的基本状况如日常生活和运动能力,容量负荷状况并测量体重、膳食和钠摄入的情况;②药物应用的情况(顺从性和不良反应);③体检如肺部啰音、水肿程度、心率和节律等。

(2)重点随访:每3~6个月1次,除一般性随访中的内容外,应做心电图、血生化检查等。对于临床状况发生变化、经历了临床事件或已恢复的患者可重复检查BNP/NT-proBNP、胸部X线和超声心动图(包括LVEF、心脏和心腔大小等)。

3.慢性心力衰竭的患者教育 临床研究和临床实践均表明,良好的患者教育,可明显提高治疗效果,并有助于改善预后。要求主管医师给予心力衰竭患者20~30 min的解释和指导。应让患者充分了解病情、与心力衰竭有关的基本知识及在一些情况下可自行做出的处理。

(1)心力衰竭的基本症状和体征:了解心力衰竭加重时可能会出现的常见临床表现,如疲乏加重、活动耐受性降低、气急加剧、静息心率增加10~20/min、水肿(尤其下肢)加重、体重增加等。因此,患者每天应称量并记录体重,测量心率和血压。

(2)自行调整基本治疗药物的方法:出现上述心力衰竭加重的征象,或3~5 d内体重增加2~3 kg,应增加利尿药的剂量。清晨静息心率≥70/min,可适当增加β受体阻滞药的剂量,应维持心率在55~60/min。血压如呈下降趋势,或≤120/70 mmHg,则常用药物如ACEI、β受体阻滞药、醛固酮拮抗药、利尿药等均不宜加量,并将这些药物在一日内分开错时服用。

(3)知晓应避免的情况:如体力活动过度、情绪激动或精神紧张、各种感染(如感冒和呼吸道感染)、摄盐和饮水过多、不遵从医嘱擅自停药、减量或加用其他药物(如非甾体类消炎药、激素、抗心律失常药物等)。

(4)知晓应立即去就诊的情况:持续性心力衰竭加重、体重增加、血压增高或降低、心率加快或过缓、心脏节律显著改变如从规则转为不规则,或从不规则转为规则、出现频发的期前收缩等。

4.慢性心力衰竭的系统协调管理 应将医院的专科诊治、社区医师的观察随访及患者家庭的日常管理充分结合起来,并随技术水平的提高和医疗体系的改革完善,将远程、遥测、电话和网络等方法结合在一起,形成一个十分规范、全天候的管理体系,给予心力衰竭患者密切和无微不至的关怀和帮助。这应该是各地现在就应该着手做的工作,并期望不久的将来会蔚然成风,届时我国心力衰竭的管理水平必能有更大的进步。

九、慢性心衰治疗的基本理念:过去、现在和未来

2015年在心衰历史上是一个重要和值得记忆的年份,正是这一年两种治疗心衰的新药得到全球的确

认,标志着心衰的药物治疗的理念再一次做出修正,也意味着心衰(主要为射血分数降低的心衰,HFrEF)治疗新的理念产生了。

(一)上世纪50~60年代:心衰治疗采用"强心"和"利尿"

"强心"药物当时主要是洋地黄类,已有近200年应用历史,也是第一种可以改善心衰症状的药物。其发挥的作用是增加心肌收缩力,但作用并不强,临床疗效并不好。当时采用负荷量方法,即先给予患者可以耐受的最大剂量,旨在使药物得以发挥最大的正性肌力作用,而后以小剂量长期维持,以补偿每日代谢掉的药物,使最大程度的正性肌力作用得以长久持续维持。洋地黄的此种用法产生的效果适得其反,不良反应包括致死性的心律失常显著增加。一位心脏病学专家当年在评论此类药功过时沉重地说过,它造成的死亡或许与挽救的生命一样多。正是这种状况改变了洋地黄类应用的方法,摈弃了负荷量法,改而采用维持量法。以地高辛为例,负荷量法的应用是首日剂量达2.5~3.5mg,即10~14片,分3~4次口服,次日改为1~2片/日。维持量法即现在仍在采用的,地高辛每日仅1片(0.25mg)。此种改变表面上是不良反应率高且严重所致的一种无奈之举,实质上也是对增强心肌收缩力治疗心衰的一种理念上的改变。一味追求强心并不能奏效,适度增强或许是更好的选择。心衰治疗以正性肌力药物为主的理念已然发生动摇。

利尿剂是第一种真正能够改善心衰症状的药物。水钠潴留是心衰的基本特征,不仅加重心脏做功的负担,而且会刺激和加重肾素-血管紧张素-醛固酮系统(RAAS)和交感神经系统的过度兴奋,形成恶性循环,促进心衰的发展和恶化。消除水钠潴留是心衰治疗主要和必不可少的举措。早期应用的汞剂虽有良好的利尿作用,但伴有较强的毒性作用。上世纪五十年代后噻嗪类利尿剂和襻利尿剂开始用于临床,才真正影响了心衰的治疗效果。虽无证据表明此类药对预后具有有益的影响,但仍是有症状患者的首要选择,其消除液体潴留和显著缓解心衰症状的有益作用迄今尚无其他药物可与之比肩。

"强心"和"利尿"这两类药不仅能够明显改善患者的症状,而且可以长期使用,这是在心衰漫长的探索中首次达到了使患者能明确获益的效果,也是心衰现代治疗的开始。但此种治疗理念的局限性也十分清楚,即心衰患者改善的仅是症状,死亡率并未降低,预后并未改善。

(二)上世纪70~90年代:心衰治疗基本理念是"强心、利尿和扩血管"

这一理念是应运了当时认为心衰的病理生理学

机制主要是血流动力学紊乱而产生的,旨在应用药物改善血流动力学状态,从而矫治心衰。

对地高辛进行了一系列的临床研究,DIG试验并未证实具有降低病死率和改善预后的作用,但可能减少因心衰的再住院率。还有研究表明,已经应用地高辛的心衰患者不宜停用,否则症状会加重,可能增加再住院率,甚至增加病死率(RADIANCE试验)。还证实长期维持应用地高辛,心衰患者是安全的,不良反应很少,对预后无不良影响。

由于洋地黄类药物表现欠佳,转而进行其他正性肌力药物的研究,其中突出的有磷酸二酯酶抑制剂和β受体激动剂。第一种在临床上得到应用的磷酸二酯酶抑制剂是氨力农,随后又产生作用更强的米力农。这两种药物的静脉制剂发挥了良好的疗效,显著改善了心衰的症状。在欣喜之时也萌生了一个新的设想,即要生产出可供长期口服的米力农,以改善慢性心衰的远期预后。遗憾的是第一种口服米力农也成了此类药物的绝唱。PROMISE研究证实NYHA Ⅲ-Ⅳ级心衰患者长期应用米力农口服制剂(40mg,bid),较之安慰剂对照组死亡率反而显著增加28%。β受体激动剂异布帕胺(ibopamine)100mg,bid口服也同样证实,较之安慰剂增加了心衰患者(NYHA Ⅲ-Ⅳ级)的死亡率。这些研究表明正性肌力药(除地高辛外)治疗慢性心衰,长期(6个月以上)应用是无益有害的。此类药物用于心衰的时代从此画上了句号。不过,也遗留下两个例外:一是正性肌力药仍可短期静脉应用于急性心衰包括慢性心衰急性失代偿患者;二是洋地黄类仍可用,其中只有地高辛做过临床研究并获推荐应用,但推荐级别不高(Ⅱa类或Ⅱb类)。

血管扩张剂如肼屈嗪、硝酸酯类和钙拮抗(CCB)剂等理论上和实验研究中均有良好的扩张血管作用,可显著降低心脏的前后负荷,有利于心脏做功。此类药于是开始应用于心衰。短期确可减轻心衰的症状,但长期预后未见明显改善(如应用长效二氢吡啶类CCB氨氯地平的PRAISE Ⅰ、Ⅱ试验等),而且,此类药物所致的神经内分泌激活作用,对心衰的病理生理过程及心衰的发展有不利的影响。

显然,在"强心"和"利尿"基础上增加血管扩张药的确可以短期改善心衰患者的血流动力学状态和症状,但并不能改善预后,心衰的治疗并未有突破。

(三)上世纪80年代中期以来神经内分泌阻滞成为治疗的新理念

1.心衰的基础研究出现重大突破 认识到心衰发生和发展的主要机制是心肌重构。初始的心肌损害一旦发生就会持续地、自发地向前发展,直至出现心肌重构,再发生心衰并达到终末期阶段。这实际上也就是上世纪90年代美国著名心脏病学专家Braunwald等所提出的心血管事件链的概念。这一概念几经修改,至今仍被广为接受。心肌重构自发持续进展的驱动力来自神经内分泌系统和细胞因子的长期过度激活,尤其是RAAS和交感神经系统。此种激活起初只是一种病理生理学的代偿机制,旨在增强受损心脏的心肌收缩力,改善心脏功能,但长期持续的过度激活,则反过来会损害心血管系统,导致心肌重构和心衰。

2.临床研究证实RAAS阻滞剂有效 RAAS阻滞剂如血管紧张素转化酶抑制剂(ACEI)和血管紧张素Ⅱ受体阻滞剂(ARB)的大样本临床研究自上世纪90年代始,陆续取得明确的阳性结果,证实这两类药物不仅可以降低心衰的死亡率,还能延缓和逆转心肌重构,即在病理生理学上和临床结果上均证实对心衰具有良好的效果。这也是在历史上首次证实药物能够降低心衰患者的死亡率和改善预后。

3.醛固酮拮抗剂也同样有效 ACEI和ARB均可以阻断RAAS,作为该系统的下游产物醛固酮的产生和体内水平也随之减少,但不久,至多3~6个月,醛固酮的水平又会逐渐回升,并可达到甚至超过原来的水平,此种"醛固酮逃逸"现象,即使应用大剂量ACEI或ARB,甚至两者合用均不可能阻止。醛固酮除了促进水钠潴留外,还可促进心肌纤维化,对心肌重构和心衰发展均具有重要的不良影响,醛固酮拮抗剂的应用势在必行。随后的一系列临床研究(RALE、EPHASES、EMPHASUS试验)均证实此类药(螺内酯或依普利酮)的应用可在利尿剂、ACEI和β受体阻滞剂基础上进一步使心血管死亡率降低25%~35%,还证实心脏性猝死率也显著降低,后者是一个尤其值得关注和重视的优点,因为心脏性猝死的防治也是慢性心衰治疗的重要靶标。既往的防治措施主要为应用β受体阻滞剂或植入性心脏除颤复律器(ICD),现在又增加了一种简单便利的方法,即应用醛固酮拮抗剂。

4.β受体阻滞剂成为降低心衰死亡率最有效的药物 正性肌力药物对心衰治疗的不利影响引起学者们深深的思考。此类药增加心肌收缩力,增加心搏出量,但同时也增加了心肌的耗氧量,加重了心肌代谢的紊乱,对于已衰竭的心肌,无疑饮鸩止渴,显然弊大于利。那么,反其道而行之,是否可能有额外的收获?国际著名的心衰研究专家Katz就提出过这样的应用抑制心肌收缩力药物的建议和推测。上世纪80年代在RAAS及其阻滞剂研究的同时关于交感神经系统及其阻滞剂对心衰影响的研究也在积极进行,并取得

重大突破。一是证实交感神经系统的过度激活,不仅与RAAS过度激活一样,是导致心肌重构和心衰的重要原因,而且其发生先于RAAS的过度激活。二是研究表明,衰竭心脏由于长期交感神经系统的激活和刺激,心脏β受体尤其β1肾上腺素能受体实际上已处于"耗竭"状态,β1受体的数量也显著减少("内在化"),导致β1和β2受体的比例显著降低。此时,β受体对于交感神经刺激缺少或几无反应。三是临床研究证实应用β受体阻滞剂能够显著降低心衰患者的病死率、再住院率和心脏性猝死发生率,并因此使全因死亡率降低达35%,降幅显著高于ACEI、ARB或醛固酮拮抗剂。尤其降低心脏性猝死率的有益作用是其他药无法取代的。此种有益作用的机制在于改善心肌β受体的功能,使之得到抵复和改善,并使内在化的β1受体重新显现出来,从而增加β1受体的数量和提高β1/β2的比率,称之为β受体阻滞剂治疗心衰的"生物学效应",与该药的急性药理作用截然相反。

上述研究的进步导致心衰的临床工作产生重大的"质变"。应用神经内分泌抑制剂治疗心衰不仅在病理生理学机制上得到肯定,在临床研究中也获得充分的有益证据。由此开创了神经内分泌阻滞剂主要是阻断RAAS和交感神经系统的药物治疗心衰的新时代。其中ACEI、ARB、β受体阻滞剂和醛固酮拮抗剂成为主力。在本世纪初通常将ACEI和β受体阻滞剂的合用称为"黄金搭档",列为慢性收缩性心衰(HErEF)的基本方案。随后,由于醛固酮拮抗剂在临床研究中证实对于轻度心衰(心功能Ⅰ级或Ⅱ级)患者也同样有效,可以如同ACEI或β受体阻滞剂一样广泛用于有症状的心衰患者,以及此类药降低心脏猝死的有益作用,2014中国心衰诊治指南将HFrEF的标准治疗方案修改为联合应用ACEI、β受体阻滞剂和醛固酮拮抗剂的"金三角"。ARB则主要推荐用于不耐受或不能使用ACEI的心衰患者,作为一种替代。

(四)2010~2015年是心衰治疗理念又一个重要转折点

1.2010年颁布了SHIFT试验的结果 伊伐布雷定是一种通过抑制窦房结If起搏电流,从而降低动作电位4相除极的坡度而降低窦性心率的新药,也是迄今唯一的一种单纯降低心率的药物。该药于2005年为欧洲药监局批准用于冠心病心绞痛的治疗,后因SHIFT试验结果而增加了HFrEF的适应证。2012年欧洲ESC心衰指南将该药的推荐应用列为指南更新的主要亮点。但次年颁布的美国更新的心衰指南对该药并未推荐应用,除了因为当时美国该药并未上

市,也反映学术界对于单纯减慢心率的药物的疗效和安全性仍心存疑虑。

2.2015年美国FDA和中国药监局（CFDA）批准伊伐布雷定上市 美国批准该药并非在伊伐布雷定临床研究顺风顺水的大好形势下,正好相反,该药在冠心病心绞痛的研究中遭遇重大挫折,SIGNIFY研究（2014年）并未证实该药治疗有效。美国的行为表明美国学者和FDA对该药治疗HFrEF的疗效仍深信不疑。当然,与欧洲药监局不同,美国FDA批准该药应用的适应证仅有心衰,不包括冠心病心绞痛。2014年中国心衰指南肯定了伊伐布雷定的疗效,并将其推荐用于"金三角"方案后仍有明显症状,且窦性心率≥70次/分的患者。次年即2015年中国药监局（CFDA）批准该药在中国上市,用于心衰治疗。至此,这种减慢心率的药物已在全球得到广泛认可和应用。

3.2015年LCZ696在欧美等20多国上市 这是一种具有抑制RAAS和抑制中性内啡肽酶（NEP）降解双重作用的药物,前者作用类似于ARB缬沙坦,后者主要抑制BNP降解酶,使体内BNP水平升高。上世纪七十年代早期即已发现NEP,基础研究证实其可降解多种肽类包括缓激肽、血管紧张AⅡ、P物质、神经降压素、胃泌素、后叶催产素、利钠肽（NPs）和白介素1β等,从而发挥重要的生理作用。NPs是一个大家族包括心房利钠肽（ANP）、B型利钠肽（BNP）、C型利钠肽（CNP）等。NPs具有广泛的生理作用包括扩张血管、利尿利钠、抑制肾素和醛固酮从而阻断RAAS、抑制交感神经系统、抑制心肌细胞肥大增殖、抑制动脉血管僵硬度,以及降低血管阻力、肺毛细血管楔压和右房压等。所有这些作用显然对心功能和防治心衰均是有益的。

4.NPs的作用机制及初始临床研究 心衰的发生和发展中NPs的释放和发挥生理作用实际上是一种拮抗RAAS和交感神经系统过度激活的代偿机制。有人提出假说认为心衰是一种"NPs缺乏状态"。基于此种假设,采用外源性给予NPs治疗心衰的方法曾做过积极的探索。奈西立肽是人基因重组的BNP,曾在急性心衰中进行过一些研究。在标准治疗基础上加用该药,患者呼吸困难症状有轻到中度改善,但病死率和再住院率无变化。此外,该药只能静脉给予,无口服制剂,使其临床应用受到限制,也让人不得不转换思路,提出了增加内源性BNP水平的方法,即抑制NEP从而升高心衰患者NPs水平。由此产生了一种药物坎沙曲（candoxatri）,可显著升高心衰患者BNP和ANP水平。但在随后进行的临床研究中坎沙曲和安慰剂相比较,左心房和右心房压虽显著降低,

但动脉压、全身和肺静脉阻力、心脏指数和心率均无变化。另一种NEP抑制剂ecadotril在研究中也并未显示临床疗效,反而增加死亡数量。这一类药物的研发遗憾地被终止了,留下一个巨大的疑问,为何NEP抑制剂长期应用以增加体内BNP,调节NP系统未能使心衰患者获益? 如前所述,NEP可降低多种物质,这些物质的生理作用各异,可能会影响NEP抑制剂的临床疗效。例如AⅡ水平升高无疑会抵消NP系统作用增强的有益作用。后续的研究显然应朝向选择性地增强NP系统某些物质（如BNP、缓激肽）的目标,而不是无选择性地使各种物质都增加,尤其要避免增加AⅡ。

5.深入的研究有喜有忧 依据上述思路奥马曲拉产生了。该药可同时抑制NEP、ACE和氨基肽酶（APP）,由于基础研究中显示出良好的降压作用,主要作为新的降压药物而研发。该药在慢性心衰的初步研究显示在降低死亡和因心衰住院方面有获益的趋势。随后进行了一项大样本的临床研究（OVERTURE试验）,该研究共入选5770例HFrEF患者,将奥马曲拉与ACEI依那普利做比较,平均治疗14.5个月。奥马曲拉组生存率并未得到显著改善。该药的研究被终止是基于以下两个原因。一是每天一次的给药方法并未能使NEP和ACE在24小时中均得到最佳抑制效果。二是存在严重的安全性问题,血管性水肿发生率奥马曲拉组（0.8%）显著高于依那普利组（0.5%）,而此种不良反应有导致喉头水肿而致命的风险。血管性水肿的发生原因是该药同时抑制ACE和NEP,从而使缓激肽水平升高。

6.缓激肽对心衰治疗具有有益作用 ACEI治疗心衰的疗效部分来自缓激肽的作用。但后者可导致血管性水肿风险也是众所周知的。使缓激肽降解的有3种关键酶,其作用效力等级依次如下:ACE>APP>NEP或DPP-4。体内研究显示,奥马曲拉同时抑制这3种酶,ACEI仅抑制ACE。显然,ACEI类药物基本上平衡了对心衰的有益作用和血管性水肿的风险。奥马曲拉的临床作用则打破了此种微妙的平衡关系,使血管性水肿的风险明显增加。这样的研究结果,也从另一个角度提示,NEP抑制剂与其他RAAS阻滞剂联合可能是心衰新药研发的合适途径,LCZ696由此应运而生,该药既抑制RAAS,又抑制NPs,从而在保留抗心衰疗效同时,又降低血管性水肿的风险。

7.PARADIGM-HF研究意义重大 2014年公布的PARADIGM-HF研究是一项多中心、随机双盲研究,共入选8442例心功能Ⅱ～Ⅳ级的心衰患者,中位随访27个月。LCZ696（200mg,2/d）组较之依那普利

（10mg，1/d）组，主要复合终点（心血管死亡以及因心衰住院）发生率显著降低20%（RR 0.80，95%CI 0.73~0.87，P<0.001）；心血管死亡率降低20%（RR 0.80，95%CI 0.71~0.89，P<0.001），全因死亡和因心衰住院的风险分别降低16%和21%。

8.中药芪苈强心胶囊治疗心衰研究初步成功
近期应用芪苈强心胶囊的一项多中心、随机对照研究表明在标准和优化抗心衰治疗基础上加用该药与安慰剂对照组相比较，治疗后NT-proBNP水平较基线值降幅>30%的人群比率较之安慰剂对照组显著增加。该研究虽然只是采用了替代指标而非临床终点事件，但治疗后BNP/NT-proBNP水平较基线降幅达30%以上，是国际上公认有效的标准，已为许多临床研究所证实和采用，故具有一定的可信性和可靠性。此外，该药还显著降低心衰患者复合终点事件，改善生活质量和心功能，提高LVEF和6分钟步行距离。芪苈强心胶囊的初步成功表明，一种中药如确有治疗价值是能够经得起现代科学研究方法检验的。

（五）心衰治疗的新理念即神经内分泌阻滞/调节和对机体整合调控已经浮出水面
LCZ696显然并非神经内分泌抑制药，其对RAAS的阻断作用和对NPs抑制从而升高内生性BNP的作用，展现了一种神经内分泌调节药的典型药理功能。该试验确定的阳性结果，不仅肯定了该药在心衰治疗中的疗效和地位，也宣示了在未来心衰的治疗中神经内分泌调节药将以主角的身份闪亮登场。LCZ696未来有可能取代ACEI，近十多年慢性心衰治疗的"黄金搭档"、"金三角"，此后将会逐渐改变，这意味着以神经内分泌阻滞剂为主的心衰治疗，开始转变为神经内分泌调节治疗，阻滞和调节这一字之差，其含义是截然不同的，心衰的药物治疗又翻开了新的篇章。

伊伐布雷定将打破β受体阻滞剂一家独大的局面，其与β受体阻滞剂的联合显然优于单用β受体阻滞剂。这是一种单纯降低心率的.药。心率快慢的调节是一个复杂的病理生理机制，牵涉到交感神经、副交感神经，以及神经体液等作用。其中交感神经系统无疑起了重要作用。交感神经系统的兴奋和激活有许多表象，心率增快是最直观的征象。伊伐布雷定对交感神经系统并无直接作用和影响。心率增快不仅是交感神经兴奋的结果，也是使其激活的诱因。因此，减慢心率对于交感神经系统的活动具有间接和潜在的调节作用。从这一角度来看，伊伐布雷定对心衰治疗有益作用，也可以理解为一种具有神经内分泌调节功能的药物。

芪苈强心胶囊显然并不属于任何一类目前的抗心衰治疗药物，其作用机制相似于其他传统复方中药，具有多重作用靶点、多个作用途径和多个作用机制。例如，芪苈强心胶囊应用的临床经验提示，该药有良好的利尿作用，可考虑应用于金三角后仍有症状或常规应用利尿剂效果不理想的患者。传统中药具有的抑制、激活和调节的复合效应，也许对心衰这样一种极其复杂的心血管综合征，反而可产生机体的整合效应，对心衰发生发展过程中的病理生理学改变起着有益的、独特的调节和整合作用。我国传统中药今后有可能在慢性心衰治疗中发挥一定的作用。

近几年这3种药物得到肯定标志着心衰的新理念正在形成，即从主要采用神经内分泌阻滞和抑制药物转变到阻滞和调节相结合，以及对机体的整合调控（包括阻断和增强）的新思路新理念，未来一段时间的心衰药物治疗将沿着这一方向前进，更多的研究成果和新药问世将进一步肯定这个方向的正确性，并逐渐改变过去近20年形成并发挥积极作用的以"黄金搭档"和"金三角"为代表的神经内分泌阻滞剂一统天下的格局，心衰治疗将更加具有多元化、个体化和开放性。

第三节　急性心力衰竭——心力衰竭中的顽固堡垒

一、急性心力衰竭临床治疗的现状和展望

急性心力衰竭的临床研究充满矛盾。同样的治疗方法和对象，其结果可能完全不同。此种状况显然与该病的复杂多变有关，患者的病因不同，病理生理机制不同，临床表现和血流动力学改变不同，往往临床结局也不同。目前对该病的认识还远不够深入，每个具体病例可能均是独特的。这也提示，急性心力衰竭现有的临床研究方法应有所改变，应不同于慢性心力衰竭和其他疾病。究竟应如何开展急性心力衰竭的临床研究？将是未来临床研究的一个急迫议题。

急性心力衰竭的药物治疗过去20年并无显著进步。近几年各国指南推荐的药物与传统治疗几无差异。新的药甚少。并非没有研究，而且进展不大，先后数十种研究药物最终未进入临床实用。

急性心力衰竭急性期病死率高。迄今仍未有一种药物能降低其急性期病死率，包括少数几种新药。

甚至倍受推崇、进展迅速的非药物的器械治疗如血液超滤、主动脉内球囊反搏（IABP）、机械辅助呼吸、左心室辅助装置等亦未能获得降低死亡率的证据。

美国过去10年中因急性心力衰竭而急诊就医者为1000万，急性心力衰竭患者中15%～20%为首诊心力衰竭，大部分则为原有的心力衰竭加重。急性心力衰竭预后很差。因急性心力衰竭住院患者的住院病死率为3%，60 d病死率9.6%，3年和5年病死率分别高达30%和60%。我国的研究资料较少，回顾性分析表明因心力衰竭住院占住院心血管病患者的16.3%～17.9%。

（一）急性心力衰竭与治疗有关的病理生理学概念

急性心力衰竭住院或再住院的主要原因与肺部及全身的充血状态有关，而不是因为低心排血量。目前对急性心力衰竭的病理生理学了解仍不充分。急性心力衰竭患者最常见表现为呼吸困难或气促，并有各种不同的临床表现。诱因或病因的病理生理机制可以是单一的，也可能为多种因素合并存在，如高血压、神经内分泌激活、心肌功能障碍、心律失常、心瓣膜疾病、急性冠状动脉综合征（ACS）、心肌收缩功能降低等，结果造成肺毛细血管楔压（PCWP）升高和（或）心排血量降低。对于大多数急性心力衰竭患者，尽可能保存和改善心脏的功能，即心脏重建对改善预后和临床结局至关重要。

1.心脏重建（cardiac reconstruction）的概念　这是极其重要的一种新理念。传统上认为，初始心肌损害后激发了心力衰竭的病理过程，后者将自发地向前进展，呈不可逆转的趋势，最终发展至心力衰竭，并达到终末期阶段。不过，晚近的许多研究和观察表明，如能及时矫治患者的基础心血管病变和消除病因，采用优化的药物治疗和器械治疗，挽救存活心肌，抑制过度激活的神经内分泌状态尤其肾素-血管紧张素-醛固酮系统（RAAS）和交感神经系统，以及适当处理各种合并症，则心肌的功能可以保存和恢复。这就是心脏重建的核心思想，即尽最大努力来保存和恢复心脏的功能。急性心力衰竭临床处理中需针对主要靶标，采取积极有效的举措，以达到心脏重建的目的。

2.心肌损伤　急性心力衰竭可伴肌钙蛋白水平升高，甚至在无ACS证据下亦如此，提示有心肌损伤。不过，肌钙蛋白升高仅见于很小百分比的急性心力衰竭患者。肌钙蛋白水平升高患者预后恶劣。显然，心肌损伤提示心力衰竭进展加剧。急性心力衰竭时肌钙蛋白释放的机制尚未阐明，不过，预防和治疗心肌损伤无疑应成为急性心力衰竭处理的一个重要靶标。

3.冠状动脉疾病　国外的研究资料表明，大约60%的急性心力衰竭，其基础疾病为冠心病，且预后恶劣，可表现为ACS伴急性心力衰竭，或更为常见的情况是临床表现为急性心力衰竭，而其基础病为冠心病，引起心力衰竭的原因为严重的心肌缺血。以ACS为例，胸痛或胸部不适的出现可伴各种临床状况如低血压、正常血压或高血压，并并发急性心力衰竭；可有不同的心电图表现如ST抬高心肌梗死、ST段压低等。基础的病理生理学改变与冠状动脉的粥样硬化斑块破裂有关，引起急性发生的冠状动脉内血栓形成，导致心肌缺血和心肌细胞坏死。

尽管急性心力衰竭患者中冠心病很常见，但早期治疗是否因此而需有所改变，则不很清楚，亦尚未做过良好的对照研究。回顾性分析表明，及时且成功的血运重建和患者的临床结局显著有关联。一般而言，冠心病的适当治疗对于心力衰竭的控制和预防是有效的，故在急性心力衰竭的处理中冠心病也是一个重要的靶标。

4.存活而功能障碍的心肌　心脏收缩功能障碍患者中大多数有仍存活但功能障碍的心肌，后者完全有可能得到挽救。基础疾病为冠心病患者中最常见被识别和描述的是冬眠心肌，主要系慢性心肌缺血所致，不过，也并不总是与慢性心肌缺血相关联。

非冠心病患者亦有较高的比率存在存活而功能障碍的心肌。对此有许多解释如过度的交感神经刺激或微营养缺乏等。挽救这些存活心肌可以恢复心肌收缩力，并预防进一步的心肌细胞的丧失和数量的减少。

显然，正确检测、鉴别和确认存活心肌，并予以有效的挽救必然是急性心力衰竭治疗的靶标。临床研究表明，冠状动脉血运重建和β受体阻滞药的应用能够恢复这些存活心肌的功能。

根据存活心肌组织存在的范围和严重程度，可以将患者区分为两类，即有可挽救的存活心肌患者和心肌已不能挽救因而心肌功能难以改善的患者。前者显然是处理的重点，但对于存活心肌的分布、范围、产生原因及不同治疗方法的效果与选择等问题，均缺乏良好和深入的研究，这也是今后的一个重要研究方向。

5.引起左心室功能障碍的代谢因素　心脏每天泵出的血液总量达7000 L，为此需要消耗多达6 kg以上的三磷腺苷（ATP）。每30天心脏亦需要更新其蛋白质成分。显然，心脏的代谢需求极其巨大，也就随时有可能发生能量的消耗和产生之间的失衡。自由脂肪酸和葡萄糖代谢可产生ATP，后者为心肌细胞利用来转变为强有力的机械收缩做功。

缺乏可转化为能量的物质,或者供能物质或燃料的代谢受损,以及能量的释放障碍等均可造成心肌损害,并最终诱发和导致心力衰竭的病理生理过程。心力衰竭的发生又必然会加重心肌细胞能量代谢障碍。这也是许多学者一直主张应用改善能量代谢的药物来治疗心力衰竭的原因。

正性肌力药物的应用是误用能量的一个常见和典型的例子。此类药物短期对心脏做功有所改善,但能量消耗增加和供需失衡导致心肌进一步的损伤。

还有一些药物可刺激心脏但不能改善心脏的代谢,这可以解释某些改善血流动力学状态的药物,其对临床结局的影响是中性或阴性的。

因此,针对心肌能量和代谢的治疗也是未来急性心力衰竭干预的一个靶标。

6.肾脏受损　住院急性心力衰竭患者伴肾脏功能受损(定义为肾小球滤过率<60ml/min)较为常见。大量的资料表明,对于急性心力衰竭住院患者基线肾脏功能受损和肾功能恶化均是病死率增加的独立预测因子。

病理生理学研究指出,心脏功能和肾功能两者之间存在很强的相互依赖关系,这至少部分是由神经内分泌和血流动力学因素介导的。业已提出的心肾综合征概念可以解释急性心力衰竭患者中常常观察到的肾功能异常现象。不过,心肾综合征的病理生理学过程具有明显的异质性,并非单一的,尽管临床上已将其区分为5种类型,仍不能给予充分的解释。

临床上急性心力衰竭患者的状况即便已获改善,肾功能恶化仍然可以出现。肾功能恶化的机制尚未完全阐明,可能是药物(如ACEI)相关,或由于大剂量利尿药所致的血管内脱氢化,或静脉充血相伴发的心排血量减少,以及上述3种状况的各种组合。

业已证实肾功能受损是心力衰竭患者预后不良之兆,显然,针对肾功能的治疗也应该是急性心力衰竭处理的一个靶标。不过,目前尚不清楚,仅仅改善肾功能而不改善心脏功能,是否也足以使临床结局得以改善?

(二)急性心力衰竭的若干新观念

1.新定义　心力衰竭的症状和体征新发或再发,逐渐加重或迅速恶化而需要入院作急诊治疗的称为急性心力衰竭。这一更新的定义包含了既往慢性心力衰竭急性加重(称为慢性心力衰竭急性失代偿),后者在欧美国家已成为急性心力衰竭最常见类型,实际上也是我国大多数因心力衰竭住院患者的基本原因。

2.新的分类　过去欧洲心脏病学会(ESC)心力衰

竭指南将急性心力衰竭分为6种类型:①慢性心力衰竭急性失代偿;②肺水肿;③高血压心力衰竭;④心源性休克;⑤单纯性右心衰竭;⑥ACS伴心力衰竭。这一分类似不够清晰,其中①属慢性心力衰竭急性加重,③和⑥属急性左心衰竭,⑤属急性右心衰竭,②和④实际上是急性左心衰竭的临床表现和类型。这一分类还存在明显的重叠,且无法包括临床上常见、由心瓣膜疾病、心肌炎和(或)心肌病、严重心律失常等疾病所致的急性心力衰竭。不过,从临床角度看,这一分类仍具有实际应用价值。

美国ACCF/AHA根据临床类型将此类患者分为:①容量超负荷,表现为肺和(或)全身充血;②严重的心排血量降低,常伴低血压;③容量超负荷和心源性休克合并存在。此种分类法显然侧重于血流动力学状态和病理生理机制,并不实用,但可用来分析患者的临床表现及其类型。

将ACCF/AHA心力衰竭阶段划分也结合在内的急性心力衰竭分类方法(表3-6),较受好评,很简明,临床应用时可以增加心力衰竭病因的认定。

表3-6　急性心力衰竭分类方法

	阶段划分	说明和解释
慢性心力衰竭恶化(约占75%)	阶段C	有结构性心脏病伴原有或现有心力衰竭症状
晚期心力衰竭	阶段D	顽固性心力衰竭需特殊干预
新发或再发的心力衰竭	阶段B最常见	有结构性心脏病,但无心力衰竭症状
	阶段A亦可见	有心力衰竭高危因素,但无结构性心脏病
	非阶段A或B	

2010年3月颁布的我国"急性心力衰竭诊断和治疗指南"将急性心力衰竭分为3大类:①急性左心心力衰竭,又按基础病因(如心肌梗死或心肌缺血、高血压、心肌炎和心肌病、心瓣膜疾病、严重心律失常等)进一步分类。②急性右心心力衰竭,再按常见病因如右心室梗死、大块肺梗死或肺栓塞、右心瓣膜疾病、肺动脉高压等来区分。③非心脏性原因所致的急性心力衰竭。这一分类由于简明,就很难做到全面和十分准确,也存在个别的重叠,如肺梗死可列在急性右心衰竭,也可以归为非心源性心力衰竭。但这一分类着重于心力衰竭的病因和心力衰竭的基本类型(即

左心衰竭或右心衰竭），这些信息是临床工作最需了解的，故适合实践使用。

3.新的认识　急性心力衰竭极其复杂，对该病的认识还远不够深入。该病的临床表现、血流动力学改变、病理生理机制均复杂多变，引起急性心力衰竭的基础病因和诱发因素又是多种多样，每个病例均各具特征，动态与细致的评估和个体化的处理十分必要。

心力衰竭住院本身就具有重要的临床意义。这是患者长期病程的一个重要的转折或标志，提示病情严重和预后不良，随后每增加一次住院，则死亡和再住院的风险亦显著增加。

心力衰竭的症状改善和患者的临床结局或预后明显并不相关联。现代的心力衰竭治疗可使患者症状改善，感觉良好，但以后各种心血管事件发生率却仍然很高。这一现象提示心力衰竭症状的变化似乎不会影响到与临床结局相关的病理生理学机制，也提示对于症状改善的患者仍需要长期和积极的治疗。

急性心力衰竭起病或入院时患者的收缩压与预后相关。研究表明，收缩压在 104 mmHg 以下者，住院病死率达 9.5%，收缩压在 105～114 mmHg、115～123 mmHg 及 124～131 mmHg 者，病死率分别为 5.5%、4.5%和3.5%。收缩压超过 140 mmHg 者，住院病死率低于 2.5%。

急性心力衰竭的临床研究充满矛盾，同样的治疗方法和对象，其结果可能完全不同，令人感到困惑和不解。此种状况显然与该病的复杂多变有关，也提示目前应用于急性心力衰竭的临床研究方法应有所改变，应不同于慢性心力衰竭和其他疾病。究竟应如何开展急性心力衰竭的临床研究？将是未来临床研究的一个急迫议题。

（三）急性心力衰竭的早期（急性期）处理

此处的早期或急性期是指患者因心力衰竭入院最初的治疗阶段，国外文献常将此阶段称为急诊室治疗期。

1.急性心力衰竭的诊断　主要依据临床诊断。应详询病史、评估症状和体征（如颈静脉充盈、第三心音、肺部啰音等）。不过，肺充血的 X 线征象并不能排除慢性心力衰竭伴高充盈压状况。

检测心力衰竭的生物学标志物 BNP 及其 NP-proBNP 并结合临床状况，对于伴气急等症状的疑似患者，有助于做出诊断。此时，BNP/NT-proBNP 水平正常者可除外心力衰竭，因为该指标的阴性预测值可达到95%；如测定值显著增高，则有助于心力衰竭的诊断，其阳性预测值亦可达 80%～85%。

具体操作可依据图 3-2。这一流程图来自我国新

颁布的急性心力衰竭指南（2010）。将 BNP/NT-proBNP 作为确诊指标不只是因为其作为心力衰竭生物学标志物所具有的临床价值，更重要的是考虑到我国的国情：一是该方法较昂贵，不宜作为初筛检测指标；二是该方法我国应用还不普遍，中小医院和部分大医院均未开展。因此，这一检查我国目前只推荐用于有气急等症状而疑为急性心力衰竭的患者。

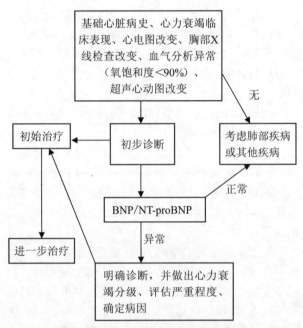

图 3-2　急性左心心力衰竭的诊断流程
（引自我国急性心力衰竭诊断和治疗指南，2010）

2.确定和治疗威胁生命的临床状况　气道通畅、呼吸支持和循环支持仍是最初的基本处理，也是严重的急性心力衰竭患者(如伴有骤发的肺水肿或心源性休克)的必须治疗。其他需要紧急干预的临床状况有 ST 段抬高的心肌梗死、恶性心律失常、高血压急症等。对于这些状况往往诊断、鉴别诊断和治疗需同时与平行进行。

3.确定和治疗临床疾病　对于并发的各种常见临床疾病和临床表现如高血压性急性心力衰竭、肺水肿、慢性心力衰竭急性失代偿、ACS 伴心力衰竭、心源性休克、右心心力衰竭等均应立即给予初始治疗，并酌情给予进一步治疗(图 3-3)。这一治疗流程也来自我国的指南，即便基层医院亦可以应用，在初始治疗基础上，依据患者临床状况，选择应用各种血管活性药物，做进一步的治疗。

（1）迅速缓解循环充血状况：可静脉给予襻利尿药如呋塞米，促进水钠排出，但要注意防止水和电解质紊乱。

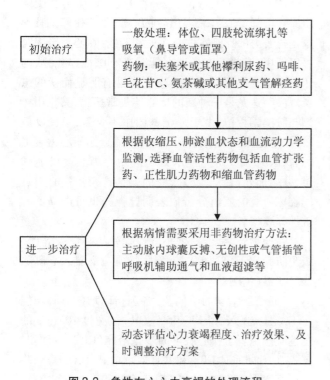

图 3-3 急性左心心力衰竭的处理流程
（引自我国急性心力衰竭诊断和治疗指南，2010）

初始治疗 — 一般处理：体位、四肢轮流绑扎等；吸氧（鼻导管或面罩）；药物：呋塞米或其他襻利尿药、吗啡、毛花苷C、氨茶碱或其他支气管解痉药

根据收缩压、肺淤血状态和血流动力学监测，选择血管活性药物包括血管扩张药、正性肌力药物和缩血管药物

进一步治疗 — 根据病情需要采用非药物治疗方法：主动脉内球囊反搏、无创性或气管插管呼吸机辅助通气和血液超滤等

动态评估心力衰竭程度、治疗效果、及时调整治疗方案

（2）改善心脏做功不良：可静脉给予血管活性药物包括正性肌力药物、血管扩张药和缩血管药物（如去甲基肾上腺素）。其中正性肌力药物，除传统的儿茶酚胺类（如多巴胺、多巴酚丁胺）、磷酸二酯酶抑制药（如米力农）外，亦可应用新一代的药物左西孟旦，该药在增强心肌收缩力同时并不增加心肌的耗氧量，还有一定的扩张血管作用。血管扩张药常用的有硝酸酯类（如硝酸甘油、硝酸异山梨酯）、硝普钠和乌拉地尔，还有新一代的药物奈西立肽（国内同类产品名为新活素）。新活素为重组人 B 型利钠肽，可同时扩张动脉和静脉，还具有利尿排钠和阻断 RAAS 的作用。

临床上可根据收缩压水平和肺部淤血状况来选择各种血管活性药物（表 1-31）。收缩压在 100～110 mmHg 以上且稳定，可应用襻利尿药和血管扩张药。收缩压在 90～100 mmHg 的急性左心心力衰竭患者，宜选择正性肌力药物，如选择血管扩张药则必须与正性肌力药物合用；此时不宜单独使用血管扩张药，以免血压进一步降低。

如经上述积极处理，急性心力衰竭症状仍未见改善或收缩压降至 90 mmHg 以下，则需在血流动力学监测下应用各种血管活性药物和适当补充血容量。

改善左心室充盈压和（或）增加心排血量可使心力衰竭症状显著缓解，这也是急性期和早期治疗的主要目标之一。不过，改善症状不应造成心肌或肾脏受损、冠状动脉灌注量减少、心率增快、神经内分泌进一步激活等。故应注意监测心率、心律、血压等的变化。

传统药物如襻利尿药和硝酸酯类药物在急性心力衰竭的应用并未做过系统和充分的临床研究，治疗的方法包括剂量、疗程及给药途径等主要是经验性的。实际上，在急性期如何既要迅速缓解症状，又要维持血流动力学稳定，应用的药物必须安全有效，目前很难做到。这也是临床处理上遇到的一个难题。

（3）处理心动过速：快速性心律失常和全身血压升高患者常伴过度的交感神经刺激，可应用 β 受体阻滞药，必要时静脉给予艾司洛尔，尤其适用于伴快速心室率的心房颤动和（或）严重高血压所致的心力衰竭。伴严重室性心律失常时还可使用胺碘酮，反复发作难以控制的，考虑为交感风暴，可联合应用 β 受体阻滞药和胺碘酮，如影响血流动力学稳定，血压显著降低，需考虑紧急电击复律。

（4）识别和治疗心力衰竭的诱因：根据 EHFS Ⅱ（euroHeart failure survey）研究的资料，初发的急性心力衰竭和慢性心力衰竭急性失代偿这两种状况，心力衰竭诱因是不同的。前者主要为 ACS、心瓣膜病和心律失常；后者常见的也有心律失常和心瓣膜原因，但最常见者为患者对药物治疗的依从性差，而不是 ACS。另外，根据 OPTIMIZE-HF 研究的分析，急性心力衰竭最常见的诱因为肺炎或呼吸道感染、心肌缺血和心律失常。

（5）危险分层：在早期处理后如何进行危险分层尚缺少具有循证医学依据的指导性意见。高危人群是具有临床特征的，但缺少高危特征的患者并不必定是低危人群。推荐下列两种评估指标：①收缩压水平，这是广泛应用的指标，可迅速评估住院期间病死率风险。持续低血压患者风险高。② BNP/NT-proBNP，测定值显著升高者（如 NT-proBNP＞5000 ng/L）属于高危人群，且预后较差，需采取更为积极的治疗措施。

（6）急诊处理的重要性：初步研究表明，早期的急诊治疗十分重要。迅速和正确地做出诊断和及时处理严重的临床状况如骤发的肺水肿、恶性心律失常，ST 段抬高型心肌梗死等可挽救生命。

对于大多数慢性心力衰竭急性失代偿患者，需要更多了解急性心力衰竭的早期病理生理过程，了解常规治疗方法和原有基础治疗的更多证据，有助于做出最适当的选择。例如，长期应用 β 受体阻滞药的慢性心力衰竭患者，如此次急性失代偿并非因为 β 受体阻滞药所致,则 β 受体阻滞药不宜减量或停用。此时停用对急性期治疗并无好处,反而使尔后该药的加用和增加剂量造成困难(B-COVINCED 试验)。

此类患者如需应用正性肌力药物,不宜首选儿茶酚胺类,由于 β 受体阻滞药对心肌 β 受体的抑制作用,会影响多巴胺或多巴酚丁胺的疗效,选择其他正性肌力药物如磷酸二酯酶抑制药(如米力农)或左西孟旦可能更为适当。

此外,对于基础疾病为冠心病所致的急性心力衰竭不宜使用氨茶碱或其他支气管解痉剂,也不宜应用毛花苷 C(西地兰),以免诱发冠状动脉痉挛和加重心肌缺血。

(四)积极进行促进心脏重建的治疗

目前证实有效的方法主要针对以下靶标。

1.心肌损伤和左心室功能障碍　RAAS 阻滞药如ACEI、ARB、醛固酮拮抗药,交感神经系统阻滞药 β 受体阻滞药,均可以改善左心室功能和心力衰竭患者的预后。利尿药和地高辛亦可长期应用,有助于缓解和减轻心力衰竭的症状。

2.冠心病和严重心肌缺血　有效的血运重建和改善临床结局之间有显著的关联,应积极考虑采用,根据患者情况选择冠状动脉旁路移植术或冠状动脉支架术。推荐使用的药物有抗血小板药物(如阿司匹林)、β 受体阻滞药、他汀类药物等。至于能量和代谢调节药物,亦可能有益,但尚缺少充分的临床证据。

3.挽救存活心肌　部分心肌仍存活但丧失了功能,处于"冬眠"状态,可采用 MRI、超声心动图药物(如多巴酚丁胺)运动试验、放射性核素显像等方法来检测。业已证实,及时采用冠状动脉血运重建和 β 受体阻滞药治疗有可能恢复存活心肌正常功能。

4.肾脏受损　监测和改善肾功能的措施很有必要。肾功能状况也是心力衰竭预后的一个预测指标。药物中 ACEI 或 ARB,以及钙拮抗药可酌情应用。严重肾功能受损者应做血液透析。由急性心力衰竭所致的急性肾衰竭,在心力衰竭控制后,肾功能状况可以恢复。

5.心电系统异常　心力衰竭的基本病理机制是心肌重构,往往也伴有电重构,后者与患者发生的各种心律失常如心房颤动、严重的室性心律失常等有关。这也是心力衰竭治疗的一个靶标。

(1)心房颤动:如有可能,应转复至窦性节律(电击、药物复律及射频消融术);不能转复或不能长期维持窦律者,应控制心室率,为此可使用 β 受体阻滞药、地高辛和胺碘酮,以及非二氢吡啶类钙拮抗药,还需酌情应用口服抗凝药物如华法林。

(2)预防心脏性猝死:药物中迄今仅证实 β 受体阻滞药可降低心力衰竭患者的心脏性猝死率。胺碘酮是强有力的抑制室性心律失常药物,在心力衰竭时可以使用,但并无充分证据能减少心脏性猝死,故临床上适用于伴频发室性心律失常且有明显症状的患者。决奈达龙是一种新的抗心律失常药物,其作用机制与胺碘酮相仿,由于分子基团中不含碘,不良反应较少,曾让人充满期待。但该药不适合用于心力衰竭患者,因为一些研究提示该药应用心力衰竭可能加重,并增加死亡率。此外,醛固酮拮抗药治疗心力衰竭临床研究的亚组分析似表明此类药也可以降低心脏性猝死率。

除药物外,对于发生心脏性猝死的高危人群(一级预防),以及猝死的二级预防均应考虑置入心脏除颤复律器(ICD)。

(3)心脏活动的不同步:各国指南均推荐心功能NYHA Ⅲ～Ⅳ 级、LVEF<35%、QRS 波宽度>0.13 s 的窦性心律患者可作心脏再同步化治疗(CRT),可同时置入 ICD,即兼具 CRT 和 ICD 双重功能(CRT-D)。晚近根据新的证据(MADIT-CRT 和 REVERCE 试验),亦推荐 CRT 用于心功能 NYHA Ⅱ 级患者,但目前经验尚少,证据也不够充分,临床采用须十分慎重。

6.心瓣膜疾病　由于心瓣膜置换术在技术上已十分成熟,有器质性心瓣膜疾病患者在心力衰竭发生前即应考虑做外科手术,以预防心力衰竭。已有心力衰竭者则应尽早手术,以防止心力衰竭再发。

7.其他　如代谢因素,近来也受到关注。能量代谢失衡也是心力衰竭发生的一个病理生理机制。正性肌力药物反而增加心力衰竭病死率的原因之一,就是因为增加了心肌耗氧耗能,从而加重能量供需失衡状态。改善心脏代谢和能量的治疗也可以成为干预的靶标,但临床上应用曲美他嗪、辅酶 Q10、左卡尼汀等仍缺少使患者获益的有力证据。

(五)急性心力衰竭病情稳定后的评估

一些患者住院治疗效果显著,症状缓解,出院后仍可能于短期内再住院或死亡;反之,有的患者伴严重的临床症状,甚至表现为骤发的肺水肿,或慢性心力衰竭急性失代偿者出院后仍有心力衰竭的症状和体征,却可能长期存活。此种反常现象提示:一是需要对患者经常做动态评估和定期随访;二是需要关注患者的整体状况,除症状和体征外,还包括心脏及其腔室大小[胸部 X 线和(或)超声心动图检查]、LVEF、NYHA 心功能分级、6min 步行试验等。

最近推荐采用心力衰竭的生物学标志物 BNP/NT-proBNP 作为一种新的评估方法,如治疗后测得的水平与基线水平相比,降低的幅度未达到 30%~40%,提示治疗效果欠佳和预后不良。

要评估患者的基础心血管疾病并做相应的处理。无基础心血管病的患者并不需要继续进行相关的心力衰竭治疗,但今后应避免和早期控制可导致急性心力衰竭的诱发因素。伴基础疾病的急性心力衰竭患者应积极治疗原发病。

还要对患者做定期随访,了解病情变化。出院前和随访中做好患者教育工作十分重要,我国新的急性心力衰竭诊治指南中提出了具体要求,可以参看。国外研究资料表明,良好的患者教育和随访可以提高治疗的依从性和改善心力衰竭患者的预后。

(六)急性心力衰竭稳定后的药物治疗

急性心力衰竭中约 80% 为慢性心力衰竭急性失代偿。此类患者在失代偿得到控制后,接下去的一个极其重要的问题是努力改善慢性心力衰竭的状况,防止再次出现失代偿。这就需要继续应用药物治疗并达到优化。换言之,对原有方案要评估,在此基础上要增加药物剂量和增加药物种类。

业已证实有效的药物中 ACEI、β 受体阻滞药、ARB 和醛固酮拮抗药这 4 种不仅可缓解症状,而且可以改善患者的预后;利尿药和地高辛则能够改善症状,且可以长期应用,不会对病死率有不良影响。

原有慢性心力衰竭的患者必须根据我国的指南进行长期和规范化的治疗。标准方案是在利尿药基础上应用黄金搭档,即 β 受体阻滞药和 ACEI。

1.β 受体阻滞药 慢性心力衰竭急性失代偿患者原有的 β 受体阻滞药已证实无须减量或停药。既往在这种情况下的处置,大多遵循 2008 年 ESC 心力衰竭指南的建议,β 受体阻滞药宜减少剂量,病情严重者宜暂时停用,待病情稳定后再恢复使用。B-CONVINCED 试验结果表明,此类患者继续应用 β 受体阻滞药组和停用组相比较,治疗效果和临床事件发生并无差异。随访表明,继续应用者获益更多,其平均心率降得较低,此后 3 个月 β 受体阻滞药使用率较高(90% vs 76%),剂量也较大,且与停用者相比均有显著差异。失代偿控制后,β 受体阻滞药宜继续递增剂量,以达到目标剂量。

2.ACEI 其剂量也应继续递增,只要患者能够耐受,应达到目标剂量。如递增过程中出现血压下降、血钾和肌酐升高、肾功能损害,则剂量不能再增加。此时即为患者的最大耐受剂量。

3.加用醛固酮拮抗药 在黄金搭档应用并达到目标剂量或最大耐受剂量后,仍有明显症状的患者可考虑加用醛固酮拮抗药。晚近此类药已可用于

NYHA II 级患者(EMPHASIS 试验,2010)。此前的研究(RALES、EPHESUS 试验)仅证实对 NYHA III~IV 级患者有效。现在此类药在心力衰竭患者中的应用范围,基本与黄金搭档相仿。

4.加用 ARB 如患者不能耐受醛固酮拮抗药,可改为加用 ARB。这样就形成 ACEI 加 ARB 的联合。这两种药物的联合应用之利弊得失,一直是心血管病领域的一个争议问题。在心力衰竭的研究中两者联合确已证实可改善患者预后(如 VaL-HeFT、CHARM 试验),此种联用较之单用 ACEI 并未给高危心血管病患者带来有益的效果,反而显著增加不良反应如低血压、肾功能减退、高钾血症的风险(ONTARGET 试验)。

近期,一项以慢性心力衰竭伴肾衰竭需透析患者为主要对象的临床研究中,在包括 ACEI 的基础治疗下加用 ARB 替米沙坦,结果表明此类患者可以获益,而且此种联用并未显著增加不良反应如低血压、高钾血症等发生率。此项研究为两药在慢性心力衰竭患者中的合用提供了新的有益和安全的证据,值得关注。

ARB 较大剂量可能对心力衰竭治疗更为有效。这一意见来自 HEAAL 试验。这一研究比较氯沙坦大剂量(150 mg/d)和小剂量(50 mg/d)对心力衰竭的疗效,结果证实大剂量可获得良好的效果,包括全因死亡和因心力衰竭住院的主要复合终点显著降低。而此前的 ELITE II 试验中氯沙坦(50 mg/d)和卡托普利(100 mg/d)相比较,结果是中性的。HEAAL 试验再次表明,在慢性收缩性心力衰竭治疗中 ARB 应该达到目标剂量或最大耐受剂量。

5.伊伐布雷定 该药已证实治疗慢性心力衰竭有效。此前的 BEUTIFUL 试验可能是该药首次进行的大样本临床研究,主要终点事件全因死亡是中性的,但亚组分析表明,那些基础心率≥70/min 患者可能获益。但该研究的对象为冠心病(主要为心肌梗死后)伴左心功能障碍(LVEF 降低)的患者,并非心力衰竭患者。

SHIFT 试验(2010)是一项慢性收缩性心力衰竭的临床研究。结果表明,基础治疗(包括 ACEI 和 β 受体阻滞药)后心率仍>70/min 患者,伊伐布雷定可以产生有益的临床结局,从而使其成为继 ARB 之后又一个可能改善慢性心力衰竭患者预后的新药。这一试验也是迄今以降低心率为目标的首次前瞻性、随机对照试验,其阳性的结果表明,降低心率的确有益于心力衰竭患者的治疗效果。此种降低心率为靶标的临床研究今后亦可能在其他心血管病中进行。

因此,急性失代偿后病情稳定的慢性心力衰竭患者,在应用了 ACEI、β 受体阻滞药和醛固酮拮抗药后仍有明显症状,静息窦性心率≥70/min 患者可再加用伊伐布雷定。

(七)急性心力衰竭治疗药物的新进展

急性心力衰竭的药物治疗近 30～40 年几乎无进展,这已成为共识。不过,研究并未停止。近 10 年来,治疗急性心力衰竭新的药物如血管扩张药如奈西立肽和正性肌力药如左西孟旦,均已获美国 AHA/ACC、欧洲 ESC 和中国等心力衰竭指南的推荐。

1. 奈西立肽 ASEND-HF 试验(2010)表明,该药应用是安全的,不会增加病死率和肾脏损害,还可能有助于缓解急性心力衰竭的症状如气急。这一试验澄清了对奈西立肽的质疑;2005 年两项根据小样本临床研究所做的荟萃分析认为,该药可能会增加病死率和肾脏损害。但这项研究也表明该药临床应用的局限性,其改善症状的作用是轻度的,且未达统计学上的显著差异,疗效与传统的血管扩张药相比也并不占优势。

2. 左西孟旦 这是一种钙增敏剂。既往研究表明该药在改善心功能同时,不会增加病死率。新的研究还提示该药不会激活交感神经系统的活性;对于急性心力衰竭或急重症心血管病患者,该药对病死率和冠状动脉事件的影响似优于多巴酚丁胺或安慰剂。但目前并无充分证据表明左西孟旦能降低急性期病死率,或明显优于传统的正性肌力药物。因此,临床上奈西立肽或左西孟旦均不宜用作一线或优先选择。

3. 襻利尿药 此类药在急性心力衰竭中很常用,但对其应用方法和疗效很少做研究。新颁布的临床试验表明,不同的静脉给予方法(持续静脉滴注或间歇性静脉注射)对急性心力衰竭的疗效和安全性相仿;大剂量应用的不良反应有所增加,但临床事件则并未增加(DOSE 试验)。这一前瞻性随机对照试验有助于消除过去对此类药的 2 个疑问:一是观察性研究曾提示大剂量有增加心力衰竭和肾功能恶化风险;二是 Cochrane 系统性评价结果认为持续静脉滴注优于间歇性静脉注射。

4. 在研药物 CD-NPC 型利钠肽(CNP)和树眼镜蛇属利钠肽(DNP)的嵌合物,既有 DNP 有益的利钠利尿作用,又有 CNP 的静脉扩张作用,可降低有害的不良反应风险,在急性心力衰竭中的初步研究正在进行。Relaxin 是一种妊娠激素,具有强有力的血管作用,包括全身和肾脏血管的作用。在急性心力衰竭伴收缩压升高患者中所做的 II 期试验,证实单剂应用即有显著改善气急作用。目前正在进行 III 期临床试验。

Istaroxime 对心肌细胞的作用途径是刺激细胞结合的 Na-K/ATP 酶和增高肌浆网 Ca/ATP 酶 2a 型的活性,从而产生正性肌力作用,又无不良的血流动力学影响。初步研究证实可提高收缩压、降低心率、改善舒张功能,以及降低 PCWP 和改善 CI。此种有益的血流动力学作用似优于现有的各种正性肌力药物,进一步的研究正在进行。腺苷受体拮抗药亦已用于肾脏保护,其作用系抑制腺苷介导的肾小管-肾小球反馈机制,从而改善肾小球的滤过作用。另一个额外的有益作用是阻断钠再吸收,从而产生轻度的利尿作用。由于基线肾功能和住院期间肾功能改变已证实为心力衰竭患者出院后临床结局的预测因素,应用腺苷受体拮抗药来保存肾功能可能很有前景,可以减少不良的临床结局。Rolofyline 的 II 期 PROTECT 试验结果为阳性,但 Pivotal 的 III 期试验中主要终点和二级终点均为阴性。其未来的临床价值有待进一步研究。腺苷调节剂 Acadesine、促肾上腺皮质激素释放因子家族中的一种肽类激素基团 Urocortini、心脏肌球蛋白激动药等均在进行研究。

5. 血管加压素拮抗药(Vasopressin antogonist) 这实际上是一种新型利尿药,其作用特点是利尿而不排钠。此类药以不同的亲和力与精氨酸血管加压素(AVP)受体 V_{1a}、V_{1b} 和 V_2 相结合。V_{1a} 是血管加压素受体中最常见的亚型,分布于血管平滑肌和许多其他结构中。V_{1b} 受体分布范围有限。V_2 受体主要位于肾脏集合管系统的细胞上,可引起游离水的利尿作用。

托伐普坦(Tolvaptan)是一种口服的 V_2 受体拮抗药,已批准用于伴显著高容量和正常容量的低钠血症患者。在 EVEREST 试验中该药降低血清钠水平和体重,并改善全身状况和呼吸困难,不过,并未能改善长期病死率。此外,该试验还表明此药的应用是安全的。该药已在国内上市。失代偿控制后,如患者持续存在水钠潴留,常规利尿药治疗未能消除水肿,或伴低钠血症、肾功能损害,可加用托伐普坦,7.5～15 mg/d。

可尼普坦(Conivaptan)是一种静脉应用的 V_{1a}/V_2 受体拮抗药,已获批准用于高容量和正常容量的低钠血症住院患者。此种低钠血症多系由于 AVP 分泌不适当或过度。理论上,添加 V_{1a} 阻滞作用可产生额外的血流动力学改善的益处,不过,可尼普坦尽管兼有对 V_{1a} 和 V_2 受体的双重阻滞作用,但血流动力学影响似与托伐普坦相类似。初步的研究也并未证实对改善心力衰竭的症状和体征可有更好的效果。

二、急性心力衰竭的临床治疗：困惑和思考

急性心力衰竭令人感到困惑。

一是在过去30~40年药物治疗几乎没有进展，今天我们使用的药物与数十年前并无多少差异，这与飞速发展的其他心血管领域形成极其鲜明的对照，在临床医学领域也几乎是绝无仅有的现象。

二是病死率居高不下，所有的药物均不能降低急性心力衰竭患者的死亡。

三是症状的改善与患者的预后并无直接的关系，积极的治疗可以使患者症状缓解，但出院后又会因心力衰竭加重而住院，或发生猝死。

急性心力衰竭的治疗又存在诸多疑问和不确定性。

(一)关于利尿药的应用

1.利尿药使用是否安全 急性心力衰竭大多数有液体潴留如肺淤血，其中慢性心力衰竭急性发作（现称之为慢性心力衰竭急性失代偿）可伴显著的水肿。利尿药的使用是必需的，药物中唯有利尿药才能较快和较有效地消除液体潴留，减轻心脏的负荷。然而一些研究显示，使用利尿药尤其较大的剂量常伴较高的病死率。这是怎么回事？近期的一项荟萃分析解开了这一谜团，证实利尿药并不会增加病死率；病情严重的患者往往需要长期应用大剂量利尿药，其死亡率高系由于本身病情重，并非利尿药所致。

2.利尿药如何使用才适当 选择静脉应用还是口服？采用大剂量还是中小剂量？对于年轻医师这也是一个挑战。利尿药的应用在国内外指南中均为Ⅰ类推荐，但证据强度为B或C级，提示缺乏临床研究的证据。

近期一项针对这些问题的临床研究证实，静脉持续滴注和静脉推注两者在同样剂量下疗效并无差异；还证实大剂量和中等剂量也无差异，而大剂量会引起更多更严重的不良反应。

襻利尿药为首选，以呋塞米为例，其剂量和疗效几乎呈线性关系，这是过去应用大剂量的主要依据。现在看来使用中等剂量即可，如80~100 mg/d。可以口服，如病情重或口服效差，也可以静脉给药。但如确有需要，更大的剂量短期应用也是可以的。

3.利尿药如何使用才可提高疗效 利尿药使用并不都能够立竿见影。疗效差或无疗效的情况常会出现，这是由于本身病情严重（如终末期心力衰竭）、使用不当或者利尿药抵抗。此时应增加剂量、静脉给药和口服同时使用；也可以合用两种以上利尿药，如在呋塞米基础上加用噻嗪类利尿药或保钾利尿药（如阿米洛利），有时呋塞米与托塞米合用也很有效。疗效仍不满意，可试用多巴胺小剂量静脉持续滴注，或合用血管扩张药，静脉滴注，尤其奈西立肽，使血管扩张和肾血流增加而加强利尿药的作用。

(二)血管扩张药如何用药

急性心力衰竭治疗中常需要使用血管扩张药，如何合理应用又是对于年轻医师的一个挑战。临床研究和实践经验均表明，在急性心力衰竭的早期，即血流动力学状况出现改变但尚未恶化，是应用的最佳时机。也就是强调早期应用。

如何选择这样的时机呢？有明显的肺部啰音，但收缩压仍稳定在110 mmHg以上的患者，一般均可立即开始应用血管扩张药。硝酸酯类较硝普钠使用方便又安全，可优先考虑，尤适用于缺血性心脏病所致的急性心力衰竭。其他如乌拉地尔（压宁定）、酚妥拉明、奈西立肽（国产商品名为新活素）等也可以用。

应用血管扩张药最主要危险是血压降低，可诱发血流动力学恶化，加重心力衰竭，故应密切监测血压和其他指标。如血压呈持续下降趋势，或收缩压<100 mmHg，宜慎用或不用，或同时加用正性肌力药物。

(三)血管活性药物应如何选择

所谓血管活性药通常是指血管扩张药、正性肌力药和缩血管药。血管活性药物往往是在急性心力衰竭初始治疗疗效不满意时，才开始应用作为急性心力衰竭的进一步治疗。这3种药物在急性心力衰竭治疗中均有一定的地位，但并不能不分情况一并使用。

如前所述，血管扩张药应用的要点是早期和监测血压（尤其收缩压）。如收缩压显著降低<100 mmHg，或甚至≤90 mmHg，此时应谨慎补充血容量，并开始应用正性肌力药物如多巴胺或多巴酚丁胺、磷酸二酯酶抑制药（如米力农）等。洋地黄类也属于此类药，但其正性肌力作用并不强大，一般在急性心力衰竭明确诊断后即给予毛花苷C（西地兰）作为急性心力衰竭的初始治疗，剂量为0.4 mg，之后2~4 h再给予半量，均静脉缓慢推注。如为急性心肌梗死或严重心肌缺血所致的急性心力衰竭，毛花苷C（西地兰）要慎用，有可能导致冠状动脉痉挛和缺血加重。

在血管扩张药和正性肌力药应用后，如患者血压仍低，可加用缩血管药（如去甲肾上腺素），此时应采用漂浮导管技术，并根据血流动力学指标的变化，调整血管活性药物的种类和剂量。

(四)什么情况下可以使用新的血管活性药物

新的血管活性药物指的是奈西立肽和左西孟旦。前者为血管扩张药，后者为正性肌力药物。这两种药

近几年才开始应用于急性心力衰竭,国内外指南对其推荐均为Ⅱa类。

国内医师常将这两种药用于同类药使用之后,即在同类药未见效时才考虑使用。这样做主要是欠缺了解和缺乏使用经验。当然,这样做并无不可。不过,在同类药应用之前,先用这两种药也是合理的选择。事实上,它们较之同类药还是有优势的。奈西立肽除了扩血管作用外,兼具利尿利钠和阻断肾素-血管紧张素-醛固酮系统的作用,对心力衰竭发生的病理生理机制可发挥有益的改善作用。左西孟旦与传统的正性肌力药不同,在发挥正性肌力作用的同时,并不会增加心肌的耗氧量,在同类药物中此种作用是独特的,其好处也是显而易见的。

不过,这两种与同类药一样,并不能降低急性期病死率,尽管有的研究认为左西孟旦对病死率的影响可能是正面的和有益的,但证据的强度还不够,需更多研究方可做出结论。

(五)如何在床边评价急性心力衰竭的严重程度

这是每位医师必须熟练掌握的。此种评价对于采用和选择治疗方法很重要。Killip分级法仅适用于急性心肌梗死所致的心力衰竭;而Forester分级法主要根据血流动力学指标如肺毛细血管楔压和心脏指数,也不适用于非CCU和ICU的场合。

我国2010年的急性心力衰竭指南推荐的一种床边评估严重程度的分级法(表1-26),从Ⅰ~Ⅳ级急性心力衰竭的严重程度依次递增。这一分级法主要依据的临床指标是肺部有无啰音和皮肤温暖还是寒冷。前者可反映是否存在肺淤血和左心衰竭,后者则可提供外周和末梢循环,甚至重要脏器灌注、循环和血运是否存在障碍的信息。显然这两个普通的、无须特殊检测便可获得的指标,可提供关于患者血流动力学、心脏做功和循环状况的重要信息。

我国指南推荐的分级法,来自欧洲ESC指南中提及的四格表分级法(表1-22)。后者系根据Forrester分级的临床简易区分,可用于床边评估。

我国指南依据四格表法,又结合中国学者的临床经验和认识,总结和归纳出上述临床程度分级,并予以推荐。表中的干湿和冷暖指皮肤的触诊感觉,分别代表有或无末梢循环障碍及重要脏器灌注障碍。肺部有或无湿啰音反映是否伴有肺淤血。Ⅰ级为正常,或尚未见明显的左心衰竭;Ⅱ级为单纯性左心衰竭;Ⅲ级为肺水肿(肺部大量湿啰音),或有急性右心衰竭(皮肤干冷,肺部无啰音);Ⅳ级为重度急性左心衰竭,不仅伴外周循环障碍,并有持续性低血压或心源性休克,还可能伴重要脏器灌注不足,由于代偿性交感神经系统极度亢进,皮肤厥冷,大汗淋漓。这4个级别同样可以与Forrester分级相对应。我国指南中的此种临床程度分级较为清晰,明确,也更实用。我国指南推荐的分级法由于从四格表修订而来,故其各个级别也同样可以与Forrester分级一一对应,同样可以推测血流动力学参数和初步估计急性期病死率。

三、2010年我国"急性心力衰竭诊断和治疗指南"解读

2005年ESC(欧洲心脏病学会)首次颁布了急性心力衰竭的防治指南,随后发表的美国ACC/AHA心力衰竭指南中也包含了急性心力衰竭的内容(2008、2009)。各国重视急性心力衰竭的原因不言而喻。该病每年总发病率为千分之2.3~2.7;美国过去10年中多达1000万人因急性心力衰竭住院;且美国医疗保健登记材料显示,1/5的出院患者将会在30 d内再次住院,其原因列为第1位的就是急性心力衰竭。不难理解,美国的心力衰竭指南在2008年颁布后,不到2年即做部分修改,其主要理由就是面对因心力衰竭再住院的巨大社会与医疗压力,医学界必须做出相应的反应。美国ACC/AHA心力衰竭指南修改中增加的内容与最大的亮点,或者说指南的重点,就是心力衰竭住院患者的处理,这些患者基本上都可以诊断为慢性心力衰竭的急性发作(急性失代偿),属于急性心力衰竭的范畴。

作为一种心血管病的急重症,急性心力衰竭在我国也很常见。但在这一领域,我们的研究工作仍较落后:缺少流行病学资料,使我们不能准确了解此病发病率和其他基本临床特征;缺少系统和广泛的临床观察与研究的积累,又使我们无法评价各种治疗方法的效果;缺少共识和规范,还使我们总体的治疗水平低,不能形成适合我国国情的治疗策略。

此时,由中华医学会心血管病学分会组织和主导,由心力衰竭学组具体实施,集国内百多名专家,历时2年的2010年我国急性心力衰竭指南(简称指南)的撰写和颁布是很及时和必要的。这一指南将为临床医师提供必需的指导,有助于规范临床行为,提高处理此病的能力和水平。

(一)定义和分类

最近将急性心力衰竭定义为心力衰竭的症状和体征急剧发生或加重的一种临床综合征。按照这个定义,急性心力衰竭的疾病谱极其广泛,其临床表现多种多样。发病前可以有基础器质性或结构性心脏病如冠心病、心瓣膜病、心肌病等,也可以从无心脏结构性病变如高血压、应用抑制心脏的药物所致等;可

以突然起病如急性心肌梗死、急性重症病毒性心肌炎、多种原因所致的急性血流动力学障碍，也可以是在原有慢性心力衰竭基础上急性加重；绝大多数表现为急性左心衰竭，但也可以主要呈现急性右心衰竭的症状和体征；以急性左心衰竭为主的患者又可以表现为收缩性心力衰竭或舒张性心力衰竭。

在急性心力衰竭中最为常见的是两大类：原来并无心力衰竭的患者急性突发的心力衰竭和慢性心力衰竭的急性失代偿。前者主要病理生理改变是急性左心心力衰竭，可有不同程度的肺淤血，严重者出现肺水肿，甚至心源性休克；后者则更为复杂，原有的基础心脏病往往累及左心，先有左心衰竭，随病情迁延进展，导致肺循环压力和肺动脉压增高，使右心负荷增加、右心室扩大，最终发生右心心力衰竭。此时患者的左心衰竭症状减轻，而右心衰竭症状（主要为水肿，尤其下肢）加重，即有全心衰竭的表现。

此种慢性心力衰竭患者经优化的内科治疗，病情可以稳定，气急和水肿均可以缓解和消失。但在各种诱因（如不顺从治疗、感染、伴快速心室率的心律失常、药物等）影响下病情也可以急剧加重，称之为慢性心力衰竭的急性失代偿。显然，此类患者的临床表现和前一种类型即无心力衰竭基础的急性心力衰竭是不一样的，可同时有左心衰竭和右心衰竭的表现，并呈现各种程度的复合性表现。不过临床上多以右心衰竭加重，水肿顽固难治为基本特征。

这两种常见类型的急性心力衰竭，基本的治疗相仿，又有所不同。主要在于后者应更加着重利尿药的应用，以消除液体潴留，只有这样才能够缓解病情和症状，并使各种治疗药物，包括基础应用的药物更好发挥作用，并减少药物的不良反应。对于顽固难治性水肿在联合应用不同种类利尿药，且用至较大剂量基础上，必要时可以加用小剂量多巴胺，以改善肾脏血流，增强利尿作用；甚至可以采用非药物的血液过滤方法，以达到减轻容量负荷之目的。

我国的指南根据急性心力衰竭种类的多样性、临床状况的复杂性，以及由此带来的治疗的个体化原则，提出了急性心力衰竭的临床分类，即分为三大类：急性左心衰竭、急性右心衰竭和非心源性急性心力衰竭。在急性左心衰竭中又依病情区分，将慢性心力衰竭急性失代偿与其他急性左心衰竭区分开来，其目的在于既简化分类，又有所区别，便于临床上选择适当的治疗举措，因人而异地来处理。

（二）急性心力衰竭的诊断

1.诊断流程 根据国外临床研究和急性心力衰竭指南的推荐，结合我国的国情包括传统的用药习

惯，我国指南推荐的急性心力衰竭诊断流程（图3-2），较为简明实用，不仅适合基层医疗单位，也适用于三级甲等大医院的临床专科和心脏专科医院。

2.诊断方法 指南在诊断上提出了"初步诊断"和"进一步确诊"的具体方法。初步诊断应根据病史、症状和体征、基本检查方法（包括血氧饱和度测定、心电图、胸部X线检查，以及心脏超声检查）。这是常规武器，原则上不应遗漏，但也可酌情安排，如基层单位血氧饱和度可采用无创的指端检测，有条件的则应做动脉血气分析。

进一步确诊主要依据BNP和NT-proBNP测定的水平。采用此种方法是一个大的趋势，也是心力衰竭诊断上的新进展。作为一种生物学标志物，其对心力衰竭诊断和鉴别诊断、危险分层和预后评估的意义已得到许多临床研究证实。近期的一些研究着重于评估其对心力衰竭治疗策略调整上的价值。就目前的证据而言，因急性气急而疑为心力衰竭入院的患者，BNP/NT-proBNP测定既有极高的阴性预测值，又有较高的阳性预测值。将这一测定方法列为确诊指标是有充分证据的。

不过，具体实施应用中可能存在问题：一是BNP/NT-proBNP测定目前在我国尚未普及，不仅基层医院，而且不少大医院仍未使用，也没有列为急症科、心脏专科的CCU和ICU的常规检查；二是价格较贵，影响推广；三是我国自己的研究资料较少，其用于诊断和鉴别诊断的阈值水平，基本上引用国外资料。因此，一方面我们需加强在该领域的研究和推广工作，另一方面，在诊断急性心力衰竭时需要加强基本的临床证据和综合分析能力。通常情况下综合考量病史、基础疾病、典型的心力衰竭症状和体征，以及基本的实验室检查这4方面的资料，临床上可以做出急性心力衰竭的诊断，BNP/proBNP的测定则起一锤定音的作用。

3.病情分级 指南推荐应用临床严重程度分级，即依据外周和末梢循环的观察，以及肺部听诊有无反映肺淤血的细湿啰音，将其分为Ⅰ、Ⅱ、Ⅲ、Ⅳ级（表1-26）。临床研究表明，这一分级方法大致可以与Forrester分级的相应级别一一对照，并由此可以推测患者血流动力学状态和预测病死率。此种临床分级不仅十分适合基层医师，也可为专科医师用于床边评估。

（三）急性心力衰竭的治疗

1.现状 急性心力衰竭的治疗研究较少，不足以提供充分的临床证据来确定治疗策略，故临床处理包括药物的选择、应用方法（剂量和疗程）等推荐，仍主

要依赖经验和专家意见。

以利尿药为例，这是必须和首先考虑使用的药物，尽管临床共识优先推荐应用袢利尿药，但如何应用？仍不清楚。静脉给予的方法最常采用，但并无前瞻性研究来评价合理的用法。一些观察性研究提示大剂量虽然疗效显著，但可能增加不良反应如肾功能恶化、心力衰竭加重，甚至死亡的危险增加，而小剂量则疗效欠佳。Cochrane 系统性评价现有资料，建议在持续静脉滴注和间歇性静脉注射这两种给药方法中应优先考虑前者，认为更为有效。然而今年美国 ACC 大会上颁布的一项名为 DOSE（diuretic optimization strategies evaluation in acute heart failure）的研究表明，急性失代偿性心力衰竭患者袢利尿药可以采用不同的给药方法（每 12 小时静脉注射或持续静脉滴注），并不影响实际疗效和安全性；但应用大剂量（2.5×口服剂量）与小剂量（1.0×口服剂量）相比则不良反应（暂时性肾功能改变）有所增加，虽然 60 d 临床事件未见显著增多，仍需加强监测，且应用时间不宜太久。

2.治疗步骤和流程　指南建议的治疗流程分为两个阶段，即初始治疗和进一步治疗。初始治疗包括氧气吸入（面罩或机械通气）、开放静脉通道后给予呋塞米、吗啡、毛花苷 C（西地兰）、氨茶碱；还包括血管活性药物如血管扩张药、正性肌力药物和缩血管药物（如去甲肾上腺素）的应用（图 3-3）。

血管活性药物的合理选择十分重要，应根据患者的病情，为此，指南建议采用两个重要的指标即收缩压（SBP）和有无肺淤血：①SBP>100 mmHg 并伴肺淤血者，宜应用呋塞米和血管扩张药；②SBP 在 85~100 mmHg 伴有肺淤血，可采用血管扩张药和（或）正性肌力药物；③SBP<85 mmHg、不伴肺淤血，且颈静脉未见充盈，可能为血容量不足，宜先适量补充血容量；④SBP<85 mmHg 并伴有肺淤血者，提示病情严重，可考虑为持续性低血压、心源性休克或其早期，应在血流动力学检测下补充血容量（肺毛细血管楔压需≤18 mmHg）、应用正性肌力药物［多巴胺或（和）多巴酚丁胺］及去甲肾上腺素等。

进一步治疗适用于经初始治疗后病情仍不能控制与缓解的严重患者。此时在优化的药物治疗基础上需考虑采用非药物治疗方法如主动脉内球囊反搏术、血液超滤、心室机械辅助装置等。

指南建议在整个治疗过程中应密切监测病情和 BNP/NT-proBNP 水平变化，以调整治疗方案。病情监测包括评估心力衰竭症状和体征的变化，也包括采用无创性检测方法如血压、血氧饱和度、心电图及有条件可做床边超声心动图，还包括对严重患者进行的血流动力学监测（漂浮导管、外周动脉插管、肺动脉插管）。BNP/NT-proBNP 水平较基线显著降低≥30%~40%，提示治疗有效。

3.血管扩张药　在急性心力衰竭治疗中有重要地位。指南强调，血压正常而伴低灌注状态或有明显淤血且尿量显著减少的患者，此类药应尽早应用。但须小心控制药物剂量和速度，合适的剂量应使平均动脉血压降低 10 mmHg 左右，要防止血压过度下降。SBP 降低至 90~100 mmHg 以下应减量或停用。常用的种类有硝酸酯类（硝酸甘油、二硝酸异山梨酯）、硝普钠、乌拉地尔及 rhBNP（新活素，即奈西立肽）。

4.正性肌力药物　指南指出在急性心力衰竭治疗中此类药物适用于低心排血量综合征如伴症状性低血压，或心排血量降低伴循环淤血，以及伴有心源性休克的患者。血压正常又无器官和组织灌注不足的患者不宜应用。还应注意，不能仅根据 1~2 次血压测量数据，必须综合评价临床状况，尤其是否伴组织低灌注和低心排血量；当器官组织灌注恢复和（或）循环淤血减轻时应尽快停用。此类药确可迅速改善临床状况，但也能诱发不良病理生理反应，甚至导致心肌损伤和靶器官损害。常用的有多巴胺、多巴酚丁胺、磷酸二酯酶抑制药（米力农）以及左西孟旦。

5.新的血管活性药物　急性心力衰竭治疗药物的研究进展缓慢，近十多年问世并在临床上得到较广泛应用的新药很少。指南推荐了近几年才开始应用于临床的两种新药，即 rhBNP 和左西孟旦。

rhBNP 为重组人 BNP，属内源性激素物质，与人体内产生的 BNP 相同。该药虽归类于血管扩张药，实际上兼具多重作用如促进钠排泄，有一定利尿作用，还可抑制肾素-血管紧张素-醛固酮系统等，因而可改善急性心力衰竭患者的临床和血流动力学状态，国外同类药名称为奈西立肽（nesiritide）。

左西孟旦是一种钙增敏药，通过结合于心肌细胞上的肌钙蛋白 C 促进心肌收缩；还介导 ATP 敏感钾通道，发挥血管扩张和轻度抑制磷酸二酯酶的作用。急性心力衰竭患者应用该药可增加心排血量、降低肺毛细血管楔压等。上述这两种新药国内临床已开始应用，一些研究观察证实可以发挥辅助性治疗作用。指南中对其所做的推荐，有助于推广应用，使我国急性心力衰竭患者获益。

（四）急性心力衰竭稳定后的后续处理

1.后续处理的重要性　指南建议对病情稳定的患者应进行后续的治疗，这非常重要和必要，可以改善预后和降低再住院率。2009 年由美国心脏病协会(ACC)和美国医疗保健促进会(Institute for Health-care Improvement)联合主导启动了一个雄心勃勃的项目 HtoH(Hospital to Home),旨在改善患者在不同层面(医院、社区和家庭)转换过程均得到优化的医疗服务。开始阶段着重于心力衰竭和急性心肌梗死出院患者,其核心概念是改善从住院至院外的处理包括药物应用、早期随访和症状治疗。该项目提出的大背景:一是美国 30 d 内再住院最常见病因为心力衰竭;二是近几年临床研究表明,心力衰竭的综合性防治方案将专科医师、基层医师、患者及其家人的努力结合在一起,可以显著提高心力衰竭的防治效果和改善预后。

2.后续处理的方法　指南建议的后续处理方法包括两大方面:一是评估患者的总体状况并做相应治疗;二是加强对患者的随访和教育。

指南建议评估患者的预后、有无基础心血管疾病和有无心力衰竭的症状体征。BNP/NT-proBNP 测定可用于评估预后。

伴有基础心血管疾病患者,应尽早采用矫治方法,有利于防止急性心力衰竭再发和改善预后。仍伴心力衰竭症状和体征者,应按 2007 年我国颁布的"慢性心力衰竭诊断和治疗指南",采用优化的内科治疗,包括利尿药、血管紧张素转化酶抑制药和 β 受体阻滞药,不能耐受血管紧张素转化酶抑制药的患者,可应用血管紧张素受体阻滞药。

指南还建议:①对患者进行随访,包括每 1~2 个月 1 次的一般性随访和每 3~6 个月 1 次的重点随访。②加强对患者的教育,应使其了解心力衰竭的基本症状和体征,知道有可能反映心力衰竭加重的一些临床表现;掌握自我调整基本治疗药物的方法;以及知晓应避免的一些情况等。指南对这些内容均做了较清晰和扼要的阐述,有助于实际应用。

(五)美国新指南对急性心力衰竭诊治的意见

美国 ACCF/AHA/ACP 联合颁布的 2010 年晚期心力衰竭治疗和心脏移植指南,对急性心力衰竭的初步诊治提出了如下推荐意见。

(1)充分认识急性心力衰竭的临床表现多变,应根据病史和体检做出初步诊断,再根据实验室、影像学和血流动力学检查完善诊断。

(2)识别急性心力衰竭的常见原因,鉴别可能的失代偿因素,制定合理的治疗方案。

(3)评估血流动力学状态,做出分类并予相应处理。

(4)早期应用血管扩张药。一项大样本回顾性研究证实,急诊给予血管扩张药可降低患者的住院期病

死率,减少住院时间。

(5)心排血量降低而不能耐受血管扩张药的患者,需应用正性肌力药物和(或)机械辅助治疗。

(6)襻利尿药是治疗容量负荷过重的主要药物,但需注意激活神经内分泌的不利影响,宜选择最低有效剂量,并根据治疗反应作调整。

(7)综合平衡长期药物治疗方案,避免血流动力学紊乱。早期治疗的目标不仅要改善症状、纠正血流动力学异常,还要最大程度降低靶器官损害。

(六)急性心力衰竭病情和治疗效果的评估

1.评估治疗的效果有两种方法　①临床评估,要关注患者的整体状况,一是症状和体征,二是心脏和心腔室大小,三是心功能如 LVEF、NYHA 心功能分级、6 min 步行试验等。②BNP/NT-proBNP 的评估,治疗后水平与基线水平相比,降幅度未达到 30%~40%,提示治疗效果欠佳和预后不良。此时应增加药物的剂量和种类。

2.评估患者的基础心血管疾病的状况并做相应的处理　无基础心血管病的患者并不需要继续进行相关的心力衰竭治疗,但今后应避免和早期控制可导致急性心力衰竭的诱发因素。伴基础疾病的急性心力衰竭患者应积极治疗原发病,如冠状动脉血运重建、控制血压、矫治心瓣膜病等。原有慢性心力衰竭的患者必须根据我国的指南进行长期和规范化的治疗。

3.定期随访可了解病情变化,做出相应处理　出院前和随访中做好患者教育工作十分重要,我国新的急性心力衰竭诊治指南中提出了具体要求,可以参看。国外研究资料表明,良好的患者教育和随访可以提高治疗的依从性和改善心力衰竭患者的预后。

四、从中国心力衰竭指南(2014)谈正性肌力药在急性心力衰竭中的应用

急性心力衰竭指的是心力衰竭的症状和体征突然发生或骤然加重,前者称为初发的急性心力衰竭,占约 20%,后者都在原有慢性心力衰竭基础上急性加重,称之为慢性心力衰竭急性失代偿,是临床上最常见的急性心力衰竭类型,约占 80%。急性心力衰竭大多数表现为收缩性心力衰竭,也可以表现为舒张性心力衰竭。急性左心衰竭最为常见,也可表现为急性右心衰竭。

(一)急性心力衰竭是临床工作的一个难题

在心力衰竭领域中有两个发展的瓶颈,一个是急性心力衰竭,另一个是射血分数正常性心力衰竭(HFpEF)。所谓瓶颈指的是长期以来研究上和临

床工作上缺少有突破性进展,问题多多。急性心力衰竭临床工作的难题之一是近30年缺少新的治疗药物。数十种已研究和正在研究的药物,治疗急性心力衰竭的疗效均不尽理想。现在应用的各种血管活性药物30年来几无变化;难题之二是心力衰竭的症状改善和患者的临床结局或预后明显并不相关联。经积极的治疗患者症状改善,但以后各种心血管事件发生率仍然很高;难题之三是急性心力衰竭预后很差,尚无一种药物或治疗方法可降低急性期的病死率。

急性心力衰竭药物治疗领域中过去30年称得上较为重要进展的有3种新药,都在各国指南包括中国新指南中得到推荐,即血管扩张药奈西立肽、正性肌力药物左西孟旦和新型利尿药托伐普坦。同样的,这3种药物均不能降低急性心力衰竭急性期的病死率,奈西立肽和左西孟旦两者较之沿用已久、传统的血管扩张药与正性肌力药,除作用机制外,并未见更多的临床优势。

(二)正性肌力药物临床应用的适应证

正性肌力药物是指选择性增强心肌收缩力的药物,主要适用于低心排血量综合征,如伴症状性低血压、心源性休克或伴有循环淤血的患者,或心排血量显著降低并伴循环淤血、外周和重要脏器低灌注的患者,可缓解组织低灌注所致的症状,保证重要脏器的血液供应。血压较低和对血管扩张药物及利尿药不耐受或反应不佳的患者尤其有效。

应用正性肌力药需注意做全面权衡,是否用药不能仅依赖1~2次血压测量的数值,必须综合评价临床状况,如是否伴组织低灌注的表现;血压已降低或呈降低趋势,或伴低心排血量、低灌注时应尽早使用,而当器官灌注恢复和(或)循环淤血减轻时则应尽快停用。药物的剂量和静脉滴注速度应根据患者的临床反应做调整,强调个体化的治疗。此类药却可即刻改善急性心力衰竭患者的血流动力学和临床状态,但也有可能促进和诱发一些不良的病理生理反应,甚至导致心肌损伤和靶器官损害,必须警惕。用药期间应持续做心电图、血压监测。血压正常又无器官和组织灌注不足的急性心力衰竭患者不宜使用。

(三)正性肌力药物的种类和应用

主要有洋地黄类、儿茶酚胺类、磷酸二酯酶抑制药和左西孟旦共4大类。

1.洋地黄类(Ⅱa类,C级) 此类药物可用于心房颤动患者控制心室率,能轻度增加心排血量和降低充盈压,改善患者症状,对急性心力衰竭患者的治疗有一定帮助,还能降低严重收缩性心力衰竭(即射血分数降低性心力衰竭,HFrEF)患者因心力衰竭住院

的风险。对于伴快速心室率的患者更为有益。一般应用毛花苷C 0.2~0.4 mg缓慢静脉注射,2~4 h后可以再用0.2 mg,伴快速心室率的心房颤动患者可酌情适当增加剂量。病情不重或稳定患者可应用或改用地高辛,一般剂量为0.25 mg/d,用于心房颤动可增加剂量至0.375~0.5 mg/d。洋地黄类在临床上虽属较为常用和历史最久的正性肌力药物,但其正性肌力作用并不强,冠心病如急性心肌梗死、严重心肌缺血及重症心肌炎等伴严重心肌损伤的疾病,均不适合应用。

2.儿茶酚胺类 常用药物有多巴胺和多巴酚丁胺。

多巴胺(Ⅱa类,C级):小剂量[<3 μg/(kg·min)]可选择性扩张肾动脉、促进利尿;大剂量(>5 μg/(kg·min))应用有正性肌力和血管收缩作用。常用剂量为5~10 μg/(kg·min)静脉滴注。个体差异较大,一般从小剂量起始,逐渐增加剂量,短期应用。多巴胺可引起低氧血症。应监测动脉血氧饱和度,必要时给氧。

多巴酚丁胺(Ⅱa类,C级):短期应用可增加心排血量,大剂量并无缩血管作用,反而可使外周小血管扩张,有助于改善外周灌注不良、缓解症状。因此,临床上如主要为了提升血压,宜选择多巴胺,如低血压伴低灌注,宜应用多巴酚丁胺。FIRST研究发现,连续静脉应用多巴酚丁胺可能会增加重症心力衰竭患者的死亡风险,尚需进一步研究证实。用法:2~20 μg/(kg·min)静脉滴注。使用时注意监测血压,常见不良反应有心律失常、心动过速,偶可因加重心肌缺血而出现胸痛。临床上亦有联合应用多巴胺和多巴酚丁胺,但目前并无证据表明两药联合优于单药,故通常并不推荐,也不反对。

多巴胺、多巴酚丁胺是目前在临床上应用最为普遍的正性肌力药。不过,大多数急性心力衰竭为慢性心力衰竭急性失代偿,患者往往已长期和大剂量使用β受体阻滞药,此时心脏β受体已严重受抑制,儿茶酚胺类往往不能很好地发挥作用,因为此类药正是通过刺激和兴奋心脏β受体而使心肌收缩力增强的,故正在应用β受体阻滞药的患者不首先推荐应用多巴酚丁胺和多巴胺。

3.磷酸二酯酶抑制药(Ⅱb类,C级) 此类药中目前主要应用的是米力农,首剂25~75 μg/kg静脉注射(>10 min),继以0.375~0.75 μg/(kg·min)静脉滴注。常见不良反应有低血压和心律失常。OPTIME-CHF研究表明,米力农有可能增加不良反应事件和病死率,但尚未得到进一步证实。

4.新的正性肌力药物左西孟旦(Ⅱa类,B级)
这是一种钙增敏药,通过结合于心肌细胞上的肌钙蛋
白C促进心肌收缩,还通过介导ATP敏感的钾通道
而发挥血管舒张作用和轻度抑制磷酸二酯酶的效应。
其正性肌力作用独立于β肾上腺素能刺激,可用于正
接受β受体阻滞药治疗的患者。用法:首剂12 μg/kg
静脉注射(>10 min),继以0.1 μg/(kg·min)静脉滴
注,可酌情减半或加倍。对于收缩压<100 mmHg的患
者,不需要负荷剂量,可直接用维持剂量,以防止发生
低血压。应用左西孟旦时需要监测血压和心电图,以
避免血压过低和心律失常的发生。

**(四)急性心力衰竭应用正性肌力药物的争议和
再认识**

1.洋地黄类和儿茶酚胺类疗效明确,效/价比高
这两类药使用最早,临床应用上其利弊评价已得到
肯定,虽不能降低病死率,但改善症状的疗效是肯定
的;长期大剂量固然会产生有害影响,但短期和按指
南推荐的适当剂量应用,则是有效和安全的。这两类
药在临床上已积累了大量经验,几乎每位医师均了解
应用的方法,价格又十分低廉,故在需考虑使用正性
肌力药物时,优先加以选择是合理的。

但这两类药局限性明显,往往在临床上要考虑另
两类正性肌力药物的应用,即磷酸二酯酶抑制药米力
农和钙增敏药左西孟旦。而正是这两者在目前临床
应用上争议颇多。这些争议涉及两者在急性心力衰
竭中应用的疗效、安全性、在正性肌力药中的地位和
选择。这些争议也涉及临床医师中存在的误解,评价
过低与过高的倾向也都存在。笔者愿依据目前的研
究证据,实践的经验,结合国内外学者的意见做一
分析。

2.米力农疗效肯定,效/价比合适 中国心力衰
竭新指南推荐该药应用于急性心力衰竭,尤其适用于
慢性心力衰竭急性失代偿伴肺动脉高压,或左心室舒
张功能障碍的患者。如前所述,慢性心力衰竭急性失
代偿是急性心力衰竭最常见的类型,占急性心力衰竭
约80%,这是很大的一个群体,今天在这个群体中米
力农仍是大有可为的。指南推荐用法为:首剂25~50
μg/kg静脉注射(>10 min),继以0.25~0.5 μg/(kg·
min)静脉滴注。

2012年欧洲ESC心力衰竭指南也积极推荐并认
可,严重低心排血量导致器官灌注量不足患者可使用
多巴胺等正性肌力药物。若要避免与β受体阻滞药
的疗效相对抗,从药理学的角度上可以使用磷酸二酯
酶抑制药如米力农。

2013年美国ACC/AHA心力衰竭指南同样建议

急性心力衰竭伴心源性休克和严重低灌注患者,可应
用米力农。此外,米力农也已证实可以应用于难治性
终末期心力衰竭和右心衰竭的患者。

3.米力农作用机制的新认识 米力农是第二代
双吡啶酮类正性肌力药,最早在美国上市,通过拮抗
磷酸二酯酶Ⅲ,使细胞内cAMP降解减少,激活cAMP
依赖的蛋白激酶,开放钙离子通道,使收缩期动作电
位平台期钙离子内流增多,激活心肌的兴奋-收缩偶
联,产生正性肌力效应。在心室舒张期,则促进心肌
细胞、肌浆网的钙泵蛋白磷酸化,加快钙离子的摄取,
同时促进心肌肌丝蛋白复合物的磷酸化,使钙离子解
离,加快舒张过程,改善心室舒张功能。还可使血管
平滑肌细胞的cAMP/cGMP浓度增加,促进血管平滑
肌细胞内的钙离子外流增加,抑制钙离子与钙调蛋白
结合从而引起动、静脉血管松弛扩张。

此外,该药也直接扩张肾小球入球小动脉、拮抗
RAAS,发挥利尿的作用;并减少TNF-α、IL-6等炎性
因子和一些细胞凋亡因子,改善心肌细胞代谢。米力
农还具有扩张支气管平滑肌和抗血小板的作用。

总之,米力农作为正性肌力药,其作用是全面的,
既增强心室收缩力,又改善心室的舒张功能;并有扩
张血管的作用,既可降低肺动脉压,又通过扩张动静
脉而降低心脏的前后负荷;还兼具利尿、抑制RAAS
等作用。

4.米力农治疗急性心力衰竭会增加死亡率吗
确有这样的误解,认为米力农不够安全,甚至有可能
会增加病死率。为何认为这是误解?

一是因为未搞清楚米力农和氨力农的差别。有的
临床研究确实提示氨力农可能有增加急性心力衰竭或
严重的慢性心力衰竭(如NYHA Ⅲ~Ⅳ级)患者病死率
的风险,但绝大多数米力农的临床研究却表明是有疗
效,且总体上是安全的。这两种药物虽然均属于双吡
啶酮类正性肌力药,但彼此是有差别的,绝不可混为一
谈,目前在欧美市场上氨力农已逐渐退市,而为米力农
所替代,充分说明对这两种药的临床评价是截然不同
的,也说明米力农仍然是有临床应用价值的。

二是未搞清楚米力农口服制剂和静脉制剂的差
异。由于米力农刚上市显示了良好的正性肌力作用,
国外曾生产和使用了口服制剂,以便于长期应用。
PROMISE试验正是应用米力农口服制剂40 mg,每日1
次,共6个月,观察对NYHA心功能Ⅲ~Ⅳ级慢性心力
衰竭患者的疗效,对照组用安慰剂。研究的结果是负
面的,口服米力农组患者非心力衰竭原因的病死率反
而显著增加,这一结果使国外米力农口服制剂被召回,
并且不再生产。从此,市场上米力农只有静脉制剂。

与口服制剂米力农不同,静脉制剂米力农仍在继续应用,临床研究也证实,采用静脉途径、小剂量和短期应用米力农治疗急性心力衰竭,具有较好的疗效和安全性。显然,同为米力农,静脉制剂和口服制剂是完全不同的。如果说米力农是有效的和有用的,指的当然是米力农静脉制剂,在中国市场和临床上从未有过米力农口服制剂。

同一种药的不同剂型为何会有如此大的反差?口服制剂是大剂量、长期应用,而静脉制剂仅为短期使用,且为小剂量。正性肌力药物均会增加心肌耗氧量,慢性心力衰竭时心肌已处于衰竭状态,因此,长期持续的口服米力农必然走向反面,心肌收缩力并不能,也不可能增强,而且因心肌耗氧量增加,加剧了心肌代谢紊乱和缺氧状态,心肌将更加衰竭,显然是弊大于利,或有弊无利。米力农静脉制剂则不同,每个疗程3~5 d,不超过7~10 d,且为小剂量,这是指南规范了的用法,这就有可能让患者获益,并减少不良影响,即可以做到利大于弊,利多于弊。

此外,米力农用量仅为氨力农1/20~1/10,而正性肌力作用则是氨力农的15~30倍。因此,米力农和氨力农相比,疗效更好而不良反应较少较轻微、临床应用更安全。

5.为什么米力农推荐级别较低 中国心力衰竭指南中米力农治疗急性心力衰竭的推荐级别仅为Ⅱb,证据等级为C。究其原因:一是受到氨力农的拖累,氨力农上市较早因而使用时间也较长,进行的临床观察和研究较多,结果却不如人意,这种状况不能不影响到专家和临床医师们对磷酸二酯酶抑制剂这类药的整体评价。二是米力农上市后临床研究不多,仅有的几项研究,其样本数量不大,随机对照研究更少,客观上造成相关证据很少。三是米力农虽然在中国使用时间不短,相关的研究证据却更少,几乎没有高质量的临床研究,也没有包含大数量病例的注册登记资料,难以得到较高的推荐等级也是情理之中的。这实际上也是对我国心力衰竭研究的一个警示,我们的工作真的还很欠缺,未来我们应该努力去做得更好一点。

6.急性心力衰竭伴低血压是否不适用 当然不是。正性肌力药物包括米力农主要用于急性心力衰竭伴有持续性低血压、心源性休克和低灌注状态的患者。显然,心力衰竭所致的低血压正是米力农的适应证,而非禁忌证。当然,判断患者是否应用正性肌力药需做综合分析,个体化处理。急性心力衰竭患者可能存在低心排血量加循环高阻(即有低灌注),或正常心排血量加循环低阻两种情况,前者有正性肌力药应

用的指证。低心排血量和低灌注临床表现主要有低血压、皮肤湿冷、肢体末端发凉、尿量减少和意识改变等。

7.如何安全使用米力农 米力农注射液禁忌用于梗阻性肥厚型心肌病、急性心肌梗死24 h内的患者。主要不良反应为低血压和室性心律失常。宜使用微量泵从小剂量开始,用药期间监测心率、心律、血压,酌情调整剂量。米力农代谢迅速,半衰期仅2 h,如出现严重心律失常,只要及时发现,不难纠正,可给予利多卡因、胺碘酮,但不主张预防性应用抗心律失常药物。并发心房扑动或心房颤动的患者使用米力农前,需先应用地高辛(或毛花苷C)减慢心室率。此外,给药前和用药期间需注意纠正低血容量、电解质失衡。总之,米力农只要合理使用,是可以做到既发挥疗效,又减少不良反应的。

(五)左西孟旦:疗效肯定,效/价比欠佳

晚近的研究再次证实急性心力衰竭患者应用本药静脉滴注可明显增加心排血量和每搏输出量,降低PCWP、全身血管阻力和肺血管阻力。LIDO研究表明,对于严重的低心排性心力衰竭患者,应用左西孟旦与多巴酚丁胺相比可以更有效地改善血流动力学状态,改善患者呼吸困难和乏力的症状。SURVIVE研究表明,应用左西孟旦,在缓解临床症状、改善预后等方面不劣于多巴酚丁胺;并且左西孟旦可以使患者的BNP水平明显下降。冠心病患者不会增加病死率。迄今的研究均发现,该药在改善心功能同时,不会增加病死率。新的研究还提示该药也不会激活交感神经系统的活性;对于急性心力衰竭或急重症心血管病患者,该药对病死率和冠状动脉事件的影响优于多巴酚丁胺或安慰剂。

左西孟旦最显著特点是增强心肌收缩力而不增加心肌的耗氧量,但尚无证据表明这一优势能够转化为临床上较之传统正性肌力药物更为有益的疗效;左西孟旦在现有某些研究中似可降低急性心力衰竭的病死率,但在这些研究中病死率并非主要终点,整体研究并无足够的把握度检出两组病死率的差异。左西孟旦能否降低病死率,能否较传统正性肌力药物具有更大更多的优势和好处,仍有待证明。

该药的作用持久,一次给药其作用和疗效可维持长达1周。但其昂贵的价格,使之难以常规应用。

(六)血管活性药物在急性心力衰竭中如何选择

血管活性药物包括血管扩张药、正性肌力药和缩血管药物。后者指对外周动脉有显著缩血管作用的药物,如去甲肾上腺素、肾上腺素等,多用于尽管应用了正性肌力药物仍出现心源性休克,伴有显著低血压

状态的患者。这些药物可以使心排血量重新分配至重要脏器,收缩外周血管并提高血压;但以增加左心室后负荷为代价。这些药物有类似于正性肌力的不良反应(去甲肾上腺素和肾上腺素是其中最常用的药,具有正性肌力活性)。

这 3 大类血管活性药物在一个具体的急性心力衰竭患者中如何选择使用是重要的临床问题,也是一个难题,尤其对于年轻医师。参见第 1 章表 1-31 有助于做出正确的抉择。

五、山重水复疑无路,柳暗花明又一村——评点 RELAX-AHF 试验对急性心力衰竭临床工作的意义和影响

心力衰竭被称之为心血管疾病中尚未攻克的堡垒,而急性心力衰竭为其中之最。急性心力衰竭预后很差,药物治疗近 30 年几乎没有进展,目前治疗急性心力衰竭的药物与过去几无差异。数十种已研究和正在研究的药物,大多疗效不尽理想。在这万马齐暗中 RELAX-AHF 研究如同东方的一线曙光,让人看到了希望。

(一)RELAX-AHF 研究是急性失代偿性心力衰竭领域的一项重大进展

重组人松弛素-2(Serelaxin)是一种血管活性肽激素,具有多种生物学和血流动力学效应。近期研究结果表明,松弛素可缓解呼吸困难,对再次住院虽无影响,但可改善其他临床结局。对该研究所做的进一步分析,结果表明,松弛素的应用也使得急性心力衰竭

患者心、肾、肝的生物学标志物短期即发生有益的改变,NT-proBNP 降低提示充血状态显著缓解,并使 180 d 死亡率显著降低(图 3-4)。

(二)RELAX-AHF 研究将给急性心力衰竭治疗提供一种新的策略

由于松弛素不仅改善临床进程,而且很安全,这就提示在失代偿阶段,短期靶向治疗在改善症状同时,也可以改善长期预后。心力衰竭的症状改善和患者的临床结局(或预后)明显并不相关联。现代的心力衰竭治疗可改善患者症状,但以后各种心血管事件发生率仍很高。这一现象提示急性心力衰竭症状的变化似乎不影响与临床结局相关的病理生理学机制。目前所用的药物均不能降低急性期的病死率,无论传统的硝酸酯类、多巴胺、米力农等,还是新推荐的奈西立肽和左西孟旦等,都是如此。如果松弛素能跳出这个"怪圈",成为打破魔咒的第一种真正有效的药物,则对未来急性心力衰竭的临床工作和药物研究必定会产生重大影响。

(三)有进展也存在局限性

RELAX-AHF 研究结果来自对松弛素的 Ⅱ 期和 Ⅲ 期临床研究。Ⅱ 期研究主要评价药物的治疗作用与安全性,由于病例数有限,其结果仅为初步和参考性的。Ⅲ 期研究旨在确证药物的治疗作用,并进一步评价其安全性,为药物临床应用提供依据。国外的情况虽可能稍有不同,但显然这一研究无疑仍属于早期的临床研究,并不能用来评估松弛素对急性心力衰竭临床结局包括全因病死率在内的各种终点事件的影响。

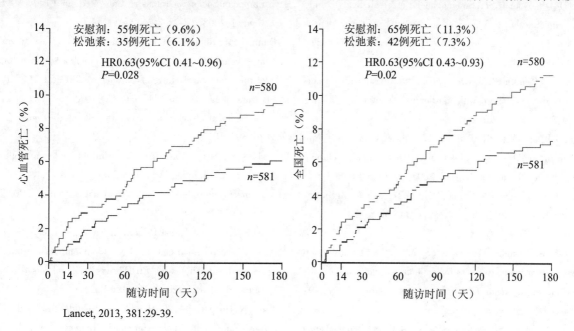

Lancet, 2013, 381:29-39.

图 3-4 RELAX-AHF 研究结果

观察到的治疗组病死率降低,来自对该研究结果的事后分析,有一定的参考价值,但仍需要进一步验证。该研究总的病例数有限,也不足以有80%的把握度来检测两组病死率的差异。现在看来松弛素的有效性主要是改善呼吸困难的症状,其对临床硬终点的影响还有待证实。

(四)进一步的临床研究十分必要

该药距广泛应用还有很长时间。急性心力衰竭领域情况十分复杂,各国指南中推荐的新药主要有奈西立肽、左西孟旦,应用于临床已逾十年,仍争议不断,由于缺乏可降低死亡率的证据,2012年ESC新指南未予积极推荐。考虑到急性心力衰竭迄今尚无能降低急性期病死率的药物,现有治疗均只能缓解症状,故对这两种药的推荐低于传统药物,似过于苛求,也不利于新药研发。松弛素的前景如何?我们只能拭目以待!急性心力衰竭的临床研究充满矛盾,同样的治疗方法和对象,其结果可能完全不同,令人感到困惑和不解。此种状况显然与该病的复杂多变有关,也提示目前应用于急性心力衰竭的临床研究方法应有所改变,应不同于慢性心力衰竭和其他疾病。究竟应如何开展急性心力衰竭的临床研究?将是未来临床研究的一个急迫议题。显然,在急性心力衰竭临床研究中创新的思维与宽容的心态同样重要。

(五)进一步的基础研究也很必要

急性心力衰竭的临床表现、血流动力学改变及病理生理机制是多种多样的,致病的基础病因和诱发因素又各不相同,这就决定了该病的复杂性。目前对其认识还很少。期待一种药物具有"特效",可改变各类急性心力衰竭患者的预后,不只是苛求,也是不现实的。一种药物如能对急性心力衰竭的某些类型,或其发展的某个阶段,或某些患者发挥有效作用,就应获得高度评价。对其作用机制的深入研究,我们或许可从中得到更多重要的信息。希望松弛素新的研究成果将为我们打开急性心力衰竭研究通向成功之门。

参 考 文 献

Anker SD, Koehler F, Abraham WT. Telemedicine and remote management of patients with heart failure. Lancet, 2011, 378: 731-739.

Arnold JM, Liu P, Demers C, et al. Canadian Cardiovascular Society consensus conference recommendations on heart failure 2006: diagnosis and management. Canadian J Cardiol, 2006, 22:23-45.

Badesch DB, Abman SH, Simonneau G, et al. Medical therapy for pulmonary arterial hypertension: updated ACCP evidence-based clinical practice guidelines. Chest, 2007, 131: 1917-1928.

Bart BA, Goldsmith SR, Lee KL, et al. Ultrafiltration in decompensated heart failure with cardiorenal syndrome. N Engl J Med, 2012, 367:2296-2304.

Bolger AP, Bartlett FR, Penston HS, et al. Intravenous iron alone for the treatment of anemia in patients with chronic heart failure. J Am Coll Cardiol, 2006, 48:1225-1227.

Chaudhry SI, Mattera JA, Curtis JP, et al. Telemonitoring in patients with heart failure. N Engl J Med, 2010, 363: 2301-2309.

Costanzo MR, Guglin ME, Saltzberg MT, et al. Ultrafiltration versus intravenous diuretics for patients hospitalized for acute decompensated heart failure. J Am Coll Cardiol, 2007, 49: 675-683.

Curtis AB, Worley SJ, Adamson PB, et al. Biventricular Pacing for Atrioventricular Block and Systolic Dysfunction. N Engl J Med, 2013, 368:1585-1593.

Dickstein K, Cohen-Solal A, Filippatos G, et al. ESC Guidelines for the diagnosis and treatment of acute and chronic heart failure 2008 The Task Force for the Diagnosis and Treatment of Acute and Chronic Heart Failure 2008 of the European Society of Cardiology. Developed in collaboration with the Heart Failure Association of the ESC (HFA) and endorsed by the European Society of Intensive Care Medicine (ESICM). Euro Heart J, 2008, 29:2388-2442.

Dunlay SM, Redfield MM, Weston SA, et al. Hospitalizations after heart failure diagnosis a community perspective. Journal of the American College of Cardiology, 2009, 54:1695-1702.

Elkayam U, Janmohamed M, Habib M, et al. Vasodilators in the management of acute heart failure. Critical Care med, 2008, 36:S95-S105.

Faris R, Flather M, Purcell H, et al. Current evidence supporting the role of diuretics in heart failure: a meta analysis of randomised controlled trials. International J Cardio, 2002, 82: 149-158.

Follath F, Cleland J, Just H, et al. Efficacy and safety of intravenous levosimendan compared with dobutamine in severe low-output heart failure (the LIDO study): a randomised double-blind trial. Lancet, 2002, 360:196-202.

Galiè N, Hoeper MM, Humbert M, et al. Guidelines for the diagnosis and treatment of pulmonary hypertension The Task Force for the Diagnosis and Treatment of Pulmonary Hypertension of the European Society of Cardiology(ESC) and the European Respiratory Society(ERS), endorsed by the International Society of Heart and Lung Transplantation(ISHLT). Euro Heart J,2009,30:2493-2537.

Gheorghiade M,Böhm M,Greene SJ,et al.Effect of Aliskiren on Postdischarge Mortality and Heart Failure Readmissions Among Patients Hospitalized for Heart Failure. The ASTRONAUT Randomized TrialAliskiren and Patients With Heart Failure.JAMA 2013,309:1125-1135.

Greenberg H,Case RB,Moss AJ,et al.Analysis of mortality events in the multicenter automatic defibrillator implantation trial(MADIT-II).J Am Coll Cardiol,2004,43:1459-1465.

Group VS. Intravenous nesiritide versus nitroglycerin for treatment of decompensated heart failure.JAMA,2002,287: 1531-1540.

Hawkins NM,Petrie MC,MacDonald MR,et al.Heart Failure and Chronic Obstructive Pulmonary DiseaseThe Quandary of Beta-Blockers and Beta-Agonists.J Am Coll Cardiol,2011, 57:2127-2138.

Januzzi JL,van Kimmenade R,Lainchbury J,et al.NT-proBNP testing for diagnosis and short-term prognosis in acute destabilized heart failure:an international pooled analysis of 1256 patients:the International Collaborative of NT-proBNP Study. E Heart J,2006,27:330-337.

Kadish A,Dyer A,Daubert JP,et al.Prophylactic defibrillator implantation in patients with nonischemic dilated cardiomyopathy. The New England journal of medicine,2004,350: 2151-2158.

Konstam MA,Gheorghiade M,Burnett Jr JC,et al.Effects of oral tolvaptan in patients hospitalized for worsening heart failure. JAMA,2007,297:1319-1331.

Kotlyar E,Keogh AM,Macdonald PS,et al.Tolerability of carvedilol in patients with heart failure and concomitant chronic obstructive pulmonary disease or asthma.J Heart and Lung transplant,2002,21:1290-1295.

Krum H,Cameron P.Diuretics in the treatment of heart failure: mainstay of therapy or potential hazard?.J Cardiac Failure, 2006,12:333-335.

Le Jemtel TH,Padeletti M,Jelic S.Diagnostic and therapeutic challenges in patients with coexistent chronic obstructive pulmonary disease and chronic heart failure.J Am College of Cardiol,2007,49:171-180.

Li X,Zhang J,Huang J,et al. A Multicenter Randomized Double-Blind Parallel-Group Placebo-Controlled Study of the Effects of Qili Qiangxin Capsules in Patients with Chronic Heart Failure.J Am Coll Cardiol,2013,62:1065-1072.

McKelvie RS,Moe GW,Ezekowitz JA,et al.The 2012 Canadian Cardiovascular Society heart failure management guidelines update:focus on acute and chronic heart failure. Canadian Journal of Cardiology,2013,29:168-181.

McLaughlin VV, Archer SL, Badesch DB, et al. ACCF/AHA 2009 expert consensus document on pulmonary hypertension: a report of the American College of Cardiology Foundation Task Force on Expert Consensus Documents and the American Heart Association:developed in collaboration with the American College of Chest Physicians, American Thoracic Society,Inc., and the Pulmonary Hypertension Association.Circulation,2009,119:2250-2294.

McMurray JJ. Clinical practice. Systolic heart failure. N Engl Med,2010,362:228-238.

Mebazaa A,Nieminen MS,Packer M,et al.Levosimendan vs dobutamine for patients with acute decompensated heart failure.JAMA,2007,297:1883-1891.

Nieminen MS,Brutsaert D,Dickstein K,et al.EuroHeart Failure Survey II(EHFS II):a survey on hospitalized acute heart failure patients: description of population. Euro Heart J, 2006,27:2725-2736.

O'Connor CM,Whellan DJ,Lee KL,et al.Efficacy and safety of exercise training in patients with chronic heart failure:HF-ACTION randomized controlled tria. JAMA, 2009, 301: 1439-1450.

Paulus WJ,Tschope C,Sanderson JE,et al.How to diagnose diastolic heart failure:a consensus statement on the diagnosis of heart failure with normal left ventricular ejection fraction by the Heart Failure and Echocardiography Associations of the European Society of Cardiology.Euro Heart J,2007,28: 2539-2550.

Pitt B,Remme W,Zannad F,et al.Eplerenone,a selective aldosterone blocker, in patients with left ventricular dysfunction after myocardial infarction.. N Engl J Mede, 2003, 348: 1309-1321.

Roy D. Rationale and design of a study assessing treatment strategies of atrial fibrillation in patients with heart failure: the Atrial Fibrillation and Congestive Heart Failure (AF-CHF)trial.Am Heart J,2002,144:597-607.

Ruschitzka F,Abraham WT,Singh JP,et al.Cardiac-Resynchronization Therapy in Heart Failure with a Narrow QRS Complex.N Engl J Med,2013,369:1395-1405.

Shah AM,Mann DL.In search of new therapeutic targets and strategies for heart failure:recent advances in basic science. Lancet,2011,378:704-712.

Swedberg K,Young JB,Anand IS,et al.Treatment of anemia with darbepoetin alfa in systolic heart failure.N Engl J Med, 2013,368:1210-1219.

Swedberg K,Komajda M,Bohm M,et al.Ivabradine and outcomes in chronic heart failure(SHIFT):a randomized placebo-controlled study. Lancet, 2010, 376: 875-885.

Taylor AL, Ziesche S, Yancy C, et al. Combination of isosorbide dinitrate and hydralazine in blacks with heart failure. N Engl J Med, 2004, 351: 2049-2057.

Teerlink JR, Cotter G, Davison BA, et al. Serelaxin, recombinant human relaxin-2, for treatment of acute heart failure (RELAX-AHF): a randomised, placebo-controlled trial. Lancet, 2013, 381: 29-39.

Van De Borne P, Oren R, Somers VK. Dopamine depresses minute ventilation in patients with heart failure. Circulation, 1998, 98: 126-131.

Yancy CW, Krum H, Massie BM, et al. The Second Follow-up Serial Infusions of Nesiritide (FUSION II) trial for advanced heart failure: study rationale and design.. Am Heart J, 2007, 153: 478-484.

Yancy CW, Singh A. Potential applications of outpatient nesiritide infusions in patients with advanced heart failure and concomitant renal insufficiency (from the Follow-Up Serial Infusions of Nesiritide [FUSION I] trial). Am J Cardiol, 2006, 98: 226-229.

Zannad F, McMurray JJ, Drexler H, et al. Rationale and design of the Eplerenone in Mild Patients Hospitalization And SurvIval Study in Heart Failure (EMPHASIS-HF). Eur j Heart Failure, 2010, 12: 617-622.

后 记

我和心脏病学四十年

1975年我年仅30岁是一家基层医院的内科医师,我拿到了一台沉重的心电图机,兼做心电图检查,这项工作燃起了我对心电知识的浓厚兴趣,从此我也与心脏病学结缘,并相伴至今。

1978年作为"文化大革命"后的第一届研究生,我又回到母校南京医科大学攻读内科心血管病专业硕士学位。我的导师是马文珠教授、王敬良教授和丁尔乾教授。导师们严谨的学风、丰富的临床工作经验,尤其朴实做人的态度,深深地影响了我。

1981年硕士研究生毕业后,我留在南京医科大学第一附属医院即江苏省人民医院心内科,在3位导师指导下开始了我的心内科医师的临床实践。次年我赴日本大阪成人病中心短期研修。1983年至1986年我在美国圣路易斯大学医学院先从事基础研究,后又在该大学医院心内科主任 Kennedy R 教授指导下做临床研究工作。回国后我仍在母校作为心脏病学专科医师工作至今。

此后的30年我的心脏病学专业经历大体上可以区别为3个阶段。第一个10年我继续从事研究生期间的研究工作,着重于心脏传导系统和希氏束电图。那是临床电生理学的初始和起步阶段。我的研究工作凝聚在我独力撰写的专著《心脏传导系统疾病》中。第二个十年我致力于循证医学和循证心脏病学的研究工作,并曾为研究生开设相关的课程,《现代循证心脏病学》专著是这一段工作的结晶。第三个十年也就是近十年,我的工作转向心力衰竭,当时担任中华医学会心血管病分会主任的高润霖院士要我负责心力衰竭专业组的工作,在他和继任分会的前后两位分会主任胡大一教授和霍勇教授的领导和支持下,我主持和组织编写了心力衰竭诊断治疗相关的4部指南和专家共识。在高院士的领导下我和心力衰竭专业组的数十位成员在全国范围尤其中西部地区和基层医师中开展宣教工作,传达心力衰竭的新理念和规范化的诊治方法。这也是当时卫生部"十年百项"在心血管病领域的主要活动之一。本书《心力衰竭现代教程》反映了这段时间中我对心力衰竭的研究、学习和思考,也是我对现阶段心力衰竭工作的认识和意见。

这40年中我主编了30多部著作,参与编写的专著和教材可能更多。但我个人最看重的是上面的3部专著即《心脏传导系统疾病》、《现代循证心脏病学》和《心力衰竭现代教程》,一是这3部专著均是我独力撰写完成的,每部书初稿均有百万字,工作之余,夜深人静,一个字一个字地写出来,其中的艰辛唯己自知,犹如十月怀胎的婴儿格外珍惜。二是充分体现了我的学术思想,从中可以捕捉到一位资深心内科学者的思维脉络和前进的方向,期望对年轻的心血管病医师和学者会有所帮助和启发。

《心脏传导系统疾病》是我独力撰写的第一部学术专著,也是我尝试写作学术著作的开始。我的夫人张人镜医师给了我很大的支持和鼓励。全书的初稿都是由她一字一字地缮写在稿纸上。该书的素材来自我硕士研究论文,以及在从事硕士论文研究中收集的大量资料,包括我在美国学习和研究中获取的信息。该书出版发行的时候正是我国临床心脏电生理学从起步到发展的阶段,此书在该领域中属于较早论述和介绍心脏传导系统疾病的著作之一。下面是该书的前言。

《心脏传导系统疾病》前言

探索心脏传导系统的工作可以追溯到上个世纪末,His(1893年)首先发现了心房和心室之间唯一的传导冲动的途径——房室束,后来房室束便以 His 命名。今年正好是房室束发现的百年纪念。

在过去的一个世纪中,当人类进入太空时代,努力探索宇宙的奥秘,并开始寻找外星球的智慧生物时,Kent、James、Scharlag、Narula 以及我国心脏病学界的一些前辈学者,却把深邃的目光凝视在人体神圣的殿堂——心脏的内部，不倦地研究从窦房结、房室结直至遍布心室的希浦系统这一完整的心脏传导系统的解剖、生理及与临床的联系。现代心脏电生理学的建立和发展、心脏起搏技术的应用、心律失常机理的阐明、抗心律失常药物的不断推陈出新、常用的心电监测技术如心电图、动态心电图、心电监护以及与此有关的各种仪器、设备、器械的研制及更新等无一不与心脏传导统的研究和进展息息相关，在心脏传导系统及其相关学科和技术的研究中，文献资料浩如烟海，假说和理论层出不穷，而探索之路又是那么崎岖曲折，随处可以看到"山穷水尽疑无路，柳暗花明又一村"，构成了近代医学，尤其心脏病学史上蔚为壮观的画卷之一。

心脏传导系统和临床电生理学的研究仍在继续，这一研究是没有穷尽的。我国学者在这一领域中也曾做出了积极的贡献。颜和昌教授在病态窦房结综合征的识别和诊断上及蒋文平教授在食管电生理技术的推广应用中均取得了可喜的成绩。20世纪70年代末期，范世藩教授首用微电极记录了豚鼠心室肌的动作电位，八十年代南京医学院（生理）和北京中医学院（中心室）对窦房结和房室结进行了大量的研究；不少单位业已能开展电压钳制实验，用浮置微电极作在位心脏的研究，或在培养的心肌细胞上进行细胞内记录电活动的工作。系统电生理检查已成为许多医院的常规工作；能够进行直流电消蚀术，以及尔后的射频电消融术治疗顽固性室上性心动过速、室性心律失常和房室结改良的单位已不在少数。可以预料，今后会有越来越多的人从事心脏传导系统和心脏电生理学的研究，年青一代将成为推动这一领域发展的生力军。固此，我撰写此书，希望能为年青的内科和心脏科医师、研究生和医学院校的学生，包括从事心脏电生理工作的技术人员、医学院校的教师提供一本有益的参考书，并为推动心脏传导系统的研究做出自己菲薄的贡献。

我要感谢我的老师王敬良教授、马文珠教授和丁尔乾教授，正是他们培养了我对心脏传导系统和临床电生理学的兴趣，并鼓励我从事这方面的研究工作。他们毕生从事心脏病临床工作，无怨无悔地把自己的青春年华和才智贡献给人民的健康事业；他们对事业孜孜追求、对工作一丝不苟、对下一代诲人不倦，表现了我国老一辈学者宗师的高风亮节，成为我们和年青一代的学习楷模。我愿把此书和我的爱献给我的导师们，祝他们健康长寿。我想，无论社会如何发展和进步、无论国家和个人的财富如何积累增多，一个人对国家、民族和人民的奉献精神，对事业痴迷和执着的追求，永远是有志于献身科学事业的青年人应该具备的基本品质。

这本书的一些部分来自过去多年里，我在心脏传导系统领域学习和研究中所作的读书笔记、文献综述以及为研究生、进修生撰写的讲稿。由于收到良好的反应和受到欢迎，这才使我有勇气将这些材料重新整理，汇集补充而变成现在这本书。我在比衷心感谢给我鼓励的同事和朋友们。

在本书的编写中张人镜副编审绘制了几乎全部插图，并承担了整个校对工作；何国平医师撰写了"射频导管消蚀术治疗心律失常"一节；李德兴教授和蔡毓英副教授审阅了部分章节；马文珠教授对全书作了全面的审阅和修改，提出了宝贵意见，我在此表示由衷的感谢。

心脏传导系统的研究进展甚快，文献浩瀚，本人涉猎范围有限，加上学识浅陋，故本书中缺点错误在所难免，诚挚地欢迎同行们批评指正。

黄 峻
于南京医学院第一附属医院
1993年2月

上世纪80和90年代，临床医学已进入循证医学的时代。我曾专注于循证心脏病学的学习和研究工作。《循证心脏病学》就是我在这一领域钻研的结晶。近3年时间，我放弃了几乎所有的娱乐活动，专心学习和写作，尤其每天晚上九时以后，已没有了其他事情的打扰，可以全身心的读书和写字，直至深夜。我并不感到辛苦和劳累，更多的是学习的愉悦。该书的前言中表达了我对这一全新学科的认识和憧憬。

《现代循证心脏病学》前言

"临床医师为什么需要了解循证医学？多数医师从离开培训教育体系那天起，其知识就开始停滞不前，技能也开始过时。"今天的临床医师应该保持知识的不断充实与更新，才能接受医学模式转变的挑战和适应现代医学的发展。"

—David Sackett

国际著名临床流行病学家，也是循证医学的主要奠基人之一David Sackett教授关于循证医学的这一段话寓意深刻，值得我们认真理解和体会。

循证医学以不可阻挡之势闯进了神圣的医学殿堂，这是20世纪末叶医学尤其临床医学发展的最重大事件之一。循证医学的问世标志着以经验和推论为基础的、传统的经验医学，历经数百年之久，已开始转变为主要以大型临床试验提供的证据为基础的循证医学。医学模式的转变使临床医学各个领域都发生了极其深刻的变革，也为新世纪临床医学的发展展示了广阔的前景。

David Sackett 教授给循证医学下了这样的定义："慎重、准确和明智地应用目前可获取的最佳研究证据，同时结合临床医师个人的专业技能和长期临床经验，考虑患者的价值观和意愿，完美地将三者结合在一起，制定出具体的治疗方案。"根据这一定义可以清楚地了解到，循证医学包含了三个基本要素，即寻找和应用最佳的临床证据、掌握熟练的临床经验和技能以及结合患者的实际状况。必须将这三个要素有机地结合起来，才能制定出最佳的诊治方案，达到最佳治疗效果和使患者获得最佳预后。

循证医学现已广泛应用于医疗卫生的各个领域，亦即均以研究所获得的科学证据为决策的基础，从而产生了循证内科学、循证外科学、循证护理学、循证诊断学、循证决策等。其中循证心脏病学是循证医学宝库中一颗璀璨的明珠。

20世纪80年代以来，已完成的大型临床试验中，与心血管疾病相关的占了很大的比例。粗略统计表明，截止于2000年年底，心脑血管病的大型临床试验已颁布结果（或初步结果）的逾800项。正是这些大型临床试验，从根本上改变了我们对一些心脑血管疾病的认识和沿用的治疗方法，对心脏病学的发展产生了极其深刻的影响。以这些临床证据为基础，世界各国制定了一系列心脏病防治指南，推动和促进了心脏病学进入现代诊断和防治的新阶段，即循证心脏病学的阶段。所谓循证心脏病学就是要根据循证医学的三要素来处理心血管疾病，使患者得到最佳的治疗和最理想的预后。

近几年来，我一直关注着心血管病大型临床试验和循证心脏病学的发展，认真学习和阅读有关的文献，跟踪一些热点问题的演变。我深深地惊叹其信息量之巨大，观点之新颖以及提供的临床证据之实用。我感到，作为一名心脏科医师必须顺应临床医学模式的转变，努力掌握循证心脏病学，并以此为武器，恰当地解决和处理日常工作中遇到的种种问题。于是，我将收集的资料、阅读的笔记、临床的经验等整理归并，历数年时间编写成《现代循证心脏病学》这本书，希望能为心内科医师、内科医师、医学生和研究生，以及从事心血管基础和临床研究工作的年轻人，提供一些素材，一本循证心脏病学的入门读物，为他们今后深入

学习循证心脏病学奠定一个良好的基础。也希望这本书能够帮助心内科医师解决一些紧迫的临床问题，或提供解决问题的线索。

本书中涉及和采用的资料主要来自以下文献和书籍：

（1）Yusuf S, Cairns JA, Camm AJ, et al. Evidence based cardiology(1998)

（2）Hennekens CH. Clinical trials in cardiovascular disease. A companion to Braunwald's Heart Disease (1999)

（3）Sharis PJ. And Cannon CP. Evidence-based cardiology(2000)

（4）Pitt B, Jullan D and Pocock S. Clinical trlals in cardiology(1997)

（5）黄峻，王文.心脑血管疾病大型临床试验(1998)

（6）Nash IS and Fuster V. Efficacy of myocardial infarction therapy. an evaluation of clmical evidence (1999)

本书和一般的心脏病学教科书不同。有关心血管疾病的病因、发病机制和病理解剖、临床表现、实验室检查、诊断和鉴别诊断，以及常用的治疗方法等均略而不谈，或仅简单说明。本书着重于临床试验的证据。这些证据主要来自随机对照试验，尤其大样本的研究；来自对大量临床试验的系统性评价和荟萃分析的结果。根据这些证据，评价各种心血管疾病治疗药物、治疗方法等的疗效、适用范围和局限性。

本书各章中设有病例讨论一节，选择典型的病例，依据循证医学的原理和方法，分析临床处理的利弊得失，旨在使读者能举一反三，活学活用。这些病例多数为我院的住院或门诊患者，少数选自国外资料，力求包含临床上常见的类型。

本书的另一个特点是选择性地介绍了一些经典的大型临床试验，并对部分试验作了较为详细的剖析。这些试验多已得到国际心血管病学界的较高评价，介绍这些试验旨在使读者不仅了解研究的结果和提供的临床证据，而且可以学习和揣摩临床研究的设计和实施方法。

我要感谢我的两位老师马文珠教授和王敬良教授，感谢马文珠教授对本书作了认真细致的评阅，提出了中肯的意见；感谢王敬良教授对本书的编写一直给予热情的鼓励和支持。

我要感谢我的几位已毕业或在读的博士生为本书所作的贡献。王连生、李春坚、周蕾、陈忠和汤成春医师参与本书附录中所列的"美国 ACC/AHA 心血管

病袖珍指南"的摘编；王连生医师和李春坚医师撰写了部分病例讨论中的病史内容；杨春梅医师撰写了"致心律失常右心室心肌病"，李春坚医师撰写了"葡激酶的研究"。

循证心脏病学涉及的内容极其丰富，国内尚少见类似的参考书籍，本人能力和经验有限，尽管作了努力，仍可能有疏漏和差错，请同道们和广大读者不吝批评指正。

黄　峻

2002 年 9 月 19 日

于南京医科大学第一附属医院

循证医学的基础是大型的随机对照临床试验（RCT），或者更确切地说，正是上世纪 80 年代以来众多的这些 RCT 催生了循证医学。在临床医学中心血管病领域的临床试验起步早，数量多，影响大，为循证医学的萌芽和发展做出了不可磨灭的贡献。我对循证医学的研究，首先从大型 RCT 开始，曾和阜外医院的王文教授合作主编过两本相关的专著，其中《心脑血管疾病的大型临床试验》是较早问世的一本。

《心血管疾病大型临床试验》前言

1989 年美国医学会杂志权威人士指出，

80 年代心血管病临床研究有两大进展：

一是介入性治疗，二是大型多中心随机临床试验。

当历史的步伐匆匆地跨过 1997 年时，我们回头看一看美国医学会杂志权威人士对 80 年代心脏病学进展所作的评述，就会由衷地感到其立论是多么精辟和准确！

大型临床试验指的是多中心随机试验，其病例数多至数千或数万例，至少几百例，包括阳性、中性和阴性的结果。

大型临床试验和小系列研究的区别，犹如巨大的排浪和小小的浪花。当您伫立在悬崖峭壁之上，目睹着一排排海浪跳跃着、翻滚着，由远而近，拍击海岸，发出震耳欲聋的轰鸣声，飞溅起洁白晶莹的水珠，直冲云天，那雄伟壮阔的气势多么令人难忘！这绝不是一朵小小的浪花所能比拟的。两者的区别又像瀑布和细流。细流涓涓而下，令人感到的只是恬静和清新，而飞流直泻的瀑布，气势磅礴，震魂摄魄，使人不禁发出"疑是银河落九天"的感叹。

正是这些大型临床试验，改变了心肌梗死后应用抗心律失常药物防止心脏性猝死的传统概念，于是我们积极去寻找更有效的改善预后、提高生存率的方法；正是这些试验，赋予高血压治疗以全新的概念和内容，于是我们在降压的同时，积极预防和力求逆转靶器官的损害，并注意猝死和心脏性事件的周期性节律变化的影响；也正是大型临床试验的结果，使我们对阿司匹林、硝酸酯类这些历史悠久的老药，也对 PTCA、溶栓治疗、射频消融等新技术在心脏病现代治疗中的价值和限度，有了更清晰的了解。80 年代以来这些大型临床试验的成果，对于一些心脑血管疾病的认识和临床治疗方法，带来根本性变革，其对现代心脏病学发展的深刻影响受到医学界的广泛重视和承认。

我国的心脏病学界近几年也十分重视大型临床试验工作，或参加国外大型试验的协作，或单独设计进行研究，其中由刘力生、陶寿淇教授等主持的"中国心脏研究-Ⅰ（CCS-Ⅰ）：血管紧张素转换酶抑制剂卡托普利对急性心肌梗死早期病死率及并发症的影响"，是迄今我国最大的一项多中心大规模随机双盲安慰剂对照临床试验。入选患者多至 15000 余人。全国 30 个省、市和自治区的 600 多家医院，数千名医师，同心合力苦干近 5 年，终于结出累累硕果。结果提示，卡托普利对急性前壁心肌梗死治疗有良好影响，可使死亡率降低 15%。CCS-Ⅰ 试验在国际上引起广泛重视，被许多文献和著作所引用，它充分显示了中国心脏病学界的团结协作精神、学术水平和组织能力。近几年完成的还有刘力生教授等主持的老年收缩期高血压研究和阿司匹林治疗脑梗死试验、龚兰生教授等主持的钙拮抗剂治疗高血压研究、陈在嘉教授主持的尿激酶溶栓研究等。此后，有关脑卒中、降血脂治疗、抗高血压治疗等大型试验，有的正在进行，有的即将上马。我们具有众多人口的优势，有一批学识渊博、经验丰富的老一辈学者，还有许多年富力强、堪当重任的中青年专家，相信在这一领域未来几年将会呈现百花竞开、春色满园的繁荣景象。

80 年代以来国际上究竟有多少大型试验？谁也难以给出一个确切的数字。新的试验结果不断公布和发表，还有更多的试验正在积极进行。其中一些试验已有英文缩写。约定俗成的缩写有助于学术交流和表达。但若数量过多，缩写又不很规范，就会带来不便和困惑。在一些国际会议上，一连串缩写词从述者口中吐出，或列之于幻灯片上，不加解释，这不仅使非英语系国家的学者如坠迷雾之中，有时连英美学者也感到不知所云。在一些书刊杂志的论文中也有类似情况。1992 年美国心脏病学杂志（Am J Cardiol）上列出,后又在中国医学论坛报上转载并译成中文的200多项大型临床试验缩写词,正是在这种背景下出台的,受到国内外学者的欢迎。

　　面对犹如夏夜繁星般的众多大型临床试验,一些有识之士呼吁,应该尽快编写一本专著。这本书应像词典一样,条目清楚地罗列出各种主要试验的名称和内容,便于查检和阅读。这本书又应像教材一样介绍每项试验的来龙去脉,剖析其得失利弊,还要揭示各个试验及其所提供信息之间的相互联系,使人能了解同一类试验的概况,并能从整体上把握这类试验跳动的脉搏和发展的趋势。我们奉献给读者的这本《心脑血管疾病大型临床试验》正是本着这样的宗旨编写的。它力求客观地叙述每一项试验的目的、方法(包括对象和设计)、结果和简要结论,并给予扼要的评论。在同一类试验之前,又以综述的方式,对此类研究的临床意义、启示和实际应用等作更深入的综合分析和评述,目录中详细列出各种临床试验的名称;书末附有这些试验的英文缩写、中文翻译以及索引。我们衷心地希望本书能够为内科医师,尤其是心脏科和神经科医师、研究生以及从事心脑血管疾病研究的同道们提供有益的参考,成为他们在医疗、教学和科研工作中有价值的工具。

　　我们要感谢本书的各位编者。他们多数是从事心血管病临床和科研工作的中青年学者,本着严谨求实的精神,在百忙中收集资料,结合自己的专长和经验,精心撰写文稿。本书是集体努力的结晶。特别感谢两位享誉中外的心脏病学专家、中华医学会心血管病学会主任委员、北京阜外医院刘力生教授和中华医学会心血管病学会副主任委员、上海心血管病研究所所长陈灏珠教授担任本书的名誉主编,并给了我们许多有益的指导;还要感谢著名的心血管病专家、中华医学会心血管病学会名誉主任委员、北京阜外医院名誉院长陶寿淇教授,抽出宝贵时间,为本书撰写了序言。正是他们的亲切关怀和热情支持,给我们以信心和力量,使本书能在较短时间里完稿。

　　我们的能力和经验有限,心脑血管疾病大型临床试验涉及的问题又面广量大,要将其包容在有限的篇幅之中,并做出恰如其分的评价,实属不易。尽管做出了种种努力,我们知道难免有疏漏和错误,请同道们和广大读者不吝批评指正。

黄峻　王文
于1998年元旦

　　我所分管的医院行政工作,多与医疗质量和青年

医师的培养相关。和许多老一辈的专家一样,我也深感,在医疗设备日益先进,检查手段不断完善的时代,作为有着近70年历史的老医院,如何保持医疗工作的良好的传统,培养青年医师的临床思维能力,已成为刻不容缓的任务。其中,查房是最基础的医疗工作,又是最能代表和体现科室水平的工作,事关医疗质量和年轻人的教育培养。江苏科技出版社资深医学编辑徐欣先生,是我的师兄,他对于查房工作的重要性非常认同,也正想搞一套临床查房的床边用书。我们两人的想法不谋而合,《内科查房手册》应运而生。此书在当时有一定的创新性,受到许多医院尤其基层医院和基层医师的欢迎,多次再版和重印,总印数已逾6万册。下面是该书的前言,其中含有我对这一工作的思考和认识。

《内科查房手册》前言

　　"临床医师在诊治每一名病人时应当谨慎严肃,时刻警惕着自己的判断或措施是否尽职、是否全面、是否有疏漏缺失,其心情就像古人所说的,如临深渊、如履薄冰。"著名内科学专家张孝骞教授对待临床诊治问题的这种严谨态度,应成为年轻内科医师们的学习楷模,这也是做好内科查房工作应取的基本态度。

　　改革开放以来,我国的医疗卫生事业发展很快,各种仪器设备层出不穷,检查手段令人目不暇接,但医院要履行其服务于病人的责任,仍然必须依赖许多基本的医疗规章制度。其中,查房制度尤其重要。它是医院和临床科室的一项最基本的制度。查房制度能否坚持并做好还关系到其他医疗制度的执行。

　　做好查房工作是服务于病人的需要。临床医师服务的对象是人,是失去健康的人。疾病是千变万化的,稍有不慎就可能造成无可弥补的损失。敬爱的周恩来总理曾说过:"医学院的附属医院不能等同于工科学院的附属工厂,不允许出废品。"

　　做好查房工作是医院管理的需要。查房工作是医院基础管理的一部分,查房的质量反映了一个医院和一个科室的管理水平,也直接关系到医疗水平和医疗安全。

　　做好查房工作既是培养年轻医师的需要,也是年轻医师锻炼成长的需要。临床医学涉及的知识面很宽,在学校里不可能都学到,诸如临床心理学等新知识,往往需在实践工作中才能获得。就是书本知识,也还需要通过实践,才能转化为实际的医疗工作能力,才能形成临床思维方法。查房工作正是这样一个良好的实践机会。内科医师的查房工作是要天天进

行的,日复一日,年复一年,不断实践,潜移默化,而且查房时常可得到上级医师的直接指导、言传身教,又可与同事们讨论交流,切磋技艺,如此,才能不断地成长。

编写本书的目的旨在为年轻的内科医师提供查房时处理各种疾病的思路及方法,让他们了解如何规范地进行查房,如何提高查房质量。一个内科医师的查房水平及熟练程度,集中反映了临床思维的能力。本书将把有丰富临床经验的高年资医师的临床思维方法和经验,介绍给年轻医师,使年轻医师们如同亲临其境般得到上级医师的指导和帮助。

本书中每一种内科疾病的撰写均分为五个部分,即"入院评估"、"病情分析"、"治疗计划"、"病程观察"和"住院小结"等。大致上"入院评估";"病情分析"和"治疗计划"属于初期查房的内容;"病程观察"属于中期查房的内容;"住院小结;则属于出院前查房的内容。

本书不同于通常的内科诊疗手册,它有自己的特点。在编写过程中,首先力求做到动态地反映查房的全过程,"查"字贯穿全书始终,因病而异,随时而变。第二是力求立体化地综合诊疗过程,"诊"与"疗"交织在一起。第三是力求内容实用、新颖,凡教科书已载明的内容不再重复,不求面面俱到,而是充分反映内科最新诊疗观点。

本书的编者以知名的内科医学专家为主,均在附属医院中从事过多年临床和医学教育工作,不仅专业知识功底扎实,而且有着丰富的临床经验,大多数还是研究生导师。本着严谨求实的精神,他们在百忙中收集资料,结合自己的专长和经验,撰成本书。本书是集体智慧的结晶。衷心感谢他们的辛勤工作。

本书的编写本身是一种尝试,国内外没有现成的同类书可资借鉴。要把内科学的有关专业知识和临床经验与查房工作结合起来,要避免落入一般教科书撰写的传统模式中,要争取做到为年轻的内科医师尤其是基层单位的年轻医师所接受和采用,并非易事。尽管我们做了一些研究和探索,力争把本书写好,但由于面对的是一项全新的工作,尤其我本人的水平和经验有限,书中如有疏漏和错误,恳请同道们和广大读者不吝批评指正。

黄 峻

于1999年1月

进入新的世纪,临床学科飞速发展。大量的临床试验提供了许多新的证据;新的技术、新的方法令人目不暇接;新的指南和专家共识不断更新,对疾病的诊断和治疗提出了新的理念。为了满足临床工作和临床医师的需求,我应科学出版社的邀请,负责主编一套"今日临床"丛书,此书覆盖了临床医学许多的领域,业已出版发行的就有二十多个专科。在该书的前言中表达了我和编者们共同的美好心愿和期待。

《今日临床丛书》前言

《今日临床丛书》终于进入各大书店的柜台和读者的案头,我们感到由衷的高兴,这是各个方面鼎力合作的结果。这套丛书的出版是时代的需要,是临床医师们的期盼,也是社会和病人的福音。

临床医学的发展催生了《今日临床丛书》。当今,知识爆炸,信息剧增,在临床医学领域尤其令人瞩目。医疗设备推陈出新,新的技术层出不穷。脏器移植技术日臻成熟,介入技术广泛应用。新的药物不断问世,专业知识的更新周期已缩短至3~5年。今日的临床工作迫切需要反映当前的技术和水平,并能不断更新再版的书籍,这套丛书正是在这样的大环境下应运而生的。

医学教育的进步和医学教育模式的转变需要《今日临床丛书》。近十多年来,我国的医学教育发生了极其深刻的变化。除了在校教育更加规范、水平不断提高以外,住院医师规范化培训、医学继续教育、专科医师培养等陆续展开;对在职医师提出"三基三严"的要求;对重大技术,如器官移植、介入技术、辅助生殖等实施准入制或审批制。我们的医学教育正在或已经与世界接轨。严格、规范和终生性的医学教育是培养高素质、高水平医师的制度保证,也是维护病人安全和利益的基本条件。用于毕业后教育正是这套丛书编写的主要目的。

中青年临床医师自身素质的提高期盼《今日临床丛书》。今天的临床医师承受着巨大的压力。他们自进入医学院校,选择从医作为自己的终生职业,就十分清楚自己的责任,决心义无反顾地向前进。他们需要不断地更新知识,需要了解用来治病救人的各种方法和手段,需要了解服务对象—病人的心理、病理和精神状态,需要……这套丛书可以成为他们的良师益友。

循证医学的进步呼唤着《今日临床丛书》。循证医学的问世是20世纪后期临床医学最重大的进展之一。它使旧的传统的经验医学模式转变为新的以证据为基础的循证医学模式。作为循证医学基础的临床多个领域开展的大型随机对照试验提供了丰富的临床证据，改变了许多传统的理念和观念，也更新了许多疾病的治疗方案，深化了我们对许多常用技术、药物、检查方法等的认识，还使我们首次真正能够从改善病人预后这个基本立足点来审视我们的行为和举措。近几年不断颁布的各种指南、治疗建议和专家共识，正是循证医学的产物，也是循证医学在临床各领域实践的具体体现。今天的临床医师不能不了解这些新的证据，不能不了解这些指南和共识，更不能不懂得循证医学。现代临床医学需要一套既能反映循证医学的进展、体现循证医学的观念，又能在医疗工作中实践循证医学的专著，这套丛书正好能够承担这一历史使命。

《今日临床丛书》在编写上突破传统的医学著作的写作模式，注重实用性，并密切关注当今医学动态，遵循循证医学程序，强调临床思维能力的培养。这套丛书提供给读者的是一张渔网或渔具，而不是一盆鲜鱼；是做厨师的技能，而不是一顿大餐。

《今日临床丛书》有三个突出的特点。一是实用性，帮助医师解决临床上可能遇到的实际问题，提出有关疾病诊断和治疗的具体可行的方案。如需涉及理论，也只是介绍与疾病诊疗密切相关的知识，且具有新颖性。二是注重证据又不排斥经验，即贯彻循证医学的原则和理念，尽量采用大型随机对照临床试验、荟萃分析和系统性评价提供的证据，以充分体现临床医学的进步和现代医学模式的转变。三是遵循临床思维的程序。疾病是演变的，病情是变化的，同样的治疗方法、同一种药物施于不同的病人或同一个病人的不同病期，其效果可能完全不同。本书旨在指导临床医师运用动态的、辩证的、多种因素相互影响的思维方法来诊治疾病。

《今日临床丛书》主要的读者对象为住院医师和主治医师。著名临床医学家吴英恺教授说过，"大学毕业后的十年是一个人专业学习的黄金时代"，"不在这一阶段实践好、学习好，以后的上进、提高就十分困难"。这一时段的临床医师正是奋斗在医疗工作第一线的主力军，千钧重担肩上挑。他们服务的对象是病人，是失去健康的人，是渴望着能够重新回到社会、回到家庭以及对未来、对生活充满憧憬的普通人。健康所系，生命所托，疾病千变万化，处置失当或稍有不慎就可铸成大错，造成无可挽回的损失。因此，敬爱的周恩来总理曾经告诫我们："医学院的附属医院不能等同于工科学院的附属工厂，不允许出废品。"这套丛书将帮助我国责任在肩的中青年临床医师走上成熟和成功之路。

本套丛书的近百名作者主要来自南京医科大学第一附属医院。这家医院有着70多年历史，是中国人自己创办的第一所西医医学院的主要附属医院，近几年依托当地繁荣的经济和深厚的人文底蕴，在各方面的大力支持下，获得了跨越式的发展。她拥有1800张病床，年门、急诊病人数量超过230万，在规模和水平上已进入全国医院的先进行列。"博学至精、明德至善"，"德术并举、病人至上"的治学原则和从医规范深入人心。衷心地感谢各位作者，在繁忙的医、教、研和管理工作之余，秉承传道授业解惑、求真务实和一丝不苟的精神，本着出精品的信念，广泛收集资料，结合自己的临床工作经验和专业知识，精心撰写并多次修改了文稿。此书是集体努力的成果，体现了各位作者的辛劳。

我要诚挚地感谢审阅本书的各位专家，感谢为本套丛书编写献计献策的各位教授。他们都是国内外享有盛名的临床医学专家和教授，有的还是中国科学院和工程院的院士，且大多在医疗、教学岗位上肩负重任。他们不仅慨然应允作为本书的评阅人或学术委员会的成员，而且在各个层面上都积极参与，身体力行，贡献良多。没有他们的鼓励和支持，这套丛书不可能问世；没有他们的参与和努力，这套丛书不可能达到高质量。他们对临床医学专业的深切关注、对中青年医师的坦诚提携，体现了老一辈医学专家的高风亮节和博大胸怀，永远值得我们学习和铭记。

本套丛书内容之丰富、涉及面之广泛，是我们从未遇到的；临床医学发展之迅捷、知识更新之快速，也是前所未有的。我们虽竭尽全力，但限于水平和经验，难免存在疏漏和差错，敬请同道和广大读者不吝批评指正。

黄　峻
于南京医科大学第一附属医院
2007 年 6 月 25 日

我所在的医院心内科终于在 2007 年获批为国家级重点学科。这是包括我的导师在内的几代人共同努力的结果，也是我们这一代人留给年轻人的有用的财产。

当我为本书后记撰写最后一段文字的时候，我的浮想联翩。我愿将本书献给我的导师们马文珠教授、王敬良教授和丁尔乾教授，正是他们的培养和教导，成就了我的事业，成为一个有所作为的人。我愿将本书献给十年来与我一起在心衰领域奋斗的资深的、中年的、年轻的专家学者们，尽管彼此可能有不同的意见、观点，甚至有过争执，但我们有着共同的理想和目标，正是你们的宽容和友谊，激励我一路走了过来。我愿将本书献给我的亲人们，我的父母，我的妻子，我的儿女，作为一名医师，一位执著于事业的学者必定对家庭和亲人亏欠良多，正是他们的支持和理解才让我能全心投入我所热爱的专业和事业。我从心底里，从肺腑中要说出的一句话就是：谢谢大家！

黄　峻

于 2015 年 10 月 10 日

中英文对照

ATP 三磷酸腺苷

ATPⅡ、Ⅲ 由美国 NCEP 制订的降低胆固酮实施方案之二、三

AT1R 血管紧张素Ⅱ的Ⅰ型受体

AT2R 血管紧张素Ⅱ的Ⅱ型受体

AVID(antiarrhythmics versus implantable defibrillator)抗心律失常药物和置入性除颤复律器比较研究

AVP(atrial natriuretic peptide)心房利钠肽

B

BACH(biomarkers in assessment of cogestive heart failure multinational trial) 生物学标志物评价充血性心力衰竭的多国试验

Batista 术 左心室减容术

B-CONVINCED β受体阻滞药在急性失代偿性心力衰竭应用的研究

BEAUTIFUL(morbidity-mortality evaluation of the If inbibitor ivabradine in patients with coronary disease and left ventricular dysfunction)窦房结起搏电流(If)抑制药伊伐布雷定对冠心病伴左心室功能障碍患者发病率和病死率影响评估研究

Beriberi 脚气病,维生素 B_1 缺乏症

BEST 研究(beta-blocker evaluation survival trial)β受体阻滞药生存评价试验

BICC(betareron in chronic viral cardiomyopathy)β-干扰素治疗慢性病毒性心肌病研究

BiPAP 双相间隙气道正压通气

BK(bradykinin)缓激肽

BMI(body-mass index)体重指数

BNP/NT-proBNP B 型利钠肽/N 末端 B 型利钠肽前体

Brugada syndrome Brugada 综合征

C

CABG(coronary arery bypass graft)冠状动脉旁路移植术(冠状动脉搭桥术)

CAPRICORN(carvedilol post-infarct survival control in left ventricular dysfunction)左心室功能不全卡维地洛心肌梗死后生存对照试验

CARE(cholesterol and recurrent events)胆固醇和再发事件研究

CARE-HF(cardiac resynchronization-heart failure)心力衰竭心脏再同步化治疗研究

CARMEN(carvedilol and ACE-inhibtor remodeling mild heart failure evaluation trial)卡维地洛和血管转化酶抑制药对轻度心力衰竭重构影响的评估试验

CARRESS-HF(cardiorenal rescue study in acute decompensated heart failure)急性失代偿性心力衰竭的心肾挽救研究

CADILLAC(coronary abciximab and device invastigation to lower late angioplasty complication)冠状动脉内应用阿昔单抗和器械降低血管成形术远期并发症的研究

CAPRIE(clopidogrel versus aspirin in patients at risk of ischaemic events)氯吡格雷和阿司匹林对缺血事件高危人群影响研究

Cardiac contractility modulation 心脏收缩调节器

CAST(cardiac arrythmia suppression trial)心律失常抑制试验

CASH(cardiac arrest study hamburg)汉堡心脏停搏研究

CCB 钙拮抗药

CDC 疾病控制中心

Chagas'disease 恰加斯病,南美洲锥虫病

CHADS2 评分 一种用于评估心房颤动患者抗凝治疗适应证的方法

CHARM-总体研究(candesartan in heart failure assessment of Reduction in mortality and morbidity trial-overall)坎地沙坦降低心力衰竭病死率和发病率评估试验之总体研究

CHF(chronic heart failure)慢性心力衰竭

Chlamydia pneumoniae 衣原体肺炎

Chronic kidney disease 慢性肾病

CI(cardic index)心脏指数

CIBISⅡ研究(cardiac insufficiency bisoprolol study Ⅱ)心功能障碍比索洛尔研究之二

CIDS(canadian implatable defibrillator study)加拿大置入性除颤复律器研究

Cinaciguat(BAY58-2667)鸟苷酸环化酶激动药

CK 肌酸磷酸激酶

CK-MB 肌酸磷酸激酶心脏型同工酶

CNP CD-NPC 型利钠肽

CNS 中枢神经系统

COMET(carvedilol or metoprolol european trial)欧洲卡维地洛和美托洛尔试验

COMPANION(comparison of medica therapy,pacing,and defibrillation in heart failure)心力衰竭药物治疗、起搏和除颤复律的比较研究

CMRI(cardiac magnetic resonance imaging)心脏磁共振显像

Conivaptan 可尼普坦

CONFIRM(ferric carboxymaltose evaluation on performance in patients with iron deficiency in combination with chronic heart failure)羧基麦芽糖铁药用于慢性心力衰竭伴铁缺乏症患者的评价研究

CONSENSUS(cooperative north scandinavian enalaril survival study)北欧依那普利生存研究

Copeptin 血管加压素前体的 C-末端部分

Continuous-flow augmentation device 持续流量增加装置

CPAC(continuous positive airways pressure) 持续气道正压通气

COPERNICUS(carvedilol prospective randomized cumulative survival study) 卡维地洛前瞻性随机累积生存研究

CORONA(controlled rosuvastatin multinational trial in heart failure)瑞斯伐他汀治疗心力衰竭多中心对照试验

COURAGE(clinical outcome utilizing revascularization and aggressive drug evaluation) 评估血运重建和积极药物治疗对临床结局影响

CPAC(continuous positive airways pressure) 持续气道正压通气

CRP C 反应蛋白

CRF 心脏危险因素

CRT(cardiac resynchronization therapy) 心脏再同步化治疗

CRT-D(cardiac resynchronization therapy defibrillator)心脏再同步化起搏器带除颤功能

CRT-P(cardiac resynchronization therapy pacemaker)心脏再同步化起搏器不带除颤功能

CSS(以体力活动受限和心力衰竭症状为主的)临床评分

CSA(central sleep apnoea) 中枢性呼吸暂停综合征

CTnT/CTnI 肌钙蛋白 T/肌钙蛋白 I

D

DBP 舒张压

DCM(dilated cardiomyopathy) 扩张型心肌病

DIAMOND-CHF(danish investigation of arrythmia and mortality on dofetilite) 丹麦多非利特对心律失常和病死率的研究

Digitalis purpurea(洋地黄)指顶花,一种可用来提取洋地黄的植物

DNP 树眼镜蛇属利钠肽

Dor 术 室壁瘤切除术

DOSE(diuretic optimization strategies evaluation in acute heart failure)急性心力衰竭利尿药优化策略评价

E

ECG(electrocardiogram) 心电图

EBM(evidence-based medicine) 循证医学

ECMO 体外模式人工肺氧合器

eGFR(glomerular filtration rate) 估计肾小球滤过率

ELITE 研究(evaluation of losartan in the elderly)氯沙坦用于老年患者的评价试验

Emery-Dreifus muscular dystrophy 肌营养不良症

ELITEII研究(evaluation of losartan in the elderly II)氯沙坦用于老年患者的评价试验之二

ENABLE(endothelin antagonist bosentan for lowering cardiac events in heart failure) 内皮素拮抗药波生坦降低心力衰竭心脏事件研究

EPS 侵入性电生理技术研究

EPHESUS 研究(eplerenone post-acute myocardial infarction heart failure efficacy and survival study) 依普利酮对急性心肌梗死后心力衰竭疗效和生存影响的研究

EPO(erythropoietin) 促红细胞生成素

eplerenone 依普利酮

ERV 急诊血管再通

ESC(European Society of Cardiology) 欧洲心脏病学会

ESCAPE 研究(evaluation study of congestive heart failue and pulmonary artery catheterization effectiveness) 评估充血性心力衰竭应用肺动脉导管监测的疗效研究

ESRD(end stage renal disease) 终末期肾病

ET 内皮素

EVEREST(efficacy of vasopressin antagonizm in heart failure outcome study with tolvaptan) 血管加压素拮抗药托伐普坦对心力衰竭结局影响的研究

EVIDENCE CHINA 中国贝那普利心力衰竭荟萃分析

Evidence-based cardiology 循证心脏病学

F

FAIR-HF(ferinject assessment in patients with iron deficiency and chronic heart failure)在慢性心力衰竭伴铁缺乏症患者中评估注射铁剂的疗效

Familial cardiac amyloid 家族性心脏淀粉样变性

Familial dilated cardiomyopathy 家族性扩张型心肌病

FDA(Food and Drug Administration)(美国)食品药品管理局

Ferric carboxymaltose 羧基麦芽糖铁剂

FIRST(flolah international rardomized survival trial)佛罗拉国际随机生存试验

Framingham heart study 弗明翰心脏研究

Frank-Starling 一个物理定律

FRESCO(florence randomized elective stenning acute coronary occlusions) 佛罗伦萨急性冠状动脉阻塞选择性支架术的随机研究

Front-loaded regimen 加速给药方案

FT4 血清游离甲状腺素

G

Gatifloxacin 加替沙星

GDMT(guideline-directed medical therapy) 指南指导的药物治疗

GESICA 阿根廷小剂量胺碘酮心力衰竭试验

GISSI-AF 缬沙坦预防心房颤动复发试验

GISSI-Prevention 意大利链激酶治疗急性心肌梗死研究之预防试验

GISSI-I、Ⅱ 意大利链激酶治疗急性心肌梗死研究之一和二

GISSI-HF(effect of rosuvastatin in patients with chronic heart failure)瑞斯伐他汀治疗慢性心力衰竭疗效研究

GISSI-HF(effect of n-3 polyunsaturated fatty acid in patients with chronic heart failure) n-3 不饱和脂肪酸治疗慢性心力衰竭疗效研究

GRACE(globe registry of acute coronary events)急性冠状动脉事件全球注册登记研究

Grey zone 灰色区

Guanylate cyclase 鸟苷酸环化酶

GUSTO(global utilization of streptokinase and tissue plasminogen activator for occluded coronary arteries) 链激酶和组织型纤溶酶原激活药用于冠状动脉阻塞的全球研究

H

HCM(hypertrophic cardiomyopathy) 肥厚型心肌病

HEAAL 研究 (effects of high-dose versus low-dose lorsartan on clinic outcome in patients with heart failure)氯沙坦高剂量和低剂量对心力衰竭患者临床结局影响的研究

Heart failure 心力衰竭

HDL 高密度脂蛋白

Herceptin 赫赛汀(一种人源性单克隆抗体的化疗药,用于治疗乳腺肿瘤)

HF-ACTION(heart failure and a control trial investigating outcome of exrecise trainnig)心力衰竭运动训练对照研究

HFrEF(heart failure with reduced EF)射血分数降低的心力衰竭

HFpEF(heart failure with preserved EF)射血分数保存的心力衰竭

HLA 人组织相容性白细胞抗原

HOT(hypertension optimal treatment) 高血压优化治疗研究

HOPE(heart outcome prevention evaluation) 心脏结局预防评估研究

HRS 美国心律学会

H to H(hospital to home) 从医院到家庭项目,美国ACC 推行的心力衰竭管理模式

hsCRP 高敏 C 反应蛋白

I

IABP 主动脉内球囊反搏

Ibutilide 伊布利特

IDDM 胰岛素依赖性糖尿病,1 型糖尿病

If 窦房结起搏电流

IHI(institute for healthcare improvement)(美国)改善健康服务研究院

IMT 颈动脉内膜中层厚度

Incidence 发病率

INR 国际标准化比值

I-PRESERVE(irbesartan in patients with heart failure and preserved ejection fraction) 厄贝沙坦治疗射血分数保存心力衰竭研究

Istaroxine 一种在研的正性肌力药

J

JNC 美国预防、检测评估和治疗高血压委员会

JUPITER(justification for the use of statins in primary prevention:an intervention trial evaluation rosuvastatin)他汀类调整用于一级预防:瑞斯伐他汀干预评价试验

JVP(jugular venous pressure)颈静脉压

K

KCCQ 堪萨斯心肌病生活质量问卷

OSS 临床评分+生活质量及社交状况评分

L

Laplas 一个物理学定律
LBBB(left bundle branch block) 左束支传导阻滞
LDL 低密度脂蛋白
LP(a) 脂蛋白(a)
LVAD(left ventricular assist devices) 左心室辅助装置
VAD(ventricular assist devices) 心室辅助装置
LVEF(left ventricular ejection fraction) 左心室射血分数
LVEDV(left ventricular end diastolic volume) 左心室舒张末容量
LVESV(left ventricular end sysstolic volume) 左心室收缩末容量
LVEDD(left ventricular end-diastolic diameter) 左心室舒张末直径
LVESD(left ventricular end-sysstolic diameter) 左心室收缩末直径
LVEDVI(left ventricular end-diastolic volume index) 左心室舒张容量指数
LVESVI(left ventricular end systolic volume index) 左心室收缩末末容量指数
LVOTO 左心室流出道梗阻
LVNC(left ventricular noncompaction) 左心室致密化不良
Lyon diet heart study 里昂饮食心脏研究

M

Macronutrients 巨营养素
MADIT(multicenter automated defibrillator implantation trial) 置入性自动除颤复律多中心试验
MADIT-CRT 自动除颤复律和心脏再同步化起搏器多中心试验
MADIT-Ⅱ 置入性自动除颤复律多中心试验之二
MCS 循环支持治疗
MDC 研究(metoprolol in dilated cardiomyopathy) 美托洛尔治疗扩张型心肌病试验
MERIT-HF(metoprolol CR/XL randomized intervention trial in congestive heart failure) 美托洛尔缓释胶囊治疗充血性心力衰竭随机试验
MET 代谢当量
Metabolic remodeling 代谢重构
meta-analysis 荟萃分析
6 minute walk test 6分钟步行试验

MLHFQ(minnesota living with heart failure questionnaire) 明尼苏达心力衰竭生活质量问卷
MMF 吗替麦考酚酯,骁悉
MOCHA 研究(multicenter oral carvedilol heart failure assessment) 多中心口服卡维地洛心力衰竭评价试验
MRFIT(multiple risk factor intervention trial) 多重危险因素干预试验
MR-proANP 中段心房利钠肽前体
MS 代谢综合征
Muscular dystrophy 肌营养不良症
Duchennes muscular dystrophy 肌营养不良症(多见于儿童)
Beckers muscular dystrophy 肌营养不良症(多见于成人)

N

NCEP 美国国家胆固醇教育计划
NEP 中性内肽酶
NHS(nurse's health study) 护士健康研究
NIDCM 非缺血性扩张型心肌病
NIDDM 非胰岛素依赖性糖尿病,2型糖尿病
NICE(National Institute for Health and Clinical Excellence) 英国国家健康和优化临床研究院
NNT(needed number to treat) 使1例获益需治疗的例数
Non-steroidal mineralocorticoid receptor antagonist 非类固醇的盐皮质受体阻滞药
NS 无显著差异
NSAIs(non-stroidal anti-inflammatory drugs) 非甾体类消炎药
NSTE-ACS 非ST段抬高型急性冠状动脉综合征
NSTEMI 非ST段抬高型心肌梗死
NSVT 非持续性室性心动过速
NYHA(New York Heart Association) 纽约心脏病学会

O

Omapatrilat 奥马曲拉
Omega-3(n-3 PUFAs) ω-3 不饱和脂肪酸
ONTARGET(telmisation, ramipril, or both in patients at high risk for vascular evants) 替米沙坦、雷米普利或两者合用对血管事件高危人群的影响
OPT(optimal pharmacological therapy) 优化药物治疗
OPTIME-HF 研究(outcome of a prospective trial of intravenous milrinone for exerbation of chronic heart failure) 静脉应用米力农对慢性心力衰竭恶化患者临床结局

影响的前瞻性试验

OSAHS（obstructive sleep opnoea hypopnoea syndrome）阻塞性睡眠呼吸暂停综合征

OVERTURE（omapatrilat versus enalaril randomized trial of utility in reducing events）比较奥马曲拉和依那普利降低事件的随机试验

Oxidative stress　氧化应激

P

PAH 肺动脉高压

PARADIM-HF 试验（prospective comparison of ARNI with ACEI to determine impact on global mortality and morbidity in heart failure trial）前瞻性比较中性内啡肽酶抑制药和 ACEI 对心力衰竭整体病死率和发病率影响的试验

PARISⅡ（persantine-aapirin reinfarction study）潘生丁和阿司匹林再梗死研究

PCI（percutaneous coronary intervention）经皮冠状动脉介入术

PCWP（pulmonary capillary wedge pressure）肺毛细血管楔压

PDE5 磷酸二酯酶抑制药-5

PEACE（prevention of Events with Angiotension-Converting Enzyme Inhibition）血管紧张素转化酶抑制药预防事件研究

PEP-CHF（perindopril in elderly with chronic heart failure）老年心力衰竭培哚普利研究

PEP 脯氨酸内肽酶

PET（positron emission tomography）正电子发射体层显像

PHS（physicians' Health study）美国医师健康研究

PRAISE 研究（prospective randomized amlodipine survival evaluation）前瞻性随机氨氯地平生存评价研究

PRAISE-2（prospective randomized amlodipine survival e-valuation-2）前瞻性随机氨氯地平生存评价研究之二

PRECISE（prospective randomized evaluation of carvedilol on symptoms and exercise）卡维地洛对症状和运动影响的前瞻性评价试验

Prevalence 患病率

PROMISE（prospective randomized, double-blind, placebo-controlled, multicenter study）米力农生存率评估的前瞻性随机试验

PTCA（percutaneous transluminal coronary angioplasty）经皮冠状动脉成形术

PROTECT（placebo controlled randomized study of the selective A1 adenosine receptor antagonist rolofyline for patients hospitalized with acute decompensated heart failure and volume overload to assess treatment effect on congestion and renal function）评估选择性腺苷 1 受体 rolofyline 用于因急性失代偿性心力衰竭伴容量超负荷患者对充血和肾功能影响的随机安慰剂对照研究

PVR 经皮心室恢复术

R

RAAS（renin-angiotensin-aldosterone system）肾素-血管紧张素-醛固酮系统

RACE（rate control efficacy in permanent atrial fibrillation）持久性心房颤动控制心率疗效研究

RAFT（resynchronization/defibrillator for the ambulatory heart failure）心脏再同步化除颤复律器用于院外心力衰竭的研究

RALE 研究（randomized aldactone evaluation study）螺内酯随机评价研究

Raloxifene 一种选择性雌激素调节剂

RBBB（right bundle branch block）右束支传导阻滞

RCT（randomized controlled trial）随机对照试验

REACH（reduction of atherothrombosis for continued health）降低粥样硬化病变保障持久健康研究

Relaxin 舒张素

REMTCH 研究（randomized evaluation of mechanical assistance for the treatment of congestive heart failure）评估机械辅助治疗充血性心力衰竭的随机试验

Remote telemedical management 远程监测处理系统

Restrictive cardiomyopathy 限制型心肌病

REVERT（reversal of ventricular remodeling with metoprolol trial）美托洛尔逆转心肌重构试验

ROSE-AHF（low-dose dopamine or loe-dose nesiritide in acute heart failure with renal dysfunction）低剂量多巴胺和低剂量奈西立肽对急性心力衰竭伴肾功能障碍影响的比较研究

RESOLD 研究（randomized evaluation of strategies for left ventricular dysfynction）左心室功能障碍治疗策略随机评价试验

REVERSE（resynchronization reverses remodeling in systolic left ventricular dysfunction）再同步化治疗逆转左心室收缩性功能障碍的心脏重构试验

RELAX-AHF（serelaxin, recobinant human relaxin-2, for treatment of acute heart failure）人重组舒张素-2 Serelaxi 治疗急性心力衰竭研究

rPA（releplase）野生型人 tPA 的单链非糖基化缺失变异体

trial）缬沙坦治疗急性心肌梗死试验

VALUE（valsartan antihypertensive long-term use evaluation）缬沙坦抗高血压长期应用评价

Varenicline 伐尼克兰

Vasopressin antogonist 血管加压素拮抗药

Ventricular remodeling operation 心室重建术

VF 心室颤动

V-HeFTⅠ试验（VA cooperative heart failure trialⅠ）美国退伍军人医院心力衰竭协作试验之一

V-HeFTⅡ试验（VA cooperative heart failure trialⅡ）美国退伍军人医院心力衰竭协作试验之二

VMAC（vasodilatation in the management of acute CHF）血管扩张药治疗慢性心力衰竭急性失代偿研究

VNS 迷走神经刺激术

VO₂.（maximal oxygrn consumption）最大氧耗量

VT 室性心动过速

W

WATCH 研究（warfarin and antiplatelet therapy in chronic heart failure）慢性心力衰竭的华法林和抗血小板治疗比较研究

WHI（women health initiative）妇女健康促进项目

WHO 世界卫生组织

WHS（womens' health study）妇女健康研究

WOSCOPS（west of scotland coronary prevention study）西苏格兰冠心病预防研究

Z

ZS-9 一种在研新药，可降低血钾水平